中国工程院院士用笺

促进工伤康复
重建美好生活

鍾世鎮
2017年冬

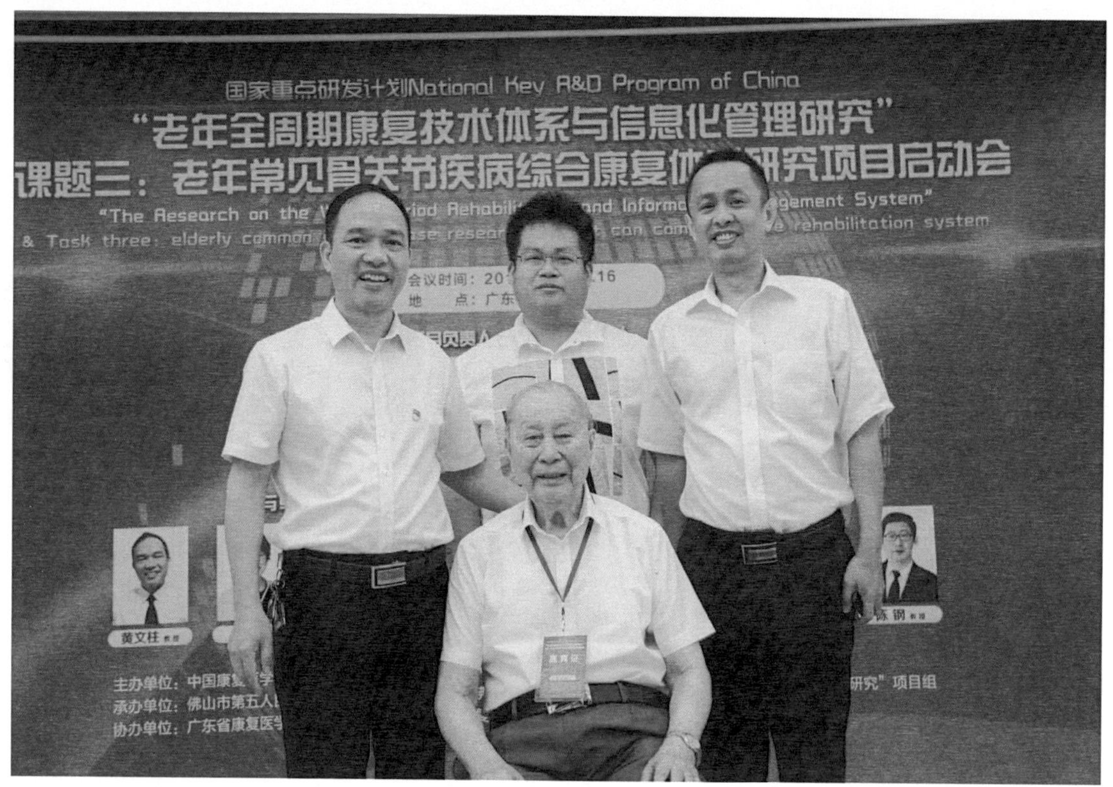


▲ 中国工程院钟世镇院士到广东省佛山市工伤康复中心指导

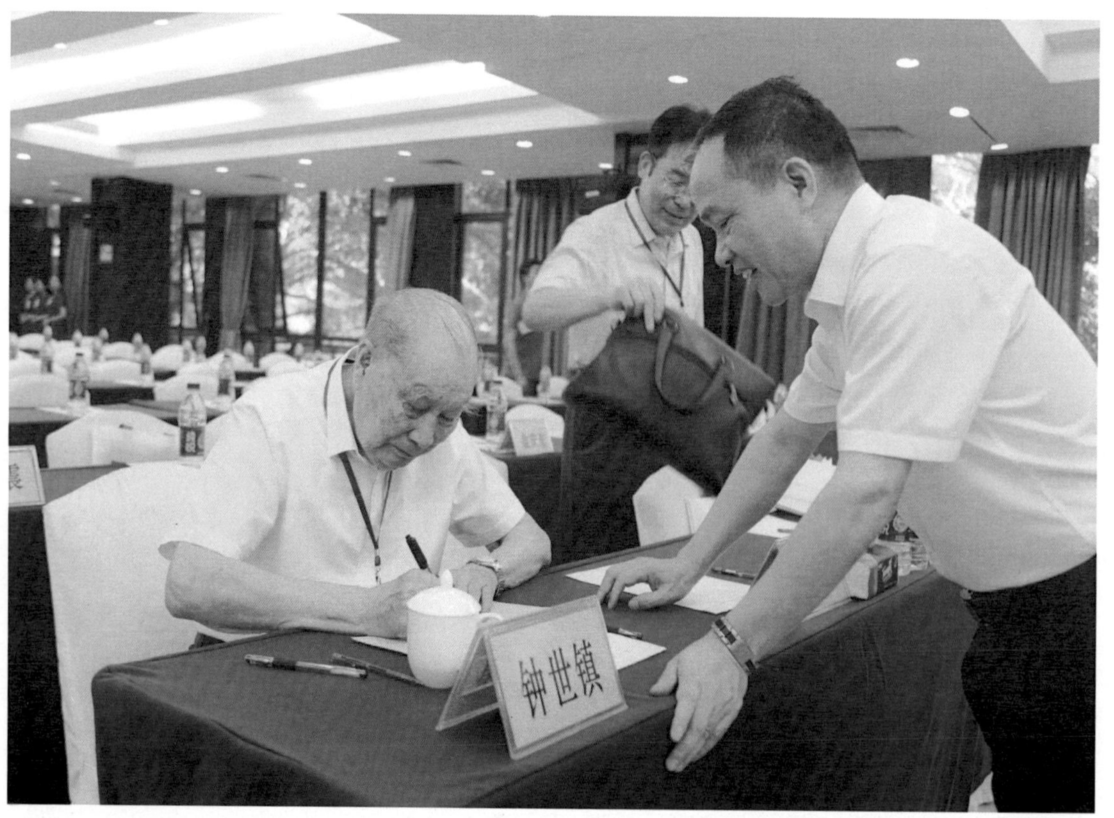


▲ 钟世镇院士为本书题词

# 中国工程院院士用笺

醫工结合
创新求发

戴尅戎

二〇一九年七月一日
于深圳

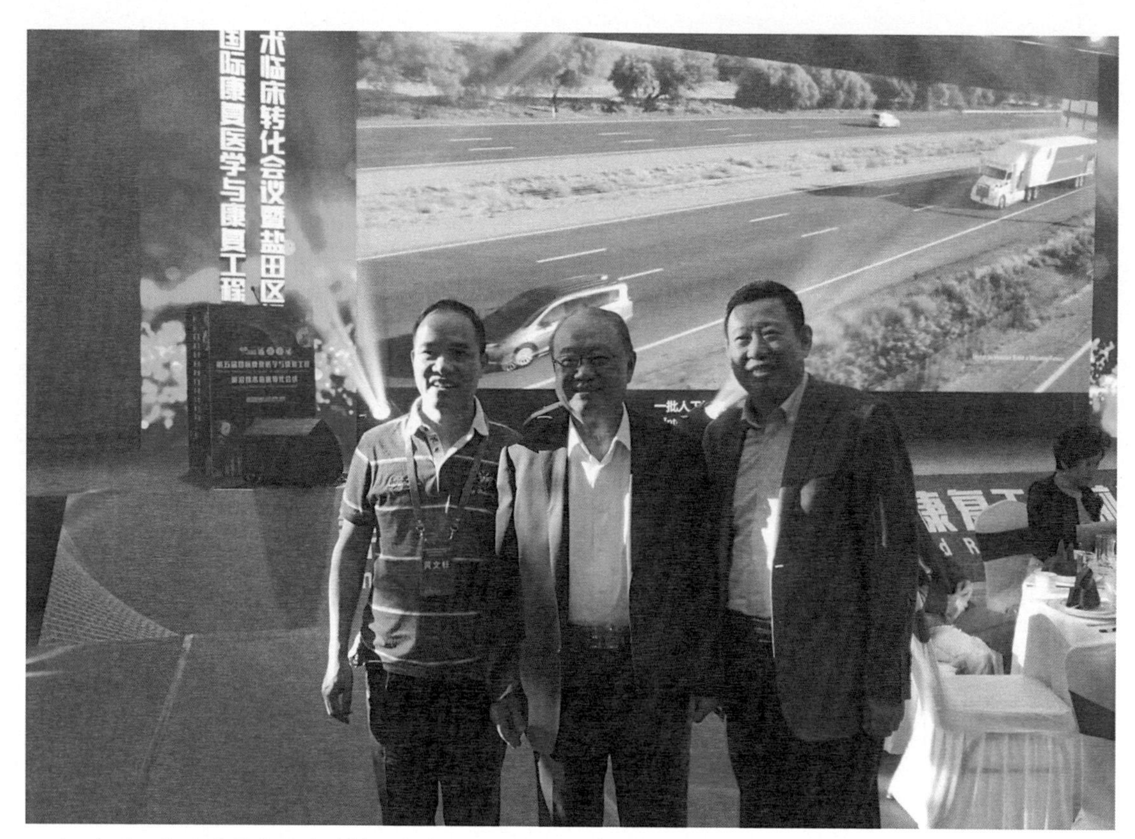


▲ 中国工程院戴尅戎院士 (中)、上海交通大学王金武教授（左）与黄文柱教授合影

# 实用工伤康复理论与实践

Practical industrial injury rehabilitation

主编 ◎ 黄文柱　董安琴　王志军　左冠超

THEORY AND PRACTICE

科学技术文献出版社
SCIENTIFIC AND TECHNICAL DOCUMENTATION PRESS
·北京·

**图书在版编目（CIP）数据**

实用工伤康复理论与实践 / 黄文柱等主编. —北京：科学技术文献出版社，2020.10（2022.3 重印）

ISBN 978-7-5189-7198-5

Ⅰ. ①实… Ⅱ. ①黄… Ⅲ. ①工伤—康复—研究 Ⅳ. ① R49

中国版本图书馆 CIP 数据核字（2020）第 191566 号

**实用工伤康复理论与实践**

策划编辑：蔡　霞　　责任编辑：蔡　霞　　责任校对：王瑞瑞　　责任出版：张志平

出 版 者　科学技术文献出版社
地　　址　北京市复兴路15号　邮编 100038
编 务 部　(010) 58882938，58882087（传真）
发 行 部　(010) 58882868，58882870（传真）
邮 购 部　(010) 58882873
官方网址　www.stdp.com.cn
发 行 者　科学技术文献出版社发行　全国各地新华书店经销
印 刷 者　北京虎彩文化传播有限公司
版　　次　2020 年 10 月第 1 版　2022 年 3 月第 2 次印刷
开　　本　787 × 1092　1/16
字　　数　1004 千
印　　张　39.5　彩插 4 面
书　　号　ISBN 978-7-5189-7198-5
定　　价　198.00元

# 编委会

## 主　编

黄文柱 董安琴 王志军 左冠超

## 副主编

邓建林 张　超 张光正 朱菊清 罗子芮 郝　曼

## 编　委（按姓氏笔画排序）

于丽丽　中国康复研究中心北京博爱医院
王红艳　四川省八一康复中心（四川省康复医院）
王志军　佛山科学技术学院附属佛山第五医院（广东省佛山市工伤康复中心）
王颖晰　四川省八一康复中心（四川省康复医院）
邓建林　广东省工伤康复医院（广东省工伤康复中心）
左冠超　四川省八一康复中心（四川省康复医院）
卢讯文　广东省工伤康复医院（广东省工伤康复中心）
叶　燕　佛山市第二人民医院
朱菊清　东莞市（桥头）工伤康复中心
许灵玲　郑州大学第五附属医院、郑州大学康复医学院
麦光怀　佛山科学技术学院附属佛山第五医院（佛山市工伤康复中心）
严　文　佛山科学技术学院附属佛山第五医院（佛山市工伤康复中心）
苏　平　佛山科学技术学院附属佛山第五医院（佛山市工伤康复中心）
李　敏　中日友好医院
李卉梅　广东省工伤康复医院（广东省工伤康复中心）
杨晓姗　广东省工伤康复医院（广东省工伤康复中心）
何　怡　中国康复研究中心北京博爱医院
张　超　中国康复研究中心北京博爱医院
张　慧　佛山科学技术学院附属佛山第五医院（佛山市工伤康复中心）
张光正　东莞市（虎门）工伤康复中心
陆少欢　佛山科学技术学院附属佛山第五医院（佛山市工伤康复中心）
陈世兵　东莞市（桥头）工伤康复中心
陈显云　四川省八一康复中心（四川省康复医院）

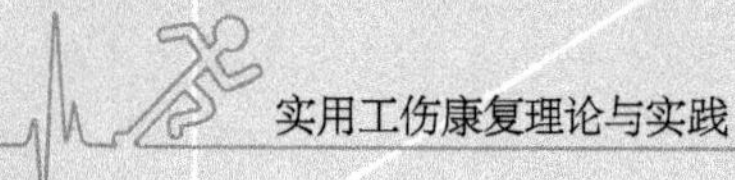


陈晓东 佛山市第一人民医院
苑杰华 四川省八一康复中心（四川省康复医院）
林　奕 南方医科大学顺德医院
罗子芮 佛山市第二人民医院
冼佩玲 佛山科学技术学院附属佛山第五医院（佛山市工伤康复中心）
孟红旗 佛山科学技术学院医药工程学院
郝　曼 广州中医药大学
施红梅 中国康复研究中心北京博爱医院
洪　晔 中国康复研究中心北京博爱医院
郭　石 四川省八一康复中心（四川省康复医院）
黄文柱 佛山科学技术学院附属佛山第五医院（佛山市工伤康复中心）
崔淑仪 佛山科学技术学院附属佛山第五医院（佛山市工伤康复中心）
崔婷捷 中日友好医院
董安琴 郑州大学第五附属医院、郑州大学康复医学院
韩林林 四川省八一康复中心（四川省康复医院）
谢韶东 佛山市中医院
廖祥洲 佛山科学技术学院附属佛山第五医院（佛山市工伤康复中心）
黎秋悠 东莞市（桥头）工伤康复中心
潘志明 广州中医药大学顺德医院
薛春花 东莞市（虎门）工伤康复中心

## 编写秘书

严　文 佛山科学技术学院附属佛山第五医院（佛山市工伤康复中心）

# 前 言

工伤康复是康复医学的重要组成部分，是康复医学的独特分支。其本质是将现代康复学应用于工伤职工这一特定的群体。工伤康复有其特殊性：第一，工伤康复的服务主体是工伤伤残职工；第二，工伤康复的最终目标是使工伤职工能全面地回归家庭、社会和工作岗位。因此，在康复治疗上，除采用常规的医疗康复措施外，还要大量地采用教育康复、职业康复和社会康复的技术和方法；第三，工伤康复技术具有较强的专业性，且兼具工伤保险的重要职能，具有工伤保险的主要属性，并体现工伤保险的基本原则，有较强的政策性和社会性；第四，工伤康复是工伤保险制度的组成部分。随着我国工伤康复事业的发展，加入工伤康复定点的医疗机构越来越多，而国内有关系统论述工伤康复的专著较少。因此，我们组织了国内较早开展工伤康复业务的多家知名工伤康复机构的专家担任编委，编写了这本《实用工伤康复理论与实践》，供工伤康复工作者学习及研究参考，冀盼为推动我国工伤康复事业发展尽绵薄之力。

全书分五篇共39章，包括工伤康复概论、工伤康复医学理论基础、工伤康复功能评定、工伤康复治疗技术，并参照人力资源社会保障部印发的《工伤康复服务规范（试行）》（2013年修订）文件，介绍了常见工伤病种的康复及临床规范。在社会工作层面介绍了工伤康复政策、工伤与残疾预防、工伤康复标准的制定及工伤康复管理等内容，在专业技术工作层面对医疗康复、职业康复、社会康复及康复辅助器具配置等进行了阐述，力求反映当前最新的工伤康复发展状况。由于编者的时间和精力有限，本书难免有疏漏不当之处，恳请各位读者批评指正。

在此书完稿之际，谨对为我国工伤康复事业做出贡献的先驱们致以崇高的敬意，并对大力支持本书编写的钟世镇院士及付出辛勤劳动的各位编委们致以衷心的感谢！

黄文柱

2020年10月

# 目录

## 第一篇 工伤康复概论



## 第二篇 工伤康复医学理论基础

## 第三篇 工伤康复功能评定

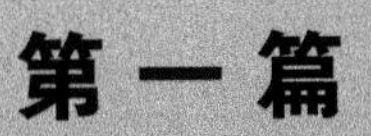

# 第一篇

# 工伤康复概论

# 第一章

# 工伤康复基础知识

## 第一节 康复和康复医学相关概念

### 康复的概念

人们对康复的认识是一个逐渐深化发展的过程，早期（1969年）世界卫生组织（world health organization，WHO）说明康复是指综合、协调应用医学、社会、教育和职业的措施，训练患者以使其各方面的能力恢复到最高的水平，继而明确以重返社会为最高目标。1981年WHO医疗康复专家委员会提出了康复（Rehabilitation）的定义：是指采用一切有效的治疗措施，以减轻疾患、残疾对患者的影响，使残疾人最终可以重新回归社会。1993年WHO进一步提出：康复是一个在患者生理或解剖缺陷能达到的限度内，以及在环境条件许可的情况下，按照其意愿和生活计划，促使其身体、心理、职业、教育、社会生活和娱乐生活等方面的潜能得到最大限度发挥的过程。

### 内涵

#### 1.康复对象

残疾人及各种原因导致的功能障碍和能力受限者是其主要对象。

#### 2.康复范畴

现代康复倡导全面康复的原则。康复的内容包括医学、教育、职业、社会、康复工程等五个方面。从广义的概念上讲，所有疾病临床治疗的后阶段都属于康复医学； 从狭义的概念来看，康复医学主要针对人体运动障碍，以及与其密切相关的各种身体功能障碍的康复。

#### 3.康复措施

在康复治疗时可以用来去除或减轻患者身体和心理功能障碍的所有方法都可作为康复的措施，包括医学、教育、职业、社会、康复工程等方面的康复方法。

### 4.康复目标

康复的目标就是通过康复的措施，使患者的功能障碍得到最大可能的恢复，提高工作能力和生活质量，以适应他们重返社会。

## 康复的服务方式

WHO提出康复服务方式主要包括三种：①康复机构的康复；②上门康复服务；③社基（区）康复或基层康复。

## 康复医学的定义

康复医学（physiatrics）是一门以功能和残疾为中心的医学学科，利用各种医学的康复手段，对存在功能障碍或躯体残疾者进行各种适当的训练治疗，以使其身体功能恢复到最佳状态，以便重返社会。

WHO将现代医学分为保健医学、预防医学、临床医学及康复医学等四个分支，而康复医学是其中一个独立的分支，突显了康复医学在现代医学中的重要地位。

## 康复医学的基本原则

康复医学的三项基本原则是：功能锻炼、全面康复、重返社会。

## 康复医学工作的主要内容

预防、评定和治疗是康复医学的三大主要工作内容。

### 1.康复预防

康复预防主要分为三级。

一级预防：即初级预防或病因预防。

二级预防：功能障碍预防。早发现、早诊断、早治疗、早康复是减少或逆转由各种伤病损害造成的功能障碍，减少可能出现的功能残疾的有效预防措施。

三级预防：功能障碍的康复治疗。应用各种康复治疗措施，防止损害或功能障碍对重返社会的影响。包括所有的康复训练，以及生活就业指导、心理和社会参与方面的咨询，目的就是减少残障，最大程度上提高残疾人生活自理能力和参与社会能力。

### 2.康复评定

开展康复治疗前必须先进行康复评定，康复评定是康复治疗的基础，即所谓的“无评定，不康复”。康复评定的内容包括运动功能、日常生活活动能力和社会生活能力、言语与吞咽功能、心理功能、电诊断等。康复评定与诊断有显著的不同，内容更加详细。

### 3.康复治疗

在完成康复评定的基础上制定康复治疗的方案，常用的康复治疗包括物理治疗、作业治疗、言语治疗、心理治疗、康复工程、康复护理、文娱治疗、社会工作、职业咨询、矫形手术等现代康复治疗方法，以及中国传统康复治疗等其他治疗方法。

# 第二节 工伤康复的基本概念

## 一、工伤与工伤保险

### 1.工伤

工伤也称为工作伤害、职业伤害（occupational injuries），是指职工在从事职业工作的生产劳动过程中，由于外部因素造成的事故损伤或职业病伤害，如因职业性事故导致的伤亡、中毒等。

国际上“工伤”定义通常包括两个方面的要素，即伤害是工作引起，并且是在生产劳动过程中发生。

在我国，工伤还很常见，有资料显示最常见的工伤病种为颅脑损伤、脊柱脊髓损伤、手外伤、关节及软组织损伤、周围神经损伤、骨折、截肢、烧伤、持续植物状态等，以及中毒、尘肺、失聪等职业病。

职业病是指职工在职业活动中，因接触粉尘、放射性物质和有毒、有害物质等因素而引起的疾病。职业病也属于工伤的范畴，但因职业病必须在职业病专业机构诊治，故在此不做详细介绍。

### 2.工伤保险

工伤保险，或称职业伤害保险，是指劳动者因工伤丧失劳动能力或死亡时，国家和社会按规定给予物质经济补偿（包括医疗、康复、基本生活保障费用）的一种社会保障制度。根本任务是保护职工安全与健康等基本权益，保障社会经济的协调发展。

## 工伤预防

工伤预防是工伤保险制度重要组成部分。其目的是在工伤事故发生以前，主动采取各类预防措施，消除事故隐患，预防意外事故和职业病的发生，以减少社会经济损失，保障职工的合法权益，维护社会稳定。

工伤预防体系分为三级。一级预防是指通过职业安全卫生立法、制度、宣传、教育培训、技术等措施，以及开展健康检查、健康管理、工作环境监测等，从根源上预防或减少工伤事故和职业病的发生，从而减少劳动者各种残损的发生。二级预防主要是通过专业化和职业化的治疗以减少工伤事故患者出现功能障碍。三级预防是对职工因已发生的工伤所造成的功能障碍进行工伤康复治疗。

## 工伤康复的概念

工伤康复是指应用医疗、教育、职业及社会康复等现代康复的技术手段，对工伤患者进行康复治疗训练，以使其身体功能和生活自理能力得到最大限度的恢复和提高，恢复职业劳动能力，使其能够更好地重返家庭、回归社会和重返工作岗位。

工伤康复是工伤保险体系的重要内容，我国工伤保险事业需要进一步探索建立健全“预防、补偿、康复”三位一体的工伤保险制度体系。

## 工伤康复的特点和内涵

工伤康复在工伤保险的框架下开展，对象是工伤职工这一特定的群体。工伤康复与康复医学的基本原则及目的大致相同，但与其他一般疾病的康复有很多的不同点。在服务主体、介入方式、评定内容、工作侧重点、目标转归、费用支付等方面均有明显区别。

### 1.对象特定

工伤康复的服务对象是工伤职工，其残疾或功能障碍是因工伤事故或职业病所致，并须得到劳动保障行政部门的确认。

### 2.目标明确

工伤康复的最终目标是通过康复训练治疗，使工伤职工能够全面回归社会和重返工作岗位。

### 3.措施全面

工伤康复采取较一般疾病更为全面的康复干预措施，除了医疗康复，其核心则是职业康复。还包括教育康复、社会康复及心理干预支持治疗等一切有助于工伤职工康复的措施。

### 4.专业性

工伤康复具有很强的技术专业性。因此通常会指定专门的工伤康复机构负责工伤康复业务，以确保工伤职工得到最有效的专业康复治疗，维护保障工伤职工的权益。

### 5.政策性

工伤康复依托于工伤保险体系，体现工伤保险职能，具有一定的补偿性和强制性，国际上普遍提倡工伤康复适用“先康复后补偿”原则，政府主管部门可以强制要求工伤职工先进行工伤康复后再给予工伤补偿；工伤康复需要主管部门的审批，在入院标准、治疗时间、治疗目标和出院标准等方面要遵守政府制定的《工伤康复服务规范》要求，除了专业的康复评定技术外，劳动能力鉴定也是工伤康复评定的内容。

### 6.社会性

工伤康复还具有社会性，强调多方位的沟通与协调，处理好医患、工伤职工及其家人，工伤职工与其工作单位、工伤康复机构、政府社保主管部门等多方关系，这是保障工伤康复顺利开展的重要因素。

### 7.费用支付

工伤康复是对工伤职工的一种待遇。工伤康复服务的费用由工伤保险基金支付，有些国家及地区还可使用工伤保险基金兴建工伤康复机构，为工伤康复服务提供资源保障。

## 工伤康复的意义

1.工伤职业康复制度体现了国家与社会的基本责任。

2.工伤康复是确保我国全面建设小康社会不可缺少的措施。我国职业危害在目前还比较严重，全国2018年认定（视同）工伤达到110万人，其中评定伤残等级的有56.9万人。因工伤致残或功能障碍的人数越来越多，呈上升态势。残疾往往是造成劳动者贫困的主要因素。因此，实现全面建设小康社会目标必须高度关注工伤职工的生活水平和生活质量问题。单纯靠工伤补偿不可能帮助工伤职工及其家庭与社会整体同时达到小康的生活水平。而工伤职业康复制度可恢复工伤职工的身体功能和职业劳动能力，使其可以重返工作岗位，通过参加劳动创造并获得财富，才有可能使工伤职工及其家庭尽早走出生活困境，实现小康目标。

3.有效减少用人单位和雇主的经济损失。工伤职工的及时有效康复，减少用人单位的支出负担，重返岗位还可创造经济效益。

4.工伤康复使伤职工有机会全面地回归社会。工伤康复不仅可恢复工伤职工的身体功能，还可恢复他们的劳动能力，使工伤职工有尊严和自信地回归社会生活，实现人的全面发展。

5.工伤康复可有效降低工伤保险基金的支出，创造社会经济价值。

6.工伤康复也是人权保障事业的内容。工伤康复有其经济价值和社会意义，有对工伤职工个体生存和发展的意义，还有对维护社会整体公正和稳定的意义，可促进经济和社会发展，更有促进社会进步和文明发展的人道主义意义。

7.工伤康复是构建工伤保险体系“预防、康复、补偿”一体化的重要一环。

# 第三节 工伤残疾的基本概念

## 工伤残疾的概念

工伤残疾是指因工伤导致职工永久性的身体功能的部分或全部丧失。

## 工伤残疾的分类

1980年，WHO发布的《国际病损、残疾、残障分类》按照残疾的性质、程度和影响，将残疾分为三个不同的类别，即残损、残疾、残障。工伤残疾的分类也是按照该原则进行分类。

## 工伤残疾的判断依据与分级原则

确定工伤残疾必须具备两个条件：①残疾的原因是工伤造成的，且必须经劳动保障行政部门确认；②伤残必须达到国家劳动能力鉴定标准相应的等级。

劳动能力鉴定（identify work ability）是指法定机构对劳动者因工负伤或患职业病后，根据国家标准《劳动能力鉴定职工工伤与职业病致残等级》的规定，对劳动能力（伤残程度）和生活自理能力做出的技术性鉴定结论。

我国目前执行2014年的《劳动能力职工工伤与职业病致残等级》标准（GB/T 16180—2014）。该标准依据伤残者在技术鉴定时的身体器官损伤情况、功能障碍程度及其对医疗与护理的依赖程度，并适当考虑由于伤残所致的社会心理因素影响，对伤残程度做综合判定分级。详细内容参阅第七章工伤残疾学基础。

（黄文柱 董安琴 廖祥洲）

## 参考文献

1. 燕铁斌，梁维松，冉春风．现代康复治疗学．2版．广州：广东科技出版社，2012.
2. 林呈亮．论我国工伤职业康复制度的困境与出路．上海：上海师范大学，2015.
3. 莫非．论我国工伤保险“三位一体”制度的完善．西安：西北大学，2017.
4. 中华人民共和国人力资源社会保障部．工伤康复服务规范（试行）（2013年修订）.2013. http：//www.mohrss.gov.cn/gkml/zcfg/gfxwj/201305/t20130502_99853.html.
5. 中华人民共和国人力资源和社会保障部．工伤职工劳动能力鉴定管理办法.2018. http：//www.mohrss.gov.cn/SYrlzyhshbzb/zcfg/flfg/gz/201901/t20190103_308095.html.
6. 中华人民共和国人力资源和社会保障部．劳动能力鉴定职工工伤与职业病致残等级（GB/T16180-201）.2014. http：//openstd.samr.gov.cn/bzgk/gb/.
7. 中华人民共和国人力资源和社会保障部．2018年度人力资源和社会保障事业发展统计公报.2019. http：//www.mohrss.gov.cn/SYrlzyhshbzb/zwgk/szrs/tjgb/201906/t20190611_320429.html.

# 第二章

# 工伤康复的内容

工伤康复的内容涵盖专业技术工作和社会工作、功能评估和伤残评定等方面。工伤康复专业技术工作包括工伤残疾的预防，医疗、职业、教育、社会等几个方面的康复工作，以及康复工程等内容；社会工作则包括工伤康复相关法规、政策和康复标准的制定，以及工伤康复管理等内容；功能评估和伤残评定包括各种体能、运动功能、心肺功能、电生理诊断、言语功能、心理及认知功能、生活自理能力、劳动能力和伤残等级的评定诊断等内容。

## 第一节 工伤残疾的预防

### 工伤残疾预防的目的

工伤残疾预防的目的就是预防工伤职工残疾的发生和发展，预防发生严重并发症，争取保持现有的各种功能或延缓其衰退，改善和提升工伤职工的生理和心理功能，以及社会、职业功能，使工伤职工能最大限度地获得和正常人一样的生活，这是工伤康复的重要工作内容之一；重视预防，把工伤康复工作前移，才是工伤康复工作落到实处的表现。

### 工伤残疾的三级预防体系

#### 1.一级预防

一级预防就是指安全生产，预防工伤事故的发生。通过加强企业的安全生产培训教育、提供安全的生产设备和良好的生产环境等措施，以减少工伤意外事故和职业伤害，减少各种残损的发生。近10多年来，广州、佛山、中山、东莞、珠海等城市在国内率先开展工伤预防工作，其做法是由人力资源和社会保障管理部门牵头，联合安全生产监督部门，由工伤康复机构负责承办，通过对工伤、职业病高危企业开展预防性体检、宣传、培训工作，在及时发现职业危害所致疾病的同时，促进企业对工伤及职业病的预防，取得显著效果，相关城市的工伤人数较前显著减少。

#### 2.二级预防

二级预防是指在出现工伤造成职工组织器官和功能的缺损时，及时采取相应的救治措施，进行早期的康复治疗介入、及时的医疗康复和职业康复干预，对由病损所造成的残疾采取措施限制或逆转，以防止出现永久性的功能残疾。二级预防处于工伤医疗期内，具有双向逆转的特性，做好二级预防，对于工伤职工医疗期的确定和伤残等级的评定具有至关重要的作用。

**3.三级预防**

三级预防是指当工伤职工出现个体失能时所采取的康复措施。包括职业康复、社会康复、必要的医疗康复和临床治疗措施，预防并发症的发生，以防止失能进一步加重成为残障。

### 工伤预防与工伤残疾预防的关系

工伤预防与工伤残疾预防的目标都是减少工伤事故和职业病的发生，降低其影响和损失。两者的区别在于工伤预防是作为工伤保险的基本职能之一，是预防的政策、整体层面，主要是政策、管理、体制等方面，发挥其整体的预防功能作用；工伤残疾预防则是预防的技术、个体层面，通过应用相关残疾预防的技术和方法，预防工伤职工个体残疾的发生和发展。

## 第二节 工伤医疗康复

工伤医疗康复的内容主要包括康复的评定和治疗两个方面。工伤康复评定是对工伤职工的功能障碍和存在问题进行科学、客观的评价。内容包括运动功能、日常生活活动能力和社会生活能力、言语与吞咽功能、心理功能、电生理诊断评定等。工伤康复治疗是根据康复评定所确定的功能障碍及程度，有针对性地制定康复目标和治疗方案，综合运用各种有效的治疗手段来完成治疗方案。康复医学与一般临床医学的最主要区别之一就是康复治疗，工伤康复的目标是通过工伤康复治疗来实现的。

### 工伤医疗康复的基本目标

工伤医疗康复的基本目标包括恢复与增强、代偿与重建、补偿与替代三个方面。

### 工伤康复评定

**1.工伤康复评定的目的**

工伤康复评定的目的主要有：①了解功能状况；②估计预后；③评估治疗效果；④为工伤伤残等级评定和职业劳动能力鉴定提供依据。

**2.工伤康复评定的内容**

工伤康复评定的内容包括功能评估和伤残评定等。完整的评定应了解以下内容：①病史；②体格检查；③综合功能检查；④专科会诊；⑤实验室检查、影像学检查等；⑥资料汇总，出具康复评定报告，包括有无残疾，残疾部位、分类、程度，功能残疾对生活、学习及劳动能力的影响，康复需求建议等。

**3.工伤康复评定项目**

常用的项目包括：①运动功能检查；②日常生活活动能力评估；③言语交流能力评估；④心

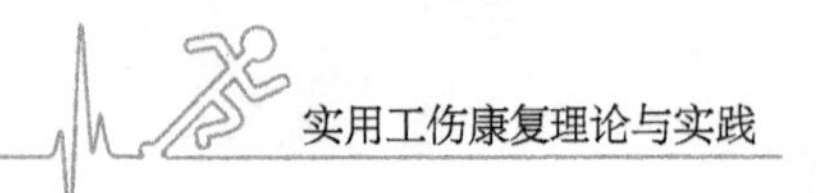


肺功能及体能测定；⑤神经功能电生理检查；⑥社会生活能力评估；⑦认知功能评估；⑧职业能力评估；⑨生存质量评估等。

**4.康复评定和工伤职工伤残等级鉴定的区别和联系**

工伤康复评定与劳动能力鉴定有着本质的区别。不同之处在于劳动能力鉴定的结论是由劳动能力鉴定委员会做出的，其目的是作为工伤职工享受工伤保险待遇的依据，因为其涉及工伤职工的切身利益，所以具有很强的政策性。而工伤康复评定的结果是由康复医学专业人员做出的，其目的是为制定康复治疗计划提供依据，具有高度的专业性。相同的是工伤康复评定与劳动能力鉴定的费用都是由工伤保险基金支付，同时工伤康复评定也为工伤职工进行劳动能力鉴定提供临床的科学依据。

## 工伤医疗康复常用治疗方法

工伤医疗康复常用治疗方法主要是康复治疗，包括物理治疗、作业治疗、言语治疗、感觉训练、心理治疗、中国传统康复治疗、职业康复、康复工程、康复护理等（详见第四篇）。也包括必要的药物治疗和手术治疗。

## 工伤康复治疗新理念

**1.工伤康复治疗的层次**

针对工伤职工不同阶段的功能障碍的性质和程度的不同情况，可分别在不同的阶段选择相对应的康复治疗方案。

**（1）急性期**

康复措施主要是为预防出现继发性功能障碍。近年来，在早期康复的理念指导下，临床上提倡“康复治疗前移”，由康复治疗师或康复护理人员到住院病区实施早期康复治疗，对防范继发性功能障碍的出现是非常有益的措施。

**（2）恢复期**

主要是对住院伤残职工的康复锻炼措施。对骨折、周围神经损伤等住院伤残职工，在术后或固定后，及时进行康复训练，防止错过最佳康复时机。

**（3）住院工伤康复治疗**

对符合条件进入工伤康复机构治疗的患者，及时转入定点工伤康复机构，进行较长时间的住院工伤康复治疗。主要对象是颅脑损伤、脊髓损伤、烧伤、严重骨关节疾患、截肢后的伤残职工及手外伤患者。在珠三角地区，需要进行较长时间功能康复的工伤患者中手外伤患者占有很大比例。

**（4）门诊康复**

部分工伤职工因各种原因未能在住院期间达到完全康复，出院后尚存在有明显功能障碍或残疾者，需要安排在康复门诊进行康复治疗。

**（5）社区康复**

社区康复治疗和训练是工伤职工得以就近进行相对简便的康复治疗的环节，社区康复使患者更易于融入社会。

（6）家庭康复

由工伤职工进行自我康复锻炼，以维持或巩固前期康复治疗的成果。

（7）职业康复

职业康复是工伤康复治疗的最后阶段。经综合康复治疗后功能明显恢复且有就业潜能的伤残职工，通过职业康复提升其工作能力，为伤残职工在身心功能上做好就业准备。

**2.工伤康复治疗的早期介入及全周期康复**

康复治疗早期介入及全周期康复是近年得到广泛认同的康复理念。为了使工伤康复取得最佳效果，国际上工伤保险普遍遵循“先治疗康复、后评残补偿”的原则。工伤康复不但要努力争取做到康复治疗早期介入，还应该把康复治疗贯穿于整个工伤防治的全过程，如佛山市推行的工作康复调查制度就是践行这种理念的典型范例（详见第三章）。还有对企业及员工进行断指的合理保存与转运的康复培训指导，能提高断指再植的成功率，也是全周期康复理念在工伤康复实践中的实际应用。在强调工伤康复早期介入、全程及全面康复理念的同时，要注意采取康复措施的强度应该取决于患者的身体情况和伤残的稳定状况。

# 第三节 工伤职业康复

## 职业康复的概念和基本原则

**1.概念**

职业康复是指为残疾人重返工作岗位，获得、维持或提升其职业而采取的职业指导、训练，以及改善工作环境等与工伤职工就业相关的措施。职业康复的目标是使工伤职工恢复工作能力，重返工作岗位，创造财富，并获得相应的报酬，实现经济独立和保持人格尊严，于真正意义上回归社会。

职业康复是全面康复的重要组成部分。职业康复可降低企业因工伤所致减员情况的发生，节约了工伤职工的培训费用，减少相关经济损失。职业康复需要工伤职工、家人、社会的协同，以及职业康复配套政策的完善才能达到好的效果。

**2.基本原则**

职业康复的主要内容包括以下六个方面：①明确工伤职工的身心状态和职业能力状况；②指导工伤职工职业训练和就业；③提供适应性职业训练、调整身心状态及职业技能培训；④引导工伤职工从事适应其能力的职业；⑤提供需要特殊安置的就业机会；⑥就业后的跟踪服务。

## 职业康复的流程及工作内容

职业康复包括职业评定、职业咨询、职业训练和职业指导等四个方面的工作内容，是一个连续的过程。

**1.职业评定**

职业评定是职业康复的重要环节，其目的是评估伤残职工的作业技能水平和适应相关职业的潜在能力。职业评定的主要内容包括三个方面：①身体功能评定；②心理状态评定（社会心理评定和智力测定）；③职业适应性评定，针对职业的基本特征，伤残职工个人的个性、气质、兴趣、态度、价值观、身体能力、学习及工作等几个方面的能力进行测评。

### 2.职业咨询

职业咨询的目的是综合评估职业评定的结果，针对工伤职工的个体情况和就业相关的问题给予帮助指导，解决重新就业工作过程中可能出现的各种问题。因为残疾会在不同程度上对职业活动造成影响和限制，工伤职工选择职业的范围就相对比较小，在职业咨询时对其职业活动的适应能力要特别加以注意。

职业咨询包括以下四个步骤：①查阅档案；②对伤残职工的残疾状况、心理状况及职业兴趣等进行了解分析；③提出职业方向；④出具咨询报告。

### 3.职业训练

职业训练的目的是建立工伤职工的自信心和工作愿望，掌握必需的职业知识和技能，并提高工伤职工对工作的适应能力和扩展职业技能，以工伤职工期望的目标职业为中心，对其进行职业技能培训、提升工作速度和效率训练、适应性训练等。包括五个方面：①职业准备训练；②岗位技能训练；③对职业环境的适应性训练；④人际关系、社交能力训练；⑤出具训练报告。必要时可选择合适的康复辅助器具，如轮椅、助行器等，以协助完成职业活动。

### 4.职业指导

职业指导是根据工伤职工的个体情况，收集提供有关劳务市场、就业方向等信息，并提供跟踪服务。其目的是帮助工伤职工选择职业、学习课程、指导就业、提升职业效率。内容包括：①审阅职业康复档案；②提供劳动市场信息；③提出就业方向建议；④跟踪服务。目前职业康复的工作中，职业指导方面仍是薄弱环节，关注度不够，要充分利用现代信息化管理手段，方便收集劳务市场及就业信息，更好地进行跟踪指导等。

## 第四节　工伤教育康复

### 定义

教育康复是指通过教育与训练的方法，以提升残疾人或功能障碍者的智力、日常生活能力、职业技能及心理能力等各个方面素质和能力。

### 工作内容

教育康复包括两个方面的内容：①针对肢体残疾者进行的康复教育，属于普通教育。针对工伤残疾职工的教育康复主要是普通教育，是工伤康复的内容之一；②对盲、聋哑、弱智等特殊残疾人士进行的康复教育，属于特殊教育。不是工伤康复的内容。

### 工作方法

工伤教育康复包括普通文化教育和职业技术教育两大部分。

**1.工伤职工的普通文化教育**

在我国工伤职工以农民工为主，普遍文化程度较低，部分甚至是文盲。因此，对这部分工伤残疾职工首先需要进行扫盲，即小学、初中文化的普及教育。

**2.工伤职工的职业技术教育**

有许多工伤职工因伤残后不能从事原来的工作，为选择新的适当的工作岗位，需要重新学习职业技术和业务知识。重新就业前的职业技术培训是扩展工伤残疾者工作机会的重要措施。这部分内容也可归纳到职业康复的范畴。

# 第五节 工伤社会康复

## 定义

社会康复是把社会学的理论和方法用来研究残疾人和其他康复对象的康复学科，与医学伦理学、社会医学、社会心理学、医学社会学等紧密联系，是社会学与康复医学的交叉。其目的主要是利用社会康复的手段，减轻残疾的影响，改善残疾人的社会活动能力及生活自理能力，让其有机会充分参与社会生活，使残疾人在事实上达到权利、资格和尊严，最终与健康人平等，也是工伤职工全面康复的重要内容。

## 工作内容

工伤的社会康复主要工作内容如下。

1.政府建立和制定工伤康复的政策法规体系，以及完善工伤康复相关管理制度，开展工伤保险政策的宣传与辅导，让工伤职工了解工伤保险政策，目的是保护工伤职工的合法康复权益，使其享有社会物质生活条件和工作机会同健全人平等。

2.工伤康复管理部门及工伤康复机构协助工伤职工及其亲属适应残疾的现状，在家庭生活以及获得亲属的护理照顾等方面得到公平的待遇，保障有适合其生存的必需条件。

3.工伤康复机构帮助提供适当的医疗康复，建立合理的康复目标，以开发他们的自身康复潜力，提高生活自理能力。对他们自身的发展提供帮助，提供学习与培训的机会，提高就业能力和参与社会的能力。

4.社会（社区）管理部门协助改善和消除在家庭、社区和社会环境中的各种物理性障碍，获得生活起居及共享社会公共设施服务的方便。对工作环境及工具进行适当的改造，以适应残疾工伤职工就业。

5.关爱工伤职工，弘扬人道主义精神，消除对残疾者的歧视和偏见，创造理解、尊重、关心和帮助工伤残疾者的良好社会环境，维护及保障其权益。激励工伤职工自强、自立，通过工伤职工重返工作岗位或再就业，达到经济自立，通过自身的努力改善生活质量。

6.建立社区支持网络，提高伤残职工参与社会的勇气和能力，丰富伤残职工的社会文化、体育和娱乐活动，融入社区现实生活中。

7.为工伤职工建立社会康复个人档案，跟踪了解社会康复的需求和存在的问题，并协助其解决。

8.支持工伤职工参与社会政治生活，保障其应享受的政治权利。

## 工作方法

社会康复的实现需要依靠社会工作者完成，在部分地区，如广东省佛山、东莞等地区，通过购买服务等形式，已有部分医务社会工作者进到医疗、康复机构及社区开展社会康复业务。但在我国大多数地区，由于缺乏专业的社会工作者，在康复机构和社区中的社会康复工作大多还是由医务人员或民政工作人员负责，开展的方法有个案工作、个案管理、小组工作、社区工作、信息工作等。

### 1.个案工作

针对工伤职工的心理和社会需要提供的一对一服务。目前我国各地区的工伤康复管理制度，在工伤职工入院康复申请批准的同时均规定了其住院的时间。因此，个案管理员制定的康复辅导计划是根据工伤职工的个别需要及住院时间来安排的。个案工作流程为入院前、住院期间、离院跟进计划。采用的方法有支持和鼓励、情绪疏导、澄清观念、改变行为、改善环境、提供意见和咨询等。

### 2.个案管理

针对工伤职工从入院开始到回归社会的全程服务。工伤职工在不同康复时期，整体需要制定全面康复服务计划，社会工作者需要整合和协调与工伤职工有关的所有资源，如康复医疗团队中医护人员、家庭成员、工作单位、社区资源等，帮助工伤职工全面康复。

### 3.小组工作

小组工作方式是社会康复的一种专门工作方法，通过社会工作者与小组成员的互动以达到个人行为和社会功能的恢复与发展，促进社区与社会发展，是小组社会康复的目标。通过多年的工伤康复实践，各地创造了很多社会康复的方式方法，包括组建有病患照顾者小组、病患自助小组、互助小组、治疗性小组及义工小组等多种多样的工伤社会康复小组工作方式，效果良好，值得借鉴。

### 4.社区工作

1976年WHO提出的社区康复（community-based rehabilitation，CBR）是一种经济有效、覆盖面广、在家庭和社区基层为伤残病者提供康复服务的以社区为基础的社会工作，主要目标是协助伤残病者出院后尽快回归社区。

在我国工伤社区康复事业的发展还处于起步阶段，借鉴英、德、美等国家的先进经验，需要在以下几个方面加强推进：①政府管理部门要担起责任，加强宣传，在社区康复中起主导作用；②社区康复要把职业康复的内容作为重点予以关注安排；③健全社区康复的社会支持网络；④强化社区卫生服务；⑤提倡社区康复服务经费来源多样化、社会化，发挥社会的功能，发动社会各界更多关注工作康复事业；⑥加强社区康复人才队伍建设。

### 5.信息工作

信息化发展突飞猛进，在实践中要充分发挥现代信息资源的作用。

# 第六节 工伤心理康复

## 概念

由于意外伤残对躯体的巨大打击，导致伤残者心理和行为的一系列变化，称为心理障碍。工伤职工心理障碍严重时，可能出现持续、严重的生理功能紊乱，乃至影响整个康复计划的实施。因此干预心理障碍，不仅有助于解决心理和行为问题，还可提高康复的整体效果。

## 心理康复在工伤康复中的地位

工伤康复与现代康复的目标都是针对各种残疾引起的功能障碍，以最大限度地提高生活质量，最终回归社会。工伤康复核心内容是医疗康复和职业康复。但心理康复也是不可忽略的重要内容。心理状态直接影响工伤职工对于自己康复效果的预判，遗留下来的不良情绪可能会伴随一生，甚至转变成心理障碍。因此对工伤职工住院康复期及出院后的心理干预都很重要，住院时应与躯体康复一样重视，在出院后则应放在首要位置。

工伤职工的生活和工作质量与心理健康水平密切相关。国内系列研究报道及作者的实践均证实，对住院工伤康复职工进行系统的心理干预治疗，可显著缓解他们的焦虑和抑郁情绪，缩短工伤康复患者的住院时间，帮助其达到最佳的康复疗效。因此要尽早利用现代医学和护理手段介入康复治疗和心理干预，使工伤康复患者从不良心理情绪中解脱，实现生理和心理的全面康复。

系统性的心理干预包括诊疗环境、医患关系、心理疏导及心理专科治疗、康复治疗、社会化康复等内容，需要各个层面的配合与支持。值得注意的是，病因的去除才是解除心理障碍的关键因素，积极有效的医疗康复治疗措施，在取得减轻身体残疾、改善肢体功能效果的同时，也能提高患者战胜伤残的信心，从而解除心理障碍。而心理障碍的解除，又进一步促进患者积极配合及参加康复治疗训练。由此可见，各种康复措施互为补充，互相促进，对工伤职工身体残疾的全面康复、早日回归社会有着重要的意义。

## 工伤康复患者的心理特点

### 1.工伤致残后的心理变化分期

按Krueger伤残后心理变化阶段划分，致残后的工伤职工的心理变化可分为震惊、否定、抑郁反应、对抗独立、适应等5个阶段。在临床心理康复的角度则常把工伤职工的心理变化分为应激期、蜜月期、二次创伤期和康复期。不同时期有不同的心理特点，康复期工伤职工躯体伤残逐渐恢复、心态开始逐渐变得稳定，但部分患者在伤情稳定相当一段时间甚至数月后还可能会出现一些创伤后应激障碍（posttraumatic stress disorder，PTSD）症状。根据不同时期的心理状态采取不同的干预策略，予以针对性的心理治疗措施，才能取得预期的效果。

工伤职工与普通受伤者相比，特殊之处是因工所致，因此在赔偿、康复及再就业等方面与国家的相关政策密切相关，其心理状态也受这些相关因素的影响。伤残程度、创伤时间、性别、自理能力，以及受伤后的社会支持程度都不同程度影响着工伤职工心理状态的变化。工伤职工个体的文化素养、伤后负性生活事件、经济能力、康复治疗的介入时机及效果、未来的工作生活预期和住院的环境及时间的长短也是心理状态的影响因素。

### 2.工伤职工常见的心理障碍表现

抑郁、焦虑情绪是工伤职工最常见的心理障碍，部分患者表现为角色认知冲突，有自责与自卑心态，或对各种事物出现多疑与敌意，对人依赖或遇事退缩、孤僻自闭，急切要求康复，对索赔表现执着，提出过分要求等。

## 工伤康复患者心理障碍的干预

### 1.干预策略

工伤致残后不同阶段常需要采取不同的治疗策略。

#### （1）震惊阶段

伤者表现为高度关注当前的伤情，对未来的后果结局还来不及考虑。此阶段以支持疗法为主，在患者身边给予现场的支持鼓励，让其感受到温暖。

#### （2）否定阶段

伤者开始意识到伤情的预后影响，做出心理防御行为，极力否认残酷的现实。此阶段仍以支持疗法为主，慎重而恰当地告知患者预后，并采取防范措施，防止患者一旦知道自己可能终生残疾而出现自杀行为。

#### （3）抑郁反应阶段

伤者面对将可能存在终生残疾的结果，未来的生活、工作都将与常人出现巨大差距，表现为抑郁、焦虑、绝望与无助。此阶段宜采用合理情绪疗法，巧妙运用“补偿”“升华”等心理防御机制，让患者看到希望，能用自己尚存的特长，补偿残疾的不足。

#### （4）对抗独立阶段

伤者对未来失去信心，表现为心理及行为的依赖，对康复治疗态度消极。此阶段应把生活自理、独立和自强的精神贯穿到患者的生活和康复训练中。

#### （5）适应阶段

伤者已接受终生残疾的现实，愿意配合采取适应残疾的措施。此阶段应积极帮助患者学会自我生活管理，学习谋生技能。

### 2.常用心理疗法

心理疗法的流派及具体方法很多，下列心理疗法可应用于工伤康复心理治疗，如支持性心理治疗、认知疗法、行为疗法、集体疗法、家庭疗法、患者为中心疗法、放松疗法、暗示治疗、心理音乐治疗、森田疗法、沙盘治疗、催眠治疗等。综合应用各种心理治疗手段，可以达到更理想的治疗效果。国内一般的综合医院、工伤康复机构在这方面的专业力量普遍不足，能够普遍正常开展的心理疗法项目还不多。加强心理治疗师的培训是目前做好工伤心理康复治疗工作的当务之急。

# 第七节 康复工程

## 概念

康复工程（rehabilitation engineering，RE）是一门研究与康复医学领域有关的工程学科，是生物医学工程学的学科分支，也是医学和工程学的交叉学科。突出体现了现代科学和技术在康复医学中的应用。通过工程技术的方法和手段，恢复或补偿残疾人失去的身体功能，康复工程是康复治疗的重要补充手段。

康复工程学的理论基础是工程学和医学、生物力学。涉及解剖、生理、康复、人体生物力学、运动生物力学、机械、材料、电子学、高分子化学等广泛学科。

康复工程主要研究人体功能康复的工程原理和方法，包括康复治疗、功能代偿、康复设备的功能原理和设计方法及其临床应用。其工作内容包括康复设备的设计、制造和使用，用来恢复和代替身体运动和感觉系统等功能。

## 服务手段

康复工程服务的主要手段是提供康复工程产品或称残疾人用具。康复工程服务有赖于康复工作者与康复工程技术人员的有机结合，医工结合是助力康复工程发展的重要手段。医生在工伤残疾人用具临床服务工作中的主要任务是开具残疾人用具处方、给予应用指导、使用检查、随访残疾人用具使用效果及提出修改意见。

## 康复工程与康复医学的联系

康复工程与康复医学的共同目标都是帮助功能障碍者恢复功能。对部分伤残者，工程手段是非常必要的，甚至是唯一的康复手段，有着其他方法不可代替的作用，如脊髓损伤、严重肢体残疾时康复辅助器具的使用、智能化技术的支持等。

在现代康复医学发展到相对成熟的时候，决定康复医学水平高低的关键就是康复工程技术发展水平的程度。康复医学为康复工程提出目标和方向，并且直接观察应用康复工程产品的效果。康复工程为康复医学范围内无法解决的问题提供技术和工程解决方法。目前，医工结合是康复工程技术发展的重要方向。

## 康复工程与辅助技术、康复辅具的关系

康复工程学和康复工程产品是康复工程的两个组成内容。其中康复工程产品是指能帮助残疾人恢复独立生活、学习、工作、回归社会和参与社会的能力而研发的特殊产品，也称为康复器械，包括五种类型：①康复评定相关设备；②康复治疗与训练设备；③内置式假体；④康复预防

设备与保健器械；⑤辅助器具。前三种属于医疗器械；预防和保健器械是通用产品；而辅助器具通常只服务于残疾功能障碍者。因此，这类辅助器具也称为康复辅具。

辅助器具是指为功能障碍者设计、制作应用的器械、仪器、设备和软件等任何产品。辅助器具对身体功能（结构）和活动起保护、支撑、训练、测量或替代作用，有助于提高残疾功能障碍者的参与性；或为防止损伤、活动受限或参与限制。

康复工程是生物医学工程的分支，而康复辅具是康复工程的一部分。辅助技术是提供辅助器具和服务相关的系统与服务的统称。康复机器人是治疗学和辅助技术整合的成果，可以预见，辅助技术与康复医学的整合将带来更多创新性成果，多模态、智能化和信息化则是康复辅助技术的主要方向。辅助技术在现代康复中目前较成熟的应用见表2-1。

表2-1 辅助技术在康复中的应用

| 分类 | 产品 | 作用 |
|---|---|---|
| 增强型辅助技术 | 假肢与矫形器、自助具、助行器具 | 补偿作用 |
| 替代型辅助技术 | 轮椅、沟通板、脚控鼠标、电子人工喉、功能性电刺激设备、脑瘫支具、盲文读物、导盲器等 | 代偿作用 |
| 适应型辅助技术 | 护理轮椅、头控鼠标、坡道、护理床、室内移动辅具、上下楼梯辅具、二便功能障碍监测护理装置、如厕/入浴辅助装置等 | 适应作用 |
| 重建型辅助技术 | 人工器官 | 重建作用 |

随着微电子技术、信息技术、人工智能、纳米技术、生物材料、3D 打印技术、组织工程、基因工程等学科的快速发展，有力促进了康复工程的发展；智能假肢、康复机器人等康复工程技术和产品质量水平得到快速提升。

## 康复辅具与康复器械的关系

康复器械的服务对象是患者，目的是治病或挽救生命；康复辅具是康复器械的一部分，服务对象主要是功能残疾者，目的是改善功能障碍，提高生活质量，是临床医疗和康复治疗的重要补充。

## 康复辅助器具的作用和分类

### 1.作用

康复辅助器具的主要作用是补偿、代偿、适应或重建残疾人的功能缺陷和不足，帮助残疾人和其他有功能障碍者提高生活质量，重返社会。

### 2.分类

辅助器具的3种分类方法：①使用人群分类法；②使用环境分类法；③功能分类法，也是国际标准和国家标准的分类。ISO 9999将815类辅助产品分为12个主类、132个次类和801个支类，见表2-2。

表 2-2 康复辅助器具 ISO 9999：2016分类主类名称及次类和支类数

| 分类 | 主类 | 次类与支类 |
|---|---|---|
| 04 | 测量、支持、训练或替代身体功能的辅助产品 | 17个次类，64个支类 |
| 05 | 教育和技能训练辅助产品 | 11个次类，51个支类 |
| 06 | 支撑神经肌肉骨骼或有关运动功能而附加到身体的辅助产品（矫形器）和替代解剖结构而附加到身体的辅助产品（假肢） | 8个次类，110个支类 |
| 09 | 自理活动和自我参与的辅助产品 | 19个次类，131个支类 |
| 12 | 为活动和参与活动的个人移动及转移辅助产品 | 16个次类，105个支类 |
| 15 | 家务活动和参与家庭生活的辅助产品 | 6个次类，50个支类 |
| 18 | 在室内和室外人造环境里支持活动的家具、固定装置和其他辅助产品 | 12个次类，76个支类 |
| 22 | 沟通和信息管理辅助产品 | 14个次类，92个支类 |
| 24 | 控制、携带、移动和操作物体及器具的辅助产品 | 9个次类，40个支类 |
| 27 | 用于控制、调整或测量物质环境元件的辅助产品 | 2个次类，17个支类 |
| 28 | 工作活动和参与就业的辅助产品 | 9个次类，42个支类 |
| 30 | 娱乐和休闲辅助产品 | 9个次类，24个支类 |

## 康复辅助器具选配

康复辅助器具选配要由专业人员进行严格的评定，使用前后要进行适应性训练，必要时进行适当的环境改造，并给予详细的安全指导，跟踪随访使用情况。

## 工伤康复辅助器具

### 1.常用工伤康复辅助器具

常用工伤康复辅助器具包括轮椅、助行器具、个人卫生辅助器具、自助器具等，详细请参阅本书第二十九章自助器具和助行器具的应用。

### 2.假肢

假肢即人工肢体，是用于帮助截肢者重新获得肢体功能而制造的康复辅助器具。

（1）按假肢的主要用途分为：①装饰性假肢；②功能性假肢；③作业性假肢；④运动假肢。

（2）按假肢的结构分为：①壳式假肢，又称外骨骼式假肢；②骨骼式假肢。

（3）按假肢的安装时间分为：①临时假肢；②正式假肢。

（4）按截肢的部位分为：①上肢假肢；②下肢假肢。

### 3.矫形器

矫形器（orthosis）是通过力的作用达到预防、矫正畸形、补偿其功能缺陷的康复辅助器具。主要用于人体四肢、躯干等部位。详细请参阅本书第二十八章矫形器的应用。

（黄文柱 董安琴）

## 参考文献

1. 燕铁斌，梁维松，冉春风．现代康复治疗学．2版．广州：广东科技出版社，2012：730-747.

# 第三章

# 工伤康复管理与服务模式

## 第一节 工伤康复管理模式

目前我国工伤康复业务管理的组织机构主要是由各地方政府劳动保障行政部门、社会保险经办机构、劳动能力鉴定委员会、工伤康复服务网络组成。目标是建立以政府为主导的“国家—区域—地区（社区）”工伤康复服务体系，重点建设一批工伤康复示范中心，完善工伤康复服务提供能力，规范开展工伤康复各门类服务。

广东省于2006 年率先在国内出台了《广东省劳动和社会保障厅关于工伤康复管理的暂行办法》（粤劳社〔2006〕138 号），明确了相关部门的职责、康复对象与确认、工伤康复协议机构与管理等办法。其后我国各地也陆续出台了工伤康复管理相关制度，多以广东省的经验做参考。但在国家层面尚未出台全国通用的工伤康复管理办法，因此现以《广东省劳动和社会保障厅关于工伤康复管理的暂行办法》（以下简称管理办法）为例进行介绍，供参考了解。

### 工伤康复业务管理职责分工

1.劳动保障行政部门（人力资源和社会保障局，简称人社局）负责制定本地区工伤康复事业发展规划，指导、协调、监督规划的实施，以及对工伤医疗康复和职业康复费的使用与管理进行监督。

2.社会保险经办机构（社会保险基金管理局）负责与工伤康复机构签订工伤康复服务协议，具体组织实施工伤康复，以及工伤医疗康复和职业康复费的用款支出计划制定、核拨、结算及其他业务。

3.人力资源和社会保障局设立劳动能力鉴定委员会，并由其负责确认康复对象和工伤康复期。

4.省工伤康复中心负责编制全省工伤康复计划，承担全省具体康复业务工作。

5.用人单位和工伤保险协议医疗机构按《管理办法》规定，组织和配合康复对象进行医疗康复和职业康复。

## 工伤康复对象与待遇管理

工伤康复的对象是指因工伤（含职业病）致残或造成身体功能障碍，具有康复价值，需要进行医疗康复和职业康复的职工。原则上只有存续工伤保险关系的职工才能够享受工 伤康复待遇。被鉴定为一至四级，社会化管理的工伤职工，经确认具有康复价值的，也可列入康复对象范围。劳动能力鉴定委员会负责康复对象确认，也可以委托社会保险经办机构协助康复对象的确认。一般都需要 经过“申请—审核—确认”三个程序。

工伤康复时间分为医疗康复期和职业康复期，由劳动能力鉴定委员会确认，按照各地有关规定执行。由于我国工伤康复制度尚处在试点探索阶段，全国各地制度上存在差异性和不稳定性，因此工伤康复的待遇也存在差异。依照《广东省工伤保险条例》第二十三条有关规定，康复对象享受工伤医疗和停工留薪期待遇；一至四级的，继续享受伤残津贴待遇；工伤康复住院期间的伙食补助费，由用人单位按当地因公出差伙食费补助标准的70%支付；社会化管理的一至四级伤残康复对象，从医疗康复和职业康复费用项下列支；康复对象经社会保险经办机构批准转往外地工伤康复机构进行工伤康复所需交通费、食宿费用由用人单位按因公出差标准报销。社会化管理的一至四级伤残康复对象，上述费用从医疗康复和职业康复费用项下按以上标准列支；康复护理费用从医疗康复和职业康复费用项下列支；康复对象的康复检查、医疗康复和职业康复费用，从医疗康复和职业康复费用项下列支。未参加工伤保险的康复对象发生上述费用的，均由用人单位支付。

## 工伤康复协议机构管理

### 1.建立工伤康复协议机构准入制度

工伤康复协议机构应当具备进行工伤康复的基本设施、场所、人才、技术等条件，并符合各省制定的工伤康复协议机构准入标准。广东省于2006年出台了《广东省工伤康复协议机构准入标准》（粤劳社〔2006〕138号），开国内先河。

### 2.与工伤康复协议机构服务协议的约定

各统筹地区社会保险经办机构应与工伤康复机构签订服务协议，明确双方权利、义务、责任，应在服务协议中明确工伤医疗与工伤康复衔接内容，保障本地区工伤职工能得到及时的工伤康复。

### 3.工伤康复协议机构的监管

社会保险经办机构指定专人负责工伤康复组织管理工作，及时了解有关单位工伤职工的情况，及时组织有康复价值的工伤职工进行康复治疗；工伤职工所在单位及工伤保险协议医疗机构应积极配合工伤康复协议机构的工作；工伤康复协议机构定期向社会保险经办机构报告康复对象的康复进展情况。

强调工伤康复实行分级转诊制度。省工伤康复中心应当与各统筹地区工伤康复协议机构建立起合理、协作、有序的工伤康复服务网络体系。

### 4.工伤康复的经费来源

工伤康复的经费来源于工伤保险基金，由于各地参保人员数量、工伤保险基金总量不一，对工伤康复费用提取标准比例也不同。广东省规定医疗康复和职业康复费用按省劳动和社会保障厅、省财政厅《关于印发广东省工伤保险专项经费管理暂行办法的通知》（粤劳社〔2005〕74 号）提取使用。社会保险经办机构按照服务协议与工伤康复协议机构定期进行工伤康复费用结算。

# 第二节 工伤康复服务体系

## 工伤康复相关政策及制度的制定

工伤康复具有较强的专业性，为保证工伤康复服务质量，需具备必要的技术和设施条件才可开展，但我国还未制定有全国性的康复机构准入管理制度。我国自2004年1月1日施行《工伤保险条例》后，原劳动和社会保障部指定广东省工伤康复中心为全国工伤康复综合试点单位，率先开始探索工伤康复技术规范和相关标准。2006年，广东省工伤康复中心在总结实践经验的基础上，起草了《广东省工伤康复诊疗规范》《广东省工伤康复服务项目及支付标准》《广东省工伤康复协议机构准入标准》和《广东省工伤康复早期介入标准》《广东省工伤康复协议机构康复医疗服务协议书（试行范本）》等一系列标准和规范。2008年，原劳动和社会保障部在广东省相关标准的基础上制定了《工伤康复诊疗规范》和《工伤康复服务项目标准》，并于2013 年组织进行了修订，制定了《工伤康复服务项目（试行）》（2013年修订）和《工伤康复服务规范（试行）》（2013年修订），进一步规范和加强了工伤康复服务的管理，指导全国工伤康复试点工作。

## 工伤康复服务机构的管理

《广东省工伤康复协议机构准入标准》规定医疗机构须具备经卫生行政部门批准并取得医疗机构执业许可证，达到二级甲等资质以上的医疗 机构的基本条件才可参加准入评审。

评审标准包括：科室设置与规模标准、人员配备标准、设备与器材标准、要求提供规范的康复诊疗项目、应有规范的业务管理机制、工伤康复协议机构的资格评审与认定。

## 工伤康复服务内容的管理

《工伤康复服务规范（试行）》（2013 年修订）（人社部发〔2013〕30号）针对颅脑损伤、持续性植物状态、脊柱脊髓损伤、周围神经损伤、骨折、截肢、手外伤、关节及软组织损伤和烧伤等 9 种常见工伤病种的住院康复服务内容，从康复住院标准、康复住院时限、医疗康复、职业社会康复和出院标准等五个方面进行了规范。

## 工伤康复服务项目标准

目前执行的《工伤康复服务项目（试行）》（2013 年修订）（人社部发〔2013〕30号）对各项诊疗项目进行了界定，特别是对目前尚未纳入《城镇职工基本医疗保险诊疗项目》的工伤康复有关内容进行规定，以完善工伤康复的服务项目体系。按照康复医学和措施分类方法，分为医疗康复服务和职业社会康复服务两大类，共计 236 项（未计中医治疗类项目），基本涵盖了工伤康复服务所必需的各种功能评定和治疗训练项目。其中，医疗康复服务包括康复功能评定、康复治疗、康复护理和其他治疗 4 类，共 190 项；职业社会康复服务包括评估和训练 2 类，共 46 项。

## 工伤康复服务体系的建设

我国致力于建立“国家—区域—地区（社区）”工伤康复服务体系，建立工伤康复服务网络，树立工伤康复服务示范性机构，有利于促进工伤康复经验、学术成果的交流及普及先进康复技术。

### 1. 全国工伤康复综合基地

根据国家对工伤康复工作的总体要求，国家发改委在《珠江三角洲地区改革发展规划纲要（2008—2020年）》中提出“建设国家级工伤康复基地”，建设目标是按照“面向全国、辐射周边、国内领先、国际一流”的要求，建设成为集国家医疗康复和职业康复基地、康复人才培养基地、康复科研基地和工伤康复国际交流合作基地于一体，具有国际先进水平的大型综合性国家级工伤康复示范中心。广东省工伤康复中心在工伤康复制度模式、标准和规范、人才培养等方面先行先试，取得了系列成果，目前已成为“全国工伤康复综合基地”。

### 2.区域性工伤康复中心及区域性工伤康复示范平台

按国家对全国工伤康复试点工作的统一部署要求，在全国区域规划选择设点，建设区域工伤康复中心，入选条件是工伤康复工作开展较为成熟、专业人才和专业技术力量雄厚、有区域特色的省级康复机构。由这些区域性中心进一步深入探索工伤康复技术标准和服务规范，并为周边地区康复机构提供技术支持、人才培养和示范服务，开展区域合作，发挥康复资源优势和区域辐射作用。

设立区域性工伤康复示范平台是工伤康复服务体系建设中一项新的探索和尝试，区域性工伤康复示范平台的三大功能定位：示范指导、技术探索、业务支持。人力资源社会保障部2015年公布了第一批区域性工伤康复示范平台名单（表3-1）。

表3-1 第一批区域性工伤康复示范平台名单

| 序号 | 机构名称 |
|---|---|
| 1 | 首都医科大学附属北京康复医院 |
| 2 | 上海市养志康复医院（上海市阳光康复中心） |
| 3 | 广东省工伤康复医院（广东省工伤康复中心） |
| 4 | 重庆西南医院 |

### 3.省级工伤康复中心

2008年以来各省市基本上都设立了一个工伤康复试点医院。对经济欠发达的部分省市，由劳动社会保障部门与专业医疗康复机构或综合性医院签订工伤康复服务的供需协议，成立省级工伤康复中心。目前这种模式是我国工伤康复机构发展的主要方式。

省级康复试点机构的任务，是在全面做好医疗康复、职业康复的同时，结合本省实际情况，探索开展一些特色的康复服务内容，积极探索和完善医疗康复、职业康复管理和技术规范。

广东省由广东省工伤康复中心为龙头，各级工伤康复机构为基础，在国内最早组成了较为规范的省级工伤康复服务网络。

### 4.地市级协议工伤康复机构

部分地区根据工伤保险参保人数、工伤发生率、工伤康复需求和工伤保险基金资源，发展地市级工伤康复协议机构。地市级试点机构的任务重点是做好医疗康复工作，探索和完善医疗康复管理和技术规范。

### 5.工伤康复试点机构

由于目前我国地区间经济发展状况差异较大，工伤康复还处于探索起步阶段，对工伤康复工作的认识也有不同，康复人才、技术水平和管理能力不一。为规范这项工作，确保工伤康复工作顺利开展，2007年人力资源和社会保障部在全国启动了工伤康复试点工作，指导思想是通过试点工作，为我国工伤康复发展探索路子；目标是制定和完善政策标准，建立规范的服务工作机制，培养工伤康复专业人才，建立具有中国特色的工伤康复制度框架。

工伤康复试点工作的主要任务：①规范工伤康复管理服务形式，健全管理制度；②研究完善工伤康复政策和标准体系；③完善的政策和标准体系，保证工伤康复工作健康持续发展；④探索工伤康复早期介入机制；⑤加强工伤康复专门人才的培养；⑥完善再就业政策支持。

根据《工伤康复试点机构准入条件（试行）》（劳社厅发〔2007〕7号），人社部于 2009 年评估出首批 23 家工伤康复试点医疗机构（表3-2），2010 年又评估出第二批 12 家工伤康复试点机构（表3-3），全国工伤康复试点医疗机构已达 35 家。

表3-2 第一批工伤康复试点机构名单

| 序号 | 机构名称 | 序号 | 机构名称 |
|---|---|---|---|
| 1 | 中国康复研究中心（北京博爱医院） | 13 | 广东省工伤康复中心（全国工伤康复综合基地） |
| 2 | 解放军第 309 医院（总参谋部总医院） | 14 | 广东省东莞虎门医院 |
| 3 | 天津市职工医院（天津市工伤康复中心） | 15 | 佛山市第五人民医院（佛山市工伤康复中心） |
| 4 | 河北以岭医院（河北省工伤康复中心） | 16 | 广西壮族自治区江滨医院 |
| 5 | 山西医科大学第二医院 | 17 | 重庆职业病防治院 |
| 6 | 黑龙江农垦总局总医院 | 18 | 第三军医大学西南医院 |
| 7 | 南京市第一医院 | 19 | 成都市第二人民医院（成都市工伤康复中心） |
| 8 | 南通市第三医院 | 20 | 昆明医学院第二附属医院 |
| 9 | 国家电网公司职业病防治院（浙江省杭州） | 21 | 云南博爱医院 |
| 10 | 山东中医药大学第二附院（济南市职工工伤医疗康复中心） | 22 | 陕西临潼康复医院（陕西省工伤康复中心） |
| 11 | 青岛阜外心血管病医院（青岛市工伤康复中心） | 23 | 新疆煤矿总医院（新疆维吾尔自治区工伤康复中心） |
| 12 | 湖南博爱医院（湖南省工伤康复中心） | | |

表3-3 第二批工伤康复试点机构名单

| 序号 | 机构名称 | 序号 | 机构名称 |
|---|---|---|---|
| 1 | 北京康复中心 | 7 | 吉林省电力医院 |
| 2 | 天津市环湖医院 | 8 | 安徽省立医院 |
| 3 | 河北省唐山市第二医院（河北省创伤骨科中心） | 9 | 合肥金谷医院 |
| 4 | 山西省大同煤矿集团有限责任公司总医院 | 10 | 洛阳正骨医院 |
| 5 | 辽宁省沈阳市第二工人疗养院（沈阳工伤职工康复中心） | 11 | 平顶山慈济医院 |
| 6 | 长春月潭医院 | 12 | 华中科技大学同济医学院梨园医院 |

工伤康复试点工作的开展，基本达到了预期效果，为我国工伤康复健康发展做出了积极贡献。

# 第三节 工伤康复工作流程

按工伤发生后工伤职工入住机构的性质，可分为两个阶段：工伤协议定点综合医院，工伤康复协议定点机构。在工伤康复工作流程中，包括劳动保障行政部门和经办机构的鉴定与审批环节。目前国内工伤定点医院的主要工作是以临床医疗救治为主，部分医院开展医疗康复业务，也有部分医院不开展康复业务，更多的是不具备开展全面工伤康复的条件；工伤康复中心（医院）则开展以职业康复为核心的全面康复。因此如何在工伤定点医院开展早期康复、适时转介 进入工伤康复协议定点机构进行专业康复是需要重视解决的问题。

## 工伤定点医院工伤康复工作流程

一般来说，工伤发生后，工伤职工入住工伤协议定点医院，在进行临床诊治及医疗康复的同时，由劳动保障部门确认工伤。临床医疗期结束，工伤职工入住工伤康复协议定点机构的途径有：①出院→劳动能力鉴定→符合康复条件者→入住工伤康复协议定点机构；②经劳动保障部门确定符合康复条件者→转入工伤康复协议定点机构。常见的进入工伤康复机构流程如图 3-1所示。

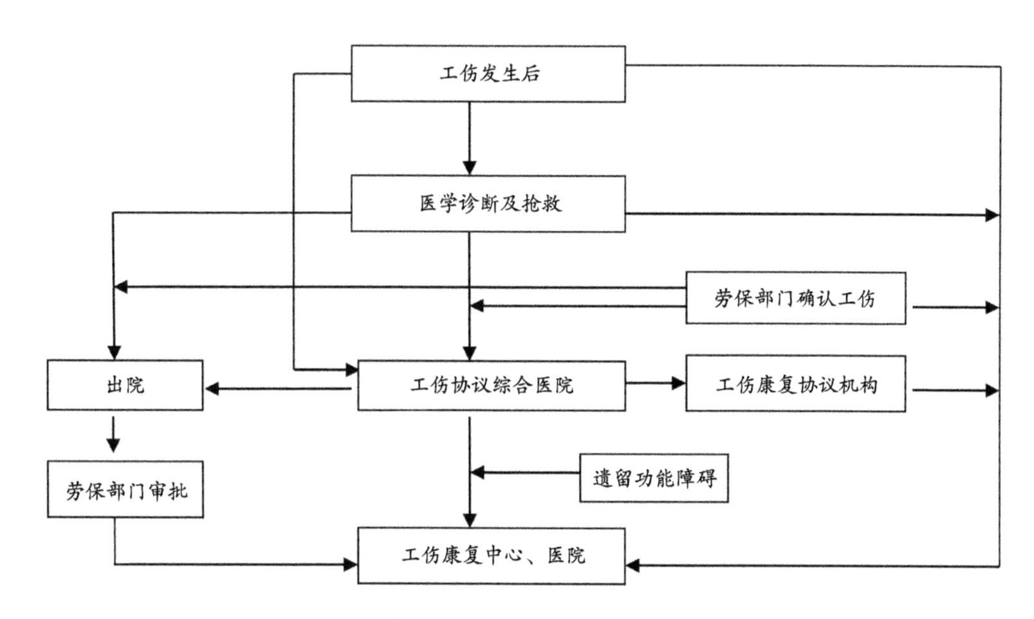


图3-1 转入工伤康复机构流程

## 工伤康复中心（医院）工作流程

当工伤职工转入院后，首先由主管康复医生进行全面、细致的检查和功能评定，然后制定康复目标和治疗程序表，再按此程序表由专业治疗师进行特殊治疗。

康复过程中，通过反复的再评价及修正程序表来动态调整康复治疗，患者或可逐渐好转而达到功能改善并稳定的状态，此时应决定患者是否回归社会和家庭或进行职业康复重返工作岗位或转入需要护理的休养所而出院。

在我国，提倡康复治疗组的组成形式，既体现康复医学的特点，又要切合工作实际，治疗组的人员组成按照人数尽量精简，人员一专多能，随患者病情需要而动态变换的原则进行。

根据人力资源社会保障部《工伤康复服务规范（试行）》（2013年修订），工伤全面康复业务流程如图 3-2 所示。

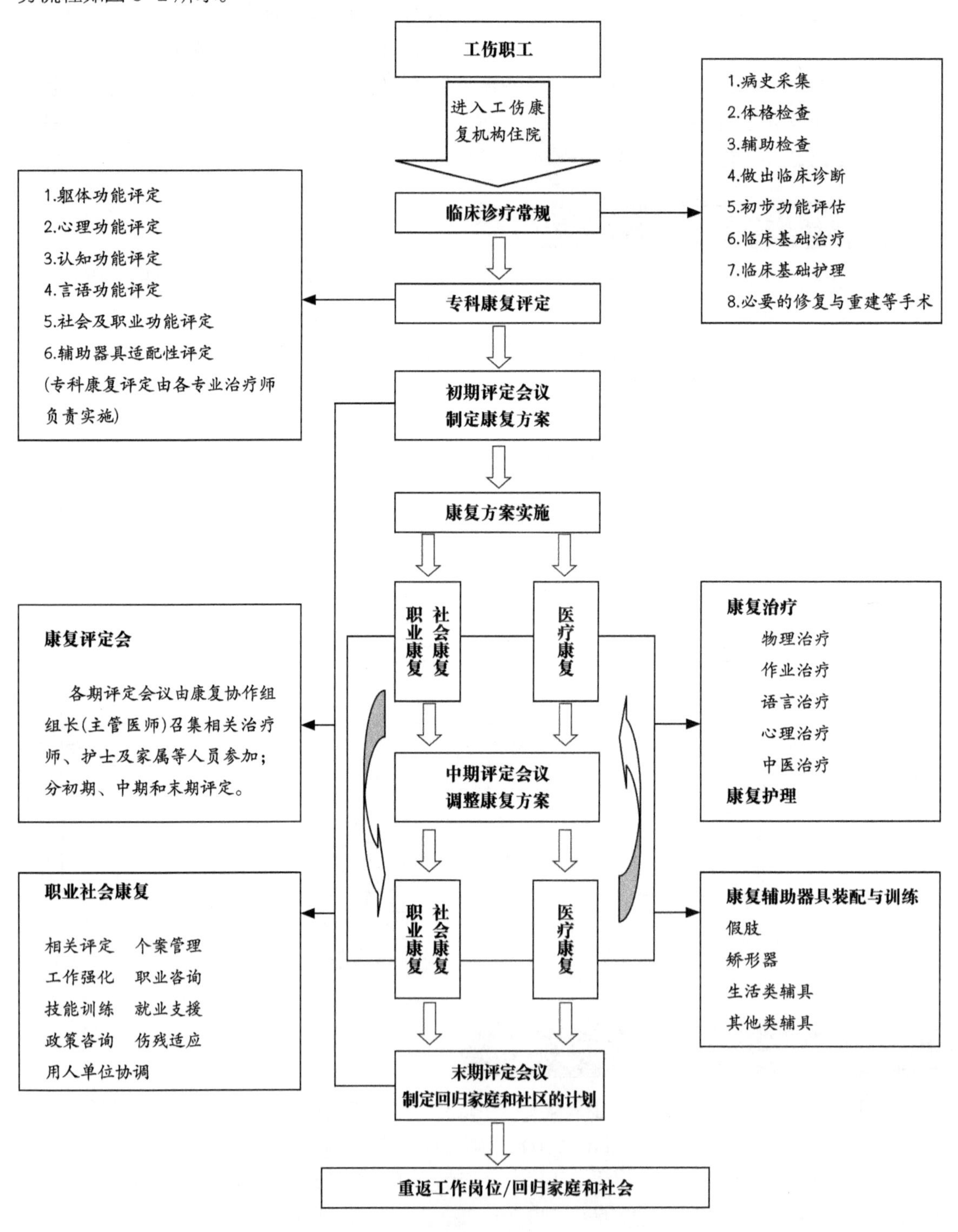


图3-2 工伤康复机构业务流程

## 工伤康复调查制度的实践

早期康复在康复医学中的意义已得到学界公认，康复治疗越早介入，患者的恢复效果就越好。工伤患者绝大部分都可以通过康复治疗和训练恢复劳动能力，重返工作岗位。我国每年新增工伤患者多达 100 多万，其中约 40 万人具有康复价值。我国《工伤保险条例》从2004年全面施行，工伤患者可享受免费的康复治疗。但是由于制度建设尚未完善，未建立起有效的工伤康复转诊机制，全国各地区管理方法不一；工伤患者及工伤定点医疗机构医务人员对国家工伤保险制度、工伤康复的相关政策、早期康复的意义认识了解不足，患者有重赔偿、轻康复倾向而不愿进行工伤康复；工伤定点医疗机构出于经济利益考虑不愿转介患者到工伤康复机构；工伤康复机构与工伤定点医疗机构及住院工伤患者无有效途径进行直接沟通等，大量的工伤患者在综合医院治疗过程中不但极少开展早期康复介入，更没有及时转送到专业工伤康复机构接受早期规范的康复治疗，工伤康复效果很不理想，造成相当部分工伤患者留下残疾，而工伤康复基金却有大量结余。

因此，建立能促进工伤患者在工伤定点医疗机构得到早期康复治疗，并能及时转介工伤患者进入专业工伤康复机构治疗的工伤康复管理机制就显得极为重要。从2005年起，广东省佛山市工伤康复中心就率先提出开展工伤康复调查的设想，推动政府人力资源和社会保障局制定了工伤康复调查制度，逐渐形成比较完善、系统的工伤康复调查方案，并强化制度的实施执行，在促进工伤患者转诊及早期康复介入中取得良好效果。具体措施如下。

### 1.劳动保障行政部门

（1）市人力资源和社会保障局聘任工伤康复机构的康复医师担任工伤康复调查员，授权工伤康复调查员可随时凭证件到各工伤定点医院对所有住院工伤患者进行工伤康复调查。

（2）政府支持购买一辆工伤调查专用车，方便调查员开展业务。

（3）社保经办部门给工伤康复调查员定时提供各工伤定点医院住院工伤患者信息。

（4）人力资源和社会保障局负责工伤的认定。

（5）劳动能力鉴定部门对康复评估报告进行审查，达到《广东省工伤康复介入标准》的康复对象，由劳动能力鉴定科确认后向康复对象、用工单位发出工伤康复治疗通知书。

### 2.工伤康复机构

工伤康复调查员通过社保经办部门提供的住院工伤患者信息，根据工伤患者的诊断、入院时间确定工伤调查时间。工伤调查内容包括：

（1）工伤康复调查员在工伤患者住院的早期接触工伤患者及定点医院的医务人员，通过发放工伤康复宣传册和面对面交流，让工伤患者及定点医院的医务人员了解国家工伤保险制度、工伤康复的相关政策、早期康复的意义。

（2）在床边进行初步康复需求评估，确定每名工伤患者康复介入的时机和措施。

（3）与工伤定点医院的医务人员沟通，指导其开展早期康复介入。

（4）向人力资源和社会保障局提交康复评估报告。

（5）引导工伤患者及时转到专业的工伤康复机构接受规范的早期康复治疗。

（6）协助用人单位、工伤职工或者其直系亲属办理相关手续，派出车辆接运工伤患者转入工伤康复机构诊治。

### 3. 企业及工伤患者

用工企业在职工受伤后负责安排其入住工伤定点医院诊治并报告社保部门以认定工伤；工伤患者在工伤定点医院医疗期内接受早期康复介入；医疗期结束进入康复期转入工伤康复机构继续工伤康复治疗。

### 4.工伤康复调查管理流程

工伤康复调查管理流程如图3-3所示。

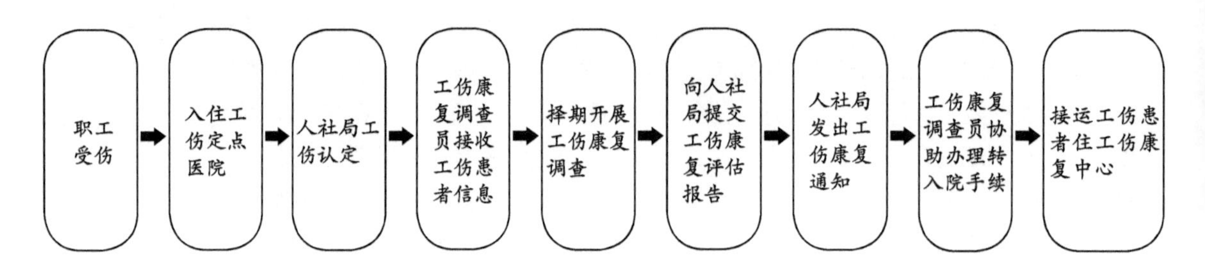


图3-3 工伤康复调查管理简明流程

### 5.工伤康复调查制度的作用

工伤康复调查制度由政府人力资源和社会保障局制定，工伤康复调查员既有康复医学专业背景，可开展深度专业调查、评估、指导工作；又具有政府授权的权威性，可打破工伤定点医院因经济利益不愿转介患者到工伤康复机构的障碍，更易得到工伤定点医院医务人员配合，减少了工伤康复调查员在工伤定点医院开展工作的难度，切合实际，可操作性强，实现了传统工伤康复管理模式难以达到的良好效果。有效促进了工伤职工在工伤定点医院的早期康复介入和及时转诊进入定点工伤康复机构，有利于工伤职工得到早期及专业的康复治疗，进而有效提高工伤职工总体康复疗效，有助于其早期康复，缩短治疗周期，减少工伤职工残疾人数及降低残疾者的残疾程度；还有助于工伤患者在现行制度下享受到《工伤保险条例》赋予广大职工的基本权益，更好地发挥工伤康复基金的作用。

（黄文柱 董安琴 王志军）

## 参考文献

1. 燕铁斌，梁维松，冉春风．现代康复治疗学．2版．广州：广东科技出版社，2012：730-747.
2. 黄文柱，严文，王志军，等．工伤康复调查制度在早期介入手外伤康复治疗中的效果．中国康复理论与实践，2017，23（10）：1226-1230.
3. 林呈亮．论我国工伤职业康复制度的困境与出路．上海：上海师范大学，2015.
4. 莫非．论我国工伤保险“三位一体”制度的完善．西安：西北大学，2017.

# 第四章

# 工伤康复的发展趋势

## 第一节 国外工伤康复的发展概况

### 工伤康复的起源

随着工业化的进程加速，工业伤害的数量大幅增加。不但严重影响工伤职工个人及家庭，且造成大量劳动力减量，阻碍社会和经济的发展。因此工伤康复对恢复劳动者的身体功能和职业劳动能力的意义引起了重视。

实际上工伤保险制度的产生和发展就是社会保险制度发展的历史。工伤补偿制度起源于19 世纪末，德国、英国和法国等欧洲国家在工业革命的浪潮中，先后制定了《雇主责任法》《劳动者赔偿法》及《职业伤害保险法》等。

工伤保险的发展可分为三个阶段：第一阶段即自发互助阶段，是社会保险的萌芽时期。在18世纪，资本主义早期，还处于手工工场阶段，劳动条件极差，工伤事故频发，但工人个人收入很低，难以应对工伤造成的困境。为了生存，工友们共济组合，自发组织起来筹措资金，互相调剂使用，解决由于意外事故带来的经济负担。第二阶段即有组织的互助阶段。资本主义已进入大机器生产阶段，工伤严重程度显著增加，需要更好的方式来应对和抵御工伤事故和贫困的威胁。在自发互助形式基础上升级为“预防互助会”“共同救济会”等集体互助组织形式。此阶段保险基金开始有企业主加入，属于一种契约制度。第三阶段即国家立法阶段。进入19 世纪中叶，工人阶级走上了政治舞台，政府开始实行强制性社会保险。从此，包含工伤保险在内的社会保险进入了国家立法阶段。

世界上第一部工伤保险国家立法是德国1884年颁布的《工伤保险法》。该部法规首次明确提出了工伤保险的预防、康复和补偿三大职能，把恢复工伤职工的工作和社会活动能力作为工伤康复的目标。其后，工伤康复作为工伤保险的基本职能逐渐得到国际上大多数国家的支持和认可，且相继纳入相关国际公约，大大促进了各国工伤康复服务管理体系和技术体系的建设。20世纪80年代以来，工伤康复逐步发展成为一个独立的学科。

## 国际劳工组织关于工伤康复的规定

随着工伤保险制度的发展，国际劳工组织关于工伤康复的规定日趋完善，见表4-1。

表4-1 国际劳工组织历届大会关于工伤康复的规定

| 时间 | 地点 | 会议届次 | 通过的规定内容 |
|---|---|---|---|
| 1952年 | 日内瓦 | 第35届 | 《社会保障（最低标准）公约》 |
| 1955年 | 日内瓦 | 第38届 | 《（残疾人）职业康复建议书》 |
| 1964年 | 日内瓦 | 第48届 | 《工伤事故和职业病津贴公约》 |
| 1983年 | 日内瓦 | 第69届 | 《（残疾人）职业康复和就业公约》《（残疾人）职业康复和就业建议书》 |

《（残疾人）职业康复建议书》指出，应为残疾人提供尽可能早的职业康复服务，促使残疾人获得就业机会，包括职业培训及改善工作环境条件，创造就业条件；设立庇护工场；免除税费等相关内容；以及社区参与、人才培养、雇主和残疾者、社会保障部门各自的职责等。

## 世界各国工伤康复体系的特点

工伤康复工作随着工伤保险制度的发展，在工伤保险体系中发挥的作用也越来越重要，职业康复事业在许多国家得到了大力发展，并纳入了国家社会发展规划。

### 1.德国工伤康复的特点

德国是现代工伤保险制度的发源地，德国明确“康复”应包括医疗康复、职业康复和社会康复三个方面的内容。在 1884 年德国工伤保险立法以“预防优先”和“注重康复”为原则，康复优于补偿，主张尽最大的努力，采取一切适合的康复手段，使职工得到最好 的康复，能够重返工作岗位并享受生活。德国政府将有多 少工伤职工通过职业康复重返工作岗位作为工伤康复服务的成效，用以评判工伤保险制度是否成功和对工伤保险的效益进行衡量。康复优先的理念是积极的工伤保险思想，得到许多国家认同，并在法律、政策和措施中体现。

德国工伤职业康复制度的特点有以下几方面。

#### （1）管理机构明确

德国的职业康复管理体制是国家立法、政府放权、行业自成体系、同业公会自主管理，是非政府组织管理模式。目前，全德国的工伤保险机构（同业公会）在全国各个地区拥有专门的工伤医院，提供工伤的抢救、治疗，并提供工伤医疗康复和职业康复服务，非常强调职业康复的“早期介入”，提倡“在病床上即开始职业康复服务”。

#### （2）康复服务机制完善

康复服务机制流程是：①发生工伤事故，同业公会介入，负责职业康复的专门人员与伤残人员及其家属保持联系，掌握具体伤残情况和家庭情况；②住院治疗期间，职业康复人员协助康复治疗计划的制定及实施，提出职业建议，提供职业培训的场所及部分费用；③同业公会设立转业培训基地，对有需要者进行转业（转岗）培训，指导及帮助伤残人员重返工作岗位。

### 2.英国工伤康复的特点

英国的社会保障制度是“福利国家”模式。英国于1897 年颁布了《工伤保险法》，是一种雇主责任制形式的工伤保险制度。1948 年，英国按照社会保险的原则建立了新的工伤保险制度，在 1986 年进行修订后，正式成为现行的工伤保险制度，包括工伤预防、赔偿和康复三个部分内容。其中，最具特色的是职业康复包括“通科开业医生”制度、社区卫生服务事业和社会全面康复工作等内容，实施社区康复、全民覆盖。

### 3.美国工伤康复的特点

美国的工伤康复制度是市场化服务的康复模式，包括市场化的私人职业康复、专业化的职业康复咨询、补充性的社区护理服务等。美国早期康复方案的基本理念注重经费的使用效率，强调以最少的经费达到帮助最多的工伤职工就业。主要的服务对象是轻、中度的工伤职工。在 1973 年通过康复修正法，开始重视工伤职工的人权，将工伤职工的社区生活与工作、独立与自我肯定作为工伤职工的公民权，重度工伤职工的康复服务也开始受到重视。

虽然美国各州的工伤康复制度不太一致，但均很重视工伤康复的实施，工伤康复期限最长可达 80 周。工伤职工如果无理由拒绝接受康复治疗，工伤保险部门可以拒绝支付有关工伤赔偿。工伤康复委员会每年还会发表年度统计分析报告。

### 4.日本工伤康复的特点

日本的工伤康复制度也是政府主导。日本政府先后制定和颁布的工伤保险法律框架，包括《劳动者事故补偿保险法》《劳动者事故保险法实施规则》《劳动者事故补偿保险特别给付金支付规则》等，为工伤保险的实行提供了完备的法律依据。政府设立统一的工伤保险管理机构。工伤保险的业务管理主要由劳动基准局负责，而安全卫生部、劳灾补偿部与勤劳者生活部这三个涉及工伤预防、工伤补偿、工伤康复的部门，统一归于劳动基准局管理，促进了日本工伤保险“三位一体”制度的发展。同时实行浮动费率机制，促使企业重视工伤预防。工伤保险机构还提供资金支持工伤康复技术的科研工作。

日本政府专门成立了中央劳灾预防协会和劳动者健康福利机构，由日本中央财政直接拨款运营，保障工伤预防和工伤康复的有效实行。全日本共有 39 所专门的工伤医院，12万张床位，占日本医院床位总数的 1%。这些工伤医院是由工伤保险机构兴办，医院工作人员的工资靠门诊和住院费收入支付，工伤保险基金支付基础设施建设、设备购置等费用。工伤医院除提供医疗康复服务之外，还提供职业康复服务。

另外，日本还有 9 所劳动者医疗预防中心和医疗康复中心、8 所工伤康复作业所。劳动者医疗预防中心和医疗康复中心的职责主要是开展工伤预防和工伤疾病的专门研究、产品开发、医疗救治和伤残人员回归就业岗位、回归社会的工作；工伤康复作业所主要负责工伤人员日常工作需求、社会回归促进、劳灾年金关系等服务，并对伤残人员提供家庭随访，集中护理工作。使重伤者的护理从家庭护 理过渡到社会护理，减轻其家庭成员的负担。

### 5.韩国工伤康复的特点

韩国工伤康复体系比较完整，工伤康复内容包括：咨询、康复训练、开业小额贷款、康复锻炼和医疗康复资金支持、适应社会训练、医疗后续支持及康复用具更新资金支持等。

## 国外工伤职业康复发展的启示

国外工伤职业康复发展有不同的思路和方式。主要职业康复模式有英国的政府主导、德国

NGO主营，美国的私营市场模式等。各国现行的工伤保险制度有雇主责任险（商业保险）、社会保险及混合制度等形式。工伤保险待遇一般包括医疗待遇、暂时性伤残待遇（即医疗康复期间的）、永久性部分残疾待遇、永久性完全残疾待遇和死亡待遇等。国外工伤职业康复取得的良好成效，其有益的经验值得我国借鉴。

**1.以法律作为工伤康复实施的根本保障**

各国在推行工伤康复工作时，一方面是将其作为提高伤者福利的工作内容之一，另一方面又强化其特有的残疾管理功能，以减少基金和社会负担。与经济赔偿相比，工伤康复工作的性质对于工伤保险三方都具有两重性，工伤康复既是权利也是义务。因此，工伤康复的顺利实施更需要法律作为根本保障。通过法律条文、部门规章等政策和法律形式，明确各方的医疗和职业康复权利和义务。

**2.建立完善的工伤职业康复流程**

发展工伤康复必须专业化和标准化。各国普遍重视工伤职业康复流程体系的建设，对康复服务机构普遍实行准入和合同管理，工伤保险管理部门与服务机构间存在密切的沟通，确保各组成部分之间的协调发展。

**3.鼓励社会力量参与**

在工伤保险制度建设初期，由于各国政府对工伤职业康复的认识及重视程度、社会医疗服务水平和社会财富的差异，在服务提供主体建设上存在多元化，既有公立机构，也有私立机构。资本投入有社会保障基金，也有政府财政拨款。机构隶属关系有隶属于医疗卫生系统，也有隶属于劳动或者教育等系统的。欧美鼓励社会力量参与工伤人员的职业康复，有力推动了康复事业的发展。英国在社区提供专门的通科医生负责指导伤残人员进行职业康复，还在全国范围鼓励社会力量建设伤残人员康复服务中心。美国通过市场化的操作模式形成康复的社会工作系统，发挥康复协会、残疾人职业康复机构、职业康复咨询机构、保险康复机构的作用。因此，通过社会力量多渠道开展工伤康复工作，充分运用社会资源对全面推进工伤康复，尤其是依托社区基层开展工伤康复的成果与成效值得学习借鉴。

**4.强调“先康复，后补偿”的工伤职业康复理念**

职业康复是工伤康复的核心和目标。德国工伤康复“先康复，后补偿”的理念已得到世界各国普遍认同。多数国家重视康复的早期介入，职业伤害保险的医疗待遇优于一般的医疗保险待遇，按照先康复后评残的原则实施工伤医疗待遇和经济补偿工作。

# 第二节 我国工伤康复的发展趋势

## 我国工伤康复的现状和发展模式

**1.工伤康复机构模式**

近十多年来，国家大力发展工伤康复工作，制定了一系列工伤康复标准体系，通过试点工作，工伤康复服务网络不断扩大，全国签订服务协议的工伤康复机构200多家，基本覆盖全国，初步形成“国家—区域—地区（社区）”多层次的服务网络体系，能够较好地为工伤职工提供专业、系统的工伤康复服务。职业康复独成一体系。目前，全国工伤康复机构主要有以下3种模式。

（1）建设工伤康复专门机构

如广东省工伤康复医院等专门的大型工伤康复中心、四川省八一康复中心。

（2）利用社会资源

选择康复基础较好的医疗机构，投入工伤保险基金，购置康复设备和准备康复场地等。

（3）委托医疗机构

提取专门的工伤康复经费，用于委托指定医疗机构承担工伤职工的医疗康复服务。如北京、佛山、东莞、深圳等地。1999年8月，即由佛山市劳动与社会保障局投入经费支持，在佛山市第五人民医院挂牌成立“佛山市工伤康复中心”，成为国内最早成立的地市级工伤康复中心之一。

### 2.工伤康复事业取得的成果

我国的工伤康复事业起步晚，虽然2004年前在少数地方成立了工伤康复机构，但由于法律法规及政策配套措施的不完善，实际开展数量少，效果很不理想。我国的工伤康复事业的发展，主要是在2004 年《工伤保险条例》实施后，取得的主要成果如下。

（1）制度体系初步成形

初步建立了工伤预防、工伤补偿、工伤康复“三位一体”的制度体系，《社会保险法》和《工伤保险条例》明确规定了工伤康复是工伤保险制度体系的重要内容。

（2）服务体系建设初见成效

2007年发布了《关于加强工伤康复试点工作的指导意见》，组织开展了工伤康复试点工作。2008年制定了《工伤康复诊疗规范（试行）》《工伤康复服务项目（试行）》等行业标准，并于2013 年组织进行了修订。为工伤职工提供规范、人性化的服务，有效地保障了工伤康复工作的顺利开展。

（3）管理服务规范化

采用工伤康复协议管理服务模式对工伤康复医疗机构加强管理。 基本流程是工伤保险经办机构择优选择并签订工伤康复医疗机构服务协议，规定服务内容、质量、服务范围、费用结算、费用审核与控制等内容，约束规范工伤康复服务行为。建立了工伤康复初次、中期、末期评价制度。工伤康复专家委员会或劳动能力鉴定委员会进行最终康复效果评价及劳动能力鉴定。工伤保险经办机构定期进行考核，加强对医疗费用结算管理，各地已逐渐实行网络现场结算，更加便捷、高效。

（4）工伤康复机构服务能力提升

根据产业布局、伤残人员分布和行政区域的划分，安排工伤康复机构的选点布局，充分利用现有医疗康复资源，提升康复机构服务能力。广东省工伤康复中心、佛山市工伤康复中心等早期建立的工伤康复机构通过重建、扩建或改建，加大硬件及软件建设投入，提升工伤康复服务能力。

广东省在全国最先开展工伤康复工作，广东省工伤康复中心近年来在工伤康复制度模式、技术标准和业务规范、工伤康复专业人才培养等方面进行了积极探索，取得了较好的成绩，成功经验值得全国借鉴。

### 3.我国工伤康复存在的困难和不足

我国的工伤康复工作经过近年来的探索实践，初见成效，但与一些发达国家相比，仍存在一些问题，主要包括以下几个方面。

#### （1）工伤康复法律法规还不够健全，配套政策仍然未完善

《工伤保险条例》和《社会保险法》是我国目前涉及工伤康复仅有的法律条文，具体内容局限在工伤的认定范围及补偿等方面。其他配套的法律体系尚不够健全，如还未出台全国性的工伤康复管理办法；工伤保险适用范围、参保范围、工伤认定范围涵盖未完善，如工伤康复后重新评残、对各种后遗症和旧伤复发的后续治疗和康复、安装和配置假肢及辅助器具寿命等问题，尚需进一步明确。

#### （2）管理部门重视不够，政策执行力不足

管理体制分散，工伤保险涉及人社、安监、卫生等部门，以致工伤预防与工伤康复、工伤补偿分属不同行政部门监督管理，容易造成职责不明确、职权交叉重叠、政策执行不到位等问题。社会康复和职业康复的工作在现实中并没有得到很好地实施。

特别值得注意的是，目前由于各种原因，部分地区政府工伤康复管理部门的相关负责人员因体制改革及轮岗目的等原因经常轮换，管理人员完全不懂工伤康复业务，管理难以到位，严重影响工伤康复工作的开展。

#### （3）基金结余过多

从国家人力资源和社会保障部所提供的历年统计报告可以看出，我国工伤保险基金的累计结余是呈不断上升的趋势，2018 年全年工伤保险基金收入913亿元，基金支出742亿元，年末工伤保险基金累计结存 1785 亿元（含储备金 294 亿元）。随着参保范围的不断扩大，参保人数的增多，我国的工伤保险基金期末结余和累积结余会逐年递增。与此形成强烈反差的是还有大量的工伤患者在临床治疗过程中，不但极少开展早期康复介入，更没有及时转送到专业工伤康复机构接受规范的职业康复治疗，导致工伤康复效果不理想，部分工伤患者留下本可避免的残疾。因此工伤职工及时转介进入工伤康复机构的工作还需要加强制度化管理。

#### （4）工伤康复知识普及不足

由于宣传工作力度不足，社会对工伤康复的认识严重不足，参保企业和工伤职工康复意识缺乏，受伤员工及家属受到各种因素的约束，缺乏对自身合法权益的保护意识，错误地认为发生工伤后的最重要目标是经济补偿金，有的甚至拒绝工伤康复治疗；康复治疗期间心理关怀欠缺，造成有的受伤员工心理状态异常，拒绝参加工伤劳动能力鉴定，抵触重新走上工作岗位。

#### （5）缺乏科学的发展规划

工伤康复机构专业性很强，需要大量的资金、人才、设备的投入，但部分地区对工伤康复机构发展规划不合理，表现在部分地区由于康复医学起步较晚、起点低，有部分地区还没有属于自己的工伤康复机构。在康复基础设施、技术及专业人才等方面都显得严重不足，严重阻碍工伤康

复事业的发展；部分地区工伤康复定点协议机构又过多，造成各家协议机构的服务对象少，均无意愿进行专业化的人员设施配套，仅提供一般的医疗康复服务，职业康复处于空白。

（6）工伤康复机构的定位和经费保障有待明晰

由于政策原因不能从工伤保险基金中提取有关人员经费，作为直接提供工伤康复服务的专门机构，定位和经费问题不能及时解决，严重影响工伤康复事业的生存和发展。

（7）工伤康复早期介入难以实施

目前缺乏有效政策支持以协调工伤康复机构、职工所在单位和工伤职工三者之间的利益关系，影响了工伤康复的早期介入。

（8）工伤职工的再就业困难

因工作岗位需求不足，就业压力大，工伤职工整体素质偏低，加上有功能残疾，就业竞争力低，虽然恢复了一定的职业劳动能力，但受各种因素的影响，往往不能重新回归工作岗位。

## 我国工伤康复事业展望

发展工伤康复事业的意义重大，工伤康复工作任重道远，有必要加强探索。

### 1.完善工伤康复政策管理体系

工伤康复政策管理体系的完善，需要继续完善预防、康复、补偿一体化的新型工伤保险体系，将工伤康复事业纳入到国家发展的总体规划；继续完善工伤康复有关配套政策，如出台全国性的工伤康复管理办法等；充分利用信息化技术快速发展的契机，建立信息化模型，科学分析和论证，预测工伤康复需求，以制定工伤康复事业的整体发展规划；研究确保工伤康复待遇标准公平的合理措施，保障工伤职工权益，同时保障工伤保险基金收支平衡和稳定运行。

### 2.建立具有中国特色的工伤康复服务体系

残疾管理概念源于欧美等发达国家，强调工伤康复的“早期介入”，全面关怀照顾工伤职工，包括对工伤职工心理社交层面的关注。主要目的是促进劳资双方共同参与，协助工伤职工康复及重返工作，体现了工伤及职业病的预防和职业社会康复的新模式。我们应吸收并学习工伤职业康复的理念及方法，强化早期介入、全面康复的理念，建立符合我国国情、具有中国特色的工伤康复服务体系。我国已初步形成了“国家—区域—地区（社区）”多层次的工伤康复服务网络体系，取得了初步成果，但还要加强以下几方面工作。

（1）提高认识，加强工伤康复管理和规划

工伤康复事业任务重大而艰巨，涉及经济、政治等各个方面。政府相关管理部门要提高对工伤康复工作重要性认识，增强责任感，明确职责，科学管理和规划，提高政策执行力和业务管理水平。

（2）加强工伤康复机构管理

增加工伤康复资源以满足工伤职工需求，充分利用卫生资源， 建立工伤康复网络，提高服务水平。可以选择康复水平较高、康复服务开展较好的综合医院，作为工伤康复定点医院，与残联等社会康复资源加强协作，通过购买服务、合作运营等方式，扩大有效供给，明确工伤康复专门机构与康复合作医院的各自职能。同时，严格工伤康复协议机构的准入，根据各地工伤康复的实际需求情况，合理规划设置工伤康复协议机构的数量，每个地级市设立1～2 间工伤康复协议机构为宜，以利于加强工伤康复业务的管理和专业化发展。

**（3）完善技术标准体系**

由于国内各工伤康复试点机构的起点、模式、体制不完全一致，康复服务的内容各有侧重，现有的相关技术标准还难以支撑整个体系的健康发展，因此今后必须逐步建立统一完善的技术标准体系，以促进工伤康复的健康发展。

**（4）加强区域合作，优势互补**

区域间加强互补协作，经验共享，共同提高，发挥各区域康复中心资源优势，为区域内及周边地区的工伤职工提供优质的康复服务。

**（5）加强学术合作和交流**

开展工伤康复特别是职业康复领域的国内及国际合作和交流，不断学习先进国家地区的有益经验。

**（6）加强工伤康复基金管理**

充分利用现代信息化技术的成果，搭建信息共享平台，统一监管、审核、分析，方便加强对协议康复机构的监管，对基金使用效率进行评价，以保障工伤康复基金的安全，减少康复基金的浪费。

**（7）拓宽筹资渠道**

探索建立中国特色的社会化筹资机制，增强工伤康复资金实力，增加资源服务工伤康复事业。

（黄文柱 董安琴 严 文）

## 参考文献

1. 黄文柱，严文，王志军，等．工伤康复调查制度在早期介入手外伤康复治疗中的效果．中国康复理论与实践，2017，23（10）：1226-1230.
2. 申美平．广东省工伤康复医疗现状研究．长沙：中南大学，2014.
3. 饶惠霞，唐丹，孟光兴，等．德、美、韩三国工伤康复体系观察及其启示．现代医院，2012，12（4）：1-3.
4. 刘梅．我国工伤康复事业取得阶段性成果．北京：中国劳动保障报，2012.
5. 周容．湖南省工伤康复事业发展现状与对策分析．长沙：湖南师范大学，2012.
6. 任行，翟绍果，刘险峰．国外工伤职业康复发展与完善我国职业康复的思考．中国医疗保险，2014（7）：59-61，63.
7. 燕铁斌，梁维松，冉春风．现代康复治疗学．2 版．广州：广东科技出版社，2012：730-747.
8. 国务院办公厅．国务院关于修改《工伤保险条例》的决定．2010.http：//www.gov.cn/zwgk/2010-12/24/content_1772115.html.

# 第二篇

# 工伤康复医学理论基础

# 第五章

# 运动学

## 第一节 运动生物力学

生物力学是研究力和能量对生物系统影响的学科，是医学、生物学、力学等多种学科相互渗透的学科。人体的肌肉和骨骼系统虽然较为复杂，但仍然遵循力学的基本原则。

### 人体力学

人体力学是一门使用力的观点、方法定量描述、研究人体器官和组织力学的医学科学。运动治疗是康复治疗的主要手段，通过活动达到改善关节活动范围、增强肌力、提高心肺功能、加快代谢、促进神经功能恢复等目的。力是物体对物体的作用。根据力的来源，分为外力和内力。

#### 1. 外力

外界环境作用于人体的力称为外力，包括重力、支撑反作用力、流体作用力、摩擦力、机械的其他阻力等。在康复训练过程中，外力可以成为肢体活动的阻力，也可以为肢体活动提供助力。

#### 2.内力

内力是指人体内部各组织器官间相互作用的力，包括肌肉的收缩力、各组织间的被动阻力、器官间的摩擦力、内脏器官和固定装置间的阻力和流体的阻力等。

#### 3.动力学

（1）动力学状态

动力学状态是指一个力作用于物体，会加速或减慢物体的运动，改变物体运动速度的一种非平衡状态。

（2）线加速度和角加速度

速度是矢量，速度的改变包括方向和（或）大小的改变。线加速度是沿直线方向的加速度；角加速度则是由扭力所产生的绕轴旋转的加速度。

#### 4.静力学

生物力学通常是通过研究物理模型来解决问题的，如我们拟研究肌肉对其邻近关节所产生力矩的作用，或者帮助预示肌腱对步态的影响，此时，把肌肉对骨骼的作用模拟成一个施加在作用点的集中力是较合适的。静力学平衡时作用于物体上的合力或合力力矩为零，物体无线加速度和角加速度，物体处于静止、匀速运动或平衡的状态。根据静力学平衡可以通过已知力求出未知力，可以分析作用于静态系统上所有力的平衡问题。

### 人体的杠杆原理

运动节段杠杆效率影响肌肉收缩所产生的实际力矩输出，人体骨骼、肌肉和关节的复杂运动均遵循杠杆原理，都可被分解成系列的杠杆运动。

#### 1.基本概念

##### （1）力点动力作用点

力点动力作用点又称为力点或动力点，一般肌肉的附着点就是骨杠杆的力点。

##### （2）支点

支点是关节的运动中心，肢体杠杆绕着转动的轴心点。

##### （3）阻力点

阻力点是运动节段的重力和运动器械的重力、摩擦力或弹力，拮抗肌的张力，韧带、筋膜的抗牵拉力等共同产生的骨杠杆上的阻力。每个杠杆系统中所有阻力只有一个合力作用点。

##### （4）力臂

力臂是支点到力点的垂直距离。

##### （5）阻力臂

阻力臂是从支点到阻力作用线的垂直距离。

##### （6）力矩

力矩是力和力臂的乘积，用来表示对物体转动作用的力量大小。

##### （7）阻力矩

阻力矩是阻力和阻力臂的乘积。

##### （8）正力矩、负力矩

其作用方向以“顺时针方向”和“逆时针方向”来表示，通常顺时针方向的力矩被规定为正力矩，逆时针方向的力矩被规定为负力矩。多个力矩的合成可以用代数和来计算。

#### 2.杠杆的分类及力学特性

根据杠杆上力点、阻力点和支点的不同，杠杆被依次分为第一类杠杆（平衡杠杆）、第二类杠杆（省力杠杆）、第三类杠杆（速度杠杆）。

第一类和第三类杠杆是人体中存在的主要杠杆类型，其缺点是比较费力，因为肌腱的运动范围在同方向或反方向上被放大，肌肉附着点越靠近关节做功越费力；它们的优点是能使四肢更轻、更细，因为这种排列使肌肉集中。当一块肌肉跨过关节，以一端固定，另一端可动的形式分别止于两块骨上，该肌肉收缩会产生两种效应：转动效应和关节的反作用力。

转动效应用转矩M来表示，M=F×L。L为肌力作用线与瞬时旋转轴之间的垂直距离，F是由垂直于运动骨长轴的较小分力产生的转动效应。肌力大小、肌附着点与关节的位置关系、关节面的形状和关节的角度等是影响M的因素。

根据牛顿第三定律，作用于骨上的力会被关节面上的一个方向相反、大小相等的力抵消，这个力可分解为来自压缩关节面时产生的压力的反作用力和一个切线分力。关节的反作用力能保持关节面相接触，起到稳定作用。

**3.杠杆原理在康复医学中的作用**

（1）根据杠杆原理，缩短阻力臂或延长力臂都能达到省力的目的。运动锻炼不仅能增强肌力，还能通过增大力臂来增加力矩。缩短阻力臂也能够达到省力的目的，例如提重物时，重物越靠近身体越省力。

（2）在为了获得较大的运动速度和幅度时，如进行投踢球、掷物体、挥拍击球等许多动作不要求省力。此时可通过缩短力臂和增长阻力臂，来达到让阻力点移动距离和速度增大的目的。人体的第三类杠杆有利于获得速度，为了获得更大速度，通常需要将几个关节组成一个长的杠杆臂，并伸展肢体，如掷铁饼等运动。当然也可利用工具来延长阻力臂，如使用球拍或球棒来延长阻力臂。

（3）人体第三类杠杆不利于负重和载荷，阻力过大容易引起运动杠杆各环节的损伤，尤其是力点和支点，即肌腱系统、肌肉止点及关节的损伤。因此在康复治疗中强调通过锻炼增强肌力，使用恰当的阻力和适当控制阻力矩。

# 第二节 人体各组织的生物力学

## 骨与关节生物力学

**1.骨骼运动学**

运动学研究刚体的位置、速度、加速度及其相互关系，而不考虑作用于物体上的力和力矩，即运动学描述的是运动的几何规律。

（1）平动和转动

速度是指在一定时间内物体的位置改变，速度也是矢量，具有大小和方向，速度的单位是m/s。当物体上的所有点都沿同一个方向运动，则称物体在进行平动；当刚体上的两点朝两个不同的方向运动，则该物体的运动包括了平动和转动。一个物体的转动可以用角加速度来描述。一般而言，所有刚体的运动都可以视为平动和转动的复合。

（2）关节面的相对运动

在平动和转动的复合运动情况下，两物体之间会有相对运动。关节面的几何形状、韧带和肌肉的约束决定了关节表面之间进行的是有束缚的相对运动。而相对于关节的整体运动，两关节面之间的分离运动是非常小的。

#### （3）摩擦

两个接触物体之间相对滑动的抵抗称为摩擦。摩擦分为表面摩擦和体积摩擦。表面摩擦产生于两个接触物体粗糙表面的相互吸附作用，或产生于两表面之间润滑膜的黏性剪切作用。体积摩擦产生于材料或黏滑液内能的耗散机制又称内摩擦。关节软骨内摩擦的产生是因为软骨间隙液流过多孔可渗透性固体基质时的摩擦阻力所致。在关节活动中，当载荷沿关节面移动时，关节液的流动产生犁沟式摩擦，是内摩擦的一种特殊形式。

#### （4）磨损

承载体的磨损是在化学或力学因素作用下进行的物质磨损，包括化学性磨损和机械性磨损。疲劳磨损属机械性磨损，其发生与润滑现象无关。频繁的关节运动可导致关节软骨疲劳和磨损。

### 2.骨骼力学

#### （1）矢量

矢量可以表述为一个箭头，矢量的方向为箭头的方向，矢量的大小为箭头的长度。两个矢量的相加遵循平行四边形法则，将两个矢量作为平行四边形的两条边，沿其对角线所做的矢量即为这两个矢量的和矢量。根据平行四边形法则，一个矢量可以沿着直角坐标轴分解出分矢量。

#### （2）力矩

力矩是一个力施加于物体时所产生的绕轴转动作用。力矩的单位为牛顿·米（N·m）。力矩的大小称为扭力。

#### （3）应力和应变

应力（stress） 是指单位面积上的作用力，单位是$N/m^2$。形变（deformation）是指物体在外力作用下发生的形状和体积的改变。应力相对应的形变是相对而非绝对的。物体在内部应力作用下发生的形变和体积的相对变化称为应变（strain）。

#### （4）弹性模量

弹性模量是指某物质的应力和应变的比值。在长度形变的情况下，在正比极限范围内，张应力与张应变之比，或压应力与压应变之比称杨氏模量。

#### （5）刚体

刚体（rigidbody）是指在外力作用下大小与形状均不发生改变的物体。在实际应用中，当某部分在指定载荷下发生的变形与该研究中其他部分的变形相比极其微小，可忽略不计时，则可将该部分视为刚体。如腰椎在运动中与椎间盘、关节囊、韧带相比，变形量极小，故也视为刚体。

### 3.骨骼生物力学

#### （1）结构特点

骨组织主要由骨细胞、有机纤维、无机结晶体、黏蛋白及水构成。作为人体重要的力学支柱，骨骼系统不仅承受着各种载荷，还为肌肉提供可靠的动力联系与附着点。

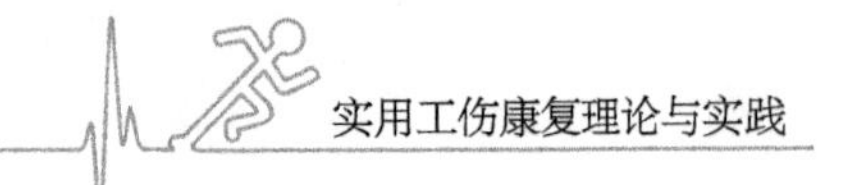


（2）力学特性

骨的生物活性来源于骨细胞。胶原纤维借助黏蛋白的胶合形成网状支架，微小的羟磷灰石晶粒充填在网状支架，同时牢固地附着在纤维表面，这样的结构具有较好的弹性和韧性，同时还具有较大的强度和刚度。密质骨的单元是由胶原平行有序排列并与基质结成片状而形成的骨板。疏质骨的单元是由胶原与基质贴附交错形成的棒状骨小梁。

（3）骨的变形

弯曲和扭转是最常见的两种骨的变形形式。弯曲是沿特定方向上连续变化的线应变的分布。扭转是沿特定方向上的角应变的连续变化。骨骼的力学性能由其层状结构决定。从受力情况来分析，一根两端由关节固定的长骨如果中部受到垂直于长轴的力的作用，该力使其长度增加并发生弯曲，两端关节固定点形成与之相反的平行力，越靠近骨皮质部应力越大。若受到扭转力的作用，情况亦是如此。骨的一部分类似于一个圆柱体，圆柱的端面在一对大小相等但方向相反的力矩作用下发生角应变，轴心的应变及剪应力为零；圆柱体表面即骨皮质部受的力最大，而骨皮质作为骨的最坚硬的部位，其抗压、抗扭转力最强。

### 4.应力对骨生长的作用

（1）应力刺激

对骨的强度和功能的维持发挥积极的作用。骨是一种能再生和修复的生物活性材料，有机体内的骨同时存在增生和再吸收这两种相反的过程，而这受应力、性别、年龄及某些激素水平等多种因素的影响，其中应力是比较重要的因素。

（2）应力与骨折愈合

骨折后骨痂的形成需要应力的刺激。在应力作用下，骨的羟磷灰石结晶溶解增加，这使发生应变的骨组织间隙液中的钙离子浓度上升，有利于无机晶体的沉积。骨的重建是骨适应应力的结果，骨在需要应力的部位生长，在不需要的部位吸收。制动或活动减少时，骨由于缺乏应力刺激而出现骨膜下骨质的吸收，这会使得骨的强度降低。钢板内固定术后，载荷通过钢板传递，骨骼接受的应力刺激减少会导致骨骼的直径缩小，因而抗扭转能力下降。而反复接受高应力的作用可引起骨膜下的骨质增生。

## 关节的生物力学

### 1.关节运动方向

（1）屈曲

相关关节的两骨彼此接近。

（2）伸展

相关关节的两骨彼此离开。

（3）外展

该部分离开指定线（如身体中线、手或前臂的正中线）向外侧活动。

（4）内收

该部分离开指定线向内侧活动。

（5）内旋

关节朝向人体中线方向转动称为内旋。

（6）外旋

关节背离人体中线方向转动称为外旋。

### 2.关节的类型

（1）不动关节

无运动功能，邻骨之间由结缔组织或透明软骨进行连接，相连的方式有缝和软骨联合两种。

（2）少动关节

一种为两骨的关节面被透明软骨覆盖，其间通过纤维组织连接，如椎间关节、耻骨联合；另一种为两骨之间存在一定间隙，其间通过韧带和骨间膜相连，如骶髂关节、下胫腓关节。

（3）活动关节

全身大部分关节为这类关节，具有典型的关节构造，可自由活动。

### 3.关节的自由度

（1）单轴关节

单轴关节是指只有一个自由度的关节，即只能绕一个运动轴在一个平面上运动。如滑车关节、车轴关节、蜗状关节等。

（2）双轴关节

双轴关节是指有两个自由度的关节，可围绕两个相互垂直的运动轴在两个平面上运动。包括：①髁状关节，如寰枕关节；②椭圆关节，如桡腕关节；③鞍状关节，如拇指腕掌关节。

（3）轴关节或称多轴关节

多轴关节是指有三个自由度的关节，可在三个相互垂直的运动轴上做屈伸、收展、旋转等多方向的运动，但仍限于三度空间的运动。包括：①球窝关节，如肩关节；②杵臼关节，如髋关节；③平面关节，如肩锁关节、腕骨和跗骨间诸关节；④半关节，如骶髂关节。

### 4.关节的活动度和稳定性

（1）关节的功能取决于关节活动度（range of motion，ROM）或关节的稳定性与柔韧性。通常关节的稳定性大则活动度小。上肢关节的活动度较大，下肢关节的稳定性较大。

（2）影响关节活动度和稳定性的因素：与构成关节的两个关节面的面积差、关节囊的厚薄和松紧度、关节韧带的强弱和多少、关节周围肌群的强弱和伸展性有关。

### 5.关节的运动

治疗面指经过关节凹面的、垂直于旋转中心与关节接触面中点连线的平面。

治疗面在以下两种情形下保持不动：一种是凹面关节，治疗面与关节的凹面同步移动时；另一种是凸面关节，凸面移动时。牵引是指与治疗面垂直且远离治疗面的线形运作。压缩是指与治疗面垂直且移向治疗面的线形运动。滑行是指与治疗面平行的关节活动性动作。

### 6.运动链

运动链是指多个部位通过关节的连接而组成的复合链。如一侧的上肢可视为一条长链，肢体的每个关节为链扣。根据远端是否闭合，运动链可分为开放链与闭合链。当远端游离时，是开放链，此时可任意活动某个单独关节或同时活动若干关节；反之，远端闭合，是闭合链，此时肢体只能进行多关节协调活动。如人体处于蹲位时，下肢接触地面处于远端闭合的状态，从蹲位向站位转变时必须同时活动膝、踝关节，无法只做单一关节的活动；双上肢撑地做俯卧撑运动时，两手相握活动上肢时，都不可能单独活动某一关节。在神经系统疾病的康复治疗中，可以根据需要进行开放链或闭合链运动，从而在训练较强的肌群和关节时带动较弱的肌群和关节。

## 关节软骨的生物力学

### 1.关节的稳定性和灵活性

关节的形态结构决定关节运动的方式和幅度。关节的形态和结构各具特点，稳定性大的关节如膝关节，活动度较小，灵活性较差；灵活性大的关节如肩关节，活动度较大，稳定性较差。影响关节稳定性和灵活性的因素包括关节囊的厚度与松紧度、关节韧带的强弱与数量、构成关节的两个关节面的弧度之差，以及关节周围肌群的强弱与伸展性。

### 2.关节软骨的结构与组成

#### （1）软骨的成分

软骨的成分主要是胶原和糖蛋白凝胶。

#### （2）结构特点

关节软骨是组成活动关节面的负重组织。关节软骨具有弹性和润滑功能，耐磨且能减少关节面反复滑动中的摩擦，并有吸收机械震荡和传导负荷至软骨下骨的作用。大多数滑膜关节中的关节软骨能够在80年内提供必需的生物力学功能。

#### （3）力学特性

关节软骨主要由细胞外基质和散在分布的软骨细胞组成，基质的主要成分是水、胶原和蛋白多糖，还包括少量的糖蛋白和其他蛋白。这些成分赋予了关节软骨独特而复杂的力学特性。关节软骨分为四层：浅表层、中间层或移形层、深层和钙化软骨层。浅表层是软骨的最表层，组成滑动表面。纤细的胶原纤维与关节表面平行，软骨细胞呈长条形，其长轴与关节表面平行，水分的含量最多，蛋白多糖的含量低。中间层或移形层的胶原纤维略粗，排列不太整齐，软骨细胞近似圆形。深层的胶原纤维直径更粗，与关节表面垂直排列，软骨细胞呈球形，常以柱状排列。深层的水分最少，蛋白多糖含量最多。最深层是将透明软骨与软骨下骨分开的钙化软骨层，最深层的小细胞被磷酸盐包裹，散在于软骨基质中。

#### （4）软骨的生物力学

渗透性：关节软骨的固体基质由胶原、蛋白多糖与其他分子组成，是一种多孔的、可渗透的、柔软的组织，具有坚韧和耐疲劳的特性，能够承受负重时产生的压力和张力。水分占正常关节软骨总重量的65%～80%。当存在压力梯度或基质挤压的时候，水会在多孔—渗透性的固体中流动。水流出的速度由液流时产生的黏滞力决定。液相和固相所分担的压力由组织的容积比、负重率和负重的形式决定，每一相的承载能力取决于组织中每一点的摩擦力与弹力间的平衡。例如，液体在硬的、渗透性高的固体基质中流动时，产生的摩擦力或液压力较小；而当液体在柔软的、渗透性很小的基质中流动时，产生的摩擦力较大，此时液压承担主要的载荷，使固体上的压力降至最小。在正常软骨中，这种效应保护了固体基质。

生物力学作用：关节软骨的渗透性随压力的增加呈非线性下降，防止压力增加后组织中液体过多过快流出，以提高组织间液承担载荷的能力。产生非线性效应的原因有：①当组织被压缩时，水分含量或空隙减少；②当组织被压缩时，间隙中蛋白多糖负电荷的密度变大。蛋白多糖作为软骨组织间隙中与水分结合的主要因素，其浓度的增加会导致渗透性的降低。关节软骨的渗透性与水的含量呈正相关，与蛋白多糖的含量呈负相关。

（5）黏弹性

关节软骨具有黏弹性，在压力不变的持续均衡负重或变形时，随时间的延长，其形变增加；在组织发生形变并保持一定的应变值时，随后会发生应力松弛。黏弹性源于聚合材料中长链分子滑动产生的摩擦力，黏弹性能导致内在能量的消散。软骨受压时，黏弹性产生的主要原因是组织间隙的液体在流动中产生的吸引力。软骨承重时组织间隙产生液体压力，持续负重时，软骨持续蠕变，此时承重相逐渐由液相转变为固相。对于正常软骨，典型的平衡过程需要3.5～6.0 h。当到达平衡点，液体压力消失，被挤压的胶原—蛋白多糖固体基质承受所有的负荷。正常关节软骨固体基质的压缩弹性为0.4～1.5 Mpa。由于达到平衡需要的时间很长，而在生理状态下，关节软骨几乎总是处在动态负荷中，即使是在睡眠的时候关节也在活动，故而软骨不会出现平衡态。所以，液体压力总是存在。在人类骨关节炎软骨早期，会出现水分的增加与蛋白多糖的减少，这增加了组织的渗透性，降低了软骨中液压的承载能力。同时，基质胶原—蛋白多糖载荷的增加导致软骨的寿命降低。

（6）剪切特性

关节软骨的剪切特性是由其中层随机分布的胶原结构决定。随机分布的胶原纤维的牵张和相嵌其间的蛋白多糖分子的剪切力使软骨具有剪切应力—应变反应。软骨中的剪切应力是如何产生在几乎没有摩擦的表面上呢？设想在一片条块状的软骨上加压，该软骨在加压方向上受挤压，在横向发生延展。若该条块状软骨的一个面紧贴着一个刚性表面，就像软骨的深层与潮线紧密相贴一样，软骨在此界面上无法自由伸展，这时剪切应力就会产生在软骨与硬的骨性界面上。实际上，当压力作用于骨骼上的关节软骨时，最大的剪切应力发生在潮线上。过大的压力会导致软骨从骨上剥脱。

（7）拉伸特性

当一块材料被拉伸或压缩时，其容积会发生变化，在拉伸实验中，流体依赖性和非流体依赖性的黏弹性机制均在软骨对张力的反应中起作用。拉伸弹性模量是在应力—应变曲线中恒定的线性部分，它代表在拉伸过程中胶原网状结构的刚性。关节软骨的拉伸弹性模量为5～50 Mpa。关节软骨的表层胶原纤维含量较高，排列较一致，拥有比中间层和深层更大的硬度，因而在关节退变时，关节软骨表层的拉伸刚性降低。

### 3.负荷对软骨的作用

负重和运动在维持正常关节软骨的结构、组成和机械特性中起到非常重要的作用。关节软骨的功能直接受负荷的频率、类型和强度的影响，当负重的频率和强度低于或超出某一范围时，会打破关节软骨的合成和降解的平衡，软骨的组成与超微结构将因此发生变化。

#### （1）结构特点

关节软骨无神经的支配，因此神经冲动不能为软骨细胞传递信息。软骨细胞对压力—形变非常敏感。作用在组织中的力学变化导致细胞膜发生应力—应变的变化，这带给细胞足够的信息。关节负重与否及活动的方式是改变软骨生化特性的主要刺激因素，这两者影响软骨的生物力学特性，如关节软骨会在受到机械刺激时发生再塑型。

#### （2）病理力学

负荷过大、过度使用或撞击都能影响关节软骨的功能。反复的损伤或者单一的冲击都可以通过增加软骨的分解代谢，成为进行性退变的始动因素。研究表明，适量的跑步运动可以增加关节软骨的压缩硬度和蛋白多糖的含量，减少负重时的液体流量，有助于增加骨骼未成熟动物的关节软骨厚度。

#### （3）损伤

关节结构的破坏，如半月板和韧带的撕裂，会改变关节表面应力的大小，成为造成关节不稳和软骨生化改变密切相关的因素。

## 肌肉的生物力学

### 1.肌肉的力学特性

#### （1）伸展性和弹性

肌肉的伸展性指肌肉放松时，在外力作用下其长度增加的能力；肌肉的弹性指去除外力后，肌肉恢复到原来长度的能力。

#### （2）运动单位募集

指在进行特定动作时，通过大脑皮质的运动程序，调集相应数量的运动神经元和这些神经元所支配的肌肉纤维的过程。运动单位募集越多，肌力就越大。中枢神经系统功能的状态影响运动单位募集，运动神经发出的冲动强度越大，动员到的运动单位越多；运动神经冲动的频率越高，激活的运动单位也越多。

#### （3）杠杆效率

运动节段杠杆效率影响肌肉收缩产生的实际力矩输出。如髌骨的摘除缩短了股四头肌的力臂，伸膝力矩将因此减小约30%。

### 2.肌肉的类型

#### （1）按肌细胞分化分类

按肌细胞分化分类分为骨骼肌、心肌和平滑肌。

（2）按运动作用分类

在不同的运动中，同一块肌肉可分别发挥原动肌、拮抗肌、协同肌或固定肌等不同作用。在同一运动中，同一块肌肉的作用会因重力的协助或抵抗力不同而发生改变。

（3）按肌纤维类型分类

人类骨骼肌存在3种不同功能的肌纤维。Ⅰ型慢缩纤维，又称为红肌、缓慢一氧化型肌纤维；Ⅱa型和Ⅱb型都是快缩纤维，又称为白肌、快速一糖原分解型肌纤维。运动是保持肌肉功能的主要因素，相对低强度下的反复收缩可以提高线粒体的质和量，增加能量释放酶（三羧酸循环酶和长链脂肪酸氧化酶），还能增强电子传送能力。肌纤维稍有增粗时，以红肌纤维的改变为主，这使得肌肉的耐力增加。力量运动时，肌肉的每一横断面内募集增多，频率增加，肌纤维横截面积增大，以白肌纤维为主出现蛋白合成能力增强、分解降低，线粒体数量相对减少，无氧代谢能力增强，肌肉单位时间内的爆发力增大的改变。

### 3.肌细胞结构与收缩

人体各式各样的运动主要是靠肌细胞的收缩完成。细胞内所含的收缩蛋白质、肌纤蛋白和肌凝蛋白的相互作用影响各种收缩活动。

（1）结构特点

骨骼肌作为人体最多的组织，约占体重的40%。骨骼肌在中枢神经的控制下进行收缩和舒张，在骨和关节的配合下，完成各种躯体运动。每根骨骼肌纤维都是一个独立的结构单位和功能单位，它们受到至少一个运动神经末梢的支配。

（2）肌纤维组成

每条肌纤维都含有大量的肌原纤维。肌原纤维的全长呈规则的明、暗交替，分别称明带和暗带。暗带的长度比较固定，其中央有一段相对透明的区域称H带。H带的长度随肌肉所处状态的不同而变化，它的中央有一条横向的M线。明带的长度是可变的，肌肉安静时较长，收缩时变短。明带的中央也有一条横向的暗线，称Z线。每两条Z线之间的结构称为肌小节。肌小节的明带和暗带部分包含更细的、平行排列的丝状结构，称为肌丝。暗带中的是粗肌丝；明带中的是细肌丝。细肌丝由Z线结构向两侧明带伸出，有一段要在暗带与粗肌丝处于交错和重叠的状态。当肌肉被动拉长时，肌小节长度增加，细肌丝从暗带重叠区拉出，明带的长度增加。

（3）肌细胞的收缩

滑行学说是最常用的解释肌细胞收缩机制的学说。该学说认为，肌细胞收缩时肌原纤维的缩短是细肌丝在粗肌丝之间滑行的结果，而不是细胞内肌丝本身的缩短或卷曲。该理论在实践中得到了证实，当肌细胞收缩时，可以看到Z线相互靠拢导致肌小节变短，这时的明带和H区变短甚至消失，而暗带的长度则保持不变，这是粗肌丝里的细肌丝向M线方向滑动的结果。由该实验可见，肌纤维的缩短是有限度的，肌细胞缩短的最大限度是参加收缩的肌原纤维中的肌小节变得最短的时候。

### 4.肌肉的收缩形式

（1）等长收缩（isometric contraction）

等长收缩是肌肉收缩时只有张力的增加，而长度没有变化的一种肌肉收缩形式。等长收缩的主要作用是维持人体的姿势和位置。

（2）等张收缩（isotonic contraction）

等张收缩是肌肉收缩时只发生长度的缩短，而没有张力改变的一种肌肉收缩形式。等张收缩是人体四肢尤其是上肢的主要运动。通常人体骨骼肌的收缩多数是混合式收缩，即在有张力增加的同时又有长度的缩短，而且总是先发生张力的增加。当肌张力增加到超过负荷的时候，才出现肌肉长度的缩短。一旦肌肉出现长度缩短，肌张力就不会继续增加。

**5.骨骼肌收缩与负荷的关系**

影响骨骼肌收缩的主要因素分别是前负荷（preload）、后负荷（afterload）及肌肉的收缩力（contractility）。

（1）前负荷

前负荷指肌肉收缩前已经存在的负荷，它与肌肉的初长度密切相关。初长度指肌肉收缩前在前负荷作用下的长度。在一定范围内，肌肉的初长度与肌张力呈正变关系，但是超过该限度则呈反变关系。也就是说，肌肉初长度开始增加时，肌张力会相应增大，但当初长度的增加超过某一点，继续增加初长度，肌张力不增反减。该转折点处产生的肌张力最大，称最适初长度。肌肉处于最适初长度时收缩速度最快，收缩产生的张力最大，做功的效率也最高。

（2）后负荷

后负荷指肌肉开始收缩时承受的负荷。在有后负荷的情况下，肌肉进行收缩时总是先增加肌张力，再缩短肌长度。在一定范围内，肌肉的收缩速度与后负荷呈反变关系，称为张力—速度曲线。当后负荷增加到某一数值，肌肉产生的张力达到最大限度，此时肌肉将不进行缩短，初速度为零，此时的收缩形式为等长收缩。当前后负荷为零时，肌肉收缩不需要克服阻力，速度达到最大值。在肌肉初速度为零与速度达到最大值的过程之间，肌肉收缩既产生张力，又出现长度缩短，而且每出现一次收缩，张力都不再增加，此时的收缩形式为等张收缩。

（3）肌肉收缩力

肌力是肌肉收缩力量的简称，其大小受诸多因素的影响，如肌肉的初长度、肌肉的生理横断面、运动单位募集情况、肌纤维走向与肌腱长轴的关系，以及骨关节的杠杆效率等。肌力同时也受肌肉内部功能状态改变的直接影响，如缺氧、酸中毒会减弱肌肉的收缩能力，而钙离子、肾上腺素则有助于增强肌肉收缩的能力。

# 第三节　运动生理学

## 运动的能量转换

运动过程中会消耗大量的能量，如在剧烈运动中，肌肉消耗的能量可为安静时的120倍甚至更多；而在强度较低的、持久性运动中，消耗的能量则为安静时的20～30倍。根据不同强度的运动，能量可从3个不同层次获取。

### 1.即刻能量-ATP-CP系统

在持续时间较短但强度很大的运动中，如100 m冲刺跑、25 m游泳或举重，人体需要获得即刻能量，此时的能量由参与运动的肌群中贮备的高能磷酸盐腺苷三磷酸（adenosine triphosphate，ATP）和磷酸肌酸（creatine phosphate，CP）提供。在每千克的肌肉中贮备有5～12 mmol的ATP和15～20 mol的CP，如按70 kg体重计，肌块重为30～40 kg，则由相应的ATP和CP供能。假设参与某项运动的肌肉有20 kg，这些肌肉提供的能量只能维持慢跑20～30 s、轻快步行1 min、全力快跑或游泳约6 s。如果超过时限，由于能量耗完，运动能力会立刻下降。然而任何运动都远远超出此时限，为此需要通过其他途径来补充能量。

### 2.短时能量—乳酸系统

在剧烈运动超过一定限度后，必须迅速再合成高能磷酸盐，此时主要通过糖酵解，即对贮备糖原（肌糖）的缺氧代谢途径来补充。糖酵解可以迅速通过底物的磷酸化过程提供ATP，但由于过程中供氧不足，故糖代谢分解只能形成乳酸。但乳酸并不在所有水平的运动中均产生堆积，在轻至中等强度运动中，由于此时能量的需要正好与此时应答产生的生化反应所需的氧供应相一致，肌肉生成的乳酸可以很快被氧化。当运动强度增至个体最大有氧代谢能力的55%以上时，乳酸形成量开始上升，即此时开始出现组织缺氧，这时候的能量部分由糖的无氧酵解提供，这促使丙酮酸形成乳酸。如果此时运动强度仍继续很大，能量仍不能从糖的有氧代谢途径中获取，乳酸形成不断增加并产生堆积。血液中乳酸增高的拐点被称为无氧阈或乳酸阈，通常是在最大吸氧量的55%～65%时出现，训练有素的世界级冠军运动员则在运动强度达最大摄氧量的85%～90%时开始出现。

### 3.长期能量有氧代谢系统

在运动后阶段的能量供应中，有氧代谢扮演极其重要的角色。细胞利用氧的能力称为摄氧量（oxygen uptake）。摄氧能力常与体形大小相关，体形愈大则摄（耗）氧愈多，平均为250 mL/min（安静基础代谢时摄氧量为160～290 mL/min）；摄氧能力随运动时间延长而增高，如慢跑4 min时摄氧量可达1.6 L/min，此时血液中乳酸量不增高。尽管在糖有氧代谢中仍可产生一定量的乳酸，但它很快被氧化（进入三羧酸循环）或由邻近少活动肌所利用，或进入肝脏为糖原异生所用。

## 运动对代谢的作用

人体营养素包括大营养素（主要指糖、脂肪和蛋白质）和小营养素（各种维生素、微量元素等）。在人体的代谢中，大营养素的作用更为显著。

### 1.糖类代谢

肌糖原是运动中的主要能源，它会因为运动的方式、强度、时长，以及饮食条件、训练水平和周围环境的不同而变化。肌糖原的利用会随着运动强度的增大而增多。在有一定强度运动的开始阶段，肌糖原的降解速率较快。

### 2.脂肪代谢

人体的脂类包括三酰甘油、胆固醇酯、核糖脂、卵磷脂等。三酰甘油的主要功能是可以随时分解释放出甘油和脂肪酸，脂肪酸与血液中的蛋白质结合，会形成人体的重要能源——血浆游离脂肪酸。血浆游离脂肪酸除了源自血浆脂质，还来源于细胞内甘油酯和卵磷脂池，以及肌纤维间脂肪组织中的三酰甘油池。应用放射免疫法测定被标记的脂肪酸代谢，证明了脂肪酸是人体处于安静状态和轻至中等强度运动的后阶段中ATP形成的主要能源。例如，在进行40％最大摄氧量强度运动时，肌肉能量来源的60％来自脂肪酸的氧化。运动可以降低血脂，这是因为运动可以提高脂肪组织中的脂蛋白脂肪酶（lipoprotein lipase，LPL）的活性，加速富含三酰甘油的乳糜和极低密度脂蛋白的分解（其中部分转化为小分子的高密度脂蛋白胆固醇）。

### 3.蛋白质代谢

在进行耐力型运动时，蛋白质在能量底物中所占比例很小，但亦发挥重要作用。在提供能量时，氨基酸需要经过脱氨才能进入能量释放通路。肝脏是氨基酸进行脱氨的主要场所，骨骼肌中也含有转氨化过程（氨基酸脱氨并转变成其他化合物）中的酶。当氨从氨基酸移走时，剩下的“碳骨架”可以成为高能磷酸化链的一种反应性化合物，如丙氨酸失去其氨基，获得二价氧形成丙酮酸；缬氨酸形成α-酮戊二酸；天冬氨酸形成草酰乙酸。上述的产物都是三羧酸循环中的重要产物。

# 第四节 运动生化

人体无时无刻不在进行着新陈代谢。代谢（metabolism）泛指机体内各种物质新旧更替的化学变化过程。在关键限速酶的活性调节下，代谢始终处于动态平衡的状态。代谢过程可以分为分解代谢和合成代谢两类。

分解代谢（catabolism）是指大分子物质（多糖、蛋白、脂类等）不断降解为小分子物质（$CO_2$、$NH_3$、$H_2O$）的过程。合成代谢（anabolism）是指小分子物质（如氨基酸等）生成大分子物质（如蛋白质）的过程。

## 糖代谢

### 1.糖的主要功能

糖的基本结构式是（$CH_2O$），糖又被称为碳水化合物。糖是人体能量的主要来源和组成人体组织结构的重要成分。

### 2.糖的分解代谢

#### （1）糖酵解

糖酵解是指细胞在无氧条件下，胞质中葡萄糖分解生成丙酮酸，同时生成少量ATP的过程。糖酵解是生物界普遍存在的供能方式，但其释放的能量不多，供能意义不大。不过，少数组织（视网膜、睾丸、肾髓质和红细胞等）即使在有氧条件下，仍需通过糖酵解获取能量。另外，剧烈运动时，糖分解加速以满足能量需求的增加，但此时即便通过加快呼吸和循环，也不能满足体内糖完全氧化时对氧的需求。故而这时肌肉处于相对缺氧的状态，唯有通过糖酵解才能补充所需的能量。糖酵解过度，会导致乳酸产生过多而引发酸中毒。

（2）有氧氧化

有氧氧化是指在有氧条件下，葡萄糖氧化分解生成水和二氧化碳的过程。有氧氧化是糖分解代谢的主要方式，并为大多数组织提供能量。

①氧化阶段：第一阶段是在细胞液中进行的，在这阶段葡萄糖生成丙酮酸。在第二阶段，上一阶段产生的丙酮酸和$NADH^+$、$H^+$在有氧状态下进入线粒体。丙酮酸氧化脱羧生成的乙酰CoA进入三羧酸循环，进而氧化生成$CO_2$和$H_2O$。同时，$NADH^+$、$H^+$等可经呼吸链传递，伴随氧化磷酸化过程生成$H_2O$和ATP。

②三羧酸循环：三羧酸循环以乙酰辅酶A与草酰乙酸缩合生成含有三个羧基的柠檬酸开始，因此称为三羧酸循环。三羧酸循环是机体获取能量的主要方式。有氧氧化可净生成38个ATP，其中有24个ATP是在三羧酸循环中生成的。而在糖酵解中，1分子葡萄糖仅净生成2分子ATP。糖的有氧氧化释能效率高，能量的利用率也很高。有氧氧化的过程是逐步释能的，且逐步储存于ATP分子。三羧酸循环同时是糖、脂肪和蛋白质在体内彻底氧化的代谢途径。乙酰CoA不但是糖氧化分解的产物，也可以是来自甘油、脂肪酸和氨基酸的代谢。作为人体内三种主要有机物互变的联结机构，三羧酸循环分解人体内2/3的有机物。

③磷酸戊糖通路：磷酸戊糖途径又被称己糖单磷酸旁路或磷酸葡萄糖旁路，主要发生在脂肪组织、肝脏、肾上腺皮质、性腺、哺乳期的乳腺、骨髓和红细胞等。此途径从6-磷酸葡萄糖开始，生成具有重要生理功能的5-磷酸核糖和NADPH。因为全过程不生成ATP，所以此过程不作为机体产能的方式。其意义在于作为供氢体，参与体内多种生物合成反应，例如脂肪酸、胆固醇和类固醇激素的生物合成，因此在合成脂肪及固醇类化合物的肝脏、肾上腺、性腺等组织中特别旺盛。磷酸戊糖通路对维持还原型谷胱甘肽（glutathione，GSH）的正常含量有重要作用，还参与激素、糖醛酸代谢药物、毒物的生物转化过程。

④糖醛酸代谢：糖醛酸代谢主要在肝脏和红细胞中进行，由尿苷二磷酸葡萄糖（uridine diphosphate glucose，UDPG）上联糖原合成途径，经过一系列反应生成磷酸戊糖进入磷酸戊糖通路。糖异生的途径基本上是糖的有氧氧化或糖酵解的逆过程。作为维持机体代谢的重要途径，糖异生对保证某些主要依赖葡萄糖供能的组织功能具有重要意义。停食一夜（8～10 h）的处于安静状态的正常人，每日体内葡萄糖的消耗情况如下：脑约125 g，肌肉（休息状态）约50 g，血细胞等约50 g，仅这几种组织消耗糖量达225 g。而人体内贮存的可供利用的糖约150 g，贮糖量最多的肌糖原仅服务于肌肉本身的氧化供能，若只用肝糖原的贮存量来维持血糖浓度最多不超过12 h，由此可见糖异生的重要性。

（3）糖原

糖原是由多个葡萄糖组成的带分支的大分子多糖，是体内糖的贮存形式。糖原的合成在细胞质中进行，原料是葡萄糖（包括少量果糖和半乳糖），需要消耗ATP。糖原主要贮存在肌肉和肝脏中。肌糖原占肌肉总重量的1%～2%，肝糖原占肝脏总重量的6%～8%。肌糖原分解后为肌肉收缩供能，肝糖原分解后主要用以维持血糖浓度。

（4）糖异生

糖异生是非糖物质转变为葡萄糖或糖原的过程。不同物质转变为糖的速度不同。糖异生的成分和相对作用会因为长时间运动而不断变化：40 min以内的运动，动用的基质主要是乳酸，乳酸的底物作用随运动强度的增大而变大；40 min左右的运动，生糖氨基酸的糖异生作用达到最大值，其中葡萄糖—丙氨酸循环是肌肉—肝脏糖代谢的重要桥梁；长时间运动的后期，甘油糖异生作用的重要性随脂肪供能的增多而加大，利用量可以增大到10倍。

（5）糖的细胞转运

葡萄糖不能直接通过扩散进入细胞，而是通过两种方式转运入细胞：①与$Na^+$共转运，这是耗能的逆浓度梯度转运方式，主要发生在肾小管上皮细胞、小肠黏膜细胞等部位；②通过细胞膜上特定的转运载体转运入细胞内，这是不耗能的顺浓度梯度的转运方式。目前已知的转运载体有5种，这些载体具有组织特异性，如转运载体-1（GLUT-1）主要存在于红细胞，而转运载体-4（GLUT-4）主要存在于肌肉和脂肪组织。

（6）运动的能量代谢

运动时的能量代谢体系是由两种代谢过程（无氧运动过程和有氧运动过程）和三个供能系统（磷酸原系统、糖酵解系统和有氧氧化系统）组成。运动中的能量来源开始时是在肌肉中迅速进行的ATP和CP水解，这属于无氧代谢，但由于磷酸肌酸量极为有限，所以主要是依赖反应较慢的糖原酵解。

（7）运动与糖代谢

糖的分解代谢是骨骼肌细胞获得能量的主要方式。在持续60 min以上的运动中，糖提供的能量占总消耗量的50%～90%。糖的分解供能途径包括：①葡萄糖或糖原在无氧条件下，经酵解生成乳酸；②葡萄糖或糖原在有氧条件下，经三羧酸循环被氧化成水和$CO_2$；③葡萄糖经磷酸戊糖途径，被氧化为水和$CO_2$。其中有氧氧化是糖分解的最重要途径，是长时间大强度运动的重要能量来源。在进行短时间运动时，糖酵解提供的能量越多，运动能力就越强。

（8）运动与肌糖原

肌糖原是运动中的主要能源，它会随着运动的方式、强度和时间，以及饮食条件、训练水平和周围环境的不同而变化。在一定强度的运动中，运动初始阶段时肌糖原降解较快，随着时间的延长，肌糖原的降解速率与时间呈曲线相关。在任何时间内，肌糖原的利用随运动强度的增大而增多。在70%～80%最大摄氧量（maximal oxygen uptake，$VO_2$ max）强度下持续运动1～2 h，可因几乎耗尽肌糖原而出现衰竭。外源性葡萄糖无法替代肌糖原。只有当运动强度在50% $VO_2$max时，摄入的葡萄糖才能取代肌糖原为活动肌肉供能。以60%～85% $VO_2$ max强度来进行训练，有助于提高肌糖原代谢能力。每克肌糖原在贮存时伴有约2.7 g的结合水，耐力运动时肌糖原的大量排空，使得1000～1600 mL的结合水被释放出来，这在维持运动过程中水的代谢、满足体内某些生化反应的进行和防止脱水起着积极作用。

（9）运动与乳酸代谢

肌肉收缩时可产生乳酸，乳酸产生于各种运动（即便在安静）时，而不仅仅产生于无氧代谢时。乳酸的产生和清除处于动态平衡。安静时，乳酸主要产生于肌肉、脑、红细胞和白细胞中，其中肌肉产生的乳酸量约占总量的35%。乳酸浓度的升高会加快乳酸清除率的上升，运动可以加速乳酸清除。耐力运动中，由于乳酸在糖异生的底物作用不明显，故对乳酸的动态平衡影响不显著。

（10）运动时糖异生的意义

包括：①维持运动中血糖稳定；②有利于乳酸利用；③促进脂肪的氧化分解供能，促进氨基酸的代谢等。

（11）运动中血糖的意义

包括：①中枢神经的主要供能物质；② 红细胞的唯一能量来源；③运动肌的肌外燃料。

（12）运动对血糖的影响

①运动强度：在短时间极量运动的初期，肌细胞不吸收血糖。在中等强度运动的初期，肌肉吸收血糖的速率快速上升，40 min内血糖的净吸收量是运动前的7～20倍。肌肉对血糖的摄取，在低强度运动时增加2～3倍，在剧烈运动时增加4～5倍。这一过程是通过扩张肌肉毛细血管，增大血流量，使胰岛素相对增加，促进血糖进入肌细胞，加速糖原合成来完成。

②运动时间：运动肌摄取利用血糖的量随着运动时间的延长而上升。短时间高强度运动时血糖变化不大，但运动后血糖上升明显。长时间运动时血糖下降。

③肌糖原贮量：运动前肌糖原的贮量情况对血糖吸收的影响较大，肌糖原贮量正常的肌肉的血糖供能只占总能耗的 8%；而低糖原的肌肉对肌外能源利用的依赖性高，血糖对其的供能可以高达 46%。这提示，高肌糖原储备可以使运动肌摄取和利用血糖量减少，这有利于维持运动中正常的血糖水平，延缓运动性疲劳的发生。

（13）运动对血糖的调节

运动对血糖的调节是通过神经系统、激素和组织器官的协同作用完成的。能使血糖升高的激素有肾上腺素、胰高糖素、糖皮质激素、生长激素；使血糖降低的激素有胰岛素。交感神经：促进肝糖原分解和增强糖异生，具有升血糖作用。副交感神经：除了能直接调控肝脏外，还可通过激素间接调节血糖浓度。

## 脂肪代谢

### 1.血脂

血脂是血浆中含有的脂类的统称，包括三酰甘油、磷脂、胆固醇及其酯和非酯化脂肪（游离脂肪酸）。血脂的重量占体重的0.04%，其含量受饮食、营养、疾病等因素的影响。脂类分为脂肪（fat）和类脂（lipid）。

（1）脂肪

脂肪又称为三酰甘油，由1分子甘油与3分子脂肪酸通过酯键相结合而成。人体内的脂肪酸种类众多，由于生成三酰甘油时可有不同的排列组合方式，因此三酰甘油具有多种形式。脂肪最重要的生理功能是贮存能量和供给能量。1 g脂肪在体内完全氧化可释放出38 kJ（9.3 kcal）能量，是1 g糖原或蛋白质释放出的能量的三倍以上。脂肪组织是体内专门用于贮存脂肪的组织，在机体需要时，脂肪组织中贮存的脂肪被分解以供能给机体。此外，脂肪组织还起到保持体温、保护内脏的作用。

（2）类脂

类脂包括磷脂、糖脂和胆固醇三大类。磷脂是含有磷酸的脂类。糖脂是含有糖基的脂类。作为组成生物膜的主要成分，类脂构成具有疏水性的“屏障”，分隔细胞器和细胞水溶性成分，维持细胞正常结构和功能。胆固醇是合成维生素$D_3$、脂肪酸盐，以及类固醇激素的原料，对于调节脂类物质的吸收，尤其是脂溶性维生素（A、D、E、K）的吸收，以及钙磷代谢等均起着重要作用。

### 2.三酰甘油

三酰甘油（triglyceride，TG）是人体内含量最多的脂类，它在肝脏、脂肪等组织中被合成，在脂肪组织中贮存。大部分组织均可以通过TG分解的产物获得能量。脂动员是脂肪组织中的TG被一系列脂肪酶催化分解成甘油和脂肪酸，并释放入血，供其他组织利用的过程。甘油、脂肪酸、糖和甘油一酯通过磷脂酸途径和甘油一酯途径，可合成TG。激素可以影响TG的合成速度，如胰岛素可以促进糖转变为TG。胰岛素分泌不足或作用失效的糖尿病患者不能很好地利用葡萄糖，表现在体内的葡萄糖或某些氨基酸不能用于合成脂肪酸，而由于患者体内脂肪氧化速度的增加，酮体生成过多，最终导致体重下降。此外，胰高血糖素、肾上腺皮质激素等也影响TG的合成。

### 3.脂肪酸

脂肪酸在氧供给充足的情况下，可氧化分解为$CO_2$和$H_2O$，并释放大量能量，其最主要的氧化形式是β-氧化。肝和肌肉是脂肪酸氧化最活跃的组织。长链脂肪酸是脂肪氧化的重要原料，1分子硬脂酸完全氧化净生成146分子ATP。脂肪酸氧化时释放出来的能量中，约有40%为机体合成高能化合物的反应供能，其余的60%以热的形式释出，热效率为40%。脂肪酸的来源是血浆脂质、细胞内TG和磷脂池、肌纤维间脂肪组织中的三酰甘油池。脂肪酸是肌肉做功时最重要的脂质能源，在人体安静时和进行轻至中度运动时，脂肪酸是有氧ATP形成的主要能源。

### 4.胆固醇

胆固醇是体内含量最丰富的固醇类化合物，是构成细胞生物膜的成分，也是类固醇类激素、胆汁酸和维生素D的前体物质。胆固醇广泛存在于全身的各组织中，约1/4分布在神经组织中，占脑组织总重量的2%左右。肝、肾及肠等内脏，以及皮肤和脂肪组织亦含有较多的胆固醇。人体的固醇通过体内合成及从食物中摄取这两个途径获得。正常人每天的膳食中含300～500 mg胆固醇，动物内脏、蛋黄、奶油及肉类等是主要的食物来源。

### 5.脂蛋白

脂蛋白血浆TG与磷脂、胆固醇、胆固醇脂和载脂蛋白以不同比例结合在一起，构成各种脂蛋白。乳糜微粒（chylomicron，CM）、低密度脂蛋白（low density lipoprotein，LDL）和极低密度脂蛋白（very low density lipoprotein，VLDL）含TG较多。血浆游离脂肪酸（free fatty acid，FFA）大部分来源于人体脂肪的分解代谢，少量来自血浆中的各种脂蛋白，特别是CM和VLDL的分解。正常情况下，血浆脂蛋白中的TG含量约1000 mg/d，在血浆脂蛋白脂肪酶的催化下生成甘油和FFA，FFA可以作为运动能源。血浆中含有多种脂蛋白，包括高密度脂蛋白（high density lipoprotein，HDL）、LDL、VLDL及CM。其中含胆固醇最高的是LDL（50%）；含TG最多的是CM（88%），其次是VLDL（54%）。耐力运动可以减少人的体脂，增高血浆HDL浓度，降低LDL和VLDL的浓度，对于预防和治疗肥胖、冠心病、动脉粥样硬化等疾病非常有益。

### 6.运动与脂质代谢

#### （1）脂肪酸氧化

在心肌和骨骼肌等组织中，脂肪酸可氧化生成$CO_2$和水，脂肪酸的氧化是这些组织的主要供能形式。

#### （2）酮体

在肝脏，脂肪酸氧化不完全，产生的中间产物乙酰乙酸、β-羟丁酸和丙酮，合称为酮体。

酮体参与调节脂肪组织的脂解。

（3）糖异生

在肝肾细胞，甘油经过糖异生途径转变为葡萄糖，为维持血糖水平发挥重要作用。

#### 7.运动与游离脂肪酸

长时间运动时，血浆FFA浓度的升高有利于各组织细胞摄取后进行氧化供能。在运动时，骨骼肌细胞中的TG也可以在水解后释出FFA进行氧化供能。骨骼肌在运动时所利用的FFA来自血浆、肌细胞内及脂肪组织这三个地方TG的水解。运动时，脂肪供能随运动强度的增大而降低，随运动持续时间的延长而增高。经常进行耐力运动的中老年人的血浆TG浓度低于体力活动少的中老年人，前者只有后者的一半左右，这说明耐力运动可以明显减缓因年老出现的血浆TG浓度上升的趋势。耐力运动的运动量对血浆TG的浓度也有影响。高血脂的人参加运动量较大的有氧运动，血浆TG的降低效应最为明显。

### 蛋白质代谢

#### 1.氨基酸

氨基酸是构成蛋白质分子的基本单位。蛋白质是生命活动的基础。蛋白质的分解代谢指蛋白质在酶的催化下水解为氨基酸，而后各氨基酸或进行分解代谢，或参与新的蛋白质合成。氨基酸的主要功能是合成蛋白质，同时也参与合成多肽及其他含氮的生理活性物质。除维生素以外，体内各种含氮物质几乎都可由氨基酸转变而成。

#### 2.氨基酸的来源

（1）外源性氨基酸

外源性食物蛋白在被消化吸收后变成氨基酸，血液循环会将这些氨基酸运输到全身的各组织。

（2）内源性氨基酸

机体的蛋白质在组织酶的催化下分解的氨基酸；机体自行合成部分氨基酸（非必需氨基酸）。

#### 3.运动与蛋白质代谢

正常情况下，成人体内的蛋白质处于稳定的转换状态，即蛋白质的分解速率等于合成速率，绝大多数蛋白质的数量保持不变。长时间运动时氨基酸的氧化速率超过合成速率，且糖异生速率也加快，代谢总量远超过机体游离氨基酸的库存总量。长时间耐力运动的中期和后期，体内糖原大量被消耗会引起蛋白质分解代谢的增强。氨基酸的直接被氧化、进行糖异生以维持血糖的稳定和促进脂肪酸的被氧化，都在维持运动能力方面起着重要作用。在长时间的大强度运动中，氨基酸可提供5%～18%的能量。

### 水和电解质代谢

#### 1.体液

体液的主要成分是水和电解质。体液分为细胞内液和细胞外液。成年男性的体液量一般为体重的60%；成年女性的体液量约为体重的55%。小儿由于脂肪较少，体液量占体重的比例较高，新生儿可占体重的80%。体内脂肪量随年龄增大而增多，大于14岁的儿童的体液量在体重中的占比和成人相仿。

（1）细胞内液

细胞内液约占男性体重的40%，约占女性体重的35%。细胞内液基本都存在于骨骼肌群。

（2）细胞外液

细胞外液约占体重的20%。细胞外液分为血浆和组织间液。血浆量约占体重的5%，组织间液量约占体重的15%。

**2.体液平衡的调节**

机体主要通过肾脏来进行体液平衡的维持，保持内环境稳定。肾的调节功能受神经和内分泌的影响，这个过程一般是先通过下丘脑—垂体后叶—抗利尿激素系统，恢复和维持体液的正常渗透压，然后通过肾素—醛固酮系统恢复和维持血容量。

**3.酸碱平衡的维持**

人体正常的生理和代谢功能需要在一定pH值的体液中进行。体液的缓冲系统、肾的调节和肺的呼吸使血液pH值维持在7.35～7.45。

**4.水电解质失调**

（1）容量失调

体液量等渗性减少或增加，引起缺水或水过多的细胞外液量改变。

（2）浓度失调

细胞外液水分的增减导致渗透压改变，如低钠血症或高钠血症。

（3）成分失调

细胞外液离子浓度改变，但细胞外液的渗透压改变不明显，仅造成体液的成分失调，如低钾血症或高钾血症、酸中毒或碱中毒，以及低钙血症或高钙血症等。

# 第五节 制动对机体的影响

人体制动的形式有固定、卧床和瘫痪。长期制动可导致废用综合征。对于重疾或严重损伤的患者，卧床是保证其度过伤病危重期的必要措施。但是，人们逐渐认识到长期卧床或制动可增加新的功能障碍，有时其造成的后果甚至比原发病和外伤的影响程度更深，范围更广。

## 制动对运动系统的影响

**1.对骨和关节的影响**

（1）对骨骼的影响

骨的代谢主要依赖于日常的加压和牵伸。站立位时，重力使骨的受压及肌腱的牵伸作用都直接影响到骨的形态和密度。研究证明，太空飞行时沿长骨纵轴的压力减小是造成骨质疏松的主要原因。长期制动的骨骼会发生一些变化：开始时，骨吸收加快，尤其是骨小梁；稍后则吸收减慢，但持续时间很长。常规X线片无法观察到早期的骨质疏松，骨密度下降了 40% 时方会出现阳性。而骨扫描则较敏感，这是因为骺端的血流增加使该部位骨质疏松的检出率显著增加。

（2）对关节的影响

骨骼与肌肉损伤后常采用固定的方式使患处组织在愈合过程中受到保护，然而，固定也存在一定的不良反应。固定后，关节出现僵直，这导致纤维连接组织增生和滑膜粘连。新生胶原纤维形成的纤维内粘连会妨碍韧带纤维的平行滑动，这导致关节挛缩的发生。固定也会影响韧带的特性，兔的膝关节在固定9周后，股骨—内侧副韧带—胫骨复合体的特性急剧减弱，复合体的拉伸载荷只有对照组的33%，韧带断裂时吸收的能量只有对照组的16%。固定后，内侧副韧带的极限拉伸强度和弹性模量都有所下降。

（3）对关节韧带的影响

长期制动可以导致严重的关节退变。关节周围韧带的刚度和强度下降，能量吸收减少，弹性模量下降；此外，肌腱附着点变得脆弱。上述的改变使得韧带容易断裂。关节囊壁的血管和滑膜增生，纤维结缔组织和软骨面之间发生粘连，出现疼痛。继而关节囊收缩，关节挛缩，关节活动范围减小。关节囊的缩短和关节制动在一定位置，这两者给关节软骨的接触处施压，进而导致关节软骨含水量、硫酸软骨素和透明质酸盐减少。慢性关节挛缩发生时，关节囊内和关节周围结缔组织重构，血管增生，软骨变薄，骨小梁吸收。

（4）对关节软骨的影响

应用外固定后缺乏正常活动，可导致关节接触面的软骨退变和损伤。负荷的大小和持续时间决定破坏的程度。由于通过关节滑液扩散的营养物质减少，强制制动关节的非接触面会发生纤维化、蛋白多糖形态的改变和蛋白多糖合成的减少。应用支具或绷带固定时，关节运动部分受限，受到的损害较强制固定轻。

（5）对关节机械性能的影响

除了关节软骨的组成发生改变，制动时关节软骨的机械性能也受到损害。制动后关节压缩时，液体的流量和软骨的变形会增加，但拉伸特性没有改变，这说明关节运动和负荷降低对蛋白多糖的影响大于对胶原的影响。这些生化和力学的改变，部分可在关节制动解除和恢复活动后得到逆转，但是制动的时间过长和程度的增加会导致恢复效果的降低。韧带本身的力学特性在固定解除后的较短时间内即可恢复到对照组水平，而附着区要恢复到从前的强度和力量则需要更长的时间，在这段时间里，骨—韧带复合体仍为薄弱环节，易发生撕脱损伤。

### 2.对肌肉的影响

（1）代谢影响

长期制动后，肌肉局部的血流量及运氧能力的降低，导致肌肉相对缺血缺氧，这直接影响糖代谢过程——有氧氧化减弱，无氧酵解加强。肌肉蛋白质代谢的变化表现为合成减少而分解增加，这导致了蛋白总量的下降。在卧床的早期，骨骼肌$Ca^{2+}$被肌浆网摄取和释放的增加直接影响骨骼肌的收缩功能。

（2）肌纤维变化

健康人的肘关节经石膏固定4周后，前臂周径可减少5%。制动后的5～7天肌肉重量下降最明显。组织学观察显示，制动7天，肌纤维变细，排列紊乱，肌纤维间结缔组织增生。电镜下的线粒体明显肿胀，有结晶体形成。

（3）肌力影响

制动对骨骼肌的肌力和耐力造成明显影响。肌肉体积的减小，肌纤维间结缔组织的增生，非收缩成分的增加，导致肌肉单位面积的张力下降，造成肌力下降。制动引起的肌肉运动神经的兴奋性下降也导致了肌力的下降。制动后肌肉耐力下降的原因：一是肌糖原和ATP的储存减少和因做功而被迅速消耗，乳酸含量增加，脂肪酸抗氧化能力下降；二是由于肌肉的血流量和呼吸效率下降。

（4）肌肉形态的变化

疼痛会限制肢体的活动，由此出现的肌肉废用的变化与固定类似。被固定时，中枢神经系统发放的冲动能到达肌肉，但肌肉无法产生正常收缩。废用的肌肉由于缺乏来自中枢神经系统的兴奋冲动，无法进行正常收缩，这表现为活动受限或收缩力丧失。肌肉固定早期出现的变化是萎缩，即肌肉重量下降。肌肉重量在早期下降最快，呈指数下降趋势。 此时，所有类型的肌纤维均出现萎缩。由于肌肉的收缩与其横截面积的大小有关，萎缩的肌肉出现收缩力的下降。但如果将肌肉收缩力的百分比与其横截面积的变化来比，固定和废用的肌肉在收缩力方面并没有改变。除了造成肌肉的体积减小，固定和废用还会增加肌肉的易疲劳性。

（5）固定体位与时间

固定时肌肉的长度影响肌肉的各种变化。在被拉长的情况下固定的肌肉，其肌力下降和萎缩的程度要轻一些。例如，在伸直位被固定的膝关节，处于拉伸状态的腘绳肌产生的萎缩要比处于缩短状态的股四头肌小。肌肉处于拉伸状态时肌肉体积的变化较小，这是由于肌肉处于拉伸状态时，肌纤维内合成了新的收缩蛋白，同时也有新的肌小节增加，因此，肌纤维面积的缩小被增加的肌小节数量所抵消。另外，对于肌纤维的改变而言，虽然肌纤维横截面积缩小，但其收缩力仍处于较好的状态。在肌肉被固定的最初几小时内，肌肉蛋白质的合成速率下降。激素水平在固定的早期也发生变化，肌肉对胰岛素的敏感性降低导致肌细胞摄取葡萄糖更加困难；皮质类固醇水平的升高降低了蛋白质在肌肉中的合成。

## 制动对其他各系统的影响

### 1.对循环系统的影响

（1）对基础心率的影响

冠状动脉的灌注在心搏的舒张期，基础心率加快，舒张期缩短，这会减少冠状动脉血流灌注，所以基础心率对保持一定水平的冠状血流极为重要。由于严格卧床者的基础心率会增加，所以长期卧床者即使从事轻微的体力活动也可能出现心动过速。卧床后最大摄氧量$VO_2max$下降。作为衡量心血管功能的常用指标，$VO_2max$既反映心输出量，又反映氧的分配和利用。$VO_2max$下降，肌肉功能容量减退，肌力和耐力下降。

（2）对血流和血容量的影响

在血管内血液静压的作用下，直立位时血液流向下肢，而卧位时此静压解除。静压在卧位被解除后，“多余”的血液流向肺和右心，使中心血容量增加，利尿素释放增加，尿量增加，从而使血浆容积减少。而长期卧床患者的心脏对于体液重新分布的反应，在早期和后期会有所不同。早期中心血容量的增加导致基础心率增加。长期卧床令患者的动脉血流速度降低、下肢血流阻力增加、血小板聚集、血液的黏滞度增高，这些因素增加了静脉血栓形成的概率。长期卧床的患者容易发生直立性低血压，表现为面色苍白、出汗、头晕、心率加快、收缩压下降、脉压下降，严重者会晕厥。直立性低血压的发生机制有：①重力的作用令血容量从中心转到外周，即血液由肺和右心转向下肢；②交感肾上腺系统反应不良，不能维持正常血压。

## 2.对呼吸系统的影响

（1）对肺通气和换气的影响

卧床数周后，患者包括呼吸肌在内的全身肌力皆减退。呼吸肌肌力的下降，卧位时胸廓外部阻力的加大，弹性阻力的增加，不利于胸部扩张。肺的顺应性降低造成肺活量明显下降。另外，卧位时，膈肌运动的部分受阻使呼吸运动的幅度减小。侧卧位时，下侧肺的通气不良和过度的血流灌注，造成动静脉短路，导致通气/血流的比值失调，影响气体交换。

（2）对气管功能的影响

卧床使气管纤毛的功能下降，分泌物黏附于支气管壁，很难被排出。侧卧位时，下部支气管壁附着的分泌物较上部为多，由于卧位不便咳嗽和咳嗽无力，分泌物沉积于下部支气管中，这容易诱发呼吸道感染。肺栓塞多是下肢静脉栓塞的并发症。

## 3.对消化系统的影响

（1）对消化液的影响

病痛和长期卧床对精神和情绪的影响，可减少胃液的分泌。胃内食物排空速率的减慢，食欲的下降，造成蛋白质和碳水化合物吸收减少，这会产生一定程度的低蛋白血症。

（2）对胃肠蠕动的影响

胃肠蠕动减弱时，食物残渣在肠道内停留的时间过长，肠道因水分吸收过多而变得干结，造成便秘。

## 4.对中枢神经系统的影响

（1）对情感的影响

长期制动会产生感觉剥夺和心理社会剥夺。感觉输入减少，会导致痛阈下降和感觉异常。原发疾病和外伤的痛苦，加上与社会隔离和感觉输入减少，会出现抑郁、焦虑、情绪不稳和神经质，或出现退缩、感情淡漠、易怒和攻击行为，严重者会有幻听、幻视、异样的触觉和运动觉。

（2）对认知能力的影响

认知能力下降，对学习能力、记忆力、判断力、解决问题的能力、协调力、精神运动能力、警觉性等均有所障碍。

### 5.对泌尿系统的影响

#### （1）对肾小管转运的影响

卧床时，抗利尿激素的分泌减少导致排尿增加，钾、钠、氮的流失随尿量增加。钙从骨组织中转移至血造成高钙血症；血中多余的钙又经肾排出造成高钙尿症。尿钙从卧床后1～2日开始增高，5～10日增高显著。皮质醇的释放也会影响高钙尿症。

#### （2）对尿液的影响

尿石症形成的因素有三：钙磷随尿排出增加、尿潴留、尿路感染。高磷尿症和高钙尿症为结石的形成提供物质基础。卧位时，腹压减小不利于膀胱排空。膈肌活动受限、腹肌无力、盆底肌松弛、神经损伤后的支配异常导致括约肌与逼尿肌活动不协调，这些都是促成尿潴留的因素。瘫痪患者尿路感染的概率随导尿次数的增多而上升。结石的形成会降低抗菌药物的治疗效果，导致尿路感染反复发作。

### 6.对内分泌系统的影响

长期卧床往往伴有代谢和内分泌的障碍，较肌肉骨骼和心血管系统并发症出现得晚，也恢复得迟。通常在心血管功能开始恢复时，代谢和内分泌才表现出变化。这些变化除了不活动外，也可能与原发伤病有关。

#### （1）负氮平衡

制动期间，食欲减退造成的蛋白质摄入减少、尿量增多、尿氮排出明显增加，这些可造成低蛋白血症、水肿和体重下降。氮排出增加在制动的第4～5天开始，在第2周期间达到高峰，并一直持续下去。3周卧床所造成的负氮平衡可在 1 周左右得到恢复，但7周卧床造成的负氮平衡则需要7周才能恢复。

#### （2）内分泌变化

在卧床后的第 2～3天，肾上腺皮质激素分泌增加，抗利尿激素分泌开始减少，雄激素水平降低。糖耐量降低，血清胰岛素和前胰岛素C肽同时增高，在制动后1个月达到高峰，这时是胰岛素的利用下降，而不是胰岛分泌减少。甲状旁腺素和血清甲状腺素增高或不稳是造成高钙血症的原因之一。

#### （3）水电解质改变

高钙血症是制动后常见而又容易被忽视的水电解质异常。因骨折固定或牵引而需要长期卧床的儿童，高钙血症的发生率高达50%。卧床休息约4周可以出现症状性高钙血症。高钙血症的早期症状有食欲减退、恶心、呕吐、腹痛和便秘。进行性神经体征的症状为情绪不稳、低张力、无力、反应迟钝，最后发生昏迷。

（郝 曼）

## 参考文献


1. 励建安，黄晓琳．康复医学．北京：人民卫生出版社，2016.
2. 黄晓琳．人体运动学．2 版．北京：人民卫生出版社，2013.
3. 缪鸿石，南登昆．康复医学理论与实践．上海：上海科学技术出版社，2000.
4. 苟艳芸，江征，陶静，等．创新理论考核对于提升物理治疗专业生批判性思维能力的研究．中国康复，2019，34（1）：54.
5. 刘洋，李明．支具治疗特发性脊柱侧凸：生物力学的实践与论证．中国临床康复，2004，8（32）：7246-7247.
6. 李韵，贺西京，李栋才．有限元分析部分腓骨切除对小腿骨受力的影响．中国运动医学杂志，2001，20（1）：41-45.
7. 丁永利，宋跃明．腓骨在踝关节稳定性中的作用．中国修复重建外科杂志，2002，16（4）：245-247.
8. 程效军，罗武．近景摄影测量在人体骨架模型测量中的应用研究．遥感信息，2002（1）： 35-38.

# 第六章

# 神经学基础

工伤康复医学中常用的康复功能评定、治疗技术，它们与神经系统解剖定位、生理基础、神经发育规律等关系密切，通过学习神经系统各部分的解剖结构、运动控制的原理和机制及中枢神经系统（central nervous system，CNS）受损后恢复的理论，有助于指导康复医师或治疗师采用正确的治疗思路及方法，为工伤患者的康复提供更好的保障。

## 第一节 神经传导系统

### 突触的传导

#### 1.突触的传导作用

突触是指一个神经元的冲动传到另一个神经元或传到另一细胞间相互接触的结构，是神经传导系统中信息传递的关键部位。神经元在刺激后产生动作电位而形成兴奋，随后可以通过突触结构将兴奋传达到其他下游神经元或周围肌细胞。突触传递信息是通过化学递质转变为电变化实现的，神经元产生的动作电位快速向神经末梢传递，神经末梢突触前膜在电位作用下释放出神经化学递质，神经递质的足量释放可使突触后细胞去极化并达到引发细胞动作电位的阈值，信号（动作电位）就由原本细胞传播到相邻细胞，形成了兴奋的传导和扩散。另外神经元的动作电位传导在通过突触时也可产生抑制作用，引起突触后神经元兴奋性下降。

#### 2.运动终板的传递作用

运动终板是运动神经元的轴突末梢分支形成葡萄状终末并与肌纤维共同形成的功能性联系，也称为神经—肌肉连接，可将神经信号传递到肌肉并使肌纤维产生收缩。运动终板的兴奋传递具有化学传递、单向性传递、时间延搁的特点。

### 兴奋在中枢的传导

中枢神经的兴奋传递必须经过突触接替，兴奋传递建立在突触传递的基础上，所以中枢神经兴奋传递与突触传递有相似性。中枢兴奋的传导有以下特征：①传导单向性，中枢内兴奋传导只能由感觉神经元经中间神经元传至运动神经元；②兴奋的传导在神经纤维上速度较快而在突触中较慢，如果在反射活动的传导中，通过的突触数愈多，则中枢延搁的耗时就愈长；③中枢兴奋具有时间总和与空间总和，即单根神经纤维传入的一次冲动所释放的递质，一般不能引起反射的传出效应，可通过多次连续的阈下刺激或不同感觉区域的阈下刺激叠加，则产生的兴奋性突触后电位就能总和起来引起反射；④在各种神经反馈活动中，当最初的刺激停止后，传出神经元仍然可以继续发放冲动，使反射活动延续一段时间；⑤兴奋可以扩散，在感受器上如果刺激部位不变，刺激强度增加，可以引起广泛的反射活动；⑥反射活动中的传入神经与传出神经具有不同的冲动频率，单一刺激由传入纤维传到中枢后，中枢可以改变传入冲动节律，产生高频率冲动传至肌肉，因此神经中枢具有改变节律的能力。

### 抑制在中枢的传导

由于突触具有抑制性作用，CNS除了可以产生兴奋，还具有抑制的能力，主要表现如下。

**1.突触后抑制**

突触后抑制包括交互抑制和回返性抑制。交互抑制可使传入纤维进入脊髓后，直接兴奋某一中枢的神经元，而其发出的侧支兴奋另一抑制性中间神经元，转而抑制另一中枢的神经元；交互抑制可以使不同的中枢活动变得更加协调，使肢体活动的主动肌与拮抗肌协调。回返性抑制是通路中的传出信息兴奋抑制性中间神经元后转而抑制原先发放信息的中枢，其意义在于可使神经元的活动及时终止。

**2.突触前抑制**

当神经冲动传至某一兴奋性突触时，突触前末梢所释放的递质减少，从而使突触后神经元出现抑制性效应的现象。

## 第二节 感觉系统

感觉系统所占的体积远远小于其他功能系统，但功能十分复杂。感觉系统包括由感受器、神经通道和大脑皮层感觉中枢三者合成的一个完整的神经机能系统。

### 感受器

感受器是指分布在体表或组织内部的一些专门用来感受机体内、外环境变化的结构或装置，机体借助感受器不但可以获得外部环境信息，还能从机体的内部环境，如血液、内脏和骨骼肌的运动等获得信息。因此，可以将感受器分为外感受器、本体觉感受器和内感受器三大类。外感受器是指机体感受外部环境刺激的装置，如视觉、听觉、皮肤感觉等；本体觉感受器是负责感觉相应的关节位置、肌肉运动状态等方面的信息；内感受器则负责监测内部环境变化如血压变化、血糖浓度变化等。需要注意的是，某些来自内感受器的信息，如血糖的变化和血压的变化等，可以把内环境变化的信号向中枢系统传递，引发各种调节和控制，但未能在人体的主观意识上产生特定的感觉（表6-1）。

表6-1 感受器

| 部位 | | 感受器名称 | 感受类型 |
|---|---|---|---|
| 外感受器 | 特殊感受器 | 视锥细胞、视杆细胞 | 视觉 |
| | | 耳蜗 | 听觉 |
| | | 嗅上皮 | 嗅觉 |
| | | 前庭内耳 | 平衡觉 |
| | 体表感受器 | 皮肤的机械、温度、伤害感受器 | 触觉、温度觉、痛觉 |
| 本体感受器 | 深感受器 | 肌肉和（或）关节的机械感受器 | 躯体的位置和运动状态 |
| 内感受器 | 内脏感受器 | 内脏的机械和化学感受器 | 内脏的各种感觉 |

## 感受器的生理特性

### 1.感受器的适宜刺激

感受器的共同功能特点是均有各自最敏感、最易接受的刺激形式，即用某种能量刺激作用于某种感受器时，只需极小的刺激强度（即感觉阈值）就能引起相应的感觉，这一刺激的形式或种类，就称为该感受器的适宜刺激。如视网膜感光细胞的适宜刺激是特定波长范围内的电磁波，耳蜗毛细胞的适宜刺激是相应频率内的机械振动等。对于刺激强度足够强的非适宜刺激，感受器也可能发生反应。因此对各种感受器采用适宜刺激方式和刺激强度，有助于提高人体感觉功能康复治疗的效果。

### 2.感受器的换能作用

感受器能将作用于它们的各种刺激形式转变为相应的传入神经上的动作电位，既是感受器的换能作用，也是各种感受器功能的又一共同特点。某一特定的反射，往往是在刺激相应的感受器后发生的，这些感受器细胞的全体分布区域为该特定神经细胞反射的感受范围。尽管刺激形式具有多样性，但各种传入纤维向中枢传输都是通过神经纤维自身产生的动作电位而实现信号传输，这一过程并不发生衰减。至于在人体能够引起何种感觉，则需要依赖于各级中枢对信息综合分析处理的结果。

### 3.感受器的编码作用

感受器在将外界刺激转换成动作电位时，除了发生能量形式的转换，更重要的是将刺激所包含的环境变化的信息也转移到了新的电信号序列之中，这一过程称为感受器的编码作用。各种能量形式的刺激，经过最终转变成为神经动作电位的序列，并以组合后的形式传向中枢，就是发挥了感受器的编码作用。

### 4.感受器的适应现象

适应是所有感受器的共同功能特点，当感受器接受刺激时，虽然刺激仍在继续作用，但沿传入神经纤维传导的冲动频率却已经下降，这一现象称为适应。

不同的感受器适应的出现快慢有很大差别，一般将感受器分为快适应和慢适应两类。快适应感受器的代表是皮肤感受器，其感受刺激时只在刺激开始后的短时间内有传入冲动发放，以后刺激虽然继续，但传入冲动的频率可以降低至零；慢适应感受器有深部感觉的感受器、颈动脉窦的压力感受器和角膜的痛觉感受器等，当受到刺激时传入冲动可在较长时间维持于一定水平。感受器适应产生的快慢有着重要的生理意义，快适应有利于感受器和中枢系统接受新异刺激，慢适应则有利于机体对刺激进行长期监测和及时调节。但适应现象的出现，并不表示感受器的疲劳，如果增加刺激强度，还能看到传入冲动的增加，其敏感性也随着刺激强度的增加而不断提高。此外，整体感觉功能的适应还与CNS，特别是与大脑皮质功能的综合能力密切相关。根据感受器的这一特点，可以通过变换刺激方式、提高刺激强度等方法，提高相关感受器的感觉水平。

## 分布于皮肤的感受器

### 1.机械感受器

机械感受器是提供来自触、压、震动及皮肤松紧度等方面刺激信息的感受器，其特点是高敏感性。此类感受器在结构上可分为触觉小体、环层小体、梅克尔触盘和皮下神经终末器官等。

### 2.温度感受器

温度感受器分为外周温度感受器和中枢温度感受器，外周温度感受器位于人体的皮肤、黏膜和内脏中，另外中枢温度感受器分布于CNS内部。其中皮肤温度感受器又包括冷感受器和温热感受器，并且以冷感受器为主。当局部温度降低时，冷感受器兴奋而温热感受器抑制；反之，温热感受器兴奋而冷感受器抑制。

另外，皮肤的冷感受器和温热感受器各自对一定范围的温度变化相对敏感。当人体皮肤温度为30 ℃时冷感受器发放的冲动频率开始增高，而当皮肤温度为35 ℃左右时温热感受器发放的冲动频率随之增高。当局部温度位于这两个温度之间时，两种感受器发放冲动的频率都会明显降低。腹腔内脏的温度感受器，可称为深部温度感受器，它能感受内脏温度的变化，然后传到体温调节中枢。

### 3.伤害感受器

在人类的皮肤上明显分为机械伤害感受器和复合伤害感受器两类。机械伤害感受器为有髓纤维的神经末梢分支，这类感受器的兴奋传导速度在7～30 m/s时，其感受野呈小的斑点状，跨度为2～3 mm。机械伤害感受器对短促的热刺激呈现较高的阈值，而对持续的热刺激呈现较低的阈值，受到刺激后能够引起清楚的“刺痛”感觉，是机体在遭受外来创伤时首先产生痛觉的感受器。另外，复合伤害感受器是受化学物质刺激时产生痛觉的感受器。当皮肤受到穿刺，超过46 ℃的热刺激，或组织损伤释放化学物质$K^+$、$H^+$、缓激肽、组胺时，就会刺激复合伤害感受器而产生痛觉。复合伤害感受器的传入神经是无髓的C类纤维，刺激强度与传入冲动的频率成正比。这类感受器受到刺激后所引起的疼痛往往是难以忍受的“灼痛”，且定位不准确。内脏痛也具有类似的疼痛特点。

## CNS的感觉分析功能

### 1.脊髓的感觉传导通路

皮肤机械感受器的初级传入纤维均由脊神经后根进入脊髓，分为内侧和外侧两部分。内侧部纤维粗，沿脊髓后角内侧部进入后索，其上行分支组成薄束和楔束在同侧后索上行（主要传导本体感觉和精细触觉），在薄束核和楔束核位置更换神经元并交叉至对侧，走行至丘脑；外侧部神经纤维在中央管前交叉至对侧，分别经脊髓丘脑侧束和脊髓丘脑前束上行达丘脑。其中脊髓丘脑侧束传导痛、温觉，而脊髓丘脑前束传导粗感觉。以上就是脊髓的两条上行传导通路，即传导深部感觉的薄束和楔束，以及传导浅感觉的脊髓丘脑侧束和脊髓丘脑前束。

（1）薄束和楔束

薄束和楔束又称为背内侧束，是脊神经后根内侧部的粗纤维在同侧后索的直接延续。薄束来自T4节段以下的脊神经节细胞的中枢突，楔束则来自T4节段以上的脊神经节细胞的中枢突，这些神经节细胞的周围突分别与肌肉、肌腱、关节和皮肤的感受器相联系。由于薄束和楔束的纤维是按来自脊髓中的骶、腰、胸、颈节段顺序自下而上进入组成的，所以后索中各个节段的纤维有着明确的定位。薄束和楔束分别传导来自同侧下半身与上半身的肌肉、肌腱、关节和皮肤的本体感觉（位置觉、运动觉和震动觉）及精细触觉（感知物体纹理粗细和判断两点距离）的信息。当脊髓后索受损时，患者会出现在闭目时不能感知自己的肢体位置，闭目站立时身体摇晃，以及不能通过触摸来辨别物体的性状和纹理等现象。

（2）脊髓丘脑束

脊髓丘脑束是脊髓丘脑侧束和脊髓丘脑前束的延续在脑干内靠近组成。脊髓丘脑侧束位于外侧索的前半部，传导痛觉和温度觉。脊髓丘脑前束位于前索、前根纤维的内侧，传导粗触觉、压觉和痒觉。脊髓丘脑束主要起自脊髓灰质，同样有明确的定位，其规律是由外向内依次为脊髓中骶、腰、胸、颈节段的纤维。

总的来说，脊髓传导路径中的深感觉传导路径是先上行后交叉，浅感觉的传导路径是先交叉再上行，因此在脊髓横切半断离的情况下，浅感觉的障碍会发生在离断处的对侧，而深感觉（包括精细触觉）的障碍则发生在离断处的同侧。对于脊髓空洞症的患者，髓内出现的空腔破坏了在中央管前进行交叉的浅感觉传导路径，也会导致浅感觉障碍。

### 2.丘脑的感觉分析功能

丘脑是由大量神经元组成的神经核团集群，是人体感觉重要的上行传导的接替站，其功能是对下级传导的感觉进行粗略的综合和分析。除嗅觉以外的各种感觉通路均在丘脑中交换神经元，同时在丘脑中对感觉进行初步的分析与汇集（不能辨别感觉的性质与强度），然后向大脑皮质投射，由大脑皮质进行进一步精细的分析与整合。其投射具有不同的特征，可以分成特异投射系统和非特异投射系统。

（1）特异投射系统

丘脑的感觉接替核一方面接受由固定的传导路径传入的各种感觉投射，另一方面发出纤维直接向大脑皮质各区域投射并产生特定的感觉，其投射具有精确的点对点关系，故称特异投射系统。由于人体特殊感觉，如视觉、听觉、嗅觉等的传导通路较为复杂，从外周到大脑皮质须经过多级神经元，故丘脑的特异投射不是唯一的投射通路，其中嗅觉的传导通路甚至与丘脑的感觉接替核无关。

（2）非特异投射系统

感觉传导向大脑皮质的投射还有另外一条途径，那就是当上述传导通路的第二级神经元纤维经过脑干时发出许多侧支，与脑干网状结构的神经元发生突触连接，经过许多错综复杂交织在一起的神经元相互影响作用，感觉信息便不具有特异性。这一系统的投射不具有点对点的关系，因而是不同感觉上传的共同通路，其主要功能是维持和改变大脑皮质的兴奋状态。如果非特异投射系统受损，大脑皮质的兴奋性减弱，躯体将进入昏睡状态。

### 3.大脑皮质的感觉分析功能

大脑皮质是感觉功能的最高级中枢，接受各种感觉神经的传入冲动，最后通过分析与综合后产生感觉。大脑皮质的不同区域具有不同的感觉功能定位，不同性质的感觉在大脑皮质也都有各自特定的投射区（图6-1、图6-2）。

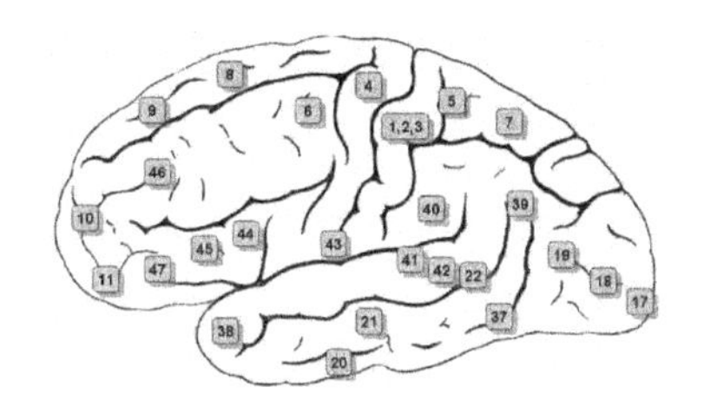


a. 外侧面

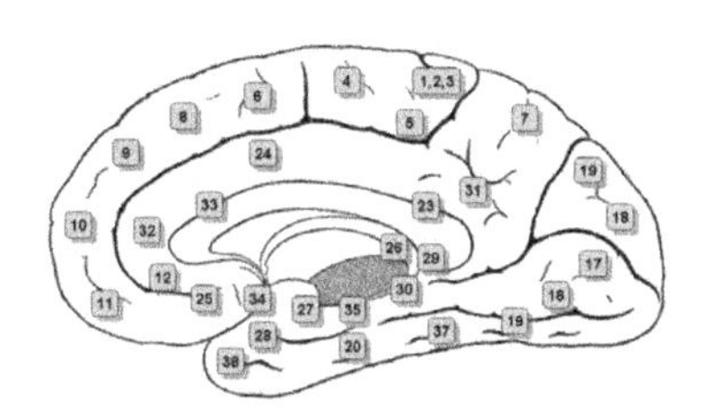


b. 内侧面

1，2和3区-体感皮层；4区-初级运动皮层； 5区-体感联合皮层；6区-前运动皮层；7区-体感联合皮层；8区-包括额叶眼动区；9区-后外侧前额叶皮层；10区-额极区（上额回和中额回最前侧的部分）；11区-额眶区（眶回、直回和上额回前侧的一部分）；12区-额眶区（上额回和下前回之间的区域）；13区-岛皮层 ；17区-初级视皮层；18区-视觉联合皮层；19区-视觉联合皮层；20区-下颞回；21区-中颞回；22区-上颞回，其前侧部分属于Wernick区；23区-下后扣带皮层；24区-下前扣带皮层；25区-膝下皮层；26区-压外区（Ectosplenial area）；27区-梨状皮层；28区-后内嗅皮层；29区-压后扣带皮层；30区-扣带皮层的一部分；31区-上后扣带皮层；32区-上前扣带皮层；33区-前扣带皮的一部分；34区-前扣带皮层，位于海马旁回；35区-旁嗅皮层，位于海马旁回；36区-海马旁皮层（图上未标示）；37区-梭状回；38区-颞极区；39区-角回，Wernick区的一部分；40区-缘上回，Wernick区的一部分；41，42区-初级听皮层和听觉联合皮层；43区-中央下区；44区-三角部，Broca区的一部分；45区-岛盖部，Broca区的一部分；46区-上外额叶皮层；47区-下额叶皮层；48区-下脚后区，颞叶内侧的一小部分（图上未标示）；49区-岛旁区，位于颞叶和岛叶的交界处（图上未标示）。

**图6-1 大脑半球外侧面感觉功能分区**　　**图6-2 大脑半球内侧面感觉功能分区**

#### （1）浅感觉

大脑皮质的中央后回和中央旁小叶的后部是体表感觉投射区，也称第一感觉区。其主要功能是感受机体的浅感觉。通过研究和对患者的临床观察，得出中央后回感觉区域的投射规律如下：①人体一侧体表感觉传入到对侧的皮质相应区域，投射具有交叉性质，但头面部感觉呈双侧性的投射；②投射区域具有明显的分区，并呈倒置排列，如下肢代表区在顶部，头面部代表区在底部，但头面部代表区内部是正立分布；③投射区域的大小与不同体表部位感觉的分辨精细程度有关，一般感觉越灵敏的部位，其感觉装置与神经元数量也多，则在大脑中央后回的代表区越大，如拇指和食指的感觉代表区面积要比胸部感觉代表区总面积大几倍，这一比例有助于人体进行精细的感觉分析。

#### （2）本体感觉

本体感觉又称深感觉，是指肌肉、肌腱、关节等器官对静止或活动状态下的感觉，包括运动觉、位置觉、震动觉。按照传导路径中的部位，本体感觉可分为三个等级：一级，肌肉、肌腱及关节的本体感觉消失或减退，如骨关节扭伤患者容易再次损伤，与原本关节的本体感觉受损有关；二级，前庭系统的平衡感觉和小脑之间协调感觉，如小脑损伤患者出现的共济失调，步态不稳；三级，大脑皮质综合运动感觉，如部分脑外伤患者虽然下肢肌力恢复达到4～5级却迟迟不能站立与行走。

#### （3）内脏感觉

内脏感觉也称为机体觉，是内脏感受器对外界的刺激或内脏本身活动的感觉，包括胸闷、胀饱、饥渴、便意、恶心等。内脏受刺激后形成动作电位通过传入神经可传达到大脑皮质区域，由于内脏感觉的神经纤维比体表感觉神经纤维少，痛阈较高且混合在交感神经与副交感神经中，所以一般内脏感觉信息不产生意识冲动且缺乏准确定位，只有在刺激足够强烈时，才会形成明显的意识。中枢性神经损伤导致的内脏感觉受损会影响血管、肠胃、膀胱、直肠等器官的正常生理功能。

## 痛觉

痛觉是机体受到实在或潜在的伤害性刺激时产生的感觉，其表现形式复杂，通常伴有不愉快的情绪活动或者防御反应。痛觉具有报警和保护机体的双重作用，在康复治疗中痛觉也有重要的临床意义。痛觉感受器以游离的神经末梢为主，足够强度的刺激只要引起组织损伤都能引起痛觉。伤害刺激发生时，受损部位释放许多化学物质，如$K^+$、$H^+$、组胺、5-羟色胺、缓激肽、乙酰胆碱、前列腺素等，这些物质又转而作用于痛感受器引起疼痛。另外组织损伤后，局部组织中$K^+$的浓度与疼痛强度之间存在着正比关系，这在疼痛感觉方面具有特殊的重要意义。

### 1.痛觉的神经传导通路

#### （1）痛觉的外周神经传导通路

外周神经传导的痛觉以皮肤痛为主，可以分为快痛和慢痛。快痛属于生理性疼痛，具有痛感骤起，持续时间短、定位准确、性质容易辨别等特点。慢痛以内脏痛为主，通常机体在刺激作用后0.5～1.0 s发生，相对于快痛，慢痛的持续时间较长，定位不准确，痛感消失慢，多伴有情绪改变和心血管、呼吸等内脏方面的反应。

#### （2）痛觉的中枢神经传导通路

在CNS内，躯干、四肢部痛觉传导通路的第一级神经元为脊神经节细胞，通过其分布于躯干皮肤内的感受器周围突获取感觉信号。传导痛觉的第二级神经元位于脊髓灰质的第Ⅰ板层、第Ⅱ板层及第Ⅴ～Ⅷ板层，丘脑的痛觉功能是感觉投射系统第三级神经元的换元站。脊髓丘脑束的纤维在下丘脑的两个区域更换神经元，即接受新脊髓丘脑束投射的区域和接受旧脊髓丘脑束投射的区域。研究证明，破坏丘脑的感觉接替核（如后腹外侧核）可导致皮肤触觉和快痛的缺失，但深部慢痛觉不受影响；另外，通过破坏髓板内侧核群可成功地缓解深部慢痛，而皮肤痛觉则不受影响。因此，痛觉的二重性不仅体现在感受器和传入神经方面，也体现在丘脑水平。

### 2.痛觉异常

痛觉异常是组织炎症、受损或者病变后引起痛觉过敏、痛觉超敏或自发性疼痛等反应性增强或过敏化过程。其中痛觉过敏是指机体对疼痛刺激的反应增高；痛觉超敏是指在正常情况下对肌体进行无痛刺激产生的痛觉反应，也称为异常性疼痛；自发性疼痛是指机体在没有明确的刺激下所感受到的痛感。

痛觉过敏和痛觉超敏是外周神经病变（如三叉神经痛、偏头痛、带状疱疹后遗神经痛）和中枢性疼痛疾病（如脑损伤后疼痛、脊髓空洞、脊髓损伤）中常见的症状，还可以出现在病损的骨关节、腹膜炎敏感性腹壁、纤维肌痛患者中。幻肢痛是指患者在因意外或疾病失去肢体后，仍能感觉到失去肢体的强烈疼痛，是一种疼痛综合征，疼痛特点包括：①在受损组织痊愈后，疼痛仍长期存在，部分患者甚至持续性加重；②疼痛的性质多样，包括电击痛、烧灼痛、切割痛等，与失去肢体前的情况相似；③疼痛触发带可以扩展到身体的同侧或对侧健康区域。

# 第三节 反射中枢与反射活动

反射是机体最简单和最基本的神经活动，是指在CNS参与下对内外环境刺激的规律性应答。反射弧是反射活动的基本结构，它由感受器、传入神经、神经中枢、传出神经和效应器五个基本部分组成。反射活动的特点是不受主观意识的控制，在高位神经结构受损或功能丧失后，仍能引起相应的反射活动。

反射中枢是指CNS内对某一特定生理功能具有调节作用的神经细胞群，每种反射的中枢结构，称为该反射中枢。反射随着脑部不断发育完善后形成，当中枢受损后，高级中枢信号往低位中枢传导可受到影响，出现病理性的原始反射，影响肢体的正常活动。

# 第四节 神经系统对运动的调节

神经系统对姿势和运动的控制起主导作用，运动系统能在一个变化且不可预料的环境中完成各种各样的协调动作，必须有神经系统的参与和调节。

## 脊髓对躯体运动的调节

脊髓作为CNS中的最低级部位，具有一定信息处理的能力，可独立完成相对简单的反射，包括牵张反射、屈肌反射、对侧伸肌反射、内脏反射等。脊髓前角灰质有大量运动神经元（主要为α运动神经元、γ运动神经元），其中α运动神经元接受来自皮肤、关节、肌肉等感受器获得的信息，也接受从脑干到大脑皮层中各高级中枢下传的信息，参与反射活动过程。α运动神经元兴奋后，信号可传达到受该神经元支配的肌纤维并引起收缩，因此α运动神经元是肌肉运动反射中的末端路径，与其所支配的肌纤维组成一个基本的运动单位。而γ运动神经元多分布在α运动神经元之间，其兴奋性较高并能持续放电，可支配骨骼肌的肌梭，可通过改变梭内肌纤维的长度从而调节肌梭对牵拉刺激的敏感性。

（1）牵张反射

运动系统中的肌梭与腱器官的纤维交织成串联关系，两者都对肌肉形态的改变有相应的敏感性。其中肌梭对长度的变化敏感，而腱器官对张力的变化敏感，在通常情况下当肌肉受到牵拉时，肌梭的感受器首先做出反应使肌肉收缩引起牵张反射以对抗牵拉，当牵拉的力量增加到一定程度时，腱器官才做出反应，保护肌肉避免拉伤。

（2）屈肌反射与对侧伸肌反射

皮肤、肌梭和关节囊的神经纤维传入脊髓后经过多突触联系，可形成屈肌兴奋而伸肌受抑制的反射模式。当人体皮肤受到伤害性刺激时，可以引起受刺激一侧关节屈肌收缩而伸肌松弛称为屈肌反射，其反射强度与所受刺激大小有关，如足底施加较小的刺激只诱发踝关节背屈反应，而较大强度的刺激可同时诱发踝、膝、髋甚至躯干的运动反应。除此外，足够大的刺激可在屈肌反射的基础上出现对侧肢体的伸肌反射，该反射同样为多突触性反射。屈肌反射可使机体避免伤害性刺激，具有保护性意义；而对侧伸肌可维持姿势的稳定，在行走、跑步时有支撑体重的作用。如失去脊髓水平的调节作用，足底刺激可出现巴宾斯基征（Babinskin’s sign）阳性。

## 脑干在人体运动中的作用

脑干是人体姿势反射的重要部分，其网状结构可以调节人体肌张力，通过脑干内的易化区（增强肌张力）和抑制区（降低肌张力）相互协调作用维持正常的肌张力。当脑干结构受损时可出现肌张力增高、腱反射亢进等表现，严重受损时除了影响到心跳、呼吸、体温等生命体征，也可能会出现角弓反张、上下肢僵硬等去皮质强直的现象。

## 小脑在运动控制中的作用

小脑与上面的大脑中枢、下面的脊髓都有广泛而密切的联系，是重要的运动调节中枢。

### 1.维持身体平衡

小脑接受来自前庭感受器与前庭神经核传来的信息，在加速与旋转运动时改变骨骼肌张力，维持身体平衡。

### 2.调节肌张力

主要通过抑制肌紧张和易化肌紧张两个方面完成。

### 3.协调随意运动

小脑中的新小脑可以对大脑皮层产生的意向性运动进行调整与矫正，使骨骼肌的随意运动保持准确与协调，若小脑损伤，会出现醉酒步态、肌张力紊乱不协调、意向性震颤等现象。

## 基底神经节在运动控制中的作用

基底节是埋藏在大脑半球深部的灰色核团，其内部各部位之间有广泛的神经纤维联系。基底节被认为是皮层下的运动中枢，对维持随意运动的稳定、肌张力控制及处理本体感觉信息等都有密切关系。

## 大脑皮质在运动控制中的作用

### 1.大脑皮质

大脑皮质是调节躯体运动的最高级中枢，其对运动功能的支配具有定位精确、倒置排列、交叉支配（口面部除外）的特征。另外，大脑皮质代表区分布大小与运动的精细复杂程度有关，越精细复杂的运动其相应的面积就越大，如单一手掌的运动代表区与整个下肢所占区域大小几乎相等。

### 2.锥体系的功能

锥体系是由大脑中央前回与中央旁小叶前部发出的锥体细胞所组成，是大脑皮层下行控制躯体运动的最直接通路。锥体系的主要功能是传达大脑皮层运动区的指令，管理人体的头面部及躯干四肢的随意运动，特别是肢体远端的快速精细运动。锥体系损伤时，可因随意运动功能丧失而造成肢体瘫痪，同时可出现肌张力改变及典型的病理反射。

### 3.锥体外系

锥体外系通常指锥体系以外管控躯体运动的各种下行传导通路，其结构较锥体系复杂，传导路径中多次更换神经元且带有反馈环路。锥体外系的作用主要是调节肌张力、协调肌群运动、维持姿势稳定及管控半自动的刻板运动等，功能上与锥体系是协调一致且相互依赖的，锥体系控制的精细运动必须依靠锥体外系的反馈环路进行肌肉张力与运动的调节才能完成。

### 4.大脑皮层的整体性活动

大脑皮层的整体性活动是建立在神经之间相互密切联系基础上的随意运动，具有相应的灵活性与可塑性。随意运动的形成是由感应和效应系统组成的复杂功能系统运行的结果，如竖起一根手指的随意动作，除了在有关的神经细胞上产生明显的冲动效应，其产生的冲动效应都会传遍大脑。另外大脑皮层各个部位对随意运动的调节有不同的作用，如皮层中央前回运动区是直接发出运动冲动的区域，而皮层额叶主要参与随意运动的组织，皮层顶枕叶主导随意运动的空间大小。大脑皮层的整合功能把皮层各部位联系起来，通过把传入系统中的各种信息进行分析、综合和多次的返回加工，最终实现随意运动。

### 5.大脑对低位中枢的调节

大脑是小脑、脑干、脊髓的高位中枢。人体各种反射的中枢位于脊髓或脑干，在正常情况下低级中枢的活动受到大脑的调控，包括抑制性影响与兴奋性影响，从而减弱其反射活动而实现对低位中枢的控制，如人体排尿中枢在脊髓中，当排尿中枢接收到膀胱充盈信号时却不能完成排尿反射，主要由于反射受到大脑的抑制作用。

# 第五节 中枢神经功能恢复的理论基础

CNS是人体神经系统的最主体部分。我国每年新增工伤患者多达100多万，其中很大一部分是颅脑损伤、脊髓损伤患者，CNS的受损导致劳动力丧失，给患者的工作和生活造成极大的影响。传统的CNS结构和定位学说认为，脑的某一部分具有特定的功能，该部位组织受损后其神经细胞不能再生，其余的脑部组织不能取代，功能障碍将无法恢复。在长达几百年的历史中，CNS损伤后导致的功能丧失是永久性的，这一悲观观念在医学界中占有主导地位。然而在20世纪30～40年代Sperry等首先观察到，蟾蜍和青蛙等低等脊椎动物的视神经切断后可以再生；Murray和Gold-berger观察到猫的胸、腰交界部脊椎受损导致截瘫后，随着时间的推移而逐渐恢复；瘫痪后的患者及家属由于不知道CNS损伤后功能“不能恢复”而进行肢体反复训练，获得一定的活动能力。越来越多的事实及临床研究证明，无论是非哺乳动物还是哺乳动物，成年的CNS在损伤后具有结构上或者功能上重新组织的能力或可塑性（plasticity），在适当的环境下CNS可以部分再生，并且能形成神经支配组织相关的合适连接，使CNS受损后导致的功能障碍可以得到一定程度的恢复。

CNS为调节机体的各种适应性反应，其自身的功能和通路在整个生命过程中可随时随地的进行状态或过程的修饰、调整或重塑。通过各种神经组织的研究，已揭示了神经回路、突触联系、神经元形态、生化组成、电活动等方面都具有一定的恢复能力。尽管CNS的可塑性和再生等研究仍然处于起步阶段，但针对这一方面的研究与学习无疑是具有前景的，给医务人员和患者带来巨大的希望。

## CNS恢复的理论依据

### 1.可塑性理论的提出

1930年， Bethe A 首先提出了CNS可塑性的概念。他通过观察两栖类动物在被取出1～3个肢体后功能恢复的情况，发现动物可以通过调整，以新的运动方式继续运动，他认为可塑性是生命机体应对变化的能力，是生命机体所具备的共同现象。Luria等完善了功能重组的理论，认为脑损伤后可以以形成新的通路方式完成功能重组，包括：①系统内重组：系统内的组织结构代偿，如由病灶周围相邻组织或者病灶以上组织进行结构代偿；②系统间重组：由另外一个完全不同的系统代偿，如视觉系统受损患者用皮肤触觉代替等。

经过30多年的大量实验和临床研究，CNS损伤后可获得不同程度的功能重组这一观念已经被广泛认可，并且认为进行特定的康复训练是神经重组的重要前提之一。总的来说，功能重组（包括代偿）已成为CNS恢复的生理、生化或形态学改变的基础。

### 2.可塑性理论的依据

#### （1）形态学依据

在形态学方面，CNS的细胞死亡后是不能再生的，但是不能再生这一观念不适用于轴突、树突和突触连接等结构上。人体在胚胎期、出生后早期、成年期、老年期中轴突和树突分支的变化具有规律性，成年期树突最为丰富。而对老年人的研究证明，平均年龄为79.6岁的正常活动的老人中树突的数量竟比平均年龄为52.1岁的成人更加广泛，这提示了在老年人CNS中即使有一些神经元退化或死亡，而树突等却存活并增多。CNS中丧失的轴突可被大量完好的轴突通过侧支长芽来取代，所以当部分神经细胞死亡时，存活细胞的丰富轴突是可以代偿这种微小的损失的。

#### （2）生理学依据

部分神经元损伤后可通过临近的完整的神经元达到功能重组，或者较低级别的CNS部分来代偿。

(3)生物化学依据

局部的损伤还可以通过失神经过敏、潜伏通路及突触的启用(unmasking)等突触调制的机制来代偿。

(4)临床依据

动物实验已经为CNS损伤后衍变过程的分子及生理学原理提供了线索。过去在动物实验中常用的系统层面脑成像研究，近年来用于患者进行大量研究表明：卒中后良好的功能改善与大脑的正常重组状态密切相关，残存的CNS通过重组达到功能上的恢复。现阶段很多持续优化的治疗手段使用于脑卒中后的神经修复，以不断改善患者的最终功能状态，而通过功能学、行为学等评估，这些治疗手段对于其他形式的中枢神经病损，如多发性硬化、脊髓损伤、脑外伤等也有不同程度的效果。

## 影响中枢神经恢复的因素

对于CNS损伤的患者，通常将其恢复期划分为几个阶段：①急性期，即24小时内；②伤后早期，即早期恢复阶段，病发后3日至3个月，这个阶段是采用康复治疗措施的黄金时期，因为这个时期脑组织的自我修复达到最高水平；③后期恢复阶段，3个月至2年，通常情况下脑组织的修复进入平台期，处于一个稳定但仍有潜力的慢性期；④晚期，2年或以上。在各个阶段中，可影响功能的恢复因素如下。

### 1.急性期有利于功能恢复的因素

主要为化学性因素，如类吗啡物质对抗剂、促甲状腺素释放、$Ca^{2+}$连锁反应或缺血瀑布抑制剂、自由基清除剂、神经节苷脂等物质的释放所起的作用。

### 2.伤后早期有利于功能恢复的内部因素

自发恢复的内部因素：急性期和伤后早期，CNS会出现自发性的恢复。另外，发病后无论是否进行治疗干预均会自发地出现一定程度的恢复。关于这种恢复及机制，与病灶周围水肿消退、血管自发性再沟通、侧支循环的建立、神经机能联系不能(或消退)的消失、潜伏通路和突触启用、失神经过敏、某些特定基因等因素相关。

(1)神经机能联系不能

这一概念提出已经有一个多世纪。早在1870 年有学者发现脑局灶损伤后远隔区域呈现过度兴奋或抑制的紊乱现象；1914年Von Monakow 提出神经联系不能这个术语，以描述脑局灶性损伤后的特异性变化神经联系不能即局灶损伤区域突发的兴奋传出受阻，使其他特异性区域对刺激的反应降低或消失，另外Von Monakow 表示，神经机能联系不能的传播受神经解剖通路影响，主要分型如下：①皮质脊髓型：运动皮质损伤后通过锥体束通路使脊髓功能受到抑制；②连合型：单侧大脑半球受损，经胼胝体传导使对侧皮质功能受到抑制；③联络型：局灶损伤后可经皮质内纤维联系使周边的皮质功能出现障碍。以上分型通常以其中一种占主导地位并同时发生。后来的研究中发现神经机能联系不能的类型更加复杂，大致可分为：同侧半球联系不能(同侧效应)、对侧大脑联系不能(对侧效应)、交叉性小脑联系不能、丘脑联系不能和脑干联系不能等。

（2）潜伏通路和突触的启用

这是损伤早期自发性恢复的重要因素，潜伏通路现象往往在CNS损伤后数日至数周才出现，要使原本应用率极低的突触转变为功能良好的突触需要较长的时间。

（3）失神经过敏现象

失神经过敏现象在CNS损伤后期功能恢复中发挥着重要作用。在一般情况下，肌纤维只有在神经—肌肉接头处才对乙酰胆碱敏感，而在其他位置的敏感性几乎为零。一旦出现失神经现象后，接头处的敏感性下降，其他部位的敏感性却增高，从而取代原本的接头部位。失神经过敏的作用包括：①维持失神经后组织一定的兴奋性；②促使组织发生反应，通过合适的神经长芽而促进组织之间功能性突触的形成；③引起组织或器官的自发活动，减少失神经支配组织的萎缩和变性。

### 3.药物

影响CNS功能恢复的药物主要有谷氨酸对抗剂、神经营养因子、神经节苷脂及其他促进CNS功能恢复的药物，如阿司匹林、甲泼尼龙琥珀酸钠、糠酸莫米松、儿茶酚胺等。

### 4.电磁刺激

1920 年Ingvar 首先尝试用电场影响神经元的发育，1979 年Jaffe 等学者证实了恒定电场（steady electrical field，SEF）能调节周围和中枢神经元的发育。神经细胞中的星形胶质细胞能产生营养因子（neurotrophic factors，NTFs）和促进神经细胞代谢活动的多种化学成分，而通过对损伤的神经细胞进行刺激，可使其星形胶质细胞活化并释放出NTFs，促进轴突再生和髓鞘形成。电刺激是CNS损伤和其他疾病功能康复中常用的治疗技术，电场对脊髓功能和神经元有保护作用，可有效地促进脊髓损伤后神经纤维的再生，促进脊髓损伤后的功能改善。另外研究表明直流电场可以缓冲脊髓损伤后内生性损伤电流，并且能影响和指导轴突生长，使神经细胞易于向电场负极方向发出纤维；而脉冲电场可以促使神经细胞的各种酶类活动性增加，促进轴突运输与细胞代谢，有利于再生。除此外脉冲电场还可通过对神经递质（甘氨酸为主）的含量调控来改变脊髓的兴奋性。

近年来，重复经颅磁刺激 （repetitive transcranial magnetic stimulation， rTMS）技术在CNS损伤的使用引起人们的关注。rTMS是一种颅外大脑刺激技术，是通过导电线圈产生的磁场影响被刺激脑区的电活动，能在某一特定皮质部位给予重复刺激的治疗技术。该技术具有无创伤疼痛和操作简便等优势。rTMS根据每秒钟刺激的次数不同，可以产生抑制或兴奋皮质的不同疗效。rTMS对脑可塑性的影响表现为：①可改善相关的神经递质或其受体水平；②能有效促进树突及轴突生长，增加突触体蛋白、GAP-43的浓度。另外低强度磁刺激可促进神经元突触长芽、有助于重建CNS神经网络。

### 5.心理和环境、社会因素

CNS的可塑性离不开心理和环境、社会因素的影响。CNS损伤患者由于损伤部位的不同，可以出现不同程度的心理障碍，如焦虑、抑郁、自我否认等心理问题，并且这些发病率明显高于正常群体。部分患者甚至心理极端痛苦，这与CNS损伤后患者身体失能，对患病后的适应性较差，加上需经历漫长的康复时间及巨额的医疗费用有关。对患者及早采取干预措施，降低其心理痛苦，有积极的意义。乐观、能正视现实、勇于面对现实和克服困难的心态也有利于患者的恢复。

环境、社会对人体健康的影响是不言而喻的，能够得到家庭的关爱和社会的支持显然有助于身心康复，也为患者疾病的恢复提供相应的保障。以上因素都说明，看待CNS可塑性除了考虑患者自身因素外，应该采用生物—心理—社会的观点，不能忽略心理和环境、社会的作用。

### 6.神经移植和基因治疗

CNS对植入的神经元和神经胶质成分能产生结构与作用上合并的能力，移植成分甚至可以改变本体的功能和行为。神经移植还有一个有利的条件：CNS血—脑屏障、贫乏的淋巴流和低水平的组织相容性抗原使神经移植后发生的免疫反应相对较少。但目前神经移植未能在CNS损伤后的患者中广泛开展，也未能取得较高的成功率。

在CNS修复和功能恢复方面，除了神经移植外，基因治疗也能取得一定的效果。其中使用干细胞治疗对CNS损伤后可塑性有积极的意义。干细胞具有更新能力、多向分化和高度增生潜力，进一步为CNS损伤后的恢复提供帮助。干细胞通过旁分泌细胞因子的方式治疗CNS损伤，其手段主要有两种：激活自身内源性神经干细胞分化和静脉或手术植入外源性干细胞。

### 7.正确的功能训练

有针对性的重复训练对于CNS损伤后无论在早期、后期还是晚期的功能恢复有着极其重要的作用，另外动作功能训练的过程会影响如药物治疗等干预的效果。19世纪末和20世纪初，CNS损伤后进行功能训练的重要性被广泛重视，大量实验证明运动疗法与功能训练的重要性和必要性。其原因可以概括为：

（1）反复的功能训练可增加新旧突触的工作效率。大量的训练提高神经通路的运用率，使CNS损伤后效率低下或无效的突触重新启用，并促进侧支长芽形成新的突触，这都是功能恢复的重要因素。而侧支长芽新形成的突触与靶组织的功能联结在初始时并不完善，而经过大量的训练能使神经效应最终与损伤前相一致。

（2）要使未建立起某种功能的组织结构去承担一项新的、陌生的动作任务，同样需要重复的学习和训练。虽然病灶周围组织、低级中枢或移植组织具有代偿性，但其最初承担的功能也只是次要的或粗大的部分。CNS损伤后需改由新的组织结构去承担主要的或精细的功能时，同样需要重新学习和经过大量的训练强化才能达到动作的熟练化与精细化。

（3）刺激和感觉的反馈在促进CNS功能恢复和适应反应上有重要的影响。大量的环境刺激、反复的电刺激作用于动物机体能引起CNS结构、生理和行为特征的改变，如通过反复刮刷指尖皮肤数月后该手指在大脑皮质中代表区域明显增大。这种通过周围刺激可以改变CNS中感觉区域的事实，说明了通过按需刺激周围可以影响中枢，这在人类神经缺陷的康复中有重要的意义。无论何时，机体和现实世界之间总有相互作用，如要抓住一个物体或指向一个光源，必须依靠感觉反馈才能准确做到，否则机体功能将发生减退最后导致消亡。而对于CNS损伤后的患者而言，学习接受和正确的利用反馈使机体适应环境，离不开相应的功能训练。

在功能训练中，任务导向性和重复性的训练对于患者恢复日常生活能力有非常大的帮助，包括主动辅助运动、主动运动、控制性变速运动等，通过调整训练程序中的内容及强度，不断巩固加强以影响效果。强制性使用运动训练也是当今受到重视的训练方法，它的使用目的是为了避免CNS损伤后患肢的失用，是通过在训练时健手被限制使用，从而强制患手进行一定强度的活动及训练的方法。临床研究发现患者进行为期两周的强制性训练后即产生一定程度的功能改善，并且这种效果在治疗结束后数年仍然得到维持。

此外，人们也研究了这种训练方法对于其他神经区功能改善的效果，如语言、吞咽等，有很大比例的患者可以从强制性使用运动训练及其他的任务导向性和重复性训练中获得良好的效果。

## 颅脑外伤与脊髓损伤功能恢复

### 1.颅脑外伤

颅脑外伤（Traumatic brain injury，TBI）是工伤中常见的复杂病理状态之一。患者可表现为广泛的功能损害，包括认知、视觉和运动等。尽管现代康复医学进步使得患者的存活率大大提高，但其致残率仍然很高。TBI与其他形式的CNS损害有类似的临床表现，尽管社会因素在TBI预后中发挥更重要的作用，原始损伤的严重程度对TBI预后仍有很大的影响。一般情况下，早期密集、合理的康复训练可使患者获得较大的功能收益，而在慢性期中，康复治疗的效果可能不如其他形式的中枢神经损伤疾病，功能水平可能出现停滞现象。研究认为，那些可能促进卒中后脑修复的治疗措施对TBI也有明显作用，可能包括脑刺激、认知康复、黄体酮等。TBI后自发性生长因子水平升高可能提示其在这一疾病过程中的治疗作用，细胞治疗对于减轻TBI后残疾也有相应的作用。

脑功能磁共振成像（functional magnetic resonance imaging，fMRI）为TBI后的病理生理学改变及继发的大脑修复提供了新的利器。弥散张量成像（Diffusion tensor imaging，DTI）可测量以脑白质为主的组织损伤程度。DTI可以显示常规MRI扫描完全不明显的损伤，甚至可以得到脑组织修复的证据。如同在脑卒中的应用一样，fMRI提供功能性的信息，这些信息有时完全超出行为学检测和解剖学影像可以判断的范围。对于TBI病理生理过程更进一步的了解有助于对损伤修复过程进行更准确的分析和指导康复。相应地，也需要神经功能影像学的进一步发展，才能够将脑可塑性的检测用于康复治疗的评估之中，从而进一步用于提高康复治疗水平，降低TBI后的功能障碍。

### 2.脊髓损伤

脊髓损伤（spinal cord injury，SCI）在工伤中多由高空坠落或钝物砸伤脊柱所致，会伴随较大的功能受损，其中运动损伤通常是最突出的表现。在脊髓损伤的急性处理后，神经损伤可表现为不完全性四肢瘫（31.2%）、完全性截瘫（28.2%）、完全性四肢瘫（17.5%）和不完全性截瘫（23.1%），其中小于1%的患者在短时间（约1个月）内神经功能可以完全恢复。脊髓损伤患者通常在损伤后最初的3至6个月会有不同程度的运动和感觉功能恢复，1年后明显的自发恢复比较少见。SCI后运动障碍最为常见并持续存在，这些会对患者的健康、生活质量和其他方面产生较大影响。例如SCI 10年后，68%的患者仍为截瘫，76%的患者为四肢瘫，患者处于失业状态，性功能障碍和大小便功能障碍也很普遍。

目前关于SCI后CNS功能改变的部分研究发现，SCI后可出现广泛的脑组织活化下降，其中以初级感觉运动皮层最为明显，而另一些研究则发现脑组织出现超正常的活化现象，这可能与研究对象的年龄、损伤方式、病程长短、评估方法的不同等因素有关。SCI后常见的特征是初级感觉运动皮层结构重组，因病变部位以上扩展而病变部位以下会被侵占。在卒中及多发性硬化患者中，会出现明显的偏侧性自发恢复，而通常在SCI患者中这种表现并不明显，可能是因为典型的脊髓损伤往往影响双侧中枢神经，也有可能因为SCI患者中脑交通纤维完整性有助于保持正常的半球平衡。CNS受损后的额叶序列或大脑发生的改变正在逐步为人们所了解。直接将在脊髓水平的脊髓功能及其可塑性研究作为一种新的方法，可以为不同形式的SCI后的研究提供新的观点。少数研究观察了SCI后进行康复治疗干预对CNS功能的影响。Wolfe等发现4-氨基吡啶盐酸盐可改善SCI患者中枢神经传导时间。Winchester 等研究了4位进行踏车训练的不完全性SCI患者，他们比较了患者在尝试单侧足和脚趾活动训练前后的fMRI。这种疗法会引起双侧脑区包括初级感觉运动皮层和小脑在内的不同程度地活化。研究者观察到，尽管所有患者经训练后都有依靠血氧水平的信号改变，只有在小脑区产生活化的患者行走能力产生改善，说明至少在使用这项训练时fMRI可作为治疗有效性的生物学指标。另一项对SCI的干预手段为运动想象疗法。运动想象疗法可以兴奋与强化相应的运动任务相同的脑功能区，也可以帮助改善运动功能。一项研究选取了10名慢性完全性四肢瘫/截瘫患者及10名正常对照，观察经过为期1周运动想象治疗后舌和足的运动功能变化，对于非瘫痪肌肉，两组患者的舌肌功能均通过运动想象训练得到了明显的改善。在尝试运动右足时，fMRI序列显像（训练前后）发现左侧豆状核兴奋增加，这一改变在可以执行相应动作的对照组及不能执行相应动作的SCI组均有出现。因此，可塑性的训练结果不仅可以用行为学来测量，这对于严重残疾的患者人群设定生物学检测也有很重要的指导意义。

以上是CNS损伤功能恢复机制的主要方面。此外，在轴突长芽、突触更新和锥体束再生等CNS可塑性的变化方面都明显地表现出年龄的影响。刚出生的猫中，切断其脊髓中的下胸段，在以后的发育阶段，其后肢仍能具有较好的协调运动能力，把这种猫固定在跑台上，其仍能以很协调的模式行走，但平衡控制欠佳；在成年猫中，切断脊髓后它便无法行走。尽管幼小动物神经的易变性很大，但是损伤后往往有较显著的功能恢复，且亦有其负性的一面。例如，在幼儿中左半球损伤后不仅有言语障碍，而且会伴有严重的智力和知觉缺陷，但这些变化在患有同等损伤的成人中却不会见到。因此，幼小动物或人CNS的易变性既有有利的因素也有不利的因素，不能一概而论。

人类在生物发展中形成了CNS各种功能的准确定位，同时也可重新塑造。对于工伤后患者的恢复应充分利用大脑的可塑性，这样才能获得受损神经系统残留功能最大程度的恢复和重组。CNS的可塑性、大脑功能重组的理论建立和方法应用为康复医疗在理论和实践上开辟了全新的道路，使CNS损伤的康复技术从“经验医学”提高到“循证医学”的水平上。

（潘志明）

## 参考文献

1. 金荣疆．临床康复基础．上海：上海科学技术出版社，2008：138-145.
2. 徐高静，吴毅．康复治疗新技术对脑卒中后脑可塑性影响的研究进展．中华物理医学与康复杂志，2019，41（2）：150-154.
3. 韩家威，蒋鸿杰，张建民．经颅直流电刺激在神经系统疾病中的研究现状与展望．中华神经外科杂志，2019，35（6）：638-641.
4. 樊亮花，杜良杰．脊髓损伤后肢体痉挛机制的研究进展．中国康复理论与实践，2019，25（6）：638-643.
5. 弗诺特拉．DeLisa 物理医学与康复医学理论与实践．北京：人民卫生出版社，2013：1655-1661.

# 第七章

# 工伤残疾学基础

## 第一节 残疾学概述

### 定义

**1.残疾**

残疾指的是身体结构和功能的损害，个体活动受限和参与受限。

构成残疾的要素主要有3个：①一种现代医学条件下因疾病或外伤造成的器官或组织无法完全“康复”的“终局状态”，这是残疾的必备要素，也是残疾的病理要素；②躯体生理或心理功能因病理损害造成的低下或丧失，这是残疾的生理功能障碍要素；③年龄、性别、文化适应因病理损害或生理功能障碍造成的社会角色方面的困难，这是残疾的社会角色障碍。

**2.残疾人**

在人体结构、生理或精神上，由于组织功能丧失或障碍，丧失部分或全部活动能力的人。

**3.残疾学**

残疾学是研究残疾病因、流行性规律、发展规律、特点及表现、评定及后果、预防与康复的一门学科。

### 中国残疾人口

中国残疾人口增速迅猛，1987—2006 年中国残疾总人口从5164万增加至8296万，占全国人口比例由4.90% 提升至6.34%。

2006年第二次全国残疾人抽调显示：视力残疾1233万人，占14.86%；听力残疾2004万人，占24.16%；言语残疾127万人，占1.53%；肢体残疾2412万人，占29.07%；智力残疾554万人，占6.68%；精神残疾614万人，占7.40% ；多重残疾1352万人，占16.30% 。先天性因素致残仅占

9.57%，后天性因素致残占74.67%，不明原因或其他因素致残占15.75%，主要致残因素是后天获得性因素。人力资源和社会保障部发布的统计公报显示，2018年度全年认定（视同）人数为工伤110万人，累计评定伤残等级56.9万人。

## 工伤致残原因

常见的工伤致残原因包括：

1.意外事故，如交通事故、运动损伤、工伤事故等。

2.物理、化学因素，如噪声、烧伤等。

## 残疾的政策法规

### 1.国际

1971年联合国第26次大会通过的《精神迟滞者权利宣言》；1975年12月联合国大会第三十一届会议通过的《残疾者权利宣言》；世界卫生组织于1980年制定的《国际残疾分类》方案和于1981年发表的《残疾的预防与康复》。1982年12月3日联合国大会第三十七届会议通过《关于残疾人的世界行动纲领》。1992年联合国大会第四十七届会议将"国际残疾人日" 定为每年的12月3日。1993年12月20日联合国大会第四十八届会议通过《残疾人机会均等标准规则》。2006年12月13日联合国大会通过《残疾人权利公约》，现有146个签字国，有90个缔约国批准。2018年国际残疾人日的主题是："赋予残疾人权力，确保包容与平等。"

欧美国家在工业化过程早期就发展工伤社区康复事业，并形成了各自的实践模式。其中英国推行全民健康服务，发展社区卫生服务，推行全面康复；德国实施"社会事社会办"，对康复立法十分重视，提倡"职业康复"，推行社会康复；美国重点发展私人职业康复行业，发展社区护理服务。1884年德国颁布了《工人灾害赔偿法》，建立了现代意义上最早的工伤保险制度，1925年德国颁布了《职业病法》，而德国现行的工伤保险制度是根据1996年颁布的《社会法典》规定建立的。英国于1897年颁布了首部工伤保险法规，现行的工伤保险制度是根据1992年《社会保障缴费待遇法》《社会保障行政法》及1998年的《社会保障法》中的规定制定的。1908年美国颁布《美国联邦雇员伤害赔偿法》，从而推动了各州各自制定工伤保险制度，2015年为止，共有31个州建立了工伤保险制度。

### 2.国内

1988 年，国家建设部和民政部及中国残疾人联合会颁布了《方便残疾人使用的城市道路和建筑设计规范》，规定了无障碍设计要求。我国首部《残疾人保障法》于1990年12月28日第7届全国人大常委会第十七次会议通过，并于2008年4月24日由第十一届全国人民代表大会常务委员会第二次会议再次修订通过。2008年3月28日国务院通过了《中共中央国务院关于促进残疾人事业发展的意见》。中华人民共和国国家质量监督检验检疫总局、中国国家标准化管理委员会于2011年1月14日发布了《残疾人残疾分类和分级》。2017年1月11日国务院第 161 次常务会议通过了《残疾预防和残疾人康复条例》。

我国的工伤保险伤残整体待遇水平较欧美国家高。我国《工伤保险条例》中规定：停工留薪期的待遇，是职工因工作遭受事故、伤害或者患职业病，需要暂停工作，接受工伤医疗的期间内，所在单位按月支付原工资待遇福利。我国一次性给付因工死亡的待遇水平远超其他国家，其中包括一次性工亡补助和丧葬补贴。国内工伤员工可以享受的工伤福利包括以下方面。

**（1）治（医）疗费**

其费用需符合工伤保险诊疗项目目录、工伤保险药品目录和工伤保险住院服务标准。

**（2）住院伙食补助费**

由所在单位按本单位因公出差伙食补助标准的70%发放。

**（3）外地就医交通费、食宿费**

经医疗机构出具证明和报经办机构同意，由所在单位按本单位职工因公出差标准报销。

**（4）康复治疗费**

在签订服务协议的医疗机构进行康复治疗费用，由工伤保险基金支付。

**（5）辅助器具费**

经劳动能力鉴定委员会确认，安装假肢、矫形器和配置轮椅等辅助器具的费用按照国家规定的标准由工伤保险基金支付。

**（6）停工留薪期工资**

职工因工作遭受事故伤害或者患职业病需要暂停工作接受工伤医疗的，在停工留薪期内，原工资福利待遇不变，由所在单位按月支付。

**（7）生活护理费**

在停工留薪期生活护理费，由所在单位负责。已经评定伤残等级并经劳动能力鉴定委员会确认的生活护理费从工伤保险基金按月支付。生活护理费按照生活完全不能自理为统筹地区上年度职工月平均工资的50%支付，生活大部分不能自理为统筹地区上年度职工月平均工资的40%支付，生活部分不能自理为统筹地区上年度职工月平均工资的30%支付。

**（8）一次性伤残补助金**

一次性伤残补助金标准为：一级伤残为本人24个月的工资，二级伤残为本人22个月的工资，三级伤残为本人20个月的工资，四级伤残为本人18个月的工资，五级伤残为本人16个月的工资，六级伤残为本人14个月的工资，七级伤残为本人12个月的工资，八级伤残为本人10个月的工资，九级伤残为本人8个月的工资，十级伤残为本人6个月的工资。

**（9）伤残津贴**

被鉴定为一级至四级伤残的，从工伤保险基金按伤残等级支付一次性伤残补助金，标准为：一级伤残为本人24个月的工资，二级伤残为本人22个月的工资，三级伤残为本人20个月的工资，四级伤残为本人18个月的工资；被鉴定为五级、六级伤残的，保留与用人单位的劳动关系，由所在单位安排适当工作，难以安排工作的，由所在单位按月发放伤残津贴，标准为：五级伤残为本人70%的工资，六级伤残为本人60%的工资。

**（10）一次性伤残就业补助金和一次性工伤医疗补助金**

具体标准由省、自治区、直辖市人民政府规定。被鉴定为五级、六级伤残的，经工伤职工本人提出，该职工可以与用人单位解除或者终止劳动关系，由所在单位支付一次性工伤医疗补助金和伤残就业补助金；被鉴定为七级至十级伤残的，职工本人提出解除劳动合同或劳动合同期满终止的，由所在单位支付一次性工伤医疗补助金和伤残就业补助金。

（11）丧葬补助金

为统筹地区上年度职工6个月的平均工资。

（12）供养亲属抚恤金

供养亲属的具体范围按照国务院劳动保障行政部门规定，由职工本人每月一定工资比例发给由因工死亡职工生前提供无劳动能力或无主要生活来源的亲属。标准为：配偶每月40%，其他亲属每人每月30%，孤寡老人或者孤儿每人每月在以上标准上增加10%，各供养亲属的抚恤金之和，不高于因工死亡职工生前的工资。

（13）一次性工亡补助金

为统筹地区上年度职工48个月至60个月的平均工资。具体标准由统筹地区的政府报省、自治区、直辖市人民政府备案。

## 国际残疾分类

### 1.ICIDH分类

1980年WHO颁布了《国际残损、残疾和残障分类》（International Classification Of Impairment，Disability & Handicap，ICIDH），将残疾划分为3个独立的类别，即病损、残疾、残障，在每一类中又有许多细分项目（图7-1）。

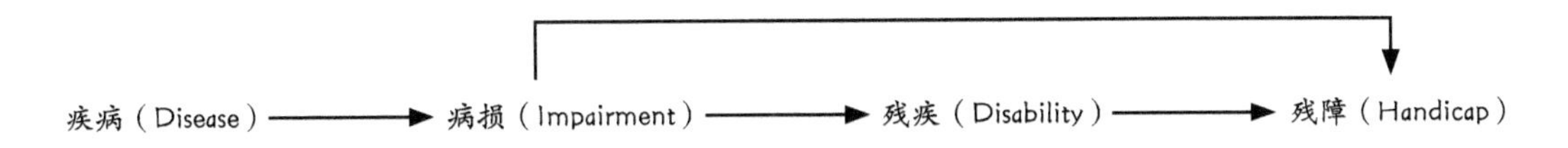


图7-1 ICIDH各构成成分之间的相互作用示意

人们赖以生存的主要能力有：①对周围环境做出辨时、辨向和辨人；②个人生活自理；③行动（步行、利用轮椅及交通工具）；④家务活动、娱乐活动；⑤社会活动；⑥劳动或就业，做到经济自立。

（1）病损（impairment）：指不论何种病因，心理上、生理上、解剖结构上或功能上的任何丧失或异常，是生物器官水平上的残疾。可分为：①智力病损；②其他心理病损；③语言病损；④听力病损；⑤视力病损；⑥内脏（心肺、消化、生殖器官）病损；⑦骨骼（姿势、体格、运动）病损；⑧畸形；⑨多种综合的病损。

（2）残疾（disability）：又称失能，指由于残损使能力受限或缺乏，以致人不能按正常的方式和在正常的范围内进行活动，是个体水平上的残疾。可分为：①行为残疾；②交流残疾；③生活自理残疾；④运动残疾；⑤身体姿势和活动残疾；⑥技能活动残疾；⑦环境适应残疾；⑧特殊技能残疾；⑨其他活动方面的残疾。

（3）残障（handicap）：指由于残损或残疾，限制或阻碍一个人完成在正常情况下（按年龄、性别、社会和文化等因素）应能完成的社会作用，是社会水平的残疾。可分为：①定向识别（时、地、人）残障；②身体自主残障（生活不能自理）；③行动残障；④就业残障；⑤社会活动的残障；⑥经济自立残障；⑦其他残障。

一般情况下，是按病损→残疾→残障的顺序进行残疾的发展的，也有可能发生跳跃。病损、残疾、残障三者之间可以相互转化，没有绝对的界线。病损者如果没有合适的康复治疗，有可能转化为残疾，甚至残障。而残疾和残障也可能因合适的康复治疗转化为病损。

总之，病损是组织器官水平的功能障碍，残疾是个体水平的能力障碍，残障是社会水平的参与障碍。

### 2.ICF分类

2001年5月世界卫生大会正式公布《国际功能、残疾和健康分类》（International Classification of Functioning，Disability and Health，ICF）。

ICIDH分类是对疾病后果的分类，立足于特殊的“患者”群体，强调单一方向的作用；而ICF是对健康及其相关领域的分类，着眼于“健康及其环境”，强调各因素间的相互（双向）作用，是从“生物—心理—社会”的角度去认识疾病与健康的。ICF提供一种多角度的方法将功能与残疾分类作为交互变化和作用的过程（图7-2）。

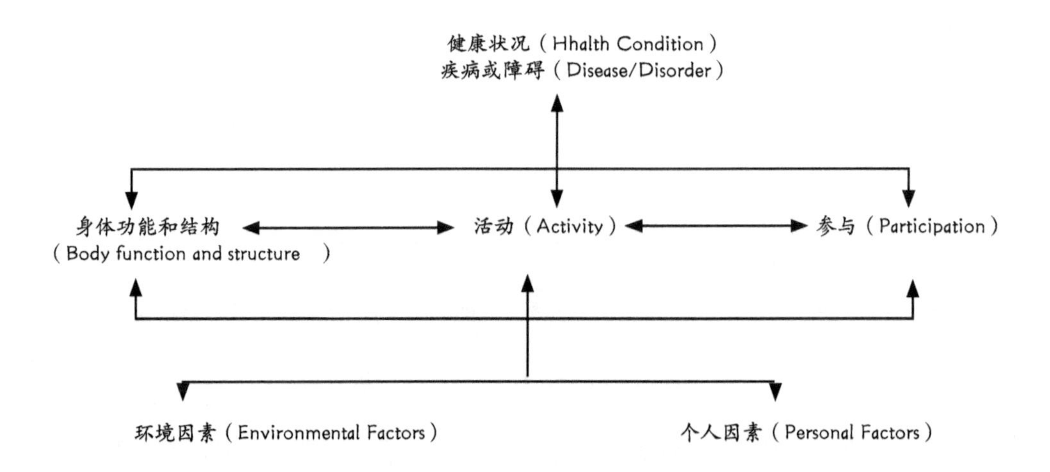


图7-2 ICF各构成成分之间的相互作用示意

## 残疾评定

### 1.评定意义

残疾评定是按照法定的残疾标准，进行全面评估和分析残疾的身心状况，估计预后、制定和调整康复治疗方案、评估治疗效果以及进一步提出全面康复计划提供依据。

### 2.评定步骤

（1）询问病史：如主诉、现病史、既往史、发育史、心理行为史、职业史、家庭与社会生活史。

（2）体格检查：重点是视力、听力、皮肤、肌肉骨骼系统、神经系统、呼吸系统、心血管系统、泌尿生殖系统及直肠功能。

（3）综合功能检查：如平衡能力、转移能力、步态、语言能力、心理状态、日常生活活动能力、职业能力、社会生活能力等。

（4）专科会诊：如遇精神障碍或骨科情况复杂者，要进行神经科、精神科、骨科等专科会诊。

（5）实验室检查、影像学检查等。

（6）汇总资料，出具残疾评定报告。

### 3.残疾评定报告

残疾评定报告应包括以下项目。

（1）有无残疾：有、无 。

（2）残疾性质：病残、伤残、发育性或先天性残疾。

（3）残疾数目：单一 、多数、复合性。

（4）具体的残疾及程度：肢体、视力、听力、语言、智力精神、多种残疾。

（5）具体残疾及程度。

（6）残疾发展性质：永久性、进行性、可复性。

（7）残疾影响：个人、家庭、社会。

（8）残疾总评：病损，活动受限，参与受限（轻、中、重）。

（9）康复潜力：较小、中等、较大。

（10）康复处理意见：是否需要进行康复治疗？ 需要哪些康复治疗？ 需要提供哪些教育康复、社会康复、职业康复的服务？ 是否需要转院?

## 工伤残疾预防

残疾预防是指发生病伤残的前后，采取防止残疾的发生或减轻功能障碍程度的措施。工伤残疾预防的内容详见第二章第一节。

# 第二节 职工工伤与职业病致残等级

我国目前执行的是2014年9月颁布的国家标准《劳动能力鉴定职工工伤与职业病致残等级》（GB/T 16180—2014）， 职工工伤与职业病致残等级及各门类工伤、职业病致残分级判定基准详见国家市场监督管理总局、国家标准化管理委员会网站（http：//openstd.samr.gov.cn/bzgk/gb/）。

## 定义

### 1.劳动能力鉴定

根据国家工伤保险法规规定，法定机构对劳动者在职业活动中因工伤或职业病后，在评定伤残等级时通过医学检查对劳动功能障碍程度、伤残程度和生活自理障碍程度做出的技术性鉴定结论。

### 2.医疗依赖

医疗依赖是指工伤致残者经评定伤残等级技术鉴定后，仍不能脱离治疗。

### 3.生活自理障碍

生活自理障碍是指工伤致残者生活不能自理，需依赖他人护理。

## 总则

### 1.判断依据

#### （1）综合判定

按照工伤致残者于评定伤残等级技术鉴定时的器官损伤、功能障碍及其对医疗、日常生活与护理的依赖程度，适当考虑因伤残造成的社会心理因素影响，对伤残程度进行综合判定分级。

#### （2）器官损伤

器官损伤是工伤的直接后果，但职业病不一定有器官缺损。

#### （3）功能障碍

器官缺损的部位及严重程度与工伤后功能障碍的程度相关，疾病的严重程度与职业病导致的器官功能障碍相关。所以功能障碍的判定，依据是评定伤残等级技术鉴定时的医疗检查结果，逐个确定评残对象。

#### （4）医疗依赖

判定分级：①特殊医疗依赖是指工伤致残后终身必须接受特殊药物、特殊医疗装置或设备治疗；②一般医疗依赖是指工伤致残后仍需接受长期或终身药物治疗。

#### （5）生活自理障碍

生活自理范围包括五项：①进食；②翻身；③大、小便；④穿衣、洗漱；⑤自主行动。

护理依赖的程度分三级：①完全生活自理障碍：生活自理5项均需护理；②大部分生活自理障碍：生活自理五项中三项或四项需要护理；③部分生活自理障碍：生活自理5项中符合其中1项或两项需要护理。

### 2.晋级原则

对于同一系统或器官出现多处损伤，或一个以上器官不同部位同时受到损伤者，应先对单项伤残程度进行鉴定。如果伤残等级几项不同，以重者定级；如果伤残等级相同两项及以上，最多晋升一级。

### 3.对原有伤残及并发症的处理

在劳动能力鉴定过程中，工伤或职业病后出现并发症，其致残等级的评定依据为鉴定时实际的致残结局。如工伤损害的器官原有伤残或疾病史，本次鉴定时应检查伤情是否加重原有伤残，如若加重，鉴定时以事实的致残结局为依据；若轻于原有伤残，鉴定时以本次伤情致残结局为依据。本规则对原有伤残的处理适用于初次或再次鉴定，不适用于复查鉴定。

#### 4.门类划分

根据临床医学分科和各学科间关联的原则，将残情的门类判定划分为5类。

（1）神经内科、神经外科、精神科。

（2）骨科、整形外科、烧伤科。

（3）眼科、耳鼻喉科、口腔科。

（4）普外科、胸外科、泌尿生殖科。

（5）职业病内科。

#### 5.条目划分

按照以上中的5个门类，再根据伤残的类别和程度划分伤残条目530条。

#### 6.等级划分

按照条目划分原则及工伤致残程度，将等级划分为一至十级。其中最重为第一级，最轻为第十级。对未列出的个别伤残情况，参照本标准中相应定级原则进行等级评定。

## 适用范围

职工工伤劳动能力鉴定原则和分级标准适用于职工在职业活动中因工负伤和因职业病致残程度的鉴定。

## 职工工伤与职业病致残等级分级

职工工伤与职业病致残等级分级共分10个等级，其分级原则分别是：

#### 1.一级定级原则

器官功能完全丧失或缺失，其他器官不能代偿，需要特殊医疗依赖，或完全或大部分或部分生活自理障碍。

#### 2.二级定级原则

器官严重畸形或缺损，存在严重并发症或功能障碍，需要特殊医疗依赖，或大部分或部分生活自理障碍。

#### 3.三级定级原则

器官严重畸形或缺损，存在严重并发症或功能障碍，需要特殊医疗依赖，或部分生活自理障碍。

#### 4.四级定级原则

器官严重畸形或缺损，存在严重并发症或功能障碍，需要特殊医疗依赖，或部分生活自理障碍或无生活自理障碍。

#### 5.五级定级原则

器官明显畸形或大部缺损，存在较重并发症或功能障碍，需要一般医疗依赖，生活能自理。

### 6.六级定级原则

器官明显畸形或大部缺损，存在中等并发症或功能障碍，需要一般医疗依赖，生活能自理。

### 7.七级定级原则

器官大部分缺损或畸形，存在轻度并发症或功能障碍，需要一般医疗依赖，生活能自理。

### 8.八级定级原则

器官部分缺损，形态异常，存在轻度功能障碍，需要一般医疗依赖，生活能自理。

### 9.九级定级原则

器官部分缺损，形态异常，存在轻度功能障碍，无医疗依赖或需要一般医疗依赖，生活能自理。

### 10.十级定级原则

器官部分缺损，形态异常，无功能障碍，无医疗依赖或需要一般医疗依赖，生活能自理。

（林 奕）

## 参考文献

1. 卓大宏．中国康复医学．2版．北京：华夏出版社，2003.
2. WORLD HEALTH ORGANIZATION.The International Classification of Functioning, Disability and Health-ICF.WHO, Geneva.World Health Organization, 2001.
3. CIEZA A. Implementation of the International Classification of Functioning, Disability and Health (ICF) in clinical medicine [J]. Habilitation, LMU Munich, 2008, 44: 317-330.
4. 人力资源和社会保障部，国家统计局．2008-2012年度人力资源和社会保障事业发展统计公报．2011-2013.
5. 全国残疾人抽样调查领导小组．1987年全国残疾人抽样调查概况．http: //www.cdpf.org.cn/sytj/content/2007-11/21/content_30316013.htm. 2013, 06, 30.
6. 第二次全国残疾人抽样调查办公室．第二次全国残疾人抽样调查主要数据手册．北京：华夏出版社，2007.
7. 李月月．工伤保险伤残待遇国际比较——以德国、英国、美国、日本和中国为例．天津商业大学学报，2017, 37(4): 20-26.
8. 中华人民共和国人力资源和社会保障部．劳动能力鉴定职工工伤与职业病致残等级（GB/T 16180—201），2014. http: //openstd.samr.gov.cn/bzgk/gb/.

# 第三篇

# 工伤康复功能评定

# 第八章

# 康复评定概述

## 第一节 康复评定基础

康复评定是康复医学的重要组成部分，是评价康复治疗效果的客观依据和制定康复治疗计划的前提和基础。

### 康复评定的概念

在康复医学实践中，evaluation和assessment是两个有所区别的概念。前者是指为制定、修改治疗计划和制定出院计划所进行的采集、分析及解释数据和资料的一个连续过程，是检查者在收集资料（包括病史、症状、体征、疾病诊断、各种检查测量结果等）的基础上对障碍进行综合判定的过程。assessment则是指在evaluation过程中所采用的具体检查或测量项目和方法，是对具体障碍特征的定性、定量评估。

康复评定是指通过收集病史和相关资料，提出假设，检查和测量，然后综合、分析、比较、解释结果，最终形成结论和功能障碍诊断的过程。康复评定是发现和确定障碍的部位、性质、范围或种类、特征、程度及障碍发生的原因和预后的手段，是预防和制定康复治疗计划和明确康复目标的依据。

### 康复评定与临床检查的区别

临床检查是康复评定的基础，其提供的信息更偏重于疾病。康复评定则偏重于功能评定，比临床检查更具体，更有针对性。

### 康复评定的目的

康复评定贯穿于康复治疗的全过程，各时期评定目的有所不同。包括：①确定障碍的层面、种类和程度；②确定障碍发生的原因；③确定康复治疗项目；④指导制定康复治疗计划，设定远期目标和近期目标；⑤判定康复疗效；⑥判断预后；⑦预防障碍的发生和发展；⑧评估投资—效益比；⑨为残疾等级的划分提出依据。

# 第二节 常用评定量表

## 评定指标种类

评定指标分为定性指标和定量指标两类。在临床中定量评定应用最广。

## 评定量表种类

### 1.按评定方式分类

#### （1）自评量表

自评量表是由被评定对象按相关量表的项目及要求，进行选择符合自己情况的内容。主要应用于社会学及心理学调查，包括各种调查表、问卷等，如症状自评量表、生活满意度指数。

#### （2）他评量表

他评量表又称为主观量表，是由专业人员根据测量和观察结果填写，如徒手肌力检查（manual muscle test，MMT）、关节活动范围测量等；也可以通过询问知情者的意见进行填写，如功能独立性测量（functional independence measurement，FIM）、巴塞尔指数（barthel index）等。

### 2.按编排方式分类

#### （1）描述性评定量表

提供一组有顺序性的文字描述所要评定的行为，由评定者选择适合受评者的描述；也可将描述性量表与数字量表进行结合，即用一个数字等级表达描述性量表的每个描述，如哥拉斯哥预后量表等。

#### （2）数字评定量表

先确定一个定义好的数字序列，由评定者对受试者的行为确定一个数值（等级），如症状自评量表等。

### 3.按量表的内容分类

#### （1）运动功能量表

如运动评定量表、Fugl-Myer运动量表等。

#### （2）言语功能量表

如西方失语成套测验、Frenchay构音障碍评定等。

#### （3）心理精神量表

如焦虑评定量表、抑郁评定量表等。

#### （4）社会功能量表

如生活满意度评定量表、生存质量量表、家庭功能评定量表等。

# 第三节 评定量表的临床应用

## 量表的实用性

### 1.敏感性

敏感性是指选择的量表能测出受评者的某些特征，行为或程度上的有意义变化，亦即是对所评定的内容敏感。量表的项目数量和结构表达形式、标准化程度和信度影响量表的敏感性。此外，量表的敏感性也受评定者使用量表的动机和经验的影响。

### 2.功效

功效是指量表反映所要评定的内容特征的全面性、清晰性和真实性。好的量表项目等级划分合理，定义明确，描述清晰，能够反映行为的细微变化。量表的功效与量表本身内容结构有关。各种量表适用对象依年龄段、人群类别而有所不同。

### 3.可分析性

对评定对象的特征、行为或现象做质与量的评定是使用量表的目的，评定的结果需要比较。因此，量表要有其比较标准或描述性标准，或是常模。常用的分析指标包括量表中单项分、因子分及总分等。

### 4.简便性

简便性是指所选择的量表简明、快速和易用。应根据自己的研究需要采用合适的量表，如简短量表用于筛选，功能较齐全的量表用于特征分类研究。不同的量表配合使用，互补不足。

## 检查与测量方法的评估

具有临床实用性和科学性是对应用于临床的康复评定技术和设备的基本要求。信度和效度则是检验测量工具或方法优劣的重要指标。

### 1.信度

信度是指测量工具或方法的稳定性、可重复性和精确性，即可靠性。在使用一种新的测量或评定方法之前，首先需要对该测量工具或方法的信度进行检测。

#### （1）测试者内部信度检验

测试者内部信度检验是指对同一测试者在不同时间重复同样的测量评定，以检验评定结果的可靠性。该方法是检验时间间隔对测量结果稳定性的影响，因此，要注意两次测量的时间间隔的科学性。

#### （2）测试者间的信度检验

用来检验多个测试者、采用同样的方法、对同一测试项目进行评定测量的结果一致性。当结果存在较大差异时，该测量方法的可靠性就会降低。

一种评定方法的信度用信度相关系数表示，系数与测量方法的可信程度呈正相关。一种好的测评方法，测试出的结果之间均应具有高度的相关性。

### 2.效度

效度是指测量的真实性和准确性。效度越高越能表达测量对象的真正特征。效度具有特异性。应根据使用的不同目的选用适当的效度检验。常用效度检验的方法有内容效度、效标关联效度和构想效度三种。

#### （1）内容效度

内容效度是说明所选项目的准确性、代表性和真实性的指标。康复评定中，所选的项目必须与评定目的相符合。

#### （2）效标关联效度

效标关联效度是指测量结果与效标的相关程度。所谓效标就是检验有效性的一种参照标准，通常用一种公认的、比较可靠或权威的测量结果（又称黄金标准）表示。

#### （3）构想效度

构想效度是测量结果能够基于某一种理论框架加以解释的程度，反映编制测量工具所依据理论的程度。构想效度验证理论概念与具体测量工具或测量方法的一致性。

在这三种方法中，宜首选黄金标准或效标关联效度；若无适当的效标，则采用构想效度检验；否则，采用内容效度检验方法。

### 3.信度与效度之间的关系

信度是效度的必要条件，但不是充分条件。信度与效度之间的关系归纳如下。

（1）信度低，效度就不可能高：如果测量数据不精确，就难以有效地说明所测量的对象。

（2）信度高，效度也不一定高：当测量工具无效或效度低时，其信度也可以很高。例如，如果在零体重情况下，两次体重计指针总是指在1千克处，那么所测得体重比实际高1千克。两次结果虽然一致、稳定，但实际是错误的。

（3）效度高，信度也必然高。

# 第四节　ICF临床应用

## ICF产生的背景与发展历程

《国际功能、残疾和健康分类》（ICF）是由世界卫生组织（WHO）为不同健康领域的应用而建立的国际分类“家族”。其总目标是要提供一种标准和统一的语言和框架，以描述健康状况及与健康有关的状况。它对健康的成分和与良好健康情况有关的成分做出了定义。因此，ICF领域被看成是健康领域和与健康情况有关的领域。这些领域用两类基本列表从身体的前景、个体和社会等方面加以说明：①身体功能和结构；②活动和参与。作为一种分类，ICF 把个人的健康状况系统地分组到不同领域。

功能是包括所有的身体功能、活动和参与在内的术语总称；残疾是包括损伤、活动受限或参与的局限性在内的术语总称。ICF还列出了与这些概念有相互作用的环境因素。ICF使用户能够在各个领域中对个体“功能、残疾和健康情况”分类进行有用的记录。

ICF提供了一种可以对广泛的健康相关信息进行编码的框架，并运用标准化的通用语言方便全世界不同学科和领域的专家对相关内容进行交流。

在WHO国际分类家族中，健康状况（疾病、障碍、损伤等）主要用ICD-10分类，它属于一种病因学框架，是“疾病的结局”分类。与健康状况有关的功能和残疾使用ICF分类，是“健康的成分”分类。ICD-10和ICF相互补充，应该鼓励同时使用这两种分类方法。

## ICF的应用领域

自从1980年ICF第一个测试版出版以来，它已在多方面得到应用（表8-1）。

表8-1 ICF的应用领域

| 应用领域 | 目的 |
|---|---|
| 统计工具 | 数据的收集和记录 |
| 研究工具 | 测量结果、生活质量或环境因素 |
| 临床工具 | 需求评定、职业评定、选择治疗方法、康复及其结果评估 |
| 社会政策工具 | 社会保障计划、赔偿系统和政策的制定与实施 |
| 教育工具 | 课程设计、提高社会意识及采取社会行动 |

ICF提供了一个概念性框架来收集信息，可应用领域广泛，已被接受作为联合国社会分类的一部分，并参照和体现了《残疾人平等机会标准规则》，为实施国际人权法案及国家法律提供了一种有益的工具。也有助于卫生保健系统的评估和制定政策研究。

## ICF 的理论模式

WHO提出的功能（functioning）是人类所具备的积极生存表现，包括身体功能和身体结构、活动、参与3个水平层次。而残疾（disability）则是与功能相对应的残疾的一面，包括“功能障碍”“活动受限”“参与限制”。ICF始终重视积极的一面，对于残疾人，更应重视其积极的一面。

### 1.ICIDH与ICF理论

（1）ICIDH

《国际损伤、残疾和障碍分类》（ICIDH）以残疾为出发点，按不同的层次来分析残疾状况及其结果，阐明了损伤、残疾、障碍等残疾的3个水平，分别是障碍的生物水平、个人水平、社会水平。这3个水平之间是相互依存、相互独立的。机能障碍导致能力障碍，而能力障碍又会导致社会性障碍。机能障碍即使不能恢复，能力障碍也可能有改善；即使能力障碍不能改善，也不一定会出现社会不利。康复治疗的成效就是最大限度地利用了残疾的3个水平之间相互的独立性。

（2）ICIDH存在的问题

忽略了主观障碍和环境的重要性。

（3）ICF

ICF建立在残疾性的社会模式基础上，从残疾人融入社会的角度看问题，把残疾视为一种社会性问题。

（4）ICF的优点

与ICIDH相比，ICF重视积极的一面，引入了环境因素，各个项目间的关系模式是交互作用的，更重视个人体验。

### 2.ICF的内容

ICF主要涉及两部分内容，每一部分有两种成分，其中第一部分是功能和残疾，包括身体功能和结构、活动和参与；第二部分是背景性因素，包括环境因素和个人因素（表8-2）。

表8-2 ICF的概况

| | 第一部分：功能和残疾 | | 第二部分：背景性因素 | |
|---|---|---|---|---|
| 成分 | 身体功能和结构 | 活动和参与 | 环境因素 | 个人因素 |
| 领域 | 身体功能<br>身体结构 | 生活领域（任务、行动） | 功能和残疾的外在影响 | 功能和残疾的内在影响 |
| 结构 | 身体功能的改变（生理的）<br>身体结构的改变（解剖的） | 能力<br>在标准环境中完成任务<br>活动表现<br>在现实环境中完成任务 | 自然、社会和个人世界特征的积极或消极因素 | 个人特质的影响 |
| 积极方面 | 功能和结构的结合 | 活动参与 | 有利因素 | 不适用 |
| 消极方面 | 损伤 | 参与局限性活动受限 | 障碍\|不利因素 | 不适用 |

ICF的每一成分都可用正面或负面术语来表述。各成分由不同领域所构成，在每个领域中，类目作为分类的单位。通过选择相应的类目或编码及限定值进行个体的健康和与健康有关的状况记录，这些数字编码具体显示相应类目的功能或残疾的范围或程度，或显示环境因素好坏的程度。

## ICF在现代康复服务中的应用策略

ICF在现代康复服务中的应用得到了患者和提供服务的人员、政策制定者、不同政府部门及倡导性组织的广泛认同。

在描述和定义康复时，必须区分不同的应用和不同的观点。

### 1.依据四种健康策略确立现代康复目标和主要康复策略（方法）

从公共卫生的角度来看，主要卫生保健策略有预防、治疗、康复和支持四种。康复又称为三级预防，主要目标是功能最大化（表8-3）。

表8-3 基于ICF的四种健康策略分析

| | 预防策略 | 医疗策略 | 康复策略 | 支持性策略 |
|---|---|---|---|---|
| 主要目标 | 损伤和残疾（健康状况）预防 | 预防 | 恢复 | 提高生活质量 |
| 次要目标 | 降低疾病的发生 | 控制疾病<br>减少损伤 | 最大限度地恢复功能 | 自理 |
| 关键结果 | 健康与生存 | 生存与功能 | 功能、生活质量 | 生活质量、健康 |
| 相关结果 | 功能与残疾 | 生活质量与健康 | 生存与健康 | 生存与功能 |
| 涉及行业与部门 | 卫生部门 | 卫生部门 | 卫生、教育、劳动、社会保障与服务部门 | 卫生、社会保障与服务部门 |

四种健康策略紧密相连。康复为所有医疗专业和卫生行业的服务提供者和服务购买者的相关策略，康复也是其他行业相关策略。不同的机构都可提供康复策略，职业康复一般由社会保险提供资金。

### 2.依据ICF描述现代康复活动

根据生物医学模式，康复的定义是：为了残疾人能够获得必要的技能和知识，使其身心和社会功能最优化的积极过程。

依据ICF制定康复的定义要考虑功能、残疾与健康的整合模式，采用综合性的方法，建立统一的架构和分类系统。

ICF在卫生部门之外干预的目标是环境因素，这些干预可由多个部门协调干预。康复是起源于卫生领域也可应用于其他领域的策略。

### 3.基于ICF建立现代康复策略的理论

ICF概念可作为建立术语定义的基础。虽然康复的定义有不同的变化，但其核心概念之间具有一致性。概念作为定义的参考，修改很容易进行，并便于被国际广泛接受。在概念描述中使用的术语的综合性和简明的定义及评价见表8-4。

表8-4 基于ICF的概念描述

| 概念 | 描述 |
| --- | --- |
| 康复是一项健康（卫生）策略 | 根据世界卫生组织的人类功能和残疾的整合模式<br>应用与整合：优化个人能力的生物医学和工程方法；构建及强化个人资源的方法；提供无障碍环境的具体方法；促进与环境互动的个人行为的方法 |
| 健康状况的过程 | 贯穿卫生保健全过程：从急性期住院到机构和社区康复<br>跨部门：包括健康、劳动、教育和社会事务部<br>目标：使健康状况处于残疾或者可能残疾的人，在与环境进行互动时，实现和维持最佳状态的功能 |
| 康复意义 | 医学专科PRM工作的核心策略<br>康复专业工作的主要策略<br>其他医学专科及卫生专业、卫生的服务提供者以及卫生部门的付费者的工作相关策略<br>与健康状况处于残疾或者可能残疾的人有关的各个部门专业人员与服务提供者的相关策略 |

### 4.ICF的应用策略

按照WHO建议，ICF应用策略主要集中在人口学水平、临床和服务水平、管理和临床信息水平、社会政策水平四个水平及健康调查和统计、残疾统计、服务计划、健康及残疾结局的评定、健康系统及功能状态指标、健康与健康相关的政策、社会政策的制定等7个领域。

WHO于2010年出版的《世界残疾报告》应用ICF的架构全面分析了各国残疾状况及康复服务状况。

## 基于ICF的临床测量工具

### 1.ICF在康复疗效评定中的应用

运用ICF可以为残疾的定义加入功能、活动、参与、协助及环境因素等核心概念，为ICF的临床应用打下广泛基础。

ICF 建立了功能和健康的残疾模式，ICF 理念的交互作用模式从功能和环境的角度去研究残疾问题，提出了研究功能和残疾的综合概念架构。

从康复评定开始，经过计划、治疗至结局评估，是一个循环过程，称之为康复的周期性。功能评定包括身体结构与功能、活动与参与成分。个人功能的分析要包括健康状况、个人因素及环境因素3个方面。功能和残疾评定也应该包含这些成分。

康复评定的目标是建立与损伤及环境和个人因素相互作用有关的残疾个体经验模型。ICF 临床检查表是一种标准化的工具，康复专家可依据 ICF 将评定结构化，以便取得符合国际标准的功能和残疾的临床数据。

### 2.基于ICF 的评定和标准测量工具

#### （1）功能和残疾评定工具的标准化

ICF 是一种功能和残疾的分类工具，需要开发相应的标准化评定测量工具，测量工具的开发需要建立相应的理论架构。

#### （2）基于ICF的标准测量工具

ICF临床检查表：按照身体、个体及社会水平、背景性因素进行评定。①身体水平：即身体结构和身体功能；②个体水平和社会水平：包括从事一般任务和要求、自理、活动、主要生活领域和社区、家庭生活、社会和公民生活等内容；③背景性因素：评定的主要内容是环境因素，个人因素则包括个人用品和技术、自然环境和对环境的改造、支持和相互联系、服务、态度、体制和政策等。

世界卫生组织《残疾评定量表》（WHO—DAS Ⅱ）：用来测量总体健康状况。适用于 18 岁及以上的群体，评定时限为最近30天，评价项目包括理解与交流、自我照料、四处走动、与他人相处、生活活动和社会参与6个维度，共36个条目。所有条目都是根据ICF“活动和参与分类”进行描述的。其具有良好的跨文化适用性，完全满足评定测量工具的标准心理测量特性。WHO—DAS Ⅱ 现已在功能评定方面广泛应用。

### 3.ICF核心分类模板及测量工具

ICF为综合分析身体、心理、社会及环境因素提供了一个良好的系统性工具。ICF核心模板（ICF Core Sets）则是针对特定健康状况人群的评估工具，针对健康状况进行监测。主要应用在心肺疾病和功能障碍、肌与骨骼疾病和功能障碍及神经疾病和功能障碍的评定。

各国都在开展ICF 核心模板的研究工作，目前已经开发出几种针对特定疾病的模板。但是由于文化和地域差异性的影响，各国在应用ICF核心模板时还要做一定的调整。

基于 ICF的功能和残疾评定工具的开发与标准化，大大方便了临床康复医疗工作，还可用作康复计划制定及康复结局评定等。ICF为残疾与康复数据库的建立和标准化提供了新的测量工具。预期ICF将在功能和残疾评定等方面获得更广泛的应用。

（王志军）

## 参考文献

1. 邱卓英. 构建基于ICF的功能和残疾评定的理论和方法. 中国康复理论与实践，2010，16（7）：675-677.
2. 燕铁斌，梁维松，冉春风. 现代康复治疗学.2版. 广州：广东科技出版社，2012.
3. 郑日昌. 心理测验与评估. 北京：高等教育出版社，2005.
4. 邱卓英，荀芳. 基于ICF的康复评定工具开发与标准化研究. 中国康复理论与实践，2011，17（2）：101-105.
5. 马立骥. 心理评估学. 北京：北京科学技术出版社，2004.

# 第九章

# 运动功能评定

## 第一节 身体形态评定

### 姿势评定

姿势评定是观察患者的静态姿势。正常姿势的保持是依靠人体肌肉、筋膜、韧带、关节、平衡等正常及良好的姿势习惯。通过对姿势的观察，可以获得身体结构等方面的相关信息。姿势的观察包括对头颈、脊柱、肩胛骨、骨盆、髋关节、膝关节和足的观察。

评定人体姿势时，通常采用铅垂线进行测量。当姿势正常时，铅垂线与身体标志点在同一条直线上。

通过测量或观察评定对象，了解有无姿势异常，为制定治疗方案提供客观依据，同时也可判断康复治疗效果。

#### 1.正面观

（1）正常所见

正常所见为双足内侧足弓对称；双侧腓骨头、髂前上棘等高，髌骨位于正前面。双侧斜方肌发育正常对称，肋弓对称，双侧肩峰、锁骨等高，双侧肩锁关节、胸锁关节等高并对称。头颈直立，双侧胸锁乳突肌对称，咬颌正常。

（2）检查方法与内容

从双足开始观察，双足有无内翻、扁平及足大趾外翻；腓骨头、髌骨是否同高，胫骨有无弯曲，膝是否有反张、内翻、外翻；双手放至双侧髂前上棘上观察骨盆是否对称；如有脊柱侧弯，观察双肋弓，脊柱旋转的角度和侧方隆起；双侧肩锁、胸锁关节是否等高；头颈部有无歪斜及前后倾斜等。

#### 2.后面观

观察双耳垂、双肩部、双肩胛骨下缘、双髂后上嵴、双臀纹、双腘窝横纹和双内踝外踝这些解剖标志是否在同一平面上。

（1）正常所见

双侧内外踝等高，双侧胫骨无弯曲，双侧腘窝等高，双侧股骨大转子和双侧臀纹等高，双侧髂后上嵴等高，脊柱无侧弯，双侧肩峰、肩胛下角等高，头颈部无侧倾或旋转，双耳垂等高。

（2）检查方法与内容

从双足部开始，观察双足有无内外翻及扁平足；双侧胫骨是否等高及有无弯曲，双侧腓骨头是否等高，膝关节有无过度伸展，双侧股骨大转子是否等高；双侧髂后上嵴是否同高；脊柱有无侧弯；双侧肩胛骨与脊柱的距离是否相等、双侧肩胛骨是否同高，有无一侧呈翼状肩胛；头颈部是否侧歪或旋转。

### 3.侧面观

注意观察头颈部、胸部、腹壁、脊柱、胸椎、腰椎、骨盆、膝关节等部位是否有弯曲或凸出情况。

（1）正常所见

足纵弓正常，膝关节0°~5° 屈曲，髋关节0° ，骨盆无旋转。脊柱呈生理性弯曲。

（2）检查方法与内容

观察是否有双足纵弓减小、踝关节跖屈挛缩、膝关节过伸；观察髂前上棘和髂后上棘的位置关系，若髂前上棘增高，则提示骨盆后倾或髋骨向后旋转；若髂后上棘增高，则提示骨盆前倾或髋骨旋前；腰椎向前弯曲是否增大，腹部是否凸出；胸椎向后弯曲是否增大，躯干是否向前或向后弯曲，背部是否存在变圆、变平或驼背；头是否屈曲或倾斜。

### 4.铅垂线测量法

如果通过观察发现姿势异常，就可以通过铅垂线测量法测定有无脊柱侧凸。具体方法：患者站立姿势，用铅垂线沿枕骨隆突的中点下垂，若铅垂线不能经过臀中沟，则表示有脊柱侧凸存在。如果姿势异常但铅垂线经过臀中沟，则表示脊柱侧凸的完全代偿。

### 5.放射学评定

对经检测怀疑有脊柱侧凸的患者，应建议做放射学X线光片检查（怀孕妇女除外）。拍摄直立位脊柱第一胸椎到第一骶椎的正、侧位X光片，测量脊柱侧凸的Cobb角。

## 人体测量

测量身高和体重、肢体长度和围度及躯干的围度。

### 1.身高与体重的测量

（1）身高测定

测试对象自然立正站好，不穿鞋，背靠身高计立柱，头颈部、躯干、髋部和膝关节要充分伸直，两臂呈自然下垂状态。测试者站在侧面，将身高计的水平板轻轻沿着立柱下滑至受测者头顶部，测量人体从头顶到足跟的垂直距离，结果用cm表示。

（2）体重测定

测试对象赤足，尽量穿单薄衣裤，自然站立在体重计或者磅秤的中央，并保持身体立直平衡。指针所指的刻度就是所测体重值，结果以kg表示。

（3）结果判断

我国成年男女标准体重可以参考下列公式计算。

体重（kg）=身高（cm）－ 100（身高在165 cm以下）

体重（kg）=身高（cm）－ 105（身高在166～175 cm）

体重（kg）=身高（cm）－ 110（身高在176～185 cm）

体重在标准体重的10%上下内属于正常范围，超过10%～19%为超重，超过20%～30%则为肥胖。超过31%～50%为中度肥胖，超过50%为重度肥胖。

（4）体质指数（BMI）

体质指数一般使用以下公式计算：

体质指数（body mass index，BMI）= 体重/身高（$kg/m^2$）

## 2.肢体长度测量

（1）上肢长度测量

坐位或者站立位，上肢自然下垂于身体一侧。

整体长度（图 9-1、图9-2）：相对长度为从第七颈椎至中指尖的长度，绝对长度为从肩峰测量至中指尖的长度。

上臂长度（图9-3、图9-4）：相对长度为测量肩峰到尺骨鹰嘴的距离，绝对长度为测量肩峰到肱骨外上髁的距离。

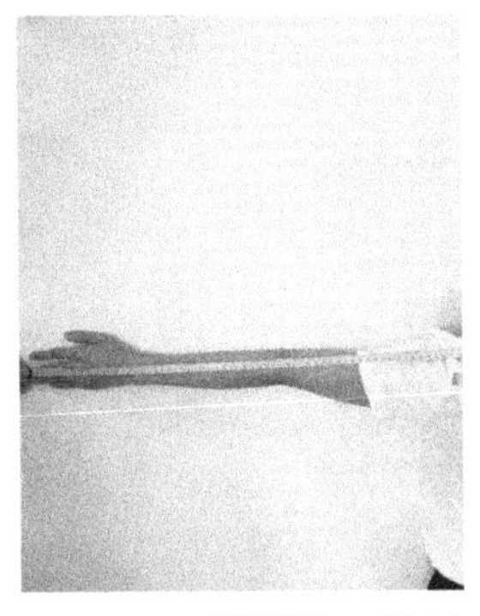

图9-1 上肢整体相对长度

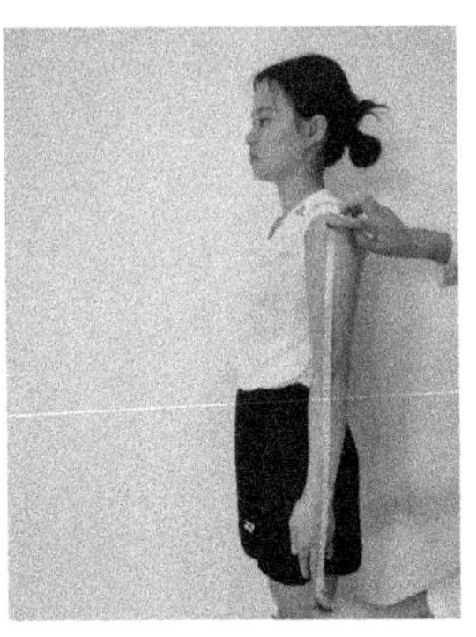

图9-2 上肢整体绝对长度

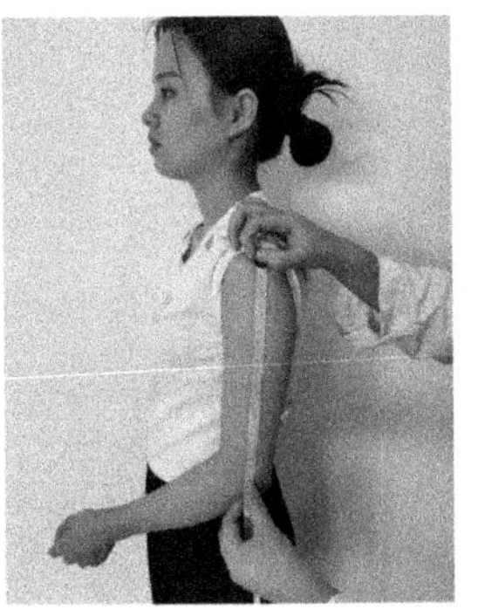

图9-3 上臂相对长度

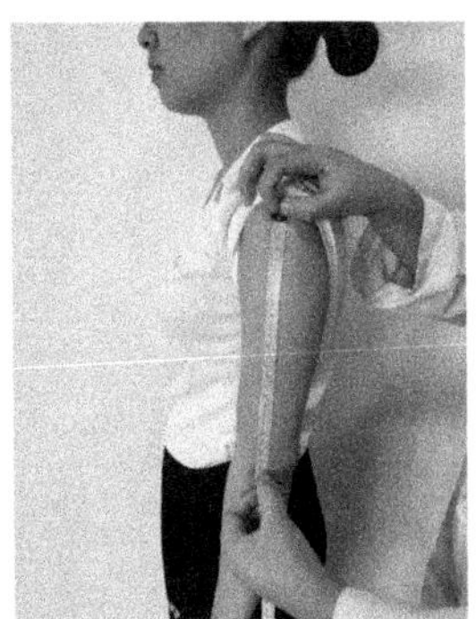

图9-4 上臂绝对长度

前臂长度（图 9-5、图9-6）：相对长度为测量肱骨内上髁到尺骨茎突的距离，绝对长度为测量尺骨鹰嘴到尺骨茎突或桡骨小头到桡骨茎突的距离。

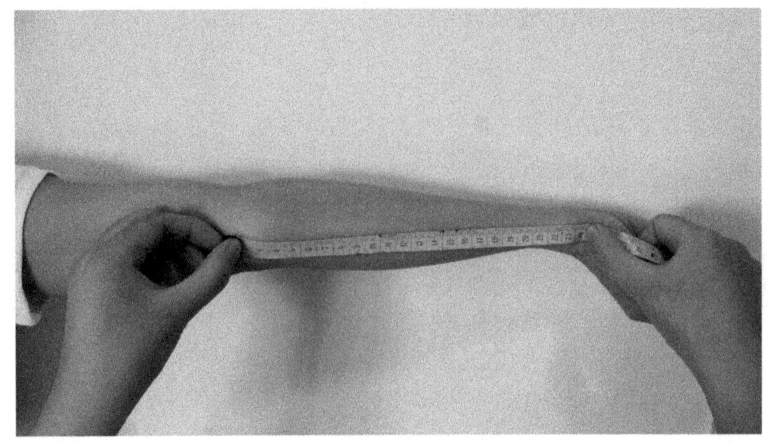

图9-5 前臂相对长度

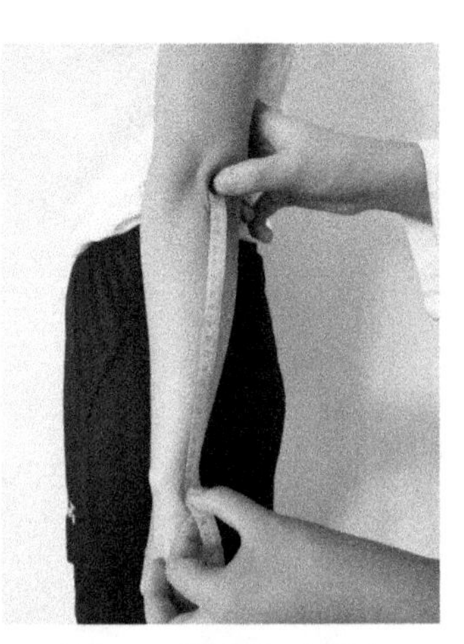

图9-6 前臂绝对长度

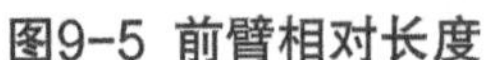

（2）下肢长度测量

仰卧位、骨盆摆正，如果一侧有畸形，则健侧下肢应置于患侧下肢相同的位置上。

整体长度（图 9-7、图9-8）：相对长度为测量脐至内踝尖的距离，绝对长度为髂前上棘到内踝尖的距离。正常测量误差不到1 cm。

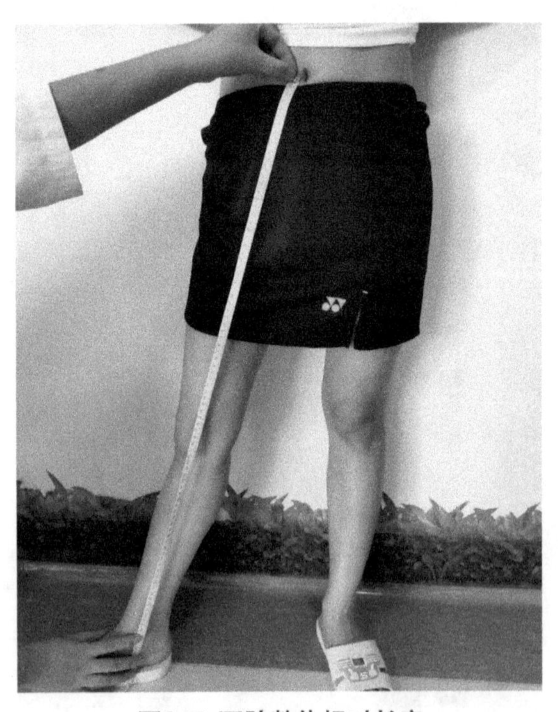

图9-7 下肢整体相对长度

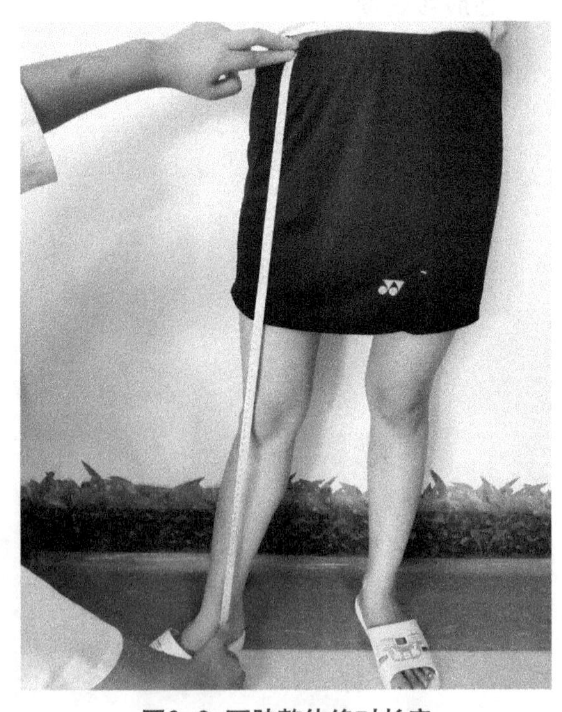

图9-8 下肢整体绝对长度

股骨长度（图9-9、图9-10）：相对长度为测量髂前上棘到股骨外侧髁的距离，绝对长度是测量股骨大转子顶点到膝关节外侧平面的距离。

胫骨长度（图9-11）：测量胫骨平台内上缘到内踝尖的距离。

腓骨长度（图9-12）：腓骨小头到外踝尖的距离。

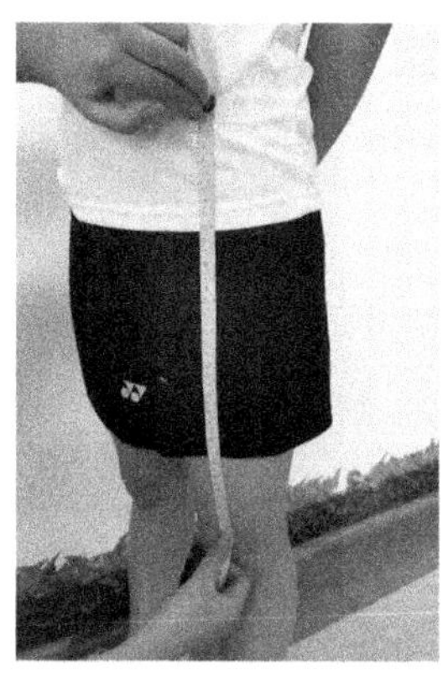

图9-9 股骨相对长度

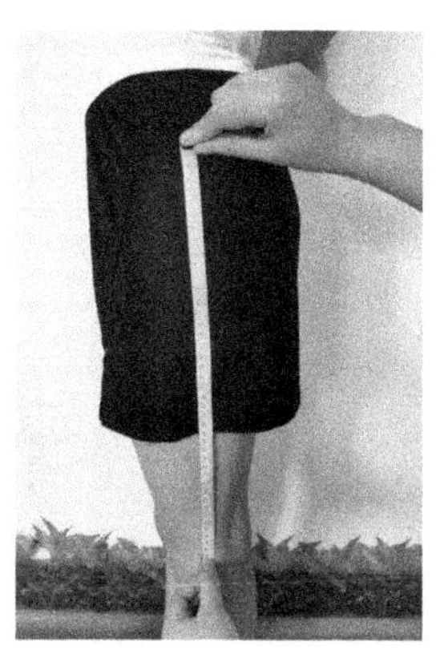

图9-10 股骨绝对长度

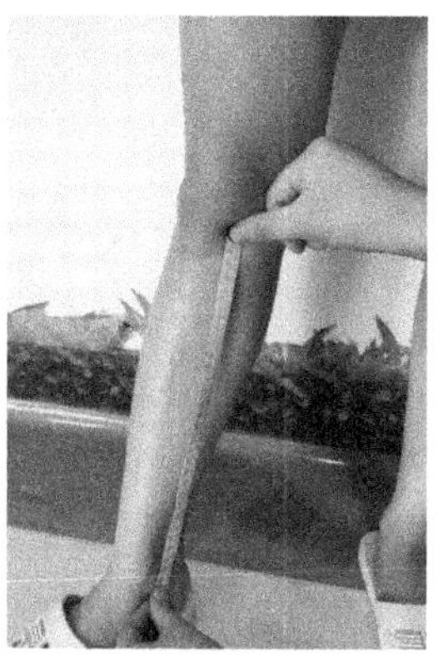

图9-11 胫骨长度

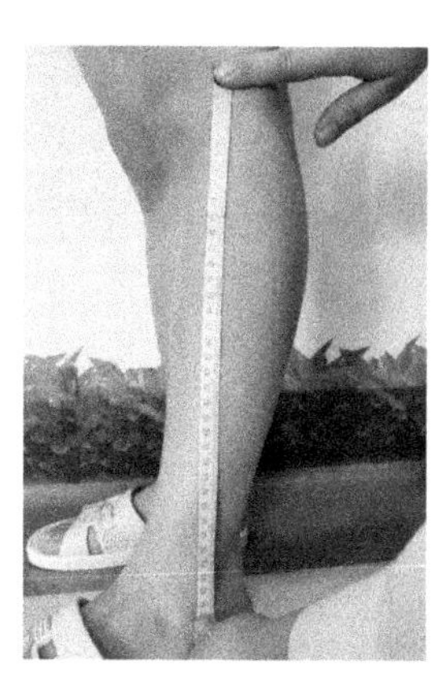

图9-12 腓骨长度

### 3.肢体围度（周径）测量

#### （1）上肢围度测量

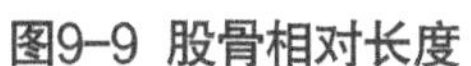

被测量者取坐位或站立位，上肢在体侧呈自然下垂状态。

上臂围度（图9-13、图9-14）：用皮尺绕肱二头肌肌腹或上臂最隆起处一周测量，其结果即为上臂周径，一般在用力屈肘和上肢下垂放松时各测量1次。

前臂围度（图9-15）：用皮尺测量前臂最粗处的水平周径。

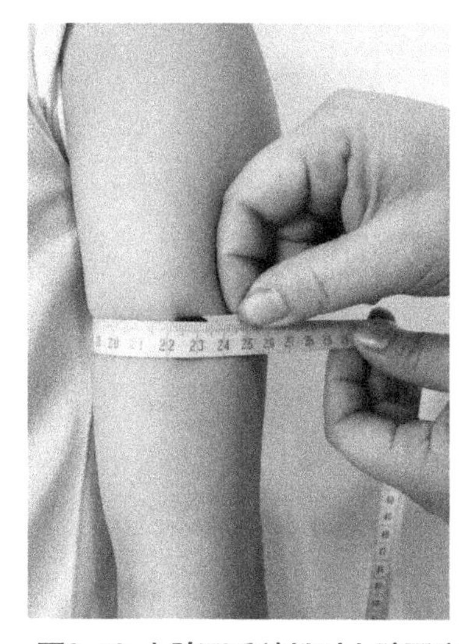

图9-13 上肢下垂放松时上臂围度

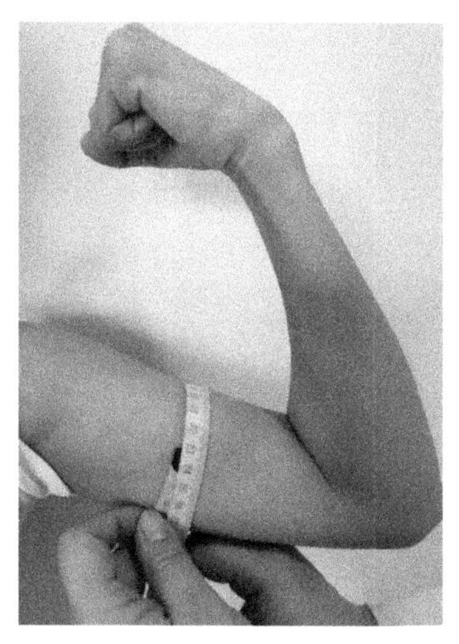

图9-14 用力屈肘时上臂围度

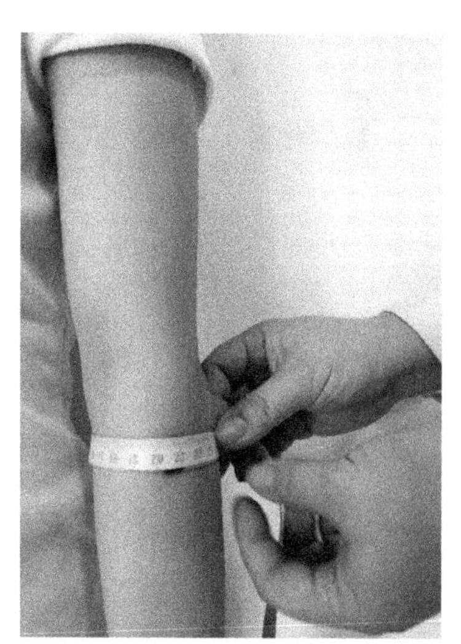

图9-15 前臂围度

#### （2）下肢围度测量

需要分别测量大腿和小腿的围度。

大腿围度（图9-16）：被测量对象仰卧位，大腿肌肉放松，沿髌骨上缘向大腿中段量一距离（一般取髌骨上缘向上10 cm或15 cm），然后测量其周径围度。

小腿围度（图9-17）：被测量对象仰卧位，屈膝，双足平放于床上，用皮尺在小腿最粗处测量。

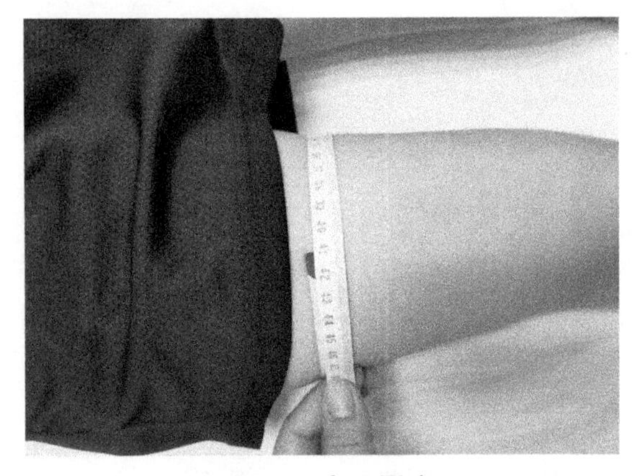

图9-16 大腿围度

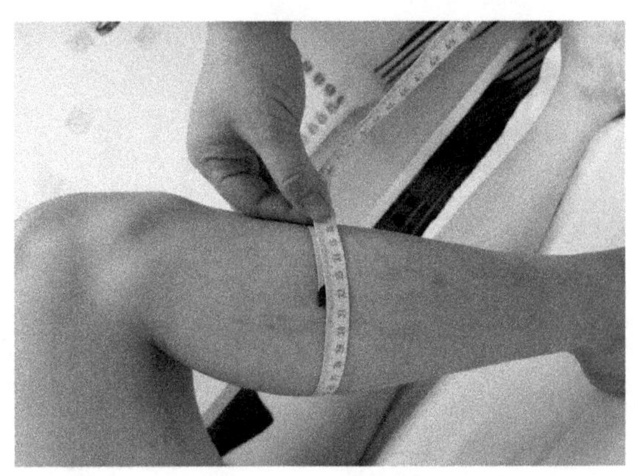

图9-17 小腿围度

### 4.躯体围度的测量

（1）胸围

被测对象取坐位或站立位，上肢于体侧呈自然下垂。用皮尺测量通过乳头上方和肩胛下角下方的距离（绕胸部一周，见图9-18）。

（2）腹围

被测对象坐位或站立位，用皮尺沿脐部绕腹部一周（图9-19）。

（3）臀围

被测对象站立位，测量股骨大转子和髂前上棘连线中点臀部最粗处的围度（图9-20）。

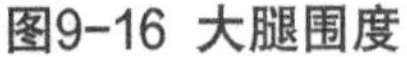

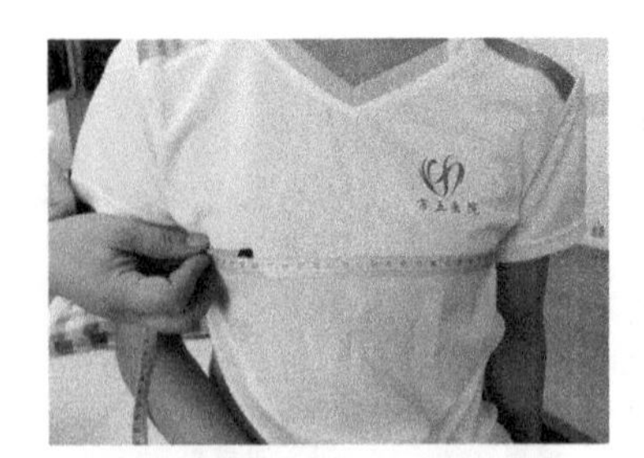

图9-18 胸围

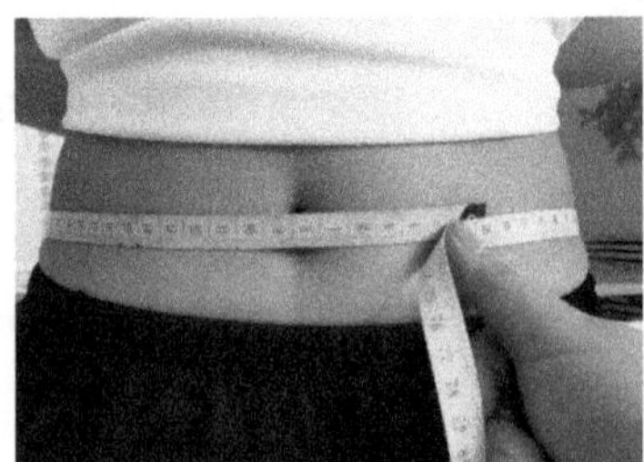

图9-19 腹围

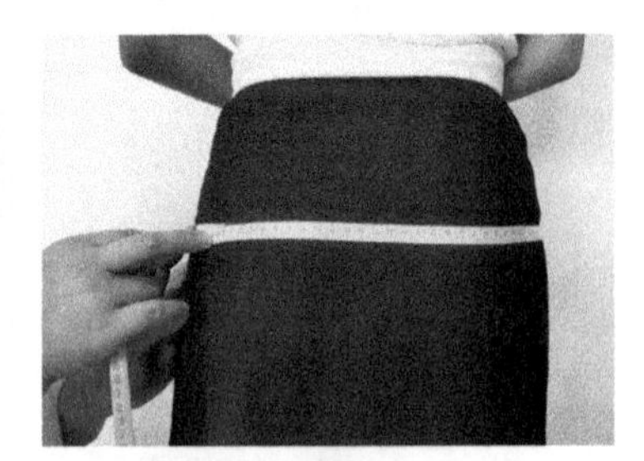

图9-20 臀围

## 人体成分测定

利用生物技术，应用无创伤的方法对人体成分进行多样性分析。被测对象站立于测试仪的测试台，双手抓握测试仪的手部电极，2 min后，测试仪将会自动打印出身体成分的数据，测试项目包含去脂肪体重、身体水分总量、腰臀脂肪分布比率、身体质量指数等，测试结果自动与仪器内部的正常数据比较后，显示被测对象的数据是否在正常范围。

# 第二节　关节活动范围测量

关节活动范围是指关节向远端骨靠近或离开近端骨运动，远端骨所达到的新位置与初始位置之间的夹角，即远端骨所移动的度数。关节活动范围测量是测量远端骨所移动的度数，而不是两骨之间的夹角。

## 测量所使用的仪器设备

### 1.通用量角器

通用量角器（图9-21）主要用来测量四肢关节，是由一个半圆形或圆形的刻度盘和两条臂（分别称为固定臂和移动臂）构成，固定臂与刻度盘相连接，不可移动，移动臂的一端与刻度盘的中心相连接，可以移动。

### 2.电子量角器

移动臂和固定臂为 2个电子压力传感器，刻度盘为液晶显示器。显示器既可以与固定臂和移动臂固定在一起，也可以通过连接线与2条臂相连。电子量角器使用方便，重复性好，精确度优于通用量角器。

### 3.指关节测量器

可用小型半圆形量角器测量，也可以用直尺测量手指屈曲或外展的距离，或者用两脚分规测量拇指外展（虎口开大）的程度（图9-22）。

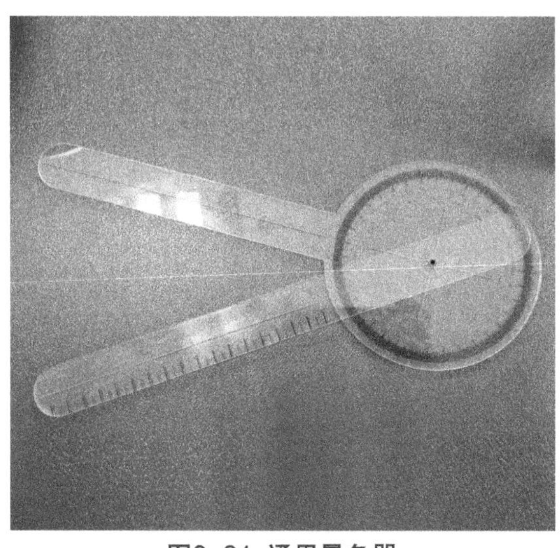

图9-21 通用量角器

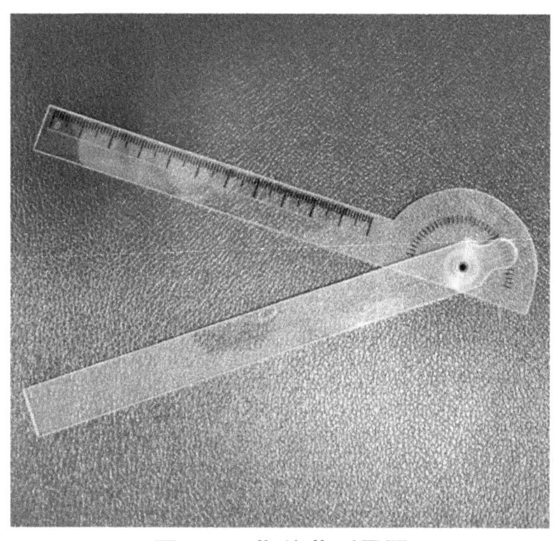

图9-22 指关节测量器

### 4.脊柱活动测量

可以使用专用的背部活动范围测量计或电子量角器来测量脊柱的屈伸活动范围，也可以通过测量直立位腰部前屈、后伸、侧曲时中指指尖与地面的距离来评定脊柱的活动范围。

## 不同量角器的测量方法

### 1.通用量角器

使用时将量角器的轴心与关节的运动轴心对齐，固定臂平行于关节近端骨长轴，移动臂平行于关节远端骨长轴，移动臂移动的弧度即为该关节的活动范围。

### 2.电子量角器

使用时将移动臂和固定臂的电子压力传感器与肢体长轴重叠，并用胶带（双面胶）将其固定在肢体表面，液晶显示器显示出的数字即为该关节的活动范围。

### 3.指关节测量

可以采用半圆形量角器、直尺或分规测量。

（1）半圆形量角器测量：测量掌指关节时，将量角器的固定臂置于掌骨远端，移动臂置于近端指骨上；测量指间关节时，量角器的两端分别置于指骨关节的近端和远端，移动臂随远端骨移动所形成的弧度即为该关节的活动范围。

（2）直尺测量：测量手指外展时，将直尺横放在相邻手指的远端，测量手指外展的最大距离，以cm表示；测量手指屈曲时，将直尺置于测量手指与手掌之间，测量屈曲手指指尖到手掌的垂直距离，以cm表示。

（3）两脚分规测量：测量拇指外展时，先将两脚分规置于拇指和示指指尖，测量两指之间的最大距离，再在直尺上测出距离，以cm表示。

### 4.脊柱活动测量

测量背部屈伸活动范围或测量中指指尖与地面的距离。

（1）背部活动范围测量计：将测量计置于拟测量活动范围的脊柱节段的棘突上，随着背部向前屈曲，测量计所显示的度数即为该节段的屈曲度数。

（2）测量指尖与地面距离：被测试对象双脚分开与肩同宽，腰部分别做前屈、后伸及向两侧屈曲。通过测量中指指尖与地面的距离来评定脊柱的活动范围，以cm表示。

## 测量各关节活动范围的方法及正常参考值

1.测量上肢关节活动范围方法（图 9-23～图 9-42）及正常参考值见表9-1。

2.测量下肢关节活动范围方法（图 9-43～图 9-54）及正常参考值见表9-2。

3.测量脊柱关节活动范围方法（图 9-55～图 9-66）及正常参考值见表9-3。

表9-1 上肢主要关节活动度的测量

| 关节 | 运动 | 受检体位 | 量角器放置方法 | | | 正常参考值 |
|---|---|---|---|---|---|---|
| | | | 轴心 | 固定臂 | 移动臂 | |
| 肩 | 屈、伸 | 坐或立位，臂置于体侧，肘伸直 | 肩峰 | 与腋中线平行 | 与肱骨纵轴平行 | 屈0°～180°<br>伸0°～50° |
| | 外展 | 坐和站位，臂置于体侧，肘伸直 | 肩峰 | 与身体中线平行 | 同上 | 0°～180° |
| | 内、外旋 | 仰卧，肩外展90°，肘屈90° | 鹰嘴 | 与地面垂直 | 与前臂纵轴平行 | 各0°～90° |
| 肘 | 屈、伸 | 仰卧或坐或立位，臂取解剖位 | 肱骨外上髁 | 与肱骨纵轴平行 | 与桡骨纵轴平行 | 0°～150° |
| 桡尺 | 旋前、旋后 | 坐位，上臂置于体侧，肘屈90°，前臂中立位 | 尺骨茎突 | 与地面垂直 | 腕关节背面（测旋前）或掌面（测旋后） | 各0°～90° |
| 腕 | 屈、伸 | 坐或站位，前臂完全旋前 | 尺骨茎突 | 与前臂纵轴平行 | 与第二掌骨纵轴平行 | 屈0°～90°<br>伸0°～70° |
| | 尺、桡侧偏移或外展 | 坐位，屈肘，前臂旋前，腕中立位 | 腕背侧中点 | 前臂背侧中线 | 第三掌骨纵轴 | 桡偏0°～25°<br>尺偏0°～55° |
| 掌指 | 屈伸 | 坐位，腕中立位 | 近节指骨近端 | 与掌骨平行 | 与近指骨平行 | 伸0°～20°<br>屈0°～90°<br>拇指0°～30° |
| 指间 | 屈伸 | 同上 | 远节指骨近端 | 与近指骨平行 | 与远指骨平行 | 近指间为0°～100°<br>远指间为0°～80° |
| 拇指腕掌 | 内收外展 | 同上 | 腕掌关节 | 与示指平行 | 与拇指平行 | 0°～60° |

表9-2 下肢主要关节活动度的测量

| 关节 | 运动 | 受检体位 | 量角器放置方法 | | | 正常参考值 |
|---|---|---|---|---|---|---|
| | | | 轴心 | 固定臂 | 移动臂 | |
| 髋 | 屈 | 仰卧或侧卧，对侧下肢伸直 | 股骨大转子 | 与身体纵轴平行 | 与股骨纵轴平行 | 0°～125° |
| | 伸 | 侧卧，被测下肢在上 | 同上 | 同上 | 同上 | 0°～15° |
| | 内收、外展 | 仰卧 | 髂前上棘 | 左右髂前上棘连线的垂直线 | 髂前上棘至髌骨中心的连线 | 各0°～45° |
| | 内旋、外旋 | 仰卧，两小腿于床缘外下垂 | 髌骨下端 | 与地面垂直 | 与胫骨纵轴平行 | 各0°～45° |
| 膝 | 屈、伸 | 俯卧、侧卧或坐在椅子边缘 | 股骨外髁 | 与股骨纵轴平行 | 与胫骨纵轴平行 | 屈0°～150°<br>伸0° |
| 踝 | 背屈、跖屈 | 仰卧，踝处于中立位 | 腓骨纵轴线与足外缘交叉处 | 与腓骨纵轴平行 | 与第五跖骨纵轴平行 | 背屈0°～20°<br>跖屈0°～45° |
| | 内翻<br>外翻 | 俯卧，足位于床缘外 | 踝后方两踝中点 | 小腿后纵轴 | 轴心与足跟中点连线 | 内翻0°～35°<br>外翻 0°～25° |

表9-3 脊柱关节活动度的测量

| 关节 | 运动 | 受检体位 | 量角器放置方法 | | | 正常参考值 |
|---|---|---|---|---|---|---|
| | | | 轴心 | 固定臂 | 移动臂 | |
| 颈部 | 前屈 | 坐或立位，在侧方测量 | 肩峰 | 平行前额面中心线 | 头顶与耳孔连线 | 0°～60° |
| | 后伸 | 同上 | 同上 | 同上 | 同上 | 0°～50° |
| | 左、右旋 | 坐或仰卧，于头顶测量 | 头顶后方 | 头顶中心矢状面 | 鼻梁与枕骨结节的连线 | 各0°～70° |
| | 左、右侧屈 | 坐或立位，于后方测量 | 第7颈椎棘突 | 第7颈椎与第5腰椎棘突的连线 | 头顶中心与第7颈椎棘突的连线 | 各0°～50° |
| 胸腰部 | 前屈 | 坐位或立位 | 第5腰椎棘突 | 通过第5腰椎棘突的垂线 | 第7颈椎与第5腰椎棘突连线 | 0°～45° |
| | 后伸 | 同上 | 同上 | 同上 | 同上 | 0°～30° |
| | 左、右旋 | 坐位，臀部固定 | 头顶部中点 | 双侧髂棘上缘连线的平行线 | 双侧肩峰连线的平行线 | 0°～40° |
| | 左、右侧屈 | 坐位或立位 | 第5腰椎棘突 | 两侧髂棘连线中点的垂线 | 第7颈椎与第5腰椎棘突连线 | 各0°～50° |

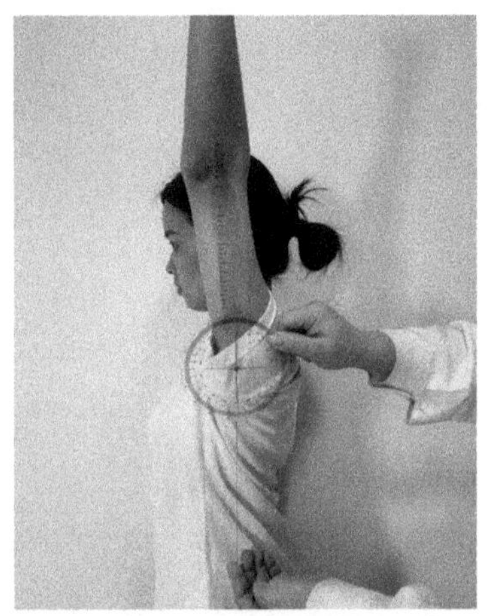
图9-23 肩关节屈

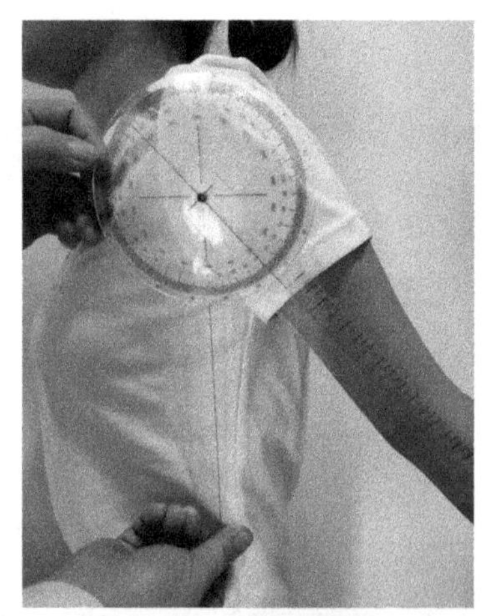
图9-24 肩关节伸

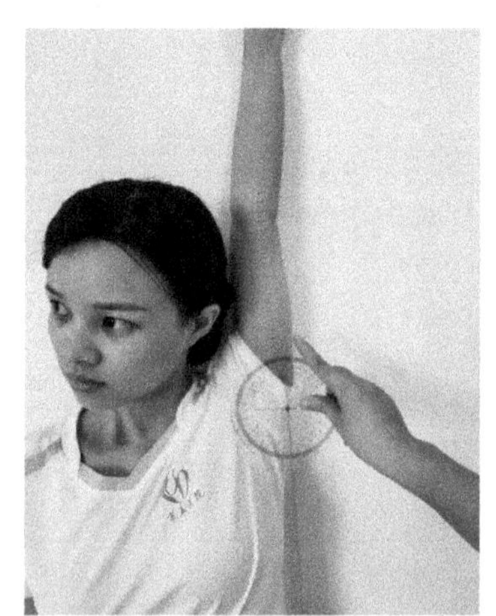
图9-25 肩关节外展

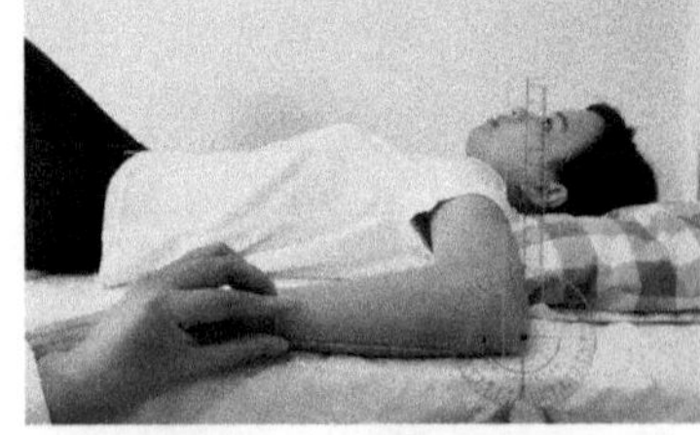
图9-26 肩关节内旋

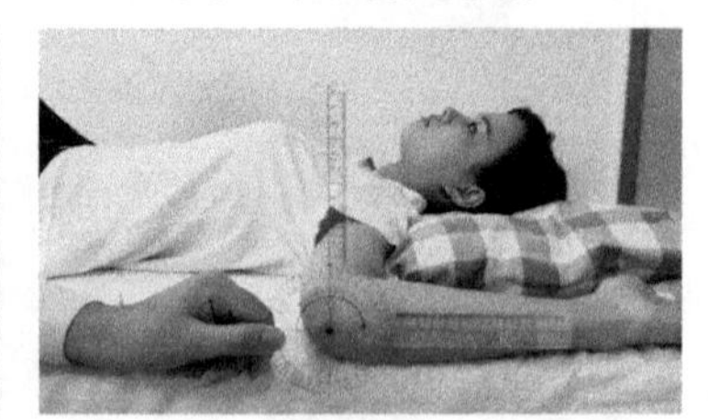
图9-27 肩关节外旋

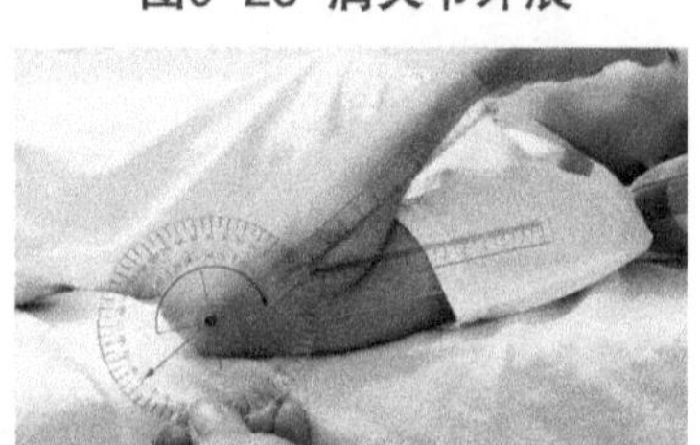
图9-28 肘关节屈

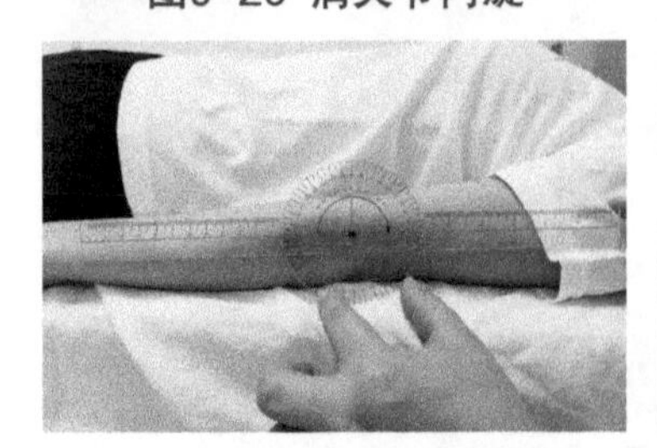
图9-29 肘关节伸

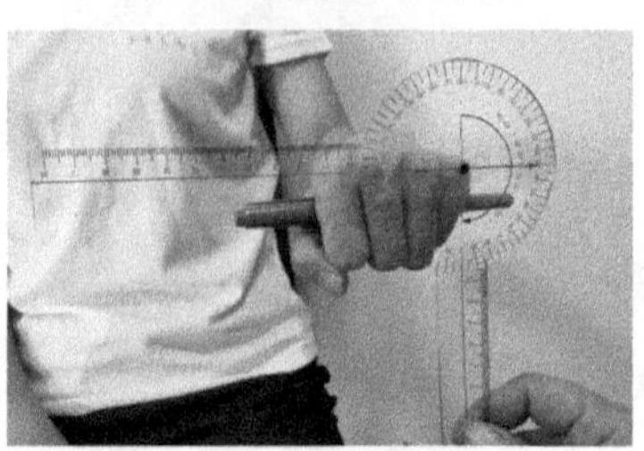
图9-30 桡尺关节旋前

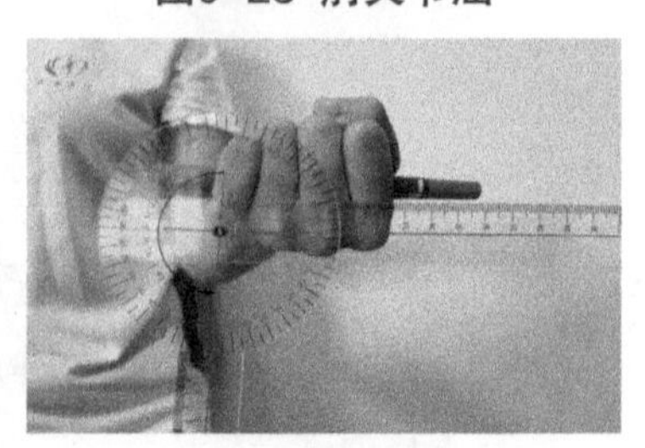
图9-31 桡尺关节旋后

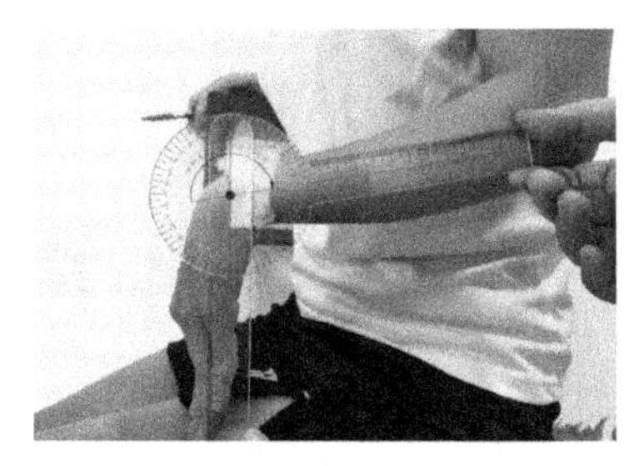
图9-32 腕关节屈

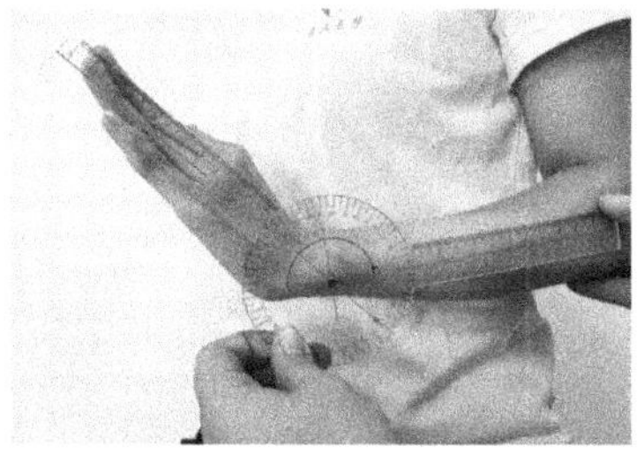
图9-33 腕关节伸

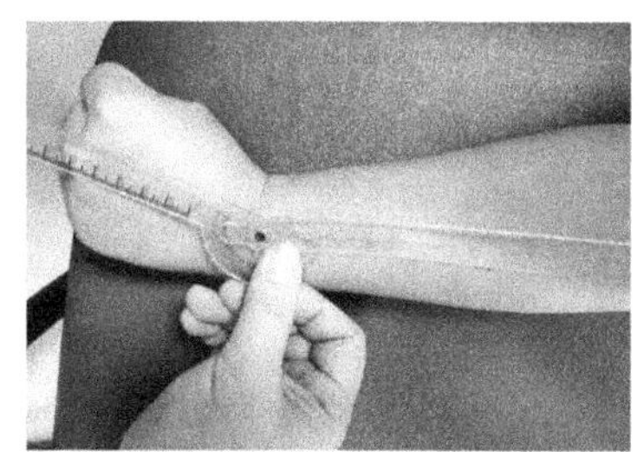
图9-34 腕关节桡侧偏移

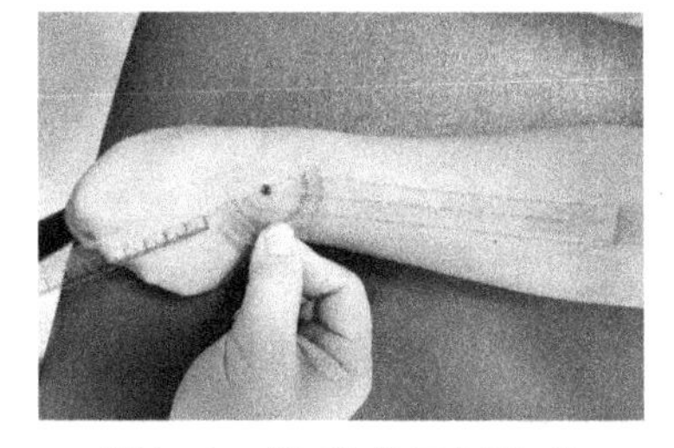
图9-35 腕关节尺侧偏移

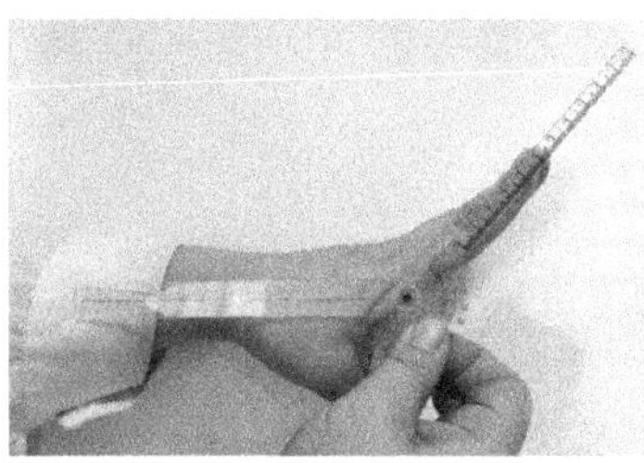
图9-36 掌指关节伸

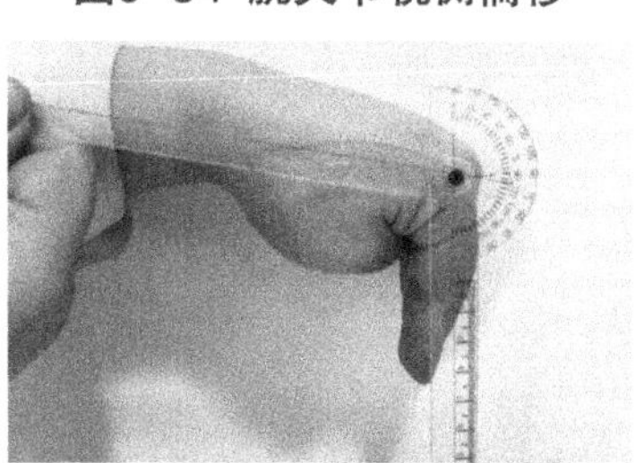
图9-37 掌指关节屈

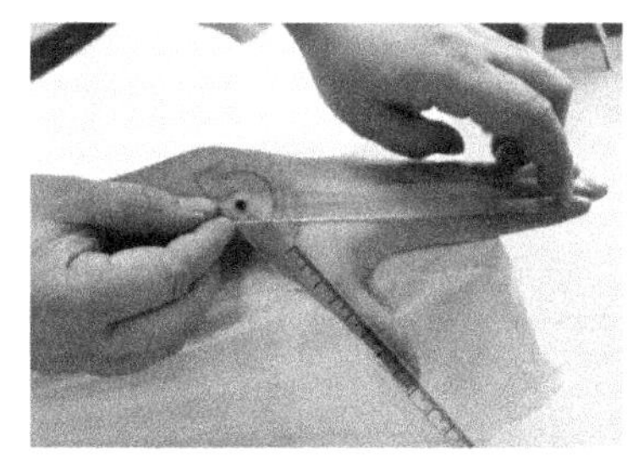
图9-38 拇指关节屈伸

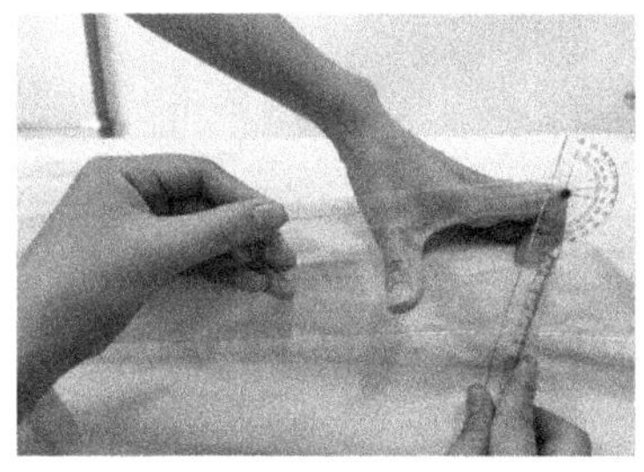
图9-39 近指间关节屈

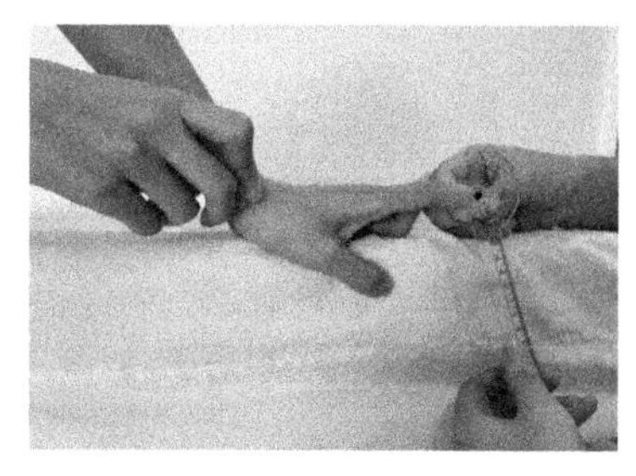
图9-40 远指间关节伸

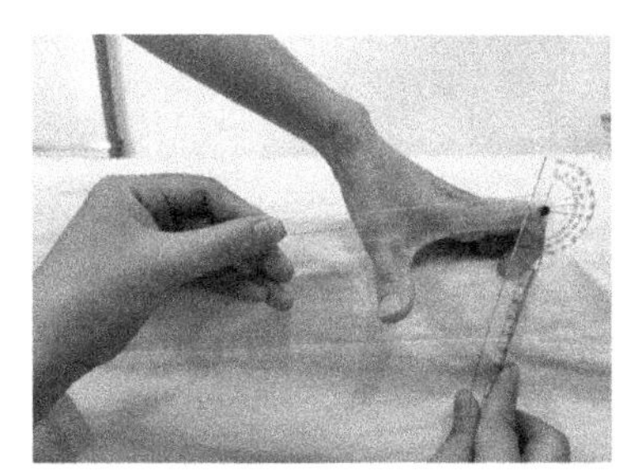
图9-41 拇指腕掌关节内收

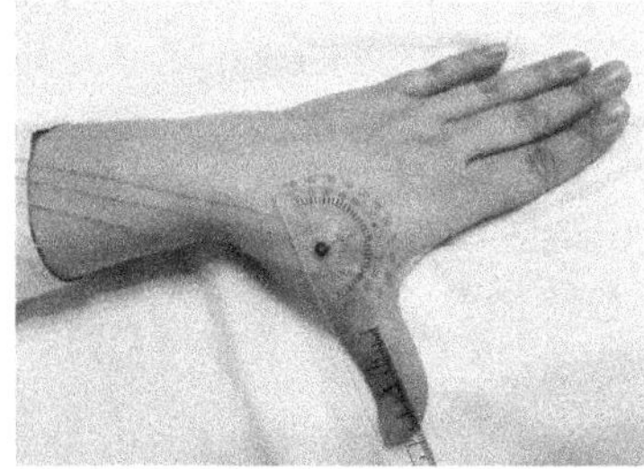
图9-42 拇指腕掌关节外展

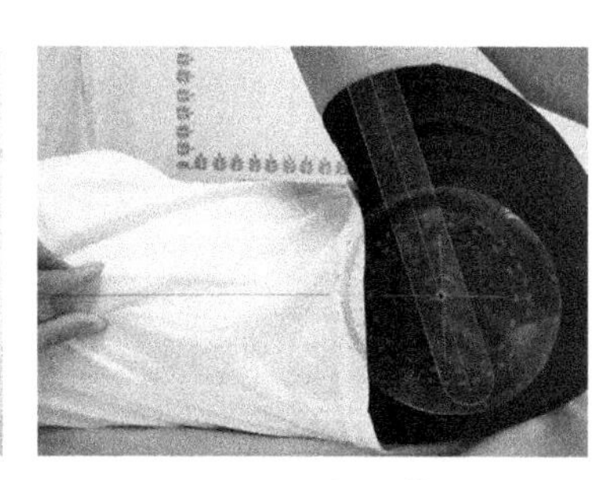
图9-43 髋关节屈

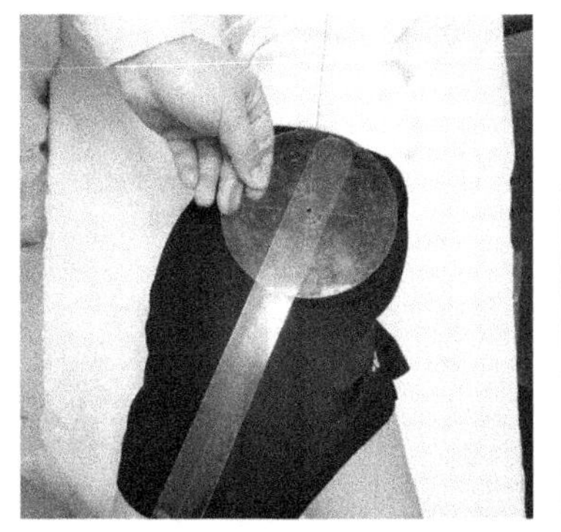
图9-44 髋关节伸

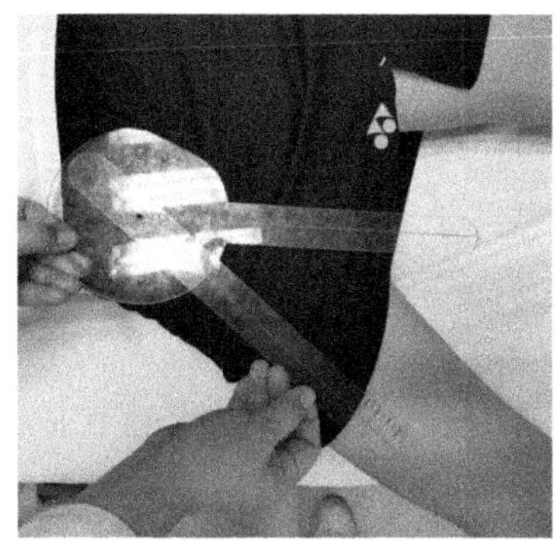
图9-45 髋关节外展

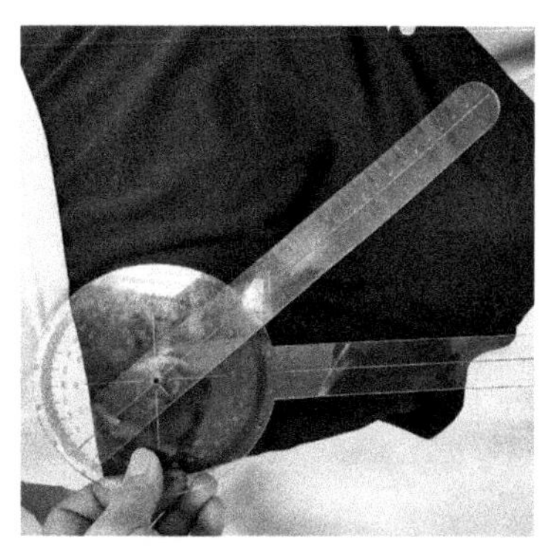
图9-46 髋关节内收

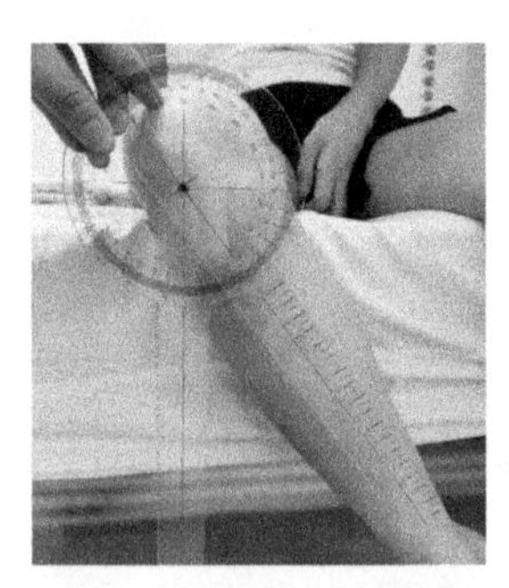
图9-47 髋关节外旋

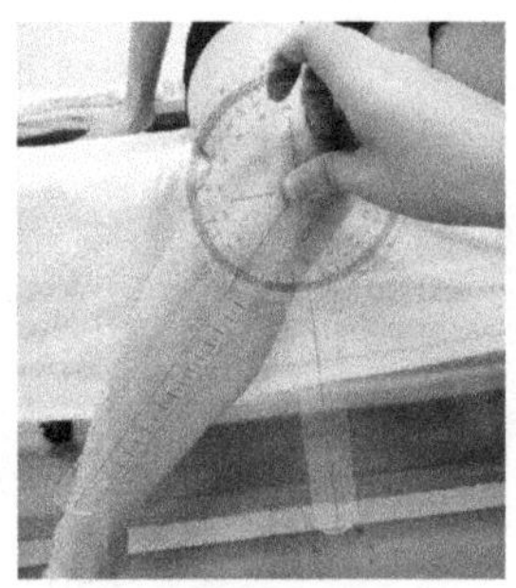
图9-48 髋关节内旋

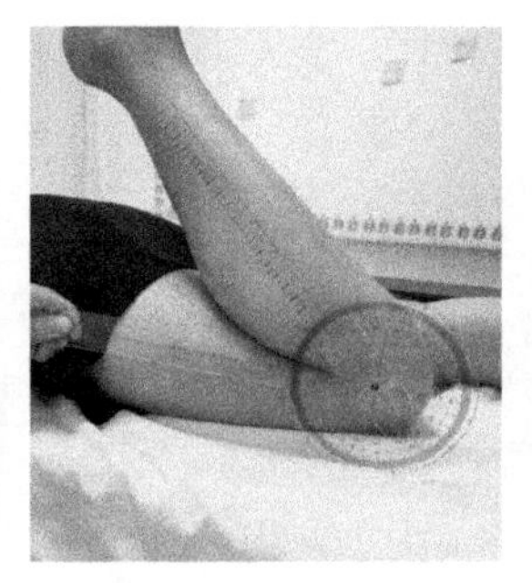
图9-49 膝关节屈

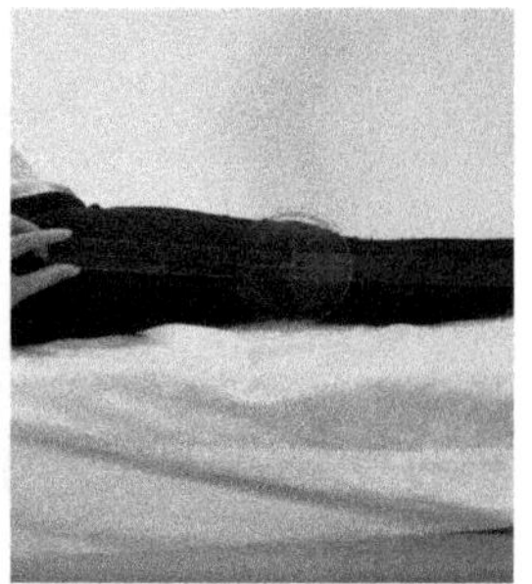
图9-50 膝关节伸

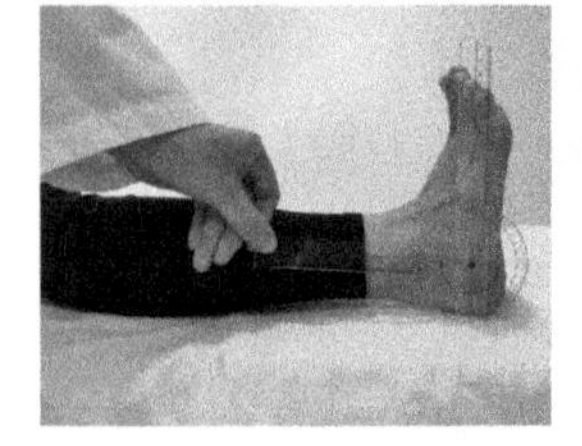
图9-51 踝关节背屈

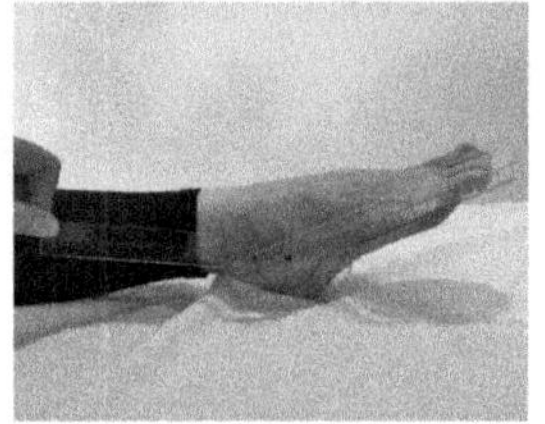
图9-52 踝关节跖屈

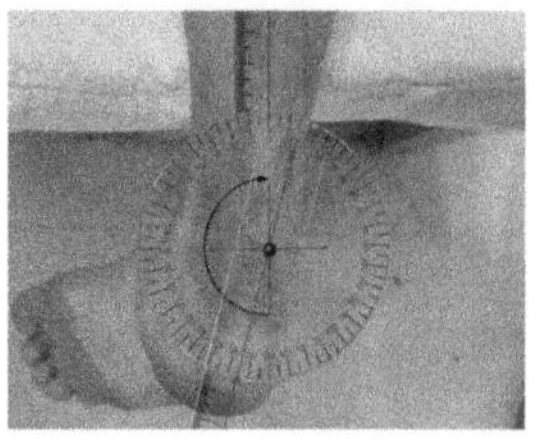
图9-53 踝关节内翻

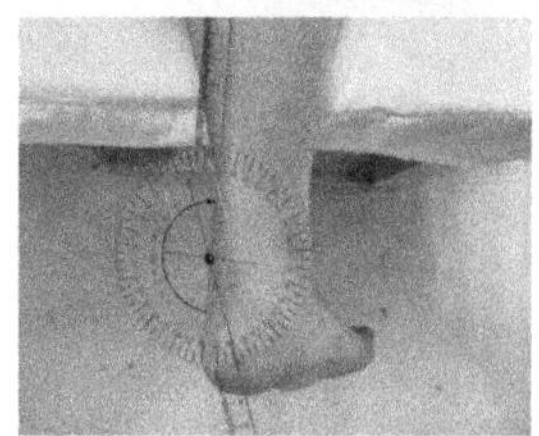
图9-54 踝关节外翻

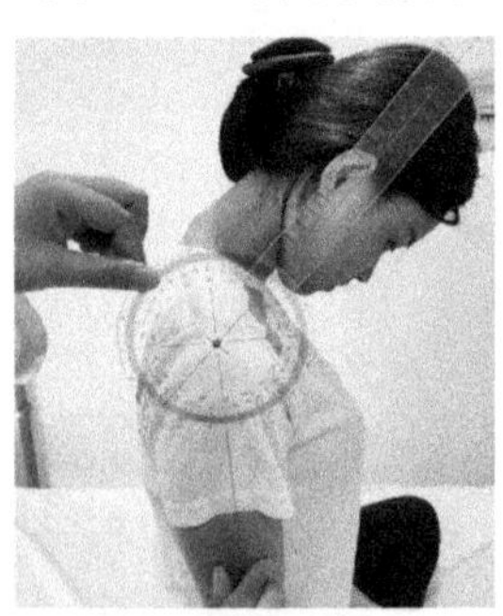
图9-55 颈部关节前屈

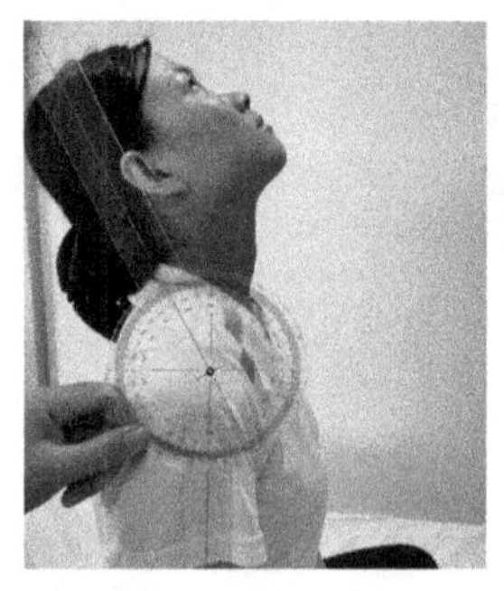
图9-56 颈部关节后伸

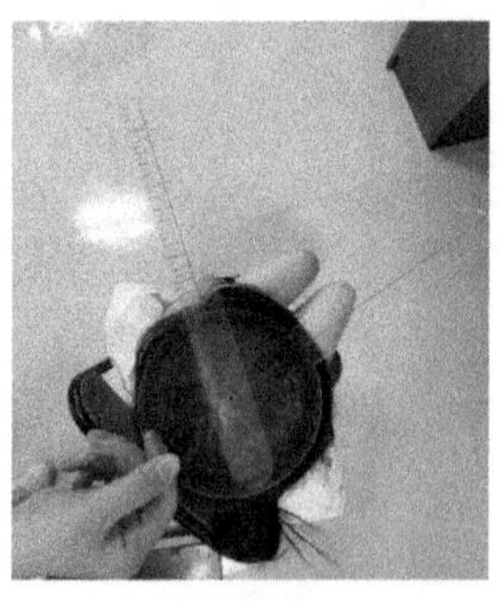
图9-57 颈部关节左旋

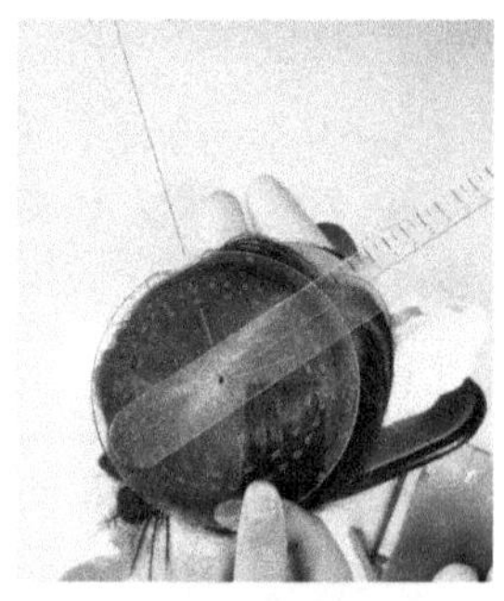
图9-58 颈部关节右旋

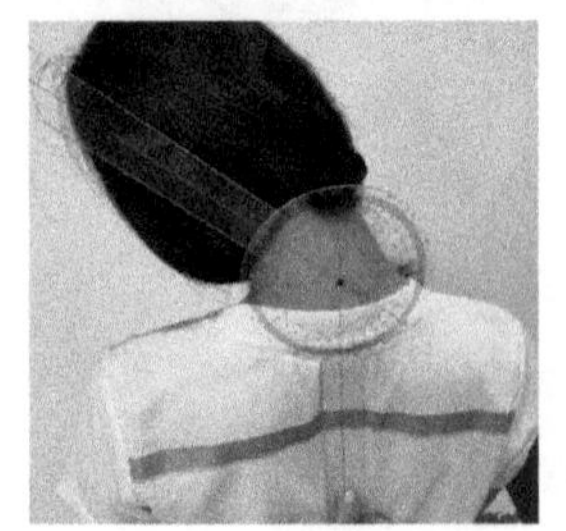
图9-59 颈部关节左侧屈

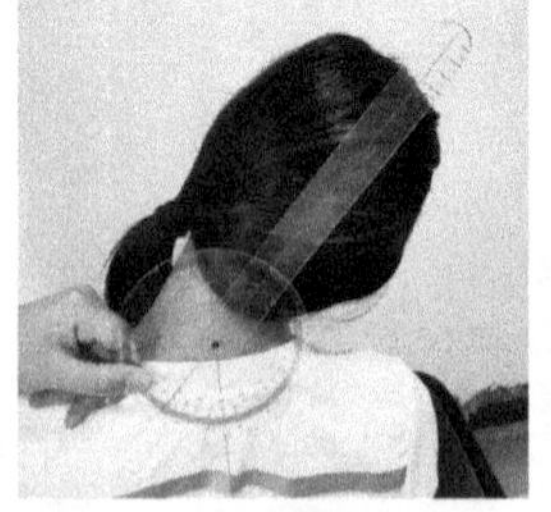
图9-60 颈部关节右侧屈

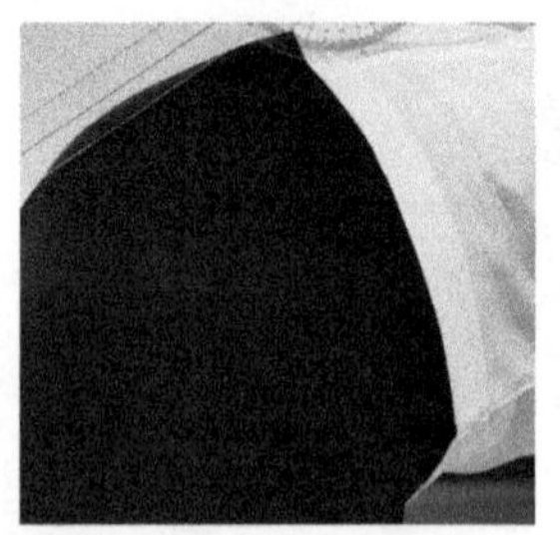
图9-61 胸腰部关节前屈

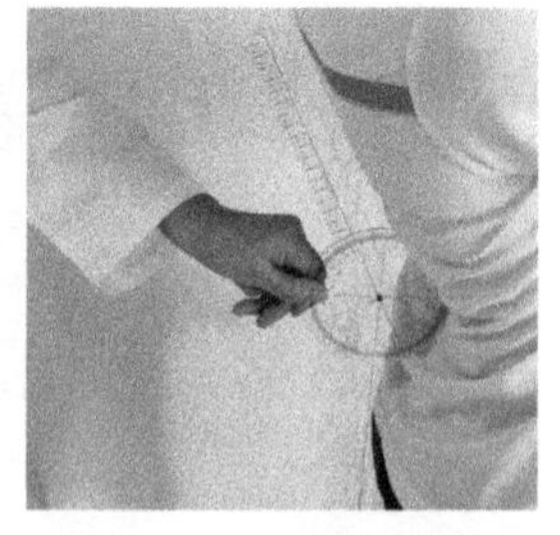
图9-62 胸腰部关节后伸

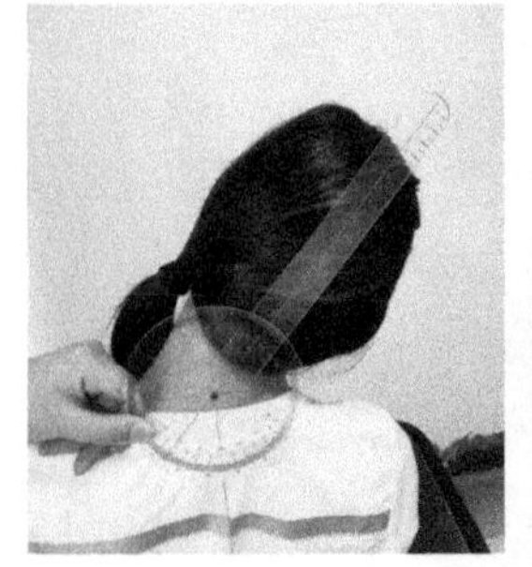
图9-63 胸腰部关节左旋

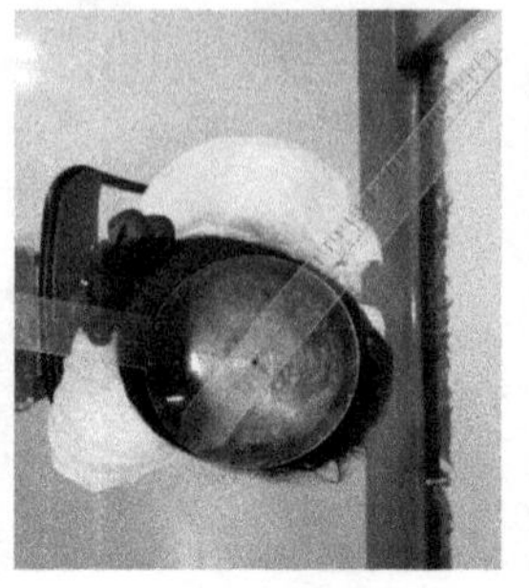
图9-64 胸腰部关节右旋

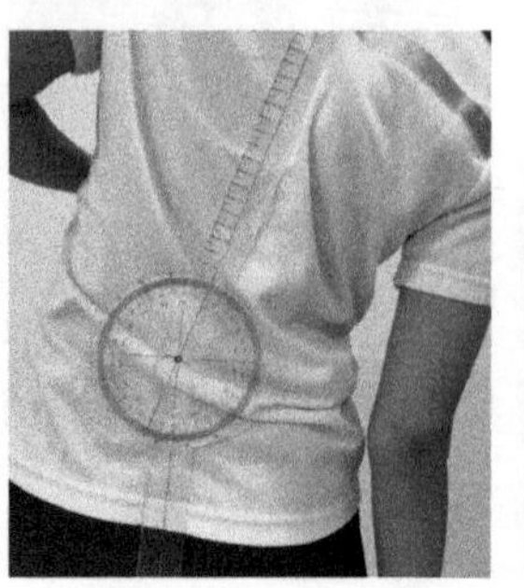
图9-65 胸腰部关节右侧屈

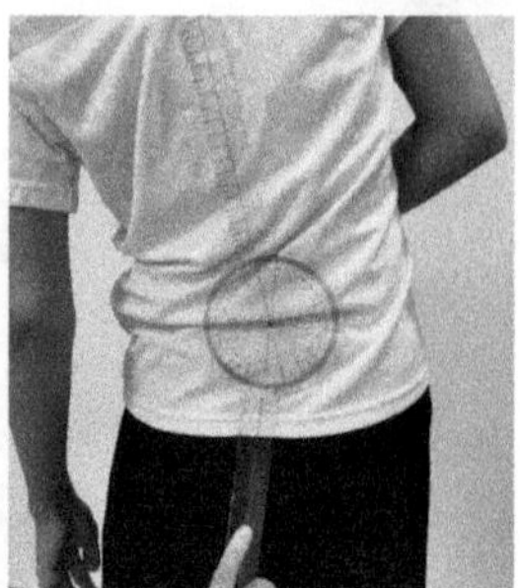
图9-66 胸腰部关节左侧屈

## 测量注意事项

1.明确关节的活动范围。
2.熟悉关节的中立位、解剖位和关节的运动方向。
3.熟练各关节测量时固定和移动臂、轴心的具体规定。
4.同一对象应由同一检测者、每次取同一位置、同种量角器测量，便于比较。

# 第三节 肌肉功能测定

## 肌张力评定

肌张力是维持身体正常活动和各种姿势的基础。肌张力异常是中枢神经系统或外周神经系统损伤的重要特征。肌张力的评定是中枢神经损伤后运动控制障碍评定的重要组成部分，也是物理疗法和作业疗法评定的重要组成部分。

### 1.肌张力分类

（1）正常张力

肢体被动活动时，没有阻力突然增高或降低的感觉。

（2）高张力

肌肉张力高于正常休息状态下的肌肉张力。

（3）低张力

肌肉张力低于正常休息状态下的肌肉张力。

（4）张力障碍

肌肉张力或高或低，出现紊乱，无规律地交替出现。

### 2.肌张力分级

（1）临床分级

肌张力临床分级是一种定量评定方法，根据被动活动肢体时检查者所感觉到的肢体反应或阻力将其分为0～4级（表9-4）。

表 9-4 肌张力临床分级

| 等级 | 肌张力 | 标准 |
| --- | --- | --- |
| 0 | 软瘫 | 被动活动肢体无反应 |
| 1 | 低张力 | 被动活动肢体反应减弱 |
| 2 | 正常 | 被动活动肢体反应正常 |
| 3 | 轻、中度增高 | 被动活动肢体有阻力反应 |
| 4 | 重度增高 | 被动活动肢体有持续性阻力反应 |

（2）痉挛分级

一般采用Ashworth或改良Ashworth痉挛量表（表9-5），两个量表都将肌张力分为0～4级，不同之处是改良Ashworth量表增加了1+的等级。

表 9-5 改良 Ashworth 量表（modified ashworth scale，MAS）

| 等级 | 标准 |
|---|---|
| 0 | 肌张力不增加，被动活动患侧肢体在整个范围内均无阻力 |
| 1 | 肌张力稍增加，被动活动患侧肢体到终末端时有轻微的阻力 |
| 1+ | 肌张力稍增加，被动活动患侧肢体时在前1/2 ROM中有轻微的“卡住”感觉，后1/2 ROM中有轻微的阻力 |
| 2 | 肌张力轻度增加，被动活动患侧肢体在大部分ROM内均有阻力，但仍可以活动 |
| 3 | 肌张力中度增加，被动活动患侧肢体在整个ROM内均有阻力，活动比较困难 |
| 4 | 肌张力高度增加，患侧肢体僵硬，阻力很大，被动活动十分困难 |

## 手法肌力评定

肌力是指肢体做随意运动时肌肉收缩的力量，以肌肉最大兴奋时所负荷的重量表示。通常采用徒手肌力检查法来判断肌肉的力量。手法肌力检查是检查者用自己的双手，通过观察肢体主动活动的范围及感觉肌肉收缩的力量，检查肌肉或肌群的肌力是否正常及其等级的方法。

### 1.肌力分级

国际上一般应用肌力分级方法是0～5级（表9-6）。

### 2.检查注意事项

手法肌力检查时，必须按照测试的标准姿势，以提高结果的可比性。检查前，应向患者解释和示范。检查时，应先查健侧再查患侧，先检查抗重力后检查抗阻力，两侧进行对比。抗阻力必须使用同一强度，阻力应施加于被检测关节的远端（不是肢体的远端）。肌力测试时，老年人及有心血管系统疾病的患者慎用等长收缩，因闭气易引起心血管系统的特异性反应。

### 3.主要肌群手法肌力检查

四肢及脊柱主要肌群检查方法分别见表9-7、表9-8和表9-9。

表9-6 手法肌力检查补充分级法

| 分级 | 标准 |
| --- | --- |
| 0 | 没有可以测到的肌肉收缩 |
| 1 | 有轻微的肌肉收缩，但关节没有运动 |
| 1+ | 有比较强的肌肉收缩，但关节没有运动 |
| 2− | 去除重力时关节能完成大部分范围活动（ROM＞50%） |
| 2+ | 去除重力时关节完成全范围活动，同时，抗重力时可以完成小部分范围活动（ROM＜50%） |
| 3− | 抗重力时关节不能完成全范围运动（ROM＞50%） |
| 3+ | 抗重力时关节能完成全范围活动，同时，抗较小阻力时关节能完成部分范围活动（ROM＜50%） |
| 4− | 抗部分阻力时关节能完成大部分范围活动（ROM＞50%） |
| 4+ | 抗充分阻力时关节能完成小部分活动范围（ROM＜50%） |
| 5− | 抗充分阻力时关节能完成大部分活动范围（ROM＞50%） |
| 5 | 抗充分阻力时关节能完成最大活动范围（ROM=100%） |

表9-7 上肢主要肌肉手法肌力检查

| 肌肉 | 检查方法 | | |
| --- | --- | --- | --- |
| | 1级 | 2级 | 3~5级 |
| 三角肌前部<br>喙肱肌 | 仰卧，试图屈肩时可触及三角肌前部收缩 | 向对侧侧卧，上侧上肢放在滑板上，肩可主动屈曲 | 坐位，肩内旋，屈肘，掌心向下；肩屈曲，阻力加于上臂远端 |
| 三角肌后部<br>大圆肌、背阔肌 | 仰卧，试图伸肩时可触及大圆肌，背阔肌收缩 | 向对侧侧卧，上侧上肢放在滑板上，肩可主动伸展 | 俯卧，肩伸展30°~40°，阻力加于上臂远端 |
| 三角肌中部<br>冈上肌 | 仰卧，试图肩外展时可触及三角肌收缩 | 同左，上肢放滑板上，肩可主动外展 | 坐位，屈肘：肩外展至90°，阻力加于上臂远端 |
| 冈下肌<br>小圆肌 | 俯卧，上肢在床缘外下垂；试图肩外旋时在肩胛骨外缘可触及肌收缩 | 同左，肩可主动外旋 | 俯卧，肩外展，屈肘。前臂在床缘外下垂：肩外旋，阻力加于前臂远端 |

续表

| 肌肉 | 检查方法 | | |
| --- | --- | --- | --- |
| | 1级 | 2级 | 3~5级 |
| 肩胛下肌<br>大圆肌<br>胸大肌<br>背阔肌 | 仰卧，上肢在床缘外下垂；试图肩内旋时在腋窝前、后可触及相应肌肉收缩 | 同左，肩可主动内旋 | 俯卧，肩外展，屈肘。前臂在床缘外下垂：肩内旋，阻力加于前臂远端 |
| 肱二头肌<br>肱肌<br>肱桡肌 | 坐位，肩外展，上肢放滑板上；试图肘屈曲时可触及相应肌肉收缩 | 同左，肘可主动屈曲 | 坐位，上肢下垂；前臂旋后（侧肱二头肌）或旋前（侧肱肌）或中立位（测肱桡肌），肘屈曲，阻力加于前臂远端 |
| 肱三头肌<br>肘肌 | 坐位，肩外展，上肢放滑板上；试图肘伸展时可触及肱三头肌收缩 | 同左，肘可主动伸展 | 俯卧，肩外展，屈肘。前臂在床缘外下垂：肘伸展，阻力加于前臂远端 |
| 肱二头肌<br>旋后肌 | 坐位，肩外展，前臂在床缘外下垂；试图前臂旋后时可于前臂上端桡侧触及肌收缩 | 同左，前臂可主动旋后 | 坐位，屈肘90°，前臂处于旋前。前臂做旋后，握住腕部施加反方向阻力 |
| 旋前圆肌<br>旋前方肌 | 俯卧，肩外展，前臂在床缘外下垂；试图前臂旋前时可在肘下、腕上侧触及肌收缩 | 同左，前臂可主动旋前 | 坐位，屈肘90°，前臂处于旋后；前臂做旋前，握住腕部施加反方向阻力 |
| 尺侧腕屈肌 | 坐位，前臂旋后45°，试图腕掌屈及尺侧偏时可触及其止点活动 | 同左，前臂旋后45°，可见大幅度腕掌屈及尺侧偏 | 同左，屈肘，前臂旋后45°；腕向掌侧屈并向尺侧偏，阻力加于小鱼际 |
| 桡侧腕屈肌 | 坐位，前臂旋前45°，试图腕掌屈及桡侧偏时可触及其止点活动 | 同左，前臂旋前45°，可见大幅度腕掌屈及桡侧偏 | 同左，屈肘，前臂旋后45°；腕向掌侧屈并向桡侧偏，阻力加于大鱼际 |
| 尺侧腕伸肌 | 坐位，前臂旋前45°，并试图腕背伸及尺侧偏时可触及其止点活动 | 同左，前臂旋前45°，可见大幅度腕掌屈及尺侧偏 | 同左，屈肘，前臂旋前45°；腕背伸并向尺侧偏，阻力加于掌背尺侧 |
| 桡侧腕长、短伸肌 | 坐位，前臂旋后45°，试图腕背伸及桡侧偏时可触及其止点活动 | 同左，前臂旋后45°，可见大幅度腕背伸及桡侧偏 | 同左，屈肘，前臂旋前45°；腕背伸并向桡侧偏，阻力加于掌背桡侧 |
| 指总伸肌 | 试图伸掌指关节时可触及掌背肌腱活动 | 前臂中立位，手掌伸直时掌指关节可主动伸展 | 伸掌指关节并维持指间关节屈曲，阻力加于手指近节指骨 |

续表

| 肌肉 | 检查方法 | | |
|---|---|---|---|
| | 1级 | 2级 | 3~5级 |
| 指浅屈肌 | 屈近端指间关节时可在手指近节掌侧触及肌腱活动 | 有一定的近端指间关节屈曲活动 | 屈曲近端指间关节，阻力加于手指中节指骨掌侧 |
| 指伸屈肌 | 屈远端指间关节时可在手指中节掌侧触及肌腱活动 | 有一定的远端指间关节屈曲活动 | 固定近端指间关节，屈远端指间关节，阻力加于手指指腹 |
| 拇收肌 | 内收拇指时可于1、2掌骨间触及肌肉活动 | 有一定的拇内收动作 | 拇伸直，从外展位内收，阻力加于拇指尺侧 |
| 拇长、短展肌 | 外展拇指时可于桡骨茎突远端触及肌腱活动 | 有一定的拇外展动作 | 拇伸直，从内收位外展，阻力加于第一掌骨桡侧 |
| 拇短屈肌 | 屈拇指时于第一掌骨掌侧触及肌腱活动 | 有一定的拇屈曲动作 | 手心向上，拇指掌指关节屈曲，阻力加于拇指近节掌侧 |
| 拇短伸肌 | 伸拇时于第一掌骨背侧触及肌腱活动 | 有一定的拇伸展动作 | 手心向下，拇指掌指关节伸展，阻力加于拇指近节背侧 |
| 拇长屈肌 | 屈拇时于拇指近节掌侧触及肌腱活动 | 有一定的拇指指间关节屈曲动作 | 手心向上，固定拇指近节，屈曲指间关节，阻力加于拇指远节指腹 |
| 拇长伸肌 | 伸拇时于拇指近节背侧触及肌腱活动 | 有一定的拇指指间关节伸展动作 | 手心向下，固定拇指近节，伸指间关节，阻力加于拇指远节背侧 |

**表9-8 下肢主要肌肉徒手肌力检查**

| 肌肉 | 检查方法 | | |
|---|---|---|---|
| | 1级 | 2级 | 3～5级 |
| 髂腰肌 | 仰卧，试图屈髋时于腹股沟上缘可触及肌活动 | 向同侧侧卧，托住对侧下肢，可主动屈髋 | 仰卧，小腿旋于床缘外，屈髋阻力加于股骨远端前面 |
| 臀大肌 | 仰卧，试图伸髋时于臀部及坐骨结节可触及肌活动 | 向同侧侧卧，托住对侧下肢，可主动伸髋 | 俯卧，屈膝（测臀大肌）或伸膝（测臀大肌和股后肌群），髋伸10° ～15° ，阻力加于股骨远端后面 |
| 大收肌、长收肌、短收肌、股薄肌、耻骨肌 | 仰卧，分腿30° ，试图内收时于股骨内侧部可触及肌活动 | 同左，下肢放滑板上可主动内收髋 | 向同侧侧卧，两腿伸，托住对侧下肢；髋内收，阻力加于股骨远端内侧 |
| 臀中肌、臀小肌、阔筋膜张肌 | 仰卧，试图髋外展时于大转子上方可触及肌活动 | 同左，下肢放滑板上可主动外展髋 | 向对侧侧卧，对侧下肢半屈，上侧髋外展，阻力加于股骨远端外侧 |
| 股方肌<br>梨状肌<br>臀大肌 | 仰卧，腿伸直；试图髋外旋时于大转子上方可触及肌活动 | 同左，可主动外旋髋 | 仰卧，小腿在床缘外下垂，髋外旋，阻力加于小腿下端内侧 |
| 上、下孖肌<br>闭孔内、外肌<br>臀小肌、阔筋膜张肌 | 仰卧，腹腿伸直；试图髋内旋时于大转子上方可触及肌活动 | 同左，可主动内旋髋 | 仰卧，小腿在床缘外下垂，髋内旋，阻力加于小腿下端外侧 |
| 腘绳肌 | 俯卧，试图屈膝时可于腘窝两侧触及肌腱活动 | 向同侧侧卧，托住对侧下肢，可主动屈膝 | 俯卧，阻力加于小腿下端后侧 |
| 股四头肌 | 俯卧，试图伸膝时可触及髌韧带活动 | 向同侧侧卧，托住对侧，可主动伸膝 | 仰卧，小腿在床缘外下垂；伸膝，阻力加于小腿下端前侧 |
| 腓肠肌 | 俯卧，试图踝跖屈时可触及跟腱活动 | 同左，踝可主动跖屈 | 仰卧，膝伸（测腓肠肌）或膝屈（测比目鱼肌），踝跖屈，阻力加于足跟 |
| 胫前肌 | 仰卧，试图踝背伸，足内翻可触及跟腱活动 | 侧卧，可主动踝背伸足内翻 | 坐位，小腿下垂；踝背伸并足内翻，阻力加于足背内缘。 |
| 胫后肌 | 仰卧，试图足内翻时于内踝后方可触及跟腱活动 | 同左，可主动踝跖屈足内翻 | 向同侧侧卧，足在床缘外，足内翻并踝跖屈，阻力加于足内缘 |
| 腓骨长、短肌 | 仰卧，试图足外翻时于外踝后方可触及腱活动 | 同左，可主动踝跖屈足外翻 | 向对侧侧卧，使跖屈的足外翻，阻力加于足外缘 |
| 趾长、短屈肌 | 屈趾，于趾近节跖面可触及腱活动 | 有主动屈趾活动 | 仰卧，屈趾，阻力加于足趾近节跖面 |
| 趾长、短伸肌 | 仰卧，于足背可触及腱活动。 | 同左，有主动伸趾活动 | 同左，伸足趾，阻力加于足趾近节背面 |
| 拇长伸肌 | 坐位，伸拇时于拇趾近节背侧可触及腱活动 | 同左，有主动伸拇趾活动 | 同左，固定趾近节，伸拇趾，阻力加于拇趾近节背面 |

## 表9-9 脊柱肌力评定

<table>
<tr><th rowspan="2">肌肉</th><th colspan="5">检查方法</th></tr>
<tr><th colspan="2">1级</th><th>2级</th><th colspan="2">3～5级</th></tr>
<tr><td>斜方肌<br>菱形肌</td><td colspan="2">坐位，臂外展放桌上，试图使肩胛骨内收时可触及肌收缩</td><td>同左，使肩胛骨主动内收时可见运动</td><td colspan="2">俯卧，两臂稍抬起，使肩胛骨内收，阻力为将肩胛骨向外推</td></tr>
<tr><td>斜方肌下部</td><td colspan="2">俯卧，一臂前伸，内旋，试图使肩胛骨内收及下移时，可触及斜方肌下部收缩</td><td>同左，可见有肩胛骨内收及下移运动</td><td colspan="2">同左，肩胛骨内收及下移，阻力为将肩胛骨向上外推</td></tr>
<tr><td>斜方肌上部<br>肩胛提肌</td><td colspan="2">俯卧，试图耸肩时可触及斜方肌上部收缩</td><td>同左，能主动耸肩</td><td colspan="2">坐位，两臂垂于体侧，耸肩向下压的阻力加于肩锁关节上方</td></tr>
<tr><td>前锯肌</td><td colspan="2">坐位，一臂向前放桌上，上臂前伸时在肩胛骨内缘可触及肌收缩</td><td>同左，上臂前伸时可见肩胛骨活动</td><td colspan="2">坐位，上臂前平举，屈肘，上臂向前移动，肘伸展，向后推的阻力加于肘部</td></tr>
<tr><td>△斜角肌<br>△颈长肌<br>△头长肌<br>△胸锁乳突肌</td><td>仰卧，屈颈时可触及胸锁乳突肌收缩</td><td>侧卧，托住头部时可屈颈</td><td>仰卧，能抬头，不能抗阻力</td><td>同左，能抗中等阻力</td><td>同左，抬头屈颈，能抗加于额部的较大阻力</td></tr>
<tr><td>斜方肌<br>颈部骶棘肌</td><td>俯卧，抬头时触及斜方肌活动</td><td>侧卧，托住头部时可仰头</td><td>俯卧，能抬头，不能抗阻</td><td>同左，能抗中等阻力</td><td>同左，抬头时能抗加于枕部的较大阻力</td></tr>
<tr><td>腹直肌</td><td>仰卧，抬头时触及上腹部腹肌紧张</td><td>仰卧，能屈颈抬头</td><td>仰卧，髋及膝屈，能抬起头及肩胛部</td><td>同左，双手前平举坐起</td><td>同左，双手抱头后能坐起</td></tr>
<tr><td>骶棘肌</td><td>俯卧，抬头时触及其收缩</td><td>俯卧位能抬头</td><td>俯卧，胸以上在床缘外下垂30°，固定下肢，能抬起上身，不能抗阻</td><td>同左，能抗中等阻力</td><td>同左，能抗较大阻力</td></tr>
<tr><td>腹内斜肌<br>腹外斜肌</td><td>坐位，试图转体时触及腹外斜肌收缩</td><td>同左，双臂下垂，能大幅度转体</td><td>仰卧，能旋转上体至一肩离床</td><td>仰卧，屈腿，固定下肢，双手前平举能坐起并转体</td><td>同左，双手抱颈后能坐起同时向一侧转体</td></tr>
</table>

注：△表示颈肌。

## 肌力定量检查

定量评定时采用专用评定设备对有关肌力进行量化。

### 1.手握力

用握力计测定手的握力。检查时站立或坐位，上肢置于体侧，屈肘90°，前臂和腕中立位，手握住握力计的手柄用最大力握 2～3次，取最大值。检查时避免用上肢其他肌群代偿。以握力指数来判定结果，握力指数＝手握力（kg）/体重（kg）×100，大于50为正常。

### 2.用捏力计测试

将拇指分别与其他手指相对，尽力捏压捏力计2～3次，取最大值。捏力主要反映四指屈曲肌和拇对掌肌的肌力程度，正常值约为手握力的30%。

### 3.背肌力

使用拉力计测试背肌力。检查时，双脚站立于拉力计上，双膝伸直位，双手握住手柄两端，调整手柄的位置与膝等高，然后伸腰用力向上拉把手，结果以拉力指数判定。拉力指数＝拉力（kg）/体重（kg）×100，正常标准为男150～300，女100～150。

有腰部疾病的患者做拉力测定常可使症状加重，因此背肌力测试不适用于腰痛患者，可用背肌耐力测定代替。

### 4.等速肌力测试

借助特定的等速肌力测试仪进行测试，如Cybex、Biodex、Kin Com等。

（王志军）

### 参考文献

1. 李晶．临床技术操作规范物理医学与康复学分册．北京：人民军医出版社，2004.
2. 燕铁斌，梁维松，冉春风．现代康复治疗学.2版．广州：广东科技出版社，2012.
3. 顾玉东．残缺肢体的修复重建．上海：第二军医大学出版社，2005.
4. 纪树荣．实用偏瘫康复训练技术图解.2版．北京：人民军医出版社，2005.
5. 王叙德．康复护理技术．南京：东南大学出版社，2006.

# 第十章

# 工伤残疾感知觉检查及神经反射功能评定学基础

## 第一节 感觉

### 概述

感觉功能以神经系统为结构基础。外周感觉器官接收到感觉刺激，经传入神经直至各级神经中枢，再经大脑皮质分析整理后，经传出神经到达效应器，此即感觉产生过程。外周神经和中枢神经系统的损伤均会影响感觉冲动的上传和感知觉信息的分析整合及冲动的传出。因此，患者的日常生活能力和运动功能也会因躯体感觉功能受损而影响。治疗师必须熟练掌握感觉检查的具体操作方法并能够利用检查结果指导制定训练计划。

#### 1.感觉的分类

感觉（sensory）是各种感觉刺激经外周传入中枢后，大脑对刺激的反应。感觉分为一般感觉和特殊感觉。

（1）一般感觉

一般感觉由以下三类感觉组成。

浅感觉：是浅层皮肤及黏膜的感觉，含有温、痛和压触觉。

深感觉：是皮肤深层组织肌肉、肌腱、骨膜及关节的感觉。含有振动、运动、位置变化等深度感觉。

复合感觉：是由大脑的顶叶皮质中枢对上述两种感觉进行比较、分析和整合形成，故又称为皮质感觉，复合感觉包括两点辨别觉、图形觉、重量觉、实体觉、定位觉等。

（2）特殊感觉

特殊感觉含有听觉、视觉、味觉和嗅觉等。

#### 2.感觉障碍的表现

根据病变的性质，感觉障碍可分为抑制性症状和刺激性症状两种表现。

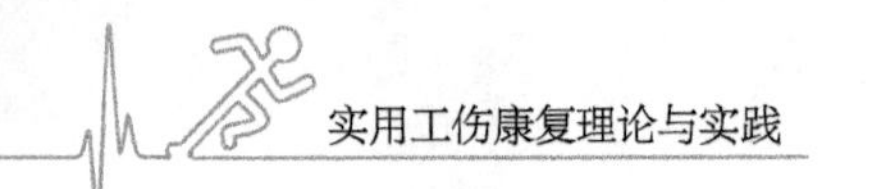


（1）刺激性症状

刺激性症状为感觉传入或传出通路受到刺激或兴奋性增强时出现的症状。

感觉过敏（hyperesthesia）：给予轻微刺激，引起强烈疼痛。

感觉倒错（dysesthesia）：对传入刺激的判别出现紊乱，混淆了不同的刺激，如不能分辨热觉和冷觉、温觉和痛觉。

感觉过度（hyperpathia）：出现感觉阈值升高的现象，对轻微的刺激辨别能力减弱，强烈的刺激得过一段时间才能感受到，潜伏期延长，定位不准确或混乱。见于周围神经和丘脑病变。

感觉异常（paresthesia）：是指身体在没有外界刺激的情况下，出现的异常感觉，如麻木、灼热和蚁走感等。

疼痛（pain）：当痛觉刺激达到一定的强度或者疼痛的抑制神经结构发生损伤时，均可出现疼痛。常见的疼痛有以下几种。

①局部痛：疼痛的部位即是病变所在处。

②放射痛：局部的感觉神经受累可以引起其支配区域出现疼痛。多见于神经干或后根病变时，如坐骨神经痛。

③扩散性痛：疼痛向邻近部位扩展，即由一个神经分支扩展到其他分支，如三叉神经某一支疼痛时，疼痛可扩散到其他分支。

④牵涉性痛：当人体内脏出现病变时（如心绞痛、卵巢病变等），在该器官支配的脊髓节段相应的皮肤支配区也会出现疼痛，如左上肢的疼痛和感觉过敏，腰2节段皮肤的疼痛和感觉过敏。

（2）抑制性症状

抑制性症状是指感觉的传入或传出神经通络受到损伤时，其感觉功能会出现减退和丧失。感觉的丧失包括温度觉、痛觉和触觉缺失等。感觉缺失分为完全性和分离性感觉缺失两种。

### 3.感觉障碍的定位诊断

感觉障碍的定位诊断因感觉障碍的受损层面不同，感觉障碍的分布区域和临床症状的表现各异，因此感觉障碍的分布和临床症状对定位诊断具有重要的价值。

（1）末梢型

末梢性的感觉障碍见于多发性神经病，为周围神经末梢损害引起四肢远端出现的对称性感觉障碍，呈手套、袜筒型样感觉障碍，远端更重。

（2）神经干型

神经干型感觉障碍表现为支配区域的感觉呈条块状障碍，多为单发性神经炎或周围神经损伤等单一神经干损伤。

（3）后根型

某一脊神经后根或后根神经节受损害时，在其支配的节段范围皮肤出现带状分布的各种感觉减退或消失，并常伴有放射性疼痛，即神经根痛。如腰椎间盘突出、髓外肿瘤。

（4）脊髓型

脊髓横贯性损伤时，因损害了上升的脊髓丘脑束和后索，产生受损节段平面以下的各种感觉缺失或减退。脊髓半侧损伤时，受损节段平面以下同侧深感觉障碍及上运动神经元瘫痪，对侧损伤平面以下痛温觉缺失，称脊髓半切综合征，亦称Brown-Sequard综合征。后角损害时可出现同侧节段性分布的痛觉、温度觉障碍，但是深感觉和触觉存在（分离性感觉障碍），见于脊髓空洞症。

（5）脑干型

延脑外侧病变时，由于损害脊髓丘脑束和三叉神经脊束、脊束核，低位可引起对侧半身和同侧面部痛、温觉缺失，为交叉性感觉障碍。在脑桥上部、中脑，脊髓丘脑束、内侧丘系及脑神经的感觉纤维逐渐聚集在一起，受损害时高位可产生对侧偏身深、浅感觉障碍。

（6）丘脑型

丘脑损害出现对侧半身完全性感觉缺失。其感觉损害的特点是深感觉和触觉障碍重，痛温觉障碍轻；远端障碍重于近端。并常伴有患侧肢体的自发性疼痛，也称"丘脑痛"。

（7）内囊型

当内囊受损时，会导致对侧肢体及躯干、面部的半侧深、浅感觉均出现障碍，同时伴有偏瘫和偏盲。

（8）皮质型

感觉中枢中央后回受损时，可引起对侧肢体和头面部大范围的感觉障碍，这种感觉障碍以复合性感觉障碍为主，而浅感觉损伤不明显。感觉中枢病灶受到刺激时，可引起对侧肢体相应区域皮肤出现过敏或感觉异常，并可向周围区域扩散，成为感觉性癫痫发作。

### 4.感觉障碍的评定方法

（1）浅感觉

①轻触觉：嘱患者闭眼，检查者用毛刷或棉花等按顺序轻刷患者面部、颈部直至双下肢，让患者说出所感觉的区域。

②痛觉：让患者闭眼，检查者用大头针钝端和尖端分别轻轻刺激皮肤，请患者指出是钝痛还是刺痛。若要在不同部位刺激，需要患者指出疼痛的差异。对痛觉减退者要从感觉障碍的部位向正常的部位检查，对痛觉过敏者则要从正常的部位向有感觉障碍的部位检查，以便确定病变范围。

③压觉：者用拇指用力按压患者的肌肉或肌腱，让患者说出感觉情况。对有感觉障碍患者的压觉检查要先从障碍侧开始再到正常侧。

④温度觉：嘱患者闭眼，检查者分别用抽吸有冷水和热水的试管外壁，随意触碰患者的皮肤部位，让患者指出是冷还是热。试管接触皮肤时间为2～3 s，接触皮肤位置要两侧对称，水温分别为0～10 ℃和40～50 ℃。

（2）深感觉

①位置觉：在患者闭眼状态下，检查者将其肢体摆成某一姿势，让其复述或者用另一肢

体来模仿该姿势。

②运动觉：在患者闭眼的状态下，检查者在小范围内移动其肢体，请患者说出肢体移动的方向，如向上、向下，向左、向右等。

③振动觉：在患者闭眼状态下，检查者将每秒256次振动的音叉置于患者身体骨骼突出的部位，如肩峰、尺骨鹰嘴，内外踝、髂前上棘等部位，请患者说出是否感觉到振动及振动的时间。同时应左、右，上、下对比检查。

**（3）复合感觉**

①实体觉：在患者闭眼状态下，将一些大小和形状不同的物体（钥匙、硬币、笔等）放入患者手中抚摸，请患者说出物体的名称。

②定位觉：在患者闭眼状态下，检查者轻触患者皮肤某处，接着让患者指出或者说出被刺激的部位，用皮尺测量两者之间的距离并记录。

③两点辨别觉：患者闭眼状态，将分规两头轻轻放在要检查的皮肤上，逐渐缩小刺激点的距离，直至患者感觉两点刺激为一个点为止，此两点的距离即为两点辨别觉力。人体不同的部位两点辨别力不同。两点辨别觉的正常值：舌部1 mm，指端部位2～3 mm；手掌1.5～3 mm；在背中心部位，6～7 mm。

**（4）其他大脑皮质感觉**

如重量识别觉、皮肤实体觉等。

**（5）注意事项**

在进行感觉检查时，患者认知良好。

感觉检查时环境安静、温度适宜，患者体位舒适、放松、检查部位充分暴露。

感觉检查刺激的部位在区域中心，刺激的时间随机，无规律。

检查时注意区别感觉下降的部位，如皮肤瘢痕、增厚和老茧部位。

检查时，忌用暗示性提问患者问题。

检查时应注意患者左右和远近部位的感觉对比。感觉障碍和感觉过敏的检查要注意区域的检查顺序。

检查时注意感觉障碍的部位、类型、范围和界限，其界限可用笔在皮肤上画出，最后准确描绘在感觉记录图上。

检查者一定要根据周围神经感觉支和脊髓节段神经支配的范围进行检查，熟练掌握分布区域和神经支配的关系。

检查者要根据感觉障碍特点选择检查方法。

由于感觉障碍会影响运动功能，因此感觉障碍的评定应在运动功能评定之前开始。

感觉检查的评定应由同一人完成首次和再次的评定。

# 第二节　神经反射评定

## 概述

反射（reflection）是神经系统对肌体内、外环境的各种刺激所产生的反应。反射是神经系统的基本活动方式。反射的解剖学基础是反射弧。反射弧的基本结构由感受器、传入神经、中间神经元、传出神经和效应器五部分组成。其中，感受器为接受刺激的器官；传入神经是将接受的刺激传入到中间神经元，属于感觉神经；中间神经元即神经中枢，包括大脑和脊髓；传出神经是将中枢发出的刺激经传出神经通路传达到效应器，为运动神经元；效应器是产生效应的器官如肌肉或腺体。只有在反射弧完整的情况下，才能完成。反射弧的任何部分发生病变都会使反射活动减弱或消失。神经反射的评定是康复评定的重要内容之一。

## 评定方法

### 1.浅反射

浅反射是由皮肤或黏膜的刺激引起同侧屈肌收缩的反射。常见的浅反射有以下几种。

#### （1）角膜反射

角膜反射是由棉絮轻触患者角膜的刺激引起其闭眼的反射。该反射的神经节段位于大脑皮质和脑桥，支配三叉神经和面神经引起眼轮匝肌的收缩。

#### （2）咽反射

咽反射是由压舌板轻触咽后壁的刺激引起其软腭上抬欲呕的反射。该反射的神经节段定位于延髓，支配的神经为舌咽和迷走神经引起咽缩肌收缩。

#### （3）腹壁反射

腹壁反射包括上、中、下三种腹壁反射。检查者棉签杆从腹部外缘沿肋弓下缘划向剑突下为上腹壁反射；检查者从腹中部外缘划向脐部为中腹壁反射；检查者从腹下部外缘划向耻骨联合为下腹壁反射；患者相应的腹壁肌肉出现收缩。参与反射的肌肉分别为腹横肌、腹斜肌、腹直肌，支配的神经为肋间神经，神经节段定位分别位于脊髓T7～T8支配上腹壁反射、T9～T10支配中腹壁反射、T11～T12支配下腹壁反射，同时大脑皮质也参与反射。

#### （4）提睾反射

检查者自下而上或者自上而下轻划患者股内侧皮肤，患者出现睾丸上提的反射。参与该反射的肌肉为提睾肌，支配反射的神经为闭孔神经（传入）和生殖股神经（传出），神经节段定位于脊髓L1～L2。

（5）肛门反射

检查者自下而上或自上而下轻划患者股内侧皮肤，患者出现肛门括约肌收缩。参与该反射的肌肉为肛门括约肌，支配反射的神经为肛尾神经，神经节段定位在脊髓S4～S5。

（6）跖反射

患者仰卧位，双下肢伸直，医生左手握住踝关节，右手持棉签沿足底外侧由后向前划至小趾内侧，正常反应为足趾屈（图10-1）。

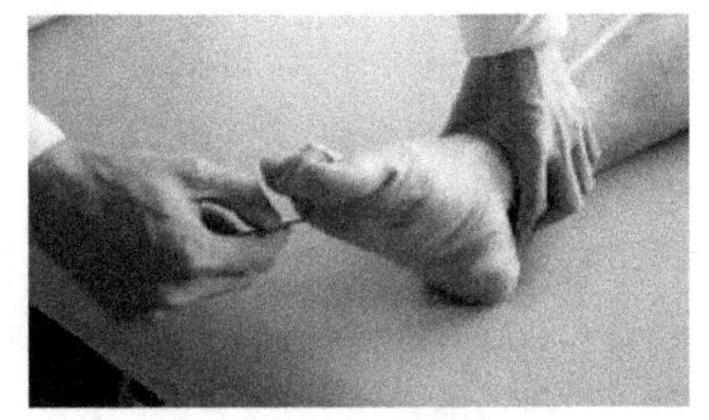
图10-1 跖反射

## 2.深反射

（1）下颌反射

患者下颌微张，检查者将左手拇指置于患者下颌上，右手用叩诊锤叩击左手拇指，患者出现下颌上举。该反射神经节段在脑桥，其发出的神经支配三叉神经，支配咀嚼肌完成该反射。

（2）头后屈反射

嘱患者头稍前倾，检查者用叩诊锤轻叩其上唇中部，患者出现头向后伸。参与反射的肌肉为项肌，支配反射的神经为三叉神经，神经节段定位于脊髓C1～C5。

（3）肱二头肌反射

嘱患者肘关节屈曲90°，检查者一手托住患者肘部，拇指置于肱二头肌肌腱上，检查者用叩诊锤轻叩拇指，患者出现肘关节屈曲。参与反射的肌肉为肱二头肌，支配的神经为肌皮神经，神经节段定位于脊髓C5～C6（图10-2）。

（4）肱三头肌反射

嘱患者肘关节屈曲，检查者一手托住肘部，一手用叩诊锤叩击尺骨鹰嘴处或肱三头肌肌腱处，患者出现肘关节伸直。参与反射的肌肉为肱三头肌，支配反射的神经为桡神经，神经节段定位于脊髓C6～C7（图10-3）。

（5）桡骨膜反射

患者肘关节屈曲，将前臂置于中立位。检查者持叩诊锤轻叩桡骨茎突处，则出现肘关节屈曲、前臂旋前、手指屈曲的反应。该反射的神经节段定位于脊髓C5～C6，其发出的神经为正中神经、桡神经、肌皮神经支配肱二头肌、肱三头肌、桡肌和旋前肌来完成反射（图10-4）。

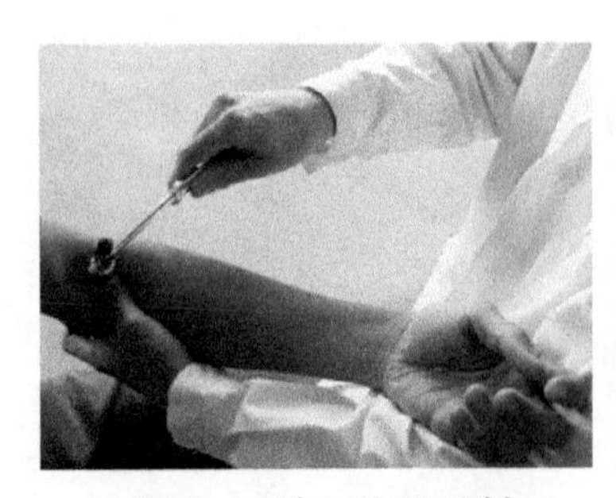
图10-2 肱二头肌反射

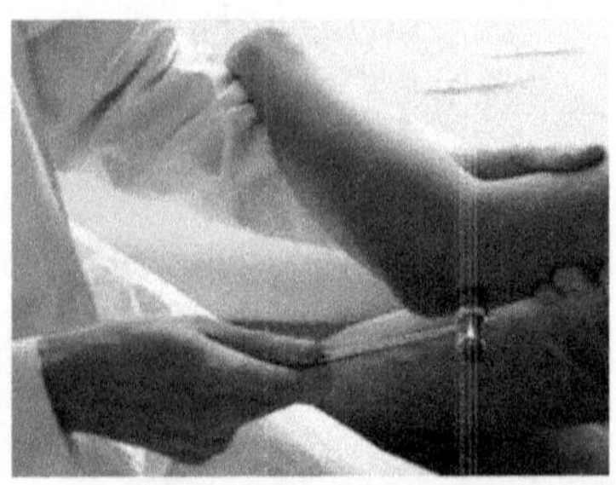
图10-3 肱三头肌反射

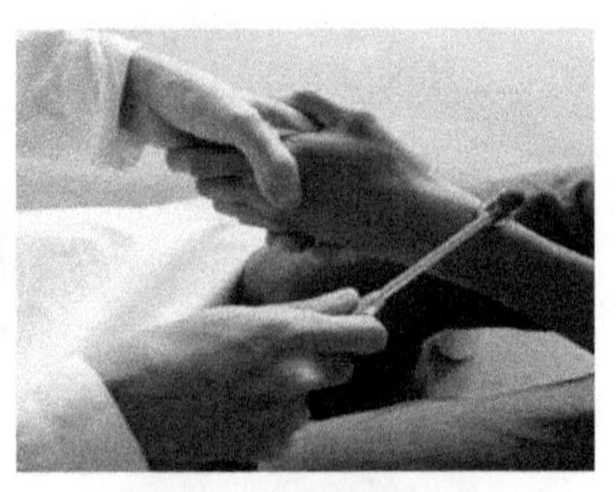
图10-4 桡骨膜反射

（6）屈指反射

检查者将自己左手的示指和中指置于患者手掌中，用叩诊锤叩击手指，患者手指出现屈曲反应。该反射由脊髓C6～T1节段发出正中神经支配的指屈曲肌完成。

（7）胸肌反射

患者仰卧位，检查者一手手指置于患者胸大肌肌腱处，另一手用叩诊锤轻轻敲击，出现胸大肌的收缩反射。 该反射定位的神经节段为C5～T1，由其发出的胸前神经支配的胸大肌来完成该反射。

（8）髌腱反射

患者坐在床沿或仰卧位，检查者一手托其腘窝，另一手持叩诊锤叩击其髌腱处，患者出现伸膝关节反射。髌腱反射定位的神经节段为L2～L4节段，其发出的股神经支配股四头肌。

（9）跟腱反射

患者仰卧位，检查者一手握患者足底，使膝关节屈曲，髋关节稍外展，并使踝关节稍背伸，另一手持叩诊锤叩击跟腱处，踝关节出现足跖屈。跟腱反射是反映脊髓S1-S2节段坐骨神经支配的腓肠肌状态（图10-5）。

（10）阵挛

常见的阵挛包括：踝阵挛和髌阵挛。当关节深反射亢进时，用力使该肌肉处于紧张状态，则该肌肉会出现节律性抖动收缩，称为阵挛。

①踝阵挛：患者仰卧位，检查者一手托患者膝关节使其屈曲，一手持足掌前端，快速用力使足背向小腿方向移动，则踝关节会出现节律性的抖动，称为踝阵挛（图10-6）。

②髌阵挛：患者仰卧位，检查者一手扶持患者膝关节下方，一头置于患者髌骨上缘，快速持续用力下推髌骨，髌骨出现节律性的上下抖动，称为髌阵挛（图10-7）。

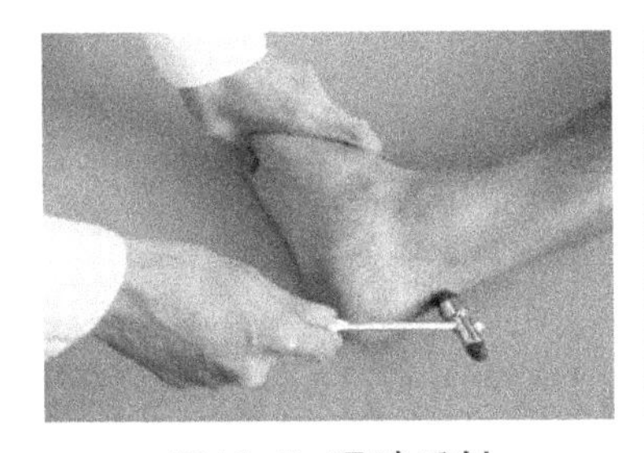

图10-5 跟腱反射

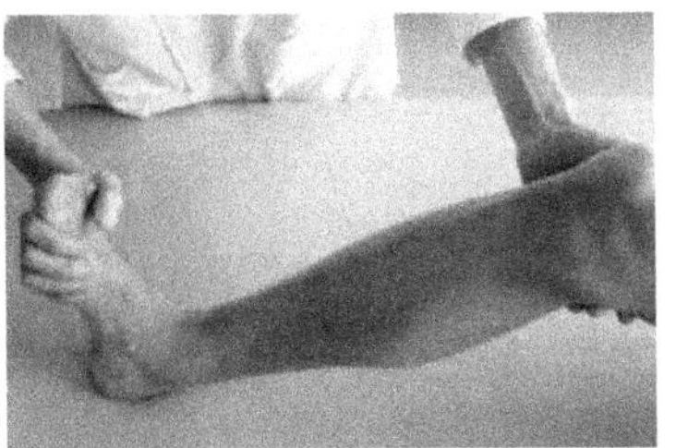

图10-6 踝阵挛

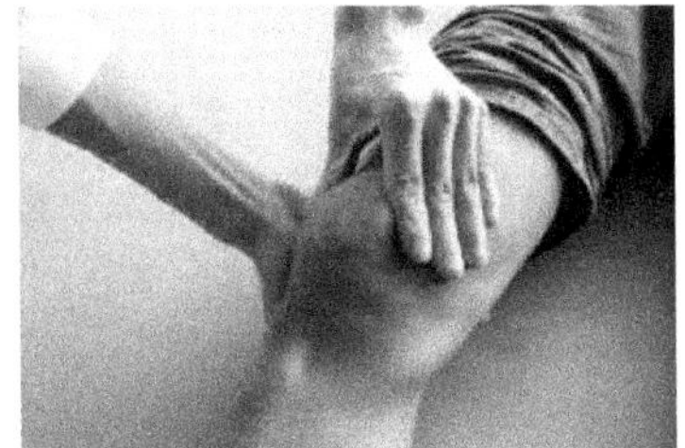

图10-7 髌阵挛

### 3.病理反射

病理反射是指由于上运动神经元受损所引起或下运动神经元失去上级神经中枢控制而出现的反射现象。由于锥体束发育不完善，1.5岁以内的婴幼儿出现这些反射，属于正常现象。病理反射的具体种类如下。

（1）吸吮反射

检查者用压舌板或叩锤柄轻触患者上嘴唇至口角处，患者出现如同幼儿吸吮的动作，提示存在双侧颞叶病变及假性延髓性麻痹。

(2)口轮匝肌反射

检查者用叩诊锤轻叩患者上嘴唇中部，患者出现噘嘴动作，提示存在大脑双侧锥体束病变。

(3)掌颏反射

检查者用刺激物轻划患者手掌鱼际处，患者同侧颏肌出现收缩，提示存在皮质延髓束病变。

(4)弹指征(Hoffmann征)

患者前臂旋前，腕关节稍背伸，手指放松(稍屈曲)，医生示指和中指夹住患者中指末端指节，用拇指快速弹拨该指，患者表现为手指屈曲，提示上肢的锥体束病变(图10-8)。

(5)强握反射

检查者轻划患者手掌根部，患者出现手指屈曲握住刺激物的表现，提示存在双侧额叶病变。

(6)Babinski征

检查者用棉签杆于患者足底外侧缘从后向前轻划，患者表现为拇趾背伸，其他四趾呈扇形分开，提示锥体束征阳性、上运动神经元损伤(图10-9)。

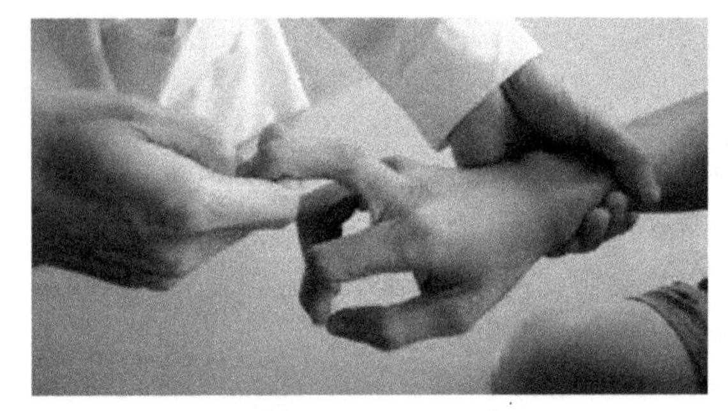

图10-8 Hoffmann征

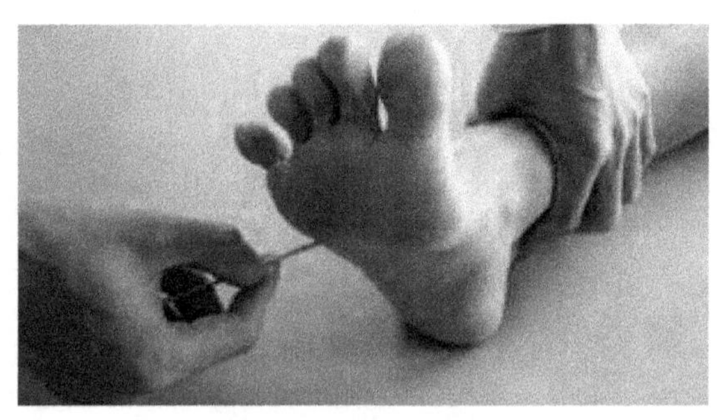

图10-9 Babinski征

(7)Chaddock征

检查者用棉签杆在患者足背外侧缘由后向前轻划，患者表现为同Babinski征相似的病理表现，意义为锥体束征阳性，提示上运动神经元损伤。

(8)Oppenheim征

检查者用拇指和示指在患者胫骨前嵴从上向下挤压滑动，患者表现为同Babinski征相似的病理表现，意义为锥体束征阳性，提示上运动神经元损伤。

(9)Gordon征

检查者用手捏患者腓肠肌，患者表现为同Babinski征相似的病理表现，意义为锥体束征阳性，提示上运动神经元损伤。

(10)Schaffer征

检查者用手捏压患者的跟腱，患者表现为同Babinski征相似的病理表现，意义为锥体束征阳性，提示上运动神经元损伤。

（11）交叉伸直反射

检查者用棉签杆轻划患者的足底，该侧下肢出现屈曲，对侧下肢先屈曲再伸直，提示患者存在腰膨大以上病变。

### 4.脑膜刺激征

脑膜刺激征是指脑炎或颅内出血引起脑脊膜的炎症性反应，可出现头痛、呕吐、颈项强直、克氏征阳性和布氏征阳性等表现，具体试验如下。

（1）屈颈试验

嘱患者仰卧位，两腿伸直，医师轻托患者头部上抬，抵抗感明显、颈项强直且患者后颈部疼痛强烈，为阳性。

（2）凯尔尼格征（Kernig征）

嘱患者仰卧位，双下肢伸直，医师托起患者一侧下肢使其髋膝关节屈曲90°，然后医师一手固定膝关节，另一手托住足踝部向上伸直小腿，在膝关节角度不到135°，且大腿和腘窝部出现疼痛为阳性（图10-10）。

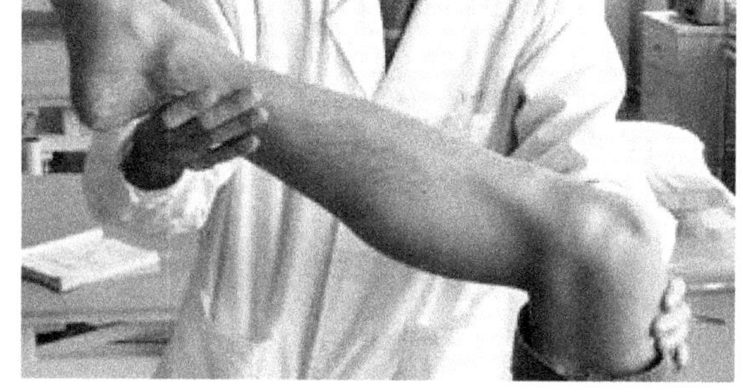

图10-10 Kernig征

（3）布鲁津斯基征（Brudzinski征）

患者仰卧位，双下肢伸直，检查者突然托起患者头部向其胸部屈曲，患者出现双下肢髋膝屈曲短缩为阳性。

（4）直腿抬高征（Lasegue征）

嘱患者仰卧位，双下肢伸直，医师抬高患者一侧下肢使其髋关节屈曲至90°，在不到70°时患者出现沿坐骨神经区域的放射性疼痛，则为直腿抬高征阳性。

（王志军 陈晓东）

## 参考文献

1. 燕铁斌，梁维松，冉春风．现代康复治疗学．2版．广州：广东科技出版社，2012.
2. 邓振华，陈国弟．法医临床学理论与实践．成都：四川大学出版社，2004.
3. 高玲．神经系统疾病定位诊断学．北京：中国中医药出版社，2005.
4. 鲍秀芹．康复护理学．西安：第四军医大学出版社，2010.
5. 史玉泉，周孝达．神经病学．3版．上海：上海科学技术出版社，2004.

# 第十一章

# 平衡评定与步态分析

## 第一节　平衡功能评定

### 概述

为保持正常高效的姿势，确保日常活动的完成，平衡是必不可少的基本功能之一。若患者的平衡功能有不同程度的损伤，其生活和自理能力势必会受到影响，因而平衡功能评定不仅可以判断患者的功能障碍、指导治疗，也可判断患者的治疗效果和预后。

**1.平衡相关基本概念**

**（1）平衡（balance）**

平衡是指躯体的姿势，在运动中或受到外力破坏时自发进行重新调整并维持身体姿势稳定的能力，具有稳定性、对称性和动态稳定性特征，保障立位姿势、步行和各种日常生活活动的协调完成。

**（2）重心（center of gravity，COG）**

人体重心是指整个躯体所承受重力的合力在人体上的作用点，一般正常人重心位于两侧髋关节中央的第二骶骨前侧。

**（3）支撑面（base of support）**

支撑面是指人体在各种体位下所支撑的接触面，包括卧位、坐位、立位及步行等。例如长坐位时的支撑面是指臀部、双下肢与床面接触及双下肢间的面积。为确保姿势平衡，重心必须处于支撑面的范围内。

**（4）稳定极限**

稳定极限是指人处于立位姿势下，躯体能够向各个方向倾斜并维持稳定姿势的极限角度，可用于评判平衡功能。当重心偏离并超出稳定极限范围时，现有平衡会被破坏，必须迅速迈出一步建立新的平衡，否则就会跌倒。

## 2.平衡分类

人体平衡基本可以分为以下两大类，包括静态平衡和动态平衡。

（1）静态平衡（static balance）

维持人体重心和姿势相对静止的能力，使人体处于特定的静止姿势状态，例如处于坐或立位等姿势时保持稳定状态的能力。

（2）动态平衡（dynamic balance）

在运动状态下对躯体姿势的调控能力，一般包括两个方面。

①自动态平衡：指的是人体在自主进行各种活动中，如翻身、步行及不同姿势转换时，维持或重新获取稳定的能力。

②他动态平衡：指的是当人体受到来自外界的干扰破坏时，例如跑步中遇到障碍物或被突然拉拽时，维持或恢复稳定的能力。

## 3.平衡反应

平衡反应（equilibrium reaction）是指当人体的重心或所处的支撑面发生变化时，为了维持或恢复人体的稳定状态所做出的一种保护性的反应，在破坏原有体位、支撑面不稳定、主动运动等情况下都可诱发平衡反应。

为确保在各种不同体位和活动中，均能够保持稳定，平衡反应属于皮质水平的自主反应，整合前庭、视觉及触觉刺激输入，多个高级中枢相互协调作用。不过通过积极主动的训练，能够提高平衡反应，从而进一步提高对平衡的控制能力。例如，杂技艺人、芭蕾舞者和体操运动员就具有超越常人的平衡控制能力。

## 4.平衡生理机制

正常情况下，当人体重心垂线偏离支撑面时，通过反射性或自主活动使重心重回稳定支撑面内，从而控制平衡，但其生理机制十分复杂，迄今为止，尚未彻底阐明。感觉输入、中枢整合、运动控制是维持和控制平衡的三大主要环节。

（1）感觉输入

感觉输入包括视觉、躯体感觉和前庭系统的信息输入，通过传入的感觉信息来感知人体在空间中所处的姿势体位。

①躯体感觉输入：包括以触觉和压觉为主的皮肤感觉和以位置觉和运动觉为主的本体感觉。接触支撑面的皮肤通过触压觉可以感知体重分布和重心位置，肌腱、关节等处的本体感觉可以感知身体各部位的空间位置、运动方向等感觉信息，经感觉传导通路向上传递。当支撑面受到轻微干扰时，主要通过躯体感觉信息，迅速输入并针对干扰情况做出及时应对，维持姿势稳定。当处于稳定的支撑面上时，躯体感觉输入对姿势和平衡的控制起主要作用，即使去除了视觉输入（闭目），重心摆动亦无明显增加。而当躯体感觉输入消失时，个体不能明确支撑面情况，此时若再处于闭目，姿势稳定性会显著下降，出现歪斜、摇晃并容易摔倒。

②视觉输入：视觉信息通过视网膜传入皮层视觉中枢，进而个体确定身体的运动、方向，及自身与周围环境之间的位置关系。当躯体感觉输入受到干扰或破坏时，视觉反馈对平衡的控制起主要作用。如果去除视觉输入，闭目姿势下的稳定性会显著下降。

③前庭觉输入：前庭是维持平衡、感知与周围环境关系的主要结构，包括三个半规管（感知头部旋转运动的角加速度变化）内的壶腹嵴和前庭迷路内的椭圆囊斑和球囊斑（感知头部在静止时的地心引力和头部直线加速度变化）。在躯体感觉和视觉信息输入没有受到干扰的情况下，前庭觉对平衡的影响很小。但是当躯体感觉和视觉输入均缺失或者出现错误时，在平衡控制中前庭感觉输入才会起主要作用。

（2）中枢整合

为了保持正常的平衡功能，感觉输入信息在多级的平衡中枢中进行整合加工，例如：脊髓、脑干、小脑及大脑皮层等。当体位或姿势变化时，中枢神经系统整合3种感觉信息，迅速判断取舍最佳信息，然后下达正确的运动指令来应对变化。在支撑面稳定时，躯体感觉是最重要的输入信息；在支撑面被破坏时，视觉承担主要感觉输入；在支撑面和视觉同时被破坏时，前庭觉成为主要的感觉输入信息。

（3）运动控制

当感觉输入经过中枢整合，形成运动方案并下传运动指令到各部位肌肉群，通过协同运动模式调整姿势，确保重心维持在原支撑面内或建立新的支撑面。协同动作是指下肢和躯干肌肉按照固定的时序、强度和组合进行协同收缩的模式。当立位平衡被破坏时，人体主要通过踝关节协同动作、髋关节协同动作及跨步动作模式3种协同运动来维持和调整姿势变化。

①踝关节协同动作：是以踝关节为轴重心前后移动或摆动，当对平衡的干扰程度较小且支撑面大小适宜时，踝关节协同动作模式在姿势控制中起主要作用。举例：当外力干扰使得躯体向前倾倒时，为对抗前倾维持姿势稳定，腓肠肌、腘绳肌及竖脊肌群依次收缩；当外力干扰使得躯体向后倾倒时，为对抗后倾并维持姿势稳定，胫前肌、股四头肌及腹部肌群依次收缩，由远端至近端兴奋收缩，确保重心维持在稳定范围内。

②髋关节协同动作：是以髋关节屈伸来调整身体重心，当平衡干扰较大超过踝关节调控范围或支撑面较小时，髋关节动作模式起主要作用。例如站在平衡木上，为对抗身体向前倾倒的趋势，腹肌和股四头肌依次收缩；为对抗身体向后倾倒的趋势，脊柱旁肌群和腘绳肌依次收缩，由近端至远端兴奋收缩，使重心重新回到双脚范围内。

③跨步动作模式：当外界干扰使得重心偏离稳定极限，踝关节和髋关节动作模式不足以维持平衡时，此时会采取另一种方式——向偏斜方向快速跨出一步来建立一个新的支撑点，重新确定支撑面，建立新的平衡。

## 平衡评定方法

### 1.平衡评定的概念

（1）定义

平衡功能评定是指应用特定的方法、程序和仪器进行测试，定性和（或）定量分析，描述个体的平衡功能情况。

（2）目的

①判断有无平衡能力障碍。

②确定障碍的程度、类型及原因。

③指导制定针对性的治疗方案。

④判断治疗方法效果，指导更新治疗计划。

⑤预测摔倒风险。

#### （3）适应证

任何影响平衡功能的疾病都需要进行平衡评定。

①中枢神经系统损害疾病，如脑血管疾病、脊髓损伤、帕金森病、小脑疾病等。

②骨科疾病或损伤，如骨折、置换、截肢、肌肉疾患等。

③耳鼻喉科疾病，如各种眩晕症等。

④老年人及某些特殊职业要求的人员，如运动员、飞行员、宇航员等。

#### （4）评定方法

常用方法包括临床评定（观察法、量表法）和实验室测试。

### 2.临床评定

#### （1） 观察法

通过经验观察判断人体的平衡状况，定性地主观评定，敏感性和准确度不高。虽然粗略而缺乏量化，但由于简便易行，无须特殊设备，可对平衡功能进行粗略的筛查，因而在临床应用也比较常见。

①Romberg法：又名“闭目站立检查法”，受检者直立，双足靠拢，双上肢向前抬起，观察受检者在睁眼、闭眼时身体是否发生歪斜。

②单腿直立检查法：受检者抬起一侧下肢，单腿站立，观察受检者在睁眼、闭眼时所能维持平衡的时间。

③强化Romberg检查法：受检者直立，两足分开，足跟接足尖，观察受检者在睁眼、闭眼时身体是否发生歪斜。

④姿势性应力试验法（postural stress test，PST）：受检者直立，通过腰部的绳索连接一加重装置，通过加重、减重，对受检者的腰部产生不同的拉力，来检测受检者的静态平衡能力。

⑤闭目原地踏步法：直径40 cm的圆心点，受检者闭目直立，按2步/秒的频率原地踏步，当脚迈出圆圈外停止。记录在圆圈内踏步的时间，以秒为单位，不计小数。测3次，取最大值。

⑥平衡反应测试

A.膝手位反应

体位：受检者双手双膝四点位支撑。

方法：检查者推动患者躯干，使其向一侧倾斜，破坏其静态姿势。

正常反应：头部和躯干出现调整，受力的一侧上、下肢外展、伸展（平衡反应），另一侧可见保护性反应。

B.坐位平衡反应

体位：受检者在椅子上保持端坐位。

方法：检查者向一侧牵拉受检者上肢，破坏其静态姿势。正常反应：头部和躯干出现调整，被牵拉侧出现保护性反应，对侧上、下肢外展、伸展。

C.跪位平衡反应

体位：受检者保持双膝跪立位。

方法：检查者向一侧牵拉受检者上肢，破坏其静态姿势。

正常反应：头部和躯干出现调整，被牵拉侧出现保护性反应。对侧上、下肢外展、伸展，出现平衡反应。

D.迈步反应

体位：受检者取双足立位。

方法：检查者向前后左右推动患者，破坏其立位静态姿势。

正常反应：一侧下肢向某一方向迈出一步，头部和躯干出现调整。

（2）量表法

借助于特定量表评定平衡功能的方法。该方法虽然操作相对烦琐，但却易于量化，便于对照，而且无须专用评价设备，而且信度、效度较高，故而临床应用比较普遍。

①Berg平衡量表（Berg Balance Scale，BBS）：该平衡量表量化分析平衡功能，效度、信度和敏感性均较好，评定方法简便易操作。

Berg评定量表将平衡功能从易到难分为14项内容进行检查评分，具体项目见表11-1，按照详细的评分标准进行量分，其中每个项目最高分是4分，最低分是0分，总分最高56分。该测试所需要的工具包括：秒表、软尺、台阶、小凳子和高度适当的椅子，操作简便。评分结果：0～20分，提示平衡功能较差，需乘坐轮椅出行；21～40分，提示有一定的平衡能力，可在借助下行走；41～56分提示平衡功能较好，可独立行走；<40分提示有跌倒风险。

表11-1 Berg平衡量表

| 检查序号 | 评定内容 | 检查序号 | 评定内容 |
|---|---|---|---|
| 1 | 从坐位站起 | 8 | 上肢向前伸展并向前移动 |
| 2 | 无支持站立 | 9 | 从地面拾起物品 |
| 3 | 无支持坐位 | 10 | 转身向后看 |
| 4 | 从站立位坐下 | 11 | 转身360° |
| 5 | 转移 | 12 | 将一只脚放在凳子上 |
| 6 | 闭目站立 | 13 | 两脚一前一后站立 |
| 7 | 双脚并拢站立 | 14 | 单腿站立 |

②Tinetti平衡量表（Tinetti Performance Oriented Assessment Mobility，POMA）：分为步态测试（8个项目12分）和平衡测试（10个项目16分）两部分，总分28分。平衡评定项目见表11-2，不过Tinetti平衡功能评分尚需与Tinetti步态评分结合，综合判断跌倒风险程度。评分结果：≥24分提示跌倒风险较低，19～23分提示存在跌倒风险，≤18分提示跌倒风险较高。

表11-2 Tinetti平衡评定量表

| | 检查项目 | 2分 | 1分 | 0分 |
|---|---|---|---|---|
| 1 | 坐位平衡 | | 稳定 | 斜靠或从椅子上滑下 |
| 2 | 从坐位起身 | 不借助胳膊就能完成 | 借助胳膊帮助才能完成 | 没有帮助就无法完成 |
| 3 | 试图起身 | 1次尝试就能完成 | 需要尝试1次以上才能完成 | 没有帮助就无法完成 |
| 4 | 立即站起时平衡（站起的前5 s） | 稳定，不需要助行器或手杖，或抓住其他物体支撑 | 稳定，但是需要助行器或手杖，或抓住其他物体支撑 | 不稳（摇晃，移动脚步，明显躯干摆动） |
| 5 | 站立平衡 | 稳定，两脚距离较窄，且不需要支撑 | 稳定，但是两脚距离较宽［足跟中点间距离大于4英寸（1英寸=2.54 cm）］，或使用手杖、助行器或其他支撑 | 不稳 |
| 6 | 轻推（患者双脚尽可能靠拢站立，用手轻推3次） | 稳定 | 摇晃并要抓东西 | 开始就会摔倒 |
| 7 | 闭眼 | | 稳定 | 不稳 |
| 8 | 转身360° | | 转身步伐连续 | 转身动作不连续 |
| 9 | 转身360° | | 稳定 | 不稳定（手臂及身体摇晃） |
| 10 | 坐下 | 安全且动作连贯 | 用胳膊或动作不连贯 | 不安全 |

注：患者坐在没有扶手的硬椅子上。

③“站起—走”计时测试（Timed Up and Go，TUG）：用于评定功能性步行能力，简易定量，临床评价和科研中应用较广。测试方法：受检者坐于椅子上，听口令开始后，从坐位站起，向前走3 m绕过障碍物后折返回到原来椅子上坐下，记录从站起到再次坐下的时间，以评判行走中的平衡状况。预测跌倒风险的评分：5分表示重度异常，4分表示中度异常，3分表示轻微异常，2分表示极轻微异常，1分表示正常。如果患者得分为3分或3分以上，则表示存在摔倒的风险。TUG所用时间正常人7～10 s即可以完成测试，不能在此时间范围内完成提示存在移动障碍。社区生活老年人跌倒风险的临界值是14 s。若TUG时间大于14 s，提示有跌倒风险的存在。还有相关研究：Trueblood的研究中TUG时间≥11.0 s为跌倒预测点；Wrisley的研究中TUG时间≥12.3 s为跌倒预测点。

④功能性前伸（functional reach，FR）：墙面上与肩关节等高的位置，固定一个尺子，受试者站在墙边但不要碰到墙壁，上肢水平前伸，手指握拳，首先标记起始位的掌指关节位置。要求受试者尽可能沿着直尺向前伸，直至不能保持平衡即将迈步停止。记录掌指关节在水平方向上移动的距离。大多数健康人可达到25.4 cm，少于15.2 cm或17.8 cm提示平衡受限。

⑤其他：除上述量表外，还有Fugl-Meyer评定量表和Lindmark评定量表等，这两种评定量表多用于偏瘫患者的平衡功能评定。

### 3.实验室测试

随计算机技术的高速发展，平衡功能的定量测试逐步提升。定量测试中应用较多的评价方法是定量姿势图，即平衡测试仪评定。定量姿势图可以记录和综合分析姿势摇摆、动力学及肌电图等信息，定量客观，特异性较高。不仅可以判断平衡障碍类型和程度，亦可指导制定治疗计划，评估疗效。包括静态平衡和动态平衡测试。

#### （1）静态平衡测试仪

评定静态平衡测试需要稳定的受力平台和显示器，在睁眼、闭眼及外界光刺激 3 种状态下分别进行测试，实时记录平板上压力重心的投影位置与时间的关系曲线，即静态姿势图，但该方法不能将平衡的躯体感觉、视觉、前庭觉分开进行研究。

其主要参数包括重心位置、重心移动路径总长度、重心位移平均速度，以及静、闭眼时的重心参数比值等。

（2）动态平衡测试仪

评定动态平衡测试包括三种方式：一是要求受试者控制身体重心尽可能的跟随显示器上的目标物做相应的移动；二是在受试者无防备情况下，支撑面突发变换移动（如左右、水平方向，前后、垂直方向等）；三是显示器突发顺（逆）时针转动。通过上述3种方式均可测定受试者的平衡控制能力，进而判断机体感觉、运动及中枢系统功能情况，该方法可以将平衡的躯体感觉、视觉、前庭觉分开研究。

动态平衡测试的内容主要有感觉整合测试、运动控制测试，应变能力测试和稳定性测试。

# 第二节 步态分析

步行（walking）是人类区别于动物的生存之本，步态（gait）是步行的行为特征——双下肢协调交替摆动。正常步行并不需要思考，但步行机制十分复杂，包括中枢指令、感觉反馈及运动系统的协同运动，是人类日常生活活动中最重要的一环。

## 一、正常步态

正常步态是指正常人在自我感觉最放松舒适的状态下的步行姿态，身体平稳、步长适当、耗能最少是步态的基本特征。正常步态需要神经系统和肌骨系统的协调整合才能实现。

### 1.步行生理机制

步行的高级中枢调控十分复杂，基本的步行模式是由脑干的步行诱导场和网状脊髓束的传导路径所构成，同时脊髓的中枢模式发生器（central pattern generators，CPG）也是步态的低级中枢，接受感觉信息上传到高级中枢，整合后发出运动指令，在步行时下肢伸屈肌交替收缩，即步行中一侧下肢支撑稳定，一侧下肢迈步前行交替摆动。小脑集中控制脑干的元素中心，包括节奏释放、姿势反射和肌肉张力等。基底神经节参与选择运动，大脑皮层可以最佳地控制先天机制，并驱动为了适应环境而学习到的运动可以不自主的进行。因此无论是中枢系统中哪一位置发生功能障碍，均会导致产生不同表现得异常步态。在物理治疗中，要了解步行的神经机制，并需要根据疾病的症状特征进行干预。

### 2.步行时间参数

（1）步行周期（walking cycle）

步行是周期性的重复迈步，在 1个步行周期中，可分为支撑时期和迈步时期。步行周期定义为从一侧下肢的足跟着地，到同侧足跟再次着地之间的时间。每一侧下肢都有各自的步行周期。步行周期可分为站立相（stance phase）和迈步相（swing phase）。其中站立相又可分为 5 个分期，迈步相又可分为3个分期，通常以秒为单位。

①站立相：是指足部与地面接触支撑的时间，又称为支撑相。

A.足跟着地（initial contact）：指足的某部位最先接触地面的瞬间，正常人是足跟首次着地（heel contact）。

B.负重反应期（loading response）：是指从足跟着地到足与地面全部接触的时间段，即足放平（foot flat）的过程，重心移至该侧足底。此时对侧下肢足趾离地，是步行周期中的第一个双支撑相。

C.站立中期（midstance）：是指从对侧下肢足趾离地至躯干移到支撑腿正上方所历经的时间段。

D.站立末期（terminal stance）：是指躯干从支撑腿的正上方继续前推，至足跟离地（heel off）所历经的时间段，此时对侧下肢的足跟着地。

E.迈步前期（pre swing）：是指该侧下肢足跟离地到足趾离地（toe off）所历经的时间段，此期对侧下肢足着地，是步行周期中的第二个双支撑相。

②迈步相：是指足离开地面向前摆动的时间，又称为摆动相。

A.迈步初期（initial swing）：是指该侧下肢足趾离地到向前摆动至膝关节最大屈曲位之间所历经的时间段，是迈步相的加速阶段。

B.迈步中期（mid swing）：是指摆动腿从膝最大屈曲位继续前摆到小腿与地面垂直位之间所历经的时间段。

C.迈步末期（terminal swing）：是指小腿与地面垂直位继续前摆直至该侧足再次着地之间所历经的时间段，是迈步相的减速阶段。双下肢分别交替处于站立相和迈步相，双足同时与地面接触的时间段称为双支撑相（double stance phase）。在1个步行周期中，先后会有2个双支撑相，一侧下肢足跟着地至对侧下肢足趾离地的时间段，此外的支撑相是单支撑相（single stance phase）。步行周期的时间分布，站立相约占前 60%，迈步相约占40%。一个双支撑相约占步行周期的10%，总计20%。当步速加快时，站立相中的双支撑相所占时间比例会减少，迈步相的比例会增加。

#### （2）步频（cadence）

步频是指单位时间内的步数，又称为步行率，常用单位是steps/min，或者steps/sec。一般而言，男子步频约为110 steps/min，女子步频约为116 steps/min，当步行速度加快时，步频亦会增加。

### 3.步行空间参数

#### （1）步幅（step length）

一侧足跟着地到对侧足跟着地为一步（step），2个着地点之间的纵向直线距离。通常，男子的平均步幅约为74 cm，女子平均步幅约为64 cm。步幅受到身高的影响，身高越高，步幅越大；步行速度也会影响到步幅，当速度加快时，步幅亦会加大；步幅约是身高的45%。

#### （2）步长（stride length）

一个步行周期内向前推进的距离，一侧足跟着地至同侧足跟再次着地两点之间的纵向直线距离，是左右两侧步幅的总和，又称为重复步长；步长约是身高的90%。

#### （3）步宽（stride width）

步行中两脚着地点之间的横向距离。

#### （4）足偏角（toe out）

足底的中心线与前进方向之间所构成的夹角。

### 4.步行时一空参数

步行速度（velocity）指单位时间内的前进距离，通常以m/s或者m/min为单位。可由步幅和步频的相乘而求取。步行速度由步幅和步频共同决定，当步行速度加快时，在一定范围内步频和步幅都会按一定比例增加。

步行速度（m/min）=步幅（m）：×步频（steps/min）

### 5.步行运动学

步行运动学研究步行时身体各部位的位置随时间变化，主要包括重心位置变化、身体各关节的空间位置变化等。

#### （1）重心位置

一般情况下人体重心位于两髋关节中央的第二骶骨前缘。与身高相比，成年男性重心约在距离足底56%的位置，女性重心约在距离足底55%的位置。人体为了双足交替向前推进而支撑面变化，重心上下左右移动。直线运动中重心上下和左右摆动度最小。在一个步行周期内，上下方向在足跟着地时重心位置最低，在站立中期重心位置最高；左右方向在站立中期重心移至最左或右。

#### （2）身体各关节的空间位置分析

①髋关节

A.屈曲—伸展 在一个步行周期内，足跟着地时髋关节处于约20° 屈曲位。之后慢慢髋伸展，在站立中期髋关节伸到中立位0° ，站立末期处于伸展位，足跟离地时达到最大伸展位约20° 。之后向屈曲方向运动，足趾离地时髋关节处于约10° 伸展位，迈步相髋关节越过中立位向前屈曲，在迈步中期达到最大屈曲位约22° ，接着足跟再次着地。

B.内收—外展 足跟着地时大致处于中立位，至足放平时约有4° 内收，然后向外展方向运动。站立中期回到中立位后继续外展，足跟离地时至最大外展位约6° ，然后再向内收运动。

C.内旋—外旋 站立相（从足放平到足跟离地）约4° 内旋，迈步相（从足趾离地到足跟再次着地）约4° 外旋。

②膝关节

A.屈曲—伸展：在一个步行周期内膝关节屈曲和伸展分别进行两次（屈曲—伸展—屈曲—伸展）。足跟着地时处于0° 的完全伸展位，然后开始屈曲，足放平时膝屈曲约15° 。接着开始伸展，足跟离地时完全伸展。然后再次开始屈曲，直到迈步中期膝屈曲最大 60° ，然后再次伸展，足跟再次着地时膝完全伸直。

B.内旋—外旋：膝内外旋，是指相对于大腿的内外回旋。足跟着地时稍内旋，接着继续内旋，直到足放平时膝内旋约6° 。然后开始外旋，足跟离地时处于最大外旋位约4° ，接着转向内旋。迈步中期最大内旋位约12° ，再转向外旋直到足跟再次着地。

③踝关节：跖屈—背屈，是指在一个步行周期内，踝关节分别进行两次跖屈和背屈（依次为跖屈—背屈—跖屈—背屈）。足跟着地时踝稍背屈位约5° ，接着开始跖屈。足放平时踝关节处于跖屈位约8° ，接着开始背屈。足跟离地时最大背屈位约 15° ，然后快速跖屈，足趾离地时处于最大跖屈位约20° 。迈步相开始踝背屈，迈步中期后，保持约5° 的踝背屈位，直到足跟再次着地。

④骨盆：骨盆在水平面—回旋、矢状面—倾斜运动：左右回旋各 4° ，总计8° 的活动范围，

在足跟着地的后半处于内旋位，迈步初期达到最大外旋位。前后倾斜均是在站立中期，迈步侧的骨盆向下倾斜约5° 。

### 6.步行肌肉活动

#### （1）下肢肌肉活动

步行时下肢的肌肉活动的功能作用包括：稳定、加速和减速。可以观察到肌肉作用：稳定是等长收缩;加速是向心性收缩;减速是离心性收缩。

①稳定：A.髋关节内收—外展肌，站立相初期和末期收缩，稳定骨盆；股四头肌、腘绳肌，从迈步相向站立相转换时，两组肌肉同时收缩，稳定髋关节和膝关节。B.胫骨前肌，在迈步相收缩，稳定踝关节保持背屈位；此外，在迈步相向站立相转换时收缩，防止踝关节过度跖屈，稳定踝关节以确保足跟先着地。C.小腿三头肌，在整个站立相收缩，防止踝关节背屈；竖脊肌，在整个步行周期收缩，防止躯干前屈，抑制躯干的左右摇摆。

②加速：小腿三头肌在站立相末期收缩，向前推进，加速。

③减速：股四头肌、腘绳肌从迈步相向站立相转换时收缩，使摆动相的下肢向前摆动减速，变换下肢运动方向。

#### （2）上肢肌肉活动

①步行时手臂的摆动是中枢神经系统包含的一种机制，以对抗躯干旋转。肩关节内旋肌群（胸大肌、背阔肌上部、肩胛下肌）：上肢向前摆动。

②肩关节外旋肌群（三角肌后束、大圆肌、背阔肌上部）：上肢向后摆动。

③斜方肌、菱形肌：将肩胛骨固定于躯干。

④肩关节外展肌群（三角肌中束、冈上肌）：上肢摆动时，不碰到躯干。

### 7.步行动力学

步行动力学是对与步行有关力的分析，包括作用力、反作用力的强度、方向等。

#### （1）地面反作用力（ground reaction force，GRF）

控制步行的力量包括：重力、肌力、下肢运动时的惯力及通过足底形成的地面反作用力。站立相足底与地面相接触时，体重和下肢向前的推进力使得足底部压在地面上，产生足底对地面的压力。按照牛顿第三定律——力的相反作用，地面会产生一个大小相同、方向相反的反作用力，即为地面反作用力。地面反作用力可分为垂直分力、前后分力和内外分力。垂直分力在一个步行周期内，正常行走时GRF的垂直分力曲线呈双峰形的 M 形；当步速加快时，垂直分力曲线中的波谷加深，第一个峰值较大，第二峰值相对较小；当步速减慢时，双峰曲线降低或消失。

#### （2）力矩（torque）

力矩是力与力作用线的垂直距离相乘所得，是使关节发生转动的力。

#### （3）足底压力（plantar pressure）

足底压力是人体在静止站立或者动态行走时，在重力作用下，在垂直方向上足底部所承受的地面反作用力。

### 8.步行能量

步行是最常见的身体活动，其消耗的能量所占比例很高，影响着每日总能耗量。影响步行能量损耗的因素很多，包括人的生物学因素：年龄、身高、体重、性别、锻炼水平、体质状况等；还有步行的方式：步速、步频、步幅、步行姿势等。当然环境、场地等外在因素也会影响步行能耗。

生理能耗指数（physiological cos tindex，PCI）由于能耗和心率之间的线性关系，从运动强度来看，心率可以较好地替代能耗。步行效率相关的指标，常使用PCI来进行能耗分析。PCI按下述公式进行计算。

PCI=［步行中心率（beats/min）－安静时心率（beats/min）］/步速（m/min）

虽然PCI也依赖于步速，但却有最佳指数（即PCI最小值）。最小值是当步速为4 km/h时，PCI为0.25 beats/m。PCI越大，表示步行能耗大，效率低。

## 步态分析

### 1.概念

#### （1）定义

步态分析（gaitanalysis）是用运动力学的概念、方法及解剖、生理学知识对人体行走的功能状态进行分析的一种生物力学研究方法。了解人体在行走过程中下肢各个关节运动学、动力学及肌肉的变化，进而指导疾病的评估及治疗的一种技术手段。

#### （2）目的

①判定步态异常的环节、程度及原因。

②指导康复治疗和疗效评估。

③协助临床诊断、相关治疗的机理研究。

#### （3）适应证

任何可引起行走障碍或步态异常的疾病都需要进行步态分析，包括神经、骨骼肌肉系统的疾病和外伤等。

①神经系统疾病，如脑血管疾病、帕金森病、小脑疾病、脑瘫、外周神经损伤等。

②骨关节疾病及外伤，如截肢、关节置换、关节炎、韧带损伤、下肢不等长等。

③肌肉系统疾病，如肌力低下等。

④其他，如疼痛。

### 2.评价方法

步态分析最早是借助于一些简单的设备，如卷尺、秒表等辅助分析和常见的电子角度计测定法等。随着科学技术的发展，传感器、高速摄像机、三维分析等逐渐被融合进入综合步态分析系统，使得步态分析方法更佳安全、无创、可靠、精准，故而在临床康复研究中的应用日益广泛。

步态分析可分为定性法（目测法）、量表法和定量法（仪器分析法）。

#### （1）定性法

定性法又称为目测法，是指医务人员不使用仪器，仅通过眼睛来观察患者的行走过程，然后根据观察对步态各个项目进行初步评价的结论。在观察和分析步态时，要分别从额状面和矢状面进行仔细检查，分析影响步行能力的因素。当确认步态有问题时，需要进一步推断影响步态的机能障碍，及评估机能障碍的有无和严重程度。

从步行的前方或后方观察额状面上的异常，从侧面观察矢状面上的异常。首先整体观察：步行非对称性、躯干摇晃、行走节奏、步宽步幅、躯干和下肢的运动平滑性、上肢摆动程度、步行周期分期及在某一时相不稳定等问题。然后确认步行问题点的中心：对步行周期的各个时相和特定关节的运动等进行观察分析。然后推测已观察到的步态异常表现的原因，并进行相对应的检查和测量来确认可能的原因。步行中观察到的主要异常表现及原因见表11-3。

表11-3 观察步行时主要异常表现及原因

| 步行周期 | 异常 | 过度 | 不足 | 观察方向 |
|---|---|---|---|---|
| 站立相 | 步宽增加 | | | 前方-后方 |
| | 步幅降低 | | | 侧方 |
| | 节奏混乱 | | | 侧方 |
| | 躯干前倾 | 髋屈曲 | 膝伸展、踝背屈 | 侧方 |
| | 躯干后倾 | | 髋伸展 | 侧方 |
| | 骨盆侧方移动减少 | | 髋内收、髋外展 | 前方-后方 |
| | 骨盆侧方移动增加 | 髋内收 | 髋外展 | 前方-后方 |
| 足跟着地 | 踝关节跖屈 | 踝跖屈 | 踝背屈 | 侧方 |
| 负重反应期 | 膝关节屈曲增加 | 膝屈曲 | 膝伸展 | 侧方 |
| 站立中期 | 膝关节过度伸展 | 踝跖屈、膝伸展 | 膝伸展、膝屈曲 | 侧方 |
| 站立末期 | 髋关节伸展减少 | 髋屈曲、踝跖屈 | 髋伸展、髋屈曲、膝伸展 | 侧方 |
| 迈步前期 | 踝关节跖屈减少 | | 踝跖屈 | 侧方 |
| 迈步相 | 踝关节背屈减少 | 踝跖屈 | 踝背屈 | 侧方 |
| | 膝关节过度屈曲 | 膝屈曲 | 膝伸展 | 侧方 |
| | 膝关节屈曲减少 | 膝伸展、踝跖屈 | 膝屈曲、髋伸展 | 侧方 |
| | 髋关节屈曲减少 | | 髋屈曲、髋伸展 | 侧方 |
| | 回旋摆腿 | | 髋屈曲、踝背屈、膝屈曲 | 前方-后方 |
| 迈步末期 | 膝关节伸展减少 | 膝屈曲 | 膝伸展、膝屈曲 | 侧方 |

目测法是进行步态功能评价最常用的定性评价方法，但这种方法不能定量，无法提供具体量化信息，难以同时对多环节和人体多节段进行观察；此外还受医师经验、水平等影响，具有较强的主观性，在一定程度上影响评价的客观性和准确性。

（2）量表法

常用的临床步态分析评定量表有功能性步行分类量表（functional ambulation category scale，FACS）、Hoffer步行能力分级（Hoffer scaleof functional ambulation）、Tinetti步态评定量表（Tinetti performance oriented assessment mobility，POMA）及功能独立性测量等。

①FAC是由Holden等发表的简单实用的分级量表，用于评估个体实际行走能力水平，又称为Holden功能性步行分类，见表11-4。

表11-4 功能性步行分类

| 分级 | 分级标准 |
|---|---|
| 0级：无功能 | 患者不能走，需要轮椅或2个人协助才能走 |
| Ⅰ级：需大量持续性帮助 | 需使用双拐或需要1个人连续不断地搀扶才能行走及保持平衡 |
| Ⅱ级：需少量帮助 | 能行走但平衡不佳，不安全，需1个人在旁给予持续或间断地接触身体的帮助或需要使用膝—踝—足矫形器（KAFO）、踝—足矫形器（AFO）、单拐、手杖等，以保持平衡和保证安全 |
| Ⅲ级：需监护或言语指导 | 能行走，但不正常或不安全，需1个人监护或用言语指导，但不接触身体 |
| Ⅳ级：平地上独立 | 在平地上能独立行走，但在上下斜坡、不平的地面上行走或上下楼梯时仍有困难，需他人帮助或监护 |
| Ⅴ级：完全独立 | 在任何地方都能独立行走 |

②Hoffer 步行能力分级是一个客观的分级量表，可以了解患者是否可以步行及行走方式和能力，见表11-5。

表11-5 Hoffer步行能力分级

| 分级 | 分级标准 |
|---|---|
| Ⅰ级，不能步行（nonambulator） | 完全不能步行 |
| Ⅱ级，非功能性步行（nonfunctional ambulator） | 借助膝—踝—足矫形器（KAFO）或肘拐等辅助器具能在治疗室内行走，故又称治疗性步行 |
| Ⅲ级，家庭性步行（household ambulator） | 借助踝—足矫形器（AFO）、手杖等辅助器具可在室内行走自如，但不能在室外长时间行走 |
| Ⅳ级，社区性步行（community ambulator） | 用或不用踝—足矫形器AFO、手杖可在室外和所在社区内步行，并可进行散步、去公园、去诊所、购物等活动，但时间不能长，如果活动需要离开社区长时间步行，则仍须乘坐轮椅 |

③Tinetti评定量表包括两部分：平衡评定和步态评定，其中步态量表见表11-6，8个项目12分。

表11-6 Tinetti步态评定量表

| | 评定项目 | 2分 | 1分 | 0分 |
|---|---|---|---|---|
| 1 | 起步 | | 正常启动 | 有迟疑，或须尝试多次方能启动 |
| 2 | 抬脚高度（左脚） | | 脚完全离地，但不超过1～2英寸 | 脚拖地，或抬高大于1～2英寸 |
| | 抬脚高度（左脚） | | 脚完全离地，但不超过1～2英寸 | 脚拖地，或抬高大于1～2英寸 |
| 3 | 步幅（左脚） | | 有超过站立的对侧脚 | 跨步的脚未超过站立的对侧脚 |
| | 步幅（右脚） | | 有超过站立的对侧脚 | 跨步的脚未超过站立的对侧脚 |
| 4 | 步态对称性 | | 两脚步幅相等 | 两脚步幅不等 |
| 5 | 步伐连续性 | | 步伐连续 | 步伐与步伐之间不连续或中断 |
| 6 | 走路路径 | 走直线，且不需辅具 | 轻微/中度偏移或使用步行辅具 | 明显偏移到某一边 |
| 7 | 躯干稳定 | 身体不晃，无屈膝，不需张开双臂或使用辅具 | 身体不晃，但需屈膝或有背痛或张开双臂以维持平衡 | 身体有明显摇晃或需使用步行辅具 |
| 8 | 步宽（脚跟距离） | | 走路时两脚跟几乎靠在一起 | 脚跟分开（步宽大） |

④功能独立性测量中也包含了评价步行能力的项目，根据行走的距离和辅助量两个方面进行评分。

7分——完全独立：能独立行走50 m，不需任何器具，时间合理，活动安全。

6分——有条件的独立：能独立行走50 m，但需要手杖、假肢、支具、矫形鞋、步行器等辅助下才能行走。使用轮椅者能独立操作轮椅（手动或电动）移动50 m距离。时间过长，活动不安全。

5 分——监护或准备：有两种情况：A.在监护、提示下，独立行走或操作轮椅移动不少于50 m。B.在家庭室内，能独立行走距离较短（17～49 m），无须器具辅助；或独立操作轮椅（手动或电动）17～49 m，无须提示，但时间过长，或安全性不好。

4分——最小量帮助：步行时需要稍微用手接触或偶尔帮助，至少能独立行走距离37.5 m。

3分——中等量帮助：步行时需要轻微上提步行者的身体，至少能独立行走距离应在25～37 m。

2分——最大量帮助：至少独立完成步行距离12.5～24.5 m，仅需要1人辅助。

1分——完全帮助：仅完成少于12.5 m的步行距离，需要2人辅助。

#### （3）定量法

定量法即仪器分析法，借助于专用仪器对步态进行时空参数分析、运动学分析、动力学分析、动态肌电图等，对受试者步态的多种指标进行定量分析。

①运动学分析是研究步行时的空间和时间参量变化规律的科学方法，主要包括步行时间—空间参数测定和肢体节段性运动测定。

A.时间—空间参数测定，早期多采用足印法，通过对通道上的足迹分析计算获得步速、步长、步幅、步宽、步频等步态时空参数。该方法简单易行，不受设备场地的限制，但测试准确性有限，受测试者技术水平影响较大。随着技术的发展，使用足开关和电子步态垫等来测量时空参数更加精准定量。

B.节段性运动测定，是针对特定关节或运动中心的三维动态分析，常用的分析方式有三维数字化分析、同步摄像分析和关节角度计分析。

②动力学分析是对步行时作用力及反作用力时间、强度和方向的研究方法。测定方法有测力平台和足底压力分布测力板等，可获得地面反作用力强度、时间和方向，足底受力分布及重心移动情况等。

③动态肌电图是在活动状态下同步测定肌肉电活动，分析步态相关肌肉的电生理活动。但是需要注意动态肌电图并不反映一块肌肉的具体肌力，以及是否随意收缩、等长收缩、向心收缩和离心收缩等，它仅表示某一肌肉产生活动的信号及肌肉活动改变情况。

步态分析方法多种多样，从简易的目测观察法到复杂精密的实验室仪器分析，临床上恰当地选择合适的步态分析方法，准确判断步态问题及原因，并有针对性的制定步态相关治疗计划。

## 异常步态

### 1.概念

异常步态，当有运动、姿势障碍等功能损害时，观察到所呈现出的疾病所特有的异常步行、特征性步态。由于所有的步态参数都会受到步速的影响，故而首先观察步速尤为重要。另外，从步幅、步宽等步行周期的时空参数、身体移动、上肢摆动对称性、前进方向、转换方向时的稳定性及下肢关节活动角度等方面来观察正常步行的偏离和代偿性动作，进而判断异常步态。

### 2.常见异常步态

#### （1）臀大肌无力

臀大肌从足跟着地到站立中期收缩，为代偿臀大肌无力，躯干后倾。单侧臀大肌功能障碍时，在站立相初期患侧足跟着地时头部和躯干向后仰，骨盆向前方移动。这样在患侧站立相中期重心线可以通过髋关节后方，防止步行时髋关节屈曲。当双侧臀大肌无力时，通常躯干向后反向伸展行走，向前倒下则站不起来。步行时头部躯干向后倾的异常步态在上坡时会更加明显。

（2）臀中肌无力

臀中肌无力或麻痹会产生髋关节外展障碍，不能保持患侧站立相骨盆水平位，使得健侧（处于迈步相）骨盆下降，即Trendelenberg症状。单侧臀中肌无力步行时，患侧站立相支撑体重时处于迈步相的健侧骨盆下降，即Trendelenberg步态。为了代偿骨盆下降躯干会向患侧侧弯，即Duchenne步态。实际上会出现两者组合在一起的异常步态，称为Duchenne-Trendelenberg步态。因此当臀中肌无力步行时，要么会出现头部躯干向患侧倾倒的代偿反应，要么头部躯干向健侧倾倒的非代偿反应。当双侧髋关节脱臼等原因造成双侧臀中肌无力时，当头部躯干向站立相同侧侧弯代偿时，会出现头部躯干左右摇摆的步态（waddlinggait）；或者当头部躯干向站立相对侧侧弯时，会出现像鸭子一样臀部摆动的步态（duckgait）。臀中肌无力，当加快步速时异常表现会减弱。

（3）股四头肌无力

股四头肌无力时，以膝屈曲、膝反张为代表性的异常。足底着地时为防止膝屈曲，臀大肌代偿收缩，或者躯干前屈使重心线前移，患侧上肢在大腿前面，用手支撑膝关节。当阔筋膜张肌代偿性肥大时，髋关节内旋膝关节轴和运动方向发生改变，可以代偿保持膝关节稳定；或是下肢处于外旋位下，利用内收肌行走。当不仅是股四头肌，髂腰肌也重度受损时，以健侧先行的斜位，一边拖着患侧一边走。因为股四头肌是与减速有关的肌肉，所以走下坡路时会使得异常加重。

（4）小腿三头肌无力

小腿三头肌无力时，不可能完成起跳，脚尖离开地面的力量弱，踝关节背屈肌强化，步行中踝关节处于背屈位，只有脚跟着地的方式行走。

（5）胫前肌无力

迈步相时踝背屈无力而足下垂，为防止脚尖拖地，髋关节、膝关节过度屈曲，下肢高抬（toe-heelgait）。即使脚尖没有拖地，足跟着地后不能抵抗踝跖屈时，足底会快速拍击到地面上，产生啪的声音（footslap）。与股四头肌相同，也是在走下坡路时会使得异常加重。

（6）髂腰肌无力

在髋关节病变时会出现腰大肌无力而导致跛行。典型情况下，髋关节呈屈曲外展外旋位，为辅助大腿屈曲，会代偿性的骨盆躯干大幅度上抬。

常见的异常步态除了上述的肌肉无力外还有很多，如疼痛、畸形、挛缩、下肢长度差、感觉障碍等，掌握常见异常步态的特征性表现有助于判断影响步态的原因。

（于丽丽）

## 参考文献

1. 恽晓平．康复疗法评定学．2版．北京：华夏出版社，2014：239-288.
2. 刘崇，任立峰，史建伟，等．人体平衡能力的评价系统．中国组织工程研究与临床康复，2009，13（2）：363-367.
3. 王红梅，徐秀林．人体动静态姿势平衡能力测试的理论和应用．中国组织工程研究与临床康复，2010，14（43）：8095-8098.
4. 韩俊，罗志增，张启忠．基于静态姿势图的人体平衡功能检测与评估．中国生物医学工程学报，2014，33（5）：539-545.

# 第十二章

# 认知功能评定

## 第一节 概述

### 概念

认知（cognition） 是指人脑在认识客观事物的过程中对感觉输入信息的获取、编码、操作、提取和使用的过程，是输入和输出之间发生的内部心理过程，这一过程包括知觉、注意、记忆及思维等。认知的加工过程是通过脑这一特殊物质实现的。认知功能又称为高级脑功能。

各种原因引起的脑损伤可导致不同形式、不同程度的认知功能障碍，从而影响患者的日常生活活动能力和生活质量。此外，随着年龄的增长，认知功能也将会有不同程度的退化。

认知功能障碍（cognitive impairment）是指当各种原因引起脑部组织损伤时，导致患者记忆、语言、视空间、执行、计算和理解判断等功能中的一项或多项受损，影响个体的日常或社会活动能力，又称高级脑功能障碍。

### 评定目的

1.及时发现认知功能障碍，确定认知障碍的类型。

2.确定认知功能障碍对康复训练及日常生活活动的影响。

3.根据评价结果，为提出相应的治疗计划提供依据。

4.测量治疗前后的对比，观察患者认知水平变化情况及判定康复疗效。

### 评定流程

#### 1.确定患者意识是否清楚

患者意识清楚是认知评定的前提条件，应首先确定患者有无意识障碍及意识障碍的程度。

### 2.认知功能的筛查

在患者意识清楚的条件下，通过筛查量表从总体大致检出患者是否存在认知障碍，但不能仅仅依靠筛查来诊断患者存在何种认知障碍。通过筛查可以决定是否需要为患者做进一步详细、深入的检查。

### 3.认知功能的特异性检查或成套认知功能测验

根据筛查结果，初步确定患者可能存在某些认知功能障碍，并进行有针对性的认知功能评定。特异性检查用于评定某种特殊类型的认知障碍，如面容失认、意念性失用等。成套认知功能测验是对认知功能较全面的定量评价，不同于单项的特异性检查，成套测验的信度、效度均经过检验，成套测验得分低于正常范围时提示该患者存在认知障碍。成套测验由各种单项测验组成，每一个具体的检查项目都可以视为独立的特异性检查方法。

（崔婷捷）

# 第二节　认知功能评定

与神经心理学家不同，作业治疗师重点评定功能性的认知障碍，即认知障碍对功能性活动的影响。如在检查患者财务管理能力时，神经心理学家重点检查各种有关数学的基本技能，而作业治疗师则更关心患者实际应用钱的能力（如到社区商店买东西或到银行存取钱等）。

## 一、意识障碍的评定

### 1. 意识状态的初步判断

根据意识障碍轻重的程度分三种，无论患者处于上述何种程度的意识障碍，均不适合做进一步的认知功能评定。

#### （1）嗜睡（somnolence）

睡眠状态过度延长，当呼唤或推动患者和肢体时即可唤醒，醒后能进行正确的交谈或执行指令，停止刺激后患者又入睡。

#### （2）昏睡（stupor）

一般的外界刺激不能使其觉醒，给予较强烈的刺激时可有短时间的意识清醒，醒后可简短回答提问，刺激减弱后又进入睡眠状态。

#### （3）昏迷（lethargy）

昏迷分浅昏迷和深昏迷两种，当患者对强烈刺激有痛苦表情及躲避反应，无自发言语和有目的的活动，反射和生命体征均存在为浅昏迷；对外界任何刺激均无反应，深、浅反射消失，生命体征发生明显变化，呼吸不规则为深昏迷。

更为精确的意识状态评定须借助格拉斯哥昏迷量表（glasgow coma scale，GCS）进行评估。

### 2.格拉斯哥昏迷量表

格拉斯哥昏迷量表是颅脑外伤评定中最常用的一种国际性评定量表。该表内容简单，只有3

项（睁眼反应、运动反应、言语反应），评分标准具体，是反映急性期患者脑损伤严重程度的一个可靠指标。在康复评定中，可用来判断患者是否能配合检查，特别是在认知功能评定前作为筛查，以便了解是否能配合完成其他认知功能检查。量表内容如表12-1。

表12-1 格拉斯哥昏迷量表

| 内容 | 标准 | 评分 | 内容 | 标准 | 评分 |
|---|---|---|---|---|---|
| 睁眼反应 | 自动睁眼 | 4 | 言语反应 | 回答正确 | 5 |
| | 听到言语、命令时睁眼 | 3 | | 回答错误 | 4 |
| | 刺痛时睁眼 | 2 | | 用词不适当但尚能理解含义 | 3 |
| | 对任何刺激无睁眼 | 1 | | 言语难以理解 | 2 |
| 运动反应 | 能执行简单命令 | 6 | | 无任何言语反应 | 1 |
| | 刺痛时能指出部位 | 5 | | | |
| | 刺痛时肢体能正常回缩 | 4 | | | |
| | 刺痛时躯体出现异常屈曲（去皮层状态） | 3 | | | |
| | 刺痛时躯体异常伸展（去大脑强直） | 2 | | | |
| | 对刺痛无任何运动反应 | 1 | | | |

注：格拉斯哥昏迷量表最高计分15分为正常；最低计分3分。≤8分属昏迷；≥9分不属昏迷。昏迷愈深，伤情愈重，得分愈少。下述两种情况不计入评分：①脑外伤入院6小时之内死亡；②颅脑火器伤。只有在患者GCS评分达到15分时才有可能配合检查者进行认知功能评定。

### 3.植物状态评分

我国的植物状态（vegetative state，VS）诊断标准（1996年）如下。

①认知功能丧失，无意识活动，不能执行指令。

②保持自主呼吸和血压。

③有睡眠—觉醒周期。

④不能理解或表达语言。

⑤能自动睁眼或在刺激下睁眼。

⑥可有无目的性眼球跟踪运动。

⑦丘脑下部及脑干功能基本保存。

植物状态持续1个月以上才能诊断为持续性植物状态。1996年我国制定了持续性植物状态（persistent vegetative state，PVS）评分标准（表12-2）。PVS评分通过对眼球运动、执行命令、肢体运动、语言、吞咽、情感反应六项分别进行检查，每项按0～3分四级评分，然后累加计算出PVS评分。

表12-2 持续性植物状态评分

| | 项目 | 评分 | | 项目 | 评分 |
|---|---|---|---|---|---|
| 眼球运动 | 无 | 0 | 语言 | 无 | 0 |
| | 偶有眼球跟踪 | 1 | | 能哼哼 | 1 |
| | 经常眼球跟踪 | 2 | | 能说单词 | 2 |
| | 有意注视 | 3 | | 能说整句 | 3 |
| 执行命令 | 无 | 0 | 吞咽 | 无 | 0 |
| | 微弱动作 | 1 | | 吞咽流质 | 1 |
| | 执行简单命令 | 2 | | 吞咽稠食 | 2 |
| | 执行各种命令 | 3 | | 能咀嚼 | 3 |
| 肢体运动 | 无 | 0 | 情感反应 | 无 | 0 |
| | 刺激后运动 | 1 | | 偶流泪 | 1 |
| | 无目的运动 | 2 | | 能哭笑 | 2 |
| | 有目的运动 | 3 | | 正常情感反应 | 3 |

PVS评分总分为18分。≤3分为完全植物状态（complete vegetative state，CVS）；4～7分为不完全植物状态（incomplete vegetative state，IVS）；8～9分为过渡性植物状态（transient vegetative state，TVS）；10～11分为脱离植物状态；≥12分为意识基本恢复。

### 4.RANCHO LOS AMIGOS认知功能分级

Rancho Los Amigos认知功能分级（RLA）是描述脑外伤患者恢复过程中的认知与行为变化常用的量表。它包括从无反应到有反应，共分为8个等级，详见表12-3。该等级评定虽然不能表明患者特定的认知障碍，但可大致反映患者脑外伤后一般的认知及行为状态，并常常作为制定治疗计划的依据，因此在临床上广泛使用。

表12-3 Rancho Los Amigos认知功能评定表

| 等级 | 认知功能项目 |
| --- | --- |
| Ⅰ级：没有反应 | 患者处于深度睡眠状态，对任何刺激完全无反应 |
| Ⅱ级：一般反应 | 患者对无特定方式的刺激呈现不协调和无目的反应，与出现的刺激无关 |
| Ⅲ级：局部反应 | 患者对无特定方式的刺激呈现不协调和无目的反应，与出现的刺激无关，以不协调延迟方式（如闭着眼睛或握着手）执行简单命令 |
| Ⅳ级：烦躁反应 | 患者处于躁动状态，行为古怪，毫无目的，不能辨别人与物，不能配合治疗，词语常与环境不相干或不恰当，可以出现虚构症，无选择性注意，缺乏短期和长期的回忆 |
| Ⅴ级：错乱反应 | 患者能对简单命令取得相当一致的反应，但随着命令复杂性增加或缺乏外在结构，反应呈现无目的、随机或零碎的；对环境可表现出总体上的注意，但精力涣散，缺乏特殊注意能力，用词常常不恰当并且是闲谈，记忆严重障碍常显示出使用对象不当，可以完成以前常有结构性的学习任务，如借助帮助可完成自理活动，在监护下可完成进食，但不能学习新信息 |
| Ⅵ级：适当反应 | 患者表现出与目的有关的行为，但要依赖外界的传入与指导，遵从简单的指令，过去的记忆比现在的记忆更深更详细 |
| Ⅶ级：自主反应 | 患者在医院和家中表现恰当，能自主地进行日常生活活动，很少差错，但比较机械，对活动回忆肤浅，能进行新的学习，但速度慢，借助结构能够启动社会或娱乐性活动，判断力仍有障碍 |
| Ⅷ级：有目的反应 | 患者能够回忆并且整合过去和最近的事件，对环境有认识和反应，能进行新的学习，一旦学习活动展开，不需要监视，但仍未完全恢复到发病前的能力，如抽象思维、对应急的耐受性、对紧急或不寻常情况的判断等 |

## 认知功能的筛查量表

### 1.简易精神状态检查

Folstein等编制的简易精神状态检查表（mini-mental status examination，MMSE）（表12-4）当时是用来测验受教育年限大于8年老年人的认知部分而非用于筛查痴呆患者的工具。MMSE自1975年问世以来在国内外得到推广普及。经过实践探索，MMSE逐渐用于筛查痴呆患者、判断认知损害的严重程度并跟踪记录病情变化情况。满分为30分，中文版MMSE通常依据不同教育程度制定划界分，低于划界分为认知功能受损。MMSE操作简单、耗时短（5～10 min），作为痴呆诊断的辅助工具，敏感性高，尤其是在评估中、重度认知损害时假阴性率极低。但它的项目内容在文化程度较高的老人中可能会出现假阴性，容易忽视轻度认知损害，而对低教育和受方言影响者则有可能出现假阳性；强调语言功能，非言语项目偏少；缺少对执行功能、抽象思维等方面的评估。

## 表12-4 简易精神状态检查表

| 序号 | 问题 |
| --- | --- |
| 1. | 现在我要问您一些问题来检查您的记忆力和计算力，多数都很简单。<br>□0分或1分=（1）请说出今年的年份<br>□0分或1分=（2）现在是什么季节<br>□0分或1分=（3）现在是几月份<br>□0分或1分=（4）今天是几号<br>□0分或1分=（5）今天是星期几<br>□0分或1分=（6）这是什么城市（名）<br>□0分或1分=（7）这是什么区（城区名）<br>□0分或1分=（8）这是什么医院（医院名或胡同名）<br>□0分或1分=（9）这是第几层楼<br>□0分或1分=（10）这是什么地方（地址、门牌号） |
| 2. | 现在我告诉您三种东西的名称，我说完后请您重复一遍。请您记住这三种东西，过一会儿我还要问您（请说清楚。每样东西一秒钟）。<br>告诉这三种东西是："树""钟""汽车"。请您重复。<br>□0分或1分=树<br>□0分或1分=钟<br>□0分或1分=汽车 |
| 3. | 现在请您算一算，从100中减去7，然后从所得的数算下去，请您将每减一个7后的答案告诉我，直到我说"停"为止。<br>□0分或1分=100减7=93<br>□0分或1分=再减7=86<br>□0分或1分=再减7=79<br>□0分或1分=再减7=72<br>□0分或1分=再减7=65<br>停止！ |
| 4. | 现在请您说出刚才我让您记住的是哪三种东西?<br>□0分或1分=树<br>□0分或1分=钟<br>□0分或1分=汽车 |
| 5. | 检查者出示手表问患者这是什么。<br>□0分=能正确说出<br>□1分=不能正确说出<br>检查者出示铅笔问患者这是什么。<br>□0分=能正确说出<br>□1分=不能正确说出 |
| 6. | 请您跟我说"四十四只石狮子"。<br>□0分=能正确说出<br>□1分=不能正确说出 |
| 7. | 检查者给受试者一张卡片，上面写着"请闭上您的眼睛"请您念一念这句话，并按上面的意思去做。<br>□0分=能正确说出并能做到<br>□1分=不正确说出，也不能做到 |

续表

| 序号 | 问题 |
|---|---|
| 8. | 我给您一张纸，请您按我说的去做。现在开始。<br>□0分或1分=用右手拿着这张纸<br>□0分或1分=用两只手把它对折起来<br>□0分或1分=放在您的左腿上 |
| 9. | 请您给我写一个完整的句子。<br>□0分=能正确写出<br>□1分=不能正确写出<br>在此写： |
| 10. | 请您照着下面图案样子把它画下来。<br>□0分或1分<br>图案样子如下：　　在下方照样子画 |

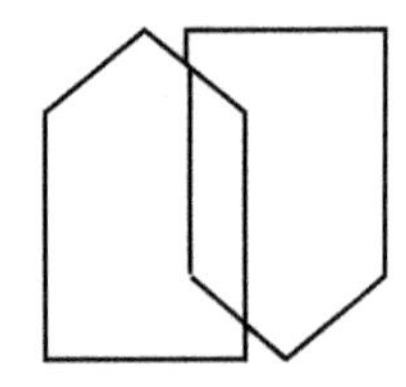

注：正常为1分，错误为0分

测量方法：每项回答正确计1分，错误或不知道计0分。不适合计9分，拒绝回答或不理解计8分。在合计总分时，8分和9分均按0分计算。最高分为30分。划分是否痴呆与受教育程度有关，因此如果老年人是文盲又小于17分、小学又小于20分、中学以上又小于24分，则为痴呆。

痴呆评分参考：27～30分为正常；21～26分为轻度；10～20分为中度；0～9分为重度。

## 2.长谷川痴呆量表

长谷川痴呆量表（hasegawa dementia scale，HDS）由日本学者长谷川和夫于1974年编制（表12-5），和MMSE相似，检查内容都包括定向、注意、记忆、语言、计算等方面，都具有简单、易行、效度较理想等优点。

表12-5 长谷川痴呆量表

| 问题 | 评分 | 问题 | 评分 |
|---|---|---|---|
| 1. 今天是几月几号（或星期几）（任意一个回答正确即可） | 3 | 8. 国家现任总理是谁 | 3 |
| 2. 这是什么地方 | 2.5 | 9. 计算100-7 | 2 |
| 3. 您多大岁数（±3年为正确） | 2 | 10. 计算93-7 | 2 |
| 4. 最近发生什么事情（请事先询问知情者） | 2.5 | 11. 请倒背下列数字：6-8-2 | 2 |
| 5. 你出生在哪里 | 2 | 12. 请倒背下列数字：3-5-2-9 | 2 |
| 6. 中华人民共和国成立年份（±3年为正确） | 3.5 | 13. 先将香烟、火柴、钥匙、手表、钢笔五样东西摆在受试者前，令其说一遍，然后把东西拿走，请受试者回忆 | 3.5（各0.5） |
| 7. 一年有几个月（或一小时有多少分钟） | 2.5 | | |

评分标准：文盲<16分，小学程度<20分，中学以上程度≤24分，可评为痴呆。

### 3. 认知能力筛查量表

与MMSE类似，认知能力筛查量表（cognitive abilities screening instrument，CASI）的检查内容包括定向、注意、心算、瞬时记忆、短时记忆、结构模仿、语言（命名、理解、书写）、类聚流畅性、概念判断9个因子。通常情况下，整个检查耗时15～20 min，详见表12-6。

表12-6 认知能力筛查量表

| 编号 | 测试内容 | 评分 | 编号 | 测试内容 | 评分 |
|---|---|---|---|---|---|
| 1 | 今天是星期几？ | 1 | 16 | “大”的反义词是什么？“硬”的反义词是什么？ | 1 |
| 2 | 现在是哪个月？ | 1 | 17 | 橘子和香蕉是水果类，红和蓝属于哪一类？ | 1 |
| 3 | 今天是几号？ | 1 | 18 | 这是多少钱？ | 1 |
| 4 | 今天是哪一年？ | 1 | 19 | 我刚才让你记住的第一个词是什么？ | 1 |
| 5 | 这是什么地方？ | 1 | 20 | 第二个词？ | 1 |
| 6 | 请说出8 7 2这三个数字。 | 1 | 21 | 第三个词？ | 1 |
| 7 | 请倒过来说刚才这三个数字。 | 1 | 22 | 第四个词？ | 1 |
| 8 | 请说出6 3 7 1这四个数字。 | 1 | 23 | 110减7等于几？ | 1 |
| 9 | 请听清694三个数字，然后数1～10，再重复说出694。 | 1 | 24 | 再减7等于几？ | 1 |
| 10 | 请听清8143四个数字，然后数1～10，再重复说出8143。 | 1 | 25 | 再减7等于几？ | 1 |
| 11 | 从星期日倒数至星期一。 | 1 | 26 | 再减7等于几？ | 1 |
| 12 | 9加3等于几？ | 1 | 27 | 再减7等于几？ | 1 |
| 13 | 再加6等于几（在9加3的基础上）？ | 1 | 28 | 再减7等于几？ | 1 |
| 14 | 18减5等于几？请记住这几个词，等一会儿我会问你：帽子、汽车、树、26。 | 1 | 29 | 再减7等于几？ | 1 |
| 15 | “快”的反义词是“慢”，“上”的反义词是什么？ | 1 | 30 | 再减7等于几？ | 1 |

注：答对1题给1分，共30分，≤20分为异常。

### 4.蒙特利尔认知评估量表

蒙特利尔认知评估（Montreal cognitive assessment，MoCA）量表是由Nasreddine等于2004年编制的用于快速筛查轻度认知功能障碍（mild cognitive impairment，MCI）的评定工具（图12-1），不仅大大降低了MMSE量表的假阳性率和假阴性率，避免遗漏轻度认知障碍患者，更能对认知功能多个领域进行快速评估，尤其对非记忆功能有独特优势。MoCA的一个缺点是文盲和低教育老人中部分项目不适合，如模仿立方体和画钟对于没有书写经验的老人是不能完成的，连线和相似性的指导语也不容易为低教育老人所理解。如果受教育年限≤12年则加1分，满分为30分，≥26分属于正常。

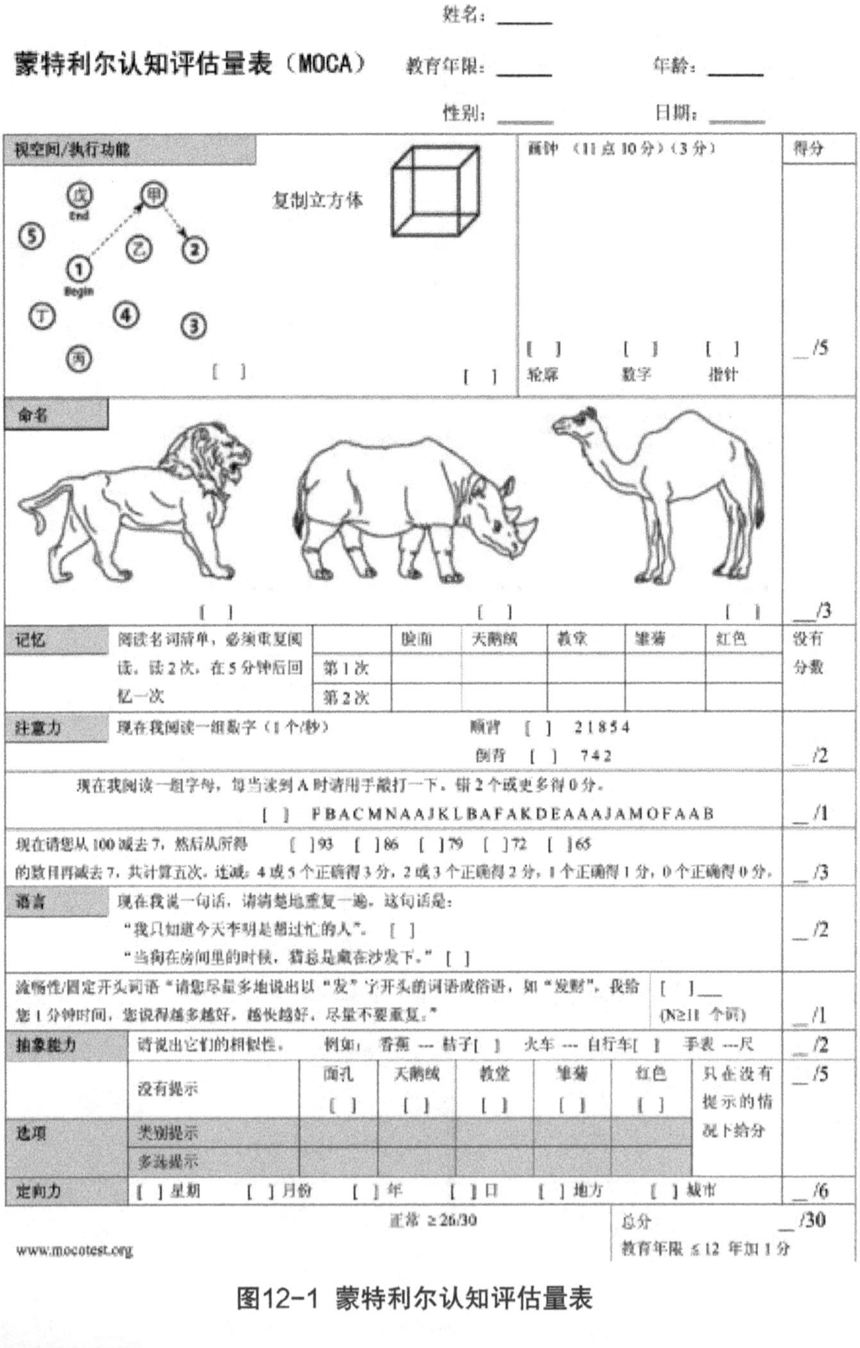

姓名：_____

**蒙特利尔认知评估量表（MOCA）** 教育年限：_____ 年龄：_____

性别：_____ 日期：_____

|  |  | 得分 |
|---|---|---|
| 视空间/执行功能 | 戊 End、甲、2、乙、1 Begin、5、丁、4、3、丙 [ ]　复制立方体 [ ]　画钟（11点10分）（3分） [ ] 轮廓 [ ] 数字 [ ] 指针 | _/5 |
| 命名 | [ ] [ ] [ ] | _/3 |

| 记忆 | 阅读名词清单，必须重复阅读。读2次，在5分钟后回忆一次 | | 脸面 | 天鹅绒 | 教堂 | 雏菊 | 红色 | 没有分数 |
|---|---|---|---|---|---|---|---|---|
| | | 第1次 | | | | | | |
| | | 第2次 | | | | | | |

|  |  |  |
|---|---|---|
| 注意力 | 现在我阅读一组数字（1个/秒）　顺背 [ ] 21854　倒背 [ ] 742 | _/2 |
| | 现在我阅读一组字母，每当读到A时请用手敲打一下。错2个或更多得0分。[ ] FBACMNAAJKLBAFAKDEAAAJAMOFAAB | _/1 |
| | 现在请您从100减去7，然后从所得的数目再减去7，共计算五次。[ ]93 [ ]86 [ ]79 [ ]72 [ ]65　连减：4或5个正确得3分，2或3个正确得2分，1个正确得1分，0个正确得0分。 | _/3 |
| 语言 | 现在我说一句话，请清楚地重复一遍。这句话是：“我只知道今天李明是帮过忙的人”。[ ]　“当狗在房间里的时候，猫总是藏在沙发下。” [ ] | _/2 |
| | 流畅性/固定开头词语“请您尽量多地说出以“发”字开头的词语或俗语，如“发财”。我给您1分钟时间，您说得越多越好，越快越好，尽量不要重复。”　[ ]___（N≥11 个词） | _/1 |
| 抽象能力 | 请说出它们的相似性。　例如：香蕉 --- 桔子[ ]　火车 --- 自行车[ ]　手表 ---尺 | _/2 |

| 延迟回忆 | | 面孔 | 天鹅绒 | 教堂 | 雏菊 | 红色 | | 得分 |
|---|---|---|---|---|---|---|---|---|
| | 没有提示 | [ ] | [ ] | [ ] | [ ] | [ ] | 只在没有提示的情况下给分 | _/5 |
| 选项 | 类别提示 | | | | | | | |
| | 多选提示 | | | | | | | |

|  |  |  |
|---|---|---|
| 定向力 | [ ] 星期　[ ] 月份　[ ] 年　[ ] 日　[ ] 地方　[ ] 城市 | _/6 |
| | 正常 ≥26/30 | 总分 _/30<br>教育年限 ≤12 年加1分 |

www.mocotest.org

图12-1 蒙特利尔认知评估量表

## 注意力的评定

注意力是心理活动指向一个符合当前活动需要的特定刺激，同时忽略或抑制无关刺激的能力。指向和集中是注意力的基本特点。注意力障碍主要包括以下几方面的问题：觉醒状态低下、注意力范围缩小、选择注意力障碍、保持注意力障碍、转移注意力障碍、分配注意力障碍等。

注意力是记忆的基础，也是一切意识活动的基础，因此没有纯粹检查注意力的方法，注意力会受到运动、知觉、认知行为等不同程度的影响。

### 1.觉醒水平

（1）反应时检查

反应时检查指刺激作用于机体到机体做出明显反应所需的时间。一般采用视觉或听觉中的一项进行测试，并告知患者要接受的刺激及刺激后做出相应的反应，记录从刺激到反应的时间。

（2）等速拍击试验

要求患者在5 min内以每秒一次的速度进行连续拍击。如果是偏瘫患者，则用健手拿铅笔敲击桌子练习10 s，测验开始后，检查者记录每隔10 s内的敲击数量，5 min共记录30个记录量。30个时段的平均敲击数和其标准差就是该试验的“反应倾向度”和“反应不稳定程度”。

### 2.注意力的广度

注意力广度检查通常使用数字广度测验。令患者根据检查者的要求正向复述或逆向复述（倒叙）逐渐延长的数字串的测试方法。数字距尤其是倒序数字距，是检查注意力广度的常用检查方法，操作简便、耗时少，但对认知障碍的早期诊断不够敏感，表现受年龄和文化背景的影响。正常人正向数字距为（7±2），逆向数字距为（6±2），数字距缩小是注意障碍的一个特征。数字距测验有很多相似的版本，如数字次序测验、点数广度、字母广度、Knox立方体测验、Corsi积木敲击测验、句子复述、次序操作系列等。

### 3.注意力的持久性

注意的持久性检查包括划消试验和倒背时间测试。

（1）划消试验

给患者出示一段文字（也可以是数字或字母），让其划去相同的字（或数字、字母），计算正确的划消数、错误的划消数和划消时间。

（2）倒背时间测试

让患者倒数一年的12个月，或倒数一周的每一天。

### 4.注意的选择性

注意的选择性检查包括听觉及视觉输入两方面。

（1）“A”无意义文字测验

检查者以每秒一个字的速度，以普通的音调读一系列无序的无意义字母，让患者听到“A”字时拍一下桌子来表示。

（2）听运动检查法

将5种类似音以不规则的形式排列，如“啪”“嗒”“呀”“哈”“啦”5个类似音，并以每秒一个音节的速度读出，要求每分钟有10个目的音，共测5 min。

（3）划消试验（如上所述）

### 5.注意的转移

注意的转移检查可通过对患者日常行为的观察及完成相关纸上测验来进行。

第一题，写两个数，上下排列，然后相加。将和的个位数写在右上方，将上排的数直接移到右下方，如此继续下去。

3 9 2 1 3 4 7 1 8 9……

6 3 9 2 1 3 4 7 1 8……

第二题，开始上下两位数与第一题相同，只是将和的个位数写在右下方而把下面的数移到右上方。

3 6 9 5 4 9 3 2 5 7……

6 9 5 4 9 3 2 5 7 2……

每隔半分钟发出“变”的口令，受试者在听到命令后改做另一题。将转换总数和转换错误数进行比较，并记录完成测试所需时间。

### 6.注意的分配性

让被检者同时做两件事，如边写字边唱歌，有注意分配障碍者，他会停下一件事，不能同时完成两件事。

## 记忆的评定

记忆是在头脑中积累和保存个体经验的心理过程。用信息加工的观点来看，记忆就是人脑对所输入的信息进行编码、存储及提取的过程。由于记忆的存在，使人们能够利用以往的经验和学习新的知识。记忆虽随年龄增长会有所减退；当各种原因的损伤累及记忆相关的神经结构（如脑外伤、脑卒中）或神经递质（如老年性痴呆）时，可以出现永久性的记忆障碍。

记忆可从不同角度进行分类。根据记忆的编码方式和保持时间不同，可将记忆分为瞬时记忆、短时记忆和长时记忆，其中长时记忆可分为近期记忆和远期记忆。根据信息提取过程有无意识的参与，长时记忆又可分为程序性记忆和陈述性记忆；陈述性记忆又可进一步分为情景记忆和语义记忆。

### 1.瞬时记忆的评定

#### （1）数字广度测试

见数字距测试方法，一次重复的数字长度（正数字距）为（7±2）为正常，低于5为瞬时记忆缺陷。

#### （2）词语复述测试

检查者说出4个不相关的词，如排球、菊花、桌子、汽车等，速度1 s/个，要求被检者立即复述。正常时能复述3～4个词，复述5遍仍未正常者，为存在瞬时记忆障碍。

#### （3）视觉图形记忆测试

出示4个简单图形的卡片（图12-2），令被检者注视2 s后，将卡片收起或遮盖，要求被检者根据记忆临摹出图形，如绘出图形不完整或位置错误为异常。

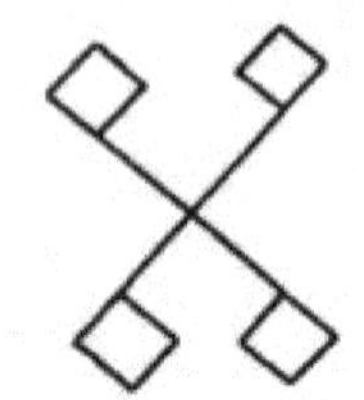 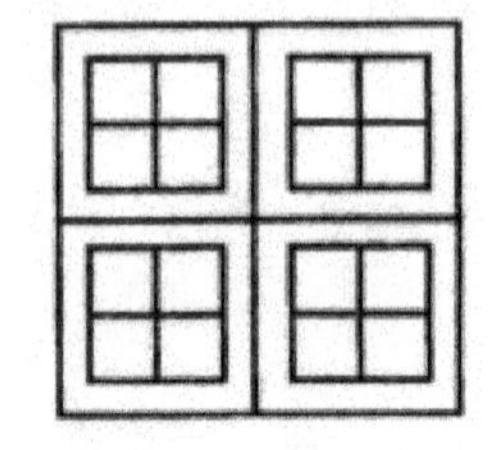 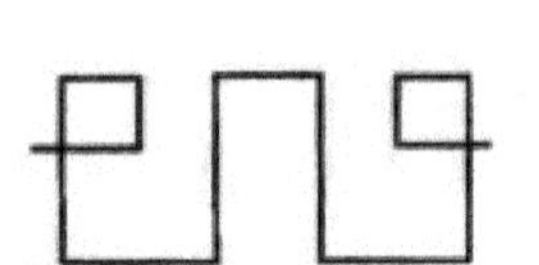 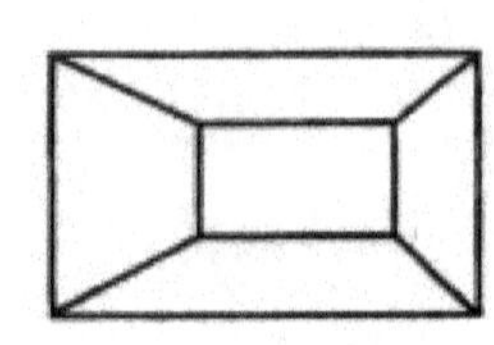

图12-2 视觉图形记忆测试

### 2.短时记忆的评定

检测内容同瞬时记忆法，但时间要求是注视30 s后，要求被检者回忆瞬时记忆检测的内容。

### 3.长时记忆的评定

可分别从情景记忆、语义记忆和程序性记忆等不同侧面进行。

（1）情景记忆测试

要求被检者回忆其亲身经历的事件或重大公众事件，包括事件的时间、地点、内容，包括顺行性情景记忆测试和逆行性情景记忆测试。

①顺行性记忆评定：识记新信息能力的测验。

言语测验：A.回忆复杂的言语信息，给患者念一段故事，故事中包含15～30个内容。念完故事后，要求患者重复故事的情节，检查者记录回忆的情况。B.加利福尼亚词语学习测验（california verbal learning test，CVLT），针对词表中的词语，检查者每秒读出1个词语，要求受试者连续5次学习，每次学习后要求受试者一起回忆。词表一由16个词语组成，可以分为4个语义类别（如家具类、蔬菜类、交通工具类、动物类），每个类别4个词语。呈现的词语是随机的，不按照语义类别排列。用于干扰的词表二也是16个词语，两个与词表一样的类别，如蔬菜与动物类，2个不一样的类别，如乐器、房屋部件名称。词表二只学习一次，在词表一短延迟自由回忆之后。在非言语测验（如连线测验等）20 min后，要求针对词表一进行长延迟自由回忆、线索回忆和“是”“不是”再认测验，大约10 min后，要求完成追选再认测验 （Forced-choice recognition tests），此测验有一个简短版，可用于比较严重的患者或者作为初步筛查用，包括9个词语，取消词表二，减少学习次数、缩短延迟间隔时间等。

非言语测验：A.视觉再现：几何图形自由回忆。Rey-Osterrieth复杂图形记忆用来测验被检查者视觉记忆能力（图12-3）。首先被检查者按要求临摹图案，然后在临摹后10～30 min，让被检查者根据记忆自由地将图案重画出来。B.新面容再认：测验由20～50个陌生人的面部照片和20～50个起干扰作用的人的面部照片组成。每一个照片呈现3 s，然后将干扰和测验照片放在一起，让患者从中挑出刚才遗忘的照片。

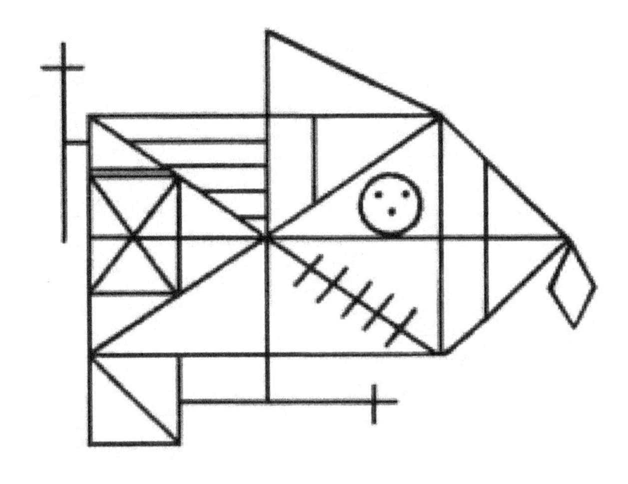

图12-3 复杂图形记忆测验

②逆行性记忆测验：检查包括个人经历记忆、社会事件记忆和著名人物记忆等。个人经历记忆主要是对被检者成长的不同时期直至发病前的个人经历过的事件进行提问，其准确性需要被检者的亲属或知情者证实；社会事件记忆是根据受检者的年龄和文化水平，对重大社会事件发生的时间、地点及事件的主要内容提问；著名人物是请被检者通过照片辨认著名人物的姓名、身份及相关的年代。

（2）语义记忆测试

语义记忆测试包括常识测验、词汇测验、分类测验、物品命名及指物测验等。

①常识测验：对受检者提问常识性问题，如一年有几个月、中国的首都是哪里等。

②词汇测验：请受检者对词语做出词义解释。

③分类测验：请受检者对所列物品进行分类。

④物品命名：请受试者对指定实物进行命名。

⑤指物测验：将数件物品混放在一起，请受试者根据指令将物品从中挑出。

（3）程序性记忆

不需要患者有意识地去回忆所识记的内容，而是视要求完成某项操作任务，在进行操作的过程中不知不觉地反映出患者保持某种信息的状况，如开启罐头、订书等。

### 4.标准化的成套记忆测验

（1）Rivermead 行为记忆测试

Rivermead 行为记忆测试（rivermead behavioral memory test，RBMT）是1985年Wilson等设计的针对脑损伤患者记忆障碍的评估工具。评定项目没有遵守特别的记忆理论模型，而是试图模拟日常生活中记忆的需求，并监测患者记忆障碍的变化。评定项目包括日常生活中常见的记忆问题，也是生活所必须记住的信息类型。RBMT适用于各年龄段和不同文化背景的患者，在预测日常记忆功能上相比传统的标准化记忆测验效果更好；基本没有需要握笔书写的项目，适用于文盲与低教育人群；部分测验有天花板效应，不适用于检测轻度记忆障碍的患者，更适合检测中、重度患者。评定内容包括11个项目。此外有难度更高的扩展版和难度略低的儿童版。

（2）韦氏记忆量表

韦氏记忆量表（Wechsler memory scale，WMS）是应用较广的成套记忆测验，也是神经心理测验之一。该量表共分10项分测验，分别测量长时记忆、短时记忆和瞬时记忆。记忆商（memory quotient，MQ）表示记忆的总水平。该量表特点是对各个方面的记忆功能都予以评定，其结果也有助于鉴别器质性和功能性的记忆障碍，为临床提供了一个很有用的客观检查方法。

（3）临床记忆量表

临床记忆量表（clinical memory scale，CMS）是目前在国内最为广泛使用的标准化记忆测量量表之一，是中国科学院心理研究所许淑莲等于1984年编制的适合于20～89岁人群的记忆功能评定工具，编制者也于1984年建立了中国人群不同年龄段的CMS常模，经多次修订后，于1996年最终形成了目前广泛应用的操作版本，使用范围扩大为7～89岁的中国人群，适用领域广泛。由于临床所见记忆障碍以近事记忆障碍或学习新事物困难为多见，故该量表各个分测验都是检查持续数分钟的一次性记忆或学习能力。本测试可以鉴别不同类型的记忆障碍。量表包括五部分内容，即指向记忆、联想学习、图像自由回忆、无意义图形再认和人像特点联系回忆。整套量表分甲、乙两式，以利于在短期内对同一被试者重复检测，避免学习效应的影响。但此量表是基于20世纪80年代中期记忆理论发展的记忆功能测评工具，受时代的局限，常模也因近年我国人口的文化结构改变而过时，需进一步修订。

## 执行功能的评定

执行功能（executive function，EF）是指人独立完成有目的、自我控制的行为能力，包括计划、判断、不适当反应（行为）的抑制、启动与控制有目的的行为、反应转移、动作行为的序列分析、问题解决等心智操作。执行功能是认知综合能力的体现，是正确运用知识得到目的的能力，与日常生活的关系极为密切。如果执行功能无障碍，即使其他认知功能有很大障碍，患者依然可能维持独立、积极的行为；如果执行功能存在障碍，不论其他认知功能是否正常，患者也可能不再有完好的自我照顾或正常的社交活动能力。

执行功能是更高级的脑功能，是其他认知功能及运动技能统合、相互作用的结果，往往通过对其他能力的综合检查才能反映出来。

### 1.直接观察（ADL检查）

对可疑有执行功能障碍的患者，在排除其肢体运动障碍的前提下，可要求其实际演示一些日常动作及序列动作，如刷牙、拨打电话等，患者存在启动困难、持续状态或不能完成序列动作为异常。

### 2.语言流畅性测试

要求被检者在一分钟之内说出以“大”为开头的词语，正常人一分钟之内可以说出8~9个词语。对于失语症患者，可以设计卡片供其挑选。

### 3.操作动作检查

这类检查要求患者按照一定的顺序不断变换2~3种简单动作，以测验患者是否具有适当的反应抑制能力。完全模仿检查者的动作，或反复持续一个动作均提示患者缺乏适当的反应抑制。

（1）检查者出示一根手指时，被检查者出示2根手指，检查者出示2根手指时，被检查者出示1根手指，共完成10遍。

（2）检查者敲击桌子底面一下（避免视觉提示），被检查者出示1根手指，检查者敲击2下，被检查者不动，共完成10遍。

（3）Luria三步连续动作检查，要求被检者连续做三个不同的动作，握拳、将手的尺侧缘放在桌子上、手掌朝下平放在桌子上。

（4）手的交替运动，检查者示范动作要求，首先同时完成一手握拳、另一只手五指伸展的动作，然后将动作颠倒即左手伸展、右手握拳。要求患者交替连续完成此组动作。

### 4.交替变换测验

要求患者复制由方波和三角波交替并连续组成的图形。如果患者一直重复一个形状而不是交替变化为异常。

### 5.连线测验

连线测验是1944年美国陆军开发的测验，是Halstead-Reitan成套神经心理测验中的一个分测验，是目前世界上最普及、最常用的神经心理学测验之一。分为AB两部分，A部分是将1～25的数字按照顺序连起来，B部分按字母和数字交替的顺序连接，正式开始之前均有练习。除了经典的TMT版本，还有许多变异版本，如口头TMT、着色TMT、形状连线TMT。

### 6.Stroop色词测验

Stroop色词测验（stroop's color word test，SCWT）Stroop于1935年开发了SCWT，目前发展出10多个版本的SCWT，主要区别在于使用卡片的数目、每张卡片的长度、字的颜色及评分方法。经典版的SCWT由四部分组成。第一部分（卡片A），受试者读出黑色印刷的表示颜色的字；第二部分（卡片B），受试者读出不同颜色印刷的字，要求忽略字的颜色；第三部分（卡片C），受试者需说出彩色方块的颜色；第四部分，再次给予受试者卡片B，但受试者需说出字的颜色而不是读出字。此测验主要观察受试者对于颜色名称用不匹配的颜色呈现时的表现。

### 7.画钟测验

画钟测验（clock drawing test，CDT）是一种简单的测试工具，能够初步反映测试者的执行功能和视觉结构能力。要求患者在白纸上画出一个钟表的表盘，把数字放在正确位置，并用表针标出指定的位置。评分方法包括3分法、4分法、Rouleau评分10分法等。常用的4分法介绍如下：画出闭锁的圆得1分，将数字安放在正确位置得1分，表盘上标出全部12个正确数字得1分，将指针安放在正确位置得1分。该试验简单易行，能够快速筛查轻度认知功能障碍患者的执行功能。

### 8.问题解决能力的评定

（1）成语及谚语的解释：此方法适用于检查患者对抽象概念的理解和概括能力，选择与被检者受教育水平和背景相应的成语或谚语，解释其引申含义。额叶损伤患者由于不能抑制无关的联系与选择，或过分强调事物的某一面，因此谚语常常做具体的解释，而不是运用抽象思维。如果只是做字面解释为0分，能用通俗的语言反映较为深刻的道理为1分，能正确解释其寓意为2分。具体的回答或简单重复谚语的意思均提示存在障碍。患者的回答不仅与认知能力完整程度有关，而且与受教育水平、文化背景和过去对谚语的熟悉程度有关，在检查时应了解这方面的情况。谚语解释必须与其他检查所见一致。

（2）类比测验： 分为相似性测验（要求被检者说出一对事物或物品的相同之处）和差异性测验（要求被检者说出一对事物或物品的不同之处），正确的回答必须是抽象的概括或总体分类。

（3）推理测验：①言语推理。②非言语推理：A.数字推理，包括对数列、数字转换、数字间关系的理解及进行数字计算的能力。要求检查者列出由若干数字组成的数列，该数列中的数字按一定规律排列，令受检者找出其中的规律。B.图形推理，应用较广泛的图形推理测验，有威斯康星卡片分类测验和瑞文推理测验。a.威斯康星卡片分类测验（Wisconsin card sorting test，WCST）是最常用的执行功能测验，这个测验的用途是评估形成抽象概念、转换和维持分类、应用反馈信息的能力。适用于5～89岁的个体。测验要求患者根据检查者的反馈（"正确"或"错误"），将一系列按颜色、形状和数目变化的卡片进行正确归类，当检查者的分类规则改变时，不会有任何提示，当完成6个分类或用完128张卡片时，本测验结束。本测验没有时间限制。在WCST中最常用的评估执行功能的数据是完成分类数和持续性错误数，完成分类数是指

10个连续正确配对序列的个数（最大值为6），持续性错误数是指患者对一个刺激类型应答持续错误的项目数，持续性错误数的测量比完成分类数对年龄相关的执行功能下降更为敏感。标准WCST的简化版（WCST-64），仅提供受试者64张卡片。对于一些患者完成WCST可能要花很长的时间，他们对简化版的兴趣越来越大，然后考虑到一些研究中两者之间的分数缺乏一致性，所以使用简化版要小心。有证据表明对于轻度功能障碍的患者，完整版可能更适合。计算机版也是可用的，当被检者为老年患者时，计算机版和纸质版的差异更应考虑，因为老年人的计算机技巧更差、适应性也较差。b.瑞文标准推理测验：此量表是英国著名心理学家RAVEN于1938年设计的非文字智力测验，主要通过图形的辨别、组合、系列关系等测试推理能力。该量表由60张矩阵图组成，按难度由易到难的顺序分为A、B、C、D、E 5组，每组中包含12道题，也按逐渐增加难度的方式排列。其中A组主要测试知觉辨别力、图形比较、图形想象力等；B组主要测试类同比较、图形组合等；C组主测试比较推理和图形组合；D组主要测试系列关系、图形套合、比拟等；E组主要测试互换、交错等抽象推理能力。瑞文测验每个题目由一幅缺少一小部分的大图案和作为选项的6～8张小图片组成。要求患者根据大图案内图形间的某种关系，选择小图片中的哪一张填入大图案中缺少的部分最合适。本测验具有信度高、效度高的特点，且受试者不受语言、文化、种族的限制，适用的年龄范围广。可个别进行，也可团体施测，运用方便，结果解释较直观。

（崔婷捷）

# 第三节 知觉功能障碍评定

感觉是人脑对当前直接作用于感觉器官的客观事物个别属性的反映。人们通过感觉来反映客观事物的不同属性，如颜色、形状、声音、冷、热、香等，反映自身体内所发生的变化，如身体的运动和位置等。

知觉是一系列组织并解释外界客体和事件产生的感觉信息的加工过程。知觉过程是接纳感觉输入并将之转换为具有心理含义的过程，在日常生活中，这一过程似乎是完全不费力，实际上大脑已做了许多复杂的加工、大量的智力工作，这些工作通常是在没有意识觉知的情况下迅速而有效地完成。知觉过程可以分为三个阶段：感觉、知觉组织及辨认与识别客体。感觉加工阶段是物理信号被接受并转化为神经信号和感觉经验，在组织阶段，知觉加工把感觉信息组织整合为一致的图形并产生客体和模式的知觉，在最后的辨认与识别阶段，把对客体的知觉与记忆中的表征比较，然后识别客体并赋予意义。综上所述知觉是以感觉为基础，但不是感觉的简单相加，在这一过程中现实的外界刺激和已有的知识经验相互作用。因此我们可以说知觉是高于感觉的感知觉水平，是大脑皮质的高级活动。在日常生活中，人们实际上正是以知觉的形式来直接反映客观事物的，例如你看到的不是光波，而是桌面上的照片；你听到的不是声波，而是手机中的语音信息。

知觉一般可分为两大类——简单知觉和综合知觉。简单知觉分为视知觉、听知觉、触知觉、嗅知觉和味知觉。综合知觉是一类复杂的知觉，按其所反映的性质划分为时间知觉、空间知觉和

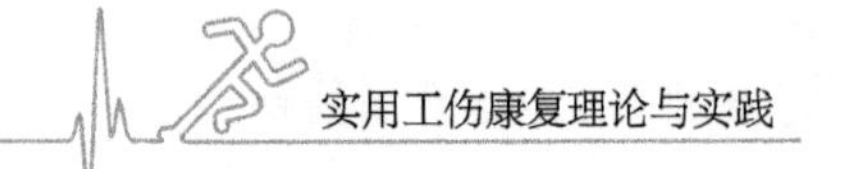


运动知觉等。

知觉障碍是指在感觉传导系统完整的情况下，大脑皮质联合区特定区域对感觉刺激的解释和整合障碍，可见于各种原因所致的局灶性或弥漫性脑损伤患者。临床上常见的主要知觉障碍有失认症、失用症、躯体构图障碍、空间关系障碍等。每一种障碍类型又可分为若干亚型。

## 一、失认症

失认症指大脑损伤后，在没有感觉障碍、智力障碍或语言障碍的情况下对先前已知刺激辨认能力的损害。表现为在特定感觉正常的情况下，患者不能通过该感觉方式认识以往熟悉的事物，但仍可以利用其他感觉途径对其识别的一类症状。失认症正如定义里提到的那样并非由于感觉障碍、智力衰退、意识不清、注意力不集中等情况所致，而是感觉信息向概念化水平的传输和整合过程受到破坏的结果，即上文提到的知觉过程的第二阶段。失认症常见于脑卒中、脑外伤、痴呆等，病灶多见于枕叶或顶叶。失认症大多局限于一种感觉方式上，依据感觉方式的不同，失认症分为视觉失认、触觉失认和听觉失认。

### 1.视觉失认

患者不再能够依靠视觉来辨识或辨识不清物体、相貌、颜色、形状等，无法说出名称和作用，但可经触摸或声音等其他途径获知。这种视觉性的失认不是由于视力方面的问题导致的，也与智能无关。患者能看见视觉刺激物（目标）但不能赋予其意义，即不知其是什么。常见的视觉失认包括物体失认、面容失认和颜色失认。

#### （1）物体失认

①临床表现：物体失认是失认症中最常见的症状。指的是对呈现于视觉通路中的物体的辨识障碍，而同样的物体通过其他感觉通路则可以辨识。患者能看见呈现在面前的物品却不认识它是什么。例如，拿一只鼠标问患者“这是什么？”患者不认识，但用手触摸后知道是鼠标。

②评定：可将常用物品椅子、茶壶、剪刀、牙膏、钥匙、铅笔、眼镜等物品/照片摆在一起，要求被测试对象依次说出每件物品的名称。如果被测试对象在理解方面有问题，检查者可以说出名称，请患者挑出相应的实际物品/物品照片，或者让被试者将近似的物品/照片与指定的物品/照片进行配对。不能完成者为阳性。

#### （2）面容失认

①临床表现：指的是患者在看到熟悉的面孔时认不出是什么人，患者仅通过脸部特征不能认出熟人，还必须依赖其他提示如说话的声音、步态、服装等才能识认。严重时不仅连自己的亲属和密友也认不出来，甚至分不出是男人还是女人，也不能从镜子里将自己与其他人的面孔区分开来。面容失认的患者除了区别人的面容存在障碍外，在区别其他种类时也可以出现类似的情况，如难以分清哪只是自己养的猫，哪辆是自家的汽车，因为面容失认的本质上是在同一种类中不能区别不同的个体项目。

②评定：找一些亲人、朋友或社会公众人物的照片，请患者辨认，不能完成者为阳性。如果被测试对象在理解方面有问题，检查者可以说出名字，请患者挑出相应的照片。

（3）颜色失认

①临床表现：患者能够感觉和区别两种不同的颜色，但不能指出检查者说出的颜色，与色盲无关。如问患者“葡萄是什么颜色，香蕉是什么颜色”，患者会回答“紫色、黄色”，但在给一幅画中的葡萄和香蕉着色时还是不能涂上正确的颜色。

②评定：检查者命名一种颜色，要求被试者从色卡或物品中挑出指定颜色，或在许多色卡中匹配相同颜色。评定时需要与色盲区别开，色盲指辨色能力丧失，不能分辨不同的颜色。但颜色失认患者是可以感觉和区别两种不同的颜色的。有无色盲通常以点状颜色图标内隐藏字画来测验有无色盲。

## 2.听觉失认

患者不能依靠听觉辨识或辨识不清以前所熟悉的事物，也就是说患者可以判断有声音的存在，但不能领会一个声音的意义。这种失认并非是患者听力方面的问题所造成，也与智能无关。听觉失认分为非言语性声音失认和言语性声音失认。单纯非言语性声音失认的患者病灶位于右侧颞叶。言语性和非言语性声音失认同时存在时，大多数病例病灶为双侧颞叶损伤。

（1） 非言语性声音失认（狭义的听觉失认）

①临床表现：患者不能将一种物体和它所发出的声音联系在一起，表现为患者能够听到声音，却不能分辨各种声音的性质，如雷声、狗叫声、电话铃声、流水声、汽笛声、门铃声等。

②评定：在患者身后发出各种不同声音，或播放不同类型的声音录音，如鼓掌声、 哨子声、杯子相碰的声音，看患者是否能够判断是什么声音。需与听力差相鉴别。

（2） 言语性声音失认（听觉性言语失认/纯词聋）

①临床表现：患者仅仅不能识别言语声音的意义，而言语声音以外的所有的听觉认识包括非言语声音的理解都被正常保留。患者听理解受到破坏，不能复述和听写，但包括其他语言功能如阅读理解、书写和自发语均正常。

②评定：检查包括自发语、听理解、复述、阅读理解、书写、听写。需与Wernicke失语相鉴别。Wernicke失语患者虽然同样也是听理解障碍，但书面语的理解也受到损害，自发语虽流畅但音节性错误和错语较多。

## 3.触觉失认

（1）临床表现

患者的触觉、温度觉、本体感觉及注意力均正常，却不能在看不见手中物品的情况下（如闭目/暗箱）通过用手触摸的方式来辨认从前已熟知的物品，即不能通过触摸来识别物品的意义。可累及单手或双手。临床上单纯触觉失认极为少见。当躯体感觉联合皮质与颞叶下部的语义记忆储存系统之间的联系发生障碍时可发生触觉失认。

（2）评定

①手触失认：请患者闭目，用手触摸物体，识别其形状和材料，如金属、布、三角形、日常用品等，不能辨认者为阳性。

②皮肤描画失认：请患者闭目，用铅笔或火柴杆在患者皮肤上写数字或画图，不能辨认者

为阳性。需注意顶叶损伤范围较大时，因存在感觉障碍而使触觉失认无法被检查。需与实体觉障碍相鉴别。实体觉障碍和触觉失认同是物品分析过程中出现的障碍，只是处于不同阶段。实体觉障碍是躯体感觉次级联合皮质损伤所致，而触觉失认是躯体感觉高级联合皮质不能分析、整合各种信息的结果。例如触觉失认患者能够区别某一种材料的细微差别（如不同粗细程度的砂纸），能够通过触摸画出物品的形状，而实体觉障碍的患者不能完成上述活动。

## 失用症

失用症最先由Steinthal于1871年提出，是指有目的的运动不能，是脑器质性疾病患者在无意识障碍，无语言、认知功能障碍，也无肢体运动、感觉障碍时不能完成已习得的、有目的的单独或系列动作。失用症多见于脑卒中患者和痴呆患者。完成较复杂的动作行为这一过程包括产生动作意念和形成概念、制定运动计划及执行运动计划三个步骤。根据症状表现和产生机制不同，将失用症分为意念性失用和意念运动性失用。意念的产生和概念的形成过程出现障碍时可导致意念性失用，计划和编排运动过程出现障碍时可导致意念运动性失用。Zwinkels等研究表明，左、右侧脑损伤后失用症的发病率分别为51.3%、6%，其中急性期观念性失用的发病率分别为28%、13%，观念运动性失用的发病率分别为57%、34%。

### 1.意念性失用

#### （1）定义

意念性失用指动作意念产生和概念形成障碍，是动作的构思过程受到破坏而导致的复杂动作的概念性组织障碍。意念性失用是较为严重的运动障碍。患者对于做一件事的目的和做成一件事需要做什么、怎样做和用什么做都缺乏正确的认识和理解。损伤定位尚不明确。左额叶（前额叶皮质、运动前区）、顶叶或顶枕颞交界处损伤均可致意念性失用。

#### （2）临床表现

患者虽然可以正确地完成复杂序列动作中的每一个分解动作，但不能将这些分解动作按照一定顺序排列组合并串联在一起而成为连贯、协调的功能活动，所以动作的逻辑顺序经常出现混乱，某一些动作会被重复或省略，也很难描述一项复杂活动的实施步骤。例如写毛笔字时需要先将纸张铺开，毛笔蘸上墨汁，然后用毛笔在纸张上写字。意念性失用患者可能在每一单独的步骤都可以正确地完成，但组合在一起时就可能出现顺序错误，如毛笔还没有蘸上墨汁就直接在未铺开的纸张上写字。此外患者在工具的选择和使用上也会出现障碍。例如患者可能会用牙刷来梳头，铅笔来吃饭。意念性失用患者可见于检查中，也会在日常生活中表现出来，这点是与意念运动性失用的不同之处。

### 2.意念运动性失用

#### （1）定义

意念运动性失用是指储存运动记忆的左半球顶下小叶与负责制定运动计划的前运动皮质之间联系中断导致运动记忆的计划和编排障碍。根据累及部位的不同可分为肢体失用和口腔—面部失用。左额叶、前运动区或补充运动区、胼胝体损伤均可导致意念运动性失用。

（2）临床表现

患者不能按照口令用手势表演（演示）使用某一种工具的活动，模仿可使表现有所改善，但仍不正常，但是用实物进行活动时动作的准确性明显提高。有趣的地方是意念运动性失用患者虽然不能正确地按照口令用手势演示或模仿使用某种工具的活动，但却能够在适当的时间与地点无意识地完成那些之前熟练操作的技能型动作并能够描述动作的过程。例如患者不能在指令下演示刷牙动作，但是却可在早晨起床后到盥洗室自发地拿起牙刷，将牙膏挤到牙刷上，然后刷牙。这也导致意念运动性失用常常仅在检查时被发现。

（3）评定

意念性失用通常与意念运动性失用同时存在，意念运动性失用则可独立存在。意念性失用和意念运动性失用的检查方法相同。鉴别两者的关键在于患者对于检查的反应。意念运动性失用的患者不能按指令做动作，但在恰当的时间和地点能够自动地完成该动作。意念性失用患者则是既不能执行指令动作也不能自动完成动作。检查时应遵循从难到易的原则。检查的思维导图见图12-4。

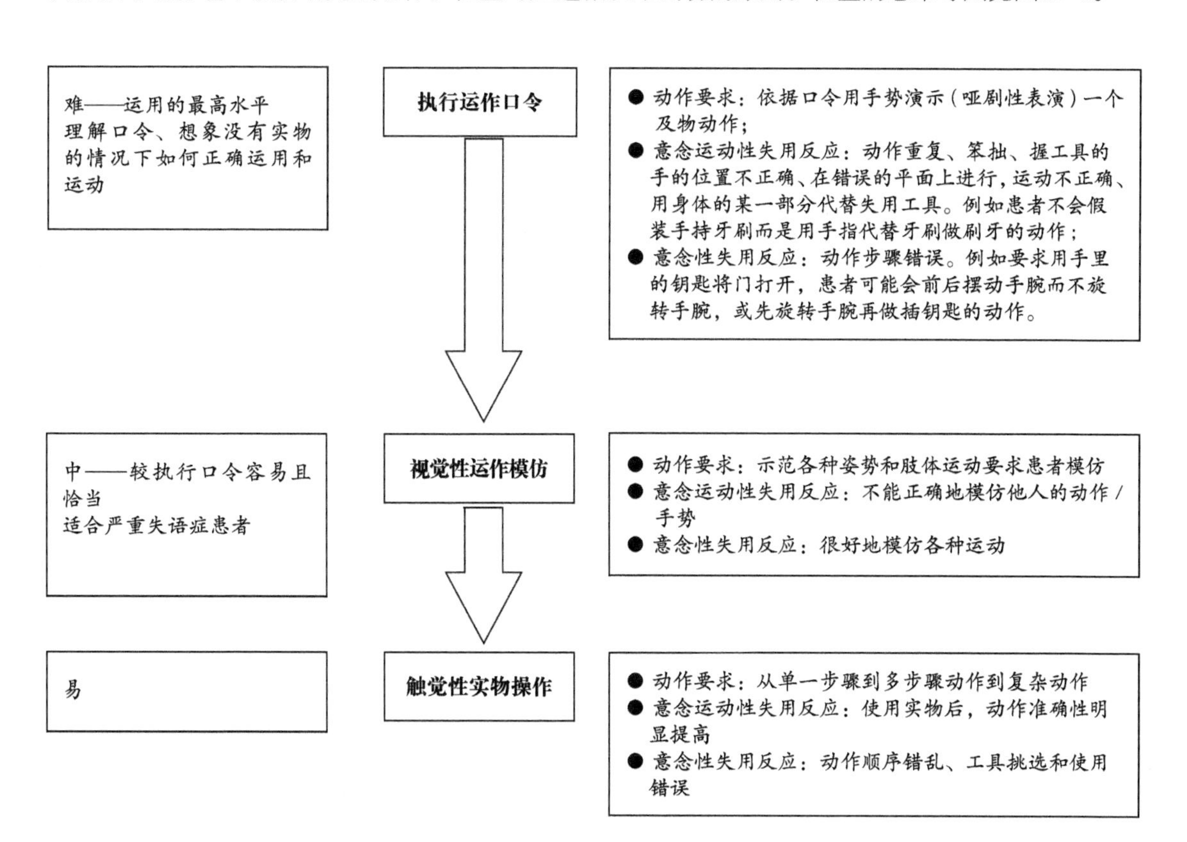


图12-4 思维导图

采用Goodglass检查法用来判断意念运动性失用所累及的身体部位。其动作检查包括以下三个方面：①口腔一面颊：例如咳嗽、鼓腮、闻花香、吹灭火柴、用吸管喝水等；②肢体：挥手再见、敬军礼、用手示意“归来”，刷牙、刮胡子、用锤子等；③全身：正步走、踢足球、铲雪、起立、原地转两圈。

评定时需注意检查活动要限于被检查者的背景知识，有些患者病前根本不知道某些活动如何做。肢体失用症可以是双侧也可以是单侧。因此，应对身体两侧进行检查以免漏诊。相对于不及物性手势动作（不使用物品但用动作表达想法或情感如挥手再见）而言，及物性动作检查对失用症患者是一个非常敏感的检查方法。一般来说，失用症患者的肢体近端，不及物性动作基本正常，而肢体远端，及物性动作常表现出完成困难。根据口令所做的及物性动作出现障碍，模仿时有所改进，但仍然不正确，而在使用实物时表现最好是意念运动性失用的特征性表现。既不能执行及物性动作口令，也不能正确地使用实物完成规定活动，例如动作顺序混乱、物品挑选和使用错误，但动作模仿正常属于意念性失用。

## 躯体构图障碍

躯体构图障碍指本体感觉、触觉、视觉、肌肉运动知觉及前庭觉传入信息整合后形成的神经性姿势模型，包含了对人体各部分之间相互关系及人体与环境关系的认识（即自身在空间的定位特征）。

认识自己身体和他人身体的能力是人类认知的重要方面。一个人失明后可以依靠其他感觉仍然能够完成各种工作，而一个人一旦丧失身体的知觉则不认识自己的身体，不能协调身体的活动。正常的躯体知觉是保证人体能够在任何情况下无意识地自由移动的必要条件。顶叶损伤可以引起代表身体定位及身体部位与物品的空间关系的认知模式的特征性障碍即躯体构图障碍。障碍不外显，故躯体构图障碍患者常常不知道障碍的存在。躯体构图障碍指与人类知觉相关的一组障碍，包括单侧忽略、疾病失认、手指失认、躯体失认及左右分辨困难。常见于脑血管意外、脑外伤及截肢后幻肢现象。

### 1.单侧忽略

单侧忽略是脑卒中后立即出现的最常见的行为认知障碍之一。患者的各种初级感觉可以完好无损，却不能对大脑损伤灶对侧身体或空间呈现的视觉、躯体感觉、听觉及运动觉刺激做出反应。许多单侧忽略患者可在发病后几周内自然恢复，部分患者的忽略症状则可持续数月或数年。大多数单侧忽略由右侧半球损伤引起。损伤部分涉及皮质和皮质下结构，研究普遍认为，大脑右半球顶下小叶和颞叶上部是引起左侧忽略的重要损伤部分。同时，额叶、丘脑、基底节病变也可引起左侧空间忽略。

#### （1）临床表现

患者症状表现轻重不一。轻者可以不影响日常活动，仅在检查中被发现。严重者不仅检查明显可见，而且日常生活和学习活动如吃饭、穿衣、熟悉、阅读等也受到显著影响。右侧半球损伤引起的单侧忽略症状常常比左半球损伤引起的症状重。患者可表现为单侧空间忽略或单侧身体忽略，下面将以左侧忽略为例给大家介绍临床表现。

单侧空间忽略：包含知觉性忽略和再现性忽略两种形式。前者指不能“看到”脑损伤对侧的实际空间环境，后者是指不能在脑海中重现脑损伤对侧的空间环境。在临床中，单纯再现性忽略很少见。①知觉性单侧忽略的典型表现：进餐时，患者只吃盘中和（或）餐桌右半边的饭菜，但患者并未吃饱。吃饭时患者整体身体远离患侧向右倾斜并逐渐将餐盘推向右边；穿衣、洗漱过程不注意或不使用放在左侧视野内的用品；患者行走或驱动轮椅过程中，多次撞到左边视野的门槛或家具等；日常交流时，尽管可以听见和听懂谈话，但眼神并不会与坐在左边的人交流；阅读时，常常从中间或左1/3或右1/3处开始阅读，而不是从左边开始，导致患者不能读懂所阅读的文章。②再现性单侧忽略的典型表现：当患者想象自己在一个以往熟悉的特定环境中如行走在一条熟悉的街道上时，能够准确地描述位于右边的建筑物，却不能想起位于左边的建筑物。

左侧身体忽略：表现为坐位时，头、眼和躯干明显向健侧倾斜；穿上衣时，只穿健侧的袖子，不穿患侧袖子便接着去做其他事，这是穿衣失用的一种表现形式。这里需要补充的是单侧忽略也是穿衣失用的原因之一；梳洗时，仅梳右半边的头发，刮胡子仅刮右半边；患者进行床椅转移时，患者只顾及健侧而使得左半边身体悬空于椅外。

（2）评定

单侧空间忽略的评定既可以从观察患者日常生活的表现入手，如阅读、写字和命名放在患者左右视野的物品等。还可以做桌面上的检查。常用于单侧空间忽略的桌面上检查有：

①二等分线段测验：由Schenkenberg等设计（图12-5）。患者坐立，检查者从患者正前方递交给患者，嘱其用笔将每条线在其中点处做一标记，等分为二。每条线上只能画一个标记。要求患者注意每一条线段，尽量不要遗漏。

②划消测验：在一张26 cm×20 cm的白纸上，有40条线段，每条长2.5 cm（图12-6）。要求患者划消所看到的线段，最后分析未被划消的线条数目及偏向。正常者可划消所有线段，有左侧忽略者，左侧线段划消少，甚至不划。也可以划消数字、字母、符号等。

③画图测验：检查者将画好的房子出示给患者（图12-7），要求患者按照样本再画一个。如患者只画出图形的一半，一侧缺失（左侧），或临摹的图画显著偏置于纸的右侧，均提示存在单侧忽略。房子也可替换为人像和花瓣叶子左右对称的花。另外也可要求患者在已画好的表盘里填写代表时间的数字，并将指针指向“10：15”。单侧忽略的患者，可能将所有数字挤在右半边，或者钟表盘内左半边的时间数字不写。

单侧忽略需与偏盲相鉴别，单侧忽略可以伴有偏盲，也可以单独存在。如患者是左侧同向偏盲，因其了解障碍的存在，为了能够看见缺损视野内的目标，患者则主动进行代偿，将头转向左侧。单侧忽略的患者却并不能意识问题的存在，因而无主动的转头动作。单侧忽略患者无视野缺损时，虽然其视线能够自由移动，但仍对一侧刺激表现出“视而不见”。

图12-5 二等分线段测验

图12-6 划消测验

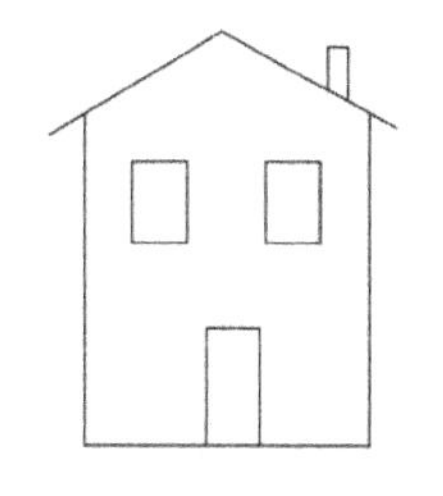

图12-7 画图测验

## 2.左右分辨障碍

患者不能命名或指出自身或对面客体身体的左、右侧。损伤病灶多位于左侧顶叶。

（1）临床表现

患者因为左右不分而影响日常生活能力，如不认识路或穿衣服及裤子时左右颠倒；不能辨别出坐在对面的人的左右侧。患者会出现与语言能力受到损害的相关表现，包括不能执行含有“左 —

右”概念的口令，如“出门右转”。通常左侧脑损伤合并左右分辨障碍的患者都会存在失语症。

（2）评定

①按照口令做动作：检查者发出动作要求，要求患者执行。如“举起您的右手”“用您的左手摸您的右耳”等。

②动作模仿：检查者做一个动作要求患者模仿，如将右手放在左大腿上。观察患者是否存在镜像模仿。

Benton于1983年发表了一个标准化检查方法。检查者坐在被检查对面，被检查者按照指令分别指出自己、对方/人体模型的左右侧，见表12-7。

表12-7 左右定向检查

| 检查项目 | 得分 | 检查项目 | 得分 |
|---|---|---|---|
| 1.伸出你的左手 | 10 | 12.用你的右手触摸你的左眼 | 10 |
| 2.指你的右眼 | 10 | 13.指我的眼睛 | 10 |
| 3.触摸你的左耳 | 10 | 14.指我的左腿 | 10 |
| 4.伸出你的右手 | 10 | 15.指我的左耳 | 10 |
| 5.用你的左手触摸你的左耳 | 10 | 16.指我的右手 | 10 |
| 6.用你的左手触摸你的右眼 | 10 | 17.用你的右手摸我的左耳 | 10 |
| 7.用你的右手触摸你的右膝 | 10 | 18.用你的左手摸我的左眼 | 10 |
| 8.用你的左手触摸你的左眼 | 10 | 19.把你的左手放在我的右肩上 | 10 |
| 9.用你的左手触摸你的右耳 | 10 | 20.用你的右手摸我的右眼 | 10 |
| 10.用你的右手触摸你的左膝 | 10 | 总分 | 200 |
| 11.用你的右手触摸你的右耳 | 10 | | |

注：评分标准为满分200分，170～200分为正常，总分<170分提示存在缺陷。

### 3.躯体失认

身体部位识别指识别自己和他人身体各部位的能力。这种识别障碍称躯体失认。患者缺乏人体结构的概念，不能区别自己和检查者身体的各个部位及各个部位之间的相互关系。躯体失认较少独立存在，多与其他认知障碍同时存在，如失用症、疾病失认、空间视觉障碍等。损伤部位多在优势半球顶叶或颞叶后部。

（1）临床表现

脑卒中后偏瘫患者常见。多在急性损伤后立即出现，持续若干天后症状减轻。早期可表现为否认偏瘫肢体是自己的，认为自己的肢体不存在任何问题，随后可能承认偏瘫的肢体，但仍然坚持是长在别人身上。如问“请指一下你的眼睛”，患者回答“他们在那儿”并用手指向墙壁。患者不能执行需要区别身体各部位的指令，如“双手在胸前交叉并触摸肩部”，患者也不能模仿他人的动作。患者虽然不能识别身体部位但可以识别物体的结构如汽车的各个部分。

（2）评定

①观察：是躯体失认的主要检查方法。内容包括：患者如何看待自己的偏瘫肢体，如何摆放偏瘫的肢体，如是否表示自己的肢体是属于其他人，是否能够自发地认识到一侧肢体功能的丧失。

②画人体图：嘱患者在纸上画一个人。要求画出人体的10个部位，包括头、躯干、右臂、左

臂、右腿、左腿、右手、左手、右脚、左脚。每一部分1分，共10分。10分为正常；6～9分为轻度障碍；5分以下提示重度障碍。

③回答问题：检查者可以尝试问患者回答例如以下问题：a.一般来说，一个人的牙齿是在嘴的里面还是外面？b.什么在你的头顶上，头发还是眼睛？

④指出人体部位：被检查者需按照指令指出自己、检查者、人体画或人体拼图身体部位，如额头、鼻子、嘴、肩膀、肚脐、膝盖、脚踝等。注意检查时不要使用“左”和“右”字，以避免合并左右分辨障碍的患者被误诊。不能正确地说出所有部位名称，提示异常。

⑤模仿动作：要求患者模仿检查者的动作，如触摸下巴、左手、右小腿等。主要注意的是由于不是检查左右分辨障碍，因此患者模仿时即便是镜像反应也并非异常。

### 4.手指失认

手指失认是指在感觉存在的情况下不能按照指令识别自己的手指或其他人的手指，包括不能命名、按照指令指出手指。可以表现为单手失认或双手同时失认。无论患者是左利手还是右利手，损伤均位于左半球顶叶角回或缘上回。常见于脑卒中患者。手指失认较少单独出现，多与失语症或其他认知障碍合并存在。双侧手指失认同时合并左右分辨障碍、失写和失算时成为Gerstmann’s综合征。

#### （1）临床表现

常为双侧性，多见于中间三个手指的命名或指认错误。手指失认一般不影响手的实用性，但严重时则会影响患者手指的灵巧性，进而影响例如系纽扣、鞋带和打字的手指灵巧性活动。

#### （2）评定

①手指图指认：嘱患者将手掌向下放置于桌面上，检查者触及其某一手指后，要求患者从手指图中指出刚刚被触及的手指。要求患者睁眼和闭眼分别指认5次，然后进行比较。闭眼指认错误时需考虑是否有感觉障碍的影响。

②命名指认：检查者说出手指的名称，要求患者分别从自己的手、检查者的手及手指图上指认各10次。

③动作模仿：患者模仿手指动作，如示指弯曲、拇指与中指对指。

④绘图：要求患者画一张手指图，观察各手指排列及分布。

不能对手指进行指认和不能模仿检查者的手指动作，或所画的手指空间排列混乱，均可确定诊断。通过手指图指认可以对失语症和手指失认进行鉴别。

### 5.疾病失认

疾病失认又被称为疾病感缺失，是一种严重的躯体构图障碍，患者否认、忽视或不知道其患侧肢体的存在。损伤部位在非优势半球顶叶缘上回。疾病失认常与单侧忽略同时存在。

#### （1）临床表现

典型患者总是坚持一切正常或否认瘫痪的肢体是自己的，有的患者会说这个肢体有其自己的思想等。疾病失认常常是急性期脑卒中后的短暂性表现，康复期后该症较少见。

#### （2）评定

同患者交谈，观察患者是否意识到瘫痪的存在；对于瘫痪是否漠不关心；患者如何解释胳膊为什么不能动。如果患者否认肢体瘫痪的存在或者编造各种原因来解释肢体为何不能正常活动时，都提示存在疾病失认。

## 视空间关系障碍

视空间分析技能包括图形背景分辨、形状恒常性、空间关系、视觉性闭合、视觉记忆、视觉形象化等。当这些技能因脑损伤而受到损害时，会产生视空间关系障碍。视空间关系障碍包含多种症状，其共同之处在于观察两者之间或自己与两个或两个以上物体之间的空间位置关系上表现出障碍。视空间损害患者不能或非常难确定处在二维和三维空间的物品定位，特别是在判断方向、角度和距离方面。损伤部位主要位于右半球顶叶。依据视知觉技能的损害特征及与日常生活能力的关系，将视空间关系障碍分为图形背景分辨困难、空间定位和空间关系障碍、地形定向障碍、物体恒常性识别障碍及深度与距离判断障碍等。结构性失用和穿衣失用也是空间关系障碍的结果，也将在本节中讨论。

### 1.图形背景分辨困难

图形背景分辨困难是指患者由于不能忽略无关的视觉刺激和选择必要的对象，因而不能从背景中区分出不同的目标图形。

#### （1）临床表现

患者不能从视野范围内不显眼处发现重要或所需的物品。例如不能从衣服上找到扣子、不能在白床单上找到白衬衫、不能在杂乱的抽屉里找到眼镜等。图形背景分辨困难的患者常常很容易分散注意力，常导致注意广度缩短，独立性和安全性下降。

#### （2）评定

①重叠图形辨认：给患者出示一张将3种物品重叠在一起的图片，然后要求患者用手指出或说出所见物品的名称。图片可参考洛文斯顿作业疗法认知成套测验（loeweistein occupational therapy cognitive assessment，LOTCA）检查中“图形重叠识别”一项设置。

②观察日常活动：如在厨房里找出一件用具或未按分类摆放的抽屉中找出勺子、将衬衣按袖子长短分开摆放。

### 2.空间定位障碍

空间定位障碍是指患者不能理解和判断物体和物体之间的方位关系，如上、下、左、右、前、后、内、外、东、南、西、北等。

#### （1）临床表现

患者的功能活动将会受到影响，例如让患者将废纸扔进桌子“下”面的纸篓里，脚放在轮椅的脚踏板“上”，由于缺乏方位概念，患者不知所措。

#### （2）评定

①图片检查：将几张内容相同的图片一字排列在患者面前。每一张图片中都画有两个不同的物品，如一只苹果和一只盒子，但每张图片中苹果相对于盒子的位置均不同，如苹果位于盒子的上方、侧方、前方及盒内、盒外。要求患者描述每一张图片中苹果与盒子之间的位置关系。

②实物定位：将两块积木放在患者面前，要求患者将其中一块积木围绕另一块积木来变换摆放位置，如放在它的前后面或两侧等。

### 3.空间关系障碍

不能判断两物体之间的空间位置关系及物体与自身之间的位置关系时称为空间关系功能障碍。空间关系知觉指对两个或两个以上的物体之间及它们与人体之间的相互位置关系的认识，如距离和相互间角度的知觉建立等。

（1）临床表现

视空间关系障碍可以影响患者的日常生活活动能力。例如患者戴眼镜时上下颠倒，将下列假牙安在口腔内上方；由于不能判断钟表的时针与分针的相对位置关系，因而不能说出正确的时间；由于视空间关系障碍，患者不能列竖式进行算术运算。

（2）评定

①连接点阵图：一张纸的左半边有一个点阵图，各点之间用线连接后形成一个图案。纸的右半边有一个相同图案的点阵图，要求患者用线将点连接成一个和左侧一模一样的图案。

②十字标：在示范卡不同的位置上画有若干个十字标。要求被检查者完全按照示范卡将十字标及其位置在白纸上准确无误地复制出来。

③结构性运用检查：绘画花、表盘等。观察画面的布局、表盘内数字的布局情况。

④ADL检查：在穿衣、梳洗、转移、进食等活动中观察患者取、放物品，身体相应位置的变化等。

不能正确完成上述检查时提示需考虑空间关系障碍。注意需排除单侧忽略、偏盲、手眼协调性差及持续状态等。

### 4.地形定向障碍

地形定向障碍是指患者不能理解和记住两地之间的关系，在形成空间地图并利用它去发现到达目的地的路线或解决有关地形问题上出现的种种错误。较少独立存在，常合并空间关系综合征的其他问题。神经心理机制尚未确定。

（1）临床表现

患者无论使用地图还是不使用地图均无法从一地走到另一地。患者不能描述所熟悉的路线或环境特征，有些患者也不能识别路标。找不到回家的路，在熟悉的环境中迷路，严重时，即便在家里也找不到自己的房间。

（2）评定

将一张所在城市的交通地图展开放在患者面前，检查者指出当前所在地点，嘱患者从该点出发找出其回家的路线。即便患者能画或能描述，却不能按路线图所描述的行走，不能完成者亦提示异常。

### 5.形态恒常性识别障碍

患者不能鉴别形状相似的物体，或者不能识别放置于非常规角度的物品，损伤部位多在右半球顶—颞—枕区（后部联合区）。

（1）临床表现

当物品放在非常规角度时，患者不易识别。患者在生活中会将笔和牙刷、手杖和拐杖等物品相互混淆。

（2）评定

将物品非常规摆放，如反放手表，或将形状相似、大小不同的几种物品混放在一起，要求患者一一辨认。每一物品从不同角度呈现若干次（上下、正反颠倒）。需与视觉性物体失认相鉴别。也可利用洛文斯顿作业疗法认知成套测验中的“物品一致性识别”一项来对物体恒常性进行测验。

### 6.距离与深度知觉障碍

存在距离与深度知觉障碍的患者在对物体的距离及深度的判断上常常有误。病灶位于大脑右半球枕叶。

（1）临床表现

因不能准确判断距离可能会撞到不该撞到的地方；或在伸手取物时，由于不能准确地判断物品的位置，或未达物体而抓空，或伸手过远将物品碰倒；吃饭时因低估实际距离而取不到饭菜或不能将饭菜送进口中等。

（2）评定

①距离知觉：让患者将摆放在桌子上的一件物品拿起来；或将物品悬吊在患者面前让其抓取。伸手过近或过远而未抓到提示异常。

②深度知觉：令患者倒一杯水，观察水是否从杯中溢出。

### 7.结构性失用

结构性失用是指组合或构成活动障碍。当一项作业需要将各个部分以一定的空间关系组合而成为一个整体结构时，患有结构性失用的患者就会感到困难，这是因为结构性失用患者丧失对任务的空间分析能力，不理解部分与整体的关系。左右脑顶叶损伤均可引起结构性失用。右脑损伤所致的结构性失用被认为是视空间知觉障碍的结果，左脑损伤所致的结构性失用是执行或概念障碍的结果。

（1）临床表现

患者不能自发地或根据指令用图画、积木或其他零件、物品制作或组装出二维或三维结构。患者虽然认识每一部件，却不能将他们正确地组合在一起。日常生活中患者很难完成摆放餐具、穿衣、组装家具、手工艺品或画一座房子的布局等。

（2）评定

①复制几何图形：复杂的二维平面几何图形如简易精神状态检查量表中的两个相互交叉重叠的五边形或者洛文斯顿作业疗法认知成套测验的复制复杂图形。复制三维几何图形如长方体、立方体。

②复制图画：要求患者摹画房子、花、钟面。

③拼图：出示所拼图案，图案不宜过于复杂。

④功能性活动：采用立体拼插、组装玩具进行实物组装。通过穿衣、做饭、剪裁、组装家具等活动观察。

所绘图画无缺失或多余的线条，空间排列正确者正常。注意排除手功能失调、失用症所产生的影响。洛文斯顿作业疗法认知成套测验（LOTCA）中包含了复制图形、复制图画、拼图、木块设计等。

### 8.穿衣失用

穿衣失用是指患者辨认不清衣服的上下、前后、里外，导致患者不能自己穿衣服。穿衣失用属于视空间关系障碍，因而穿衣失用可以是结构性失用、躯体构图障碍或单侧忽略的结果。损伤部位多见于大脑右半球顶叶或枕叶。

#### （1）临床表现

穿衣失用依据损伤原因不同，表现也不同。

①视空间关系障碍患者：不能区别衣服的前后、里外，所以患者常常里外反穿，找不到袖子、扣眼、领口，两条腿同时穿进一条裤腿中，纽扣错位。

②躯体失认患者：将上衣当裤子穿。

③单侧忽略患者：常常忽略穿左半边的衣服。

#### （2）评定

通过让患者穿脱衣服，观察其动作表现是否有上述情况出现。当上述情况并不是因肢体功能障碍所致，提示因考虑穿衣失用的存在。

（李 敏）

## 参考文献

1. 彭聃龄 . 普通心理学 .4 版 . 北京：北京师范大学出版社，2012.
2. 王玉龙，郭铁成 . 康复功能评定学 . 北京：人民卫生出版社，2008.
3. 王玉龙，高晓平，张秀花 . 康复功能评定学 .2 版 . 北京：人民卫生出版社，2013.
4. 恽晓平 . 康复疗法评定学 . 北京：华夏出版社，2014.
5. 郭起浩，洪震 . 神经心理评估 .2 版 . 上海：上海科学技术出版社，2016.
6. 张津津，逯志杰，高艳杰，等 . 临床记忆量表的应用 . 医学理论与实践，2017，30（17）：2543-2546.
7. 庞伟，蒋与刚，陈天勇，等 .《瑞文标准推理测验》量表在老年人群认知衰退筛查中的应用 . 中国老年学杂志，2008，28（9）：906-907.
8. 单春雷 . 失认症的评定和治疗 . 首届实用康复医学论坛，2006.
9.WHEATON LA，HALLETT M. Ideomotor apraxia： A review.J Neurol Sci，2007，260（1-2）：1-10.

# 第十三章

# 心理评定

## 第一节 概述

### 心理测量的历史

心理测验的产生是社会的需要。心理测验运动的发起者是英国的心理学家高尔顿，他设计了许多简单的测验，如判断线条长短与物体轻重等。他还是应用等级评定量表、问卷法及自由联想法的先驱。美国心理学家卡特尔在1890年出版的《心理测验与测量》中首次使用了“心理测验”一词。1905年法国心理学家比奈及其助手西蒙发表的《诊断异常儿童智力的新方法》一文中推出了世界首个智力测验，即《比奈—西蒙量表》。1908年他们对该量表做了修订，采用智力年龄计算成绩，并建立了常模。

### 心理测验的性质

#### 1.心理测验的定义

美国心理学家布朗认为：心理测验就是“测量一个行为样本的系统程序”。心理测验是一种科学化的工具或手段，通过对少数有代表性的人的行为进行观察，从而对人的所有心理特点进行推论和量化分析。

#### 2.心理测验的性质

心理测验具有以下特征。

（1）间接性

心理测验并不能直接对内在的心理活动进行测量，而是通过外显的行为表现来进行推论，因此具有间接性。

（2）相对性

心理测验是将个体放在其所在群体中进行相对性的比较，是个体在团体中所处位置的表现，是一个相对的标准。

（3）客观性

客观性是一切测量的基本要求。虽然心理测验是通过外在表现来推断内在特征，受到很多因素的影响，但所测量的这些外在特征是客观存在的。心理测验量表在编制、施测、评分和解释方面都有一套严格的程序，无关变量的影响受到了尽可能地控制。

### 3.心理测验的种类

根据标准和目的的不同，我们可以对心理测验进行分类。

（1）根据功能的不同可以分为能力测验、成就测验和人格测验。

（2）根据对象的不同可以分为个别测验和团体测验。

（3）根据目的的不同可以分为：①描述性测验：目的在于描述个人或团体的能力和人格特征。②诊断性测验：目的在于对个人的某些行为问题加以诊断。③预示性测验：目的在于对个体未来的表现和发展水平进行评估。

（4）根据方式的不同可以分为操作测验、口头测验、纸笔测验和电脑测验。

（5）根据要求的不同可以分为最高作为测验和典型作为测验。

（6）根据性质的不同可以分为投射性测验和构造性测验。

（7）根据应用的不同可以分为教育测验、临床测验和职业测验。

### 4.临床心理测验的使用选择

临床心理测验的选择必须根据测验的目的选择适当的测验工具，主要用于医务部门。除专门用于临床评估的测验外，一些人格测验和能力测验也常被使用。其主要用途包括：

（1）在临床诊断中，借助测验评估患者的精神症状和心理问题及其严重程度。

（2）根据心理治疗的需要，治疗师可通过心理测评较为快速地对患者的情绪、行为模式和人格特点进行了解，作为评估及治疗方案制定的依据材料。

## 心理测评量表的编制

心理测验量表的编制，首先要确定测验的目的，根据目的设计测试项目，再进行项目的试测和分析，然后对各条目进行合成，对初稿进行预试测，根据测试结果的分析进一步调整结构和条目，最后在大样本中确定信度和效度，对量表进行标准化并编写测验手册。

## 信度、效度

对于心理测验而言，信度和效度是其质量高低的评估标准，信度和效度越高则测验的质量越好。

### 1.信度（reliability）

信度是指测验结果的稳定性或可靠性，即同一测验反复施测结果的一致性指标。既可以是不同样本的同时评定，也可以是同一样本在一定间隔时间后的重复评定。简单来说，信度就是指测量所使用工具不会因施测因素的变化而改变。例如，如果不同的人在阅读测验题目的时候会产生较大的歧义，那么信度必然会受到影响。

### 2.效度（validity）

测验的效度是指测验工具的有效性，即测验实现其测量目标的程度，即在多大程度上能够准确评估出想要测量的内容，如智力量表的得分在多大程度上能够代表被试者的智力水平；情绪量表是否能体现出个体情绪的波动。

### 3.信度和效度的关系

测验的信度是效度的基础，一个工具只有足够稳定才能谈得上是否有效。也就是说，信度高的测验不一定有好的效度，但有效的测验则必然是可靠的。举例来说，如果我们用卷尺测量头围来代表个体的智力水平，卷尺本身的信度是非常高的，但用头围表示智力水平的准确有效性却较低。

（洪 晔 施红梅）

# 第二节 工伤康复患者常用的几种临床心理测评量表

## 智力测验

### 1.智力的概念

智力是一个人心理能量的总和，此项能量能够使个体有目的地行动，使个体的思想有条理，并且能够对自身的环境做出有效地适应。人的智力主要包括四种能力：

（1）接受能力：从外界获得信息的能力；

（2）记忆能力：将获得的信息进行储存并在需要时进行回忆的能力；

（3）思维能力：对信息进行整合和使用的能力；

（4）表达能力：把经过内在信息表述出来的能力。

### 2.智力测验的发展

从 1895 年比奈和西蒙发表第一个智力测验量表到现在，智力测验的历史已有一百多年，它的发展大致可以分为以下几个阶段。

#### （1）第一个阶段：高尔顿和生理计量法

高尔顿是测验运动的先驱，他以感觉的敏锐度为指标来测量个体的智力水平，包括比较线段的长短、物体的轻重、声音的强弱等。

#### （2）第二个阶段：比奈的智力年龄

比奈和西蒙在1905年发布了第一个以心理特质为取向的智力测验《比奈 — 西蒙量表》。他们认为智力由各种高级心智活动所组成，于是采用语言、数学、知识等题目来测量智力。在1908年对量表进行修订的时候，首次将智力年龄作为儿童智力发展水平的指标。

#### （3）第三个阶段：推孟的比率智商

1916年，美国斯坦福大学的推孟对《斯坦福—比奈智力量表》进行了修订，并首先采用智力商数，即智力年龄除以生理年龄的数值，作为智力发展水平的指标。

（4）第四个阶段：韦克斯勒与离差智商

1949年，韦克斯勒发现，随着年龄的增长，智力水平的提高和生理年龄的增长并不完全同步，如果仍然采用智力商数来代表智力水平的话，就会出现个体的智力水平与智商不相符的状况。所以在编制韦氏儿童智力量表时，韦克斯勒采用了更为准确的离差智商。离差智商是以统计学为基础，将个体的智力测验与同年龄组的常模进行比较，得到个体在常模中的相对位置，从而代表其智力水平的一个相对分数。

（5）第五个阶段：皮亚杰的认知发展测验

儿童心理学家皮亚杰将智力发展的维度从量的变化，拓展到质的变化。他根据个体从婴儿期到青年期的发展，将智力的发展分为四个阶段，即感觉运动阶段、前运算阶段、具体运算阶段和形式运算阶段；并以此为基础编制了智力测验量表。

（6）第六个阶段：斯腾伯格与智力三元论

斯腾伯格是一名美国心理学家，他以认知心理学为基础，将个体智力上的差异归于不同个体对情境中的刺激信息存在着不同的处理方式。他认为智力有三个成分，包括组合性智力、经验性智力和实用性智力。

### 3.常用的智力测验量表

（1）韦氏智力量表（Wechsler Intelligence Scale，WIS）

该量表由美国心理学家韦克斯勒编制修订，是全世界范围内应用最为广泛的一种智力测验量表，其适用年龄从学龄初期的儿童一直到成年人。韦氏智力量表有两个分量表，为言语测验和操作测验，每个分量表包括不同的项目，可分别测出个体的言语智商和操作智商，以及全量表智商，见表13-1。

表13-1 韦氏成人智力量表（wechsler adult intelligence scale，WAIS-RC）各分测验的项目名称

| 测验方式 | 测验项目 | 测定能力 |
|---|---|---|
| 言语测验 | 知识测验 | 知识量、长时记忆 |
| | 领悟测验 | 社会适应度、判断能力 |
| | 算术测验 | 数的概念、注意力等 |
| | 相似性测验 | 抽象和概括能力 |
| | 数字广度测验 | 瞬时记忆、注意力 |
| | 词汇测验 | 词汇理解力、表达能力 |
| 操作测验 | 数字符号测验 | 注意集中能力、视-运动能力 |
| | 图画填充测验 | 视觉的辨别能力、认知能力 |
| | 木块图案测验 | 空间关系、视觉结构分析 |
| | 图片排列测验 | 逻辑联想、思维的灵活性 |
| | 图形拼凑测验 | 部分与整体关系能力、想象力、手眼协调能力 |

韦氏量表的智商得分能够反映个体的智力水平在常模中的位置，结果判断：69分以下属于智力缺陷，70～79分属于边缘水平，80～89分为中下水平，90～109分为中等水平，110～119分为中上水平，120分以上为智力水平超常。通过对量表中各分项得分进行分析，还可以看出个体在不同智力元素上的水平差异。

（2）简明精神状态检查表

简明精神状态检查表是Folstein于1975年编制的，是目前最具影响力的认知缺损筛查的工具之

一。该量表较为短小，操作简便，共含有19个项目，分值为0～30。经标准化，该量表得分的分界值为24分，24分以上无认知缺损，18～24分为轻度认知缺损，16～17分为中度认知缺损，小于或等于15分为重度认知缺损。

我国在对MMSE进行本土化修订的过程中，按教育程度对分界值进行了划分：文盲组为17分；小学文化组为20分；中学或以上文化组为24分。

**（3）瑞文标准推理测验（raven’s standard progressive matrices，SPM）**

瑞文标准推理测验是由英国心理学家瑞文（J. C.Raven）于1938年编制而成。其特点是脱离了语言和文字的限制，采用非言语的图形作为智力测验的项目。在SPM测验中，被试者的主要任务需要根据题干中所给出的大图形或图案的规律，在备选的小图形中选出一个相匹配的答案。瑞文标准推理测验的优势包括适用的年龄范围较广，且不受文化、种族和语言的限制。

## 情绪评定

### 1.概述

情绪是一种心理活动，是个体对客观事物的态度体验及相应的行为反应。情绪受到个体的愿望和需要的影响。当个体的愿望和需要与客观事物相一致，个别便会产生积极的情绪；反之，则产生消极的情绪。

情绪包括3种成分，分别为主观体验、外部表现和生理唤醒。对于个体来说，情绪还具备不同的功能，如动机功能、信号功能、组织功能和适应功能。根据状态的不同，情绪又可分为应激、激情和心境3种类型。

### 2.常用的情绪测量工具

**（1）抑郁评定量表**

常用的抑郁评定量表有以下几种。

①Beck抑郁问卷（beck depression inventory，BDI）：是常用的抑郁自评量表，由Beck在1967年编制，适用于评估成年人的抑郁水平。

该量表共有21个条目，每个条目代表一个“症状 — 态度类表”，分别为心情、悲观、失败感、不满、有罪感、惩罚感、自厌、自责、自杀意向、痛哭、易激惹、社会退缩、犹豫、体象歪曲、活动受限制、睡眠障碍、疲劳、食欲下降、体重减轻、有关躯体的先占观念与性欲减退。各条目按0～3分进行4级评分，总分0～63分。

问卷得分能够反应个体抑郁情绪的严重程度。5分以下为无抑郁或抑郁极轻微；5～13分为轻度抑郁；14～20分为中度抑郁；大于等于21分为重度抑郁。

②抑郁自评量表（self-rating depression scale，SDS）：由Zung于1965年编制的，SDS属于自评量表，广泛应用于临床和科研，可评估患者抑郁的轻重程度及其随时间的变化。

SDS 量表条目由20个陈述句组成，每个陈述句以第一人称描述了一个与抑郁相关的症状，患者按照自己近一周以来该症状出现的严重程度进行1～4级的评分，总分为20～80分。最后根据得分，计算出患者的抑郁指数，指数范围为0.25～1.0；其中0.5以下为无抑郁，0.5～0.59为轻度抑郁，0.6～0.69为中度抑郁，0.7以上为重度抑郁。

③汉密尔顿抑郁量表（Hamilton depression scale，HAMD）：该量表由汉密尔顿于1960年编制而成，适用于有抑郁症状的成年人，与前两个量表不同，汉密尔顿抑郁量表需要由受过专门培训的精神科医生进行的他评量表。国内常用的HAMD为24项的版本，施测者根据患者的状况对每个项目0～4分进行五级评分，总分超过20分为轻度或中度抑郁，超过35分为重度抑郁。

**（2）焦虑评定量表**

①焦虑自评量表（self-rating anxiety scale，SAS）：与SDS一样，SAS也是由Zung于1971年编制，在临床中，二者常联合。SAS的量表结构和评定方法与SDS类似。共有20个描述焦虑的项目，由患者根据自己的状况进行打分。将总分乘以1.25后取整数，可得出SAS的标准分，标准分50～60分为轻度焦虑，61～70分为中度焦虑，70分以上为重度焦虑。

②汉密尔顿焦虑量表（Hamilton anxiety scale，HAMA）：汉密尔顿焦虑量表与汉密尔顿抑郁量表均由汉密尔顿于1959年编制，二者的性质、结构和评分标准相似。在精神科临床工作中，二者常联合使用，以评定患者的情绪状态。同HAMD相同，HAMA也是他评量表；各分项为0～4分五级，由专业人士根据患者在临床访谈中的表现进行评分。总分小于7分为无焦虑症状，大于14分为存在肯定的焦虑症状，大于21分为存在明显焦虑，大于29分为严重焦虑。

## 人格测验

### 1.人格的定义

人格具有丰富的内涵，是构成个体思想、情感及行为的特有模式，包含了一个人区别于他人的稳定而统一的心理品质。人格的特点是独特性、稳定性、统合性和功能性，由很多成分所构成，包括气质、性格、认知风格、自我调控等。

### 2.人格测验

人格的差异很大，评定的方法很多。从心理测验技术的角度来看，常见的人格测验方法包括观察、访谈和量表。在对心理问题的发生、发展、康复、转归等进行分析研究的过程中，我们会发现个体的心理问题除了受到当前环境和事件的影响之外，还与其人格特征有着密切的联系。因此，在临床工作中，对康复患者的人格进行评估能够帮助医护人员更好地了解其心理状态，进而制定个性化的康复计划，并能在必要时开展适当的心理辅导或心理治疗。

### 3.人格测验的分类

人格测验常分为以下四类。

**（1）自评测验**

自评量表是指在专业的辅助下，由患者本人独立完成的测验，多通过阅读和回答问题的方式进行。此类测验较为简易，适合于大样本的施测和数据采集分析。

**（2）投射测验**

投射测验采用的是含义不明确或模糊的测验材料，接受测验者在施测人员的引导下对测验材料进行解读。通过对表达内容进行进一步的分析，可以反映出该被试者的心理特征和人格特点。从诞生之日起，投射测验的有效性和准确性就存在着争议，难以大样本的施测和量化研究。

（3）情境测验

情景测验是让被试者进入特定的情境中，由施测者对其行为反应进行观察，从而对其人格特点进行分析。

（4）自我概念测验

“自我概念”是“自我论”的核心概念。在测量自我概念时，需要了解个人对自己的看法，还要了解“自我概念”和“自尊”的程度，对“现实我”“社会我”及“理想我”之间的关系进行比较。目前常用的方法有：形容词列表法和Q分类法。

### 4.常用的人格测验量表

（1）明尼苏达多相人格测验（Minnesota multiphasic personality inventory，MMPI）

明尼苏达多相人格调查表是1940年美国明尼苏达大学教授哈萨威（S.R.Hawthaway）和麦金利（T.C.Mackinley）编制的，之后在世界范围内得到了广泛的应用。该量表已经在中国进行了本土化的修订，修订者为中国科学研究所的宋维真等。拥有中国的常模并在临床评估中获得使用。

MMPI为自评量表，一共有566个题目，分为10个临床量表和4个效度量表（表13-2）。患者阅读题干后，根据自己的情况做出是或否的迫选。MMPI所评估的范畴非常广泛，所需要的测试时间相对较长，临床上常使用399个题目的简版。

表13-2 明尼苏达多相个性调查表（MMPI）

| 分量表 | | 缩写 | 说明 |
|---|---|---|---|
| 临床量表 | 疑病 | HS | 高分表示对健康和身体过分关心 |
| | 抑郁 | D | 高分表示有抑郁心情 |
| | 癔症 | Hy | 检出转换性症状 |
| | 病态人格 | Pd | 经典的病态人格，不合群、不守规矩和家庭冲突 |
| | 性别化 | Mf | 男性高分表示高智力，女性化趋势；女性高分表示有男子气，粗鲁、好攻击 |
| | 偏执 | Pa | 高分表示敌意、多疑、攻击性强、敏感、孤独 |
| | 精神衰弱 | Pt | 高分提示强迫症状、紧张、焦虑、恐怖、自责 |
| | 精神分裂 | Sc | 高分表示古怪、思想混乱、分裂样生活方式、退缩、判断力差、缺乏自知力 |
| | 轻躁狂 | Ma | 高分表示易兴奋、活动过多、善交际、性格外露、易冲动、精力充沛、乐观、轻浮、易怒 |
| | 社会内向 | Si | 表示内向、害羞、胆小、退缩、不善交际、屈从、懒散 |
| 效度量表 | 疑问分数 | Q | |
| | 说谎分数 | L | |
| | 诈病分数 | F | |
| | 校正分数 | K | |

注：根据被试者的选择，可计算出原始分，然后通过不同的常模转换为T分数。某一分量表的T值大于70，则表明被试者在该项目上存在异常。除了单项的评估，MMPI还能够根据异常项目的不同组合形式对被试者的心理状态进行综合解释。MMPI适用于16岁以上、小学以上文化程度的成年人。

（2）艾森克人格问卷（Eysenck Personality Questionnaire，EPQ）

艾森克人格问卷由英国心理学家Eysenck教授于1952年编制，分成人版和儿童版，前者适用于

16岁以上的成人，后者适用于7～15岁的儿童。原量表成人有101题，儿童有97题，中国修订版成人和儿童均为88题，均包括四个分量表（表13-3）。

表13-3 艾森克人格问卷

| 量表名称 | 说明 | 量表名称 | 说明 |
|---|---|---|---|
| E量表：内向—外向 | 高分：外向性格，爱交际、易兴奋，渴望刺激与冒险<br>低分：内向性格，好静少动，不善交际，生活有序 | P量表：精神质 | 高分：性格孤僻，不关心他人，难以适应环境，对别人怀有敌意<br>低分：易于接近，善与别人相处，适应性较强 |
| N量表：神经质 | 高分：情绪不稳，焦虑，抑郁，反应强烈<br>低分：情绪稳定，性格温和，富于理性，善于控制自己 | L量表：掩饰分 | 高分：有掩饰或较老练成熟，结果可能不可靠<br>低分：反应较为诚实可信 |

注：该问卷要求受试者根据题目的描述是否符合自己进行“是”或“否”的选择，每题1分。之后将四个量表的粗分按性别、年龄等不同的常模转换成T分数。各量表T分：43.3～56.7分，表明被试者在该特质上属于中间型；38.5～43.3分或56.7～61.5分以上，表明被试者在该特质上属于倾向型，38.5分以下或61.5分以上，表明被试者在该特质上属于典型。

## 临床神经心理学测验

### 1.神经心理学的定义

神经心理学是医学和心理学的交叉学科，是从神经科学的视角来对心理学问题进行研究。该学科认为，大脑是心理活动的物质基础，因此可通过神经科学来对外显的心理行为进行研究。

### 2.神经心理学评定

神经心理学评定是在对人类行为表现进行系统分析的基础上，得出正常情况下人类的神经心理表现，从而在脑功能出现异常时能够进行辨别诊断的系统性方法。神经心理测评的目的是为了检测患者是否存在脑的器质性病变、病变的定位和定性，以及病变造成的认知功能障碍的性质和程度。

在临床实践中，神经心理学评定的内容主要有3个方面：①临床高级神经功能评定，即评估患者精神活动的一般情况，偏侧优势，确定有无合并性障碍；②确定临床适应证和损伤定位；③病因诊断。

### 3.常用神经心理学测验

神经心理学测验的形式有单项测验，也有成套测验。单项测验针对的是某一种神经心理功能，通常较为简单易行；成套测验较为复杂，通常包括多种形式，能同时评定多种神经心理功能。

#### （1）H-R成套神经心理测验

该测验由美国的Halstead和Reitan设计并修订。湖南医科大学对该量表进行了本土化修订，分为幼儿式、少儿式和成人式，分别适用于5～8岁、9～14岁和15岁以上的患者。

修订H-R成人神经心理成套测验共包含10个分测验（表13-4），每个测验的目的、工具和实施方法都有所不同。根据各分测验的划界分，可以确定患者的得分处于正常范围。通过将异常测验分数转换为损伤指数可判断患者有无脑损伤及损伤的严重程度（表13-5）。之后，在临床上可结合智力、记忆力、感知能力、语言能力等检查结果，对患者做出定性定位的诊断。

表13-4 修订H-R成人神经心理成套测验

| 分测验项目 | 测验目的 |
| --- | --- |
| 1.优势侧 | 测定大脑的优势半球 |
| 2.失语甄别 | 甄别有无失语及失语性质 |
| 3.握力 | 测定双上肢的运动力 |
| 4.连线 | 测定观察数字记忆，视觉空间功能，数序与字序两系统的交替传递功能 |
| 5.触摸操作 | 测定触觉运动、空间知觉、触觉形状记忆和位置记忆功能 |
| 6.节律 | 测定区别节律的能力 |
| 7.手指敲击 | 测定两手的精细运动能力 |
| 8.语言感知 | 测定语音辨认和字的匹配能力 |
| 9.范畴 | 测定思维的抽象和概括能力 |
| 10.感知觉 | 测定有无感知觉缺失 |

表13-5 损伤指数DQ与脑损伤程度

| 变量异常数 | DQ范围 | 脑损伤程度 |
| --- | --- | --- |
| 1 | 0～0.14 | 正常 |
| 2 | 0.15～0.29 | 边界 |
| 3 | 0.30～0.43 | 轻度脑损伤 |
| 4 | 0.44～0.57 | 中度脑损伤 |
| 5 | 0.58 | 重度脑损伤 |

（2）韦氏记忆量表

韦氏记忆量表主要用来评估患者的记忆能力，有助于对器质性和功能性的记忆障碍进行诊断。该量表将记忆能力分为长期记忆、短时记忆和瞬时记忆，分为10个分测验，包括经历、定向、计数、再认、记图、再生、联想、触摸测验、理解和背数。通过对原始分进行转换，可得出记忆商，记忆商的平均值为100，标准差为15。

（3）本顿视觉保持测验（benton visual retention test，BVRT）

本顿视觉保持测验是一个单项神经心理测验，由美国学者本顿于1955年编织而成，主要用于对知觉、视觉记忆和视觉空间结构能力的评估。测验材料为10张绘有图形的卡片。施测者向患者呈现这些图卡，然后令其默画下来。然后，根据回忆数量和临摹质量评估其记忆和空间结构功能。

## 应激相关障碍的测量

### 1.临床医师用创伤后应激障碍诊断量表

临床医师用PTSD诊断量表（Clinician-administered PTSD scale，CAPS）是对患者可能存在的创伤后应激障碍进行结构化访谈评估的“黄金标准”。其优点包括标准化的提示问题，对外显行为的评定，既评估症状的强度也评估症状的频率。它对当前（1个月之内）和毕生（最糟糕的）PTSD进行了区分和持续的评定。除了PTSD临床诊断的17个条目之外，CAPS的评估内容还包括了创伤对患者社会和职业功能的损害、症状的改善、总体反应的有效性、总体PTSD症状的严重性及内疚和解离的条目。

### 2.急性应激障碍访谈

急性应激障碍访谈量表（acute stress disoroder interriew，ASDI）用于对急性应激障碍进行诊断。量表包括19个题目，评估内容涵盖了解离、再体验、努力回避和高唤醒症状。该量表具有较好的信效度，施测时间较短。

### 3.严重应激障碍的结构性访谈

严重应激障碍的结构性访谈是一种用于评估PTSD的结构性访谈。共有45 个题项，测量了6个症状群：情感紊乱、躯体化、注意和意识的改变、自我知觉、与他人的关系、意义系统。题目包括了明确具体的行为特征，较容易实施。

## 其他常见临床心理评估量表

### 1.症状自评量表（symptom checklist-90，SCL-90）

症状自评量表由DerogatislR编制（1975年），此表由90个项目组成，内容涵盖了较为广泛的精神病症状，包括思维、情感、行为、人际关系、生活习惯等。患者根据近一周的情况对各项条目进行5级评分。根据量表得分计算出9个因子的因子分。这9个因子分别为躯体化、强迫症状、人际关系敏感、抑郁、焦虑、敌对、恐怖、偏执和精神病性。因子分大于2时，提示超出正常范围。

### 2.残疾评定量表（WHO disability assessment schedule 2.0，WHO-DAS 2.0）

残疾评定量表是世界卫生组织在2001年根据ICF的分类结构和内容，开发的整体功能评估工具，主要用于对残疾相关生活质量进行评定。在WHO的努力下，该评估工具经过大量的国际化研究，建立了多个语种的版本，包括中文版。该量表共有36个测试项目，分为6个维度，包括认知、活动性、自理、与他人相处、与生活相关的各项活动和社会参与，能够对功能障碍者的整体功能进行综合性评估。

（施红梅 洪 晔）

## 参考文献

1. 彭聃龄，普通心理学（修订版）. 北京：北京师范大学出版社，2008：364-461.
2. 戴海崎，张锋，陈雪枫. 心理与教育测量. 广州：暨南大学出版社，2008：187-259.
3. 林崇德，王登峰. 临床心理学. 北京：人民教育出版社，2008：90-133.
4. 董奇. 心理与教育研究方法. 北京：北京师范大学出版社，2008：201-219.
5. 全国卫生专业技术资格考试专家委员会. 心理治疗学. 北京：人民卫生出版社，2007：156-188.
6. 沈渔邨. 精神病学. 北京：人民卫生出版社，2009：238-280.

# 第十四章

# 言语与吞咽功能评定

言语（speech）和语言（language）是两个不同的概念。在人们的日常生活中常常混用。语言是通过应用符号达到交流的能力，这些符号包括口头的、书面的及手势、表情和手语。言语是声音语言（口语）形成的机械过程。为使口语表达声音响亮、发音清楚，需要有与言语有关的神经、肌肉参与活动。

大脑是语言的重要基础，大脑损伤必将影响语言行为，会产生不同类型的语言功能障碍。失语症是常见的语言障碍，构音障碍和吞咽障碍是最常见的言语障碍。 因此，本章主要介绍有关失语症、构音障碍的评定方法。

## 第一节 失语症评定

失语症是言语获得后的障碍，是由于大脑损伤引起的言语功能受损或丧失，常常表现为听、说、读、写、计算方面的障碍。失语症多是脑血管病、颅内感染、脑肿瘤、脑外伤等原因造成。成人和儿童都可发生。

### 失语症的言语症状

#### 1.听理解障碍

听理解障碍是失语症患者最常见的症状，是指患者对口语的语言理解能力降低或丧失。包括以下几种情况。

**（1）语音辨析障碍**

语音辨析障碍是语音认知方面的障碍。患者经纯音听力检查听力正常或仅有语音频率外的高频听力减弱，但在与他人对话时，患者对听到的声音不能辨识，通常给人一种耳朵听不到声音的感觉，患者会经常出现反问的现象，即使多次重复后，也表示只能听懂一部分，出现误听、错听、漏听的现象，严重障碍者为纯词聋（pure word deafness）。

**（2）意义理解障碍**

此种现象在失语症最多见，患者能准确辨识语音，但存在反复的音义连续中断所致部分或全部不能理解词意。常见于以下几种情况：①极重症、重症的患者，对日常生活出现的最常用物品名称、简单的问候语也不能理解；②中等程度的患者常常可理解常用的名词，对不经常使用的词理解有困难，或者对名词的理解无困难，但对动词往往不能理解；③轻症患者在句子较长时、内容和语法结构复杂时则会出现不能完全理解。

### 2.口语表达障碍

语言治疗师一般根据患者口语交谈的特点，将患者的口语表达分为流利型和非流利型两种，其鉴别见表14-1。

**表14-1 失语症流利型与非流利型的鉴别**

| 项目 | 流利型 | 非流利型 |
|---|---|---|
| 内容 | 空洞，缺乏实词，虚词多 | 仅有实词，突出名词 |
| 错语 | 常见 | 少见 |
| 语法 | 完整，但无序 | 不完整 |
| 持续言语 | 少见 | 常见 |
| 语句长度 | 正常（每句>5字词） | 短，电报式（每句<4字词） |
| 言语艰难性 | 不费力，正常 | 费力 |
| 言语速度 | 正常或稍快（>80字词/min） | 缓慢（0～40字词/min） |
| 词中断 | 少 | 常出现 |
| 发音 | 正常 | 障碍 |
| 韵律 | 正常或接近正常 | 异常，变化少 |

口语表达形式多种多样，包括独白、对白、呼名、复述等。包括以下几种情况。

（1）找词（word finding）困难

找词困难指患者在谈话过程中出现想说出恰当的词有困难或不能。当患者找不到恰当的词语，则会用其他话语来解释，会出现大量的描述性、说明性的语言，这种用累赘的话语来描述他们想要说的意思称为迂回（circumlocution）现象。当面对物品或图片时，说不出名称或图片的名词即为命名障碍。

（2）发音障碍

失语症的发音障碍与言语有关的周围神经肌肉损伤时构音障碍的发音障碍不同，这种发音错误往往多变，临床上多用言语失用所致。重度时仅见发声，在中度时可有随意说话与其有意表达的分离现象，即刻意表达明显不如随便说出，模仿性发音不如自主发音，且语音错误常会表现为不一致，有时会出现四声错误及韵律失调。

（3）说话费力

常与发音障碍有关，患者多表现为说话时语速慢，言语不流利，常常伴有叹气、皱眉等面部表情和身体姿势费力的表现。

（4）错语（paraphasia）

错语是指患者讲出的话经常不是自己心中所想的，常出现一些不正确词语的替代，多是一些不符合语法结构和语音规则顺序的音节、单词或句子。常见的有三种错语，包括语音性错语、语义性错语和新语（nologism）。语音性错语是指音素之间的置换，如把“小桥”说成“小jiao”；语义性错语是指词与词之间的置换，如把“筷子”说成“盘子”；新语是常用无意义词或新创造的词来代替说不出的词，如将“锤子”说成“听子”。

（5）杂乱语（jargon）

杂乱语指在口语表达时，出现大量的错语混杂新词，因缺乏实意词，让听者不明其意。故也称奇特语。

（6）语法障碍

语法障碍指患者不能将字词按照语法规则有目的、有组织地连接在一起。主要分为失语法和错语法两种语法障碍。失语法是指表达时多把名词、动词罗列出来，缺乏语法结构，不能完整的表达意思，类似电报文体，故称为电报式语言。错语法是指句子中的实义词、虚词等均存在，但是出现用词错误，句子结构与关系紊乱的现象。

（7）刻板语

为固定、重复、非随意表达的惰性言语，如“啊、嗯、啊、嗯”等语言，即便是极重度、重度失语症的患者语言功能完全丧失也可能保留。

（8）言语的持续现象

在口语表达时持续重复同样的词或短语，特别是在找不到恰当的表达方式时出现。如有的患者在图片已经更换了，还在重复之前的内容。

（9）复述

在要求患者重复治疗者说的词语或句子时，患者不能准确的复述出相关的内容，完全性失语的患者表现为几乎不能复述或者只能发出刻板性言语，或者哑，或者无反应。有少数患者会出现机械地、强制性地复述检查者说的话语，称为模仿言语（echolalia）。如检查者问：“你叫什么名字？”患者会重复：“你叫什么名字？”

### 3.阅读障碍

因大脑功能病变所致阅读能力受损称失读症。阅读能力包括朗读能力和文字的理解能力，这两种可以出现分离现象。

（1）形、音、义失读

患者对于文字既不能朗读，也不能正确理解文字的意义，表现为词与图的匹配出现错误，或者完全不能完成词与图或词与实物配对。

（2）形、音失读

患者表现为不能对文字进行朗读，但可以理解文字的意义，可以完成字词与图或字词与实物配对。

（3）形、义失读

患者表现为可以正确朗读文字，但不能理解文字的意义。

### 4.书写障碍

书写的形式及内容有多种，包括自发书写、序列性书写、抄写、听写及叙述书写等。其障碍有以下几种形式。

（1）完全性书写障碍

患者对于文字出现抄写不能，或无字形。见于完全性失语。

（2）构字障碍

患者在书写时出现笔画的缺漏或添加的现象。

（3）书写惰性现象

患者写出一字词后，再写其他字词时，仍不停地写前面的字词，与持续性言语相似。

（4）“象形写字”

患者写字时出现以画图代替写字。

（5）写字过多

类似口语表达中的言语过多，患者在书写中混杂一些无关字、词或造句的现象。

（6）错语书写

患者在书写时出现不正确的字词代替，见于错语。

（7）错误语法

书写句子出现语法错误，常与口语中的语法错误基本相同。

（8）镜像书写（mirror writing）

多为脑部疾病引起的一种特殊类型的书写障碍，它是指患者在书写时出现字体及笔画顺序逆转的现象，即书写的字左右颠倒，如镜中所见。

## 失语症的分类

### 1.失语症的分型

我国对失语症的分类是以Benson分类为基础，汉语失语症主要分类见表14-2。

表14-2 汉语失语症主要类型

| 主要类型 | 英文名 | 主要类型 | 英文名 |
|---|---|---|---|
| Broca失语 | broca aphasia，BA | 经皮质运动性失语 | transcortical motor aphasia，TCMA |
| Wernicke失语 | wernicke aphasia，WA | 命名性失语 | anomic aphasia，AA |
| 传导性失语 | conductive aphasia，CA | 皮质下失语 | subcortical aphasia，SCA |
| 纯词聋 | pure word deafness | 失读症 | alexia |
| 纯词哑 | pure word dumbness | 失写症 | agraphia |
| 经皮质感觉性失语 | transcortical sensory aphasia，TCSA | 完全性失语 | global aphasia，GA |
| 经皮质混合性失语 | mixed transcortical aphasia，MTCA | | |

## 2.各类失语症的临床特征

（1）Broca失语

Broca失语也称表达性失语。病变部位是大脑皮层（优势半球）额下回后部。语言表现以口语表达障碍最突出，轻者仅表现为口语略不正常，会偶漏字；严重者表现为完全说不出，仅有咕噜声，或仅能说“是”或者“不是”。早期可能会出现哑，几天以后会先出现刻板语言，随后出现典型非流利型失语口语，命名时有困难，患者往往知道是什么，却无法正确地说出名称，大多数可以接受语音提示，如检查者提示“铅……”（指铅笔时），患者可以说出“铅笔”。甚至会出现一字句的表达，即所谓电报式语言，说话费力，尤其在刚开始说时表现为说话延迟、语速慢、中间停顿时间过长；发音障碍、语调障碍，四声障碍，语音性错语多见，语量虽少但常为实质词，如名词、动词和固定短语罗列，明显缺少语法结构。由于多为实质词，所以仍可表达患者的基本意思。

口语理解能力相对较好，简单的句子可以理解，但对复杂的句子或指令的理解都有困难。

复述多不正常，但比自主表达好些。复述语法词尤为困难。故复述出的句子如同自发言语一样，常省略语法词。如将“他刚一进门就又下雨又打雷”复述成“进门……下雨……”。

大多数运动性失语患者有朗读困难，对阅读理解能力相对好一些，但也有障碍。对于单词和简单句的理解较好，对有语法词的句子则理解较困难。

书写不正常，运动性失语的患者不仅写字笨拙，字迹潦草，也会出现构字障碍，并会出现镜像书写的现象。不仅听写有困难，抄写也会有困难。很难写出完整的句子，即使写出的句子也会缺少语法词，或句子出现字词颠倒的结构错误。

运动性失语的预后视病灶大小不同。一般预后相对较好，可恢复到很轻的语言障碍，有些甚至可以到达正常。

另外，运动性失语常伴有口颜面失用、言语失用。即不能听指令完成口颜面动作的运动。

运动性失语的主要特征总结见表14-3。

表14-3 Broca失语的特征

| 项目 | 特征 | 项目 | 特征 |
|---|---|---|---|
| 流畅性 | 非流畅 | 书写 | 有字形破坏，语法错误 |
| 听理解 | 相对好 | 运动 | 右偏瘫等 |
| 复述 | 发音启动困难，错误主要为声母错误 | 感觉 | 右半身障碍 |
| 呼名 | 障碍，可接受语音提示 | 视野 | 多正常 |
| 阅读 | 常有障碍 | | |

（2）Wernicke失语

Wernicke失语也称感觉性失语。病灶部位位于优势半球颞上回后部。

口语表达为典型的流利型。语量正常或过多。在各型失语中，此型失语患者口语表达量较多，且无异常构音和韵律。有些患者甚至出现强迫语言，语量多，滔滔不绝，说话不费力，需要制止才能使其谈话停止。由于患者的听理解能力严重障碍，经常出现答非所问的现象。大多数患者有适当的语法结构，也有可能出现语法错误。感觉性失语主要问题是表达中缺少实义词或有意义的词。所以，患者说话的发音和语调均正常，话语量多却不能表达其意思，以致说出的话完全不能被理解，即所谓的空话。出现大量的错语中以词义性错语和新语为主。此型失语者初起病时常有病觉失认。有病觉失认又有赘语，因此谈话常滔滔不绝，但内容可能与检查者提问或要求无关。虽然检查者打断患者的话题，重新提问，但是患者仍就按原先的题目继续说。

大部分患者随病情好转，说话逐渐减慢。由于病觉缺失好转，可部分理解检查者要求。虽口语仍为流利型，但不再自顾自地只说一个话题。新语减少，词义错语更接近想说的词，或与想说的词有联系。当找词困难明显时，可出现口吃，也可致语量减少。

此类失语症理解障碍明显重于表达障碍。轻度及中度患者可理解简单的短句、短语和常用字和词，极重度、重度患者几乎完全听不懂他人口语，出现答非所问现象，并伴有持续现象，不能完成简单指令。感觉性失语患者对语法的理解、对实质词的理解两方面都有困难，但对动作名词要比名词理解好一些。

不能进行复述。感觉性失语者的朗读和阅读均有障碍，其产生的原因是在正常发音中先获得听觉语言然后是视觉语言，视觉语言是通过已完好建立的听语言而学到的。损害听语言的病变也干扰了阅读的基础、视—口语之间的联系，因而失读。

感觉性失语的患者预后一般较差，往往缺乏对疾病的自我意识。个别患者可通过手势、表情和语言交流板进行日常生活交流。

Wernicke失语的主要特征总结如表14-4。

**表14-4 Wernicke 失语的特征**

| 项目 | 特征 | 项目 | 特征 |
| --- | --- | --- | --- |
| 流畅性 | 流畅 | 书写 | 形态保持，书写错误 |
| 听理解 | 障碍（重） | 运动 | 多正常 |
| 复述 | 因听理解障碍不能复述 | 感觉 | 多正常 |
| 呼名 | 障碍，错误，难接受提示 | 视野 | 有时上象限盲 |
| 阅读 | 障碍（重） | | |

（3）传导性失语

病灶多与弓状纤维束损伤有关。临床多以比较流利的自发言语，听理解障碍不严重，而复述有不成比例地受损作为诊断标准。传导性失语的患者自发性语言多为流利型，有找词困难，谈话时有犹豫和中顿，但不是电报式语言，而是有语法结构，用词正确的完整句，只不过是一个字一个字地慢慢说。

传导性失语者的听理解能力可以接近正常，也可有障碍。在是/否题和听辨认题中大多数可完成60%～75%，执行指令可完成50%，如果将简单指令和复杂指令分开计算，则完成复杂指令要困难得多，有些病例甚至完全不能执行。

传导性失语的主要特征总结如表14-5。

**表14-5 传导性失语的特征**

| 项目 | 特征 | 项目 | 特征 |
| --- | --- | --- | --- |
| 流畅性 | 流畅 | 书写 | 抄写多正常，听写、自发性书写常不正常 |
| 听理解 | 相对好 | 运动 | 多正常 |
| 复述 | 发音启动不难，声母、韵母均可错误 | 感觉 | 多正常 |
| 呼名 | 障碍，可接受选词提示 | 视野 | 多正常 |
| 阅读 | 文字理解较好 | | |

（4）经皮质运动性失语

病灶位于优势半球额叶Broca区的前或上部。其口语表达为非流利型，说话费劲，启动困难，扩展困难，常会用手势帮助说话，有些患者会合并构音障碍，偶可出现语音性错语。虽然自发谈话费力但系列言语好，检查者一旦说出患者熟悉的系列语、诗词、儿歌的开始几个词，患者可继续说下去。

口语理解较好，一般患者可以理解日常谈话内容，对于含有语法词的复杂指令可有轻度障碍，执行多步骤指令完成困难。

复述完成好为经皮质运动性失语的特点，可完成单词、数字、短语、绕口令、无关词组、长复合句的复述。命名障碍，阅读障碍，书写障碍，其中阅读理解比朗读要好。

该型失语症与运动性失语的最大区别在于可以复述较长的句子，另外，自发性语言虽少，但口颜面动作失用、言语失用现象较少。

经皮质运动性失语的主要特征总结如表14-6。

表14-6 经皮质运动性失语的特征

| 项目 | 特征 | 项目 | 特征 |
| --- | --- | --- | --- |
| 自发口语 | 非流畅 | 复述 | 正常 |
| 呼名 | 部分障碍 | 阅读 | 少有障碍 |
| 听理解 | 多正常 | 书写 | 不正确 |

（5）经皮质感觉性失语

病灶多位于优势侧半球颞、顶叶分水岭区。其口语表达为流利型，错语较多，严重的听理解障碍，命名障碍、复述相对好为特征，通常会伴有严重的失读和失写。其口语表达中常有大量的词义错语和新语，语量多，滔滔不绝，词不达意，语言空洞，缺少实义词。有刻板性重复和语言完成现象。重度理解障碍，是/否问题回答、听指认和执行口头指令均有明显障碍，但对常用名词的听理解可部分保留，对动词、介词等理解有困难。

与Wernicke失语的最大区别在于复述保留。复述完成好，命名有严重缺陷，语音提示和选词提示均不能接受，阅读中的朗读能力可保留，但阅读理解严重障碍，书写困难尤其是听写和自发书写困难，常出现错字及构字障碍等现象。

经皮质感觉性失语的主要特征总结如表14-7。

表14-7 经皮质感觉失语特征

| 项目 | 特征 | 项目 | 特征 |
| --- | --- | --- | --- |
| 谈话 | 流利型口语、常会出现错语、模仿言语 | 命名 | 有缺陷 |
| 口语理解 | 严重障碍 | 阅读、朗读 | 有缺陷 |
| 复述 | 好 | 书写 | 有缺陷 |

（6）经皮质混合性失语

病灶多位于优势半球分水岭区，病灶范围较大。自发语言严重障碍，完全不能组织语言来表达自我意思。仅保留部分复述能力和系列言语的能力，其他语言功能均严重障碍或完全丧失。其口语表达为非流利型，语量少，甚至仅为刻板重复或模仿检查者说的话，命名困难，系列言语好，有语言补完现象。口语理解有严重障碍，文字理解和口语理解都有困难，阅读和书写严重障碍或完全不能。但是复述能力被很好地保留下来。

经皮质混合性失语的主要特征总结如表14-8。

表14-8 经皮质混合性失语特征

| 项目 | 特征 | 项目 | 特征 |
|---|---|---|---|
| 谈话 | 多为非流利型同时伴模仿性语言 | 阅读、朗读 | 缺陷 |
| 口语理解 | 严重障碍 | 理解 | 缺陷 |
| 复述 | 相对好 | 书写 | 缺陷 |
| 命名 | 严重缺陷 | | |

（7）完全性失语

完全性失语属于非流畅性失语，是听、说、读、写所有语言模式受到严重损伤的一种重度失语症。病变多位于大脑优势半球外侧裂周围的语言区域受到广泛损害。早期可有哑，恢复期可发单音节或部分简单的单词。听理解严重障碍，但可学会用非语言进行交流，对手势、语调和表情敏感且能部分理解。复述和命名、阅读和书写完全不能。完全性失语预后差，患者多需要使用交流板进行日常生活的非言语交流。

完全性失语的主要特征总结如表14-9。

表14-9 完全性失语特征

| 项目 | 特征 | 项目 | 特征 |
|---|---|---|---|
| 谈话 | 严重缺陷、刻板言语 | 阅读、朗读 | 严重缺陷、刻板言语 |
| 口语理解 | 严重缺陷、刻板言语 | 阅读、理解 | 严重缺陷、刻板言语 |
| 复述 | 严重缺陷、刻板言语 | 书写 | 严重缺陷、刻板言语 |
| 命名 | 严重缺陷、刻板言语 | | |

（8）命名性失语

命名性失语又称健忘性失语，病灶多位于优势半球颞中回后部或颞枕交界区。是以命名障碍为主的流畅性失语。主要表现为自发性找词困难、缺乏实质性词，常以描述物品性质和用途代替名称，常为迂回语言，说话内容空洞。发音和语调正常。口语理解正常，复述能力保留，阅读和书写均保留或轻度障碍。预后大多数较好，大部分可完全恢复正常。

命名性失语的主要特征总结如表14-10。

表14-10 命名性失语特征

| 项目 | 特征 | 项目 | 特征 |
|---|---|---|---|
| 谈话 | 流利型、有空话 | 阅读、朗读 | 好或有缺陷 |
| 口语理解 | 正常或轻度缺陷 | 阅读、理解 | 好或有缺陷 |
| 复述 | 正常 | 书写 | 好或有缺陷 |
| 命名 | 有缺陷 | | |

（9）皮质下失语

常见的皮质下失语有基底节性失语和丘脑性失语两种。此类失语在表现上与其他类型失语症相比缺乏典型性，所以学者将其称为非典型性失语。基底节区包括壳核、尾状核和苍白球，在解剖位置上靠近内囊，故病变往往同时受累。基底节性失语的口语表达在流畅性与非流畅性之间，被称之为中间型。病变部位靠前时，语言障碍表现类似于运动性失语，病变部位靠后时，语言表现类似于感觉性失语，病变部位较大，波及整个基底节区时，语言表现类似于完全性失语。复述完成的相对好，可有命名障碍，听理解能力和阅读能力多不正常，对于复合句子的理解障碍、书写障碍明显。

丘脑性失语是由局限于丘脑的病变所引起的失语，语言表现为音量较小、语调低，有时似耳语，可有语音性错语，找词困难，言语扩展能力差，呼名有障碍，个别表情淡漠，不主动说话。复述保留相对较好。对名词、动词的听理解较好，对于句子及指令完成困难。阅读理解有障碍，语法理解困难，有明显的书写障碍。

（10）纯词哑

病变部位于优势半球中央前回下部、额下回后部的皮质和皮质下。多数患者发病急，早期语言障碍常表现为哑，仅有少量口齿不清和低音量的口语表现，恢复后说话费力，语速较慢、音量较小，音调较低，会出现音素代替，但说话时句子的语法结构完整，选词正确，以发音不清和语音性错语为主。听理解正常。因为发音障碍，复述、命名、朗读有障碍。对文字的理解正常。书写可正常，即便存在书写障碍，症状也很轻，比口语要好得多。纯词哑并不是Broca失语的最轻型，两者的差别在于，Broca失语有失语症，听理解障碍和命名障碍，其命名障碍不是构音障碍造成；而纯词哑则是单纯的发音障碍。

（11）纯词聋

临床上较为少见，是属于失语症范畴还是听觉失认尚有争议。是由于双侧皮质病灶损害听感知，使将听语言刺激传入皮质区以解释其意义的能力有缺陷，病变波及单侧颞叶或双侧颞叶。很多学者将其作为失语症的一种类型，但有些学者认为纯词聋不是真正的语言障碍，因患者掌握完整的书写语言。

纯词聋特点为患者听力正常，听理解严重障碍，且持续时间长，即便是简单的测试也会出现错误。患者虽然不能完成单词的辨识，但是可出现犹豫后完成简单的指令，这是此症的典型表现。患者不理解词语的意义，但是对周围的社会环境音能辨识，如鸟鸣声、电话声、笑声等。复述严重障碍。口语表达正常或仅有轻度障碍。命名、朗读和抄写正常。

各型失语症的特点总结见表14-11。

**表14-11 各型失语症的特点**

| 失语症类型 | 病灶部位 | 流利性 | 听理解 | 复述 | 命名 | 阅读 | | 书写 |
|---|---|---|---|---|---|---|---|---|
| | | | | | | 朗读 | 理解 | |
| Broca失语 | 优势半球额下回后部 | 非流利型 | +~++ | +++ | +++ | +++ | +~++ | +++ |
| Wernicke失语 | 优势半球颞上回后部 | 流利型 | +++ | +++ | +++ | +++ | +++ | +++ |
| 传导性失语 | 优势半球弓状束及缘上回 | 流利型 | + | ++~+++ | ++ | ++ | + | ++ |
| 完全性失语 | 优势半球额颞顶叶大灶 | 非流利型 | +++ | +++ | +++ | +++ | +++ | +++ |
| 经皮质运动性失语 | 优势半球Broca区前、上部 | 非流利或中间型 | + | -~+ | ++ | + | -~+ | +++ |
| 经皮质感觉性失语 | 优势半球颞/顶分水岭区 | 流利型 | ++ | + | ++ | +~++ | +~+++ | +~+++ |
| 经皮质混合性失语 | 优势半球颞顶分水岭区大灶 | 非流利型 | +++ | + | +++ | +++ | +++ | +++ |
| 命名性失语 | 优势半球颞中回后部或颞枕交界区 | 流利型 | + | + | ++~+++ | -~+ | -~+ | + |
| 皮质下失语 | 丘脑或基底节内囊 | 中间型 | +~++ | + | ++ | + | + | ++ |

注：- 正常，+ 轻度障碍，+ + 中度障碍，+ + + 重度障碍。

## 3.失语症鉴别流程

### （1）失语症鉴别流程

见图14-1。

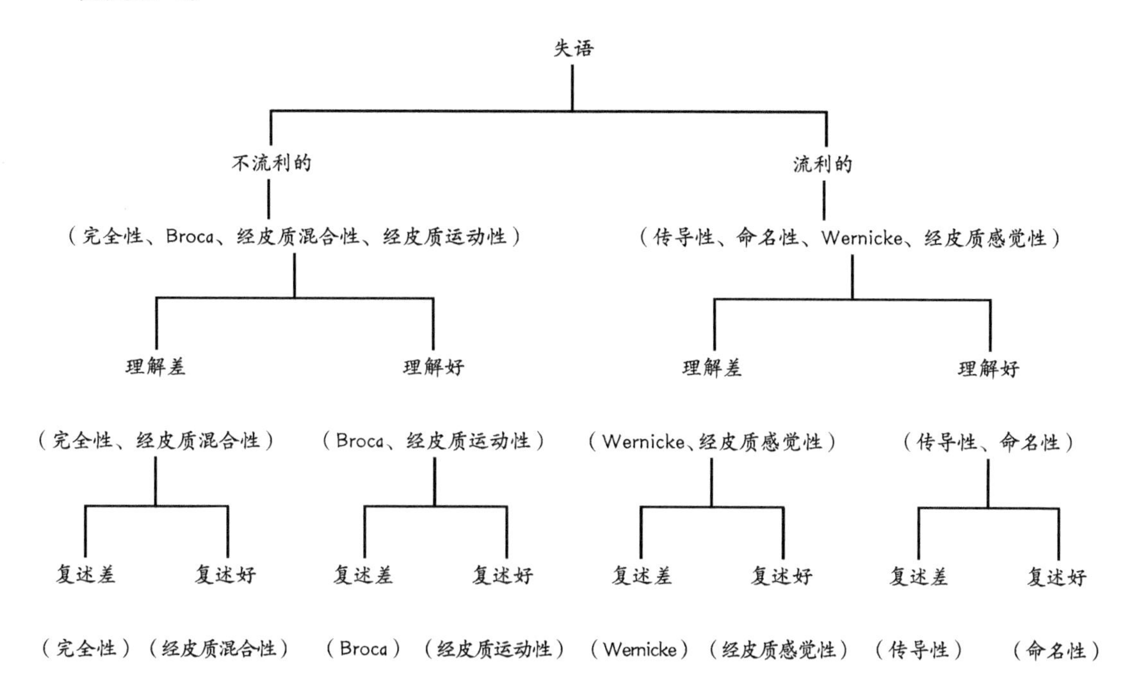


**图14-1 汉语失语症类型鉴别流程**

### （2）失语症评定

①国外常用失语症评定方法

A.波士顿诊断性失语症检查：波士顿诊断性失语症检查（Boston diagnostic aphasia examination，BDAE）是目前英语国家普遍应用的标准失语症检查方法。此检查由27个分测验组成，分为5个大项目。此检查能全面、详细测出语言各模式的能力，既可确定患者失语症的类型，又可以确定失语症的严重程度。

B.西方成套失语症检查法：西方成套失语症检查法（The Western aphasia battery，WAB）是BDAE修改后的缩短版。它比较省时，同时提供一个总分称失语商（aphasia quotient，AQ），可以区别患者是否有失语症。

②国内常用的失语症评定方法

A.汉语标准失语症检查：汉语标准失语症检查（china rehabilitation research center aphasia examination，CRRCAE）由中国康复研究中心听力语言科参考了日本标准失语症检查，结合汉语特点制成，适用于我国不同地区使用汉语的成人失语症患者，于1990年编制完成，对151例正常人和非失语症患者进行测试通过了常模测定，正式用于临床。此检查法包括了听理解、复述、命名、朗读、阅读理解、抄写、描写、听写和计算九个大项目及30个分测验，采取6级评分，在患者的反应时间和提示方法都有比较严格的标准，并且设定了中止标准，并对失语症的言语症状加以总结，此检查对语言训练有重要的指导意义（检查表略）。

B.汉语失语成套测验：汉语失语成套测验（aphasia battery of chinese，ABC）参考西方失语成套测验结合国情编制而成，并进行了标准化检测。包括了自发谈话、复述、命名、理解、阅读、书写、结构与视空间、运用、计算和失语症总结10个大项目组成，并确定了评分标准，于1988年开始用于临床。

③失语症严重程度的评定

目前国际上多采用表14-12中的波士顿诊断性失语检查法的失语症严重程度进行分级。

（何 怡）

表14-12 失语症严重程度分级

| 分级 | 检查结果 |
|---|---|
| 0级 | 无有意义的言语或听觉理解能力 |
| 1级 | 言语交流中有不连续的言语表达，但大部分需要听者去推测、询问和猜测；可交流的信息范围有限，听者在言语交流中感到困难 |
| 2级 | 在听者的帮助下，可能进行熟悉话题的交谈。但对陌生话题常常不能表达出自己的思想，使患者与检查者都感到进行言语交流有困难 |
| 3级 | 在仅需少量帮助下或无帮助下，患者可以讨论几乎所有的日常问题。但由于言语和（或）理解能力的减弱，使某些谈话出现困难或不大可能 |
| 4级 | 言语流利，但可观察到有理解障碍，但思想和言语表达尚无明显限制 |
| 5级 | 有极少的可分辨出的言语障碍，患者主观上可能感到有点儿困难，但听者不一定能明显觉察到 |

# 第二节 构音障碍评定

## 构音障碍的定义和分类

### 1.定义

构音障碍是指由于神经病变，与言语有关的肌肉麻痹、收缩力减弱或运动不协调所致的言语障碍。构音障碍主要表现为可能不能发音说话、发音异常、吐字不清、音调和音量异常等。此定义强调呼吸运动、共鸣、发音和韵律等方面的因素，从大脑到肌肉本身的病变都可引起构音障碍的发生。

### 2.分类

（1）运动性构音障碍

根据神经解剖和言语声学特点，一般分为7种类型。

①弛缓型构音障碍：由下运动神经元损伤造成，如颅神经麻痹、延髓性麻痹、肌肉本身障碍外伤、感染等原因造成。其特点是说话时出现不适宜的停顿。音量小，气息音，辅音错误，鼻音减弱，唇闭合差造成流涎。肌肉运动障碍，肌力低下，肌张力降低，腱反射降低，出现肌肉萎缩。

②痉挛型构音障碍：痉挛型构音障碍由上运动神经元损伤后，如脑血管病、假性球麻痹、脑外伤、脑肿瘤等原因造成。说话缓慢费力，不自主的中断，粗糙音、费力音，缺乏音量控制，元

音、辅音歪曲，鼻音过重，软腭麻痹。常伴有吞咽困难。自主运动出现异常模式，伴有其他异常运动，肌张力增强，反射亢进，无肌肉萎缩或失用性萎缩，病理反射阳性。

③运动失调型构音障碍：运动失调型构音障碍是因小脑系统病变所致，如肿瘤、多发性硬化、外伤等原因。元音、辅音歪曲较轻，主要以韵律失常为主。字音常突然发出，控制能力障碍，声调高低不一，呆板震颤，间隔停顿不当。言语速度减慢、舌交替运动差为构音器官的控制能力差所致。

④运动过少型构音障碍：运动过少型构音障碍系锥体外系病变所致，如帕金森病。主要是构音肌群运动范围和速度受限，僵硬，单音调，单音量，重音减少，有呼吸音或失声现象。

⑤运动过多型构音障碍：运动过多型构音障碍也是由于锥体外系病变所致，如舞蹈病、肌阵挛、脑瘫等造成异常的不随意运动增多。构音器官的不随意运动破坏了有目的运动而造成元音和辅音的歪曲、失重音、不适宜的停顿、费力音、发音强弱急剧变化、鼻音过重。

⑥混合型构音障碍：混合型构音障碍由运动系统多重障碍所致，如多发性卒中、肌萎缩性侧索硬化等。舌的运动、唇的运动及发声、呼吸、音调、语速方面均有异常，由于病变部位不同，可出现不同类型的混合型构音障碍。运动方面显示出共济失调性和痉挛性变化。多发性硬化会表现为痉挛性与共济失调性变化。脑外伤多可表现为多种混合的构音障碍。

⑦单侧上运动神经元损伤型：大脑单侧上运动神经元损伤，尤其是额叶损伤。病灶对侧颜面下部出现肌肉无力，可见面部下垂、病灶对侧的唇舌无力。言语表现为辅音发音不清、不规则的停顿、语速慢、粗糙或费力音、轻度鼻音化、过度重音或失重音、音量较低。

#### （2）器质性构音障碍

由于构音器官的形态不完整导致功能异常而出现构音障碍。造成构音器官形态异常的原因有：先天性唇腭裂、先天性面裂、巨舌症、齿列咬合异常、各种外伤致构音器官形态及功能损伤、先天性腭咽闭合不全等。器质性构音障碍的代表是腭裂。

#### （3）功能性构音障碍

异常构音呈固定状态存在，但找不到形成构音障碍的原因，即构音器官无异常形态、无运动功能异常，听力在正常水平，语言发育已达4岁以上水平。功能性构音障碍原因尚未十分清楚，可能与儿童语音的听觉接受、辨别、认知因素有关，与儿童获得构音运动技能、语言发育有关，大多数儿童通过正规的语音训练可以完全治愈。

## 构音障碍的评定

构音障碍的评定是中国康复研究中心听力语言康复科研制的构音障碍的评定方法，此评定方法包括构音器官检查及构音检查两大方面，通过评定，可以进行构音障碍的分型，找出异常的构音及异常构音的特点，对构音障碍的治疗提供有针对性的建议。

### 1.构音器官检查

构音器官的检查主要通过对构音器官的形态及运动评定来明确构音器官是否存在结构异常和运动异常。具体方法是测试者在安静状态下观察患者构音器官的同时，通过指示或模仿，让患者做构音器官的粗大运动，对以下项目做出评定。①部位：构音器官中哪个部位存在运动障碍；②形态：确认构音器官的形态是否异常；③程度：判断异常程度；④性质：判断异常是属于中枢性、周围性或是失调性；⑤运动速度：确认单纯运动或反复运动，是否速度低下或节律变化；⑥运动范围：确认运动范围有否限制，协调运动控制是否低下；⑦运动的力量：确认肌力是否低下；⑧运动的精巧性、正确性、圆滑性：可通过协调运动和连续运动判断。具体检查方法见本节附录表14-13~表14-21。

**表14-13 呼吸（肺）**

| 用具 | 说明 | 方法及观察要点 |
|---|---|---|
| 无 | 1.坐正两眼向前看 | 1.患者的衣服不要过厚，较易观察呼吸的类型<br>观察是胸式、腹式或胸腹式呼吸，如出现不规则、笨拙、费力、肩上抬，应做描述 |
| 无 | 2.请你平静呼吸 | 2.检查者坐在患者后面，双手放在胸和上腹两侧，感觉呼吸次数，正常16~20次/分 |
| 秒表 | 3.请你深呼吸后，以最慢的速度呼气 | 3.用放在胸腹的手，感觉患者是否可慢呼气及记录最长呼气时间，呼气时发［f］［s］ |
| 无 | 4.请用最快的速度吸一口气 | 4.仍用双手放在胸腹部感觉 |

**表14-14 喉功能**

| 用具 | 说明 | 方法及观察要点 |
|---|---|---|
| 秒表 | 1.“深吸一口气，然后发‘啊’，尽量平稳发出，能发多长就发多长” | 1.不要暗示出专门的调和音量，按下列项目评定，同时记录时间，注意软腭上抬，中线位置<br>评定项目：<br>a.正常或嘶哑，气息声急促，费力声，粗糙声及震颤<br>b.正常或异常音调、低调<br>c.正常或异常音量<br>d.吸气时发声 |
| 无 | 2.“请合上我唱的每一个音” | 2. 随着不同强度变化发出高音和低音，评定患者是否可以合上 |

**表14-15 面部**

| 用具 | 说明 | 方法及观察要点 |
|---|---|---|
| 无 | “请看着我” | 观察脸的外观：<br>a.正常或不对称<br>b.单侧或双侧麻痹<br>c.单侧或双侧痉挛<br>d.单侧或双侧眼睑下垂<br>e.单侧或双侧口角下垂<br>f.流涎<br>g.扭曲、抽搐、鬼脸<br>h.面具脸<br>l.口式呼吸 |

**表14-16 口部肌肉**

| 用具 | 说明 | 方法及观察要点 |
|---|---|---|
| 无 | 1.“看着我，像我这样做。”<br>（同时示范缩拢嘴唇的动作） | 1.评定缩拢嘴唇：<br>a.正常或范围缩小<br>b.正常或不对称 |
| 无 | 2.“闭紧嘴唇，像我这样做。”<br>（同时示范咂唇动作5次） | 2.评定咂唇：<br>正常或接触力量降低（上下唇之间） |
| 无 | 3.“像我这样做。”<br>（同时示范龇牙动作2次） | 3.观察：<br>a.正常或范围缩小<br>b.口角对称或偏移 |
| 带绒绳的纽扣 | 4.“请张开口，把这颗纽扣含在唇后，闭紧嘴唇看我是不是很容易把它拉出来” | 4.把指套放在纽扣上，把它放在唇后、门牙之前，患者用嘴唇含紧纽扣后，拉紧线绳，逐渐增加力量，直至纽扣被拉出或显示出满意的阻力：<br>a.正常唇力<br>b.减弱 |

表14-17 硬腭

| 用具 | 说明 | 方法及观察要点 |
| --- | --- | --- |
| 指套、手电筒 | “头后仰、张口” | 一手带上指套，另一手握手电筒照在硬腭上，从前到后、侧面及四周进行评定，用示指沿中线轻摸硬腭，先由前到后，再从左到右，观察下列各项：<br>a.正常腭弓或高窄腭弓<br>b.异常生长物<br>c.褶皱是否正常<br>d.黏膜下腭裂 |

表14-18 腭咽机制

| 用具 | 说明 | 方法及观察要点 |
| --- | --- | --- |
| 手电筒 | 1. “张开口” | 1.手电筒照在软腭上，静态下观察软腭的外观及对称性：<br>a.正常软腭高度，或异常软腭下垂<br>b.悬雍垂有否分叉<br>c.大小正常，扁桃体肥大或无腭扁桃体<br>d.有否节律性波动或痉挛 |
| 手电筒和小镜子或鼻息镜 | 2. “再张开你的嘴，尽量平稳和尽量长地发‘啊’（示范至少10 s），准备，开始” | 2.手电筒照在软腭上，观察软腭的活动，并把镜子或鼻息镜放在鼻孔下，观察下列各项：<br>a.正常中线无偏移或单侧偏移<br>b.正常或运动受限<br>c.有否鼻漏气<br>d.高鼻腔共鸣、低鼻腔共鸣、鼻喷气声 |
| 镜子或鼻息镜 | 3. “鼓起腮，当我压迫时不让气体从口或鼻子漏出” | 3.把一手的拇指和中指分别放在患者的双侧面颊上，轻轻地施加压力，把鼻息镜放在鼻孔下，观察有否鼻漏气或口漏气 |
| 气球和小镜子 | 4. “请努力地吹气球” | 4.当患者企图吹气球时，把镜子放在鼻孔下，观察有否鼻或口漏气 |

表14-19 舌

| 用具 | 说明 | 方法及观察要点 |
| --- | --- | --- |
| 无 | 1.请伸出你的舌头 | 1.评定舌外伸活动<br>a.正常外伸或偏移<br>b.正常或外伸缩短，如有舌肌萎缩、肿物或其他异常要做记录 |
| 无 | 2. “伸出舌头，尽快地从一侧向另一侧摆动（示范至少3 s），开始” | 2.评定速度、运动状态和范围<br>a.正常或速度减慢<br>b.正常或范围受限<br>c.灵活或笨拙、扭曲、张力障碍性运动 |
| 无 | 3. “把舌伸出嘴唇外侧及上下唇”（示范至少3次） | 3.观察舌是否充分活动、困难或受限 |

表14-20 下颌（咀嚼肌）

| 用具 | 说明 | 方法及观察要点 |
| --- | --- | --- |
| 无 | “面对着我，慢慢地尽量大地张开口，然后像这样慢慢地闭上（示范3次），准备好，开始” | 把一只手的示指、中指和无名指放在颞颌关节区（TMJ），评定下颌的运动是否沿中线运动或有异常：<br>a.正常或异常的下颌下拉<br>b.正常或偏移的下颌上抬及不自主的张力障碍性运动（TMJ）弹响或异常突起 |

表14-21 反射

| 用具 | 说明 | 方法及观察要点 |
| --- | --- | --- |
| 细棉絮 | 1.患者睁眼，被检测眼球向内上方注视 | 1.用细棉絮从旁边轻触侧角膜，引起眼睑急促闭合，刺激侧闭合为直接角膜反射，同时引起对侧眼睑闭合为间接角膜反射。正常为直接和间接反射存在，异常为直接和（或）间接反射减弱或消失 |
| 叩诊锤 | 2.下颌放松，面向前方 | 2.将左手拇指轻放于下颌齿裂上，右手持叩诊锤轻叩拇指，观察其反射有无及强弱程度，轻度咬肌收缩或明显收缩为阳性，无咬肌收缩为阴性 |
| 叩诊锤 | 3.双眼睁开向前看 | 3.用叩诊锤轻叩眼眶，两眼轻闭或紧闭为阳性；无闭眼为阴性，左右有差异要记录 |
| 长棉棒 | 4.仰起头，大张开口 | 4.用长棉棒轻触咽弓周围，有呕吐反应为阳性，无呕吐反应为阴性 |
| 纱布块 | 5.“伸出舌” | 5.用纱布握住舌体突然向前拉，舌突然后缩为阳性，无后缩为阴性 |
| 叩诊锤 | 6.口部放松 | 6.轻叩唇周，向同侧收缩为阳性，不收缩为阴性，需注明左（L），右（R） |

## 2.构音评定

以普通话为标准语音，结合构音类似运动对患者的各个言语水平及其异常的运动障碍进行系统评定。

（1）场所要求

房间内应保持安静，无可能分散患者注意力的物品。光线充足，通风良好，两把无扶手椅和一张训练台。检查时，检查者和患者可以隔着训练台相对而坐，也可以让患者坐在训练台的正面，检查者坐在侧面，为避免注意力分散，除非是年幼儿童，患者的亲属或护理人员不要在室内陪伴。

（2）检查用具

单词检查用图卡50张、记录表、压舌板、卫生纸、消毒纱布、吸管、录音机。上述检查物品应放在一清洁小手提箱内。

（3）检查范围及方法

检查范围及方法包括以下几个方面。

①一般会话：通过询问患者的姓名、年龄、职业、发病情况等，观察患者是否可以用言语进行表达，音量音调变化是否清晰，是否存在气息声、粗糙声、鼻音化、震颤等现象。一般5 min即可，需要时可以录音。

②单词检查：此项由50个单词组成，根据单词的意思制成50张图片，将图片按记录表中词的顺序排好或在背面注上单词的号码，检查时可以节省时间。表中的所有单词和文章等检查项目均用国际音标，记录也采用国际音标。除运用国际音标记录以外，无法记录的要尽量描述。检查时首先向患者出示图片，患者根据图片的意思命名，不能自述采取复述引出。50个词检查结束后，将查出的各种异常标记在下一页以音节形式出现的表上。音节下面的第一行数字表示处于前页第一个音节的单词号码，第二行（在虚线以下）为处于第二个音节的单词号，依此类推，记录方法见表14-22。

表14-22 构音评定记录方法

| 表达方式 | 判断类型 | 标记 | 举例 | |
|---|---|---|---|---|
| | | | 音标 | 拼音 |
| 自述引出，无构音错误 | 正确 | ○ | tAsuan | dasuan |
| 无歪曲，自述，由其他音代替 | 置换 | — | tAsuan (t') | dasuan (t) |
| 自述，省略，漏掉音 | 省略 | / | tAsuan | dasuan |
| 自述与目的音相似 | 歪曲 | △ | tAsuan | dasuan |
| 歪曲严重，很难判定是哪些个音歪曲 | 无法判断 | × | t Asuan × | d asuan × |
| 复述引出 | | ( ) | (tAsuan) | (dasuan) |

注：如有其他异常表现要加相应标记注明，四声错误要在单词上面或角上进行标记注明。

③音节复述检查：此表是按照普通话发音方法设计，共140个音节，均为常用和比较常用的音节，目的是在患者复述时，在观察发音特点的同时注意患者的异常构音运动，发现患者的构音特点及规律，方法为检查者说一个音节，患者复述，标记方法同单词检查，同时把患者异常的构音运动记入构音操作栏，确定发生机制，以方便训练时制定训练计划。

④文章水平检查：通过在限定连续的言语活动中，观察患者的音调、音量、韵律、呼吸运动，选用的是一首儿歌，患者有阅读能力的自己朗读，不能朗读的可复述引出，记录方法同前。

⑤构音类似运动检查：根据普通话的特点，选用代表性的15个构音类似运动（f、b、p、m、s、x、sh、r、d、t、n、l、g、k、h）。方法是检查者示范，患者模仿，观察患者是否可以做出，在结果栏能与不能项标出。此检查可以发现患者构音异常的运动基础，对指导今后的训练有重要意义。如：拼音d，音标［t］—舌尖和上齿龈的摩擦音。构音类似动作为：舌平伸于上下颚及前齿之间爆破，上唇与舌闭锁然后爆破，下颌、颚连续开闭。

（4）结果分析

将前面的单词、音节、文章、构音类似运动检查发现的异常分别记录于此表加以分析，确定类型。

①错音：是指发什么音时出现错误，如［p］、［p'］、［k］。

②错音条件：是指在什么条件下发成错音，如词头、词头以外或与某些音结合时。

③错误方式：歪曲、置换、省略或其他。

④一贯性：包括发音方法的一贯性和错误的一贯性。发音方法的一贯性指某一音是否总是发音错误，如果是则以“+”表示，如果有时错，有时正确则以“-”表示。错误的一贯性是指某一音每次发音错误是否一致，如果是则以“+”表示，如果错误是各种各样的，则以“-”表示。

⑤被刺激性：以音节或因素形式进行提示，能纠正错误构音的为有被刺激性，以“+”表示，反之为无被刺激性，以“-”表示。

⑥构音类似运动：可以完成以“+”表示，不能完成以“-”表示。

⑦错误类型：根据目前所了解的构音异常，共总结出26种错误类型，如齿龈化、硬腭化等，经前面检查分析，根据异常特点从中选出相符的类型填写。

⑧总结：把患者的构音障碍特点归纳分析，结合构音运动进行总结。

# 第三节 吞咽障碍

## 概述

吞咽（swallowing）是人类重要的生理功能之一，完整的吞咽过程包括摄食、咀嚼和下咽三个内容，主要由自主性反射控制。

吞咽障碍（dysphagia）是一个总的症状名称，是由于下颌、双唇、舌、软腭、喉、食道上括约肌或食道功能受损所致的进食障碍。吞咽障碍的症状会因病变发生部位、性质和程度不同而有不同的表现。轻度患者仅会感到吞咽不适，重度患者则会出现滴水难进的现象。

### 1.按是否有结构异常

可分为功能性吞咽障碍和器质性（结构性）吞咽障碍两类。功能性吞咽障碍大多是神经系统疾病引起，如早期脑血管病变、格林巴利综合征、帕金森病、多发性硬化、运动神经元病等，尤其是脑血管疾病引起的真性延髓麻痹和假性延髓麻痹。功能性吞咽障碍也可由重症肌无力、颈部肌张力障碍、颈部骨肥厚等肌肉病变引起；心理因素如癔症也可引起。器质性吞咽障碍病因最为特殊，主要发生在口腔、咽、喉部的恶性肿瘤手术后，是因为解剖结构异常改变引起的吞咽障碍。

### 2.按发生的部位

一般分为口腔期吞咽障碍、咽期吞咽障碍和食管期吞咽障碍。口腔期吞咽障碍包括流涎、启动困难、食团推送困难、食物遗漏明显。咽期吞咽障碍包括吞咽较费力、食团在会厌谷和梨状窦滞留或残留等。食管期吞咽障碍发生部位在近端和远端食管，如环咽肌功能障碍、贲门失弛缓等。

## 康复评定

### 1.筛查

#### （1）临床检查法

吞咽障碍的评定主要采用吞咽障碍临床检查法（clinical examination for dysphagia，CED）。包括：①患者对自己吞咽异常的详细描述，如吞咽困难持续时间、频度、加重和缓解的因素、症状、继发症状；②既往史：一般情况、家族史、以前的吞咽功能检查、内科、外科、神经科和心理科病史，特别注意心肺功能状况，目前的相关治疗和用药情况；③观察胃管的使用情况、气管切开状况，现以何种方式进食及进食的食物类型；④临床检查：患者的言语功能、体重情况、吞咽肌肉和结构。吞咽障碍临床检查法的目的是筛查吞咽障碍是否存在；了解吞咽障碍的病因，提供解剖生理变化的依据；确定出现误咽的危险因素；确定是否需要改变提供营养的途径；为吞咽障碍的综合检查和治疗提供依据。

#### （2）反复唾液吞咽测试（repetitive saliva swallowing test，RSST）

本评估法由才藤荣一于1996年提出，评定目的是检查吞咽反射是否发生、是否出现误咽。检查方法：患者取坐位，检查者将手指放在患者的喉结及舌骨处，观察在30 s内患者吞咽的次数和喉上抬的幅度。高龄患者30 s内完成3次即可。如果喉上下移动范围小于2 cm则可视为异常。对于有意识障碍或认知障碍不能遵从指令的患者，反复唾液吞咽测试不能完成时，这时检查者可在患者的口腔和咽部用蘸冰水的棉棒做冷刺激，观察患者吞咽的情况和吞咽启动所需要的时间。

（3）饮水试验

此评估方法由洼田俊夫在1982年提出，主要通过饮水来检查患者是否存在吞咽障碍及其吞咽障碍的程度。评定方法：患者取坐位，以水杯盛温水30 mL，嘱患者如往常一样饮用，然后观察患者饮水的过程并记录饮水时间、有无呛咳、饮水状况等，进行评价（表14-23）。

表14-23 饮水试验

| 分值 | 饮水评价 |
|---|---|
| 1分 | 5 s内饮完，无呛咳、停顿 |
| 2分 | 一次饮完，但超过5 s，或分两次饮完，无呛咳、停顿 |
| 3分 | 能一次饮完，有呛咳 |
| 4分 | 分两次以上饮完，有呛咳 |
| 5分 | 呛咳多次发生，全部饮完有困难 |

## 2.功能评估

（1）口颜面功能评定

口颜面功能评定主要包括双唇、下颌、软腭、舌等与吞咽有关的肌肉运动、力量、范围及感觉检查。

①口腔直视观察：观察双唇结构及两侧颊黏膜有无破损、唇沟及颊沟是否正常、硬腭的结构、软腭和腭垂的体积、舌咽弓的完好性、舌的外形及舌体表面是否干燥、牙齿有无缺损、口腔分泌物等情况。

②口腔器官运动及感觉检查：a.双唇、颊部的运动：静止状态下双唇的位置、是否流涎，双唇角外展动作以观察抬高和收缩的运动、闭唇鼓腮、交替重复发“u”和“i”音、会话时观察双唇的动作。b.颌的位置：静止状态下颌的位置，在进行交谈和咀嚼时颌的位置，是否能完成抗阻力运动。c.舌的运动：静止状态下舌的位置，伸舌运动、缩舌运动、舌抬高运动、舌向双侧的运动、舌的交替运动、交谈时舌的运动。以上各种运动是否能完成抗阻力运动。舌的敏感程度，是否出现过度敏感的现象，有无感觉障碍。d.软腭运动：发“a”音观察软腭的抬升程度、交谈时是否有鼻腔漏气的现象；软腭抬升差的患者刺激腭弓时是否有上抬的现象。

（2）咽部功能评定

咽部功能评定主要为相关反射检查。

①咽反射检查：检查方法是检查者可用棉签触碰患者硬腭与软腭的交界处或软腭和腭垂的下缘，正常时软腭向上向后运动，但咽壁不会出现反应，也不会造成呕吐反应。

②呕吐反射：呕吐反射的目的是清理咽部有害物质。检查方法是检查者用棉签触碰患者的舌根或咽后壁，观察有无能引起整个咽后壁和软腭强而对称的收缩。如果患者的咽后壁收缩不对

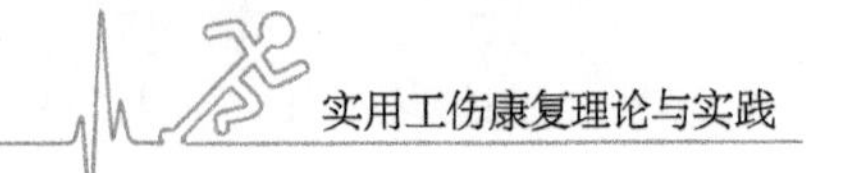


称，可怀疑出现单侧咽无力现象。

③咳嗽反射：咳嗽反射是气管、咽黏膜受到刺激而做出的应激性反应。观察患者是否能自主咳嗽以及受刺激后的咳嗽反应。如果咳嗽反射未引出或减弱，则容易出现咽及气管内有害刺激物的误吸，引起吸入性肺炎。

#### （3）喉功能评定

喉的评估包括持续发元音“a”和交谈时聆听其音质、音调及音量，观察吞咽时喉上抬的幅度等。

①音质/音量的变化：嘱患者持续的发元音“a”音，聆听其发声的变化。如声音沙哑且音量低，则提示声带闭合能力差，在吞咽时呼吸道保护能力欠佳。

②发音控制/范围：观察患者说话时音调的控制、节奏的变化。如出现声音震颤、节奏失控的现象则提示喉部肌群协调能力欠佳，进行吞咽时协调性也会受到影响。

③喉上抬：让患者做空吞动作以检查喉上抬的幅度，正常吞咽时甲状软骨上下移动约2 cm。检查者将手放在患者下颌下方，示指放在下颌骨下方，中指放在舌骨，小指放在甲状软骨上，无名指放在环状软骨处。嘱患者吞咽时，检查者感觉患者的甲状软骨上缘是否接触到中指来判断喉上抬的能力。

### 3.摄食评估

摄食过程的评估是了解进食状态下吞咽功能的重要检查，为确定是否要做进一步的实验室检查提供依据。评估的内容包括：①精神意识状态；②呼吸状况；③口腔对食物的控制；④进食前后声音的变化；⑤吞咽动作的协调性；⑥咳嗽情况；⑦进食的体位选择；⑧食物的形态及质地的选择；⑨分泌物的情况等。

### 4.仪器评估

#### （1）电视荧光吞咽造影检查

电视荧光吞咽造影检查（video fluoroscopic swallowing study，VFSS）是观察在X线透视下的吞咽运动，针对口腔、咽、喉、食管等的吞咽器官形态、吞咽运动所进行的造影检查，是目前公认最全面、可靠、有价值的吞咽功能检查方法。被认为是吞咽障碍检查的“理想方法”和诊断的“金标准”。

此检查方法可以对整个吞咽过程进行详细的评估和分析，可以观察患者吞咽不同黏稠度的由造影剂调制的食物和不同容积的食团的情况。通过观察侧位及正位成像对吞咽不同阶段（包括口腔准备期、口腔期、咽部期、食管期）的情况进行评估，同时对舌、软腭、咽喉的解剖结构和食团的运送过程进行观察。在检查过程中，检查者可以指导患者在不同姿势下进食，以观察何种姿势更适合患者。这种检查不仅可以显示咽部快速活动的动态细节，而且对研究吞咽障碍的机制和原因具有重要价值。它是临床诊断所必需，可以发现吞咽障碍的结构性或功能性异常的病因及其部位、程度和代偿情况、有无误吸等，为选择有效治疗措施和观察治疗效果提供依据。

#### （2）电视内镜吞咽功能检查

电视内镜吞咽功能检查（videoendoscopy swallowing study，VESS）是使用纤维喉镜，经过鼻腔或咽腔以观察下咽部和喉部，在镜下直视观察会厌软骨、勺状软骨、声带等咽及喉的解剖结构和功能状况，如梨状窝的潴留、唾液流入喉部的状况、声门闭锁功能的程度、食管入口处的状态、有无器质性病变等。还可以让患者吞咽经亚甲蓝染色技术染成蓝色的不同黏稠度的食物，可更好地观察吞咽启动的速度、吞咽后咽腔（尤其在会厌谷和梨状窝）残留情况，以及是否出现会厌下气道染色情况，来评估吞咽能力及估计吸入的程度。

VESS能提供高效和可靠的吞咽障碍处理策略，包括对患者最初摄食状态的建议、确定何时恢复经口腔摄食及选择何种性质的食物以达到最佳的吞咽状态；VESS能在床边，甚至ICU中进行检查，患者不会接触放射线辐射。但VESS着重于对局部的观察，对吞咽的全过程、解剖结构和食团的关系及环咽肌和食管的功能等方面得到的信息不多，需要VFSS及其他检查的补充。

（何 怡）

## 参考文献

1. 李胜利 . 语言治疗学 .2 版 . 北京：人民卫生出版社，2013.
2. 张庆苏 . 语言治疗学实训手册 . 北京：人民卫生出版社，2008.
3. 高素荣 . 失语症 .2 版 . 北京：北京大学医学出版社，2005.
4. 陈仁勇 . 临床语言学与神经语言学 . 新北：合记图书出版社，2018.
5. 卫冬洁，江钟立 . 康复治疗师临床工作指南・失语症康复治疗技术 . 北京：人民卫生出版社，2019.
6. 燕铁斌，窦祖林，冉春风 . 实用瘫痪康复 .2 版 . 北京：人民卫生出版社，2010.

# 第十五章

# 电诊断学评定

电诊断（electrodiagnosis）是应用电或磁刺激神经和肌肉系统的不同部分，以神经解剖学和神经电生理学为基础，记录神经肌肉组织的电活动的一种神经生理学诊断手段，它可为神经肌肉相关疾病的诊断提供依据，为临床神经肌肉疾病的功能评定提供指标，并且能够据此对患者的预后做出评估，是神经系统检查的延续。

## 第一节 脑电图

脑电图（elcctroencephalography，EEG）是脑生物电活动的检测技术，它通过测定自发的有节律的生物电活动了解脑功能状态。

### 脑电图电极的安放

#### 1.电极的安放方法

目前国际脑电图学会建议使用的电极安放方法是国际10-20 系统电极放置法，其特点是电极的排列与头颅大小及形状成比例，电极名称与脑的解剖分区相符。放置方法：以顶点为圆心，分别向颞侧的各等分点（分10等份）引直线，然后以矢状线各等分点为半径作同心圆，按相交点确定电极放置位置。参考电极常置于侧双耳垂或乳突。共放置 21个电极，亦可根据需要增减电极。电极可采用单极或双极的连接方法。

#### 2.特殊电极

（1）蝶骨电极

将不锈钢针灸针作电极，在耳屏切迹前1.5～3.0 cm，颧弓中点下方2 cm 垂直刺入4～5 cm进行记录。与常规方法相比，该方法可明显提高颞叶癫痫脑电图诊断的阳性率。

（2）鼻咽电极

鼻咽电极主要用于检查额叶底部和颞叶前内侧的病变，但患者常有明显不适感，且极易受呼吸和吞咽动作影响，该技术的应用不广。

（3）深部电极

将电极插入颞叶内侧的海马及杏仁核等深部组织进行记录。主要用于术前定位如帕金森病的脑深部电刺激手术治疗，属非常规的检测方法，其主要并发症是出血和感染。

## 脑电图的描记和诱发试验

记录脑电图需要在安静、闭目、觉醒或睡眠状态下进行，房间温度不宜过高或过低。临床工作中常采用诱发试验提高脑电图的阳性率。常用的诱发方法如下。

### 1.睁闭眼诱发试验

主要用于了解α波对光反应的情况，因方便易行，是常规的诱导方法。其操作为在描记中让受检者睁眼，持续5 s后再令其安静闭目，间隔5～10 s后再重复，一般连续做2～3次。睁眼为α节律抑制，闭目后恢复正常或增强为正常反应。

### 2.过度换气

让患者加快呼吸频率和深度，引起短暂性呼吸性碱中毒，使常规检测中未能记录到的不明显的异常变得明显。过度换气频率一般为20～25次/min，持续时间约3 min，检查时应时刻观察患者有无任何不适，如头痛及肢端麻木等，一旦EEG上出现痫性放电，立即停止过度换气，以免诱发癫痫发作。儿童过度换气时，若出现对称性慢波为正常反应，但成人则应视为异常。过度换气中出现痫样放电、不对称性反应、节律异常均应被视为异常。

### 3.闪光刺激

将闪光刺激器置于受检者眼前20～30 cm处，给予不同频率的间断闪光刺激，每种频率刺激10～20 s，间歇10～15 s后变换刺激频率，观察脑电图有无变化。闪光刺激是EEG的常规检查项目之一，特别是对光感性癫痫的诊断具有重要价值。

### 4.睡眠诱发试验

通过自然或药物引起睡眠，诱发脑电图异常。主要用于清醒时脑电图正常的癫痫患者、不合作的儿童及精神异常患者。半数以上的癫痫发作与睡眠相关，部分患者在睡眠中发生，因此睡眠诱发试验可提高 EEG检查的阳性率，尤其对夜间发作和精神运动性发作更适用。睡眠 EEG 记录时间一般在20 min以上，最好为整夜睡眠记录，如24小时视频脑电图的监测。

### 5.其他

包括药物诱发等，常用的方法有戊四氮和贝美格等，需静脉注射，目前临床上很少应用。

## 正常脑电图表现类型

### 1.清醒状态

正常成人在清醒、安静和闭眼放松状态下，脑电的基本节律为8～13 Hz的α节律，波幅为20～100 μV，主要分布在枕部和顶部；β活动的频率为14～25 Hz，波幅为 5～20 μV，主要分布在额叶及颞叶；部分正常人在大脑半球前部可见少量4～7 Hz的θ波；频率在4 Hz以下称为δ波，清醒状态下的正常人几乎没有该节律波，但入睡可出现，而且由浅入深逐渐增多。频率为8 Hz以下的脑电波称为慢波。儿童 EEG 与成人不同的是以慢波为主，随着年龄的增加慢波逐渐减少，而α波逐渐增多，到14～18岁接近于成人脑电波。

### 2.睡眠状态

（1）非快速眼动相（non-rapid eye movement，NREM）

第1期（困倦期），由清醒状态向睡眠期过渡阶段，α 节律逐渐消失，被低波幅的慢波取代，在顶部出现短暂的高波幅双侧对称的负相波，称为“V”波。第2期（浅睡期），在低波幅脑电波的基础上出现睡眠纺锤波（12～14 Hz）。第3、4期（深睡期），第3期在睡眠纺锤波的基础上出现高波幅慢波（δ 波），但其比例在50%以下；第4期睡眠纺锤波逐渐减少至消失，δ 波的比例达50%以上。

（2）快速眼动相（rapid eye movement，REM）

从以NREM第4期的高波幅 δ 波为主的脑电图，变为以低波幅 θ 波和间歇出现的低波幅 α 波为主的混合频率脑电图，其 α 波比清醒时慢1～2 Hz，可混有少量快波。

## 常见的异常脑电图

### 1.弥漫性慢波

弥漫性漫波是常见的异常背景活动，无特异性。见于各种原因所致的弥漫性脑损伤、脑膜炎、中枢神经系统变性病、缺氧缺血性脑病、脱髓鞘性脑病等。

### 2.局灶性慢波

局灶性慢波是局部脑组织功能障碍所致。见于局灶性癫痫、脑脓肿、单纯疱疹性脑炎、局灶性硬膜下或硬膜外血肿等。

### 3.三相波

通常为中至高波幅、频率为1.3～2.6 Hz的负—正—负或正—负—正波。主要见于Creutzfeldt－Jakob病、肝性脑病或其他原因所导致的中毒代谢性脑病。

### 4.癫痫样放电

（1）棘波

突发一过性顶端为尖的波形，持续20～70 ms，主要组成为负相，波幅多变，典型棘波上升支陡峭，下降支可有坡度，见于癫痫。

（2）尖波

波形与棘波相似，但时限宽于棘波，为70～200 ms，常为负相，波幅100～200 μV，见于癫痫。

（3）3Hz棘慢波综合

一个棘波随之以一个慢波；易为过度换气诱发，常见于典型失神发作。

（4）多棘波

两个以上高幅双相棘波呈节律性出现，常见于肌阵挛及强直阵挛发作。

（5）尖慢复合波

由一个尖波及其后的慢波组成，见于癫痫发作。

(6)多棘慢复合波

一个以上棘波随之一个慢波，频率2～3 Hz，常为散在单个出现，两侧同步对称，常见于肌阵挛性癫痫。

(7)高幅失律

高幅失律为高波幅的尖波、棘波发放，然后有一电活动静止期。见于婴儿痉挛、苯丙酮尿症等患者。

50%以上患者在癫痫发作的间期记录到痫样放电，不同放电类型则提示不同的癫痫综合征，如多棘波和多棘慢复合波提示肌阵挛等。双侧同步对称，每秒3次、重复出现的高波幅棘慢复合波提示失神发作。

### 脑电图的临床应用

检查主要用于癫痫的诊断、分类和病灶的定位；对区别脑器质性或功能性病变、弥漫性或局限性损害及脑炎、中毒性和代谢性等多种原因引起的脑病、意识障碍水平及预后、认知功能的评估等有良好的指导价值。

## 第二节 肌电图

### 概述

肌电图（Electromyography，EMG）是一种探测和记录肌肉的生物电活动检查技术，用于分析肌肉松弛和收缩时各种正常和异常的表现。临床上利用它诊断和鉴别诊断中枢性和周围性神经系统疾病和损害，包括运动终板疾病和肌肉疾病。

运动单位是肌肉功能的生物学单位，它由脊髓前角细胞及轴突、终板及受其支配的肌纤维组成。运动单位的大小因其所支配的肌纤维数目的多少和肌肉的种类而异，其支配的肌纤维数目由几条至2000条不等，范围直径为5～10 mm，各运动单位支配的范围也有重叠。一般来说，肌肉力量越大，运动单位也比较大，数目比较多。可以通过对最大用力收缩时运动单位动作电位的数目来划分肌肉的肌力等级，这比徒手肌力测定更具客观性和准确性。

### 肌电图的基本参数

肌电图是变异性极大的图形，图形有以下一些基本参数。

**1.相数**

(1)相与峰

相（phase）是指波形偏离基线（零电位）再回到基线为一相，图中的波为3相。峰（peak）是指每次电位转向幅度超过20 V为一峰，不论其是否过零线，图中波为4峰。

（2）多相运动单位

正常运动单位的动作电位（motor unit action potential， MUAP）为1～3相，其中必有一相为负相。4相以上为多相，正常人可有20%以下的多相，其发生率因肌肉、年龄等不同。

（3）多峰电位

超过5峰的电位为多峰。多峰电位与多相电位均表示运动单位的时间分散。其上升时间原因有3个方面：①神经异常后同一轴索的各分支传导速度减慢；②运动单位扩大而轴索分支加长；③肌纤维的兴奋传导变慢。

### 2.时限

①运动单位电位时限指自第一个相偏离基线开始，至最后一个相回归基线止。有卫星电位者，电位时限计算至卫星电位终止。一般为数毫秒至数十毫秒。

②取20个同一肌肉的至少5个点（每点相距3 mm以上）的正常运动单位电位时限的平均，为该肌肉的平均电位时限。正常运动单位电位时限受肌肉和年龄等因素影响。

③多相运动单位电位不计算平均时限，但仍可划分为长时限多相电位和短时限多相电位。多相电位时限延长或缩短的原因与运动单位电位时限延长或缩短的原因基本相同。

### 3.波幅

①取峰—峰值电压值计算波幅（amplitude），即最大负峰和最大正峰之间的电位差，单位为mV或μV。

②运动单位电位的波幅变异主要取决于活动肌纤维的密度及电极与运动单位的距离。

③波幅和时限可以目测，也可用计算机辨认，目测与自动辨认的结果往往不一致。一般目测法的标准较宽，而计算机辨认的条件较严，两种标准检查的结果不能相提并论，并无优劣之分。在一个实验室中必须以自己的方法建立正常标准，并参照同一标准进行诊断。

## 肌电图的检查内容

在临床肌电图检测工作中，所记录的不是一条肌纤维的电活动，而是数十条肌纤维的电活动。因此，肌电图检测技术从四个方面进行：①插入电活动：是电极插入肌肉时，肌纤维被电极机械刺激的结果；②静息期：当肌肉完全松弛时无异常自发电位；③肌肉随意收缩时运动单位动作电位的特征性表现（波幅、时限、波形、电位数）；④肌肉最大用力收缩时所募集的电位情况。

## 肌电图表现类型

### 1.正常肌电图

（1）插入电活动

插入电活动（insertional electric activity）是指当针插入正常神经支配的肌肉时，由于针的机械刺激，引起肌纤维活动，在肌电图示波屏上出现一串电位波动。

（2）电静息（electrical silence）

当健康的肌肉完全松弛时，肌纤维没有收缩，因此肌肉电极记录不到电活动，这种征象叫作电静息。电静息是一种正常表现，荧屏上表现为一条近似平直的基线。

（3）轻收缩时

当正常肌肉轻收缩时，出现正常运动单位动作电位，它是由一个前角细胞所支配的一组肌纤维几乎完全同步收缩形成的综合电位。其解剖和生理特性基于其神经支配比例、肌纤维密度、传导速度及神经接头传递功能的不同亦有差异。

（4）大力收缩状态

肌电图在用力收缩时，呈密集的相互重叠、难以分辨基线的运动单位电位，此为干扰相。

## 2.异常肌电图

（1）插入电活动改变

正常插入电位延续小于0.3 s，其延长常见于肌肉失神经支配、炎性肌病、肌强直病。减少或消失见于肌肉萎缩、脂肪组织浸润、肌肉纤维化及肌纤维兴奋性降低。

（2）异常自发电位

肌肉完全松弛时无任何电活动，称为电静息。正常情况下肌肉放松时出现的电位为自发电活动（spontaneous electric activity），常见的异常自发电位包括以下几种类型。

①纤颤电位（fibrillation potential）：由失神经支配的肌纤维对乙酰胆碱的敏感性增高或肌肉细胞静息电位的稳定性下降所致的单个肌纤维的自发放电，多为2～3相，始相为正，主相为负，时限1～2 ms，振幅20～200 μV，声音为尖而高调的嗒嗒声，是肌纤维不稳定、兴奋性亢进的个别肌纤维放电的结果，常见于神经源性或肌源性异常、神经肌肉接头异常疾病。

②正锐波：其产生原理同纤颤电位，为一正相尖形主峰向下的双向波，形似“V”字，时限10～100 ms，波幅差异很大，一般为50～200 μV，频率4～10 Hz，声音呈遥远的雷鸣样音。

③束颤电位：波形与正常的运动单位电位类似，一切参数既可以同正常运动单位电位，也可以同多相电位。束颤电位可以没有确定的临床意义，称为良性束颤电位；也可以是前角细胞或神经纤维受刺激而自激的结果，多见于神经根病、嵌压神经病等。

（3）肌强直电位

当针插入、移动时，叩击肌肉、轻度用力时，均可诱发成串密集的波形规则的单纤维活动电位，即肌强直电位（myotonic potential）。频率为20～150 Hz，由高到低渐变；波幅10～1000 μV，可以由高到低或由低到高渐变，然后突然停止。见于肌强直性肌营养不良、运动神经元病、先天性肌强直、神经根病和慢性多发性神经病等。

（4）异常运动单位动作电位

①神经源性损害：表现为时限增宽、波幅增高及多相波百分比增高，见于脊髓前角细胞病变、神经根病变、神经丛和周围神经病等。

②肌源性损害：表现为时限缩短、波幅降低及多相波百分比增高，见于进行性肌营养不良、炎性肌病及其他原因所致的肌病。

## 肌电图的临床意义

**1.研究疾病本质**

依据异常自发电位、运动单位动作电位的表现，进行定性（是神经源性或是肌源性）、定位（神经受损水平是哪一节段的神经或是哪一水平的脊髓损害）、定量（严重程度）的评定。

**2.作为康复评定的指标**

①神经早期损害时往往合并纤颤电位的出现，可以作为早期敏感检测指标之一。

②神经外伤后恢复过程中，运动单位电位的恢复较临床恢复早，因此可以作为治疗效果的早期评估指标。

③客观地评定中枢性瘫痪处于哪一阶段，可作为初期、中期、后期康复效果评定的指标。

④周围性肌肉瘫痪的肌力评定，肌电图可进行肌力的量化分级，比徒手肌力评定更客观、准确。

# 第三节 神经传导速度测定

神经传导速度测定常用于研究和评价周围神经的感觉或运动兴奋传导功能。神经传导研究一般采用表面电极刺激和记录，其优点是方便、无痛，易为测试者所接受。也可用针电极，可以准确定位。神经传导速度测定，分为运动神经传导速度测定和感觉神经传导速度测定。

国内外常测定的神经：上肢是正中神经、尺神经、桡神经、肌皮神经和腋神经，下肢是股神经、腓神经、胫神经和坐骨神经，亦有测定副神经、隐神经、股外侧皮神经、面神经和三叉神经等。

## 感觉神经传导速度测定

1.感觉神经传导速度（sensory nerve conduction velocity，SNCV）测定的原理如图15-1所示。在图中任一点刺激，在手指的两个记录点记录，测量诱发的反应波的潜伏期，除以刺激点到记录点的距离，即为感觉传导速度。用刺激点1和刺激点2刺激的潜伏期差，除以刺激点1到刺激点2的距离，即为刺激点1与刺激点2间的传导速度。

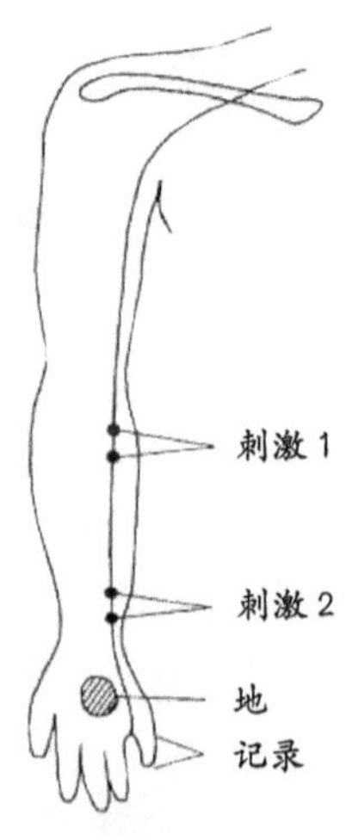

图15-1 感觉神经传导速度测定

2.感觉神经传导速度（图15-2）的检查方法有逆行法与顺行法两种。逆行法是刺激感觉或混合的神经干，在没有肌肉的指（趾）端或皮肤记录感觉电位。顺向法是在没有肌肉的指（趾）端或皮肤刺激，在相应的神经干记录。

逆行法和顺行法检查的检测结果和临床意义相同。感觉传导研究中记录的是神经电位而不是运动单位电位，电位振幅较低，往往需要平均多次以增加信噪比。感觉神经电位的潜伏期是从刺激起点至反应的第一个峰，称峰潜伏期（peak atency）。

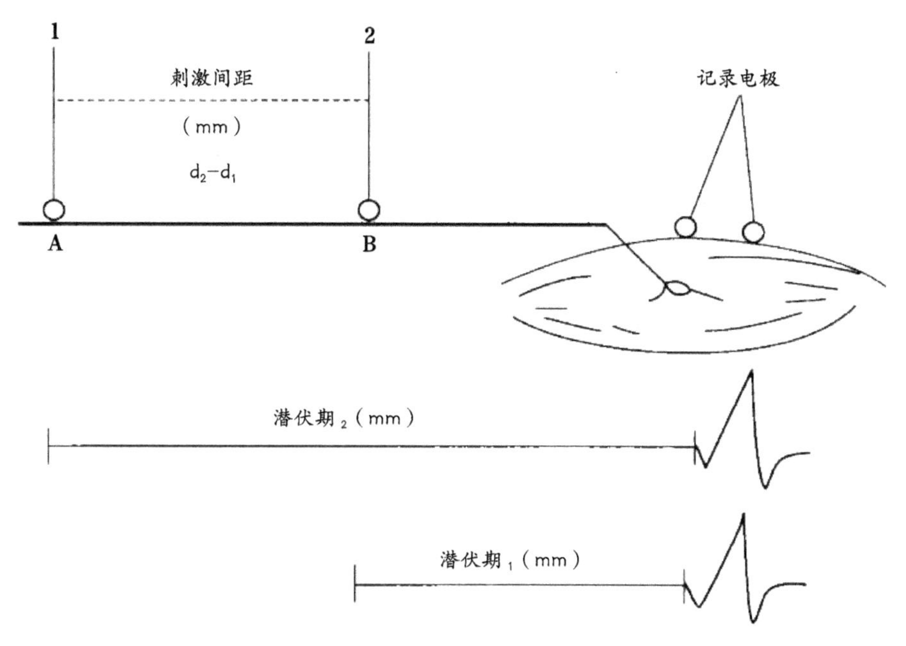


图15-2 运动神经传导速度测定

## 运动神经传导速度测定

1.运动神经传导速度（motor nerve conduction velocity，MNCV）测定的原理如图15-2所示，分别刺激图中的A点与B点，在肌肉中记录。两点刺激的潜伏期之差除以两点之间的距离即为两点之间的传导速度。

2.运动神经传导速度检查须检查两次，刺激电极置于运动或混合神经干的不同两点，而记录电极置于肌肉的同一点，方能计算出两点之间的运动神经传导速度。

3.感觉与运动神经传导速度检查均可作多个点刺激或记录，以区别不同节段的神经传导速度。

## 神经传导速度结果分析

### 1.髓鞘损害

感觉神经损害和运动神经损害一样，有以轴突损害和以髓鞘损害为主的不同病变。髓鞘损害主要表现为神经传导减慢，分快纤维与慢纤维病变。慢纤维病变时主要表现为反应波的时限延长或相数增多，同时波幅减低，而合并传导速度减慢的可能比较少。

### 2.轴突病变

轴突病变主要表现为波幅下降。

### 3.影响因素

神经、节段、肢体温度及受试者的年龄、性别等，都会影响感觉或运动神经传导速度结果。

# 第四节 神经反射检查

## F波或F反应

F波是由Magladeryh和McDougal于1950年首次提出，最早在脚上记录，是前角细胞逆向兴奋的回返放电，即当周围神经接受强刺激后，兴奋运动神经的逆向冲动传入脊髓前角细胞，经过中间神经元或树突网，使其他前角细胞兴奋，然后再沿运动神经传出，到达肌肉，形成动作电位。在痉挛状态下，用F波波幅评测运动神经元兴奋性，敏感度较高，即使肌肉紧张度发生很小的变化，也可以从F波的变化中体现。

F反应的另一个临床价值能测定近心端的传导时间，其计算方法如下：近心段的运动传导速度=刺激点至C7（上肢）或L1（下肢）的距离（mm）×2/［F潜伏期（ms）-M潜伏期（ms）-1］。式中C7、L1分别适用于上、下肢刺激时。1 ms是人为估计从前角细胞受脉冲逆向刺激而兴奋后至发出顺向兴奋脉冲的滞延时间。

F波的潜伏期和波形多变，因可以反映运动神经近端的功能，特别适用于脱髓鞘性多发性神经病的评价，常表现为F波较明显的延长。F波还可以用于测定运动神经元的兴奋性，因为它反映的是不同轴突的回返反应。

## H反射

刺激混合神经干而强度尚不足以刺激运动神经引起M反应时，即先刺激了感觉神经，兴奋经后根传至脊髓前角细胞，引起前角细胞兴奋，产生肌肉反应（M波），即为H反射（hoffmann reflex，HR）。

随着刺激强度的增加，H反射的振幅也增加。刺激强度增加至运动阈时，一方面兴奋可下传引起M波；另一方面上传与H反射波冲突，使H反射的振幅下降。当刺激强度进一步增加时，H反射逐渐消失，M波增强。

H反射与F反应都是延迟性反应，两者的潜伏期几乎相同，但是两者有显著的不同。F反应是同一运动神经元的回返兴奋，而H反射涉及感觉及运动神经元活动。H反射仅见于胫神经等少数神经，而F反应几乎可见于任何神经。在一定刺激强度时，H反射能恒定引出，F反应则不一定。H反射刺激阈低于M反应阈值。随刺激强度的增加，H反射波幅先渐增而后渐减，最强或超强刺激时H反射反而消失，而F反应波幅不断增高以至最大。H反射的波幅可以等于M反应的振幅，而F波仅为M波的5%~10%。

胫神经或正中神经的H反射潜伏期代表传入和传出通路全长的神经传导，是检测多发性神经病的敏感性手段，在酒精中毒、肾衰竭及其他多发性周围神经病中，H反射的潜伏期会延长。

H反射可用于研究近心端感觉及运动纤维传导的异常，但难以鉴别这种异常是源于感觉纤维还是运动纤维，常需与F反应配合应用。

## 眨眼反射

眨眼反射（blink reflex）是刺激一侧眶上切迹，在双侧下睑用表面电极记录，参考电极置内眦，地电极置颏。传入纤维是三叉神经的眶上神经，经半月神经节进入脑桥腹侧处，经三叉神经脊核和网状结构达面神经核，由面神经传出。此反射有少突触同侧早期成分R1和多突触双侧延迟成分R2。R2的潜伏期不定，取多次记录中的最短。三叉神经损害时病侧诱发的所有成分潜伏期均延长，面神经损害时任一侧刺激均出现损伤侧R2延长，中枢损害时则可出现多种情况。因此，眨眼反射可用于定位损害部位，证实脑干病变的存在，鉴别吉兰—巴雷综合征、多发性硬化、糖尿病性神经病、进行性神经性肌萎缩、癔症性三叉神经痛等。

### 阴部神经反射

阴部神经由S1～S4组成，分布于肛门外括约肌、肛提肌、会阴横肌、海绵体肌、阴囊与大阴唇的皮、龟头与阴蒂的皮，与排尿、排便、射精等有关。包含有输入和输出纤维。阴部神经反射又称球海绵体肌反射，主要用表面电极刺激阴茎或阴蒂，用针电极在尿道括约肌或肛门括约肌记录。阴部神经反射的主要指标是潜伏期，正常为30～40 ms。阴部神经或相应的脊髓损害时潜伏期延长，同时可以记录到自发性电活动和多相电位等异常肌电图表现。

阴部神经反射检测，可以了解与排尿、排便、射精等有关的神经功能，常用于尿控制和性功能康复的研究，尤其是对神经源性膀胱的研究。

### 自主神经反射

自主神经反射主要用于检查自主神经的功能。在躯干或者手足刺激，电极对置于手或足的腹背两侧记录。由于是无髓鞘的C类神经传出，正常速度仅有1～1.5 m/s，所以在手记录的潜伏期长达1.4 s，在足记录为1.9 s，波宽也甚长。此反应为无髓鞘纤维传导，所以不会有潜伏期延长的情况。异常表现为波幅下降或者消失。自主神经反射主要反映的是交感神经节后C类纤维的功能，临床上用于糖尿病周围神经病变、自主神经病变及各种原因所致的痛性周围神经病的诊断。

## 第五节 诱发电位

诱发电位是指通过电、声、光或其他因子的刺激作用于特定的部位，在神经的相应通路上或头皮相应区域或靶组织上记录到的特殊电位。这些电位由刺激诱发，可以分别来源于周围神经、视网膜、耳蜗、脊髓、脑干、皮质或皮质下结构。绝大多数诱发电位的波幅很小，仅0.1～20.0 μV，常常湮没在自发脑电活动或各种伪迹中，必须给予重复多次相同刺激，使与刺激有固定时间关联的诱发电活动逐渐增大而显露。近几十年的临床及科学研究实践证明，诱发电位在监测中枢神经系统完整性及神经系统功能状态方面具有很大的优势。常见的诱发电位有体感诱发电位、听觉诱发电位、视觉诱发电位、运动诱发电位。

### 躯体感觉诱发电位

躯体感觉诱发电位（somatosensory evoked potential，SEP）是指刺激躯体神经时在中枢记录到的神经电位，通常是指从头顶记录到的头皮SEP，也包括从脊髓记录的SEP。

### 1.检查方法

一般用表面电极刺激，部位通常为腕部的尺神经或正中神经、踝部的胫神经或腓神经，为达特殊目的也可用其他部位的上述神经或其他神经。刺激强度一般介于感觉阈上和运动阈下。刺激波宽0.1～1.0 ms，频率0.5～1.0 Hz，要观察100 ms以上的慢成分则每1～3 s刺激一次。在头皮的相应点C3'、C4'和Cz'记录。记录必须平均1000次以上，以保证足够的信噪比。重复两次检查的峰潜伏期差不得大于0.5 ms，波幅差不得大于20%。

### 2.基本波形

躯体感觉诱发电位的基本波形如下：一般在腕刺激时，在Erb点可以记录到N9波；在CVⅡ-Fz可以记录到N11/N13/N14等波；在C点可以记录到最主要的N20/P25波。在踝刺激时，在CVⅡ-Fz 可以记录到P27；在C3点可以记录到N37/P40波。

### 3.躯体感觉诱发电位各波的起源、异常判断及与中枢传导时间的临床意义

（1）一般认为腕刺激时记录的P9源于臂丛远段，P11源于颈神经入脊髓处，P14源于丘脑以下的外侧丘系，P15源于丘脑腹外侧核，N20源于中央后回皮质，P25为通过另一通路诱发的皮质电位。踝刺激时P17源于髋部，P24源于T12脊髓圆锥，P27源于上段脊髓背核，P31源于脑干内侧丘系，N37、N40相当于腕刺激的N20、P25。

（2）躯体感觉诱发电位的潜伏期，由于各峰潜伏期受周围神经传导速度的影响，故峰间潜伏期更加重要，它反映兴奋在中枢的传导时间。

（3）躯体感觉诱发电位的波幅临床意义不大。这除与记录方法有关外，躯体感觉诱发电位在传导过程中经过各级神经元时，各神经元均可放大信号。因此波幅差值需在50%以上方有较肯定的意义。

### 4.躯体感觉诱发电位异常的临床意义

（1）周围神经损伤表现为腕刺激的P9或P11潜伏期延长，踝刺激的P17或P24潜伏期延长。

（2）中枢局限性损害主要表现为峰间期延长，或波幅明显降低。

（3）脊髓手术中，若波幅下降50%以上或潜伏期延长2 ms以上，提示此时神经损伤，应及时停止手术并采取补救措施，以免造成永久性损害。

（4）监测药物的不良反应。

（5）作为康复过程中好转或恶化的指标。

（6）可反映中枢神经系统感觉通路完整性，弥补影像学的不足。

## 视觉诱发电位

视觉诱发电位（visual evoked potential，VEP）是用光刺激在枕部记录的皮质电位。

### 1.检查方法

通常用显示屏上的黑白或彩色棋盘格翻转作为刺激，有双眼刺激、单眼刺激或1/2视野，在枕部用表面电极记录随棋盘格翻转而发生的电位变化，平均100次即可。

### 2.基本波形

视觉诱发电位检查的基本波形（图15-3）较简单，有N1、P1、N2等主波，或称N75、

P100、N145，主要参数是P100的潜伏期和波幅。P100代表视野中心3度视锥细胞的电活动，源于枕叶的初级视觉皮质。P100的潜伏期与检查方法有关，一般左右差的变异较小，约（1.3±2.0）ms。波幅多取N75～P100的峰—峰值，正常值约10 μV，两眼差值不大于50%。

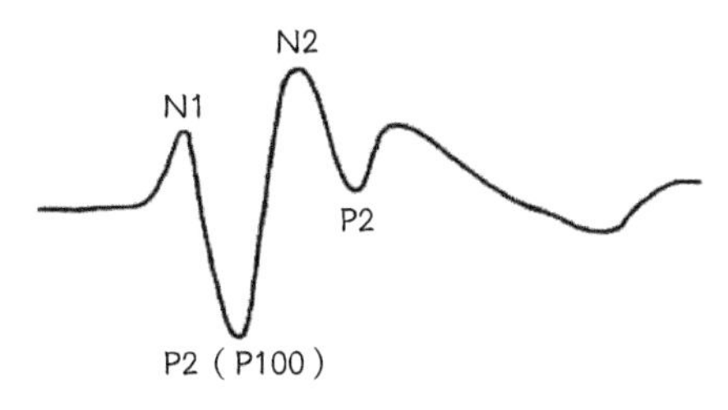

图15-3 视觉诱发电位的基本波形

### 3.视觉诱发电位检查的临床意义

视觉诱发电位的传导通路为视网膜经视神经到外侧膝状体到枕叶视皮质。潜伏期延长主要反映传导径的脱髓鞘变化。波幅的下降主要反映视感觉输入下降。

视觉诱发电位异常大致分两类：一类是脱髓鞘病变，如视神经炎、多发性硬化等脱髓鞘病变，其主要特征是P100潜伏期延长达35～45 ms甚至更多。视觉诱发电位检出上述疾病的灵敏度极高。另一类为轴索变性，视觉诱发电位的主要表现是波幅下降难以记录，还可能合并有波形畸变。轴索变性的原因多为颅内肿瘤等占位疾病，此外还有亨廷顿舞蹈病、脊髓小脑变性等。当然多数疾病在病程的不同阶段可以出现两方面的变化，因此可同时具有P100潜伏期延长和波幅降低。此外，角膜浑浊和屈光不正、视网膜病损等视敏度降低和注视不良的疾病，可以有波幅降低，有时伴轻度潜伏期延长的情况，临床需注意鉴别。

除可定性诊断，视觉诱发电位检查还可以利用半视野刺激技术，诊断一侧视神经病变，鉴别视交叉和前后视路的病变。在视路附近手术和低温手术过程中，可动态监测视觉诱发电位，当发现异常时，应采取停止手术等措施，以避免视力的持久损害。本检查也可以监测某些药物的不良反应。

## 脑干听觉诱发电位

脑干听觉诱发电位（brainstem auditory evoked potential，BAEP）是声刺激后最早反应的10 ms以内的一群电位，主要反映脑干结构的听觉通路。

### 1.检查方法

（1）刺激

使用100～200 s的短声刺激，标准的方法是耳机或耳塞给声。声源的振动有膨胀和压缩之分。检查的刺激频率取10 Hz左右为宜。由10 Hz增至18 Hz时各波的潜伏期延长0.4 ms。30 Hz以上时波形分化不良，而且波幅下降。50 Hz则与电源同步，难以消除干扰。

（2）记录

由于最宜于记录Ⅱ波者不宜于记录Ⅰ波，因此无标准的电极置法。听觉诱发电位的波幅仅约0.1 μV，需平均1000～2000次方能比较明确地显示各波，而且必须重复检查2～4次，各次的波峰潜伏期差异不得超过0.25 ms。

### 2.听觉诱发电位的潜伏期

正常潜伏期以峰潜伏期为准，在各实验室测得的不完全一致，重要的是左右差值，正常时差值小于0.2 ms，大于0.4 ms则有临床意义。体温下降时各波潜伏期延长。

### 3.BAEP的波幅

BAEP的波幅变异甚大，0.01～0.70 V。波幅与滤波频率有关，故其绝对值的大小意义不大。Ⅱ/Ⅰ波波幅的比值比较恒定，正常成人不小于1，儿童不小于0.5，否则为异常。

### 4.临床应用

BAEP在神经病学的应用中，最有价值的几个方面包括多发性硬化的诊断、昏迷的评价、颅后窝肿瘤的早期探测及定位。脑干功能障碍是代谢性因素所致还是由于脑干结构的损害，可通过BAEP加以鉴别，并提供有价值的诊断或预后信息。BAEP相对能耐受代谢损害，几乎不受大多数非特异性中枢神经系统抑制剂的影响。对于脑干病变所致的昏迷，BAEP可以为脑干结构性损害的性质和程度提供重要信息。

## 事件相关电位

### 1.定义

事件相关电位（event-related potential，ERP）的定义不统一，从广义来讲，事件相关电位是与某类事件有关的电位。事件相关电位有内外之分，如接受外部刺激后被动产生的电位，为外源性事件相关电位，它依赖于感觉通道的完整性；另外一些事件是受试者主观活动参与辨认某类事物或准备某种行动，称为内源性事件相关电位，它不仅依赖于感觉通道的完整，还依赖于内部联系的完整。电位可以是脑的，也可以是脊髓的和周围神经的。通常讲的事件相关电位多指内源性脑电活动，是包括N1、P2、N2、P3、P4、N400，以及Nd、SW等成分的一群电位，与人的认知有关。目前研究最多、使用最广的是潜伏期在300 ms左右的正向P300电位。

### 2.检查方法

在各种物理刺激如声、光、电等，甚至不需刺激，均可诱发出P300电位，但各种刺激诱发的P300电位的优势部位与潜伏期有所不同。最方便、最普遍使用的是听觉P300电位。一般临床应用的P300测定的靶刺激概率定在15%左右，靶刺激与非靶刺激的频率或声强的差别较明显。

### 3.潜伏期和振幅

事件相关电位受许多因素影响，它是运动和认知的准备和期待状态的脑电表现，与动机、注意力、学习能力、有目的应对环境变化的反应能力有关。事件相关电位的指标有潜伏期和振幅。

### 4.临床应用

P300和年龄密切相关，儿童、少年P300波幅增高，潜伏期随年龄增加而明显延长，P300潜伏期及波幅反映了儿童智力发育及老人智力衰退的程度。脑卒中患者由于脑功能障碍，对认知功能产生影响，其P300潜伏期明显延长。

对痴呆、脑瘫、脑外伤、抑郁症等患者的研究发现，其P300潜伏期延长、波幅降低，且P300检测结果与临床神经心理功能评定具有一致性。

事件相关电位可以用于评估和监测轻度脑损害患者的注意力、主动参与康复的能力、康复潜力，以及作为选择康复方法的客观依据。P300潜伏期能够反映个体智力损害的程度，作为智力水平康复的指标。因不必受试者主观配合，其客观性使得它具有较大的临床价值。

## 运动诱发电位

### 1.定义

运动诱发电位（motor evoked potential，MEP）是指应用电或磁刺激皮质运动区或脊髓，使其产生兴奋，通过下行传导路径，兴奋脊髓前角细胞或周围神经运动纤维，在相应肌肉表面记录到的电位。过去由于经颅电刺激需要较高的电压，患者难以接受，因此临床应用受到限制，随着技术、设备的改进，使用磁刺激使运动诱发电位得到了广泛的研究和应用，成为继体感诱发电位后，为进一步检查运动传导功能而设计的一项神经电生理学检查方法。

### 2.方法及原理

#### （1）电刺激

用高压单脉冲电刺激器，能够产生较大的单脉冲电流（2000 V，5 μs），通过头皮的相应部位兴奋运动皮质，使对侧肢体肌肉收缩。但它会引起受刺激局部疼痛，因而限制其临床广泛应用。电刺激设备简单价廉，定位准确，选择性强，安全性好，但常引起患者的不适。

#### （2）磁刺激

1985年，Barker等首先应用经颅磁刺激兴奋运动皮质来分析研究中枢运动传导通路。刺激器是利用电容放电，通过一个置于头皮上的铜线圈，产生随时间改变的脉冲强磁场（最大值达2.5 T），诱导脑组织产生环行感应电流。磁刺激时，磁场可以无衰减地通过颅骨高阻抗结构，在短时限刺激时，不会在头皮表面形成高强电流，因而受检者无不适。刺激线圈放置在相应神经根或相应脊髓节段的皮肤表面，在肢体肌肉记录运动诱发电位。虽然患者无不适，但磁刺激设备较贵，定位较难。

#### （3）临床应用

运动诱发电位对脊髓损伤较体感诱发电位敏感，运动诱发电位的恢复先于临床运动功能的恢复。头颅运动诱发电位与脊髓运动诱发电位结合，可以比较准确地评定中枢的运动传导功能。经颅刺激在肌肉处记录的运动诱发电位，与经椎间隙刺激在同一处记录的运动诱发电位的差值即是中枢运动传导时间（包括脊髓前角细胞的突轴延迟和很小部分前根等周围成分）。临床上常用于多发性硬化、脊髓型颈椎病、遗传性痉挛性截瘫、放射性颈椎病、运动神经元疾病、偏瘫等疾病。

运动诱发电位检查可以用于确定运动神经系统的功能状态，从而与体感诱发电位、视觉诱发电位、听觉诱发电位等方法共同构成传入、传出的全面检查，成为完整的功能评定系统。 运动诱发电位的左右潜伏期对比可靠，治疗前后对比可靠，电刺激与磁刺激均如此。

## 诱发电位在康复医学中的应用

### 1.了解疾病的过程

诱发电位是评定中枢神经系统功能的重要工具。诱发电位检查特别适用于婴幼儿及意识障碍者，它能够在没有主诉的情况下客观反映患者的功能状态。

### 2.定性诊断

患者常主诉某种感觉减退或缺失，判定其是心理性的、癔症性的还是器质性的，对患者的切身利益和治疗方案的确定都很重要。诱发电位检查可以提供较客观的依据。

### 3.定位诊断

某些诱发电位的解剖学起源已经明确，并且只有一个起源，则诱发电位的异常具有定位诊断的意义，诱发电位可以诊断相应神经通道的功能尤其是中枢段是否正常。可确定病变部位，也可大致分辨出是以髓鞘病变为主还是以轴索病变为主。前者主要表现为传导时间延长，而后者主要表现为振幅下降。最典型的是BAEP各波的诊断意义，其定位十分精确。

### 4.作为判断预后的依据

脑干听觉诱发电位消失表示脑干损害。SEP能评判持续植物状态的预后，其预测死亡概率特异性甚至可达100%。

### 5.作为监测的手段

在手术治疗和临床用药中通过测定相应的诱发电位，可及时发现术中神经损害，尽早改变手术和药物治疗，以免造成不可逆的损害。

### 6.作为疗效评定的手段

诱发电位的指标都是定量且恒定，尤其是潜伏期的异常。它与病理和临床变化的轻重程度呈正相关，因此是康复治疗效果评定的可靠定量指标，有时甚至可早于临床症状的改变。多数诱发电位的参数异常与功能状态的好坏有定量关系，因此可以用诱发电位客观判定疗效的好坏或比较几种疗法的优劣。

（张 慧）

## 参考文献

1. 陈燕伟．定量脑电图对脑创伤长期意识障碍患者的清醒预测及预后评估．广州：南方医科大学，2011.
2. 何任红，范建中，邱玲，等．脑损伤后基于脑电图分级的脑功能与脑内神经递质的关系．中国实用神经疾病杂志，2019（17）：1-6.
3. 邱兵．体感诱发电位联合多因素对颅脑损伤昏迷患者预后的研究．广州：南方医科大学，2019.

# 第十六章

# 环境评定

## 第一节 概述

### 概念

个体产生失能（disability）乃是因为个体健康状况、能力与技巧无法在环境中执行作业活动所造成的后果。也就是人—环境—作业模式（personal-environment-occupation model，PEO）的描述：个体健康状况、能力与技巧，个体每日执行的作业活动，环境三者不合适时，造成有缺失的作业表现的结果。例如，社区楼道没有坡道致使婴儿车无法通过，造成一位无法长时间抱着婴儿的母亲带着婴儿一起出门购物或散步。本章节注重物理环境的评定，如想要了解社会环境的评定请参考相关章节。

### 环境评定的介入程序

为了让服务对象能够重返病前的生活状态，作业治疗人员必须进行环境的评定，以了解阻碍或支持服务对象重返家庭、社区、学校或工作场所的因素。环境评定是作业评定的一部分，作业治疗师在进行环境评定时应做到：①了解服务对象所关心的作业，服务对象想要做什么；②评定服务对象本身所具备的能力、服务对象能够获得怎样的社会支持、服务对象的经济能力；③分析服务对象想要从事某特定作业活动时应具备哪些能力，以及执行此项活动时建筑物或设备设施上有哪些障碍，如图16-1所示。

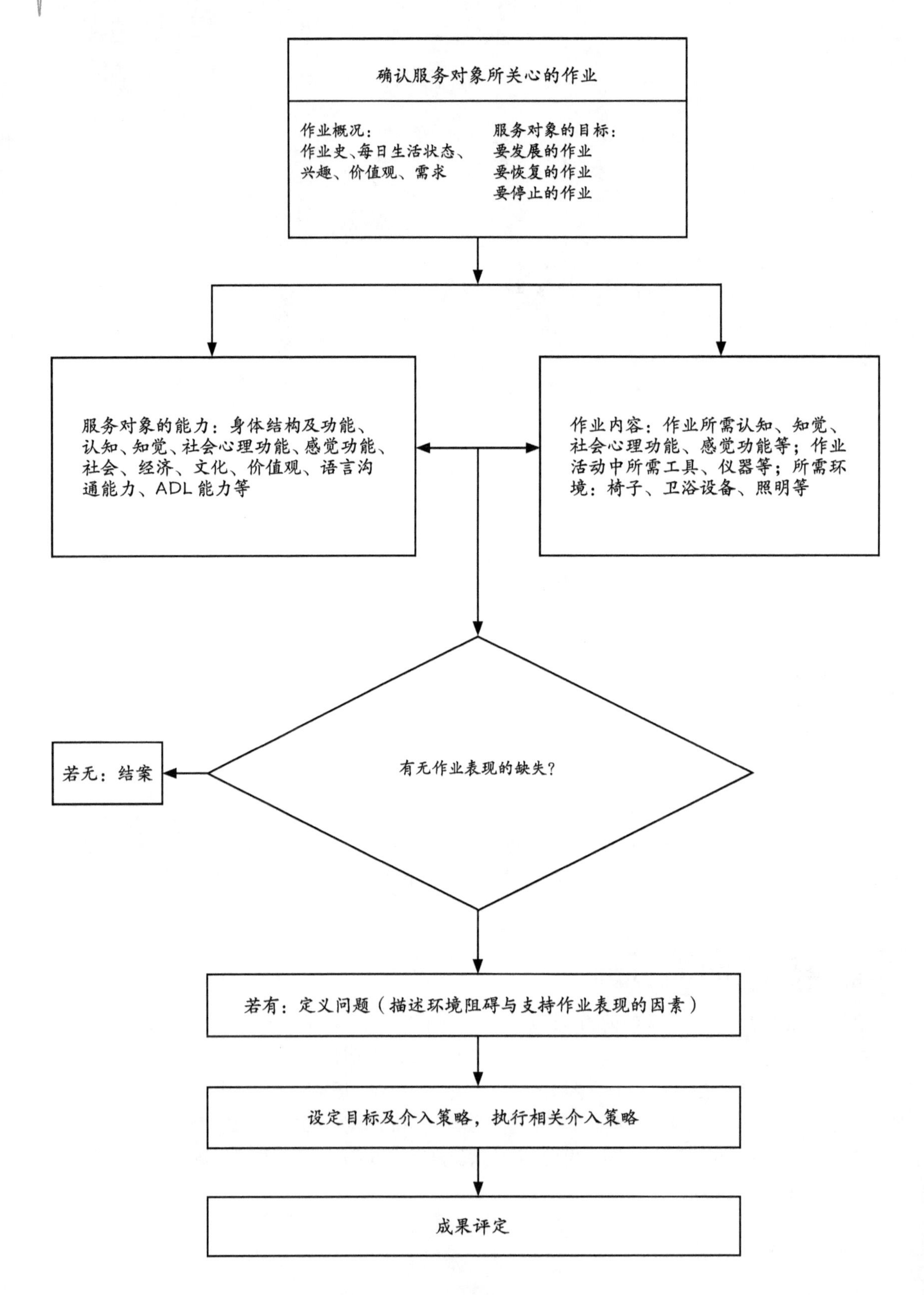


图16-1 作业治疗环境评定及介入程序

# 第二节 评定目的及方法步骤

## 评定目的

1.了解服务对象在家庭、社区及工作环境中的功能水平、安全性及舒适和方便程度。

2.找出影响家庭、社区及工作环境中不同功能活动的环境障碍因素。

3.针对不同环境障碍，为服务对象、家属、雇主或政府有关部门提供符合实际的改造方案。

4.评定服务对象是否需要适应性辅助用具或设备，以及需要何种类型的辅助用具或设备。

5.协助服务对象和家属做好出院准备。

## 评定方法

环境评定可通过问卷调查、模拟评估或实地考察完成。问卷调查主要是通过服务对象或家属回答提问来了解其在将要回归的生活或工作环境中可能会遇到的情况，了解有哪些环境障碍（建筑结构或设施）会对患者的活动造成不便。模拟评估是在模拟真实生活或工作的环境下评定服务对象的功能状态，以及环境对其的影响。实地考察是亲眼看见服务对象在实际环境中进行各种活动的表现，评定结果真实、可靠。通过模拟操作或实地考察可以大大减少服务对象本人、家属及雇主对于其功能独立的担心。实地考察也使治疗师可以制定出更切实际的克服环境障碍的方案。实地考察的主要缺点是需要时间和费用。因此，在进行实地考察之前通常首先对服务对象及家属做问卷调查；如果问题比较复杂，为了更准确、更全面地了解情况以帮助服务对象切实解决问题，治疗师需要亲自走访患者的居住环境，对其进行实地考察和测量。无论是问卷调查还是实地考察，在进行评定前，治疗师都应当对服务对象的疾病、功能状态，以及在哪些日常生活活动方面可能会有困难等做到心中有数，使评定更具有针对性。

## 评定步骤

1.确定评测地点及规划评定时间：审查评定地点特性并依次携带适当的评定工具，如量尺、照相机、温度计等；确定评测时间，邀请服务对象及适当专家协助进行物理环境评定，以增加对环境评定的准确性。

2.获得建筑物及设施设备的平面图或房间设计图：如果能提前获得设计图，有利于环境评定。

3.进行环境评定：到达现场后，请服务对象描述使用环境的状况、频率、时间及存在的问题等；量测物理环境，然后在已有的或自行绘制的平面图上表示环境中的尺寸及问题点等。如果不能实地访视时，作业治疗人员可以使用检核表与服务对象或家属会谈，以了解服务对象想要进行作业活动的物理环境。

4.书写报道及建议：根据访查结果，列出阻碍服务对象执行作业活动的因素及可能的解决方案。

5.执行并进行效果评定。

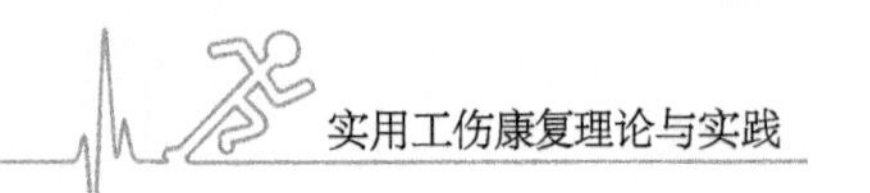


# 第三节 各种环境的评价

## 居住环境的评价

居住环境评定包括：居住的公寓、建筑物的出入口、楼道、停车空间、卧室、洗浴室、餐厅、客厅、其他生活空间，以及建筑物内的家具家电等。

目前标准化居家环境评定工具多半用来测量居家环境的安全性，评定工具包括：康复工具的功能与环境的安全评估（safety assessment of function and the environment for rehabilitation，SAFER Tool）及居家跌倒风险筛查量表（home falls and accidents screening tool，Home FAST）等。目前此量表没有中文版及中文版心理计量特征的研究报告。然而服务对象的居住环境千变万化，很难有一个测试涵盖所有内容，因此治疗师在进行家居环境评定时，应根据服务对象在家中移动，或进行自我照顾，或家居活动时的状况，了解环境对其的影响。

## 工作环境的评价

针对生理疾病的服务对象，作业治疗师除了进行家居环境的评定外，也对工作环境进行评定。如服务对象进行工作能力训练时，作业治疗师为了了解服务对象的工作内容、使用工具等进行工作分析，决定服务对象能否胜任。原来工作时会进行能力评定，同时也会进行环境评定。环境评定包括：外环境的评定、工作所需躯体功能的评定，以及人体工程学分析；工作区的评定；公共设施与场所的评定，见表16-1。

表16-1 工作环境评价

| | |
|---|---|
| 1.外环境评定 | 停车场与办公地点之间的距离 |
| | 停车场有无残疾人专用停车位及其标志 |
| | 残疾人停车面积是否阻抑进行轮椅转移 |
| | 残疾人停车位是否便于停放和进出 |
| | 残疾人专用停车位数量 |
| | 停车场与路沿之间有无斜坡过度 |
| | 建筑物入口有无供轮椅使用者专用的无障碍通道及引导标识 |
| | 是否有可以达到办公区且方便轮椅上下的电梯 |
| 2.工作所需躯体功能的评定及人体工程学分析 | 通过在工作现场进行工作模式与人体姿势或体位之间的关系评定，找出已经存在的或潜在的，可引起服务对象肌肉、韧带、骨骼损伤的危险因素 |
| 3.工作区的评定 | 温度，照明，座椅种类，工作面的种类、高度和面积 |
| | 服务对象坐在轮椅中时，其活动空间及安置的水平和垂直活动范围等 |
| 4.公共设施与场所的评定 | 如地面、上下电梯、洗手间、公用电话等 |

## 社区环境的评价

社区环境包括各种社区资源和社区服务，通过评定，使治疗师、服务对象及其家属了解可以利用哪些社区资源和社区服务，为提出改进意见提供依据。包括：①有无适用于不同肢体残疾的残疾者出行的交通工具：地铁上有无残疾者进出专用电梯或升降机，公共汽车上有没有无障碍液压升降装置可协助转运轮椅。②社区环境及服务：无论是商店、剧院、餐馆、学校、体育场馆等都需要考虑设置出入口的无障碍通道、走廊的宽度、残疾人洗手间、公用电话等。

康复的一个主要目标是要帮助服务对象回到以前的环境中进行生活和工作。环境评定的结果对于服务对象完成从康复医院回归到家庭和社区的过程具有积极的促进作用。针对不同的环境障碍，为服务对象、家属、雇主及政府有关部门提供符合实际的解决方案。从而帮助服务对象更好地回归家庭、回归社会。

# 第四节 环境障碍的改造原则与方法

## 一、环境改造的原则

改变或改造从事某种活动或工作的环境是作业疗法的治疗手段之一。当服务对象不能通过改善身体功能来提高其作业活动能力，也就是活动本身的要求超过了服务对象的能力时，就需要通过改变环境，即降低常规的环境标准或要求，以适应其功能水平来实施及完成作业活动。环境改造是指设计方便残疾者使用及通行的建筑物内、外部结构。供残疾者通行、到达、利用或使用的交通工具、道路、停车场、入口、走廊、电梯、房间、厨房、浴室、卫生间等设施称为无障碍设施。环境改造的方法强调针对服务对象当前功能与能力水平，改建一个与之相适应的、满足其功能、社会及心理需要的环境。人与环境相互间的适应性愈高，说明环境能够满足人的各种需要的程度愈高，人的独立性和生活质量也就愈高。此外，环境改造也应具备预防损伤的目的与作用。在总体设计上，环境改造应遵循以下原则。

### 1.室内布局

（1）室内留有适当及充足的空间便于使用轮椅操作或其他助行器。

（2）通向各个房间走廊应有充裕的宽度，使轮椅及助行器可以通畅通过。

（3）开关、电源插座、电话应安置在方便、安全的位置。

### 2.地面

（1）应选择高密度、短绒毛织成的地毯以便于轮椅或其他步行辅助器具的使用。

（2）地毯或地板革等应胶粘固定在地面上。

（3）避免使用可移动的小块地毯或地垫。

（4）对于有视觉缺陷的患者，应在地面适当位置贴上颜色鲜艳的胶带以便于服务对象的通行，尤其是在光线不足的时候。

### 3.门

（1）取消门槛，使门内外地面高度相同，无法取消时可使用斜坡连接门槛过渡。

（2）门开启后的宽度应充裕，可以使轮椅或其他助行器方便通过。

（3）根据服务对象的具体情况，可以选择改变门的开启方向，使用折叠门、推拉门或减轻门的重量。

（4）门把手应采用长柄式，利于抓握、省力、便于开启。

### 4.楼梯

（1）楼梯两侧均应有扶手，有照明。

（2）对于视觉损伤的服务对象，可用不同于扶手的材料贴于接近扶手终点处作为区别，或用皮筋栓绑以提醒服务对象即将到达楼梯的终点；也可以在每一级楼梯的边缘贴上颜色鲜艳的暖色色带作为提示。

（3）每一级楼梯要平整，不应有突出的前缘或上缘。

### 5.电梯

（1）门宽允许轮椅进出。

（2）电梯内外的操作按钮、紧急按钮及电话的高度应适用于轮椅使用者。

## 环境改造的方法

### 1.家居环境改造

在家居环境改造之前，了解房屋的所有权对于决定是否能够实施结构性改造十分重要。如果是租用房，实施结构性改造可能不现实或需要与房东进行沟通。此外还应了解房屋是否为服务对象的永久居住地，如果服务对象短期内有可能移居，则与永久居住地的改造方案不同。

#### （1）建筑物外部环境改造

①入径

A.行车道与入口距离较近。

B.通向入口的地面要平整、台阶少、有扶手。

C.入口处每一级台阶的高度不宜超过17.5 cm，深度应为28 cm；台阶不宜有突出的前缘或上缘；台阶表面应采用防滑材料。

D.必要时在台阶两侧安装扶手，根据使用者身高情况，扶手可在高度80 cm上下进行相应调整。

E.如需要设置坡道， 坡道的宽度不应小于122 cm。理想的轮椅坡道的坡度为每延长30.5 cm，高度增加2.5 cm。坡道两侧应设扶手，扶手两端各应水平延伸30.5 cm。

②入口

A.坡道的终点即入口处应有一个平台，该平台面积不应小于153 cm × 153 cm，以便于轮椅回转活动。

B.根据患者情况可采用呼叫对讲、指纹或电子卡开锁系统进入。

C.入口处的门开启后净宽度不得小于82 cm。

#### （2）建筑物内部环境改造

①卧室

A.床应靠墙或墙角，或床腿采用负压吸引器使之固定。

B.床前应有充足的空间，使患者转移自如。

C.可应用木板或床垫来增加床的高度，床的具体高度应以利于患者进行转移的原则来确定。

D.床边应放置床头柜，用于摆放台灯、电话、药或呼叫铃等。

E.衣柜内挂衣杆的高度距地面132 cm，坐轮椅者可自由取挂衣物，壁柜挂钩距地面高度100～140 cm；衣柜隔板距地面最高不能高于114 cm。

②厕所

A.为了转移的方便与安全，在厕所的墙壁上安装能承受身体重量的扶手。扶手直径为 3～4 cm，以利于抓握。扶手表面采用摩擦系数较大的材料以增加抓握的牢固性和安全性。厕所转移用扶手呈水平位，距地面84～91 cm，位于后壁的扶手长度以61～91 cm为宜，侧壁扶手为106 cm。

B.依据具体情况对坐便器应适当加高，最高不超过48.5 cm。高度应当有利于患者站起和转移。

C.卫生纸放在方便拿到的地方。

③浴室

A.浴盆侧或淋浴侧的墙壁上安装安全扶手，以便于转移及洗浴时稳定性的保持，扶手呈水平位，其高度距浴盆底部61 cm。

B.洗浴时可使用洗浴座椅，其椅面宽大，椅腿有橡胶负压吸引盘固定，有靠背，以便保持洗浴时的稳定性；椅面较长，较长的椅面有利于服务对象进行转移。

C.浴盆底部或淋浴区放置防滑垫。

D.浴室中的热水管要给予包裹或屏蔽以避免烫伤使用者，尤其是有感觉障碍的服务对象。

④厨房

A.对于轮椅使用者，厨房操作台的高度应符合实际需要，操作台距地面的理想高度不应超过79 cm；操作台面要光滑，以便必要时可以将重物从一边滑送到另一边，既省力又达到搬运的目的。

B.远距离搬运物品时可使用手推车，如将食品从冰箱取出后运送到操作台上。

C.水龙头采用大的、叶片状的控制把手，以便于操作。

D.操作台下方、水池下方、炉灶下方，均应留出能放双膝和双小腿的空间，以便轮椅操作者使用。

E.食品和器皿放置的位置以节省身体能量为原则，即常用的器皿、工具或食品放到容易够到的地方；柜橱内的储物架采用推拉式，以便于使用者拿取。

F.厨房里的热水管给予包裹或屏蔽，以避免烫伤，尤其是对于感觉障碍的服务对象。

## 2.工作环境与社区环境的改造

### （1）建筑物外部环境

①停车场残疾人停车位应当出入方便，靠近人行通路。

②停车场残疾人机动车停车位宽度应充足，以方便轮椅的上下及转移，宽度不得小于244 cm。

③停车场残疾人机动车停车位应设置明显标志，以免被其他车辆占用。

④铺设进入建筑物的无障碍通道。

### （2）建筑物内部环境

①入口可考虑安装自动门，以方便轮椅及助行器通行。

②电梯控制按钮距地面的高度不超过122 cm，以便于坐轮椅者使用。

③入口、电梯及走廊的宽度应适当，一辆轮椅通行的宽度不应小于92 cm，两辆轮椅交错通过的宽度为 153 cm。

④对于躯干控制能力较差的轮椅使用者，工作区轮椅活动面积不应少于153 cm × 153 cm，其工作空间应为一侧上肢垂直活动距离即51～122 cm，水平向前触摸距离为自桌边起46 cm。

⑤根据服务对象的具体情况，设计符合人体工程学的工作环境。

⑥洗手间门开启后净宽不少于82 cm。洗手间内应保持183 cm × 183 cm 的轮椅转动面积，以方便轮椅的转向。洗手池下方应留有足够放入双膝的空间。水龙头应为大片、叶状手柄。厕所门向外开时，厕所内的轮椅面积应不小于120 cm × 80 cm。厕所门向内开时，厕所内面积应不小于150 cm × 150 cm。厕所内应安装扶手，以便于转移及稳定性控制。坐便器的高度至少应达到38 cm，不得高于48.5 cm。

⑦公用电话距地面的高度不应超过112 cm。

### 3.交通工具改造

如果肢体残疾者不能利用交通工具，其活动范围只能局限于家中及附近的场所，不能上班，不能参加社交活动。而如果没有来往于两地间可供残疾者使用的交通工具，即便建筑物的结构允许残疾者自由出入也无多少实用价值。 因此，交通工具的改造是残疾人回归社会不应忽视的重要环节，设计和制造适合于不同肢体残疾者的交通工具需要得到社会和政府的关注。

对于轮椅使用者或下肢功能严重减退者来说，自己踩上公共汽车的踏板进入车内是不可能的事情。 因此，如何使肢体残疾者能够上下车是公共汽车能否为肢体残疾者利用的关键。一种解决方法是公共汽车踏板的高度在控制下可自由调节升降，使踏板降至与路沿同高。它是通过液压控制装置来完成的。另一种方法是使用液压升降机直接将轮椅及其使用者同时转运入车厢内。

交通工具的改造还包括对私家汽车的改造。通过特殊设计和改造，肢体残疾者可亲自驾驶汽车。肢体残疾者专用的轿车或面包车的改造包括用手代替脚控制刹车和油门、增加方向盘辅助装置便于抓握力差的残疾者操纵、安装升降装置将轮椅放到车内等。对于耐力差或不能耐受长距离乘车过程的残疾者，可使用电动车在居住地附近活动。

# 第五节 辅助器具的评定

## 轮椅选择的评定

### 1.座位宽度

根据WHO最新资料，建议轮椅座宽即为坐位时两臀间宽度。如果座位太窄，臀部及大腿会受到压迫，使舒适度受到影响，且上下轮椅也比较困难；如座位太宽则操作不便，进出窄的门口和通道困难，且坐位稳定性受影响。

### 2.座位长度

测量坐下时臀后部至腘窝之间的水平距离，将测量结果减去3～6 cm，即为轮椅座位长度，如两侧长度不等，取短的一侧长度进行计算。轮椅座位太短，身体重量主要集中在坐骨上，局部承受的压力过多；座位太长会压迫腘窝部，影响局部血液循环，并容易刺激该部皮肤。

### 3.座位高度

脚踏板高度为坐下时足跟（或鞋跟）至腘窝的距离，再减去坐垫的高度（通常为5 cm），脚踏板离地至少5 cm，因此轮椅座高应为腘窝至足跟（需经常穿鞋者为鞋跟）的距离减去坐垫高度再加5 cm，以上如无须坐垫，则不需减去坐垫高度。

### 4.扶手高度

WHO建议在考虑安全及舒适性的前提下，扶手高度越低越好。

### 5.靠背高度

普通靠背的高度为肩胛下角至座位的高度再加坐垫的高度（通常为5 cm）；低靠背的高度为胸腔下端至座位的高度再加坐垫的高度。WHO建议在考虑安全及舒适性的前提下，靠背高度越低越好。

### 6.脚踏板高度

如上文所述，脚踏板高度为坐下时足跟（或鞋跟）至腘窝的距离再减去坐垫的高度（通常为5 cm）。另外，要求脚踏板离地至少5 cm以方便上下斜坡及过障碍。

作业治疗师帮助服务对象进行轮椅选择及评定时，还应注意以下原则：行动方便、位置稳定、舒适、压力分布均匀、安全性及实用性等。

## 步行辅助器的评定

治疗师应综合以下因素帮助服务对象选择步行辅助器：下肢承重能力、平衡能力、下肢肌张力、肌力、步态和步行功能情况、上肢力量和手的抓握功能及握力、身高、体重和年龄，全身情况、疾病诊断、病情是否稳定、环境、生活环境、认知能力及应用辅助器的理由。步行辅助器可分为两种：单臂操作的步行辅助器，双臂操作的步行辅助器。

### 1.单臂操作的步行辅助器

单臂操作的步行辅助器包括手杖（单足手杖、多足手杖）、肘拐、前臂支撑拐、腋拐。

#### （1）手杖的评定

为合理利用和起到良好的支撑作用，手杖应有合适的长度。长度评定方式有两种：①服务对象站立，体重平均分布于两腿上，眼视前方，肩臂放松，穿普通后跟高度的鞋且身体没有倾斜，将手杖的套头去除，翻过来，将把手放地上，让服务对象将手放在体侧，在于服务对象前臂尺骨茎突水平平齐处，在手杖上进行标记，去除多余的部分，套上头套即可；②若是站立有困难的服务对象，此时让服务对象成直线的仰卧，双手放在身旁，测量自足跟到尺骨茎突的距离，然后增加2.5 cm，这就是手杖应有的长度。增加的2.5 cm为普通鞋后跟的高度。测量正确时，服务对象持手杖站立时肘关节应轻度屈曲，约30° 左右，这样行走时伸肘下推手杖才能支撑起服务对象的体重。

#### （2）肘拐的评定

方法与测量手杖相同。拐杖的前臂套不要太紧，以免使手臂受压，同时也不利于行动；也不要太松，以免失去支托力。套应保持在肘关节与腕关节中点的稍上方，位置太低时支撑力不足；位置太高会妨碍肘的活动，以及摩擦尺神经而引起的损伤，从而会引起环指和小指的感觉丧失、麻木或刺痛。

（3）前臂支撑拐的评定

前臂支撑拐是一种带有一个特殊设计的手柄和前臂支撑支架的拐杖。使用时服务对象将手在托槽的上方穿过，握住把手，前臂将放置在水平托槽中，此时的承重部位即由腕关节及手部变为前臂部分。长度的测量：让服务对象站直，肩部、上臂放松，目视前方，体重平均的分配到两脚上，测量自地板到鹰嘴突的距离。若在仰卧位测量，则测足跟底到鹰嘴的距离再加2.5 cm，两种测量方法得出的长度均相当于从托槽垫到拐头表面的距离。调节手柄位置时要使托槽前沿到手柄之间有足够的距离，以免压迫或硌伤尺骨茎突部位的皮肤，同时要注意托槽也不能太向后，以免使尺神经受压。

（4）腋拐的评定

腋拐的主要承重部位依然在手柄上，腋垫抵住胸壁不是为了承重而是为了帮助稳定肩部，保持平衡。手柄长度的测量：腋垫顶部与腋窝的距离应有三横指或5 cm，太高有压迫臂丛的危险；若腋垫太低则不能抵住侧胸壁，难以稳定肩部、起到平衡作用，会引出走路姿势不良。正常腋拐与躯干侧面应成角15° 。

### 2.双臂操作的步行辅助器

双臂操作的步行辅助器包括各种助行架、轮式助行架、助行台等。其中助行架和轮式助行架长度的测量与手杖相同。助行台的高度测量与前臂支撑拐的测量方法相同。其中轮式助行架选用时，治疗师要确保服务对象上肢有刹闸的功能，以便在下坡时控制好速度而不发生危险。

步行辅助器作为一种产品，其本身是很简单的。但是如何能根据服务对象的功能障碍进行多方面情况的评定、正确的选择品种需要治疗师的综合评定及考虑。

## 日常生活中所需要的辅助用具的评定

偏瘫、截瘫、脑瘫、周围神经损伤、外伤（骨折和肌腱损伤等）、烧伤等的服务对象再进行日常生活活动、工作、休闲娱乐时，可能会需要不同类型的自助具或辅助用具，如吸管、盘碗吸垫、带环的杯子、粗柄汤勺和弯把勺、长柄汤匙、盘碗一侧加高、铅笔固定带、带胶带的梳子、穿袜自助具、上肢悬吊设备、转移板等。辅助器具在一定程度上代偿了服务对象的一部分功能，并有助于患儿运动功能的发育，提高服务对象的生活质量。因此治疗师在进行ADL评定、职业评定、休闲娱乐评定的过程中，通过观察、分析等手段，找出适合服务对象的辅助用具，从而帮助服务对象达到最大程度的生活自理。

（张 超 周梦笛）

### 参考文献

1. 恽晓平．康复疗法评定学．2 版．北京：华夏出版社，2014：239-288.

# 第十七章

# 生活能力评定

## 第一节 日常生活能力评定

### 概述

#### 1.定义

日常生活活动（activities of daily living，ADL）是指个人为了满足日常生活需要每天所必须进行的活动。ADL分为基础性日常生活活动（basic activity of daily living，BADL）和工具性日常生活活动（instrumental activity of daily living，IADL）两部分。

**（1）基础性日常生活活动**

BADL是指人为了维持最基本的生存或生活需要，必需每日进行的重复的活动，包括生活自理和功能性移动两种活动。自理活动包括进食、洗漱、梳妆、洗澡、穿衣、如厕等，功能性移动包括翻身、转移、从床上坐起、驱动轮椅、行走、上下楼梯等。

**（2）工具性日常生活活动**

IADL指人为了维持独立生活能力所必需的一些活动，包括做饭、洗衣、使用电话、购物、服药、家事处理、使用交通工具、理财、处理突发事件及在社区内进行的休闲活动等。从事IADL活动常需要使用工具才能完成，是在社区环境中要完成的日常活动。IADL是在BADL基础上的社会性活动，是保障残疾人自我照顾、健康和获得社会支持的基础。BADL的评定对象为住院患者，IADL的评定对象则多为社区中的伤残者及老人。

#### 2.评定内容

BADL与IADL分别是评定较粗大的运动与较精细的功能，通常将二者结合起来评定，具体包括以下五个方面。

（1）体位转移能力

体位转移能力包括：①床上体位及活动能力；②坐起及坐位平衡能力；③站立及站位平衡能力。

（2）个人卫生自理能力

个人卫生自理能力包括：①更衣，如独立穿脱不同款式的裤子、上衣、袜子和鞋等；②个人卫生，如刷牙、洗脸、洗澡、修饰、大小便及便后卫生；③进餐，如准备食物和使用餐具等。

（3）行走及乘坐交通工具能力

行走及乘坐交通工具能力包括：①室内行走；②室外行走；③上下楼梯；④上下汽车；⑤使用轮椅。

（4）交流能力

交流能力包括：①阅读书报；②书写；③使用辅助交流用具，如电脑、打字机、交流板、图片等；④与他人交流；⑤理解能力。

（5）社会认知能力

社会认知能力包括：①社会交往；②解决问题；③记忆能力。

### 3.评定方法

一般通过量表法进行评定，采取直接观察评定或者间接询问评定法。直接观察法评定是指评定者到患者实际生活的场景中或在功能评定室进行；间接评定法是指询问患者本人及家属来了解患者对各项功能活动的完成情况。直接观察法结果可靠，但对体弱者需多次观察才能完成评定，耗时长，对有些日常活动项目不便观察，如如厕、洗澡和更换内衣等。间接评定法实施简单，花费时间短，但会出现准确性不如直接观察法的情况。因此，在评定过程中，需结合实际情况，两种方法结合使用为好。

### 4.评定目的

ADL评定是了解患者身体功能及残存功能的重要评定方法。对确定患者能否独立生活及独立生活能力的程度、预后的判断、治疗计划的制定及修改完善、疗效的判定、安排出院或就业都是十分重要的。

## 常用评定量表

### 1. Barthel指数（Barthel Index，BI）

Barthel指数是目前临床应用最广、研究最多的BADL评定方法（表17-1）。该量表是1965年由美国学者Mahoney和Barthel正式发布并在临床上推广应用的，Barthel指数评定简单，具有较高的可信度和灵敏度，不仅可以评定治疗前后的功能状态，还可以预测患者治疗效果、住院时间及预后。国内外许多学者都对其进行了信度和效度的研究，认为Barthel指数无论在不同评定者之间还是使用不同的评定方法之间均具有高度的相关性，所得结果都是可信的，显示了其良好的信度。

Barthel指数包括进食、洗澡、修饰、穿衣、大小便控制等10项内容，根据需要帮助及帮助的程度分为0、5、10、15分四个功能等级，总分为100分。评定分数越高，表明其生活自理能力越好。得分在60分以上为轻度功能障碍，能够独立完成部分日常活动，需要部分的帮助；41～59分为中度功能障碍，需要大部分帮助才能完成ADL项目；40分以下为重度功能障碍，多数ADL项目不能完成或完全依赖。

表17-1 Barthel 指数评分表

| ADL项目 | 自理 | 较小帮助 | 较大帮助 | 完全依赖 |
| --- | --- | --- | --- | --- |
| 进食 | 10 | 5 | 0 | |
| 洗澡 | 5 | 0 | | |
| 修饰（洗脸、梳头、刷牙、刮脸） | 5 | 0 | 0 | |
| 穿衣（包括系鞋带等） | 10 | 5 | 0 | |
| 控制大便 | 10 | 5（偶能控制） | 0 | |
| 控制小便 | 10 | 5 | 0 | |
| 用厕所（包括擦、穿衣、冲洗） | 10 | 5 | 0 | |
| 床椅转移 | 15 | 10 | 5 | 0 |
| 平地走45米 | 15 | 10 | 5（用轮椅） | 0 |
| 上下楼梯 | 10 | 5 | 0 | |
| 总分 | 100 | | | |

### 2.Barthel指数评分标准

说明：如患者不能完成所订标准时则为0分。

#### （1）进餐

10分：将食物放在盘子里或桌上患者能拿到的地方，在正常时间内可以独立完成进餐；如果需要帮助，可以用刀来切食物，使用盐等调味品。

5分：需要较多帮助或在较长时间内才能完成进餐。

#### （2）床—轮椅转移

15分：独立完成整个过程。如安全到达床边，刹住轮椅，抬起脚踏板，安全移到床上，躺下；或在床上坐起，移动到床边，必要时改变轮椅的位置，再由床转移到轮椅上。

10分：在完成上述过程中，某些步骤需要给予一定的帮助、提醒或监督，以保证安全完成。

5分：能自己在床上坐起，但要帮助才能转移到轮椅，或在用轮椅时需要较多地帮助。

#### （3）修饰

5分：独立完成洗脸、梳头、刷牙、刮脸或化妆（女患者）。

#### （4）进出厕所

10分：独立进出厕所，穿、脱裤子，使用卫生纸。必要时可借助于墙上扶手或其他物体支撑身体。

5分：在下列情况下需要帮助：脱、穿裤子，保持平衡，便后使用卫生纸。

#### （5）洗澡（可以用浴池、盆池或淋浴）

5分：独立完成所有步骤。

#### （6）行走（包括平地行走和操纵轮椅）

15分：独立行走至少50米，可以穿假肢或用支具、腋杖、手杖，但不能用带轮的助行具。如用支具时，应能在站立或坐下时将其锁住或打开，但不包括穿脱支具（属于穿衣项目）。

10分：在较少帮助下行走50米，在监督或帮助下完成上述活动。

5分：能操纵轮椅前进、后退、转弯、到桌边、床上、如厕等，并能操纵轮椅行走至少50米。如患者能行走则不做此项评定，按平地行走标准评分。

（7）上、下楼梯

10分：独自上、下一层楼，可抓扶手，也可用手杖、腋杖，但应能携带手杖或腋杖一同上、下楼。
5分：在帮助或监督下上、下一层楼。

（8）穿脱衣服

10分：独自穿脱所有衣服、系鞋带。当戴支具或围腰时，能自己穿脱。
5分：穿脱衣服时需要帮助，但能在正常时间内独自完成至少一半的过程。

（9）大便控制

10分：能控制，没有失禁。
5分：需要在帮助下用栓剂或灌肠，偶尔有大便失禁。

（10）小便控制

10分：能控制小便，脊髓损伤患者用尿袋或其他用具时应能自己使用、排空用具并清洗。
5分：偶尔有尿失禁。

### 3.改良Barthel指数（modified barthel index，MBI）

尽管Barthel指数评定临床应用广泛，但由于其设定的等级较少，大部分项目只用2～3个等级，相邻等级之间差距很大（5分），不能很好地体现等级之间的变化，特别是对治疗的效果灵敏度不高。在1989年，加拿大学者Shah等将Barthel指数进行了改良，每一项评定均扩展为5个等级（1～5级），提高了量表的灵敏度。改良版的Barthel指数评定内容不变，每一项各级别之间分数有所不同，总分还是100分。独立生活自立能力与得分相关。该量表也具有良好的信度、效度和敏感性，且使用方便。评定量表及标准见表 17-2。

表 17-2 改良 Barthel指数

| 评定项目 | 1级 | 2级 | 3级 | 4级 | 5级 |
|---|---|---|---|---|---|
| 大便控制 | 0 | 2 | 5 | 8 | 10 |
| 膀胱控制 | 0 | 2 | 5 | 8 | 10 |
| 进食 | 0 | 2 | 5 | 8 | 10 |
| 穿衣 | 0 | 2 | 5 | 8 | 10 |
| 如厕 | 0 | 2 | 5 | 8 | 10 |
| 个人卫生 | 0 | 1 | 3 | 4 | 5 |
| 自己洗澡 | 0 | 1 | 3 | 4 | 5 |
| 椅/床转移 | 0 | 3 | 8 | 12 | 15 |
| 行走 | 0 | 3 | 8 | 12 | 15 |
| 坐轮椅* | 0 | 1 | 3 | 4 | 5 |
| 上楼梯 | 0 | 2 | 5 | 8 | 10 |
| 总分 | 100 | | | | |

* 注：当行走评定为 1级时，才可评定坐轮椅。

改良Barthel 指数评分标准见表17-3。基本的评级标准：每个活动的评级可分5级（5分），不同的级别代表了不同程度的独立能力，最低的是1级（1分），而最高是5级（分）。级数越高，代表独立能力越高。

表17-3 改良Barthel 指数评分标准

| 评定标准 |
|---|
| 1.完全依赖别人去完成整项活动 |
| 2.某种程度上能参与，但在整个活动过程中需要别人提供协助才能完成 |
| 3.能参与大部分的活动，但在某些过程中仍需要别人提供协助才能完成整项活动 |
| 4.除了在准备或收拾时需要协助，患者可以独立完成整项活动；或进行活动时需要别人从旁监督或提示，以保安全 |
| 5.可以独立完成整项活动而无须别人在旁监督、提示或协助 |

注："整个活动过程"是指有超过一半的活动过程；"某些过程"是指一半或以下的工作；"准备或收拾"是指一些可在测试前后去处理的非常紧急活动过程。

每一项活动的个别评级标准：

①进食（表17-4）：进食的定义是用合适的餐具将食物由容器送到口中。整个过程包括咀嚼及吞咽。

先决条件：患者有合适的座椅或靠背支撑，食物被放置于患者能伸手可及的盛盘或桌子上。

进食方式：口部进食或使用胃管进食。

表17-4 进食评级标准

| 评定标准 |
|---|
| 1.完全依赖别人帮助进食 |
| 2.某种程度上能运用餐具，通常是匙羹或筷子。但在进食的整个过程中需要别人提供协助 |
| 3.能运用餐具，通常用匙羹或筷子。但进食的某些过程仍需要别人提供协助 |
| 4.除了在准备或收拾时需要协助，患者可以自行进食；或过程中需有人从旁监督或提示，以保安全 |
| 5.可自行进食，而无须别人在场监督、提示或协助 |

准备或收拾活动：例如戴上及取下进食辅助器具。

考虑因素：吞咽并不视作进食的一部分，但如吞咽令安全受到影响，则表现应被降级，不需考虑患者在进食时身体是否能保持平衡，但如安全受到影响，则表现应被降级，喉管进食的过程并不需考虑插入及取出喉管。

②个人卫生（表17-5）：个人卫生包括洗脸、洗手、梳头、保持口腔清洁（包括假牙齿）、剃须（适用于男性）及化妆（适用于有需要的女性）。

表17-5 个人卫生评级标准

| 评定标准 |
|---|
| 1.完全依赖别人处理个人卫生 |
| 2.某种程度上能参与，但在整个活动的过程中需要别人提供协助才能完成 |
| 3.能参与大部分的活动，但在某些过程中仍需要别人提供协助才能完成整项活动 |
| 4.除了在准备或收拾时需要协助，患者可以自行处理个人卫生；或过程中需有人从旁监督或提示，以保安全 |
| 5.自行处理个人卫生，而无须别人在场监督、提示或协助。男性患者可自行剃须，而女性患者则可自行化妆及理发 |

先决条件：患者在设备齐全的环境下进行测试，所有用具都须伸手可及，须刨须刀已通电，

并已插入刀片。

使用方法：床边、瓷盆侧或洗手间内。

准备或收拾活动：例如事前将一盆水放在床边或更换清水，事先用轮椅或便椅将患者推到瓷盆旁边，准备或清理梳洗的地方，戴上或取下辅助器具。

考虑因素：往返洗手间的步行表现并不作为考虑之列，化妆只适用于平日需要化妆的女士，梳洗也包括设计发型及结辫子。

③洗澡（表17-6）：洗澡包括清洁、冲洗及抹干由颈至脚的部位。

表17-6 洗澡评级标准

| 评定标准 |
|---|
| 1.完全依赖别人协助洗澡 |
| 2.某种程度上能参与，但在整个活动的过程中需要别人提供协助才能完成 |
| 3.能参与大部分的活动，但在某些过程中仍需要别人提供协助才能完成整项活动 |
| 4.除了在准备或收拾时需要协助，患者可以自行洗澡；或过程中需有人从旁监督或提示，以保安全 |
| 5.患者可用任何适当的方法自行洗澡，而无须别人在场监督、提示或协助 |

先决条件：患者在洗澡的地方进行测试，所有用具都须放于洗澡地方的范围内。

洗澡方法：盆浴（浴缸）、淋浴（花洒）、海绵浴、抹身、用桶或盆洗身、用冲凉椅或浴床。

准备或收拾活动：例如在洗澡前后准备或更换清水，开启或关闭热水炉。

考虑因素：包括在浴室内的体位转移或步行表现，但无须考虑往返浴室的步行表现，不包括洗头、携带衣物和应用物品进出浴室及洗澡前后穿脱衣物。

④如厕（表17-7）：如厕包括在厕盆上坐下及站起，脱下及穿回裤子，防止弄脏衣物及附近环境，使用厕纸和用后冲厕。

表17-7 如厕评级标准

| 评定标准 |
|---|
| 1.完全依赖别人协助如厕 |
| 2.某种程度上能参与，但在整个活动的过程中需要别人提供协助才能完成 |
| 3.能参与大部分的活动，但在某些过程中仍需要别人提供协助才能完成整项活动 |
| 4.除了在准备或收拾时需要协助，患者可以自行如厕；或过程中需有人从旁监督或提示，以保安全 |
| 5.患者可用任何适当的方法自行如厕，而无须别人在场监督、提示或协助。如有需要，患者亦可在晚间使用便盆、便椅或尿壶。然而，此类方法需包括将排泄物倒出并把器皿清洗干净 |

先决条件：患者在设备齐全的厕所内进行测试，纸须伸手可及。

如厕设备：尿壶、便盆、便椅、尿管、尿片、痰罐、坐厕或蹲厕。

准备或收拾活动：例如如厕前后准备、清理或清洗如厕设备。

考虑因素：包括在厕所内的体位转移或步行表现，但不需考虑进出厕所的步行表现。可接受使用辅助器具，例如助行器及扶手，不需考虑患者是否能表达如厕需要，从洗手间入口跨过门槛将不作为评级考虑之列，上述适当的方法是指一些被社会认同的方法。例如患者用漱口盅误作如厕的设备，其表现应被降级。

⑤穿衣（表17-8）：穿衣包括穿上、脱下及扣紧衣物；有需要时也包括腰封、义肢及矫形架。

表17-8 穿衣评级标准

| 评定标准 |
|---|
| 1.完全依赖别人协助穿衣 |
| 2.某种程度上能参与，但在整个活动的过程中需要别人提供协助才能完成 |
| 3.能参与大部分的活动，但在某些过程中仍需要别人提供协助才能完成整项活动 |
| 4.除了在准备或收拾时需要协助，患者可以自行穿衣；或过程中需有人从旁监督或提示，以保安全 |
| 5.自行穿衣而无须别人监督、提示或协助 |

先决条件：所有衣物必须放在伸手可及的范围内。

衣物的种类：衫、裤、鞋、袜及需要时包括腰封、义肢及矫形架，可接受改良过的衣服，如鞋带换上魔术贴，不包括帽、胸围、皮带、领带及手套。

准备或收拾活动：例如于穿衣后将纽扣扣上，穿鞋后把鞋带束紧。

考虑因素：到衣柜或柜桶拿取衣物将不作为评级考虑之列。

⑥肛门控制（大便控制）（表17-9）：肛门（大便）控制是指能完全地控制肛门或有意识地防止大便失禁。

表17-9 肛门（大便）控制评级标准

| 评定标准 |
|---|
| 1.完全大便失禁 |
| 2.在摆放适当的姿势和诱发大肠活动的技巧方面需要协助，并经常出现大便失禁 |
| 3.患者能做出适当的姿势，但未能运用诱发大肠活动的技巧；或在清洁身体及替换纸尿片方面需要协助，并中间出现大便失禁 |
| 4.甚少出现大便失禁，患者在使用栓药或灌肠器时需要监督；或需要定时有人从旁提示，以防失禁 |
| 5.没有大便失禁，在需要时患者亦可自行使用栓药或灌肠器 |

其他方法：肛门造口或使用纸尿片。

考虑因素：“经常大便失禁”是指有超过一半的时间出现失禁，“间中大便失禁”是指有一半或以下的时间出现失禁，“甚少大便失禁”是指每月有不多于一次的大便失禁。评级包括保持身体清洁及有需要时能使用栓药或灌肠器，把衣服和附近环境弄脏将不作为评级考虑之列，若患者长期便秘而需要别人定时帮助排便，其情况应视作大便失禁。患者如能自行处理造口或使用纸尿片，应视作完全没有大便失禁。若造口或尿片发出异味而患者未能及时替换，其表现应被降级。

⑦膀胱控制（小便控制）（表17-10）：膀胱（小便）控制是指能完全地控制膀胱或有意识地防止小便失禁。

表17-10 膀胱（小便）控制评级标准

| 评定标准 |
|---|
| 1.完全小便失禁 |
| 2.患者经常小便失禁 |
| 3.患者通常在日间能保持干爽但晚上小便失禁，并在使用内用或外用辅助器具时需要协助 |
| 4.患者通常能整天保持干爽但中间出现失禁；或在使用内用或外用辅助器具时需要监督；或需要定时有人从旁提示，以防失禁 |
| 5.没有小便失禁，在需要时患者亦可自行使用内用或外用辅助工具 |

其他方法：内置尿管、尿套或使用纸尿片。

⑧床椅转移（表17-11）：患者将轮椅移至床边，把刹掣锁紧及拉起脚踏，然后将身体转移到床上并躺下。再坐回床边（在有需要时可移动轮椅的位置），并将身体转移坐回轮椅上。

表17-11 床椅转移评级标准

| 评定标准 |
| --- |
| 1.完全依赖或需要两人从旁协助或要使用起重器来帮助转移 |
| 2.某种程度上能参与，但在整个活动的过程中需要别人提供协助才能完成 |
| 3.能参与大部分的活动，但在某些过程中仍需要别人提供协助才能完成整项活动 |
| 4.除了在准备或收拾时需要协助，患者可以自行转移；或过程中需有人从旁监督或提示，以保安全 |
| 5.自行转移来回床椅之间，无须别人从旁监督、提示或协助 |

其他转移方法：由便椅转移到床上，由坐椅转移到床上。

准备或收拾活动：例如测试前将椅子的位置移好至某个角度。

考虑因素：包括移动椅子到适当的位置，可利用辅助器具，例如床栏和马骝拉架而不被降级。

⑨行走

平地步行（表17-12）：从患者站立开始，在平地步行50 m。患者在有需要时可戴上及除下脚架或义肢，并能适当地使用助行器。

表17-12 平地步行评级标准

| 评定标准 |
| --- |
| 1.完全不能步行 |
| 2.某种程度上能参与，但在整个活动的过程中需要别人提供协助才能完成 |
| 3.能参与大部分的活动，但在某些过程中仍需要别人提供协助才能完成整项活动 |
| 4.可自行步行一段距离，但不能完成50米；或过程中需有人从旁监督或提示，以保安全 |
| 5.自行步行50米，无须其他人从旁监督、提示或协助 |

考虑因素：需要时可用助行器而不被降级，评级包括要摆放助行器在适当的位置。

轮椅操作（代替步行）（表17-13）：轮椅操控包括在平地上推动轮椅、处理弯角，以及操控轮椅至桌边、床边或洗手间等。患者需操控轮椅并移动最少50 m。

表17-13 轮椅操作评级标准

| 评定标准 |
| --- |
| 1.完全不能操控轮椅 |
| 2.可在平地上自行推动轮椅并移动短距离，但在整个活动的过程中需要别人提供协助才能完成 |
| 3.能参与大部分的轮椅活动，但在某些过程中仍需要别人提供协助才能完成整项活动 |
| 4.可推动轮椅、转弯，以及围绕桌边、床边或洗手间等，但在准备及收拾时仍需协助；或过程中需有人从旁监督或提示，以保安全 |
| 5.可完全自行操控轮椅并移动最少50米，无须其他人从旁监督、提示或协助 |

先决条件：此项目只适用于在第9项中被评“完全不能步行”的患者，而此类患者必须曾接受轮椅操控训练。

准备或收拾活动：例如需要额外精力准备及配合环境，在狭窄的转角位移走障碍物。

⑩上下楼梯（表17-14）：上下楼梯是指可安全的在两段分别有八级的楼梯来回上下行走。

表17-14 上下楼梯评级标准

| 评定标准 |
| --- |
| 1.完全依赖别人协助上下楼梯。 |
| 2.某种程度上能参与，但在整个活动的过程中需要别人提供协助才能完成。 |
| 3.能参与大部分的活动，但在某些过程中仍需要别人提供协助才能完成整项活动。 |
| 4.患者基本上不需要别人协助，但在准备及收拾时仍需协助；或过程中需有人从旁监督或提示，以保安全。 |
| 5.患者可在没有监督、提示或协助下，安全的在两段楼梯上落。有需要时，可使用扶手和（或）助行器。 |

先决条件：患者可步行。

准备或收拾活动：例如自行将助行器摆放在适当的位置。

考虑因素：可接受使用扶手和助行器而无须被降级。

注：改良Barthel指数（香港版）由香港理工大学康复科学系陈智轩教授带领的研究小组提供。

# 第二节 生存质量评定

## 生存质量概念

### （1）定义

生存质量（quality of life，QOL）是一个社会学概念，是宏观评价不同国家之间社会发展水平的重要指标之一。广义生存质量是指人类生存的自然社会条件的优劣状态，包括国民收入、教育、健康、营养、环境、社会秩序与社会服务等方面。在医学领域中是相对于人类生命而言的一个概念，是对个体生理、心理和社会功能三个方面的状态进行评定，即与健康相关的生存质量（health-related quality of life）。

1920 年，生存质量的概念首次出现。在1993年，世界卫生组织将QOL定义为“不同价值体系和文化中的个体对于他们的期望、目标、标准及所关注的事情相关的生存状况的体验”，是个体的一种主观评价。在康复医学领域，QOL是指个体生存的体验和水平，这种体验和水平反映了患者在不同程度的伤残情况下，保持自身躯体、精神和社会活动处于良好状态的能力和素质。

### （2）评定内容

WHO提出，生存质量的评定包括六大领域：身体功能、心理状态、独立能力、生活环境、社会关系、宗教信仰与精神寄托，共24个方面。

### （3）评定方法

对QOL评定方法研究的重要发展趋势：①从单一评价受试者的客观状态发展到同时评定受试者的主观感受；②从单维度评定倾向到多维度的评定；③从特异性评定到共通性评定。生存质量标准化量表评定常采用访谈法、自我报告、观察法三种方法。

## 常用评定量表简介

生存质量的评定量表主要分为两种，一种是普适性量表（generic scale），用于普通人群生存质量测定，如WHO生存质量测定量表（WHOQOL-100）、医疗结局研究简表（SF -36）等。优点是可了解患者整体的健康状况，缺点是特异性不强。另一种是疾病专用量表（disease - specific scale），用于特定的人群（如某种疾病的患者、某类特殊人群如吸毒人群等）。优点是敏感性较强，反应度较好，缺点是仅限某种群体和干预措施。如脑卒中影响量表（stroke impact scale，SIS）、QOL指数脑卒中版本（QOL index-strokeversion）等。

### 1.世界卫生组织生存质量评定量表（WHOQOL - 100 量表）

该量表是由WHO组织20余个国家和地区合作研制的国际性量表，适用于一般人群。目前国际有近30种语言版本，内容包括生存质量6大领域（身体功能、心理状态、社会关系、独立能力、生活环境、精神寄托与宗教信仰）的24个方面（表17-15），共计100个问题。分数越高，生存质量越好。此量表适合于多个学科生存质量的研究。WHO于1998年研制出了WHOQOL测定简表（WHOQOL -BREF），内容简化为4个领域：生理功能、心理状态、社会关系和环境状态，共24个方面。简表与WHOQOL-100有较高的相关性，可以代替WHOQOL-100使用。简表有良好的内部一致性，结构效度和区分效度。简表使用方便，被确定成为我国医药卫生行业的标准。

表17-15 WHOQOL-100量表构成

| 生理功能 | 心理状态 | 独立性 | 社会关系 | 环境 | 精神支柱/宗教/个人信仰 |
|---|---|---|---|---|---|
| 疼痛与不适精力与疲倦睡眠与休息 | 积极和消极感受思想、学习、记忆和注意力，自尊、身材与相貌 | 移动性日常生活能力、医疗依赖性、工作能力 | 个人关系所需社会支持的满足性活动 | 社会安全保障、住房环境、经济状况、医疗服务与社会保障、获取信息机会、娱乐与休闲、环境条件、交通条件 | 精神支柱/宗教/个人信仰 |

### 2.健康状况调查问卷（36 - item short - form，SF-36）

健康状况调查问卷是美国医疗结局研究（medical outcomes study， MOS）组研发的一个普适性测定量表，包括36个条目组，内容涉及躯体功能、躯体角色、总的健康状况、躯体疼痛、社会功能、活力、心理卫生和情绪角色8个领域。整个测量时间为5～10 min。SF-36是目前国际公认的具有较高效度和信度的生存质量评价量表，在与健康相关的QOL的研究中，很多人将SF-36作为标准效度（即金标准）。

### 3.健康生存质量量表（quality of well-being scale，QWB）

该量表于1967年由Kaplan研制发表，项目包含日常生活、躯体性功能、走动或行动、社会功能等多方面活动，项目内容全面。QWB量表指标定义明确、权重合理，因此广泛用于康复治疗的生存质量评定。

### 4.疾病影响问卷（sickness impact profile，SIP）

由Gilson等于1975年提出。1981年，经由Bergner等修改和定稿后形成目前的使用版本：共分

12个领域，合计136个条目，涉及步行、自身照顾、活动、社会交往、交流、情绪行为、行为动作的灵敏度、饮食、睡眠与休息、家居料理、工作及娱乐与休闲等内容，总分介于0（功能良好）至100（功能最差）之间。完成全问卷时间为20～30 min。此问卷的内容更适合用于多中心研究。其中交流、情绪行为、行为动作的灵敏度和社会交往能力等领域适合于脑卒中患者后期生活质量的评定，与其他QOL问卷相比，它突出了具体的行为受限程度，对疗效的敏感性较强。

### 5.生活满意度量表（satisfaction with life scale，SWLS）

生活满意度量表是主观生存质量的一种评估方法，该量表包括5个项目，每项目有从非常不满意至非常满意7个等级评分，中间为程度轻重不一的判断，分值与满意度呈正相关。SWLS 简单易行，且能较敏感地体现生存质量的改变。

## 康复医学中的生存质量评定

目前，生存质量评定已经广泛应用于社会生活各个领域，在医学领域中的应用主要有：人群健康状况的评定、临床疗法与干预措施的比较、资源利用的效益评价、治疗方法的选择与抉择。在康复医学领域，QOL评定已广泛应用于脑卒中、脊髓损伤、糖尿病、肿瘤、高血压、截肢等患者。中文版健康状况调查问卷（SF-36）见表17-16。

填表说明：下面的问题是要了解您对自己健康情况的看法、您的感觉如何及您进行日常活动的能力如何。如果您没有把握回答问题，尽量作一个最好的答案，并在第10个问题之后的空白处写上您的建议。

表17-16 中文版的健康状况调查问卷（SF-36）

| 问题 | 选项 | | 结果 |
|---|---|---|---|
| 1.总体来讲，您的健康状况是： | | | 请打钩 |
| | 非常好 | | ○ |
| | 很好 | | ○ |
| | 好 | | ○ |
| | 一般 | | ○ |
| | 差 | | ○ |
| 2.跟一年前相比，您觉得您现在的健康状况是： | | | |
| | 比一年前好多了 | | ○ |
| | 比一年前好一些 | | ○ |
| | 和一年前差不多 | | ○ |
| | 比一年前差一些 | | ○ |
| | 比一年前差多了 | | ○ |
| 3.健康和日常活动 | | | |
| 以下这些问题都与日常活动有关。您的健康状况是否限制了这些活动?如果有限制，程度如何? | | | |
| | 有很多限制 | 有一点限制 | 根本没限制 |
| （1）重体力活动（如跑步、举重物、激烈运动等） | ○ | ○ | ○ |
| （2）适度活动（如移桌子、扫地、做操等） | ○ | ○ | ○ |

续表

| 问题 | 选项 | | 结果 |
|---|---|---|---|
| | 有很多限制 | 有一点限制 | 根本没限制 |
| （3）手提日杂用品（如买菜、购物等） | ○ | ○ | ○ |
| （4）上几层楼梯 | ○ | ○ | ○ |
| （5）上一层楼梯 | ○ | ○ | ○ |
| （6）弯腰、屈膝、下蹲 | ○ | ○ | ○ |
| （7）步行1500米的路程 | ○ | ○ | ○ |
| （8）步行800米的路程 | ○ | ○ | ○ |
| （9）步行约100米的路程 | ○ | ○ | ○ |
| （10）自己洗澡、穿衣 | ○ | ○ | ○ |

4.在过去的四个星期里，您的工作和日常活动有没有因为身体健康的原因而出现以下问题？

| | 每个问题都回答有或没有 | |
|---|---|---|
| | 有 | 没有 |
| （1）减少了工作或其他活动的时间 | ○ | ○ |
| （2）本来想要做的事情只能完成一部分 | ○ | ○ |
| （3）想要做的工作或活动的种类受到限制 | ○ | ○ |
| （4）完成工作或其他活动有困难（例如，需要额外的努力） | ○ | ○ |

5.在过去的四个星期里，您的工作和日常活动有没有因为情绪（如感到消沉或者忧虑）而出现以下问题？

| | 每个问题都回答有或没有 | |
|---|---|---|
| | 有 | 没有 |
| （1）减少了工作或其他活动的时间 | ○ | ○ |
| （2）本来想要做的事情只能完成一部分 | ○ | ○ |
| （3）做工作或其他活动不如平时仔细 | ○ | ○ |

6.在过去的四个星期里，您的身体健康或情绪不好在多大程度上影响了您与家人、朋友、邻居或集体的正常社交活动？

| | 请打钩 |
|---|---|
| 根本没有影响 | ○ |
| 很少有影响 | ○ |
| 有中度影响 | ○ |
| 有较大影响 | ○ |
| 有极大影响 | ○ |

7.在过去的四个星期里，您有身体上的疼痛吗？

| | 请打钩 |
|---|---|
| 根本没有疼痛 | ○ |
| 有很轻微疼痛 | ○ |
| 有轻微疼痛 | ○ |
| 有中度疼痛 | ○ |
| 有严重疼痛 | ○ |
| 有很严重疼痛 | ○ |

续表

8.在过去的四个星期里，身体上的疼痛影响您的正常工作吗（包括上班工作和家务活动）？

| | 请打钩 |
|---|---|
| 根本没有影响 | ○ |
| 有一点影响 | ○ |
| 有中度影响 | ○ |
| 有较大影响 | ○ |
| 有极大影响 | ○ |

您的感觉

9. 以下这些问题有关过去一个月里您的感觉如何以及您的情况如何。

（对每一条问题，请勾出最接近您的感觉的那个答案）

请在每一行打钩

| 在过去一个月里持续的时间 | 所有的时间 | 大部分时间 | 比较多时间 | 一部分时间 | 小部分时间 | 没有此感觉 |
|---|---|---|---|---|---|---|
| （1）您觉得生活充实吗? | ○ | ○ | ○ | ○ | ○ | ○ |
| （2）您是一个精神紧张的人吗? | ○ | ○ | ○ | ○ | ○ | ○ |
| （3）感到垂头丧气，什么事都不能使您振作起来吗? | ○ | ○ | ○ | ○ | ○ | ○ |
| （4）您觉得平静吗? | ○ | ○ | ○ | ○ | ○ | ○ |
| （5）您精力充沛吗? | ○ | ○ | ○ | ○ | ○ | ○ |
| （6）您的情绪低落吗? | ○ | ○ | ○ | ○ | ○ | ○ |
| （7）您觉得筋疲力尽吗? | ○ | ○ | ○ | ○ | ○ | ○ |
| （8）您是个快乐的人吗? | ○ | ○ | ○ | ○ | ○ | ○ |
| （9）您感觉疲劳吗? | ○ | ○ | ○ | ○ | ○ | ○ |
| （10）您的健康限制了您的社交活动（如走亲访友）吗? | ○ | ○ | ○ | ○ | ○ | ○ |

总的健康情况

10.请对下面的每一句话，选出最符合您情况的答案

每一横行只打钩

| | 绝对正确 | 大部分正确 | 不能肯定 | 大部分错误 | 绝对错误 |
|---|---|---|---|---|---|
| （1）我好像比别人容易生病 | ○ | ○ | ○ | ○ | ○ |
| （2）我跟周围人一样健康 | ○ | ○ | ○ | ○ | ○ |
| （3）我的健康状况良好 | ○ | ○ | ○ | ○ | ○ |
| （4）我的健康状况非常好 | ○ | ○ | ○ | ○ | ○ |

续表

| | |
|---|---|
| 您的批评或建议： | |
| 关于您： | 您的性别：　1.男　　2.女 |
| | 您今年多大年龄：（　）岁 |

计分方法：通过以下的换算公式计算出每一个方面的分值。

$$换算得分=\frac{实际得分-该方面的可能最低得分}{该方面的可能最高得分-可能最低得分}\times 100$$

注意事项：

（1）评定者在评定前必须熟悉评定内容及评分标准。

（2）SF-36是评定被评定者的自身感受，属于主观评定，因此，评定时，被评定者必须明白评定者的语言，如果被评定者讲方言，评定者需要懂得方言，以免由于沟通障碍影响评定结果。

（王志军）

## 参考文献

1. 燕铁斌，梁维松，冉春风．现代康复治疗学.2版．广州：广东科技出版社，2012.
2. 闵瑜．改良Barthel指数（简体中文版）评定脑卒中患者的信度和效度研究．广州：中山大学，2006.
3. 盛志勇．烧伤康复治疗指南（2013）．中华烧伤杂志，2013，29（6）：497-504.
4. 冯巍．烧伤后增生性疤痕成熟度定量测试仪的分析软件的开发．广州：中山大学，2007.
5. 杨宗城．烧伤救治手册．北京：人民军医出版社，2004.

# 第十八章

# 常见症状的评定

## 第一节 疼痛的评定

### 概述

疼痛是康复医学治疗中的常见症状，是一种与潜在或实际组织损伤有关的不愉快情感和感觉体验，是至今尚未被完全阐明的外周和中枢神经系统互相影响的复杂过程。

目前临床上疼痛评估方法有：直接评估法和间接评估法。

1.直接评估法是根据刺激—反应原则，直接施加某种致痛性刺激，观察刺激引起疼痛的痛阈（pain threshold）及耐痛阈（pain tolerance）。临床上一般使用压力测痛仪测定压力刺激引起疼痛的感觉阈和耐受阈。

2.间接评估法是指对患者不施加任何致痛性的刺激，让患者自己评估或描述其现在疼痛的程度和性质的方法。临床常用的疼痛评估方法是间接评估方法。

### 康复评定

#### 1.视觉模拟评分法

视觉模拟评分法（visual analogue scale，VAS）指在白纸上画一条长为10 cm的粗直线，在线的两端分别写上“无痛”或“最剧烈的疼痛”。患者根据自己所感受的痛苦程度，在直线上某处做一记号，用来表示疼痛的强度和心理上的疼痛冲击，从起点到记号处的长度距离即为疼痛的量。

视觉模拟评分法也可对疼痛的缓解情况进行评定，在线的一端标记“疼痛无缓解”，而另一端标记“疼痛完全缓解”，疼痛的缓解为初次疼痛的评分减去治疗后疼痛评分，此方法就是疼痛缓解的视觉模拟评分法（visual analogue scale for pain relief，VAP）。VAP与VAS评定疼痛强度相比，VAP 更具有优势，因其与原来疼痛的程度没关系。

视觉模拟评分法的优点：①可以有效测定疼痛强度；②易于理解和使用；③评分分布均匀；④评分可随时重复进行；⑤评定疼痛治疗效果更为满意。

### 2.口述描绘评分法

口述描绘评分法（verbal rating scales，VRS）是指让患者从列举的词语中选择描述自身疼痛程度的关键词的一种疼痛评分法，也是一种评定疼痛变化和疼痛强度的评分方法。因所选关键词易于被患者理解，故医生和患者都能够接受该评分法。

#### （1）VRS的分级

口述描绘评分法包括四级、五级、六级、十二级和十五级这5种分级方法。每级评分的词语都是按照从疼痛最轻到最强的次序排列，最轻程度评定描述为 0分，以后每级程度增加1分，因此每个疼痛的形容词均可对照相应的评分，便于定量分析疼痛。

四级评分：包括无痛、轻度痛、中度痛和严重痛。

五级评分：包括无痛、轻度痛、中度痛、严重痛和剧烈痛。

六级评分：包括无痛、轻度痛、中度痛、严重痛、剧烈痛和难以忍受的痛。

十二级评分：包括不引人注意的痛、刚刚注意到的疼痛、很弱的痛、弱痛、轻度痛、中度痛、强痛、剧烈痛、很强烈的痛、严重痛、极剧烈痛和难以忍受的痛。

十五级评分：包括无痛、极弱的痛、刚刚注意到的痛、很弱的痛、弱痛、轻度痛、中度痛、不适性痛、强痛、剧烈痛、很强烈的痛、极剧烈的痛、很剧烈的痛、不可忍受的痛和难以忍受的痛。

#### （2）VRS的优点

①易于管理和评分；②结果可靠和有效；③结果与疼痛的强度密切相关；④对疼痛病情的变化十分敏感；⑤良好地反映了疼痛的多方面特性。VRS是当前最为流行的定量测定疼痛感觉的评分法，VRA适用于疼痛缓解的评分。

### 3.多因素疼痛调查评分法

麦吉尔疼痛调查表（McGill pain questionnaire，MPQ）是目前国际上最常用的评定各种疼痛治疗效果的调查表。

#### （1）MPQ的内容分类

共包括78个词汇，分为三大类20个组：第一大类，第1～10组感觉类疼痛，按时间、空间、压力、温度及其他性质描述疼痛；第二大类，其中第11～15组情感类词汇是按照恐惧、紧张和自主神经系统的反应性质描述；第16组为评价类；第三大类，第17～20组为其他相关类。

#### （2）调查表内容

MPQ的具体内容归纳为20组，每组按照程度递增排列。

第一组：时隐时现、时轻时重、搏动性痛、跳痛、抽击样痛、重击样痛。

第二组：跳跃样痛、电掣样痛、弹射样痛。

第三组：针刺样痛、钻痛、锥刺样痛、刀割样痛。

第四组：锐痛、切割样痛、撕裂样痛。

第五组：挤摆样痛、挤压样痛、咬痛、夹痛、压榨样痛。

第六组：牵拉样痛、重扯样痛、扭痛。

第七组：热痛、烧灼样痛、滚烫样痛、烧烙样痛。

第八组：刺痛、痒痛、剧痛、惨痛。

第九组：钝痛、伤痛、尖刺样痛、创伤样痛、猛烈样痛。

第十组：触痛、绷紧样痛、锉痛、裂开样痛。

第十一组：劳累、精疲力竭。

第十二组：厌恶的、窒息样的。

第十三组：胆怯的、恐惧的、可怕的。

第十四组：惩罚性的、虐待的、残暴的、恶毒的、致死的。

第十五组：沮丧的、不知所措的。

第十六组：烦恼的、悲惨的、严重的、难忍的、忧虑的。

第十七组：播散的、放射的、穿通的、刺骨的。

第十八组：紧箍的、麻木的、抽吸的、碾压的、撕碎的。

第十九组：凉的、冷的、冰冷的。

第二十组：烦恼的、作呕的、极痛苦的、折磨的。

**（3）评定方法**

由MPQ可以得到三种测痛方法。

疼痛评级指数（pain rating index，PRI）：根据患者所选出词汇在组中的位置获得出一个数字（序号数），所有这些选出词汇的数值之和即疼痛评估指数。PRI可以求三类的总和，也可以分类计算数值。

选出词的数值（number of words chosen，NWC）。

现时疼痛强度（present pain intensity，PPI）：就是将选择的词汇与词汇数目相结合，数和词的合并选择代表总的疼痛强度，即1～5级的疼痛强度：①轻微的疼痛（1分）；②引起不适感的疼痛（2分）；③具有窘迫感的疼痛（3分）；④严重的疼痛（4分）；⑤不可忍受的剧痛（5分）。因此，现时疼痛强度的评定实际上是五级口述描绘分级评分法。由于此法简单，故常被临床所采纳。

**（4）麦吉尔疼痛调查表优缺点**

MPQ的优点是在主观疼痛评定中的敏感性强，结果可靠。不但能顾及疼痛体验的多个领域，而且对疼痛的疗效和诊断亦十分灵敏，因此是目前良好的测痛手段。MPQ在应用中存在的不足有：①包含部分较难理解的描述疼痛的词汇，具有相当文化教育水平的患者，才能准确理解这些抽象性和复杂性的文字。另外，往往还需要为一些患者开展详细的解释工作；②此调查表的观察条目较多，应用较为费时间，每次需15～20 min；③MPQ评分的各组得分的稳定性与内部统一性不确定。

**（5）简式McGill疼痛问卷**

在1987年，学者Melzack对McGill疼痛问卷原表进行简化，制定出一种简化的疼痛问卷，并增加了视觉模拟评分法的内容，成为一种简便实用的综合性调查问卷，称简式MPQ（short-form MPQ）。很适合临床应用，详见表18-1。

表18-1 简式 McGill疼痛问卷

| I.疼痛评级指数（PRI）： | | | | |
|---|---|---|---|---|
| 疼痛性质 | 疼痛程度 | | | |
| | 无 | 轻 | 中 | 重 |
| A.感觉项 | | | | |
| 跳痛 | 0 | 1 | 2 | 3 |
| 刺痛 | 0 | 1 | 2 | 3 |
| 刀割痛 | 0 | 1 | 2 | 3 |
| 锐痛 | 0 | 1 | 2 | 3 |
| 痉挛牵扯痛 | 0 | 1 | 2 | 3 |
| 绞痛 | 0 | 1 | 2 | 3 |
| 热灼痛 | 0 | 1 | 2 | 3 |
| 持续固定痛 | 0 | 1 | 2 | 3 |
| 胀痛 | 0 | 1 | 2 | 3 |
| 触痛 | 0 | 1 | 2 | 3 |
| 撕裂痛 | 0 | 1 | 2 | 3 |
| B.情感项 | | | | |
| 软弱无力 | 0 | 1 | 2 | 3 |
| 厌烦 | 0 | 1 | 2 | 3 |
| 害怕 | 0 | 1 | 2 | 3 |
| 受罪、惩罚感 | 0 | 1 | 2 | 3 |
| Ⅱ.视觉模拟定级（VAS）<br>无痛（0）+——+——+——+——+——+——+——+——+——+——+剧痛（100） | | | | |
| Ⅲ.现时疼痛强度（PPI）评估评分级<br>0：疼痛；1：轻度不适；2：不适；3：难受；4：可怕的痛；5：极为痛苦 | | | | |

评估时先向被测者解释填表的目的，然后逐项进行。进行表中的Ⅰ项时，需由检查者逐步提问，并根据被测者回答的疼痛程度，在相应的级别处做记号，如无该项类疼痛，均记为0分。

# 第二节 痉挛的评定

## 概述

### 1.肌张力

肌张力是指检查者被动活动肢体或按压肌肉时所感觉到的阻力。这种阻力来自于肌肉或结缔组织弹性、组织的物理特性及牵张反射。根据阻力的高低及其变化规律，肌张力分为低张力、高张力、正常张力、张力障碍四种。

### 2. 痉挛的定义

目前国际上大多采用定义：“痉挛是上运动神经元综合征的运动障碍表现之一，其特征是肌张力随着肌肉牵张反射的速度加快而增高，可由于牵张反射过度兴奋导致肌腱反射的亢进”。

### 3.痉挛的神经生理机制

引起痉挛的机制仍不太清楚，一般认为可能与下列因素有关。

（1）运动神经元兴奋性增强：包括突触兴奋性的输入增强、节段性输入增加等。

（2）牵张反射诱发的运动神经元突触兴奋性增强。

（3）抑制性突触的输入降低。

（4）脊髓上行兴奋性改变。

### 4.引起痉挛的常见疾病

痉挛常见于中枢神经系统疾病，例如脑卒中、儿童脑瘫、脊髓损伤、颅脑外伤、多发性硬化等。

## 康复评定

### 1.评定目的

评定痉挛最主要是了解被检测肌群是否存在痉挛，如果存在，需要了解痉挛的程度，同时，评定结果可为治疗提供客观依据，重复评定也可分析治疗效果。

### 2.评定方法

目前临床上评定痉挛主要有观察法和量表法。传统方法主要是通过观察肌群的肌张力是否增高而判断有无痉挛，稍显粗略，目前已经很少应用。量表评定可使痉挛的评定由定性转为定量。本节主要介绍成年人痉挛评定的常用量表。

（1）Ashworth 痉挛量表和改良 Ashworth量表

Ashworth 痉挛量表（Ashworth scale for spasticity，ASS）和改良 Ashworth量表（modified Ashworth scale，MAS）这2个量表是评定痉挛应用最多的量表，均具有良好的信度和效度，二者的区别是改良Ashworth量表在1级与2级之间增加了一个1＋级，其他完全相同（表18-2）。

表18-2 Ashworth痉挛量表与改良Ashworth痉挛量表

| 等级 | 标准 |
|---|---|
| 0 | 肌张力不增加，被动活动患侧肢体在整个范围内均无阻力 |
| 1 | 肌张力稍增加，被动活动患侧肢体到终末端时有轻微的阻力 |
| 1+ | 肌张力稍增加，被动活动患侧肢体时在前1/2 ROM中有轻微的“卡住”感觉，后1/2ROM中有轻微的阻力 |
| 2 | 肌张力轻度增加，被动活动患侧肢体在大部分ROM 内均有阻力，但仍可以活动 |
| 3 | 肌张力中度增加，被动活动患侧肢体在整个ROM 内均有阻力，活动比较困难 |
| 4 | 肌张力高度增加，患侧肢体僵硬，阻力很大，被动活动十分困难 |

注：没有1＋即是Ashworth痉挛量表。

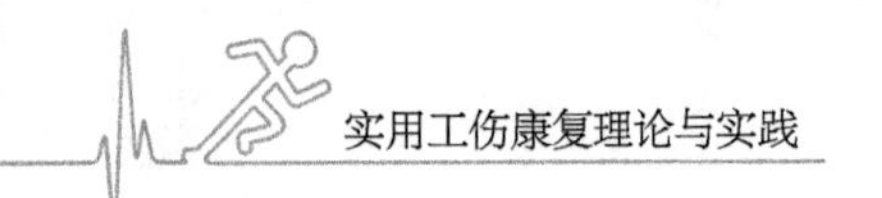


（2）综合痉挛量表（composite spasticity scale，CSS）

综合痉挛量表包括3个方面：跟腱反射、踝跖屈肌群肌张力及踝阵挛。CSS评定方法及评分标准如下。

①跟腱反射：患者仰卧位，髋关节外展，膝关节屈曲；检查时使踝关节稍背伸，使胫后肌群保持一定的张力，检查者用叩诊锤叩击跟腱。评分：0分，无反射；1分，反射减弱；2分，反射正常；3分，反射活跃；4分，反射亢进。

②踝跖屈肌群肌张力：患者仰卧位，下肢伸直，放松；检查者做被动全范围背伸踝关节的运动，感觉所受到的阻力。评分：0分，无阻力（软瘫）；2分，阻力降低（低张力）；4分，正常阻力；6分，阻力轻到中度增加，尚可被动完成踝关节全范围的活动；8分，阻力重度增加，很难被动完成踝关节全范围的活动。

③踝阵挛：嘱患者仰卧位，下肢放松，使膝关节稍屈曲，检查者一手持患者小腿，另一手托住足底的远端，快速被动背伸踝关节，观察踝关节有无节律性伸屈运动。评分：1分，无阵挛；2分，阵挛1～2次；3分，阵挛2次以上；4分，阵挛持续，超过30 s。

结果判断：0～7分无痉挛；8～9分轻度痉挛；10～12分中度痉挛；13～16分重度痉挛。

（3）Penn痉挛频率量表（spasm frequency scale）

用于评定脊髓损伤患者每小时痉挛出现的次数。评分：0分，无痉挛；1分，刺激时引起轻度痉挛；2分，每小时出现痉挛1次；3分，每小时出现痉挛1次以上；4分，每小时出现痉挛10次以上。

（4）髋内收肌群张力评定（adductor toneRating）

髋内收肌群张力指髋外展时所感受到的阻力。

0级：肌张力不增加。

1级：肌张力增加，髋关节在一个人的帮助下很容易外展到45°。

2级：髋关节在一个人的帮助下稍许用力可以外展到45°。

3级：髋关节在一个人的帮助下中度用力可以外展到45°。

4级：需要两个人才能将髋关节外展到45°。

### 3.痉挛的实验室评定

（1）神经电生理检查

常用神经电生理检查方法有肌电图的 H反射 、F 波及H反射最大波幅（Hmax）与M波最大波幅（Mmax）比值。研究发现，痉挛患者肌电图的 H 反射波幅增强，F 波的时限和波幅增加，Hmax/Mmax的比值明显增加。

（2）钟摆试验

1951年由Wartenberg提出，主要用于下肢痉挛评定。当下肢有痉挛存在时，摆动会受到影响，出现与正常情况不同的摆动形式，并与痉挛程度有关。

（3）步态分析

步态分析是利用表面电极和步态分析仪，收集和记录下肢肌肉的肌电图和生物力学的数据，分析痉挛状态对肌肉控制和步态的影响，确定痉挛的治疗方案。

# 第三节 压疮的评定

## 概述

压疮是指皮肤组织因长时间受压或受摩擦力等作用后，相应部位出现血液循环障碍或组织营养缺乏，而引起组织的坏死和破坏，又称压力性溃疡。

### 1.压疮形成的局部性因素

（1）压力

压力是垂直作用于受力面的受压。皮肤毛细血管压力为32 mmHg，若压力超过此限值，会导致氧和营养供应不足。

（2）摩擦力

摩擦力是由于皮肤在其承重面上移动产生的。当受累皮肤摩擦的同时伴有压力和剪切力时，会加重皮肤的损害。

（3）剪切力

当皮下肌肉组织发生移动而皮肤保持不动时会发生剪切情况。产生局部剪切力的常见原因有坐姿不良、卧姿不良、滑动方式转移、痉挛等。

### 2.压疮形成的全身性因素

（1）年龄

随着年龄增长，肌体组织中液体流动的耐受性逐渐降低。因此压疮常发生于长期卧床的老年人。

（2）运动

自主能力下降，活动减少，不能自主变换体位，常局限在床、椅上，局部皮肤易产生剪切力、摩擦力等危险因素。如脑卒中、脊髓损伤、脑外伤等患者。

（3）营养状况

当机体营养物质尤其是热量和蛋白质摄入不足时，机体即会处于营养不良的状态，此时，皮肤受压容易引起血液循环障碍，出现压疮。

（4）潮湿

过度潮湿会造成皮肤异常脆弱的状态。潮湿状态下脆弱的皮肤易受压力、剪切力和摩擦力所伤。

### 3.压疮的易发部位

压疮好发于长期受压处的有骨突出部位，其发生与体位有关。

（1）仰卧位

常见于枕骨粗隆、肩胛部、肘部、脊椎体隆突处、骶尾部及足跟。

（2）侧卧位

常见于耳部、肩峰、肘部、髋部、膝关节的内外侧及内外踝。

（3）俯卧位

常见于额部、下颌、髂前上棘、膝前部及脚趾。

（4）坐位

常见于坐骨结节。

## 康复评定

### 1.危险因素的评定

常用的压疮评估工具有Norton压疮危险评分表、Braden评分法及Waterlow's压疮危险评估表（表18-3）。

（1）Norton评分法

Norton评分法是对压疮的5项评估内容每项最高为4分的量表，总分为20分，评定为中度危险（14分以下），评定为高度危险（12分以下）。此评分法的优点是简单快速易于使用。

表 18-3 Norton（1962年）压疮危险评估表

| 身体状况 | （分） | 精神状况 | （分） | 活动力 | （分） | 移动力 | （分） | 失禁 | （分） |
|---|---|---|---|---|---|---|---|---|---|
| 良好 | 4 | 灵活的 | 4 | 可走动的 | 4 | 完全自主 | 4 | 无 | 4 |
| 尚好 | 3 | 冷漠的 | 3 | 需协助 | 3 | 有些限制 | 3 | 偶尔 | 3 |
| 瘦弱 | 2 | 混乱的 | 2 | 坐轮椅 | 2 | 非常受限 | 2 | 尿 | 2 |
| 非常差 | 1 | 麻木的 | 1 | 卧床不起 | 1 | 难以动弹 | 1 | 双重失禁 | 1 |

（2）Braden评分法

评分内容共有6项，每项分为4个等级，最高为24分，最低为6分。分值越少，说明患者功能越差，就越容易发生压疮，见表18-4。

表18-4 Braden评分法

| 评分内容 | 1分 | 2分 | 3分 | 4分 |
|---|---|---|---|---|
| 感觉：对压迫部位的不适感受能力 | 完全丧失 | 严重丧失 | 轻度丧失 | 未受损害 |
| 潮湿：皮肤暴露于潮湿的程度 | 持续潮湿 | 非常潮湿 | 偶尔潮湿 | 很少潮湿 |
| 活动：身体活动的程度 | 卧床不起 | 局限于椅子上 | 偶可步行 | 经常步行 |
| 活动能力：改变和控制体位的能力 | 完全不能 | 严重限制 | 轻度限制 | 不受限制 |
| 营养：通常摄食状况 | 恶劣 | 不足 | 适当 | 良好 |
| 摩擦和剪切力 | 有 | 潜在 | 无 | 无 |
| 总分 | | | | |

（3）Waterlow's压疮危险评估表

评分≥20分示高度危险，评分≥30分示极度危险，见表18-5。

表18-5 Waterlow’s压疮危险评估表

| 体形 | | 性别和年龄 | | 皮肤类型 | | 活动情况 | | 饮食与食欲 | |
|---|---|---|---|---|---|---|---|---|---|
| 项目 | 评分 | 项目 | 评分 | 项目 | 评分 | 项目 | 评分 | 项目 | 评分 |
| 正常 | 0 | 男 | 1 | 正常 | 0 | 正常 | 0 | 正常 | 0 |
| 偏胖 | 1 | 女 | 2 | 菲薄 | 1 | 躁动 | 1 | 差 | 1 |
| 肥胖 | 2 | 14～49岁 | 1 | 干燥 | 1 | 活动少 | 2 | 鼻饲 | 2 |
| 消瘦 | 3 | 50～64岁 | 2 | 水肿 | 1 | 活动受限 | 3 | 流质 | 2 |
| | | 65～74岁 | 3 | 潮湿 | 1 | 活动迟缓/牵引 | 4 | 禁食 | 3 |
| | | 75～80岁 | 4 | 颜色异常 | 2 | 固定体位 | 5 | 厌食 | 3 |
| | | >81岁 | 5 | | | | | | |

| 控便能力 | | 药物治疗 | | 组织营养不良 | | 神经性障碍 | | 大手术/创伤 | |
|---|---|---|---|---|---|---|---|---|---|
| 项目 | 评分 | 项目 | 评分 | 项目 | 评分 | 项目 | 评分 | 项目 | 评分 |
| 正常/留置尿管 | 0 | 大剂量类固醇 | 4 | 恶病质 | 8 | 糖尿病/中风 | 4～6 | 骨科/脊椎 | 5 |
| 偶失禁 | 1 | 细胞毒性药 | | 多个器官衰竭 | 8 | 运动/感觉神经 | 4～6 | 手术时间>2 h | 5 |
| 腹泻/尿/大便失禁 | 2 | 大剂量抗生素 | | 一个器官衰竭 | 5 | 截瘫 | 4～6 | 手术时间>6 h | 8 |
| 大小便失禁 | 3 | | | 外周血管病 | 5 | | | | |
| | | | | 贫血（Hb<8） | 2 | | | | |
| | | | | 抽烟 | 1 | | | | |

## 2.压疮评定方法及分期

（1）压疮的评定方法

压疮的评定内容包括形状、颜色、大小及部位等。常用皮尺或纤维素尺的测量方法来评定压疮深浅和大小。针对形状不规则的溃疡，近年又有新的评测方法，包括Kundin六角测量器、醋酸酯网栅描图等。

（2）压疮的临床分期

根据压疮的临床表现分为5期。

Ⅰ期：压疮局部皮肤完整，红肿经指压不会变白。

Ⅱ期：部分真皮层出现缺损，表现为干的或有光泽的、开放的浅表溃疡。

Ⅲ期：全皮层缺损。皮下脂肪可见，但未出现肌肉、肌腱或骨骼暴露。有腐肉，但未涉及深部组织。

Ⅳ期：可见全皮层缺损，伴有肌肉、肌腱或骨骼的暴露。

不可分期：全皮层缺损，伤口全部被腐肉或焦痂覆盖。

（王志军）

## 参考文献

1. 燕铁斌，梁维松，冉春风 . 现代康复治疗学 .2 版 . 广州：广东科技出版社，2012.
2. 韩济生，樊碧发 . 临床技术操作规范疼痛学分册 . 北京：人民军医出版社，2004.
3. 赵建军，张为民，郑鹏 . 中风后吞咽障碍的康复技术 . 北京：科学技术文献出版社，2011.
4. 何广新 . 现代中风针灸康复术 . 北京：科学技术文献出版社，2007.
5. 计惠民，朱凤容 . 护理诊断学基础 . 北京：中国科学技术出版社，1999.

# 第四篇

# 工伤康复治疗技术

# 第十九章

# 物理治疗技术

## 第一节　体位转移技术

体位转移是指人体从一种姿势转移到另外一种姿势的过程，或从一个地方转移到另外一个地方的过程。体位转移一般包括床上转移、卧坐转移、坐位下的转移和坐站转移等。

依据转移时力量的来源，体位转移可分为主动转移、辅助转移和被动转移三大类：主动转移是指患者独立完成的转移方法；辅助转移是指在治疗师或其他人员的帮助下完成的转移方法；被动转移是指患者因病情较重不能独立转移及辅助转移时，完全由外力将患者整个抬起移动到另一平面的转移方法。体位转移技术是物理治疗师的核心技术之一。

### 主动转移技术

#### 1.床上转移

神经及肌骨系统等疾病床上转移活动。

#### 2.脊髓损伤患者两椅间/轮椅马桶间转移

对于需借助轮椅生活的残障人士，掌握了主动转移技术后，轮椅到床、马桶、地面、浴盆等转移均可独自完成，既扩大了生活空间又提高了生活质量。下面将患者所坐椅子简称为A椅，将要转移过去的椅子简称为B椅，转移前均需先确认转移两个平面是否稳固，常用有下述几种方法。

（1）成角转移（图19-1）

轮椅靠近床面，床椅形成30°～45°夹角。步骤如下：①患者刹住轮椅车闸，将身体向前移动，双足平放于地面；②拉起轮椅扶手，一手握住轮椅扶手，弯腰另一手放于床面靠前位置；③双手发力将臀部抬起，旋转躯干迅速移动到床面坐稳。

（2）侧方转移（图19-2）

两椅并排放，如果使用轮椅，两轮椅之间的扶手要拆除，此种转移技巧建议在两椅面高度差0～5 cm内使用。步骤如下：①转移者身体向B椅侧斜，握着该椅的远侧扶手或座位边缘，另一只手握着A椅扶手；②转移者将臀部从A椅横过到B椅上；③调整双足慢慢坐下。

（3）滑板转移（图19-3）

此方法适用转移面之间高度不同或有一定距离。步骤如下：①转移者刹住轮椅车闸，拆除轮椅扶手，滑板置于床椅间；②将身体向前移动，双足放好，转移者坐在其中一端；③将板和轮椅固定住，转移者横过滑板；④移到第二把椅子后，调整双足，然后去掉滑板。

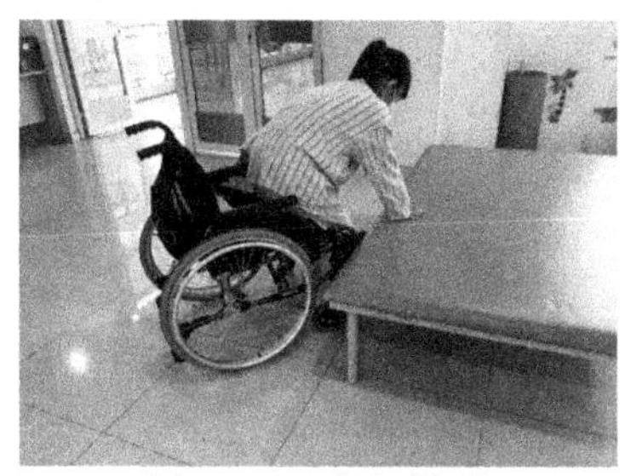

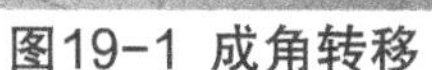

图19-1 成角转移

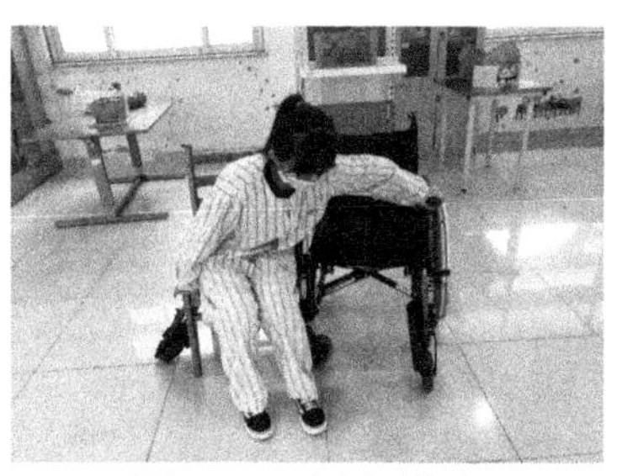

图19-2 侧方转移

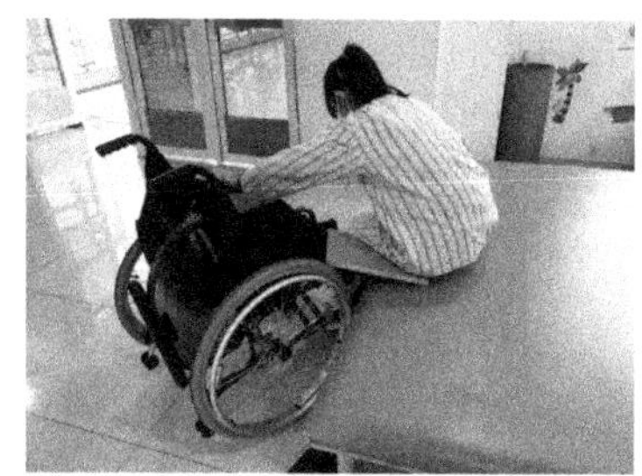

图19-3 滑板转移

（4）正面转移

此方法适用于狭窄空间内完成转移。步骤如下：①两椅正面相对靠在一起，转移者刹住轮椅车闸，取掉/收起脚踏板，双足放于地面；②转移者向椅前移，将手放在A椅扶手上，另一只手放在B椅座位上；③两手支撑抬起臀部，旋转躯干坐到B椅上，调整双足及臀部。

（5）直角转移

此方法用于轮椅与马桶之间转移。步骤如下：①轮椅靠近马桶成90°夹角，转移者刹住车闸，取掉/收起脚踏板，双足放于地面；②转移者拆除扶手，一手放于轮椅扶手，一手放于马桶边缘（栏杆）；③转移者双手发力将臀部抬起，旋转躯干迅速移动到马桶上，调整双足及臀部。

（6）偏瘫人士转移方法

步骤如下：①优势侧靠近床边，轮椅与床呈30°～45°，膝关节能接触到床边时，刹住车闸；②转移者取掉/收起踏板，将身体向椅前移动；③优势侧手放在身体斜前方床面上，以该侧下肢为轴转动身体至床上坐稳。

### 3.椅—床转移技术及方法

（1）截瘫患者转移方法

步骤如下：①轮椅放置于床边，轮椅与床呈30°～45°，膝能接触到床边时，锁住车闸；②患者头、躯干前屈，为防止跌倒，用一手钩住扶手，另一手放在同侧下肢膝下，将该下肢抬起放在床上，用同样方法，更换另一侧，将另侧下肢抬起放到床上；③将脚踏板搬开或卸掉，打开车闸与床边对接，再锁住车闸，两手握住扶手，头、躯干后倾，撑起将身体移至床上；④两手移至床上，整理坐姿或躺至床上。

（2）偏瘫患者转移方法

步骤如下：①优势侧靠近床边，轮椅与床呈30°～45°，膝能接触到床边时，锁住车闸；②患者取掉/收起踏板，将身体向椅前移动；③优势侧手放在身体斜前方床面上，以该侧下肢为轴转动身体至床上坐稳。

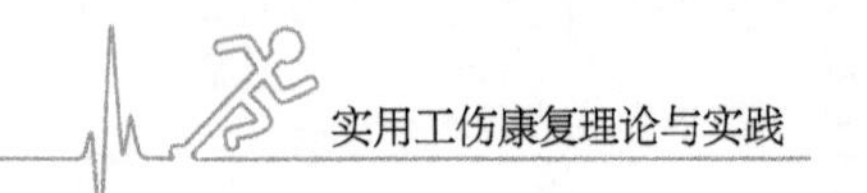


### 4.脊髓损伤患者轮椅与地面之间转移

（1）轮椅转移至地面

适用于在监护下C5、C6完全性脊髓损伤患者。①患者一手钩住轮椅扶手，另一手下垂将车闸放置掌跟/中指与示指之间借助肩部/背部力量刹住车闸，两手腕相对挤压解开安全带；②双手手背放于臀部后方，依靠肩部及手腕力量将身体靠近坐垫前方；③一侧肘关节屈曲钩住轮椅背躯干屈曲，另侧前臂置于大腿下方，将足抬离踏板放于地面；④患者斜躺在轮椅上，双手手腕放于扶手前方，屈曲肘关节将身体滑向地面。

（2）轮椅转移至地面

适用于C7及以下完全性脊髓损伤患者：①患者一手扶扶手，另一手压下车闸刹住左右刹车，解开安全带；②患者双手放于扶手上向椅前移动，将双足放于地面；③身体斜躺在轮椅靠背上，滑向地面过程中双手撑住踏板上方，防止臀部撞伤。

（3）地面至轮椅之背向转移

①患者锁住刹车，装上踏板，将转向轮调整为凹面向前；②背对轮椅距离踏板5 cm处压下踏板贴于地面，一手撑地面另一手撑住扶手上方将身体转移至踏板上；③双手放在扶手上方，伸直肘关节将身体撑起，斜躺于轮椅上；④双手撑住扶手，将身体坐在坐垫上，调整两脚及臀部，使其处于舒服位置。

（4）地面至轮椅之直角度转移

①患者靠近轮椅与其呈90°；②一手撑住踏板上方，一手撑住地面撑起身体，头与躯干屈曲；③撑扶手的手将轮椅拉向臀部，并坐在轮椅上；④撑地面的手缓慢放于扶手上方，调整两脚及臀部，使其处于舒服位置。

## 被动转移技术与方法

患者因病情较重不能独立转移及辅助转移时，完全由外力将患者整个抬起移动到另一平面称为被动转移或扶抱转移。

### 1.扶抱的原则及必要准备

（1）基本原则

①转移过程中扶抱者分开双腿站稳；②扶抱者更多利用下肢肌肉承担重量，避免腰部受伤；③扶抱过程中被转移者身体需平衡、对称。

（2）扶抱前的准备

①确定转移安全后，移动方向和方法先要计划好；②转移空间需预留充足，使扶抱过程得以安全地进行；③若要转移到椅或轮椅，要先将椅或轮椅放在适当的位置；④转移前需要锁上轮椅或活动床，拆去阻碍移位的扶手及脚踏；⑤扶抱过程需要两位及以上扶抱者，则每一位都必须清楚地了解转移过程。开始时，由其中一位喊口号，如“准备、起”，然后同时发力。

（3）扶抱时的注意事项

①扶抱者在扶抱前需要了解被转移者的体形、体重、有无体位性低血压、骨折未愈合、开放

未愈合伤口等；②被转移者的瘫痪程度，如果被转移者具有一定的能力，则应告诉其尽力维持姿势平衡；③扶抱者需要认识自身的能力，是否需要助手；④扶抱者向被转移者清楚解释目的和扶抱程序，并征求本人或家属同意后再开始转移；⑤留意被转移者的反应，如中风患者的不随意动作；⑥扶抱动作完成后，确认被转移者处于绝对安全状况再进行其他操作。

### 2.常用扶抱技术与方法

#### （1）床边坐起与躺下

被转移者侧卧位膝关节屈曲。扶抱者先将被转移者双腿放于床边，一手放于上方的股骨大转子或骨盆，另一手托着肩部，嘱咐被转移者向上侧屈躯干，扶抱者抬起下方的肩部，以骨盆为中心转移成坐位，在转移过程中，鼓励被转移者主动发力，此法用于偏瘫及下肢骨折（图19-4）。对于高位脊髓损伤患者，扶抱者可坐于被转移者旁边，扶抱双肩至坐位。

#### （2）坐位间转移

常用以下方法。

骨盆扶抱法（图19-5）：①被转移者坐于椅子前，身体稍向前倾，双足分开，优势侧脚稍后放置；②扶抱者面对被转移者，大腿控制被转移者前面的膝关节外侧使之不会倾倒，另一足适当分开放置以保持稳定；③扶抱者膝关节屈曲，腰背挺直，双臂置于被转移者臀部，双手置于被转移者双髋下。如果扶抱者身材相对矮小，可把一手置于髋部，另一手抓住被转移者腰部的衣裤和腰带；④扶抱者嘱咐被转移者配合口令，同时站起，然后帮助被转移者把双髋部摆向另一个位置。

前臂扶抱法：①如前所述被转移者做好站立的准备；②扶抱者站在被转移者身前，大腿固定住转移者一侧膝部，腰背伸直同时抬起双臂，被转移者双手置于扶抱者肘上，而扶抱者把双前臂置于被转移者前臂下，双手置于被转移者肘下；③嘱被转移者屈肘并听从扶抱者口令一起站起，同样扶抱者帮助被转移者在坐下前摆动双髋到另一个坐位。

臂链扶抱法：①被转移者做好站立的准备工作；②扶抱者站立在被转移者一侧（这里以站在劣势侧为例），双膝控制被转移者的膝关节，让被转移者优势手保护劣势侧肘部，然后前臂绕过腋下一手扶住肩胛骨，另一只手稳定患者的骨盆或置于髋下帮助患者准备站起；③在扶抱者的口令下同时用力站立。

肩胛后扶抱法（图19-6）：①被转移者坐在床边，双侧肘关节伸直，双手十指交叉放于双膝之间，受累侧拇指置于最上边；②扶抱者面对被转移者控制住其膝关节，双手置于患者肩后，双手掌置于患者肩胛骨上；③听扶抱者的口令一起站立。此转移方法可避免痉挛。

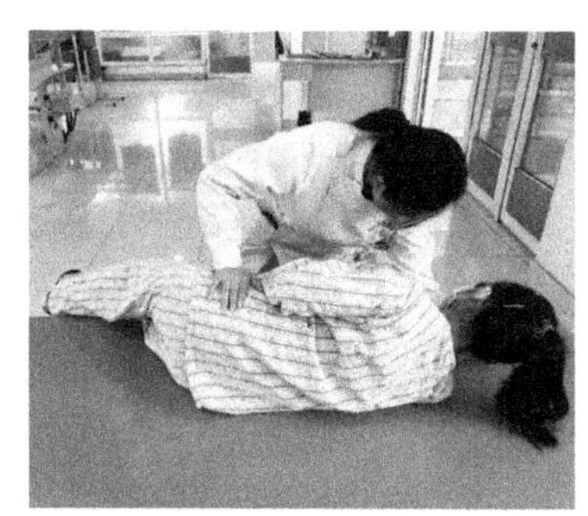
图19-4 偏瘫患者床边坐起

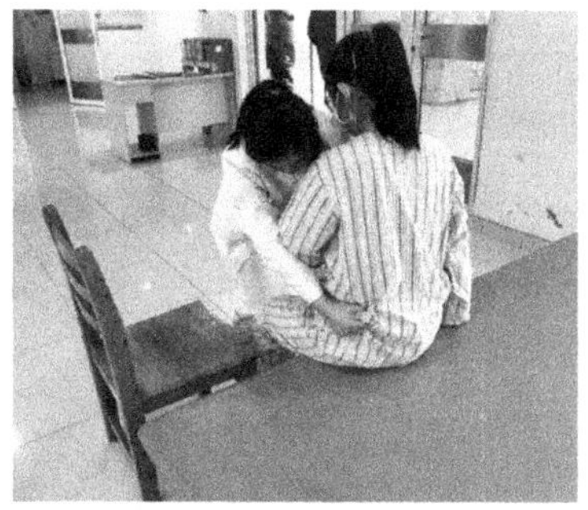
图19-5 骨盆扶抱法

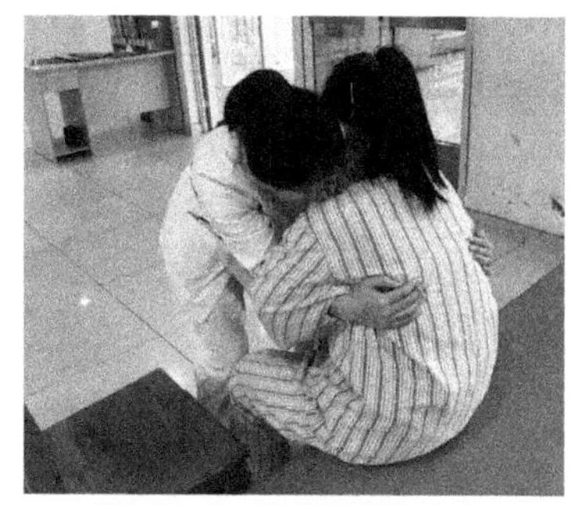
图19-6 肩胛后扶抱法

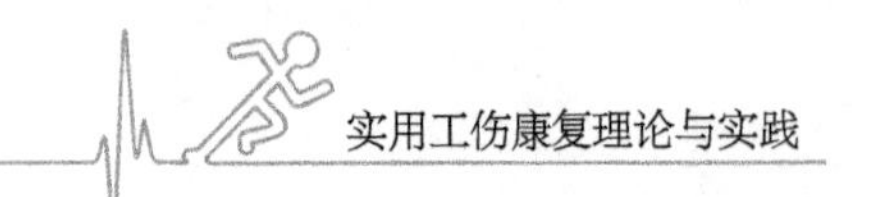


## 借助过床板转移技术与方法

过床板由两部分构成，一是两块90 cm×60 cm的塑料板，质地坚硬、光滑，中间一般由皮质材料相连，方便折叠；另一是光滑的尼龙套，它正好套在塑料板上，可在塑料板上滑动。

**1.过床板的作用**

过床板可轻松地实现瘫痪患者在卧位下从一张床转移到等高的另一张床，适用于早期的瘫痪患者或不能通过坐位转移的瘫痪严重的患者。

**2.借助过床板转移的方法**

以从患者躺着的床（第一床）转移到另一床（第二床）为例来说明转移的步骤：①将第一床与第二床平行对接，两床调至等高，并将带活动轮的床锁死；②把患者从仰卧位翻到侧卧位，将过床板放到患者身下，然后让患者再回到仰卧位，使得其有一半身体置于过床板上；③把患者的两脚放于过床板上；④转移者把手置于患者的肩部和髋部，推动患者从第一床滑到第二床。若患者有颈部损伤，转移时一定要固定稳或有专人稳定头颈部；⑤再把患者从仰卧位翻到侧卧位，将过床板从患者身下拿出，并调整好患者卧姿。

## 借助升降机等机械性的转移技术

此处所指的升降机是指一种用于转移和（或）吊起四肢瘫、重度颅脑损伤等严重残疾无法用人力长期进行转移的机械设备，包含动力装置、合适的吊带及固定的坐套，它可以将被转移者从一个地方转移到另一个地方，如从床上到马桶或到餐桌，将会给生活带来极大方便。常用的升降机有移动式、固定式等类型。

（赵 璐 苑杰华）

# 第二节 关节活动技术

## 关节的解剖及运动学

**1.关节解剖**

分为基本和附有结构，前者包含关节面、关节腔、关节囊，后者包含关节盂缘、滑液囊、滑膜皱襞、关节内软骨和关节韧带等。关节依据运动轴数目分为单轴、双轴和多轴关节。关节运动发生在组成关节两关节面之间，是关节在差异平面内环绕基本轴产生运动。机体拥有3个彼此垂直的运动平面（矢状面、水平面、额状面），与此相适应的是3个互相垂直的基本轴（矢状轴、额状轴、垂直轴）。

**2.关节运动**

运动方向包含屈伸、收展、旋转、翻转4种。根据运动动力来源不同分成：①主动运动：由肌肉收缩产生，无外界帮助；②被动运动：由外力产生，肌肉无收缩；③主动助力运动：肌肉收缩不产生全范围运动，外力帮助完成（徒手、机械、自身健侧肢体）。

依据关节运动发生范围，关节运动分成生理运动和附属运动。生理运动指关节在本身生理允许范围产生运动，多为主动运动，如屈伸、收展、翻转及旋转等。附属运动指在非生理解剖范围内产生运动，多为被动运动，在关节正常发挥作用中不可或缺，如关节牵拉、分离、跗骨间或相邻腕骨滑动等。

### 3.末端感觉

被动运动关节到终末端时轻微加强压力所获取的感觉。

#### （1）正常的末端感觉

①软：被动运动关节达末端时，肌肉限制了运动，此时是一种软的感觉，如肘关节或膝关节的屈曲；②韧：关节运动达末端时，关节周围韧带和关节囊等软组织受牵拉所得到的感觉，如肩关节和髋关节的旋转；③硬：关节运动达末端，两骨相互碰撞的感觉，如伸肘和伸膝时的感觉。

#### （2）异常的末端感觉

①松弛：关节运动达末端无阻力，运动范围超常，常见于神经麻痹。②痉挛：关节运动达末端，由肌肉痉挛产生的回弹感，如脑卒中时的肢体痉挛。③阻滞：关节运动初始无异常，突然活动不能，出现卡住感，如关节内游离体、骨刺等。④其他异常感觉还有：发条感，如半月板损伤；泥泞感，如关节内积液等。

## 关节活动异常原因

### 1.疼痛

由疼痛使主被动运动减少，如骨折、关节炎症、手术后等。

### 2.软组织

关节周围韧带、肌肉、关节囊等软组织挛缩，主被动运动减少，如长期制动、肌腱移植术后、烧伤等。中枢系统病变导致肌痉挛使得主动运动减少，被动运动大于主动运动，如脑损伤导致的肌肉痉挛。韧带或关节损伤引起的肌痉挛，主被动运动减少。周围神经损伤、中枢系统病变、肌肉、肌腱断裂引起肌肉无力，可导致主动运动减少，被动运动大于主动运动。

### 3.关节

关节内有渗出或游离体时，主被动运动减少。关节僵硬时主被动运动丧失，如关节骨性强直、关节融合术后。

## 改善关节活动的技术与方法

### 1.主动运动

多用徒手体操技术。根据受限方向和受限程度，设计针对性动作，内容繁简可定，可独自训练，也可同关节运动障碍患者共同练习。徒手体操适应范围广，不受应用场地限制，关节挛缩、重度粘连时治疗效果不显著。

### 2.主动助力运动

常见为悬吊、器械训练。

#### （1）器械练习

通过器械借助杠杆原理辅助运动受限关节。练习时根据情况挑选适宜器械（肋木、体操棒、火棒）。根据不同关节运动功能障碍设计不同器材，如肩练习器、肘练习器、踝练习器。器械可个人训练，也可小组集体共同治疗，由于趣味性强，患者参与度高。

#### （2）悬吊练习

用绳索、挂钩和吊带悬吊肢体，使其在减重状态下进行主动的类钟摆运动。悬吊练习分为垂直固定和轴向固定，前者固定点在肢体重心上方，用于撑持肢体；后者固定点在运动关节上方使肢体利用运动。

#### （3）轮滑练习

通过滑轮和绳索，健侧肢体辅助对侧肢体运动。

### 3.被动运动

被动运动可分为由治疗人员进行，如关节范围可动运动、关节松动技术；由患者自己借用外力进行，如持续性被动活动关节牵引、滑轮练习等。

#### （1）关节可动范围运动

治疗人员根据运动学原理完成关节各个方向运动，具有预防关节挛缩、保持关节活动度作用。

#### （2）关节松动技术

利用关节生理、附属运动被动运动关节，保持或改善关节运动范围、减轻疼痛。包括牵引、滑动、滚动、挤压和旋转等。关节松动技术又被称为“Maitland手法”。

#### （3）关节牵引

通过机械或电动装置，对关节及周围软组织进行持续牵伸，固定、复位、解除肌痉挛或挛缩，纠治关节畸形、减轻神经根受压。根据部位不同，有四肢牵引、颈椎牵引、腰椎牵引；根据动力不同，有机械牵引、电动牵引、徒手牵引；根据持续时间，有持续牵引、间歇牵引；根据体位不同，有卧位牵引、坐位牵引、直立位牵引。

牵引治疗作用包括：①缓解疼痛，缓解肌痉挛，改善局部血液循环；②改善关节运动范围、松解组织粘连，牵拉挛缩关节囊或韧带，纠正关节畸形；③增大脊柱间隙，容纳膨出物（骨赘、椎间盘），减轻神经根压迫症状。

#### （4）持续被动运动

持续被动运动（continuous passive motion，CPM）通过电动装置或机械，使肢体手术后早期、无痛范围内、持续性被动运动。适用于关节挛缩和四肢关节术后，如骨关节内骨折、创伤性关节炎关节囊松解术或切除后、膝内侧副韧带重建术后、干骺端骨折、关节外粘连松解术后、类风湿性关节炎、血友病性关节炎、滑膜切除术后等。

（左冠超　陈显云）

# 第三节 关节松动技术

关节松动术（joint mobilization）是康复技术中处理关节活动限制、僵硬、疼痛等功能障碍实用、有效的手法。具有见效快、针对性强、患者痛苦小、易于接纳等特性，是运动疗法的重要组成部分。

## 基本概念

关节松动术是在关节允许范围内的一种针对性技术，为被动运动。在操作时手法速度会慢于推拿（manipulation），将关节生理运动和附属运动作为治疗方式。

### 1.生理运动

生理运动（physiological movement）是关节在生理范围的运动，包括屈伸、旋转、收展、翻转等。可由患者自行完成，也可由治疗人员辅助完成。

### 2.附属运动

附属运动（accessory movement）是关节在自身及周围范围组织解剖构造可行范围进行的运动。以保持关节正常运动，一般无法自行完成，需借他人帮助完成。如人无法主动将脊柱小关节分离或相邻两椎体发生旋转、前后移位，需借助他人完成此类运动，就属于关节附属运动。

### 3.生理、附属运动的关系

关节僵硬、疼痛受限，生理运动、附属运动均受影响。恢复生理运动后，仍有关节僵硬、疼痛，则可能尚未恢复附属运动。未改善生理运动时，可先改善附属运动，促进生理运动的改善。

### 4.手法分级

关节松动术特点之一在于对手法的分级。该分级有相对的客观性，不仅可记录治疗结果、比较不同手法疗效，也可用于临床相关研究。麦特兰德的四级法较为完善、应用范围较大。

Ⅰ级：在患者关节的起始端，节律性、小范围来回推动关节。

Ⅱ级：在患者关节运动允许范围内，节律性、大范围来回推动关节，但不触碰关节运动起始端和终末端。

Ⅲ级：在患者关节运动允许范围内，节律性、大范围来回推动关节，接触关节运动终末端，并感觉关节周围软组织紧张。

Ⅳ级：在关节运动终末端，节律性、小范围来回推动关节，每次均接触到关节运动的终末端，并感觉关节周围软组织紧张。

Ⅰ级、Ⅱ级适用于由疼痛引起关节运动受限；Ⅲ级用于关节疼痛并伴随僵硬；Ⅳ级用于关节周围组织挛缩、粘连导致的关节运动受限。分级范围随关节可运动范围变化，关节运动范围变少，分级范围相应变小，治疗后关节运动范围增大，分级范围相应增大。

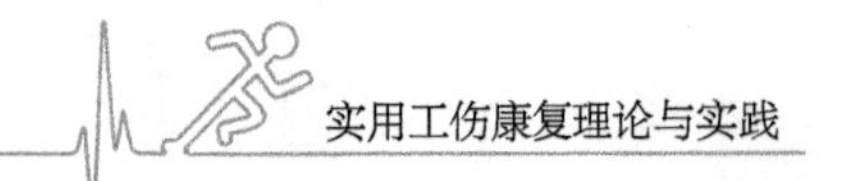


## 治疗作用及临床应用

### 1.治疗作用

关节松动术的主要治疗作用是减轻疼痛、改善关节运动范围、增加本体反馈等。

### 2.临床应用

（1）适应证

关节松动术适用于因非神经性力学因素导致的关节功能障碍，包括肌肉紧张、痉挛、关节疼痛、关节功能性制动、可逆性关节运动降低、进行性关节运动受限。关节松动术对关节功能性制动及进行性关节运动受限的主要作用是保持现存运动范围，减慢病情发展，防止因活动减少导致的其他不良影响。

（2）禁忌证

关节外损伤、过度运动或疾病引起的关节肿胀、恶性疾病、关节的炎症及未完全愈合的骨折。

## 操作程序

### 1.治疗前准备

（1）患者体位

患者处于舒适、无疼痛的放松体位，常为坐位或卧位，尽可能袒露所治疗关节并放松，以进行最大范围松动关节。

（2）施术者位置

施术者接近被治疗部位，一手握持关节一端，一手进行另一端松动。为讲述便利，本节中接近患者躯体的手为内方手；远离患者身体的手为外方手；接近患者头部的手为上方手；接近患者足部的手为下方手。其他位置同解剖标准位，即接近头部为上，接近足部为下，接近腹部为前，接近背部为后。

（3）治疗前评估

对将要治疗部位进行评估，确定具体关节，寻找存在问题（僵硬、疼痛）及大小、范围。根据问题的主次，选择有针对性的手法。疼痛和僵硬同时存在时，先用Ⅰ级、Ⅱ级手法缓解疼痛，再用Ⅲ级、Ⅳ级手法改善运动。治疗中不断询问患者感受，根据反馈调节治疗强度。

### 2.治疗中手法应用

（1）运动方向

平行治疗平面或垂直治疗平面。治疗平面垂直于关节面中心点旋转轴线。关节滑动和长轴牵引平行治疗平面，关节分离垂直于治疗平面。

（2）程度

手法操作应达关节运动受限处。如疼痛处理时，手法触及但不超过痛点；僵硬处理时，应越过僵硬点。操作中，手法要平稳，有节奏。不同的操作速度产生不同效应，快速度、小范围抑制疼痛；慢速度、大范围缓解紧张或挛缩。

（3）强度

手法操作对于不同关节强度不同。运动范围较大的（如胸腰椎、肩关节、髋关节），手法强度可以大一些，移动幅度大于关节，如手腕部和颈椎。

（4）时间

一种手法可重复3～4次，每次治疗时间15～20 min。根据治疗反馈，每天或隔1～2天治疗一次。

### 3.治疗反应

一般治疗后即有舒适感，有不同程度的症状缓解，如有轻微疼痛多为正常治疗反应，通常治疗后4～6 h自行消失。若翌日仍未消失或较前加重，表明治疗强度过大，应调整强度或暂停治疗一次。若3～5次治疗后症状无缓解甚至加重，应再次评估并调整治疗方案。

## 脊柱关节松动及四肢大关节的操作要领

### 1.脊柱

（1）颈椎

包括以下手法。

①分离牵引：患者仰卧去枕，头部伸出治疗床外。施术者右方手托住患者头后枕部，左方手放在下颌部，双手共同施力将头部沿长轴向后牵拉，维持数秒后缓慢放松还原。上段颈椎病变，可在颈部中立位牵引，中下段病变，头部前屈10°～15°进行牵引。

②侧屈摆动：患者体位同上。向右侧时，施术者右方手放在患者枕后及颈部右侧，示指和中指放在将进行侧屈相邻椎体横突上，左方手托住下颌部，上身左侧旋转，使患者颈椎向右侧屈。向左侧屈时则相反。

③旋转摆动：患者体位同上。向左旋转时，施术者右方手放于患者枕部托住头部，左方手放于下颌，双手同时施力使头部向左旋转。向右旋转时则相反。

④后伸摆动：患者体位同上。施术者一侧大腿向前支撑患者枕部。双手于颈部两侧向上使患者颈椎向后伸。

⑤垂直按压棘突：患者俯卧去枕，双手交叉，掌心向上放于额前，稍内收下颌，减少颈椎生理性弯曲。施术者双侧拇指并排放于同一椎体棘突上，向腹侧垂直推动该棘突。上段颈椎松动时相对指背，下段颈椎松动时接触指尖。C2棘突体表易触及，C1和C3棘突不易触及。操作时以C2为准，向上移动为C1棘突，向下移动为C3棘突。若颈部症状以一侧症状为重或单侧分布，操作时一方手固定，一方手推动棘突；若偏向于足侧或头侧症状，手法可相应偏向足侧或头侧。

⑥垂直按压横突：患者体位同上。施术者双侧拇指放于同一椎体一侧横突上，相接指背，向腹侧垂直推动横突。若疼痛明显，外方手拇指接近横突尖，轻微松动即可产生明显位移；若关节僵硬明显，外方手拇指接近横突根部。上述操作适用单侧症状分布患者，若症状双侧分布，施术者可将双侧虎口交叠放于即将松动的椎体上，拇指分别放于椎体两侧横突，四指放于颈部两侧向腹侧推动横突。双侧松动手法强度小于单侧松动，多用于缓解疼痛。单侧松动手法适用于关节僵硬者。

⑦垂直松动椎间关节：患者俯卧去枕，双手拇指交叠放于前额，施术者一侧拇指放于棘突，一侧拇指放于同一椎体横突，患者向患侧转动30° 左右，施术者双侧拇指同时向腹侧中间靠拢推动。

（2）胸腰椎

包括以下手法。

①垂直按压棘突：患者俯卧去枕，腹下垫枕，双手放于体侧或垂于治疗床旁两侧，头转向任意一侧。施术者下方手掌根部放于胸腰椎上，豌豆骨放于将要松动的棘突上，五指稍弯曲，上方手放在下方手腕背部，向腹侧垂直按压棘突。

②垂直按压横突：患者体位同上。施术者双侧拇指放于将要松动胸腰椎的一侧横突，接触指背或拇指交叠向腹侧推动横突。

③旋转摆动：旋转胸椎时，患者坐于治疗床上，双手交叉胸前放于对侧肩部。向右时，施术者左手放于右肩前，右手放于左肩后，双手同时施力，将胸椎随上身向右转动；向左时则相反。

旋转腰椎时，患者健侧卧位，双下肢屈髋、屈膝。屈髋角度根据松动腰椎节段而定，节段越高，屈髋角度越小，节段越低，屈髋角度越大。施术者双手放在上髂嵴上向前推动髂骨。若关节较为僵硬，施术者一手放于髂嵴，一手放于上方肩内侧，双手同时施力反方向来回摆动，适用于中段腰椎病变。若下段胸腰椎病变，患者上方下肢垂落于治疗床一侧，借助重力增加摆动幅度。

### 2.上肢

（1）肩关节

包括以下手法。

①分离牵引：患者仰卧，肩外展50° 内旋。施术者外方手支撑肘部及上臂远端，内方手四指放于肱骨头内侧，拇指放于腋前，向外侧持续推肱骨，放松，重复3～5次。保持关节盂的治疗平面与分离牵引力垂直。

②前屈向足侧滑动：患者仰卧，患侧上肢前屈90° ，微屈肘，前臂自然下放。施术者双手分别从内、外握持肱骨近侧，牵拉肱骨向足的方向。

③外展向足侧滑动：患者仰卧，患侧上肢外展，稍屈肘，前臂旋前放于施术者前臂内侧。施术者外方手握持肘关节内侧，向外稍牵引，内方手虎口放于肱骨近端外侧，四指向下推动肱骨向足的方向。患者可坐位，患侧上肢外展90° ，前臂旋前放于施术者的前臂上。施术者站立面向患者。外方手支持肘关节和肱骨远侧固定，内方手放于肱骨近侧，手指向内，向地面方向推动肱骨近端。

若关节明显僵硬或剧烈疼痛，手不能外展或前屈，难以操作上述两种手法时，可使患者仰卧，手放于身侧或最大范围外展，肘关节或伸或屈。施术者双侧拇指放于肩峰下肱骨头，推动肱骨向足的方向。

④前后向滑动：患者仰卧，患侧上肢休息位。施术者下方手放于肱骨远端内侧，支撑肱骨并固定，上方手放于肱骨头，向后推动肱骨。若关节明显疼痛，双侧拇指放于肱骨头操作。患者可仰卧，患侧上肢前屈90° ，微屈肘，前臂自然下落。施术者下方手放于肱骨近端内侧，分离牵引肱骨向外，上方手放于肘部，推动肱骨向下。

⑤后前向滑动：患者仰卧，患侧上肢放在身侧，稍屈肘，前臂放于胸前。施术者双侧拇指放于肱骨头后，余四指放于肱骨及肩部前方，向前推动肱骨头。患者可仰卧，患侧上肢稍外展，微屈肘，前臂放于施术者肘关节。施术者站在患肩外侧，内方手握持肱骨远端长轴牵引向足的方

向，外方手握持肱骨近端，推动肱骨向前。

若患者仰卧不能，取俯卧，患肩置于治疗床边缘，肩前垫毛巾，上肢外展，上臂置于施术者内侧大腿上。施术者外方手放于肱骨远端后固定，内方手放于肱骨近端后，推动肱骨向前。

⑥侧方滑动：患者仰卧，患侧上肢前屈90°，稍屈肘，前臂自然下落。施术者外方手握持肱骨远端固定肘部，内方手握持肱骨近端内侧并推动肱骨向外。若关节僵硬明显，施术者双手握持肱骨近端，颈肩抵住患者肱骨远端外侧，双手向外，肩部向内同时推动肱骨。

⑦后前向转动：患者健侧卧位，患侧在上，肩稍内旋，稍屈肘，前臂放于身后。施术者双手拇指放于肱骨头后，余四指放于肱骨近端及肩前，转动肱骨由后向前。

⑧前屈摆动：患者仰卧，患侧上肢前屈至受限处，屈肘90°，施术者外方下肢屈髋屈膝放于床面接触患侧手，内方手握持患者腕部，外方手握持肘关节，于活动受限点摆动。

⑨外展摆动：患者仰卧位，患侧肩外展至活动受限处，屈肘90°，前臂旋前。施术者内方手从后方肩背部穿过，固定肩胛骨，手指放于肩，阻止代偿耸肩。外方手支持肘部，使肩稍外旋、后伸，外展终点范围内摆动肱骨。若患者肩关节可外旋，前臂能碰触床面，施术者在该位置外展摆动肱骨。

⑩水平内收摆动：患者坐位，患侧肩前屈90°，微屈肘，前臂旋前，手搭在对侧肩。施术者同侧手支持患侧肘，对侧手握持患侧手，水平内收摆动患侧上肢。

⑪内旋摆动：患者仰卧，患肩外展90°，屈肘90°，前臂旋前。施术者上方手握持肘部，下方手握持腕部及前臂远端，向床面运动前臂，内旋肩。患者取坐位，患肩外展90°，屈肘90°。施术者内方手握持肱骨远端，外方手握持腕部及前臂远端，向下后摆动前臂，内旋肩。

⑫外旋摆动：患者仰卧，患肩外展，屈肘90°。施术者下方手于肱骨头前固定肩并稍加压向下，上方手握持腕部及前臂远端，向床面运动前臂，外旋肩。

⑬松动肩胛骨：患者健侧卧位，患侧在上，稍屈肘，前臂放于上腹部。施术者上方手放于肩部，下方手穿过上臂下，分开四指与拇指，固定肩胛骨下角。双手同时活动肩胛骨向各个方面，做肩胛骨上抬、下降、前伸（向外）、回缩（向内）、旋转动作。

#### （2）肘关节

包括以下手法。

①分离牵引：患者仰卧位，患侧屈肘90°，前臂旋后。施术者下方手握持腕部背面尺侧和前臂远端，上方手放于肘窝，手掌碰触前臂近端，掌根接近尺侧，推动尺骨向足侧。

②侧方滑动：患者仰卧位，患肩外展，稍伸肘，前臂旋后。施术者上方手固定肱骨远端外侧，下方手握持前臂远端尺侧，推动尺骨向桡侧。

③屈肘摆动：患者仰卧位，患肩外展，微屈肘，前臂旋前。施术者上方手固定肘，下方手握持前臂远端稍作长轴牵引再屈曲肘关节。

④伸肘摆动：患者仰卧位，患肩外展，前臂旋后。施术者上方手放于肘，下方手握持摆动前臂远端尺侧在伸肘活动受限的终点。

### 3.下肢

#### （1）髋关节

包括以下手法。

①长轴牵引：患者仰卧位，患侧下肢中立，双手握住床头，固定身体。施术者双手握持大腿远端，夹小腿于内侧上肢与躯干之间。身体后倾，双手同时施力，沿长轴向足部牵位股骨。

②分离牵引：患者仰卧位，患侧屈髋90°，屈膝并将小腿置于施术者肩上，对侧下肢伸直。双手握住床头固定身体。施术者上身稍向前弯曲，肩部放于患腿腘窝下，双手交叉抱住大腿近侧。身体后倾，双手同时施力向足部方向牵拉股骨。

③后前向滑动：患者健侧卧位，患侧下肢屈髋屈膝，两膝间放一枕头，使上方下肢保持水平。施术者立于患者身后，双侧拇指放于后外侧大腿近端股骨大转子处，余四指于大腿前面用力向腹侧推动股骨。

④屈曲摆动：患者仰卧位，患侧下肢屈髋屈膝，健侧下肢伸直。施术者上方手放于膝关节，下方手支持小腿，双手同时施力向腹侧摆动大腿。

⑤旋转摆动：患者仰卧位，患侧下肢分别屈髋屈膝90°，健侧下肢伸直。施术者上方手放于髌骨，下方手握持足跟。内旋时，上方手摆动大腿向内，下方手摆动小腿向外；外旋时，上方手摆动大腿向外，下方手摆动小腿向内。

⑥内收内旋摆动：患者仰卧位，患侧下肢屈髋屈膝，健侧下肢稍伸直。施术者上方手放于患侧髋部，下方手放于患膝外侧，向对侧髋部方向摆动大腿。

⑦外展外旋摆动：患者仰卧位，患侧下肢屈髋屈膝，足放于对侧膝关节，健侧下肢微伸直。施术者上方手放于对侧骨盆上，下方手放于患侧膝关节，向下摆动膝关节。

**（2）膝关节**

包括以下手法。

①长轴牵引：患者坐在施术床上，患肢屈膝垂落床沿，腘窝下垫毛巾卷，上体稍后倾，双手支撑在床上。施术者双手握持小腿远端，身体下蹲，向足端牵拉小腿。

②前后向滑动：患者仰卧位，患侧下肢屈髋屈膝。施术者上方手放于大腿远端，下方手掌根部放于小腿近端大约胫骨结节处，向背侧推动胫骨。

③后前向滑动：患者仰卧位，患侧下肢屈髋屈膝，平放足于床上，健侧下肢稍伸直。施术者坐在床一侧，大腿压住患者足部，双手握持小腿近端，拇指放于髌骨下缘，四指放于腘窝，后向前推动胫骨。

④伸膝摆动：患者仰卧位，患侧下肢稍外展屈膝。施术者置患侧下肢于躯干与上方上肢之间，双手握住小腿远端稍向下牵引后向上摆动小腿。

⑤旋转摆动：患者坐位，小腿垂落床沿。施术者坐矮凳上面向患者，双手握持小腿近端稍向下牵引。内旋时，双手转动小腿向内，外旋时，转动小腿向外。

（左冠超 赵 璐）

# 第四节 肌力训练技术

肌肉的能力主要体现在肌力和肌肉的耐力两个方面。肌力是指肌肉收缩时所能展现的力量大小，通常用肌肉在最大兴奋状态时的负荷量来表示；临床上常采用徒手肌力检查或利用各类肌力测试仪（如握力计、背力计、等速肌力测试仪等）来评定。肌肉的耐力是指肌肉在产生力量时所能持续的时间，通常以固定时间后肌力能维持的时间或下降的状况来表示，反映了肌肉维持一定负荷量的等长收缩，或进行多次一定负荷量的等张或等速收缩的能力。肌力训练的目的是增强肌力和耐力，而肌力与肌肉耐力训练之间的差异只是在于所能承受负荷量的大小和次数的不同。本节内容将主要介绍肌力训练技术。

## 肌力训练原则

肌力训练的基本原则如下。

### 1.超负荷训练原则

在肌肉收缩或进行运动时，能够对抗大于平时的阻力或负荷；故针对非中枢性损伤导致的肌力下降，训练时的负荷大小应当与徒手肌力评定的结果相当或略大于评定等级。对于增强肌力来说，让肌肉或肌群在超负荷情况下收缩时最为有效。而没有超负荷的肌肉训练虽然可以维持肌肉的现有肌力，但对进一步增强肌力没有明显的效果。

### 2.渐进抗阻原则

对于肌力训练来说，超负荷的训练固然有效，但如果负荷增加过快，对肌肉力量的训练而言是不利的。因此，在训练过程中要遵照渐进抗阻的原则。一是根据肌力大小逐渐增加负荷，让肌肉有一个缓慢的适应过程；二是根据肌力改变逐渐调整负荷。若经过一段时间训练后，肌肉可以轻松对抗所施加的负荷，可适当增大负荷量；反之，肌肉若难以对抗所施加的负荷或很容易产生疲劳，则需要适当减小负荷量。

### 3.避免“主动不足”或“被动不足”现象

当多关节肌在运动中作为原动肌收缩时，其肌力仅能充分作用于一个关节，这种现象称为多关节肌“主动不足”；相反，当多关节肌在运动中作为拮抗肌时，只能在一个关节处被拉长和伸展，这种现象称为多关节肌“被动不足”。“主动不足”或“被动不足”的现象应尽量避免出现在多关节肌群的肌力训练中。

### 4.个体化原则

肌力训练方案的制定应充分考虑个体的年龄、性别、体型、运动习惯等因素的差异性，体现因人而异的个体化训练原则。

## 肌力训练方法

肌力训练的方法多种多样，通常可以按照肌肉的收缩方式来进行分类：等长肌力训练、等张肌力训练和等速肌力训练。肌力训练的形式可根据是否在运动中施加阻力分为非抗阻力运动和抗阻力运动。

### 1.非抗阻力运动

#### （1）传递神经冲动训练

当测得肌力为0级或1级时，治疗师可通过一定方式（如语言）的刺激来引导患者进行主观活动，努力诱发肌肉的主动收缩。

（2）主动助力运动

运动方式可根据助力的形式和来源分为徒手助力、悬吊助力和浮力助力。

①徒手助力：当测得肌力为1级或2级时，患者可以利用健侧肢体带动患侧肢体进行主动运动，也可以是治疗师提供帮助进行辅助下的主动训练。与此同时，根据患者主动运动能力的改善情况，治疗师和患者本人应适当调整训练中的辅助介入量。

②悬吊助力：当测得肌力为1～3级时，可通过悬吊绳索或治疗师徒手施加的力量对患者肢体提供支持来进行主动助力运动，提供助力的大小由患者肢体肌力决定。

③浮力助力：当测得肌力为0～2级时，患者可在水中环境下进行训练，充分利用水或水中漂浮物对肢体的浮力来减轻肢体自身重量的影响。

（3）主动运动

当肌力达到2+级、3-级或3级时，可以让患者在抗重力体位上进行主动运动。

### 2.抗阻力运动

患者需要主动克服训练中施加的阻力，适用于肌力已达到3 级或以上的患者的一种训练方法。运动形式可以按照肌肉收缩类型来进行分类。

（1）抗等张阻力运动：指肌肉通过长度缩短（向心性）或被拉长（离心性）的收缩运动来对抗外界施加的阻力时，关节位置随之发生变化的运动。训练的形式可以根据肌力的大小分为徒手或借助器械施加阻力。在进行抗徒手阻力训练时，治疗师应按照与运动肢体成直角的方向施加阻力，还应根据患者的肌力大小和运动部位的不同相应改变阻力的大小和施加时间。此外还可借助器械（如沙袋、哑铃或肌力训练器等）做抗机械阻力运动，通常适用于肌力4级及以上的肌力训练。大负荷、重复次数少的肌力训练有利于提高肌力；而中等负荷、重复次数多的肌力训练则有利于肌肉耐力的提高。

（2）抗等长阻力运动：在做抗等长阻力运动时，虽然没有明显的肌肉长度的变化或关节位置的改变，但可凭借肌肉自身产生的张力来对抗外界施加的阻力，也是一种增加肌肉力量的方法。当采取此种训练方式时，肌肉力量增加的范围仅在肌肉完成收缩的固定的关节角度上；若要增加整个关节活动范围的肌力，就需要在不同关节角度（一般间隔20°）下训练（建议每个角度下抗阻力收缩10s，休息10s，重复10次为1组，训练10组为宜）。在同等外界阻力下，等长运动所产生的张力大于最大等张向心性运动收缩的张力，小于最大等张离心性运动收缩的张力。

（3）抗渐进阻力训练：也称为渐进抗阻力训练。训练前应测出需要训练的肌群 10RM（repeated maximum）的值，即该肌群在某个负荷量下能够完成10次动作，但到第11次时已无力完成，那么这个最大负荷量就是10RM 。以该极限量为基准，分3组训练。第1组的训练负荷量为10RM的1/2，第2组为10RM的3/4，第3组为10RM的全部；每组均需重复练习10次。建议每天进行一次训练，每组训练可间隔1 min，其中前几组可作为最后一组的准备活动。每周训练结束都需要重新测定10RM的值，以便制定下周训练的基准。

（4）等速运动（isokinetics exercise）训练 ：肌肉依靠控制自身收缩产生张力和力矩输出的变化，从而控制关节按照固定的速度进行运动。在进行等速运动训练时，需要根据运动过程中肌力大小的变化调节所施加的阻力，故等速运动的训练主要依靠一些专门设备进行，如等速肌力训练器。

## 肌力训练注意事项

人体的运动主要是依靠不同的肌群分工合作产生的，而不是由一块肌肉单独收缩完成，故肌力训练主要是训练人体的大肌群。肌力训练应注意以下几点。

### 1.注意患者的心血管反应

在做负荷量较大的等长抗阻力运动时，患者心血管负荷会有明显的增加，此时应警惕患者可能因闭气引起Valsalva效应。注意提醒有心血管疾病的患者在做上述运动时不要过分用力或闭气。

### 2.训练前的评估和训练方法的选择

训练前应先评估训练部位的关节活动范围和肌力等级，再依据评估结果选择适宜的训练方法，制定个体化的训练方案。

### 3.阻力的施加原则

阻力的施加应符合以下两点原则：一是通过在肌肉的远端附着点处施加较小的力，进而达到用最小的力产生最大力矩的效果；但如果肌力较弱，也可在靠近肌肉附着的近端施加阻力。二是应平稳、连续性的施加阻力，且阻力的施加方向与关节的运动方向相反。

### 4.选择适宜运动量

通常肌力训练的适宜运动量为训练者在训练后第二天无疲劳和疼痛感。肌力训练应结合患者自身状况来选择最佳训练方案，且运动量的制定应大致符合超量恢复原则。

### 5.避免代偿运动

肌力训练要想取得良好的效果，应避免代偿运动的出现。

（左冠超 王红艳）

# 第五节 神经发育疗法

用于治疗神经系统疾病的康复方法可以分为两大类：①神经发育疗法（neurodevelopmental treatment，NDT 或 neurophysiological therapy，NPT），其典型代表为Bobath、Brunnstrom、Rood、Kabat-Knott-Voss（PNF）等；②运动学习与再学习疗法（motor learning and relearning），其典型代表为Cotton and Kinsman、Carr and shepard、Shumway-Cook and Woollacott等。本节重点介绍神经发育疗法。神经发育疗法是一种促进技术，是根据神经系统正常发育过程，结合抑制技术和诱导技术来促进正常运动模式的产生，且目前是被广泛应用于治疗中枢性运动障碍的一类技术，且有较好的疗效。神经发育疗法的理论基础是大脑具有可塑性，脑损伤以后，在通过大量、密集重复的功能性训练对大脑不断地输入正确的运动模式，在大脑中建立新的神经网络通路。

## 神经发育疗法的共同点

### 1.基本理论

神经发育学所有的理论都建立在大脑具有可塑性的基础上，根据正常的人体发育学说，通过外界正常的运动和感觉的输入，建立正常的运动模式，且不断地重复输入，产生正常的运动感觉信息，对中枢产生刺激，进而引出和促进正常的运动模式。

**2.治疗目的**

回归日常生活环境，强调回归到功能位进行训练，最后将习得的技能应用到生活环境当中去。

**3.治疗顺序**

治疗的顺序由近到远，如从躯干到四肢，从上到下，如从头开始，从粗大运动到精细运动。治疗中不仅要强调肌力，更要强调稳定性和控制，尤其是肌肉的离心收缩。

**4.治疗方法**

主要以多种刺激为主，视觉刺激可以增强注意力；听觉刺激可以增强对运动的理解和认知，触觉刺激可以增强肌肉的收缩；关节的负重刺激可以增强关节和肌肉的本体感觉。

**5.工作方式**

神经发育治疗的介入在患者情况相对稳定后方可实施，强调多个学科合作，以患者为中心，多团队协作的过程。共同决策这一模式是在国外早已提出且熟练运用，更能强调患者的参与性。

## Bobath技术

**1.理论基础**

**（1）运动发育控制理论**

Bobath技术虽然强调“运动发育控制理论”，但在此基础上也有所不同。在建立正常的运动模式中，并不是所有的患者都需要遵从发育学理论。因为人体发育学会强调上肢的屈曲模式和下肢的伸肌模式，而脑损伤患者常常表现上肢屈曲模式和下肢伸肌模式，按照人体发育学理论可能使肌张力增高。为了避免肌张力增高，产生刻板运动，Bobath并不完全遵循神经发育学理论，所以Bobath更强调正确运动模式的输入，强调关键点的控制，将肌张力正常化，进而产生流畅、平滑的运动。

**（2）强调感觉的输入**

Bobath认为，感觉的输入是运动产生的基础，正确的感觉输入、合适的中枢整合，才能获得正确的运动输出。感觉输入不仅仅是浅感觉输入，皮肤的刺激，还包括本体感觉的输入，例如关节的位置觉、运动觉等，只有躯体正常的感觉输入才能反馈到大脑产生合理的、正常的、能应用于日常生活的运动。

**（3）重视运动的技巧性**

技巧的应用不仅能让患者建立合适的、适应日常生活的运动，而且能节省患者的能量。利用运动的技巧性更能帮助患者达到运动更高水平。

**（4）整体治疗**

人是一个整体，在治疗过程中不能局限到某一关节或某一姿势。更加强调人在环境中的作用。例如不能仅仅单独训练肩关节、肘关节、腕关节，而是需要强调上肢的实用性，强调上肢所需要完成的日常生活例如穿衣、洗漱、进食、修饰等。所以单单强调某一个关节的运动是不可行的。我们的治疗不只是教会患者如何行走，而是要在什么样的环境中去行走，要达到多少的速度，要跨过什么样的障碍，这与患者所处的环境密不可分。

（5）核心控制

核心控制不单单指浅层核心肌肉的力量，更强调核心深层肌肉的控制和稳定性。以核心控制为基础，才能产生更多的运动。

### 2.基本技术与手法

（1）控制关键点

Bobath理论中，关键点是头、躯干、胸骨、肩胛、髂棘、拇指、脚趾等位置，这些关键点的作用是使肌张力正常化。例如头偏向一侧可能会引起非对称性紧张性颈反射，肩胛位置的异常会影响整个上肢的肌张力，控制这些关键点就会使肌张力得以缓解。因此，在进行运动模式的建立时，可以通过控制关键点，调整患者的姿势，关节的位置，易产生正确的感觉输入，且使肌张力正常化。

（2）反射性抑制

RIP是一项常用的技术，结合关键点的控制以抑制异常的运动姿势。

①躯干肌张力增高：头在过伸位抑制躯干屈肌张力，头在过屈位抑制躯干伸肌张力。躯干的对角线旋转可以抑制躯干伸肌和屈肌张力增高。

②肢体屈肌张力增高：脑损伤患者常常表现为上肢屈肌张力增高，下肢伸肌张力增高。因此上肢采取肩关节外旋、外展、伸肘、腕背伸、手指伸展姿势可暂缓上肢的屈肌张力。下肢伸髋、内旋、屈膝、踝背伸姿势来抑制下肢的伸肌模式。

③痉挛的出现：上肢上举过头可以抑制上肢的痉挛，且促进躯干的伸展。下肢痉挛可以采用桥式运动以抑制下肢的痉挛。

（3）翻正反应

一系列姿势改变后，头仍然可以保持在直立位。利用翻正反应可以训练患者躯干正确的运动方式，以完成平衡反应。

（4）平衡反应

平衡功能是一切运动的基础，包括坐位平衡和站立位平衡，在坐位下的运动必须是保证坐位平衡功能具备后才得以完成。平衡反应的建立有助于躯干的稳定性、核心的稳定性，躯干的主动控制。平衡反应的训练是通过外界的力打破患者的平衡，让患者建立新平衡的一个过程。可以从不同的位置进行外界力的打破，双侧肩部、背部、胸前等。

（5）不同的感觉刺激

加压或负重：关节挤压或负重可以增加本体感觉，增加关节的稳定性，改善姿势张力。对于不随意运动，关节的负重可以很好地抑制。

良肢位摆放：肢体摆放至正确的位置可以有效地抑制痉挛的产生，也是一种正确的感觉输入，例如脑损伤患者偏瘫侧的肢体软瘫期时需要在肩胛下垫枕头防止肩胛的下沉，避免上肢痉挛模式的产生。

## Rood技术

### 1.基本理论

#### （1）利用多种感觉刺激的输入诱导运动的产生

皮肤和肌肉上分布着不同的感受器，通过对皮肤和肌肉的刺激，可以产生多种信息的输入，诱发运动的输出。Rood认为肌肉具有不同的功能，在大部分情况下是协同收缩，且在不同的运动中募集不同的肌群去适应更多的功能活动。

#### （2）利用多种感觉刺激运动的产生

感觉刺激要适当：保持正常的肌张力，需要适当的感觉刺激，根据患者的情况，调整感觉输入的快、慢，轻、重，大、小，不同的方向等。适当的感觉刺激可以保持正常的肌张力，并能诱发所需要的肌肉反应。产生正确运动反应的必要条件是需要正确的感觉输入，有控制的感觉输入可以反射性地诱发肌肉活动，这是获得运动控制的最早发展阶段。Rood强调，通过不断的、大量的不同种类的感觉输入，不断地纠正所产生的运动，直至运动达到所需要的功能水平。利用个体发育规律促进运动的控制能力，Rood认为运动控制能力的发育一般是先屈曲后伸展；先内收后外展；先尺侧偏斜后桡侧偏斜；最后是旋转。

完成的动作要有目的：由于同一块肌肉在不同的环境、不同的位置时所起到的作用有所不同，且不同的目的激活的肌肉群也是不一样的，因此要强调运动的输出不是单一的某一关节的单一运动，而是以有具体目的为主发起的运动。例如：要训练患者的上肢，不单以上肢肩关节或者肘关节某一方向的运动作为训练内容，而是要完成上肢在日常生活中所参与的活动需求，如穿衣、吃饭等动作。

注重感觉运动的反应：对于训练内容，可以大量重复，不断地输入运动刺激才可以产生良好的效果。

#### （3）利用运动控制的发育阶段

Rood将运动控制的发育分为以下4个阶段。

关节的重复节律性运动：由主动肌与拮抗肌协调完成。如新生儿四肢的活动。

关节周围肌群共同收缩：近端关节稳定下远端关节才能产生有效的活动。

远端固定，近端活动：如四肢固定，躯干进行活动。

技巧动作：近端固定，远端活动。如行走、爬行、手的使用等。

#### （4）Rood常用的8个运动模式

①仰卧屈曲模式；②转体或滚动模式；③俯卧伸展模式；④颈肌协同收缩模式；⑤俯卧屈肘模式；⑥手膝位支撑模式；⑦站立；⑧行走。

### 2.基本技术与手法

#### （1）常用以下感觉刺激来诱发肌肉反应

触觉刺激：①快速擦刷可用手握式电动毛刷刺激肌肉或皮肤表面3～5 s，若30 s后无反应，可以重复3～5次，此方法可以用在其他刺激之前；②轻刷：采用手法或软毛巾刺激皮肤或手掌、足底等部位，2次/s，10次/组，3～5组，每组间隔30 s。

温度刺激：-12 ℃~-17 ℃效果较好。可以易化张力，对C纤维（痛觉的传导）具有特异性影响，对交感神经系统形成有效刺激，分为一次性刺激法和连续刺激法。一次性刺激法是指快速地用冰擦过皮肤；连续刺激法是指分5次，每次3～5 s放置于皮肤，直至皮肤变红。

牵拉肌肉：在运动的起始或运动过程中都可以对肌肉进行快速、轻微的牵伸，目的是肌肉被拉长，兴奋肌梭，使肌肉兴奋，产生收缩。

轻叩肌腱或肌腹：可以产生腱反射，与肌肉牵拉的作用效果相同。

挤压：通过适当的关节挤压力可以刺激关节内的本体感受器，从而引起肌肉的收缩。在不同的体位下，可以对不同的关节进行挤压，能产生不同的作用，如桥式运动，对踝关节的挤压可以抑制伸肌的共同运动，在站立位对踝关节进行挤压可以抑制踝关节的内翻。

特殊感觉刺激：特殊感觉刺激是指通过感官来进行信息和感觉的输入，从而达到不一样的效果，如当需要患者放松时，治疗师可以选择平缓的语气，安静的环境，柔和的光线。当需要患者兴奋时，治疗师可以选择强烈的语调，光线较强的房间等。

#### （2）利用感觉刺激来抑制肌肉反应

①挤压：慢速的挤压在对于一些偏瘫肩痛的问题可以有效抑制肩周肌群的异常肌张力；对于一些躯干背部张力较高的脑性瘫痪儿童，可以通过挤压脊柱两侧的肌肉使其放松。②牵拉：长时间的肌肉牵伸也可以使肌群放松，例如偏瘫患者矫形器具的使用，可以使痉挛的屈肌放松下来。

#### （3）临床应用

根据瘫痪性质采用不同方法。

对于迟缓性瘫痪可以用：①快速刷擦；②整体运动；③刺激骨端；④诱发肌肉收缩。

对于痉挛性瘫痪：①轻刷以刺激痉挛肌群的拮抗肌；②利用长时间牵伸痉挛肌群；③通过关节的负重来对关节进行挤压；④按照个体所需选择适当的模式。

吞咽和发音障碍：①主要是诱发吞咽功能肌群的收缩，可以使用轻刷张力高的肌群，快速擦刷迟缓的肌群；②用冰可以使痉挛肌群收缩；③抗阻吸吮。

## Brunnstrom技术

### 1.理论基础

#### （1）原始反射

从生来就带有的运动反射，有的反射会随着发育消失，有的反射会随着发育不断完善。在运动层及控制理论中，由于发育完善，高位中枢可以抑制低位中枢的原始反射，因此使运动变得流畅、协调得以随意控制。一旦脑损伤后高位中枢的抑制消失，使得原始反射重新出现，成为病理反射。脊髓水平的原始反射包括：①同侧伸屈反射；②交叉伸屈反射；③屈曲回缩反射；④伤害性屈曲反射；⑤紧张性颈反射。

#### （2）共同运动

共同运动是一种低位中枢的病理反射，是指肢体在随意运动时，不能单独的做一个关节的分离运动，只能做多个关节的运动，所以称为共同运动。偏瘫患者常见的共同运动模式有上肢的屈肌共同运动（图19-7），下肢伸肌的共同运动，躯干和骨盆的共同运动，这些共同运动会影响上肢日常生活的应用和功能性步行。Brunnstrum认为要打破共同运动模式，建立分离运动，才能达到功能性的运动。

联合反应是一种病理反射，是指当健侧肢体过度用力或抗较大阻力的运动时，在患侧产生不随意的运动，是肌张力增高的一种表现。联合反应的出现与健侧的运动强度有关，与患侧的痉挛程度有关，且联合反应引出的患侧运动是共同运动模式。常见的联合反应是Raimiste反应，也是应用较多的一类联合反应（图19-8）。而联合运动是一种正常的运动，是一种无意识的姿势调整，以增强运动的精确性，往往出现在正常人，在需要很大力量时出现。

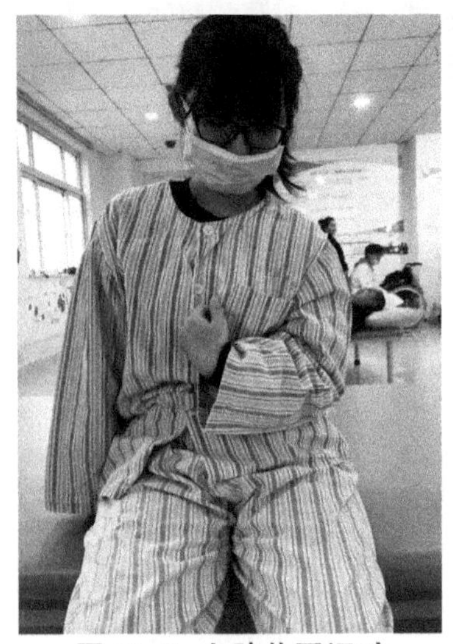

图19-7 上肢共同运动

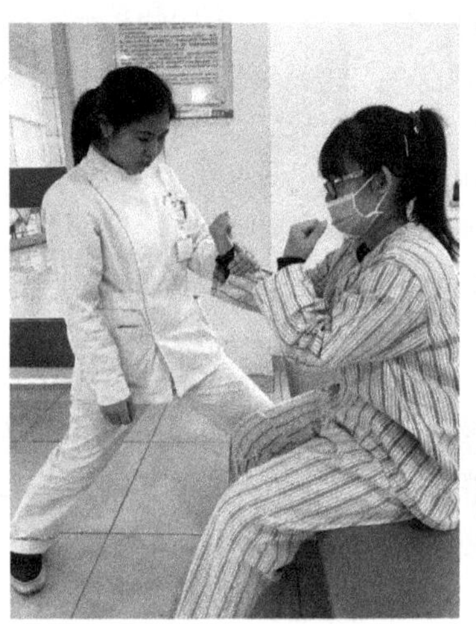

A. 健侧伸肘抗阻力，诱发患侧伸肘运动

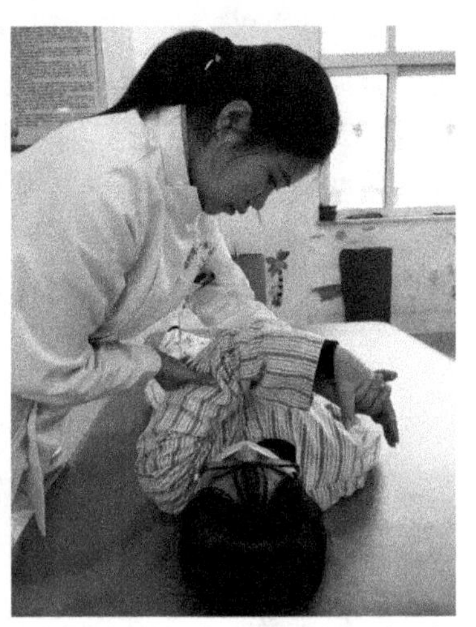

B. 健侧屈肘抗阻力，诱发患侧屈肘运动

图19-8 上肢联合反应

## 2.基本技术与方法

Brunnstrom不仅是一个评估方法，也是一种治疗思路。Brunnstrom将偏瘫患者分为六个时期，但并不是所有的患者都会经历这六个时期，通过确定患者在哪一期，从而制定患者的治疗计划。利用各种方法诱发出患者的运动，再将患者从异常的运动模式中打破，引导和分离出正常的运动。

Ⅰ期为软瘫期，在这一时期患者肌张力低下，可以通过各种刺激，例如拍打、牵拉、挤压、功能性电刺激等各种方法诱发出软瘫侧的肌张力。例如偏瘫患者，治疗师常刺激拍打近端关节肌群，如三角肌、冈上肌等肌群以诱发近端肌群的收缩，通过挤压肩关节等增强关节的本体感觉，促进肩周肌群的收缩，增强肩关节的稳定性。

Ⅱ期为联合反应期，这时期患者出现了联合反应，因此可以对联合反应加以利用，但在此过程中需要抑制异常的共同运动模式，以诱发正常的运动为主。

Ⅲ期为共同运动期，患者能随意发起一个共同运动模式，手指能完成钩状抓握。这一时期的治疗目的是打破共同运动模式，引导出分离运动。

如在治疗偏瘫患者上肢时：通过拍打、刺激肩胛的上提肌群纠正肩胛的下沉后缩，并且在此过程中控制头的位置，避免头偏向患侧代偿肩胛的上提，也可以利用联合反应对健侧肩胛上提施加阻力，从而诱发患侧的肩胛上提。但须注意的是，在肩胛上提的过程中，注意肘关节伸直情况。

在训练肩关节的前屈时，保持伸肘，以打破屈肌的共同运动。可以通过紧张性迷路反射来促进上肢伸肌的兴奋，也可以利用非对称性紧张性颈反射来使肘关节伸直，也可以对伸肘肌群进行拍打刺激，在肩前屈的过程中一边拍打刺激肩前屈关节肌群，一边拍打刺激伸肘肌群。

把共同运动应用到功能活动中：例如上肢的屈肌共同运动模式可以运用到刷牙、挤牙膏等活动中。这些与日常生活活动结合起来的运动模式虽然有些刻板，但是只要能运用到日常生活中，也能使患者不依赖他人，达到生活自理的目的。

针对手的治疗主要是缓解屈曲肌群的张力位置，第Ⅲ期患者手指无法伸展，所以需要对抗屈腕、屈指的张力。因此，可以利用伸肌的共同运动模式在前屈或外展90° 的位置，训练腕关节的伸展，然后保持伸腕，训练手指的伸展、抓握，此时可以在此体位下的起始位做牵拉反射并加入抗阻训练。

Ⅳ期治疗以促进分离运动为主，强化随意运动的产生。处于Ⅳ的患者可以做到部分关节的分离运动，因此在这一时期需要通过强化已经出现的分离运动，促进更多的分离运动出现。以偏瘫患者的上肢训练为例：

手触碰腰骶部训练：在肩关节后伸时屈肘，此动作的训练与日常生活中“摸裤子后口袋”“将衬衣整理进裤子”等活动相关，是常用的分离动作。往往训练过程需要结合更多的ADL，才能使训练内容变得有意义。

肩前屈强化训练：在肩关节前屈至90° 时，完成肘关节随意的屈伸训练，且能维持在不同的角度，或者在肘关节保持伸直的情况下，让肩关节前屈至90° 。这两种训练方法都可以达到分离肩肘关节的目的，在过程中患者表现较好可以施加阻力进行强化。

前臂的旋转训练：在肩0° 、屈肘90° 位旋转前臂，往往患者前臂旋前肌群张力较高容易完成，前臂旋后较难。因此在前臂旋后训练时可以在伸肘位开始，一边旋后一边屈肘，然后再逐渐过渡至独立完成。

针对手的治疗：主要以手的功能活动为主，此时的手指可以完成侧方抓握，且能小范围伸展。因此需要去强化手指随意屈伸、抓握及放松的功能。患者可以通过前臂旋后和拇指伸展同时进行，再逐渐过渡至独立完成拇指的大范围伸展，在患者完成度较好时可以适当增加阻力强化此运动。其他手指的伸展强化可以通过在前臂前屈90° ，伸肘位反复刺激伸指肌，再逐渐过渡到肩关节0° 位。

Ⅴ期分离运动基本已经完善，因此更需要将训练与日常生活结合，且需要不断巩固肢体的分离运动功能。以偏瘫患者上肢功能训练举例：

巩固肩部功能：肩关节前屈至终末位，保持肘关节做随意的屈伸运动，且在过程中强化应有的肩肱节律，保持肩胛的正常运动轨迹，以免造成肩关节疼痛，或出现异常的运动模式。

增强肘及前臂训练：在肩前屈小于90° 的范围内，前臂旋前旋后的训练，从屈肘位过渡到伸肘位，过程中施加阻力进行强化。

强化手的练习：在此期手指可以完成柱状抓握，手指能伸展，范围不等，因此需要去强化手指的全范围伸展，并诱发单根手指的伸展。

Ⅵ期主要以恢复肢体的独立运动为主，此期痉挛基本消失，运动基本协调，可以按照正常的日常生活运动来加强各肢体的协调性运动和精细的运动。

## Kabat-Knott-Ross技术

Kabat-Knott-Ross技术又称为神经肌肉本体促进技术（proprioceptive neuro- muscular facilitation，PNF）。

### 1.理论基础

#### （1）治疗原理

PNF与ICF框架相融合，在结构和功能水平层面，确定患者功能受限的具体原因，是否是肌力不足、稳定性不足、协调功能障碍、肌张力过高等不同的结构与功能水平上的问题。在活动层面，治疗师需要与患者共同找到所受限的活动，治疗师分析活动受限的原因（来自结构与功能水平），从而选择最佳的原则和模式，结合最有效的PNF技术进行方案的设定和治疗的实施。

#### （2）神经生理学基础

①后效应：出现在兴奋停止之后兴奋继续维持一段时间。

②时间总和：不同时间的阈下刺激，或者连续性的阈下刺激可以引起兴奋。

③空间总和：不同部位的弱刺激可以互相加强，引起兴奋。

④扩散：兴奋性具有扩散的原理，兴奋性可以传播至邻近的肌群。抑制也可以产生扩散。

⑤后继诱导：主动肌的兴奋增强可以发生在拮抗肌的兴奋之后。

⑥交互抑制：主动肌的兴奋伴随着拮抗肌的抑制，原理同突触后抑制。

#### （3）解剖学基础

人体的肌肉走形大多是斜行、对角形、螺旋形。因此我们的运动多是以对角线的模式，涉及三个运动平面。少有单一运动层面的运动，这是一种省力的模式，符合神经生理和生物力学原理。

### 2.PNF的哲学思想

#### （1）积极的方法

在评估和治疗过程中采取积极和正面的方法，关注到患者较强的功能，并利用较强的功能去诱发较弱的功能。

#### （2）激活剩余的潜能

每个人都是有无限潜能可以被激活，因此偏瘫患者也可以通过不同的方式去激活剩余的潜能，将功能最大化地利用。例如，利用健侧的上肢去激活对侧躯干的肌群和对侧下肢的肌群，从而更快地将瘫痪侧使用起来。

#### （3）以功能活动为主

在治疗过程中，以功能活动为导向，训练过程不单单局限于床上治疗，一定要回归到功能体位进行训练，训练目标也尽量以功能活动为主。

#### （4）全人

将患者视为一个正常人，将患者的个人因素和环境因素也要考虑进去，全面地分析患者活动或功能，并关注患者的心理和个人素质。

（5）运动学习和运动控制

强调控制的四个阶层：第一阶层，患者需要具备某项活动；第二阶层，在此活动上需要具备稳定性；第三阶层，在此稳定性的基础上增加更多的活动，即稳定中的运动；第四阶层，将这项功能活动回归到日常技能的使用上。

### 3.PNF的理念

运动的学习分为三个阶段：认知阶段、联想阶段、自主或自动阶段。认知阶段是指患者对某一运动的认识和理解，想要学习一个动作必须要从了解这个动作开始。联想阶段需要患者知道这一动作什么时候使用，以及如何使用，在使用的过程中纠正自己的错误，治疗师需要指导患者纠正错误，促进患者找到正确的方法。在自动阶段患者已经不需要过多的思考，患者能进行双重任务的随意运动，可以解决任何问题。运动的学习是一系列实践和经验相联系的过程，需要患者不断积累经验和反应能力，将学习到的运用到日常生活中，且与环境相结合，满足日常生活需求，达到回归生活的目的。

### 4.PNF基本原则和程序

（1）视觉刺激

患者视觉需跟随运动以激活更多的肌群。

（2）听觉刺激

语调的速度、大小、高低针对不同的患者。例如肌张力较高的患者，我们需要采取放松技术和平缓、柔和的语调；针对需要诱发患者肌力，激活更多的肌肉，或鼓励的患者，我们就需要采取语调较高、较快的语速。

（3）手法接触

接触患者的过程中使用蚓状手接触患者，需放在患者主动肌上。

（4）阻力

在治疗过程中会采取适当的阻力，可以引导患者的方向并且增加肌肉的力量。

（5）牵引和挤压

在进行抗重力运动时可以适当加入牵引，在进行关节稳定性运动时可以加入挤压成分。

（6）牵伸

通过轻微的牵伸引发肌肉的牵张反射，促进肌肉的收缩。

（7）强化

可以通过不同的部位，或者不同的时间，强化同一部位，使之募集更多的肌群，产生更大的能量。

（8）时序

在PNF技术中一般强调远端启动，但当我们需要促进某一关节的运动时可以强调该关节的时序。

（9）扩散

在强的部位施加阻力，将兴奋性扩散到弱的部位。

（10）模式

在治疗中需结合对角模式进行训练，选择最佳的模式会更易取得良好的效果。

（11）身体力学

强调治疗师的体位，治疗师的位置会影响阻力的方向，这是一项操作性很强的技术，治疗师通过不断的体会变化改变力的方向，也由此借助身体的体重，具有省力且保护治疗师自身的优点。

### 5.基本运动模式

PNF的基本模式是根据日常生活启示所得来，以近端关节的终末位来命名。主动肌与拮抗肌在模式中相互转化，共同构成了对角线运动。肢体运动可分为两种类型的对角线运动，即从一侧肩胛到对侧骨盆的运动，且在运动过程中伴有旋转。根据运动模式的发生部位，可以分为上肢模式、下肢模式、颈部模式、肩胛模式、骨盆模式等；根据肢体的相互运动，可以分为单侧模式和双侧模式两种。因此在选择模式时需要考虑患者所受限的活动来分析。

（1）上肢模式

上肢有两条对角线方向：①屈—外展—外旋（腕背伸、手指伸展）和伸—内收—外旋（腕屈曲、手指屈曲）；②屈—内收—外旋（腕屈曲、手指屈曲）和伸—外展—内旋（腕背伸、手指伸展）。

上肢模式①②中肘关节可以伸直，也可以屈曲。如在训练上肢够取高处物品时，选择屈—外展—外旋伴手伸展模式，而在训练上肢梳头动作时，可以选择同样的模式①伴肘关节屈曲。日常生活中常用的模式还有穿衣服，可以选择伸—外展—内旋伴肘关节伸展模式，进食动作可以选择屈曲—内收—外旋伴肘屈曲模式。上肢的模式选择多与进食、穿衣、洗漱、修饰等动作相关，在分析患者受限的活动时就可以考虑选择哪一模式最佳。

（2）下肢模式

下肢模式（图19—9）也是两条对角线方向：①屈—外展—内旋（踝背伸外翻）和伸—内收—外旋（踝跖屈内翻）；②屈—内收—外旋（踝跖屈内翻）和伸—外展—内旋（踝背伸外翻）。

在下肢模式中，膝关节可以选择伸展或者屈曲。下肢的模式与翻身、坐起、站起、步行等日常活动相关。例如翻身时的下肢模式可以选择在侧卧位屈—内收—外旋伴膝关节屈曲模式来进行翻身训练，也可以对健侧使用这一模式去诱发患侧上躯干的旋转，促进翻身训练。下肢模式的选择也可以用于激活躯干和核心的肌群。

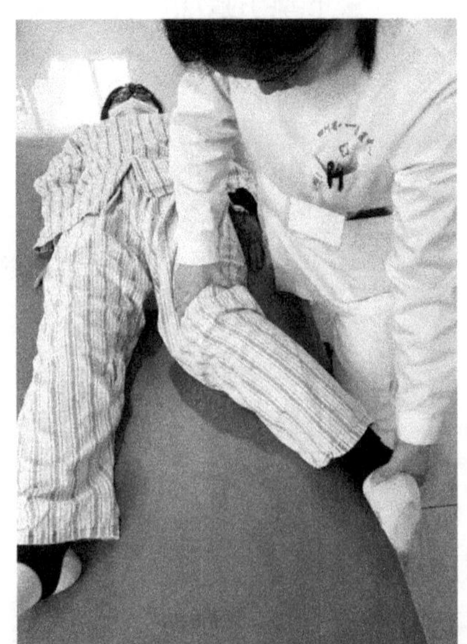

图19-9 下肢模式

（3）颈部模式

颈部模式包括屈曲或伸展、侧屈、旋转。颈部的屈—伸模式为：屈—左（右）侧屈—左（右）旋及伸—右（左）侧屈—右（左）旋。

（4）肩胛模式

肩胛模式分为肩胛的上提—上旋—前伸和下压—下旋—后缩；上提—上旋—后缩和下压—下旋—前伸；肩胛模式可以运用到肩肱节律的建立、肩胛的稳定训练中，且可以激活腹部肌群与背部肌群。肩胛模式也可以运动到翻身训练中，如肩胛的前下压模式就能促进躯干的旋转，促使翻身动作的发生。

（5）骨盆模式

骨盆模式分为骨盆的前上提伴骨盆后倾和后下压伴骨盆前倾，后上提伴骨盆前倾和前下压伴骨盆后倾；骨盆模式可以激活腰腹部肌群，激活下肢的主动运动，为步行功能做准备。骨盆的前上提模式可以与肩胛的前下压模式结合促进翻身。骨盆模式的训练可以促进躯干和骨盆的分离运动，强化骨盆的选择性动作。在步行中，骨盆的前上提运动很重要，但往往偏瘫患者在步行摆动期时骨盆的表现是后上提，导致运动模式的错误，出现异常的步态，因此在步行训练中可以将骨盆模式和下肢模式相结合。值得注意的是，骨盆是一个整体，左侧的前上提就是右侧的后下压，因此在选择骨盆模式时可以从健侧入手诱导患侧运动。

### 6.基本技术

PNF的所有技术都可以结合对角模式来使用，并在使用过程中遵循基本原则。

（1）节律性启动技术

节律性启动技术是以节奏为主的由被动—主被动—抗阻—主动的一系列运动，目的是教会患者学习一个新的动作。以肩胛模式的前上提为例：患者需要学习肩胛前上提模式，起始位在后下压，治疗师的手蚓状抓握放于肩峰前面，第一步是被动的辅助肩胛至前上提的位置，治疗师口令是“我帮你做这个运动”并加入节奏，1—2—3—4，直至患者找到节奏感，中间不能停下，治疗师改变口令“你帮我一点点”，同样给予患者一个有节奏的口令，直至治疗师可以感受患者肌肉的收缩，否则可以重复第第二步，当患者有肌肉收缩时，治疗师改变口令“用力抵抗我的手”，同样给予患者有节奏的口令，此时的阻力不宜过大，以患者的能力为主，前面三步皆可以重复，第四步是患者已经学习到这个运动，可以主动独立的完成。一定要注意的是患者中间不能放松，且治疗师一定要让患者找到节奏感。

（2）等张收缩组合

等张收缩组合是指向心、等长、离心收缩相结合，用于肌肉有主动运动时，增强主动肌肌力、肌耐力。还是以肩胛模式前上提举例，手的位置同前，起始位是后下压的位置，治疗师口令是“抵抗我的手，往你的鼻尖方向去”，前上提主动肌做向心收缩，到目标位置做等长收缩，口令是“不要被我拉回来”，最后做离心收缩，口令是“慢慢被我拉下来”。可以在向心的过程中加入等长收缩，也可以在离心时加入等长收缩。

（3）重复

也是用于学习一个动作的时候使用，可以促进患者的本体感觉，增强肌力。以肩胛的前上提模式举例，患者要学习肩胛前上提的运动，起始位在肩胛上提的位置，治疗师的手放在肩峰的前面，口令是“保持在那里，不要被我拉回来了”，保持8～10 s，治疗师被动往后下压的方向回一点，然后给出患者指令“抵抗我的手，回到刚才的位置”，保持几秒，然后治疗师再被动往后下压更多的范围，再给患者指令“抵抗我的手，回到终末位”，直至患者能从起始位独立至终末位，且能在终末位保持稳定。

（4）拮抗肌逆转

主动肌和拮抗肌交替收缩，期间不停顿。目的是增加主动肌和拮抗肌的协调性，增加活动范围，减轻疲劳。同样以肩胛模式举例，需要增强肩胛前上提模式和后下压模式的协调性和活动范围，起始位在后下压模式，治疗师手的位置同前，口令是“抵抗我的手，往你的鼻尖方向运动”，根据患者的能力增加阻力，直至运动到终末位时，一手改变位置放置于肩胛下角，另一只手阻力不变，患者持续用力，然后改变口令“往你的尾骨方向运动，抵抗我的手”，然后患者改变运动方向，治疗师再将另一只手放上来，技术可以反复使用，直至患者学会主动肌和拮抗肌交替用力。

（5）稳定性反转

顾名思义是用于稳定性训练的一种技术，增强关节、躯干、某一运动、某一位置的稳定性。以躯干的稳定性举例，可以选择在坐位下，增强坐位平衡，治疗师的手放置于肩关节前面、后面，骨盆的前面、后面都可以，但注意两只手尽量对角，如左手放左肩前侧，右手可放于右骨盆前侧、右肩的后部，治疗师的口令是“不要被我推动”，患者募集到足够的肌群维持住后，改变手的位置，募集其他更多的肌群，维持躯干的稳定，治疗师的手可以不断地改变，直至患者能在任何时候都能稳定住。

（6）节律性稳定

用在需要增强患者的稳定性上，方法同稳定性反转，不同的是手的位置不变且治疗师力的大小是有节奏的增大再有节奏的减少，再改变力的方向。还是用躯干的稳定性训练举例，治疗师双手置于肩部，双手向后推患者，口令是“保持住，保持”，治疗师有节奏的加大阻力，至患者能保持后再有节奏的减小阻力，患者能稳定住后治疗师再改变力的方向，手的位置不变，向前拉患者，阻力也是由小有节奏的增大，再有节奏的减小，直至患者能自我稳定住。

（7）重复牵拉

重复牵拉分为两种：在起始范围的反复牵拉和全范围的反复牵拉。可以改变肌肉的长度，引起肌肉的牵张反射，引起肌肉的兴奋，起始位的牵伸用于运动的启动困难，通过牵拉肌肉，增加肌张力，以诱发肌肉的牵张反射，全范围的重复牵拉可以增加肌力，增加关节活动范围。以上肢模式屈—外展—外旋为例，起始位是伸—内收—内旋，在起始位，给予远端腕关节一个快速的牵拉，引起腕关节的伸展，引导整个运动，在过程中的反复牵伸可以用在任何位置，只要感受到患者的收缩不明显就可以加入牵拉反射。

（8）收缩—放松

收缩—放松是增加关节活动范围的技术，也可以用于增加肌力。还是以屈—外展—外旋模式举例，患者肩前屈受限，可以利用此模式。①直接方法：在肩关节受限的位置，口令是让患者做伸—内收—内旋方向的运动，治疗师在受限的位置进行抗阻，口令“用力推我”，允许产生小范围的关节活动，收缩10～15 s，然后放松，再主动或被动至新的关节活动范围，再反复，直至关节活动范围不会增加位置，最后需要患者强化新增加的关节活动，抗阻下完成屈—外展—外旋模式。②间接方法：在受限的终末位，嘱患者往屈—外展—外旋方向运动，治疗师抗阻使患者等张收缩，保持10～15 s，再放松，再主动或被动至新的关节位置，再反复，直至关节活动范围不再增加。这项技术不适用于有疼痛的患者。

（9）保持—放松

此技术与收缩—放松类似，但它可以用于有疼痛的患者，目的也是增加关节活动范围。还是以屈—外展—外旋模式举例，患者肩关节前屈受限：①直接方法：在受限的终末位，嘱患者往伸—内收—内旋方向运动，治疗师抗阻，口令是“保持在这里，不要被我推动”，做等长收缩8～10 s，然后放松，治疗师和患者同时深呼吸3次，主动或被动运动至新的范围，重复使用至关节活动范围不再增加；②间接方法：患者的运动方向是屈—外展—外旋方向，方法同直接方法一样。保持放松和收缩放松的区别是保持放松是放松技术，收缩放松是兴奋技术。在肌张力较高时使用保持放松技术，缓解疼痛，在需要肌群兴奋时使用收缩放松技术，从两者的口令可以明显区别。

（苑杰华 陈显云）

# 第六节 运动再学习疗法

## 概述

运动再学习疗法（motor relearning programme，MRP），又称Carr-Shepherd技术，是由澳大利亚物理治疗师J.H.Carr和R.B.Shepherd教授用神经发育疗法结合自身多年的临床经验总结出来的。从20世纪80年代起主要在澳洲普及，90年代开始受到其他国家康复人员的注意并逐步在全球推广使用。MRP强调以多学科知识为理论基础，从CNS损伤后的可塑性及功能重组出发，强调正确的运动模式，限制不必要的肌肉活动，利用各种反馈机制，以科学的运动学习方法对CNS损伤后的患者进行再教育以恢复其运动功能。

## 基本内容和训练步骤

针对脑损伤后的MRP由7部分组成，其中包含了日常生活中的基本运动功能。分别为：①上肢功能；②口面部功能；③从仰卧到床边坐起；④坐位平衡；⑤站起和坐下；⑥站立平衡；⑦步行。治疗师可以根据患者具体的自身情况来选择最适合的部分进行训练，但每次治疗通常都会包含各个部分的内容。

MRP中的每一部分内容一般会从作业分析、练习缺失的成分、练习作业、训练转移4个步骤进行。

## 基本要点

### 1.限制不必要的肌肉过度收缩

限制不必要的肌肉过度收缩以免出现异常的代偿模式或兴奋信号在CNS中扩散的情况。

### 2.重视反馈对运动控制的重要性

通过明确的目标，利用视觉、听觉、触觉、本体感觉及手的引导等，使患者学到有效的运动及控制。

### 3.保持正确的体位

只有当身体各部分处在正确的对线关系时，仅需极少的做功及能量消耗就能保持姿势平衡。运动时人体姿势不断变化，其重心也会随之不断改变，因此，需要精确的体位调整才能维持身体的平衡。体位调整既有预备性又有进行性，它与功能性动作和环境有着密切的关系。

### 4.训练要点

①目标明确，难度应合理，及时做出调整，逐步增加难度；②任务导向性训练应该与日常生活功能密切相关；③医院环境与居家环境相结合；④部分和整体训练相结合；⑤指令应明确简练；⑥按照技能学习的过程设计方案，即通过认知期和联想期，达到自发期；⑦避免误用性训练；⑧患者及其家属积极参与；⑨训练应具有计划性和持续性，患者应学会自我监测。

### 5.创造学习和恢复的环境

合适的环境可以促进脑的可塑性和功能重组，使患者能按照MRP的方法持续练习，确保训练能够从医院环境泛化至日常生活中。良好的恢复环境因素包括以下几点：①有经验的治疗人员，按MRP的需要设计环境，使患者得到有效的治疗；②尽早开始康复治疗；③针对患者问题制定全面康复计划，它不仅包括运动功能训练，而且根据需要还应包括有关视力、认知和语言等问题的训练内容；④相关治疗人员实施训练时应具有一致性。

### 6.有关进展

Carr等学者根据近年临床研究的进展提出，上运动神经元损伤后除了出现阳性特征和阴性特征以外，还有一组适应性特征。神经系统、肌肉和其他软组织的适应性改变和适应性运动可能是构成一些临床体征的基础。

适应性特征主要指身体在上运动神经元损伤后产生的适应性变化。它包括肌肉和其他软组织的生理学、物理学和功能的改变及适应性的运动行为。上运动神经元损伤后，肌肉和其他软组织的适应是直接由损伤造成的肌肉无力及随后继发的废用造成的。制动会引起肌肉、肌腱、结缔组织特性的改变，从而造成肌肉的萎缩、僵硬、张力过高。适应性行为是病损后患者根据可能得到的最好功能而做出的代偿性反应，它往往会使用有别于正常的运动模式来达到目的。病损后运动模式的形成因素有以下几点：①过度使用较强壮的肌肉；②肌肉延展性的丧失；③体位和环境的影响。

由此可见，早期的积极主动和挑战性的康复训练可预防或减轻适应性特征对身体的不良影响，使适应性的肌肉和行为的改变及阴性特征等减少到最小的程度。反言之，缺乏活动和制动会导致软组织的适应和“习惯性废用”。

与传统的Bobath技术、Brunnstrum 技术、Rood 技术及 PNF技术等NPT或称为NDT相比，MRP强调作业的练习，同时也注重环境的重要性，更强调视觉触觉反馈和语言反馈，更加强调患者主动参与治疗的积极性。近年来有学者通过研究发现，MRP代表的任务适应性方案要优于NPT／NDT所代表的易化/抑制方案，且MRP在提高患者ADL能力方面比NPT／NDT更有价值。

（左冠超 赵 璐）

# 第七节 强制性使用运动疗法

## 概述

### 1.发展简史

强制性使用运动疗法（constraint-induced movement therapy，CIMT）是20世纪80年代由美国伯明翰阿拉巴马大学的Edward Taub教授发展起来的一项新的康复治疗技术，其主要适用于脑卒中恢复期偏瘫上肢及手的运动功能障碍患者。与其他康复治疗技术不同的是，它将行为心理学方法应用到康复治疗技术中。通过改变偏瘫患者的日常生活行为习惯——限制患者健侧上肢的使用，强迫偏瘫侧上肢完成日常生活活动，来让患者提高对偏瘫侧上肢的使用能力，从而使偏瘫侧上肢的运动功能得到进一步的提高。这个方法成功地将患者在临床训练中习得的运动功能应用到日常生活环境中，弥补了很多患者在治疗环境中虽能很好地完成指定的训练项目，但在家庭环境中却不能够完成相应日常生活活动的缺陷。因此CIMT日益受到临床康复中的重视和广泛应用。

### 2.生理机制

CIMT的生理机制是克服“习得性废用”。我们在脑卒中偏瘫患者中常观察到这样一种现象：患者依赖于使用健侧上肢，而不喜欢使用偏瘫侧上肢完成日常生活活动，这种现象称之为“习得性废用”。“习得性废用”的形成过程如下：CNS受损后的急性期，大脑皮层出现“休克”现象，运动功能受到抑制，出现相应肢体运动功能障碍。当患者尝试使用偏瘫侧肢体的时候，往往因运动功能障碍而不能完成或不能正确地完成日常活动，患者往往因此感到失败和挫折感，如此一来患者使用患侧肢体进行活动的主动性就受到了抑制；然而患者发现使用健侧肢体代偿却能很好地完成自己想做的事情。患者便逐渐开始使用健侧肢体替代偏瘫侧肢体去完成动作，久而久之便形成了“习得性废用”的习惯。即使急性期过后，神经休克已得到很大程度的缓解，神经功能开始逐渐恢复，此时患者应该已经具备了能够使用偏瘫侧肢体完成活动的能力，但在急性期所形成的“习得性废用”习惯抑制了这种能力，使患者难以主动或有目的地去使用偏瘫侧肢体。即急性期形成的“习得性废用”阻碍了患者使用偏瘫侧肢体参与活动的能力，患者依然认为自己的偏瘫侧肢体丧失了运动功能，所有的动作都习惯于使用健侧肢体来完成。Taub认为“习得性废用”本质上是行为心理学因素造成的，中枢神经受损后的急性期均存在这种“废用”被强化的可能性。

CIMT通过限制患者的健侧肢体，强迫患者使用偏瘫侧肢体，来矫正“习得性废用”的习惯。同时通过反复使用偏瘫侧肢体，使大脑皮层发生了功能重组，从而可以永久性逆转“习得性废用”现象。

有别于传统的治疗技术，CIMT具有严格的入选标准、一系列科学系统化的治疗方案及评定方法。

### 3.治疗应用

#### （1）入选标准

①符合缺血性脑卒中诊断标准，并经影像学确诊；②年龄18～85岁；③脑卒中后1年以上且伴有上肢运动功能障碍；④主动关节活动度：偏瘫侧肩关节被动屈曲、外展、外旋≥45°，肘关节从屈曲位90°可完成伸展动作≥20°，偏瘫侧腕关节伸展≥20°，手指的掌指关节和指间关节伸展≥10°，拇指外展或背伸≥10°；⑤MAL（日常活动日志）指数<2.5分；⑥无严重的认知障碍和言语障碍，无严重的听力和视觉障碍，无严重的肢体疼痛；⑦能维持站立平衡2 min以上且具有基本自我安全意识。

#### （2）排除标准

①3个月以内注射过肉毒素；②因严重疼痛而无法正常接受康复训练；③短暂性脑缺血发作（transient ischemic attack，TIA）；④脑卒中、脑出血再发；⑤突发急性心肌梗死、骨折、昏迷等；⑥严重精神障碍、重度认知障碍、痴呆；⑦患者及家属对本治疗方案不能够积极配合。

## CIMT的基本要素

CIMT主要由三种要素组成：限制技术——在整个治疗期间，用手套或吊带来限制健侧肢体的活动；塑形技术——在康复训练的过程中，集中训练偏瘫侧上肢及手；行为技术——整个治疗过程中应用行为技术，提高患者对治疗的依从性。

### 1.限制技术

CIMT要求在整个疗程90%的时间中，都给健侧手或健侧上肢佩戴特制的手套或吊带，以限制健侧肢体活动，睡眠的时候可以摘下手套。同时要求强制使用偏瘫侧上肢和手进行日常生活活动，即使发病之前患者的主利手是健侧手，也要求所有的活动由偏瘫侧手去完成。对于一些需要使用双手去完成的日常生活活动，则要求患者在监护人的协助下使用偏瘫侧手完成活动，以便达到强制使用偏瘫侧上肢和手的目的，见图19-10。

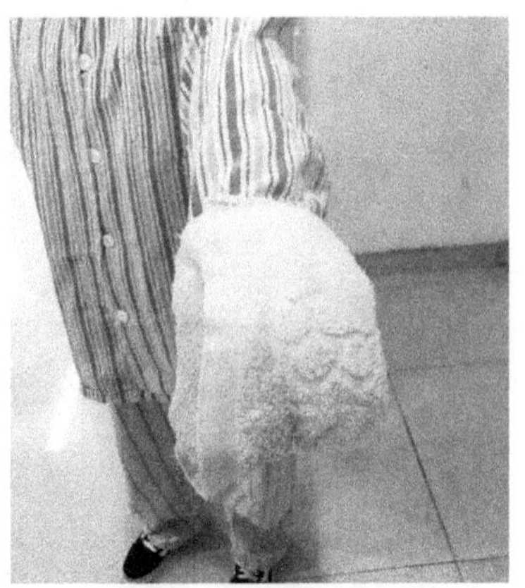
图19-10 限制技术

### 2.塑形技术

治疗过程中应用塑形技术进行训练。塑形技术类似于反复的作业疗法，集中对偏瘫侧上肢和手进行任务导向性训练。患者所接受的训练项目为稍难于目前偏瘫侧上肢和手功能所能完成的训练项目，使患者在训练过程中不断地面临新的挑战，以充分调动患者对本治疗方案的积极主动性。治疗过程中治疗师通过给患者提供模拟、指导、反馈、鼓励等指导性信息，最大限度地提高患者的潜在运动功能。每一项训练项目要求患者连续反复做10次，以达到强化动作的准确性和连贯性的目的。塑形技术要求患者循序渐进完成训练项目，通过训练使运动功能得到提高，且这种提高是小幅度的连续提高。具体方法如下。

**（1）训练时间**

一般训练时间为每周5天，每天连续3小时，共完成9项任务导向性训练项目。要求每个训练项目25 min，每一项训练连续反复进行10次，每次时间为30～120 s（一般不超过120 s）。

**（2）训练项目**

CIMT专门制定了CIMT基本训练项目。从基本训练项目库中选出10～18项训练项目。遵照个体化原则，要求治疗师根据患者偏瘫侧上肢和手的功能情况，从中选择稍难于患者目前现有运动功能的训练项目。这些训练项目要求能够充分体现患侧上肢和手的关节运动功能缺陷，且可使患者的上肢运动功能得到最大程度的恢复；或允许患者从治疗师建议的训练项目中自行选择一些自己喜欢的训练项目。

**（3）训练方式**

每日开始治疗之前治疗师对患者进行MAL评定（详见康复评定部分）；治疗师在治疗过程中不断向患者提供模拟、指导、反馈、鼓励等指导性信息，使患者能够更好地完成训练项目，从而提高患侧上肢和手的运动功能。

①模拟（modeling）：每一项训练项目开始前，向患者描述每一项动作，使患者理解所要完成动作的具体细节，有利于帮助患者完成训练项目。

②指导信息（coaching）：在训练过程不断向患者提供一些对完成训练项目有益的启发性建议，提高完成任务项目的质量。

③反馈信息（feedback）：每次任务完成后，向患者提供每一项训练项目完成的质量和数量等数据，使其充分了解完成每一项任务的情况。

④鼓励（encouragement）：在治疗的过程中给予患者口头上的鼓励，使其尽最大努力去完成训练项目。

如果患者首次不能完成某一项训练项目，则可将训练项目的具体动作分解成几个小的部分，循序渐进地增加动作的难易程度。

Taub教授认为，塑形技术本质上是行为学范畴，它应用行为心理学方式，更好地让患者完成任务导向性训练项目。塑形技术的本质并不是要求患者完全熟练掌握某一项训练动作的技巧，而是使患者在训练的过程中克服“习得性废用”的习惯，使其能够积极主动地使用偏瘫侧上肢完成日常生活活动，通过提高偏瘫侧上肢的使用能力，诱导大脑功能重组，从而达到提高偏瘫侧肢体的运动功能和日常生活活动能力的目的。

### 3.行为技术

行为技术是督促和提醒患者在日常生活环境中反复使用偏瘫侧上肢和手，是一种提高患者对CIMT治疗方案的依从性的技术。这些行为技术具体包括：行为合同、家庭日记、日程安排、监护者合同、家庭作业练习等。

治疗师在治疗过程中通过反复多次地与患者讨论这些行为合同的内容，提醒患者在日常生活环境中经常使用偏瘫侧肢体，同时在治疗师和患者之间建立良好的沟通协作关系，保证患者对

CIMT治疗方案的依从性。

**（1）日常活动日志（motor activity log，MAL）和家庭日记（home diary，HD）**

MAL是一种一对一问卷调查形式，询问患者在特定时间内，在家庭中使用偏瘫侧上肢完成指定的30项日常生活活动的情况及质量，其中包括刷牙、系扣、用叉子或勺子、碗筷吃东西等日常活动能力的自我评价。这也是一种行为监督方式，每天治疗之前，先进行MAL评定，再配合塑形技术及限制技术，使患者在医院训练所获得的运动功能和日常生活活动能力能够维持并延续到居家生活环境中。

治疗师要求患者每天记录家庭日记，记录家庭及社区内的所有活动（治疗环境中的训练记录除外），同时记录是否使用过偏瘫侧上肢来完成日常生活活动。这种方式是CIMT的主要监督方式，提高患者在家庭环境中使用偏瘫侧上肢进行日常生活活动的意识，同时提高患者对CIMT行为合同的依从性和责任感。

在评定MAL、讨论HD内容的过程中，治疗师与患者共同商讨如何解决和面对患者在日常生活环境中所遇到的功能障碍问题。例如，患者不能够完成某一项指定动作活动时，治疗师可以指导患者去完成比较容易完成的动作。例如：可将动作细节分解成几个小的部分，循序渐进地完成这些动作，从而达到提高在居家环境中偏瘫侧上肢的使用率的效果。

**（2）行为合同（behavioral contract，BC）**

治疗开始之初，治疗师与患者签署一份CIMT行为合同，以确保患者及家属对CIMT治疗方案的依从性。治疗师根据患者提供的日常生活活动内容和作息时间表填写行为合同书内容，内容包括一些指定的必须完成的日常活动，要求患者认真遵守行为合同。例如，患者偏瘫侧上肢、健侧上肢、双侧上肢所能够完成的日常活动记录在行为合同中，在监护人监督下完成指定的活动。同时在整个治疗期间，治疗师同患者经常反复讨论是否按照合同完成了所规定的日常活动，如不能顺利完成，必要时对合同的指定活动项目进行适当的调整。

**（3）作业练习（home assignment）**

每日的治疗结束后，给患者留家庭作业，目的在于鼓励患者在居家环境中使用偏瘫侧上肢来完成日常生活活动，以提高偏瘫侧上肢的使用能力。具体方法如下：治疗师可让患者从指定的训练项目中选择自己喜欢做的10项活动，难易各半。每天完成所有活动项目，所需时间至少为30 min。要求患者详细地记录使用偏瘫侧上肢完成活动项目的情况及所用的时间。第二天，治疗师检查患者前一天的作业完成情况，并予以讨论和调整。

## 功能评定方法

为评定患者在日常生活活动中偏瘫侧上肢和手的使用能力及运动功能，CIMT制定了特定的评定方法。

### 1.偏瘫侧上肢功能评定

评定偏瘫侧上肢及手在日常生活环境中的使用能力共分为两个部分，使用频率评分指数（表19-1）和使用能力评分指数（表19-2）。

表19-1 使用频率指数评分标准（Amount Scale，AS）

| 评分 | 评分标准 |
|---|---|
| 0 分 | 不能使用偏瘫侧上肢（根本不能） |
| 0.5分 | |
| 1.0分 | 偶尔使用偏瘫侧上肢（相当少） |
| 1.5分 | |
| 2.0分 | 有时使用偏瘫侧上肢，但大多数时间使用非偏瘫侧上肢（很少用） |
| 2.5分 | |
| 3.0分 | 使用偏瘫侧上肢次数为患病前次数的一半（一半） |
| 3.5分 | |
| 4.0分 | 使用偏瘫侧上肢次数为患病前次数的四分之三（四分之三） |
| 4.5分 | |
| 5.0分 | 使用偏瘫侧上肢和患病前次数一样多（正常） |

表19-2 使用能力指数评分标准（How Well scale，HW）

| 评分 | 评分标准 |
|---|---|
| 0 分 | 根本不能使用偏瘫侧上肢完成动作（从未） |
| 0.5分 | |
| 1.0分 | 能够挪动偏瘫侧上肢但不能完成动作（极差） |
| 1.5分 | |
| 2.0分 | 在非偏瘫侧肢体帮助下使用偏瘫侧肢体完成动作，但动作非常缓慢（差） |
| 2.5分 | |
| 3.0分 | 能够使用偏瘫侧上肢完成动作，但动作缓慢或需要一些努力（一般） |
| 3.5分 | |
| 4.0分 | 使用偏瘫侧上肢完成动作能力近乎正常，但准确性略差（几乎正常） |
| 4.5分 | |
| 5.0分 | 使用偏瘫侧上肢完成动作准确流畅（正常） |

### 2.运动功能评定

CIMT应用改良Wolf运动功能评定方法（wolf motor function test，WMFT）评定偏瘫侧上肢及手的运动功能状况。共包括17项，其中2项主要评定肌力，其余15项主要评定上肢及手的运动功能。双侧上肢均需评定，先测健肢后测患肢，整个评定过程用摄像机摄录下来并交由专业评定人员进行盲审。

## CIMT的独到之处

### 1.重视偏瘫侧上肢在日常生活环境中的使用能力

我们在康复治疗中往往会发现，许多患者在治疗室内和实际生活环境中的运动功能表现不一致，25%～45%的患者在治疗环境中能够完成的动作，却在家庭和社区中完成不好，这说明患者虽具备有一定的运动功能，但在家庭环境中不能够很好地利用这种运动功能去进行日常生活活动。CIMT弥补了这一方面的缺陷，它将患者在临床治疗中所获得的运动功能持续应用到生活环境中，在治疗环境和生活环境之间架起了一座桥梁，成功地将患者的运动功能从临床治疗室转移到了现实生活环境中，从而进一步提高了患者的运动功能和在现实生活中患侧肢体的使用能力。

### 2.集中训练的重要性

CIMT利用健侧肢体佩戴手套或夹板来限制健侧上肢活动，同时在治疗环境及家庭环境中强制让患者使用偏瘫侧上肢进行日常生活活动，这种集中反复训练使患者的大脑产生了功能重组。

### 3.塑形/集中训练作为治疗技术

CIMT应用塑形技术来对患者患侧上肢进行康复训练，认为塑形技术是有效提高患侧上肢的日常生活活动能力的一种训练方式。塑形技术和传统的康复技术有很大的区别。塑形技术通过标准化、系统化的治疗方法提高训练项目的难度，治疗过程中不断适时地向患者提供指导性的信息，不断鼓励患者尽最大努力去完成每一项任务导向性训练。塑形技术强调避免患者出现过度的疲劳和完成动作的失败次数过多，严禁这种失败所导致的易使患者产生沮丧的心理。塑形的本质主要是通过影响患者的行为心理，使其积极主动地去使用偏瘫侧上肢完成任务导向性训练项目，其目的是使患者在集中反复的训练过程中克服“习得性废用”，并诱导大脑神经可塑性的发生，使大脑产生功能重组。

### 4.重视运动功能的提高

CIMT重视提高患者的运动功能，包括完成运动的能力和质量，尤其是生活环境中患者使用患侧上肢完成日常生活活动的能力，同时这亦是CIMT的主要目的。因此，CIMT的塑形技术、行为技术及限制技术均是围绕此目的进行的。

## CIMT的不足之处

与其他康复治疗技术一样，CIMT有严格的入选标准，早期的实验室入选标准只适合于20%～25%的恢复期脑卒中患者，认为并不适用于所有的恢复期脑卒中患者。近年来CIMT开始广泛应用于70%～80%的恢复期脑卒中偏瘫上肢运动功能障碍患者。

CIMT虽然使偏瘫患者的上肢运动功能得到了很大程度的提高，但这种提高并未使患者的上肢运动功能恢复到正常的功能状态，虽然其残损程度有了大幅度减低，但仍残留着功能缺损。尽管如此，CIMT能够使3/4的恢复期脑卒中患者的上肢和手功能状况得到了显著的改善。

总之，CIMT理论源于动物实验的基础，并经过严格的试验组和对照组的临床试验研究，制定出了科学系统化的治疗方案及评定方法，已被证实CIMT显著改善偏瘫患者患侧上肢在日常生活环境中的活动能力，因此对于恢复期脑卒中偏瘫患者具有重要的临床应用价值。

（陈显云　赵　璐）

# 第八节　想象疗法

## 概述

运动想象是一种特殊的运动行为状态，为了能够提高运动能力，而对有记忆的动作有意识地反复想象及回忆，但没有任何功能动作输出的一种特殊的心理活动，主要是激活大脑中的某一特定区域，从而促进大脑运动功能神经通路的恢复，但中枢控制法则是最基本的。这种方法用于体育心理学领域已有半个多世纪的历史，研究显示运动想象可促进新技巧的学习，如对篮球罚球、游泳、体操、跳高、武术、标枪投掷等项目运动成绩的提高具有积极的作用。

近10年来，这种方法作为医疗手段，即想象疗法已开始试用于脑卒中偏瘫患者，对改善麻痹侧运动能力、平衡障碍等取得一定效果。如Page、Stevens等研究观察表明：运动想象应用于脑卒中患者，可提高运动能力及ADL功能。Malouin F、Dickstein R 等研究显示运动想象疗法与实际训练相结合可提高患者的步行能力：主要表现为步行单侧支撑相变长，步幅增大，步行速度加快，且存在时间上的总和，部分功能可维持较长时间。还有研究发现也可改善偏瘫患者的单侧忽略问题。

总之，运动想象练习在提高动作学习的水平上，无论健康人还是患者，对其均有促进意义。有关运动想象的理论假说较多，如心理神经肌肉理论、Paivio想象效果模式架构、符号学习理论、生物信息理论及三重编码模式等，一般多推荐心理神经肌肉理论的解释。

“心理神经肌肉理论”由Carpenter（1894）创立，在中枢系统内储存有运动的“流程图”，若“运动想象”时所涉及的“流程图”与实际活动时所涉及的运动“流程图”是相同的，在“运动想象”过程中即有可能将“流程图”强化和完善，并加强相应肌群的额外训练，有助于更好地运动输出。他认为运动想象有利于功能恢复是因为在运动想象时，相关的中枢神经系统通路被激活。也就是说，清晰地想象动作会像实际身体练习一样激发相关的肌肉。这些轻微的神经肌肉的冲动与做动作时产生的冲动相似，仅是强度减低。后Jacobson（1931）首先以科学的方法证实了此种现象。他发现当想象把手臂向内弯时，手臂的收缩肌会产生微小的收缩活动。同样，Suinn（1972，1976）研究当滑雪运动员想象自己正在雪道上滑雪时，可以觉察到自己大肌肉的电流活动有所改变。Vealey 和Walter（1993）认为想象可强化肌肉记忆。通过想象的练习，身体会感到正在实际练习某一动作，亦即强化了完成此动作相关肌肉的神经联系。

尽管在进行运动想象时无明显的运动输出，但脑部的生理代谢、神经活动却异常活跃，与实际动作激活区域有许多相似之处。当在进行想象活动时，脑内的生理变化、脑电波活动通路与实际动作时的动作表征系统的区域重叠。所以运动想象时激活的脑功能区和实际运动执行的脑功能区有重叠，只是运动想象时被激活的量较小，且易受到抑制。

近些年的研究，利用“fMRI”及“正电子发射断层扫描技术（postitron emission tomography，PET）”研究运动想象的生理机制，证实了运动想象大脑激活的区域包括前顶部皮层、运动皮层、辅助运动皮层及初级运动皮层。Porro等让14例右利手的正常人进行右手对指运动，同时用fMRI观察脑功能活动的分布和强度，结果显示实际运动和“运动想象”时均出现中央沟前缘、初级运动皮层、中央前回前部明显的功能性活动；其中8名右利手的正常人进行右手手指屈伸运动的fMRI检查中发现，运动想象（此时EMG未显示肌电信号）和实际运动时同样活化双侧运动前区、顶叶、基底节和小脑。尽管实际运动和“运动想象”时出现重叠的功能活动区，但两者有各自的优势功能活动区，即实际运动时优势功能活动区在初级感觉运动皮层、顶岛盖区、小脑前部（“运动想象”时几乎无功能活动）及运动前区后部和5区（“运动想象”时有轻度或中度功能活动），而“运动想象”时优势功能活动区在中央沟前缘、中央前回、顶叶后上部及楔前叶。脑损伤患者存在身体功能障碍，但运动“流程图”可能保存完整或部分存在。利用PET对被试者进行闭眼想象尺寸不同的物体对比视觉基线状态的研究发现，想象图像的大小与激活最强位置是相关的，大物体、中等物体、小物体激活的最强位置分别位于皮层17区、18区及19区的不同部分，这与初级视觉皮层是空间组织的观点相同。另经颅磁刺激（transcrahial magnetic stimnlation，TMS）研究证实运动想象活动主要在左半球，具有偏侧性。利用皮层脑电图对运动想象任务的研究显示表明，皮层动作感知区的脑电μ节律，能很好地识别对应的特定想象运动。

运动想象与运动功能、认知功能（如语言、记忆等）使用同样的神经网络通路。使用PET对空间记忆执行语言、运动想象等多种认知任务时的皮层活动进行研究发现：执行记忆是前额叶最主要的功能，可延长对神经的影响时间，来借此增强意识；执行记忆和运动想象两者可协同改变“刺激—反应”活动，同时也决定复杂运动的“演习”。运动想象还需要空间觉的参与。空间觉的神经网络主要由后部顶叶和前视野构成。但有时运动想象并不包括主视觉区，相反是空间觉的子系统和高级视觉区。而脑卒中形成的不完全性瘫痪，患者如欲活动肢体产生功能性活动，意识应该是在大脑最先产生，并下行传导至相应肌群产生活动。所以，康复治疗的目的在于强化这一通路，并根据大脑具有可塑性而不断地改善功能输出。

## 运动想象疗法的应用

### 1.认知功能的评估

运动想象疗法是一种新的正在研究中的治疗方法，由于运动想象训练是想象记忆的行为在脑内的再现，这就要求具备好的认知功能和一定的交流技巧，由于损伤或者先天的原因，并非每个患者都具有良好的运动想象能力，这就需要一种评估工具去评定一个人是否具有运动想象的能力。

运动想象能力评估包含3种方法：①心理旋转；②心理测时法；③问卷法。心理旋转方法用于评估运动想象的准确性。心理测时法主要利用运动想象任务的时间等于实际执行该运动任务的时间的原理，借此比较想象所用的时间与实际运动所用的时间，来评估认知过程所需要的时间，最后检测模仿动作所需要的时间。运动想象问卷用来评估运动想象过程中想象的感觉强度及细节。

目前的临床研究中，运动觉及视觉想象问卷（kinesthetic and visual imagery questionnaine，KVIQ）和运动想象计时法（time dependent motor imagery ，TDMI）两种方法简单易行，常作为临床评估的程序，且两种方法已经标准化，并于卒中患者运动想象的筛选和评价中得到确认。

KVIQ主观性较强，它将做10个姿势的视觉及运动觉分为1～5个等级，采用的运动姿势包括：头部运动（屈曲—伸展）、肩部运动（上抬）、躯干运动（屈曲）、上肢运动、肩关节屈曲、肘屈曲—伸展、对指、下肢运动、膝伸展、髋外展、髋内旋、足拍打地面。受试者需要真实进行这些运动，然后立即停下来想象做同样的运动，受试者需要根据以下视觉及运动觉想象评分1～5分，评估做每一组动作的感受。对诱导自己的运动想象能力进行评分（分为5级，1分为低想象力，5分为高想象力）见图19-11。

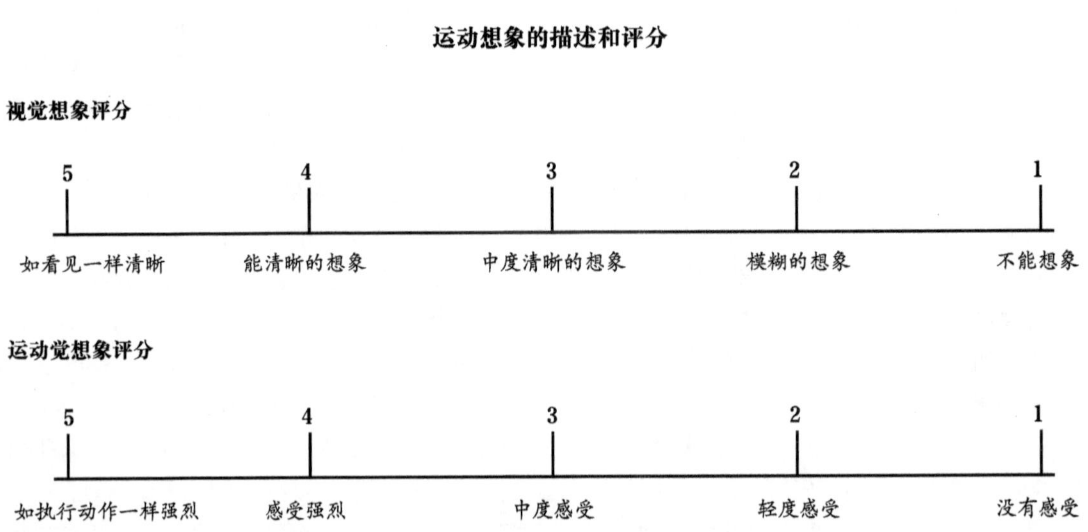

**运动想象的描述和评分**

**视觉想象评分**

| 5 | 4 | 3 | 2 | 1 |
|---|---|---|---|---|
| 如看见一样清晰 | 能清晰的想象 | 中度清晰的想象 | 模糊的想象 | 不能想象 |

**运动觉想象评分**

| 5 | 4 | 3 | 2 | 1 |
|---|---|---|---|---|
| 如执行动作一样强烈 | 感受强烈 | 中度感受 | 轻度感受 | 没有感受 |

图19-11 运动想象能力评分表

TDMI是一种用精密计时器测定的筛选方法，即检查者记录受试者3个阶段（15 s、25 s、45 s）的某种运动的想象次数，随着时间的增加运动想象次数也增加的受试者被认为具有模仿运动的能力，能够进行运动想象。某种单一运动的想象也可以用某种运动想象任务代替，在执行运动想象训练任务时可以同时检测其自主反应（心率和呼吸的变化），健康人身上的研究显示随着想象步行速度的增加，心率和呼吸的频率也增加，实际的步行时间和运动想象的步行时间相同。

其次，运动想象筛选试验（Motor imagery screening test，MIST）也可试用。即让患者想象自己在迈一个高3 cm的台阶，并在每次上台阶时大声说出，重复做，直到医生在规定时间内叫停止为止。共进行3次试验，每次时间分别为15 s、25 s、35 s。然后让患者在同样的时间内，进行实际的上下台阶运动。分别记录想象与实际运动时上下台阶次数，通过比较得出二者的次数差别。

### 2.运动想象疗法操作程序

#### （1）训练过程

一般想象训练要求患者按以下过程进行练习：回忆记忆卡片所提示任务的不同步骤；在心里默默练习这些步骤；如果动作已经开始操作，设想可能遇到的潜在问题；口头描述怎样矫正所遇到的问题；加入了修正步骤后再次重复一个想象训练的内容；进行实际任务的操作。

#### （2）具体实施方式

利用听录音指令法和自我调节的方法，即应用视觉或听觉来诱导或培养运动想象能力。

①听录音指令法：在康复训练后，将患者处于安静的房间，听10 min的“运动想象录音带”。之后患者仰卧于床上，嘱其慢慢放松肢体，如放松您的脚趾、放松您的小腿、放松您的大腿、放松您的躯干上肢，接着做5～7 min的运动想象活动，但必须根据提示去做，提示的活动应该是能改善目前功能的活动。并以第一人称想象。如“想象你自己用患手去拿桌子上的杯子喝水”“用瘫痪侧的手指移动桌子上的木块”“一页一页地翻一本书”“从地上拾起一枚树叶”等。

在整个运动想象活动中，应特别注重患者的知觉感受。如“感觉你的手握住了凉爽的杯子”“感觉你的手摸着你的衣扣”“看到你的手伸向前方的杯子”等。 训练结束也有必要的程序。训练结束前几分钟，告知患者慢慢开始注意周围的环境及声音，嘱其慢慢地回到真实的周边环境及声音中来，慢慢感受，慢慢睁开双眼，这样方可结束训练。

②自我调节法：在练习自我调节过程中，首先向患者进行最简单任务的常规录像演示，然后让患者按照录像进行操作。同时要对其表现进行录像并且立即进行回放。在回放过程中，要引导患者去识别在他们的表现中所遇到的问题。与此同时对每个所涉及的问题，在患者间进行相互讨论和练习。另外，这种用录影带放映的方式，应该一次次的回放，重点分析任务的顺序，以便推动运动计划，直到患者对过程感到舒适，一般可进行一周。这样，患者通过想象训练来鉴定自身存在的问题，并矫正了自己。问题分析鉴别的过程也可使用图片卡的形式，以此来回忆操作步骤。然后在第二周进入实际任务操作，首先确定新的训练内容来组成这部分的训练。这些任务难度较第一周的任务增大，如叠衣服，但是在功能上它们仍要求相类似的能力形式。患者的实际操作过程将被录下来。在回放录像的过程中，要求患者对比录像进行自我调节其在脑海中预设定的动作。如果心理体验和实际表现类似，他们将会进行下一个内容。

③训练策略的考虑

在实施过程中，以下几点重点注意。

运动想象疗法是一种辅助方法：运动想象任务不能取代同样任务的实际运动训练，需要结合传统的物理治疗或者作业治疗进行训练。一般认为单独的运动想象训练能够促进脑的功能重组，并且对随后的实际运动训练有启动效用，但是实际上许多临床研究发现，达到运动功能改善的运动想象训练的间期和重复次数依赖于运动想象训练任务的类型和复杂性。如有报告认为在卒中患者起立和坐下的训练中，实际的运动训练和想象的运动训练次数在1：5到1：10之间的训练方式可以达到最好的康复效果。由于运动想象训练需要更多的注意或集中精力，因此建议在运动想象训练和实际运动训练的联合应用中逐渐增加运动想象训练的次数。此外，一次实际的运动训练前后各进行一次运动想象训练有助于训练任务中肌肉运动知觉的感觉的维持。

让患者想象自己的动作：运动想象训练要求有形成运动活动的内部表现能力（大脑的想象能力），运动表现的形成来自两个观点，一个是第三人观点（又叫外部观点），如作为旁观者想象另一人步行，另一个是第一人观点（又叫内部观点），即作为执行者想象自己步行。每一个观点有自己的特性，外部观点主要使用运动任务中的视觉提示而内部观点既使用了视觉提示也使用了肌肉运动知觉的提示。而患者在执行运动想象训练时是想象另一人运动还是想象自己运动呢?行为学的、神经生理学的及脑成像的研究显示第一人观点和实际的运动执行有更多相同的生理特征，因此，在运动想象训练中要指导患者使用第一人观点，想象自己运动即使患者动用视觉提示和肌肉的运动知觉提示。

患者姿势的问题：由于运动想象训练也是一种基于身体中轴为参考系的一种运动设计，依赖于视觉和肌肉运动知觉的输入，因此患者运动想象训练中的姿势需要考虑。fMRI和TMS的研究已经显示当想象手的姿势和实际手姿势一致时皮层的易化和脑激活的水平被记录到提高，这意味着运动想象产生的运动计划依赖于当前肢体的姿势。也有研究显示手功能的运动想象训练受手姿势的影响而足功能的运动想象不受影响。然而，到目前为止，没有研究调查身体的方向（坐、站、平躺）影响手和足运动想象训练中皮层的激活。然而在进行运动想象动作时，接近想象运动的姿势会更好。例如，想象从逐渐站立到前进的任务时，坐姿将可以提供视觉和肌肉运动知觉的提示，这将会帮助形成第一人观点的运动想象表现。

规范的口头指令非常重要：由于运动想象是一个复杂的、多方面的加工过程，在执行想象任务时为了达到理想的效果提供足够详细的想象指令是非常重要的。是全部任务想象，还是部分想象一定要分清楚，在复杂的任务中，一定要教会患者想象运动的正确顺序。因此，口头指令是非常重要的，检测者和受试者建立对话是非常必要的，尤其是在想象的开始阶段，一定要确定受试者能够理解指令，需要规范的指导语言。另外，运动想象能力弱的受试者，可从比较熟悉的动作开始。

## 运动想象疗法的适应证

目前，运动想象疗法被广泛地应用于中枢神经系统损伤患者，如脑卒中，也有学者在研究PD、多发性硬化等患者上fMRI的改变。在运动领域中的研究显示，视觉和动觉想象能力与运动表现力有密切关系。目前评估运动员的想象能力多采用3个实用工具，即运动想象问卷、运动想象问卷修订版及运动想象逼真度问卷。也有人提出采用生理指标如前额肌电值、心率、手指皮肤电值、手掌心温度、指端血容波幅等监测想象过程。国内对于运动想象在脑卒中康复中的应用研究大多以在实验前进行想象知识的传授，而没有进行想象能力测试。在国外的报告中已有人使用运动想象问卷评估偏瘫患者的想象能力，认为<25分者不宜进行运动想象训练。

对于没有执行运动想象的能力或不精确者；不能合作者，潜在的使用计数或视觉表象替代者（目前没有好的检测方法）；不能控制运动者；进行无序的运动想象者（尚无有效的解决办法）均不适合运动想象训练。

（王红艳 左冠超）

# 第九节 平衡与步态训练

## 平衡训练

### 1.概述

平衡（equilibrium）是指不管躯体处在哪个位置，静止或者受到外力的影响改变姿势时，能够维持并且调整身体保持在特定位置的能力。平衡系统属于高级水平的发育性反应，它受到大脑皮质和中脑的支配。平衡反应属于自发反应，在特定条件下能够自动触发。如在崎岖的路上行走、双手去拿物品、躲开突来的物品避免砸伤、可以随意控制和抑制运动。经过训练可以获得平衡反应（如宇航员、运动员等），必须拥有完善的运动和中枢神经系统：①视觉；②前庭系统；③本体感觉；④精细触觉，尤其是手和脚；⑤神经系统不同水平的整合作用；⑥对于外界变化肌张力可以做出相应的改变；⑦肌力和耐力；⑧关节的灵活性。

Bobath三级平衡法把平衡能力分为3个等级：一级平衡为静态平衡，指不受外力情况下维持或稳定自身姿势的状态；二级平衡为自动态平衡，指不受外力影响下从一种姿势稳定到另外一种姿势的过程；三级平衡为他动态平衡，指受到外力影响下能够调整并稳定姿势的过程。

根据实际活动完成情况对平衡功能分级：①能正确地完成活动；②在他人轻微辅助下维持平衡完成活动；③在他人大量辅助下维持平衡完成活动；④不能完成活动。其评定程序为：①在静止状态下能独自维持体位；在一定时间内身体会根据外界环境的变化做出相应的调整；具备正常的平衡反应。②能在完成某项运动时维持平衡：能精确完成；能回到原位或维持新的体位；能够完成运动启动、停止、加速、减速等不同速度的活动。③在一个动态支撑点保持平衡。④自身在用力时能够保持姿势稳定。⑤在睁、闭眼时能控制姿势。评定平衡功能的方法有多种，如评定全身静止时及主要的日常生活活动的平衡障碍可应用上田平衡反应试验，而佐直平衡试验则更简单，该试验是让患者自己采取静态的肢位、姿势，再观察能否保持其肢位及姿势。计算机平衡姿势图是近年来被广泛运用的一种可定量的一种平衡测定方法。

对于平衡障碍的影响主要有以下几个方面：视觉输入信息减少、前庭功能紊乱、本体感觉缺失、肢体缺如、瘫痪（如偏瘫、截瘫）等。患者在接受平衡训练时，首先应尽量使患者放松，肌肉如果有痉挛的情况，应设法缓解后进行训练；然后根据具体情况选择患者训练的体位和决定是否需要镜子。一般情况下，训练遵循由易到难的原则，患者开始选取较稳定的体态进行训练，然后逐渐加大难度，由静态平衡逐步发展为动态平衡。其中遵循的要点为：逐步减少支撑面积或者使重心逐渐增高；训练过程中头部、躯干、肢体的活动范围要逐渐增加，前提是在自身能保持平衡的条件下；从睁眼下活动逐步过渡到闭眼下活动。

## 2.平衡功能恢复的训练方法

### （1）平衡功能中的物理力学和生理学因素

想要深入了解影响平衡的因素，需要对生理学、生物力学和人体在失去平衡时采取的基本对策进行研究。

支撑面积：是指人体坐位时与之接触的面积或者站立位时双脚之间的面积，支撑面积越大越平衡，反之越不平衡。此外，接触面的质地也会影响平衡。

平衡的条件：经过人体重心的垂线落到支撑面上有利于平衡的保持，反之则不利于平衡。我们可以通过测量经过重心的垂线与接触面连线夹角的大小来评定平衡的稳定性，夹角越大平衡状态越差，夹角越小越稳定。

稳定极限：是指在不失衡的情况下，重心在支撑面上摆动的最大角度。稳定极限的角度大小决定因素为支撑面的大小和性质。支撑面越大稳定极限角度越大，反之越小。

摆动的频率：重心在支撑面上摆动的频率越小越稳定，反之易失衡。

与平衡有关的感觉的作用：参与维持人体平衡的感觉系统为躯体感觉系统、视觉系统和前庭系统。人体在睁眼状态下，主要依靠视觉系统和躯体感觉系统控制，有很高的平衡性。在闭上眼睛时，参与控制平衡的主要感觉系统为前庭系统，稳定性不如睁眼时。

与平衡有关的运动控制系统：随意运动、不随意运动、牵张反射三种系统，其特征如表19-3。

表19-3 三种系统的特征

| | 特征 | | | | |
|---|---|---|---|---|---|
| | 中枢 | 兴奋条件 | 反应 | 在姿势控制中作用 | 引起反应所需时间 |
| 牵张反射 | 脊髓 | 外界刺激 | 局限于刺激点<br>呈固定模式 | 调节肌张力 | 40 ms |
| 不随意运动 | 脑干、皮质下 | 外界刺激 | 协同下肢及躯干肌，呈较固定模式，但可改变 | 协调跨关节活动 | 100 ms |
| 随意运动 | 脑干、皮质 | 自身或外界刺激 | 多样性 | 产生有用的行为 | 150 ms+，随难度有所不同 |

机体应付姿势变化的对策：当人体的姿势改变影响到平衡时，机体会自发地做出相应的调整。

踝对策：当走在地毯上时，如果有人把地毯突然向后拉动，在地毯上的人会向前倾倒。此时人体肌肉会做出相应的调整，腓肠肌、腘绳肌、骶棘肌会收缩去抵抗向前的倾倒使身体保持平衡，这时头和躯干形成一个整体以自身的踝关节为轴向后摆动。以上反应即为踝对策。

髋对策：人体站在一个不足以支撑全足支撑面上，向后移动横梁，此时躯体会为了避免失去平衡而做出反应，此时下肢会伸直，躯干会以髋关节为轴前倾，以上反应即为髋对策。

迈步对策：当走在地毯上时，如果有人把地毯向后拉动过大，超过踝对策能处理的范围，人体为了避免摔倒会自主的向前跨出一步来维持平衡，以上反应即为迈步对策。

### （2）平衡功能恢复的训练方法

训练的原则是：开始将患者被动的移动到接近或者已经失衡的位置，然后让他自行返回中立位或平衡的位置上。训练中注意：要从患者的各个方向推拉患者，让患者达到或者接近失衡点；一定要时刻关注患者安全，但不能紧扶患者，让患者感受快失衡的感觉；训练过程中让患者感受自己是安全的，防止患者因感受到危险而导致全身痉挛紧张，引出全身联合反应。

一般性平衡训练：对于平衡功能的训练通常采取Babath训练法，选取不同的体位进行训练，如坐位四点跪位、两点跪位、站立位等。平衡反应的训练一般采取从稳定接触面逐渐转移到不稳定接触面进行，如先从床、椅子、平地上训练，逐渐转移到Bobath球、滚筒等活动平面上。

增加复杂性的训练：进行平衡能力的训练，开始从简单任务练习，然后逐渐增加训练的难度，如站立位下增加实现遮挡、上肢从静止逐渐加大摆臂幅度、行走训练中从硬地逐渐换为柔软接触面等。

利用仪器提供视反馈的训练：使患者双脚立于两块压力传感器上，正常人压力为两块压力传感器会平均分担身体重量，一些专业的仪器可以测量患者重心的位置和移动的面积，治疗师可以根据仪表盘上显示的数据对患者进行平衡功能训练。

训练应付姿势变化的对策：患者如果前庭功能受损通常不能进行髋对策，本体感觉缺失的患者通常不能进行踝对策。

踝对策的训练：开始训练时选取硬而宽的接触面，患者将重心在双腿之间反复移动，当患者逐渐掌握重心转移的技巧后增加难度，换成柔软或者窄小的接触面训练。开始训练时应尽量在低速、小幅度的重心移动下进行。在伸髋、伸膝下使躯体前后左右移动，特别强调重心的前后移动。开始训练时可能会引出患者的髋对策，此时要求在固定髋关节的情况下进行训练。

髋对策的训练：让患者横站在平衡木上，可以抑制踝对策并利于引出髋对策；单脚站立时可以很好地训练髋对策。

前庭功能的训练：运动疗法对于双侧前庭功能完全丧失、合并有躯体本体感觉障碍或者视觉功能障碍的患者疗效欠佳，但是对于部分前庭功能受损的患者来说，还是可以得到改善。Susan在1992年设计了一套能够提高前庭功能适应性、诱发本体感觉和视觉参与的平衡功能训练法，具体方法是：①患者双足尽量紧靠，允许患者双手或单手扶墙，然后头部左右移动，逐渐适应后，手离开墙面记录时间，随着保持平衡的时间越来越长，可以要求患者双足之间的距离减小；②患者步行，必要时他人给予帮助；③患者练习在行走中转头；④患者站立位双脚与肩同宽，目视前方，开始患者前臂伸展，然后放于体侧，最后交于胸前，每个动作保持15 s，在训练过程中逐渐减小双脚之间的距离，直至缩短到1/2为止，共计训练5~15 min；⑤患者站立位双脚与肩同宽，目视前方，开始患者双眼进行闭眼睁眼练习，然后逐渐增加闭眼时间，同时前臂伸展，然后放于体侧，最后交于胸前，每个动作保持15 s，在训练过程中逐渐减小双脚之间的距离，直至缩短到1/2为止，共计训练5~15 min；⑥患者站立位不稳定训练，让患者站于软垫上，开始可以从比较硬的接触面练习，逐渐变成松软的接触面；⑦患者在比较大的圆圈内，沿着圆圈的边线行走，逐渐缩小圆圈的范围，逆时针和顺时针都要进行训练。

## 步态训练

### 1.概述

正常步态、异常步态及步态分析详见第十一章第二节步态分析。

### 2.异常步态的矫治

通过分析异常步态的病因进行矫治，针对不同原因采取不同方法。

（1）短腿步态：对于短腿步态患者可以使用矫形术或矫形鞋来改善两下肢的长度。

（2）关节挛缩或强直步态：对于已形成的关节挛缩畸形，则必须通过进行相对应的关节活动度训练或畸形矫形手术以改善关节活动度，清除畸形。肌肉痉挛时可通过运动疗法、理疗、药物、手术等方法缓解、清除痉挛。

（3）疼痛步态：使用理疗、局封、按摩、药物等治疗消除疼痛可改善疼痛步态。因关节不稳或骨关节炎引起疼痛时，可用支架帮助。

（4）肌无力步态：有效的肌肉训练对肌无力步态患者将会起到一定的加强作用。当训练未见成效时，则该考虑进行肌肉重建手术或支架等功能替代。

### 3.长期卧床患者行走原则

（1）需要具备相应的行走条件：①独自坐（无支持）；②独自从坐位站起；③站立稳、平衡能力好；④有需要时可以给予患者必要的行走支具，治疗师主要负责的是给患者一定的辅助及预防摔倒。

（2）选择适当的步态：患者步态的选择应是舒适且安全的，并有足够的耐心，第一次尝试步行时，要降低期望值。

（3）观察生命体征：需要随时监测患者的生命体征变化，例如脉搏、呼吸、血压等。

（4）选择适宜的鞋：患者选择的鞋应要轻便，并有一定的强度。

（5）预防患者摔倒：①患者一般情况下会患侧摔倒，故治疗师应站在患者患侧，并且需要稍后于患者；②治疗师的一只手握住患者的裤腰带， 另一只手轻轻地放在患者肩部；③避免只握住患者的远端部位，因为这样治疗师很难保持患者的平衡，有时甚至会引起患者摔倒；④避免让患者过于依赖治疗师或过多倚靠在治疗师身上，以避免患者及治疗师同时摔倒；⑤随着患者步行功能不断改善，治疗师应逐渐减轻对患者的辅助甚至脱手，但仍需在患者身后进行监督，以防意外；⑥同时应允许患者独立完成某些自主活动，治疗师所起的作用更多应是引导及训练，不能使患者过多依赖于治疗师（或其家属）的辅助。

### 4.行走准备期的训练方法

一个典型的训练方法要包括以下内容。

（1）训练目的：①增强机体肌力，全身各个部位协调性及关节活动度；②提高并促进本体反馈（一般可以通过平衡功能训练、随时视察、不断重复的方法）；③强化核心肌的稳定性及姿势稳定性（一般可以通过侧卧、桥式运动、跪式、半跪、坐位等方法进行训练）；④对活动的控制能力进行发掘（一般可以通过用不同难度的活动如滚动、仰卧起坐、从坐到站等方法进行训练）；⑤发展动态平衡的控制活动及技能。

（2）平行杆内训练：可以进行从坐到站、从站到坐转移活动的训练，以及站立平衡和重心转移等活动训练：①重心转移（侧方、前后方向）；②从双手支撑到独立站立解放双手训练（可通过不断改变双手的位置，难度由易到难逐渐递增，直至双手完全脱离平行杆完成更高难度活动）；③同时或可进行高抬腿（屈髋）活动训练；④站立位，上肢用力支撑体重；⑤向前迈步、向后迈步、向前行走、转身。

（3）平行杆内动态活动：①侧方行走、后退；②从地上拾起物体；③交叉步：一条腿可在另一条腿前方或后方进行侧向行走；④抗阻力行走；⑤上下楼梯。

（4）室内活动：①可借助助行器在室内不同环境下进行训练（如平地行走、上下楼梯、走斜坡、开门等）；②摔倒技巧训练：患者或老年人如何在摔倒时尽可能减轻摔倒时的损伤；③摔倒重新爬起或站立训练：如截瘫患者使用轮椅及偏瘫患者使用助行杖，需要进行摔倒后重新爬起或站立训练。

（5）室外活动：适应不同环境、不同地面，使用各类公共设施，以及各种家庭、工作、社会等参与训练。

### 5.使用助行杖步行

助行杖是指能够给予人体稳定站立和步行一定帮助的工具，可分为手杖、腋杖和前臂杖三种。

（1）高度的选择：助行杖的选择除重量轻、有手握部位宽阔外，适当的高度十分重要。

手杖：自然站立，股骨大转子到地面的高度即为手杖的高度；或自然站立，屈肘30°～40°，腕向上抬起约25°，小足趾前外侧5 cm处到手掌面的距离即为手杖的高度。

腋杖：在自然站立时，患者身高减去41 cm就是腋杖的长度，把手的位置在股骨大转子水平处；或者在自然站立时，小足趾前外侧15 cm处到腋窝的距离就是腋杖的长度，屈肘30°，腕向上抬起处即为把手位置。

前臂杖：前臂杖是使用前臂及手为承重支撑点，杖柄跟臂托的长度要小于患者的前臂长度就是要小于掌心到肘关节的长度。

（2）持杖行走：方法如下。

手杖步行：有三点步行和两点步行两种。①三点步行：健侧手拄手杖，步行顺序是先伸出手杖，后迈患腿，最后迈健腿。这种步行方式有较好的稳定性，但步行速度较慢，适用于进行早期步行功能训练、开始进行离床训练的长期卧床患者及老年病患者等。②两点步行：步行顺序为患侧腿及手杖同时向前迈出，后迈健侧腿。这种步行方式步行速度较快，但对患者的步行及平衡能力有较高的要求。

腋杖步行：常用的有三点步、四点步、摆至步、摆过步。①三点步：步行顺序为双侧腋杖和患腿同时伸出→健侧腿迈出。根据患侧腿是否负重又分为完全不能负重和部分负重两种，完全不能负重的三点步，步行时患侧腿悬空。这种步行方式适合于一侧下肢功能障碍，患侧腿不能负重或只能部分负重。如一侧下肢截肢、下肢骨折早期、急性踝扭伤等。②四点步和两点步：四点步的步行顺序为一侧腋杖→对侧腿→对侧腋杖→另一侧腿。这种步行方式接近于自然步行，稳定性好，但步行速度较慢。熟练后，可以将一侧腋杖和对侧腿同时迈出，两侧交替向前，此为两点步。③摆至步和摆过步：摆至步的步行顺序为两侧腋杖同时伸出→两腿同时摆动到腋杖附近，但不超过腋杖。熟练后，两腿同时摆动，超过腋杖，此为摆过步。摆过步在腋杖步行中速度最快，但有摔倒的危险，应在熟练掌握摆至步后，并在一定的监督下方可练习。

### 6.注意事项

（1）患者基本情况

经历骨折或手术后患者是否可以部分或者全负重，将取决于骨折、手术后、韧带、肌腱的愈合情况。

（2）关节活动度、肌力及其支配能力

T12/L1损伤的截瘫患者可以进行屈髋，因此，在步行时，有能力抬一侧腿，但经过锻炼学会使用双侧腋杖，使用摆至步或摆过步进行步行，则行走速度较快，同时也可充分发挥出其功能。

（3）重心转移能力

对于脑卒中后丧失将重心转移到偏瘫侧的患者，将会一直依赖于四脚手杖或其他辅助器械或人。对于此类患者，在康复过程中不宜过早给予手杖，若经过较长时间训练后，患者仍不可重新获得独立步行的功能，此时便可考虑给予手杖或者其他辅助器具。总而言之，纠正不良习惯的最好方法是预防。

（赵 璐　苑杰华）

# 第十节　物理因子治疗

物理治疗技术是用一些物理因子，如声、光、电、磁、热、水等作用于人体来维持和提高身体机能，预防和治疗疾病、促进受伤后机体康复及延缓衰老等的治疗方法，又称物理治疗学或理疗学。

## 电疗法

### 1.直流电及直流电药物离子导入疗法

（1）直流电疗法

直流电是电流的大小、方向在固定时间内不会发生改变的电流。如果电流强度不随时间变化称为平稳直流电；若电流方向不变，电流强度不随时间变化，称脉动直流电；若通断电的过程存在周期变化，称断续直流电。利用直流电的物理特性来对机体进行治疗疾病的方法称直流电疗法。

①生物物理作用与生物化学作用：直流电作用于机体时，在两电极间存在电势差，并且方向不变，让机体内的各种离子或带电粒子朝着一定方向移动则形成电流；直流电生物物理和生物化学的作用基础是因为离子运动及其运动产生的体液中离子浓度对比的变化。产生的理化作用有：电解、电泳和电渗等，这些理化作用会让电极下组织酸碱度、含水量、细胞膜通透性和兴奋性等生物学方面发生改变。

②治疗作用：主要包括以下几个方面。

A.改善局部组织营养和代谢：对局部区域的治疗方面存在小血管的扩张作用：电渗和电泳可以让阴极下的组织水分增多、蛋白颗粒分散、密度降低，细胞膜结构疏松，通透性增加等；同时直流电引起局部组织理化性质的改变，会在小血管扩张的过程中，让神经末梢产生刺激进而产生轴索反射及节段反射。

B.对神经系统的影响：组织兴奋性在阳极减低，组织兴奋性在阴极提高，电流在上行时通过脊髓，这样使得中枢神经系统兴奋性提高，而下行电流则使兴奋性减低。

C.对静脉血栓的作用：利用直流电的大强度电流，血栓会先朝阳极侧脱落，之后会朝阴极侧退缩，这样最终血管就得以再次疏通。

D.其他作用：直流电的其他作用如软化组织瘢痕、加快骨组织愈合、改善全身血液循环等。

#### （2）直流电药物离子导入疗法

由皮肤、黏膜、伤口等介导，通过直流电将药物离子导入机体的方法称直流电药物离子导入疗法。

①药物离子导入的原理、途径和特点：利用电的同性相斥、异性相吸的性质，电解质溶液先发生电离作用产生阴阳离子，接着阳离子向阳极移动，而阴离子从阴极移动，分别进入机体，常见的导入口为汗腺口、皮肤毛孔，再进入皮内或通过黏膜上皮细胞间隙渗透进入黏膜组织，表皮内或黏膜组织为导入后离子主要堆积的场所，进而形成“离子堆”，再慢慢渗透进入人体的淋巴和血管。该疗法的特点包括：A.表浅组织为导入离子主要存在场所，作用可长时间持续；B.导入体内的是药物的有效成分；C.利用了反射治疗和直流电与药物的综合作用。

②临床应用：采用直流电疗机的仪器，采用衬垫法置于治疗局部，即用薄铅片或导电橡胶电极，外包1 cm厚的吸水衬垫，用温水或电解液浸湿后在治疗部位对置或并置，电流强度0.03～0.10 mA/cm$^2$，每日一次，20～25 min/次，12～18次/疗程；其他方法如电水浴法、体腔法和创面、穴位直流电或直流电离子导入疗法等。

### 2.低频脉冲电疗法

低频脉冲电是指频率在1000 Hz以下，利用低频脉冲电作用于局部以治疗疾病的方法称为低频脉冲电疗法（low frequency electrotherapy）。作用原理：①兴奋神经肌肉组织：细胞膜首先接收电刺激，同时产生去极化，再兴奋神经肌肉。哺乳动物运动神经绝对不应期在1 ms左右，因此频率1000 Hz以下的低频脉冲电的每一次脉冲可以引起哺乳动物的运动反应；②镇痛和促进局部血液循环的效果机制同中频电疗法；③生物物理和生化作用特点：电流特点为电压低、频率低、可调节，没有电解作用，没有热作用。常用的低频脉冲电疗法简介如下。

#### （1）感应电疗法

应用感应电［又称法拉第（Faraday）电流］治疗疾病的方法即感应电疗法。

①治疗作用：主要包括防治肌萎缩、促进肢体血液和淋巴循环和防治粘连、止痛等。

②治疗方法：应用感应电疗法时，衬垫选用薄款，其余类似直流电疗法。感应电有强、中、弱三种的治疗量选择，选用强量肌肉会强直收缩、中等量肌肉会微弱收缩、弱量时肌肉收缩不明显，不过患者会存在感觉。常用治疗方法有固定法、移动法、电兴奋法。

③临床应用：此电疗法的适应证：失用性肌萎缩、肌张力低下、软组织粘连、血循环障碍、声嘶、便秘、癔症性麻痹等。禁忌证：有出血倾向、化脓性疾病、痉挛性麻痹或感觉过敏者。

#### （2）间动电疗法

间动电流是在直流电基础上叠加一层50 Hz正弦交流电所构成的一种脉冲电流，又称Bernard电流，将该电流作用于人体，即为间动电疗法。常用波形及其作用特点见表19-4。

**表19-4 各型间动电流的作用特点**

| 类型 | 感觉和运动反应 | 生理作用 | 适应证 |
|---|---|---|---|
| 密波（DF） | 针刺感，细振动 | 止痛（早而短）；降低交感神经张力；促进局部血液循环 | 疼痛；交感神经过度兴奋，周围血液循环不良 |
| 疏波（MF） | 强的震颤感，紧压感，量大可见肌肉收缩 | 止痛（晚，较久） | 痉挛性疼痛 |
| 疏密波（CP） | DF、MF交替出现 | 促进渗出物吸收；止痛 | 软组织扭挫伤；神经炎；神经痛；局部循环和营养不良 |
| 间升波（LP） | 同CP，有渐升和渐降的蚁爬感 | 止痛（明显） | 神经痛，肌痛，瘢痕 |
| 断续波（RS） | 断续震颤感，量大见肌肉收缩 | 肌肉节律性收缩 | 失用性肌萎缩 |
| 起伏波（MM） | 同RS，刺激较缓和 | 同RS | 同RS（适用于重病者） |

调整间动电流的波形和波幅可以有效控制和预防适应现象，使该疗法具有止痛、改善血液循环和兴奋神经肌肉的作用。常用疗法如下。

①痛点治疗：以小圆极（直径2～3 cm）作用于痛点，阴极、阳极面积等大，作用于痛点附近或对置。当痛点比较多时，可以在每个点上持续作用2～5 min。一般治疗时选择电极阴极放置疼痛点，原因是阴极的感觉阈比阳极低。

②沿血管或神经干治疗：患部处于阴极，阳极与血管或神经干走行方向一致，电极的大小可以看治疗部位的范围。

③交感神经节与神经根部位治疗：小圆极或小片状极作用于神经节或神经根部位，阴极、阳极等大或稍大，放置在神经对应部位。

④离子导入：方法同直流电导入。有研究表明，利用间动电流把药物导入人体中存在一定特点及用量方面的规律，直流电可以导入的药物更多，而间动电流则在导入深度上有更优越的表现。

临床应用中间动电流能够用来防治各种神经性疼痛及瘫痪肢体疼痛。在肌肉、肌腱、韧带、骨关节及其周围组织的急慢性损伤、炎性病变和关节变形等方面都有相关的疗效。也可用于某些血管疾病的治疗，如雷诺病、中心性视网膜炎、高血压等。急性化脓性炎症、出血倾向、严重心脏病、高热患者等禁用。

**（3）经皮神经电刺激疗法**

经皮神经电刺激疗法又称周围神经粗纤维电刺激疗法（transcutaneous electrical nerve stimulation，TENS）是以皮肤为介导，将低频脉冲电流作用于人体以治疗机体疼痛的方法。

①治疗方法：临床可采用专门的TENS治疗仪，也可用常规的低频脉冲电疗仪，通过调节脉冲波形和电流强度即可进行此治疗。所采用的电极同直流电疗法。电极放置方法常用有以下几种。

A.放于特殊点：即触发点，有关穴位和运动点。人体中有些特殊的部位是神经敏感的部位，皮肤的电阻相对低，中枢神经系统的感觉输入比较集中，适合放置电极。

B.放在病灶同节段上：电刺激可让相同节段的内啡肽释放而发挥缓解疼痛的作用。

C.置于两侧颈上神经节或电流通过颈部：电流对中枢神经系统或者传导通路产生刺激，也可有镇痛效果。

频率应以达到镇痛效果为宜，一般慢性疼痛用14～60 Hz；术后痛宜用50～150 Hz；疱疹性痛宜用15～180 Hz；周围神经损伤后痛用30～120 Hz等；波宽一般为0.1～0.3 ms。电流强度最好产生局部颤动并且没有很强疼痛感，一般为15～30 mA。治疗时间：对灼性神经痛，一般为20 min，也可酌情增加时间。

②临床应用：适应证为头痛、偏头痛、神经痛、灼性神经痛、幻肢痛、关节痛等；TENS在解决神经痛、急慢性疼痛方面都有比较不错的疗效，但长期会让人体产生耐受性；禁忌证为安装心脏起搏器、刺激颈动脉窦、早孕妇女的腰和下腹部、感觉缺失和对电过敏患者。

#### （4）功能性电刺激

功能性电刺激（functional electrical stimulation，FES）是电刺激应用于功能丧失的器官或者肢体，利用FES产生的即时效应来取代或调整器官和肢体功能的一种电疗法。

①治疗技术：功能性电刺激是利用低频电，以及其电脉冲的频率、波形、波宽、刺激强度和通断电时机等参数都能够根据实际情况来调整。FES的研究除包括对运动系统的神经肌肉电刺激外，还包括人工心脏起搏器即利用电刺激来代偿病窦综合征等患者失去的心搏功能；刺激膈神经以调整呼吸功能；刺激膀胱有关肌肉以改善排尿功能等。

②临床应用：当脑卒中或者其余因素引起上运动神经元受损时，上运动神经元无法控制下运动神经元的运动支配，因此无法发出正常随意肌的收缩运动。而不同类型的电刺激，即会产生对应的肌肉收缩，对肌肉的功能进行初步重建。通过神经肌肉功能性电刺激，可以对运动神经肌肉进行刺激，同时也对传入神经进行刺激，经脊髓上传到上级中枢，重建机体的活动能力。

脑卒中患者经常使用的垂足刺激器，鞋底跟部为刺激开关，患者足跟离开地面，开关连接，鞋跟部的刺激盒发出低频脉冲电流，电极刺激腓总神经让背屈肌肉起作用，患者足跟再次落地时，开关关闭，电流刺激关闭，等再次迈步再次进行刺激。利用患侧上肢刺激器，当脑卒中患者要抓握物品时，开关开启对桡神经进行刺激，使伸肌群产生作用，伸展手进行抓握动作。

采用FES技术制造的膈肌起搏器可以控制调节呼吸运动，改善呼吸功能，该装置可经植入的电极刺激两侧的膈神经，功能性电刺激也能够运用皮表电极作用于颈部膈神经运动点。

对存在排尿功能障碍的患者可进行FES康复治疗，即植入电极刺激逼尿肌，刺激时，脉冲频率20 Hz，脉宽1 ms，幅度适中可调；适用于运动和感觉功能丧失、无反射膀胱控制的瘫痪患者，但脊髓圆锥体功能必须完好、能实现导尿管连续或间歇排尿、肾功能正常。

运用低频电对咽部肌肉进行刺激并使其收缩，纠正脑卒中导致的吞咽障碍是目前的一项新兴技术。治疗时，治疗仪上表面电极置于咽喉部的表面，食物放在患者咽部，电极电流释放，患者产生吞咽动作，完成喉部上抬的过程，以达到改善吞咽的作用。

### 3.中频电疗法

利用交流电在频率1～100 kHz作用于机体以治疗疾病的方法称为中频电疗法（medium frequency electrotherapy）。

#### （1）生物物理作用特点及其机制

①无电解作用：中频电疗法是交流电中的正旋电流，不存在正负极，无电解效应；②作用较深；③低、中频电流的特性低频调制的中频电都有。

#### （2）生理作用特点及其机制

①特殊神经肌肉刺激作用：相对于低频电，一次兴奋需要中频电的多次电脉冲，这是中频电刺激的综合效应。低频电可以兴奋一般的神经肌肉，而中频电，特别是6000 Hz以上的中频电，

则可以兴奋变性的神经肌肉，应用电流强度较大，但只有肌肉强烈收缩而不引起疼痛，这就是肌肉收缩阈及痛阈的分离现象。②镇痛：这里以低频调制的中频电，这种电疗法镇痛效果最显著。③促进血液循环：利用轴突反射、局部神经的刺激来激活血管活性物质、堆积肌肉活动代谢产物，以及发挥自主神经的作用等来使局部小血管扩张。④软化瘢痕和松解粘连：其中音频电疗法的作用尤为明显，作用机制目前不详。

（3）干扰电流疗法

干扰电流疗法（interference electrotherapy）是应用两组频率不一样的正弦电流（4000 Hz ± 100 Hz）交叉作用于机体来治疗疾病的一种方法。该疗法兼有低、中频电疗的特点。

①治疗技术：治疗过程中，差频在0～100Hz选择任意一个数值，也可以在此区间内变动（扫频），差频的选择可根据治疗的方向和目的进行改变；选择两组等幅中频电流称为静态干扰电，而选择两组中频电流且在适当差频区间选择一个范围的电流即为动态干扰电，因此这种电疗法具有更多选择性和疗效。

最近新研发的立体动态干扰电疗法是将三组频率为5000 Hz的等幅中频电流立体交叉地作用于机体，运用星形电极引出高负荷的中频电流，从而产生三维效应，其特殊之处是立体的、多次小组刺激、动态电流等。

电极和治疗方法：常用的电极规范与直流电及低频电相同，其中的衬垫相对薄，应用固定法进行常规治疗操作；手套电极可做移动治疗用；吸盘式电极能够用在抽吸法治疗，能发挥干扰电流及负压按摩的整体治疗效果。

②临床应用：适应证：失用性肌肉萎缩、内脏平滑肌肌张力低下（尿潴留、便秘、大小便失禁等）、胃肠功能紊乱、关节软组织的损伤和疼痛等。禁忌证：急性炎症、出血、严重心脏病、局部有金属。

（4）调制中频电疗法

调制中频电疗法（modulated middle frequency electrotherapy）是利用低频调制的中频电流作用于机体用来治疗的电疗法。其频率范围为2000~5000 Hz，调制频率为10～150 Hz，调制深度为0～100%。

①调制中频电疗法的主要波形：a.调制波连续出现称为连续调制波（连调），作用是疏解疼痛、调节神经功能及对自主神经节的兴奋；b.调制波间歇出现又称为间歇调制波（间调），适用于刺激神经肌肉；c.调制波及未调制波交叉出现被称为交替调制波（交调），变调就是交叉出现不一样的两种频率调制波，交调和变调波对于缓解疼痛、促进血液循环和吸收炎症有明显的效果。

②对神经肌肉的作用：采用不同的波形和频率，可以减少肌肉对于电流的耐受性；若调制深度低（25%~50%），则电流的刺激效果弱，若调制深度高（75%~100%），则电流的刺激效果强；选择波型时可调节通断电时机，避免肌肉出现耐受性，适合训练正常神经支配或者失神经支配的肌群。

③抗肌痉挛的作用：脑损伤患者痉挛性及混合性偏瘫同样能够利用间调波，起到训练痉挛肌的拮抗肌的作用。

④脊髓损伤引起神经源性膀胱功能障碍：可用间调波30~20 Hz，80%~100%，通断比5：5（s）。

⑤促进淋巴回流作用：30～50 Hz交调波，通断比1：1（s），调幅100%，5 min；150 Hz和50 Hz变调波，通断比1：1（s），调幅100%，5 min；100 Hz间调波，通断比3：3（s），调幅100%，5 min。此种电流可扩大淋巴管径通道，可对患肢的淋巴回流起到不错的效果。

⑥选用半波的调制波型电流：可以作药物离子导入机体，类似直流电及间动电流。

⑦临床应用：a.适应证：与干扰电类似，能够进行神经肌肉电刺激、药物离子导入（半波），对于小腿淋巴淤滞、输尿管结石和眼部疾病等也有疗效。b.禁忌证同干扰电流疗法。

#### （5）等幅中频电疗法

一般采用1000～5000 Hz（2000 Hz是常用频率），等幅中频正弦电流治疗疾病的方法为等幅中频电疗法（undamped medium frequency electrotherapy），又称音频电疗法（audiofrequency current therapy）。

①治疗技术：电极的放置规范与直流电和低频电相同，其衬垫选择薄款，每次疗程时间为20~40 min左右，10次为一疗程，可根据病情连续2～3个疗程。

②临床应用：适应证：术后对烧伤瘢痕进行镇痛、消除炎症及肿胀，其他还有软化瘢痕及松解粘连、改善毛发效果。对于肌腱粘连、关节僵硬、肠粘连等疾病也有一定的治疗作用。禁忌证：与干扰电疗法相同。

#### （6）中频电疗法的新应用方法

中频电疗法的一些新应用方法，包括音乐电疗法、双动态调制中频电疗法。

### 4.高频电疗法

高频电流属于交流电，且频率在100 kHz以上。机体通过高频电治疗疾病的方法即为高频电疗法。

#### （1）作用特点

高频电疗法是交流电，无电解作用；频率比较高、刺激维持时间短（小于0.01 ms）、神经肌肉无法兴奋；在机体作用时容抗小、电极片能够与皮肤分开（中波疗法的频率较低还是需要接触皮肤）。

#### （2）疗法分类

目的不同，分类方法也不同。

①按波长：目前临床应用的有共鸣火花、中波、短波、超短波、微波。

②按波形：减幅正弦电流（如共鸣火花）、等幅正弦电流（如中波、短波、超短波、微波）、脉冲正弦电流（如脉冲短波、超短波、微波等）。

③按功率：分为中小功率（如大、小超短波等）、大功率（如射频疗法等）。

④按治疗方法：分为直接接触法、电容电场法、电缆法、辐射电磁场法。

#### （3）作用基础和生理学效应

主要包括热效应和非热效应。

①热效应：高频电作用后，人体内带电微粒运动而产生热量。

②非热效应：当人体组织在高频电作用下，带电微粒移动的强度不足够来产生热量时，生物学效应依然存在，即电磁振荡效应。高频电的频率越高、剂量越低，则非热效应越显著；相反地，那么热效应显著或者热效应掩盖了热效应。

③治疗作用：中、小量的高频电疗法的关键作用是温热效应及非热效应，促进血液和淋巴循环、解除痉挛、缓解疼痛、消除炎症、改善组织修复及调节免疫功能等效用；治疗部位、剂量及

方法的不同又能够不同作用，如对于不同疾病、器官及系统的特定治疗效果。而大剂量高频电疗法主要作用是利用高热对恶性肿瘤和肢体深部霉菌病进行治疗等。

（4）共鸣火花疗法

通过火花放电，也能够获得高频电流，原理是采用共振及升压电路的方法去产生高电压、低电流强度、断续及减幅的高频电流，采用特殊电极进行治疗的方法（D' arsonvalsation）。波长2000～3000 m。

①治疗技术：应用了独特的玻璃制电极，具有不刺激神经肌肉、热作用不显著、特殊的火花放电进行刺激等特点。

②临床应用：适应证：头痛、失眠、神经性耳聋、癔症性瘫痪、癔症性失语、脑外伤后遗症等。共鸣火花疗法在治疗头面部病变时非常有效。大剂量时，能够对于功能性疾病如癔症性瘫痪、癔症性失语等进行患肢治疗，与暗示疗法相结合能得到比较好的效果。禁忌证：化脓性疾病、肿瘤、出血性疾病等。

（5）短波疗法

短波电流频率范围在3～30 MHz，波长为100～10 m，采用此种电流作用于机体产生治疗作用即为短波疗法（short wave electrotherapy）。临床常用频率波长：13.56 MHz（22.12 m）、27.12 MHz（11.26 m）。

①治疗技术：治疗方式有电感场法及电容场法。电感场法的电极有电缆（线圈）、电缆盘或涡流电极；电容场法采用电容电极。根据患者体会、氖灯管的启辉层次及机器仪表指针参数等，治疗剂量分为：无热量、微热量、温热量和热量。

②临床应用：适应证：运动系统、周围神经及其余器官系统的多种亚急性、慢性炎症，疼痛、肌肉痉挛、骨关节损伤、肢体水肿等。禁忌证：活动性结核病、出血倾向、心肺功能衰竭患者，对装起搏器者、体内有金属异物者、孕妇应慎用。注意：对恶性肿瘤患者禁用中小剂量。

（6）超短波疗法

超短波电流的频率范围为30~300 MHz、波长10~1 m，运用此种电流作用于机体的方式称为超短波疗法（ultrashort wave electrotherapy）。临床常用频率和波长：38.96 MHz（7.7 m）、40.68 MHz（7.37 m）、42.85 MHz（7.0 m）、50.00 MHz（6.0 m）。

①治疗技术：以电容场法为主；功率在50W左右的机器进行表浅治疗时，电极的气距在0.5～1 cm，而深部作用范围在2～3 cm；200～300 W的大功率机器表浅治疗范围3～4 cm，深部作用范围5～6 cm；电极可对置、并置、交叉放置或者利用单极法（应用于表浅病变）等；治疗剂量的选择同短波疗法。

②临床应用：对急性和亚急性炎症效果较好；各种疼痛性疾病；自主神经功能紊乱疾病及血管运动神经病变，如症状性高血压、胃肠道疾病、肾炎、肾衰竭等。禁忌证同短波疗法。

（7）微波疗法

微波电流频率范围为300～300000 MHz、波长范围为1～1 mm，利用此种电流作用于机体的方法称为微波疗法（microwave therapy）。临床常用频率和波长：①分米波：300～10000 MHz（1 m～30 cm）；②厘米波：10 000～30 000 MHz（30 cm～1 cm）；③毫米波：30 000～300 000 MHz（10 mm～1 mm）。

①治疗技术：厘米波和分米波的作用过程包括以下方面，首先利用同轴电缆将微波电流输入进辐射器中的天线上产生辐射波，再利用反射罩密集电磁波辐射作用于所需部位。不同的辐射器有不同的治疗手段，其中有：有距离辐射：利用球状、圆状、矩状及马鞍状的辐射器，其气距范围为7~10 cm；接触辐射：利用聚焦辐射器紧靠在面积相似的治疗部位，采用体腔辐射器置于体腔内进行治疗，如在直肠、耳道内及尿道进行辐射治疗等；其余如间隔沙、间隔水袋进行辐射的方法等。

②临床应用：微波疗法其非热效应表现更显著；微波存在能够减少脂肪产热的独特优势；在微波波段，波长越短，辐射深度越浅，普遍来说，分米波作用范围深度是5～7 cm，厘米波范围为3～5 cm，毫米波只在机体表面作用。

若接触时间长，用量大，微波辐射其实对于人体来说会存在一定程度损伤，如晶体混浊、生殖系统损害、中枢神经系统及自主神经功能紊乱，在腹部治疗需要注意，若操作不当容易造成胃肠壁坏死、溃疡及穿孔等不良结果。因而在进行操作时应关注治疗剂量，其治疗剂量分级与超短波相同，在防护上需注意。

适应证和禁忌证同超短波。

## 光疗法

光疗法（light therapy）是应用日光及人工光辐射作用于机体以治疗疾病的方法。物理治疗中所应用的红外线、紫外线、激光及可见光都是人工光线。

### 1.红外线疗法

红外线疗法（infrared radiation therapy）是利用红外线防治疾病的方法，红外线波长范围为0.76～400.00 μm。

#### （1）生物物理特性

医用红外线按波长不同分为两类：波长0.76～1.50 μm为近红外线（短波红外线），穿透人体组织较深（半价层5～10 mm）；波长1.5～400 μm为远红外线（长波红外线），易被表层组织吸收，穿透组织较浅（半价层小于2 mm）。

#### （2）生理和治疗作用

红外线疗法的生理和治疗作用的基础是温热效应。其主要的治疗作用包括改善肌肉痉挛、消炎、止痛、促进组织再生、减少烧伤创面的渗出、减轻术后粘连和促进瘢痕软化。

#### （3）临床应用

适应证：关节僵硬、疼痛，痉挛性或迟缓性麻痹，各种神经痛和神经炎、肌肉痛等，软组织损伤和瘢痕挛缩、粘连等。

禁忌证：出血倾向、高热、活动性结核、恶性肿瘤、闭塞性脉管炎等。

### 2.可见光疗法

可见光疗法（visible light therapy）是利用可引起视网膜光感的可见光线治疗疾病的方法。可见光的波长范围为400～760 nm，不同波长产生不同的光，包括红、橙、黄、绿、蓝、靛、紫7种颜色的光，常用的有红、蓝和白炽光。

（1）生理治疗作用

可见光线可通过视觉神经反射，使中枢神经系统和内分泌系统产生变化，从而对机体产生一系列的生理治疗作用。红、橙、黄色具有兴奋性作用，可使精神振奋，可引起呼吸、心率加快；绿、蓝、紫色具有抑制作用，可引起呼吸、心率减慢。红光接近红外线，其生理治疗作用类似红外线。蓝紫光照射可使血清中的脂溶性胆红素通过光化学反应形成一种无毒的、水溶性低分子量的化合物，通过尿和粪便排出体外。

（2）临床应用

蓝紫光可用于新生儿核黄疸的治疗；红光的适应证和禁忌证与红外线相同。

### 3. 紫外线疗法

紫外线疗法（ultraviolet therapy，UV）即利用紫外线照射人体以防治疾病的方法。紫外线波长范围为180～400 nm。

（1）紫外线光谱及其生物学作用特点

按生物学特性的不同，将紫外线光谱分为三个波段：①长波紫外线（UVA，320～400 nm）：色素沉着、荧光反应作用强，生物学作用弱；②中波紫外线（UVB，275～320 nm）：红斑反应最强，生物学作用最强；③短波紫外线（UVB，180～275 nm）：对细菌和病毒的杀灭和抑制作用强。

（2）紫外线红斑及最小红斑量的概念

一定剂量的紫外线照射皮肤或黏膜后2～6 h，局部出现界限清楚的红斑，红斑持续时间10余小时至数日，局部可有皮肤脱屑或色素沉着，红斑反应强度、持续时间与照射剂量有关。

最小红斑量（minimal erytherna dose，MED）即一个生物剂量，是指紫外线灯管在一定距离（50 cm或30 cm）垂直照射下引起机体最弱的红斑反应（阈红斑反应）所需的照射时间。最小红斑量是衡量紫外线照射剂量的指标。

（3）红斑强度的分级

不同的紫外线照射剂量所引起红斑反应的程度不同，为便于掌握红斑反应的程度，临床上常通过一些指征来确定红斑的分级（表19-5）。

表19-5 紫外线红斑分级

| 红斑等级 | 生物剂量 | 红斑反应 | 症状 | 皮肤脱屑 | 色素沉着 |
|---|---|---|---|---|---|
| 亚红斑 | 1以下 | 无 | 无 | 无 | 无 |
| 阈红斑 | 1 | 微红，12小时内消退 | 较大面积照射时有轻微灼热感 | 无 | 无 |
| 弱红斑（一级红斑量） | 2～4 | 淡红，界清，24小时左右消退 | 灼热、痒感，偶有微痛 | 轻微 | 可有，较轻 |
| 中红斑（二级红斑量） | 5～6 | 鲜红，界很清，可有皮肤微肿，2~3日内消退 | 刺痒，明显灼热感 | 轻度 | 轻度 |
| 强红斑（三级红斑量） | 7～10 | 暗红，皮肤水肿，4~5日后逐渐消退 | 较重度的刺痛和灼热感，可有全身性反应 | 明显 | 明显 |
| 超强红斑量（四级红斑量） | 10以上 | 暗红，水肿并发水疱，持续5～7天后渐消退 | 重度的刺痛和灼热感，可有全身性反应 | 表皮大片脱落 | 明显 |

（4）生物学和治疗作用

生物学和治疗作用包括杀菌、消炎、增加机体防卫和免疫功能、镇痛、脱敏、加速组织再生、促进维生素D生成、光敏反应等。

（5）治疗技术

光源：最常用的人工紫外线光源是高压水银石英灯（氩水银石英灯），类型有立地式、手提式、塔式（集体照射）和水冷式（体腔内照射用）。还有低压水银石英灯和冷光石英灯等。

照射技术：主要有以下两种方法：①红斑量照射法：按不同治疗目的采用不同强度的红斑量开始照射，以后根据皮肤反应和病情适当增加剂量（增加30%～50%），以达到经常保持红斑反应为目的；②无红斑量照射法：用亚红斑量开始照射，如1/8～1/2生物剂量开始，隔次或隔两次增加1/4～1/2生物剂量，达3～5生物剂量为止，多用于全身照射，按照患者病变和体质可采用基本进度、缓慢进度和加速进度。

注意事项：应注意保护患者和操作者的眼睛，避免超面积和超量照射。

（6）临床应用

适应证：对较表浅组织的化脓性炎症、伤口、皮下淤血斑、急性神经痛、关节炎、佝偻病和软骨病等有特殊疗效；也可用于皮肤病和过敏性疾病的治疗。

禁忌证：心肝肾功能衰竭、出血倾向、急性湿疹、结核病活动期等。

### 4. 激光疗法

激光（laser）即由受激辐射的光放大而产生的光。应用激光治疗疾病的方法称为激光疗法。

（1）物理特性和生物物理学基础

激光的本质与普通光线无区别，但由于激光产生的形式不同于普通光线，故具有高亮度、高单色性、高度定向性和相干性好等特点。激光生物学作用的生物物理学基础主要是光效应、电磁场效应、热效应、压力与冲击波效应。

（2）生理治疗作用及其临床应用

主要呈现刺激作用和调节作用。包括改善血液循环，消炎，止痛，加强组织代谢，促进组织生长、修复和伤口愈合，调节器官和系统的功能，刺激穴位有“光针”作用等。常用氦氖激光原光束或聚焦照射、半导体激光、二氧化碳激光散焦照射等。

## 磁疗法

应用磁场治疗疾病的方法称为磁疗法（magnetotherapy）。

### 1.磁场的生物学作用

人体各种体液都是电解质溶液，在交变磁场中，磁力线做切割导体的运动，将产生感生电流；在恒定磁场中，由于血管内血流的运动，对磁力线进行切割，也将在体内产生电流，这些微电流可影响体内电子运动的方向和细胞内外离子的分布、浓度和运动速度，改变细胞膜电位，影响神经兴奋性，改变细胞膜的通透性、细胞内外的物质交换和生物化学过程。磁场方向还可影响体内类脂质、肌浆蛋白、线粒体及大分子的取向而影响酶的活性和生物化学反应。磁场可以通过

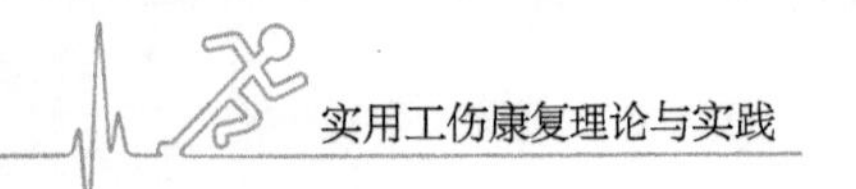


对神经的刺激反射作用于全身，或通过对经穴的刺激，以影响经络的传感。

### 2.磁场的生理作用和治疗作用

#### （1）生理作用

①对神经系统的作用：神经系统对磁场作用最敏感，磁场对动物条件反射活动主要是抑制作用，脑电图表现为大脑个别部位慢波和锤形波数目增加，在行为中伴有抑制过程占优势。磁场作用后观察动物脑髓的超微结构，发现神经细胞膜结构，突触和线粒体有变化，而轴突的结构较稳定。

②对内分泌系统的作用：磁场可通过对神经的作用而对体液、内分泌产生影响。磁场作用于动物头部，可激活下丘脑—垂体—肾上腺系统，使其分泌物的合成与释放增加。

③对血液的作用：磁场对血液系统的影响，动物实验和对人体经磁场作用后采血观察都有不同的结果。总的倾向于强磁场短时间作用后，血液数值趋向增加，长时间作用可出现减少，离开磁场后血液数值又增加。对凝血系统的影响，取决于磁场的作用强度和时间，高强度恒磁场作用于动物头部，其血流的凝固性升高，纤维蛋白活性增高；低强度磁场则影响不大。强磁场长时间作用可显著减缓血流速度。

④对组织代谢的影响：在磁场作用下有机分子发生力的取向现象，这种现象以类脂质的膜、肌浆球蛋白和线粒体表现明显，这样可加速或减慢生物体的生化反应，影响酶的活性，从而影响体内的新陈代谢。

⑤对皮肤反应的影响：脉冲磁场16 mT作用10 min可使皮肤对化学刺激的敏感性增加，使皮肤对某些离子的通透性增强。恒定磁场30 mT作用10 min能减轻致敏动物皮肤的变态反应。

⑥磁场对生物体成长的影响：动物实验表明磁场可促进桑蚕和兔的生长发育，可使带瘤鼠的生命延长，磁场还可增加鼠对放射线的耐受力。

#### （2）治疗作用

治疗作用包括止痛作用、消肿作用、消炎作用、镇静作用、调节心血管系统的功能几个方面。

### 3.治疗技术

#### （1）治疗剂量

按磁场强度分为三级。

弱剂量：$<100$ mT，适用于头、颈、背、胸部和老年幼体弱者。

中剂量：100～300 mT，适用四肢、背、腰和腹部。

强剂量：$>300$ mT，适用于肌肉丰满部位和肿瘤。

#### （2）治疗方法

①静磁场法：磁场强度恒定不变，多采用磁片或磁珠敷贴于体表病变部位或穴位，或将磁片置于背心、乳罩、腰带、护膝、枕头、表带等生活用品上间接敷贴。也可采用直流电恒定磁疗机治疗。

②动磁场法：包括以下几种方法。

A.交变磁场法：磁场强度与方向均随时间而变化，采用电磁感应治疗机，异名极并置于电动机上，旋转磁片后，即可产生交变磁场。

B.脉冲磁场法：采用不同波形和频率的脉冲电流通过电磁铁的线圈即产生脉冲磁场。脉动磁场法：磁场强度随时间而变化但方向不变，如同极异名旋磁机、磁按摩机。电磁法是以低频中频电流与静磁场联合治疗，治疗时以磁片为电极，通以低频脉冲电流、音频电流、调制中频电流贴在皮肤上直接治疗。

C.磁针法：将针与磁联合治疗。治疗时将皮内针或耳针刺入穴位，然后将磁片贴在针柄上，或将两片磁片夹持针柄，或同时通以低频脉冲电流治疗。

D.磁处理水疗法：将水缓慢通过磁水器进行处理后，患者每天饮用1500～2000 mL，最好早晨空腹时饮用。

### 4.临床应用

#### （1）治疗技术

除磁片敷贴及磁处理水疗法外，以上各种疗法用于局部变病时，每次15～20 min；用于穴位时每穴1～5 min，每次3～5个穴位，均每日治疗一次，15～20次为一疗程。

#### （2）适应证和禁忌证

适用于瘫痪患者的肢体水肿、软组织扭挫伤、血肿、关节僵硬强直和高血压、神经衰弱等与瘫痪有关的病症、浅表性毛细血管瘤、单纯性腹泻、乳腺小叶增生、耳郭浆液性软骨膜炎、婴儿腹泻、胃肠功能紊乱、尿路结石等治疗。近年来有研究表明脉冲磁场可使脑损伤急性期和恢复期患者脑脊液中IGF-1含量升高，增强脑损伤后内源性的神经保护和修复作用，有助于受损神经组织的修复。禁用于高热、出血倾向、孕妇、心脏衰竭、极度虚弱、皮肤破溃等患者。

注意事项：少数患者磁疗后可出现无力、头昏、失眠、嗜睡、皮炎、水疱、心悸、恶心、血压波动等反应，停疗后即消失。

## 导热疗法

传导热疗法是利用特定的已加热的导热载体（介质）的温热效应作用于人体治疗疾病的方法。临床常用的疗法有石蜡疗法、泥疗法、砂浴疗法、温水浴等。

### 1.蜡疗法

利用加热溶解的石蜡作为温热的介质，将热能传至机体，达到治疗作用的方法称为石蜡疗法。

#### （1）物理特性

石蜡的热容量大，导热性小，因其不含水分及其他液体物质，热量几乎不对流，故有很大的蓄热性能。加热的石蜡冷却时，能释放出大量的热能，因其没有对流，散热过程慢，故患者可以耐受较高的温度而不至于烫伤。石蜡具有良好的可塑性和黏滞性，能与皮肤紧密接触，更好的发挥治疗作用。

#### （2）生理治疗作用

生理治疗作用包括温热作用、机械作用、对瘢痕润泽作用。加入放射性物质，能使石蜡具有放射性作用。组成石蜡的碳氢化合物能刺激上皮生长防止细菌繁殖，促进创面愈合。蜡疗对神经系统有调节作用，并能使周围血液中的白细胞数量增加。

（3）治疗技术

①刷蜡法：平毛刷浸蘸加热到55～65℃的石蜡，在治疗部位的皮肤上迅速而均匀地涂抹几层薄蜡，这几层蜡迅速冷却后，即凝结成紧缩的软蜡壳，形成一层导热性低的保护层，再反复涂刷，直至蜡膜增厚至1～2cm时即行保温治疗或外加一层蜡饼后再行保温治疗。本法适用于四肢，多为加强石蜡的机械压迫作用，如对急性外伤（扭伤、挫伤等）常用此法。

②浸蜡法：用特制的木盒或瓷盆盛装加热溶解的55～60 ℃石蜡，用刷蜡法在四肢的治疗部位涂敷石蜡，形成一层软蜡壳后再浸入前述容器中。本法常用于四肢部位。

③蜡饼法：将已溶解成液体的石蜡倾倒入铺有胶布的木、搪瓷或铝盘中，厚2 cm左右，待表层石蜡冷却凝结后，连同胶布一起取出放在治疗部位上。也可将石蜡放在无胶布的容器中，待冷却凝固成饼状以后，用刀将石蜡与盘边分开后取出放于治疗部位上。然后盖上胶布，再用棉被或毛毯包好保温。

④蜡袋法：是以塑料袋装蜡代替蜡饼的一种方法。将成品蜡袋放入热水中使蜡吸热到55～60 ℃溶解，取出之后放于待治疗部位即可进行治疗。此法的温热作用比蜡饼法强，操作简便，清洁且易于携带，不浪费石蜡，但不能发挥石蜡的机械性压迫作用。

各种蜡疗方法每次治疗20～30 min，每日或隔日一次，20～30次为一疗程。

（4）临床应用

适应证：关节扭挫伤、术后粘连、瘢痕强直、新鲜创面和溃疡面肉芽组织生长缓慢的营养性溃疡、退行性关节炎和慢性或亚急性关节炎、软组织和关节疼痛等。

禁忌证：高热、肿瘤、急性感染期、结核病活动期、出血性疾病和出血倾向、脑动脉硬化、心功能不全、肾衰竭、温热感觉障碍患者和1岁以下婴儿。

### 2.泥疗法

采用各种泥类物质加热后作为介体，涂敷在人体一定部位上，使热传导至体内以达到治疗作用的方法称为泥疗法。泥疗所用的治疗泥中含有矿物质、有机物、微量元素和某些放射性物质，具有医疗作用的泥类，如海泥、矿泥、煤泥、淤泥、火山泥、黏土泥和人工泥等。

（1）治疗作用

温热作用：是泥疗的主要作用。温热作用使治疗部位毛细血管扩张，血液和淋巴循环增强，组织营养改善，促进炎症消散和组织修复，并缓解肌肉痉挛和肌紧张，缓解和消除疼痛。

机械作用：主要是治疗泥对组织的压力作用和泥颗粒的分子运动与皮肤之间的摩擦引起的电荷运动。压力作用对组织的末梢感受器产生刺激作用，能促进组织间渗出吸收，组织痉挛缓解。电荷运动可使末梢神经的兴奋域改变，并能使皮肤对治疗泥中某些化学物质的通透性升高，使泥对机体的化学作用加强。

化学作用：泥中各种盐类、有机物质、胶体物质、挥发物质、气体、激素、维生素等被皮肤吸收，进入机体或吸附在皮肤和黏膜的表面，作用于化学感受器产生化学作用。

其他作用：在某些治疗泥中，含有放射性物质或抗菌物质，则对机体产生放射或抗菌作用。

（2）治疗技术

泥浴：常分为全身浴、半身浴和局部浴。①准备工作：首先将开采到的治疗泥粉碎，放入搅拌槽中加入矿泉水或自来水搅拌均匀，再用间接加热法加热到预定温度，也可用热矿泉水或热水直接搅拌加热，加水量以手指在治疗泥上写字而字不立即消失为宜。将制备好的治疗泥送入浴槽即可入浴；②泥浴方法：泥浴温度应根据所治疗的疾病和患者的体质进行调节，一般从37℃开始，逐渐达到治疗疾病所需的温度，也可以先进行矿泉浴适应，几分钟后再进行泥浴。每次8～20 min，可逐渐延长。每日或隔日一次，12～18次为一疗程。可以进行全身或半身浸浴，也可以进行患肢的局部浸浴。

泥包裹：①准备工作：先在泥疗床上铺好毡子或毛巾被，上面再铺一层塑料布，用上述泥疗用治疗泥加温制成热泥，与泥浴不同的要求是泥包裹用治疗泥的硬度要较泥浴时硬一些，以能够成型不流动为宜；②治疗方法：治疗是在床上放置一块比治疗部位稍大的塑料布，取4～6 cm厚的热泥，置于治疗部位并用白布包裹，再包上塑料布，盖上毛巾被保温。泥温为46～52 ℃，时间为15～20 min，每日一次，12～18次为一疗程。泥包裹疗法多用于局部治疗，也可进行全身泥包裹，需要时可将治疗泥装入特制的塑料袋中，放入直肠、阴道中进行局部治疗。

（3）临床应用

适应证：慢性风湿性关节炎、类风湿性关节炎、增生性关节炎、痛风性关节炎、腰背痛、坐骨神经痛、末梢神经麻痹、软组织损伤、闭合性骨折、肌腱滑膜慢性炎症、血栓闭塞性脉管炎、雷诺病、慢性盆腔炎、慢性前列腺炎、外伤与手术后的瘢痕挛缩和粘连、肌肉痉挛疼痛等。

禁忌证：急性发热性疾病，结核、肝炎及皮肤传染性疾病，严重的心血管和呼吸系统疾病，二期以上的高血压，肾炎，重度贫血，出血性疾病，全身衰竭等。

### 3. 砂疗法

用加温的海砂、河砂、田野砂作为导热介质向机体传热达到治疗目的的方法称为砂疗法。

（1）物理特性

用于治疗的砂是清洁的干海砂、田野砂或河砂，砂粒直径最好在0.25mm左右，其中不应混有小石块和贝壳等杂质。砂有一定的蓄热性和导热性，并有较好的吸附性和吸湿性，能吸收砂疗时机体所排出的汗水。

（2）生理治疗作用

由于砂浴的温热特性和患者体表所受到的压力，砂疗的治疗作用主要为温热作用和机械压力的共同作用。砂浴能增强机体的代谢过程，有明显的排汗作用，能使呼吸、心跳加快，有利于改善呼吸循环功能，促进组织的生长修复。局部砂浴的温热作用可使局部的血管扩张，血流增加，排汗增强，有明显的消炎消肿和止痛作用。

（3）治疗技术

全身治疗法：在海滨、河滩或特选的砂浴场，采用天然日晒加温法，对预选好的砂子进行加温，经日光加热到所需温度（40～45 ℃）后，让患者躺在砂上，用热砂撒在除面、颈、胸和上腹部以外的全身各部。砂的厚度为10～20 cm，头部遮阴，心区和额部冷敷，每次治疗30～90 min，也可根据患者的实际情况决定，以患者能够耐受为原则。

局部治疗：①四肢部位砂浴治疗：将治疗部位置于槽形容器中，用加热好的砂子包埋覆盖，砂厚10 cm左右，砂温50～60 ℃，时间约1小时。②腰部砂浴治疗：在治疗床上铺棉垫、床单、油布，再在其上敷10 cm厚、加温50～60 ℃的热砂，患者腰部卧于其上进行治疗，每次治疗时间约1小时。治疗每日或隔日进行一次，15～20次为一疗程，每次治疗结束后用温水冲洗干净，在阴凉处休息半小时左右，喝一杯温开水或凉开水，无头晕、心慌等不适即可离开。

（4）临床应用

可用于软组织扭挫伤，非感染性关节炎，软组织的慢性无菌性炎症，骨折后软组织和关节肿胀，骨关节、软组织和神经痛，慢性盆腔炎和佝偻病等。对急性炎症、慢性消耗性疾病、心功能不全、高热、虚弱、肿瘤、结核病及出血性疾病和出血倾向者禁用。

### 4.水疗法

利用水的物理特性如温度、压力、浮力并加入一些成分，以多种方式治疗人体疾病的方法称为水疗法。

（1）水疗种类及其特点

水的热容量大，导热性强，又是良好的溶剂，水的温度、机械性质和所含的化学成分对机体可以产生兴奋作用，从而来治疗疾病，强身健体。水疗法的种类很多，常用的水疗方法有以下几类。

按水的温度分类包括：冷水浴（低于25 ℃）、低温水浴（25～32 ℃）、不感温水浴（33～35 ℃）、温水浴（36～38 ℃）、热水浴（38 ℃以上）等。

按水中所含成分：①淡水浴：即一般的自来水或河水洗浴。②药物浴：其中有中药浴、松脂浴、硫黄浴、盐水浴、碳酸氢钠浴等。③气水浴：二氧化碳浴、硫化氢浴、氡气浴。④矿泉水浴：用天然矿泉水中不同的矿物成分洗浴治疗，矿泉水一般为自动涌出或人工开采的地热资源。⑤海水浴：即自然海水洗浴治疗。

按作用的部位分类：包括全身水浴、局部水浴（其中包括半身浴、手浴、足浴、坐浴、局部冲洗浴、局部擦浴等）。

（2）治疗作用

①水温作用：不同温度有不同的治疗效果，如温热的水对血管有扩张作用，促进血液循环，加强新陈代谢过程，对代谢产物和有毒物质排出体外有促进作用，加速组织损伤的修复，并且可使肌肉韧带的紧张度降低，松解痉挛，减轻疼痛；冷水擦浴还有浸泡能够使体温降低，使机体的代谢过程减慢，局部毛细血管和小血管充分收缩，同时能够降低局部软组织的出血及肿胀，提高神经系统兴奋性，促进肾上腺素分泌。

②机械作用：水疗的机械作用如下。

静水压力作用：静水压能够挤压体表，同时压迫了血管和毛细血管，增多了体液回流量，尤其是在水中站立时，下肢承受的压力是最大的，上位水压力大于下位水，使静脉回流变得容易，回心血量增加，心输出量提高，能够促使机体内的体液重新分配。同时静水压对胸腔和腹腔的压迫作用对呼吸运动加强，对于肺组织的回弹和膈肌及其他呼吸肌运动加强，使呼吸功能和循环功能都得到了锻炼。

水流的冲击作用：用多个2～3个大气压的恒定水流冲击人体各个部位，这样的机械性刺激能够产生周围血管的显著扩张，提高神经系统的兴奋性，改善神经血管的功能。

浮力作用：由于浮力效应，机体在特定水位失去的重量相当于体重的9/10，肌肉、骨骼由于浮力作用使得自身负荷较轻，缓解过高的肌张力，使全身松弛，降低运动阻力，对于水中运动疗法治疗骨关节及软组织运动障碍性疾病有比较好的疗效。

化学作用：水疗的化学作用是不同水中所有的微量离子、药物和水的pH，不同矿泉水内包含的微量元素不一样，对于治疗作用也有比较大的不同，如二氧化碳在碳酸泉浴中，溶于水时可以被人体吸入，传入机体内的二氧化碳作用于肺部感受器能够让呼吸变深变慢，改善了气体代谢。此外，硫化氢、氡、钠、钙、碘、低铁等活性离子也能够通过皮肤传入机体内而产生作用。

（3）治疗技术

①水中运动疗法：在水池中进行运动训练治疗骨关节和软组织运动功能障碍性疾病的方法称为水中运动疗法。

治疗作用：水中运动疗法将水疗及运动疗法双重发挥效用。水有温热及浮力作用，可以使得血管扩张，减低神经系统的兴奋性，能够缓解疼痛，让肌肉韧带、关节囊紧张度降低；同时浮力作用能够使浸入水中的身体组织负荷降低，因此在日常运动困难的肢体通过水来减少负荷能够更宜参与活动，再次，水的阻力作用，能够帮助限制肢体的运动速率，避免过快运动引起的损伤及降低摔倒风险。

治疗方法：首先向池中放入37～41 ℃的温热水，若是炎夏也能够放入30 ℃左右的凉水，把患者从斜板或者升降器置入水里，按照患者的功能障碍，合理选择治疗方案进行水中锻炼。单次时间为30～60 min，实际应按照患者的状态，一日一次，10～12次为一疗程。

临床应用：①适应证：骨和软组织损伤后遗症，骨关节运动功能障碍；失用性及不完全性失神经引起的肌肉萎缩；骨关节退行性炎症，风湿、类风湿性关节炎，强直性脊柱炎；中枢及周围神经损伤导致的运动功能障碍；重病后身体虚弱体能恢复，减肥，特殊部位的肌力训练等。②禁忌证：对皮肤外伤未愈者，感染、传染性皮肤病，严重的呼吸及心血管疾病，身体极度虚弱者，二便无法自主控制者，出血性疾病及出血倾向者，活动性肺结核及肝炎、痢疾、伤寒等传染性疾病患者。

②脉冲水疗：又叫涡流浴，利用脉冲旋涡水流对人体相应部位进行冲击来治疗疾病的方法。脉冲水疗具有水浴及机械脉冲刺激这两种治疗效果，兼有气泡浴对人体作用的特性。机械脉冲作用是指由喷水嘴中发出的水流冲击于机体时产生较强的机械刺激及按摩作用，能够加快血液循环，提高治疗部位组织代谢能力，丰富肌肉或让周围软组织的营养，防治肌肉及韧带等软组织的萎缩及挛缩。水浴作用同前述水疗。

治疗方法是浴槽加满38～42 ℃的温热水，将患者的受累肢体或者全身泡入水中，使其头部放在水外以防呛水，开动电机，调节喷水强度及喷水方向，保持水喷到受累部位，人体承受多角度冲击而来的旋涡脉冲流以治疗。单次治疗10～20 min，可以每日或者隔日一次，15～20次作为一疗程。

适应证：骨关节和软组织的慢性损伤疼痛、截瘫、中枢和周围神经损伤的恢复期和后遗症期、慢性神经炎和神经痛、周围血管性疾病、关节挛缩、肌肉萎缩无力等病症。禁忌证同其他水疗法。

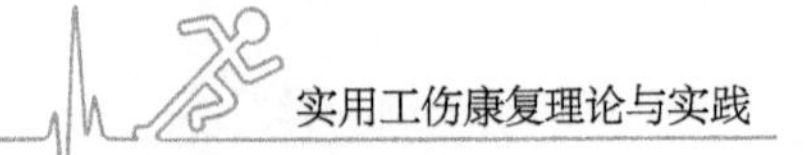



## 冷疗法

以低于人体温度的低温介质作用于人体治疗疾病的方法称为冷疗法，又称为冷冻疗法。

### 1.治疗作用

#### （1）对局部组织的影响

制冷源可使局部组织的温度明显下降，血管立即收缩，局部组织的血流量明显减少，血管通透性降低，渗出减少，组织细胞内的酶活性降低，组织细胞代谢过程减慢，组织耗氧量减少。因此有抑制组织水肿、减轻和延缓组织细胞损伤和损害的作用。烧伤后即时进行冷疗可以减轻热损伤的程度。

#### （2）对神经系统的影响

正确的冰刺激皮肤感受器对神经系统有易化作用，可使神经系统对所支配肌肉控制作用加强，有利于瘫痪肌肉的运动再训练。

#### （3）对肌肉组织的影响

冷刺激可以使肌肉温度降低，通过对肌梭的作用，可使肌肉张力和痉挛状态及肌肉痉挛减弱。

#### （4）镇痛作用

冷疗的镇痛作用非常明显，除减轻痛性痉挛、减轻损伤和炎症反应的间接镇痛作用外，尚可以作为对抗刺激减轻疼痛，并能使内啡呔含量提高，痛阈提高。

### 2.治疗技术

#### （1）敷贴法

①冰袋法：将冰块捣碎装入塑料袋中或用化学冰袋贴敷于患部，进行局部降温，可根据情况治疗数小时或更长时间；②冷敷法：用冷水或冰水打湿的湿毛巾局部贴敷，可持续数小时或更长时间。

#### （2）浸泡法

将患肢或患部浸泡于15 ℃以下冷水或冰水中，治疗时间视具体情况决定。

①冰擦法：用冰块在治疗部位表面来回轻擦刺激3～5 s，可以兴奋C纤维，并易化γ运动神经元。在刺激后30 s如仍然无反应，可重复刺激3～5次。

②冰按摩法：将冰块放在痉挛或强直肌肉的肌腹上，缓慢地前后、左右或螺旋状按摩，直到皮肤出现鲜红色时停止。

#### （3）蒸发冷冻法

用氯乙烷、氯氟甲烷等易蒸发物质，成雾状喷涂于患部皮肤表面，挥发过程中从皮肤表面带走热量，使局部降温，一般喷涂20 s左右，常用间歇反复多次喷涂。

### 3. 临床应用

临床上适用于骨关节和软组织的急性损伤、蚊虫咬伤，冷疗有止血、消肿、止痛作用。急性烧伤和烫伤时，冷疗可以减轻组织损伤，缓解疼痛，减少渗出。偏瘫患者软瘫期可以用冰擦法刺激瘫痪肌肉，增加患部的感觉刺激，对中枢神经系统起到易化作用，提高瘫痪肌肉的兴奋性和运动能力。高热和中暑患者采用冷疗法物理降温，既能够保护大脑等重要器官免受高热缺氧的损害，又能有效地降低体温。对皮肤和皮下软组织的损伤和炎症肿痛，冷疗有非常明显的止痛效果。

对皮肤感觉障碍、老年人、婴幼儿、恶病质者慎用，对皮肤感觉障碍、血管闭塞性疾病导致局部血运障碍者禁用，对有严重心脑血管疾病和高血压病患者禁用或慎用。

用较低的温度进行冷疗时，要注意观察皮肤的反应，防止冻伤。冷疗的范围不宜过大，防止引起全身反应，应注意非治疗区域的保暖。对冷冻过敏的患者，多表现为局部瘙痒、红肿疼痛、荨麻疹，个别出现全身瘙痒、关节疼痛、心动过速和血压下降，一般经对症处理都能很快恢复。

（左冠超 苑杰华 赵 璐 陈显云）

# 第十一节 神经肌肉电刺激的临床应用

神经肌肉电刺激（neuromuscular electrical stimulation，NES）是指任何利用低频脉冲电流刺激神经或肌肉引起肌肉收缩，达到提高肌肉功能或治疗神经肌肉疾病的一种治疗方法，包括功能性电刺激和经皮电神经刺激。

## 功能性电刺激

功能性电刺激（functional electrical stimulation，FES）是应用固定强度的低频脉冲电流，通过一组刺激参数来刺激一组或多组肌肉，同时诱发肌肉运动或模拟正常的自主运动，从而改善或恢复被刺激肌肉或肌群功能的目的。瘫痪肌肉在神经学里具有完整的神经支配，却没有了自主收缩能力或者丧失了上位神经的支配，如脊髓或者脑损伤，而FES的特性则是能够发生显著的功能活动，举例来说脑卒中患者患肢手在受到刺激后，能够产生患手的抓握活动，脑卒中患者患腿在接受电信号刺激后，可以产生即时的步行动作。

临床上治疗瘫痪的FES主要包括膈神经刺激仪、膀胱控制治疗仪、肢体瘫痪治疗仪等。

## 经皮电神经刺激

经皮电神经刺激（transcutaneous electrical neural stimulation，TENS）是将电极放在皮肤表面，通过低频脉冲直流电刺激神经纤维，达到治疗目的。广义上任何利用表面电极的电刺激都可以称为TENS，习惯上则指用于治疗疼痛的低频脉冲电刺激。自从Long在70年代设计出第一台TENS并将其用于临床，大量的临床和基础研究证明其缓解疼痛的疗效比较满意。近20年来，TENS的应用远远超出治疗疼痛的范围。

临床上使用的TENS主要有以下几种模式。

**1.通用型**

为感觉水平刺激，特点为频率高（100Hz以上），强度低，脉宽小，20～100μs（通常为50～80μs）。由于这一型TENS主要通过脊髓机制刺激Ⅱ型神经纤维来达到镇痛作用（没有肌肉收缩），因此，镇痛作用快，持续时间短，一般在治疗后数小时。

### 2.针灸型

为运动水平刺激，特点为频率低（1～4 Hz），强度高，脉宽大（10～200 μs），治疗时刺激电极通常放置在针灸的穴位上或运动点上，能引起可见的肌肉收缩。主要刺激Ⅲ型和Ⅳ型神经纤维以及小运动神经纤维。镇痛作用慢于通用型，但持续时间长。

### 3.混合型

由一系列较高频率的脉冲（100 Hz） 叠加在较低频率的脉冲（1～4 Hz）上所产生，是患者容易耐受并能引起较强肌肉收缩的刺激强度。也有作者将此型称为针灸型，2者的区别在于针灸型为单次脉冲，混合型为系列脉冲。

### 4.调制型

电流强度从0增加到预先设置的水平，持续2 s，再回到0，间歇1 s，如此循环，给患者一种舒服的按摩感受。

## 神经肌肉电刺激治疗仪的组成

### 1.FES和TENS共有的参数

#### （1）频道

至少有2个输出频道，可以同时或分开工作。例如，2个协同肌群同时作用于2个关节，产生双关节运动，或先后作用于2个关节，产生等长收缩来减少关节运动。频道之间的交互刺激对提高主动运动的交互模式（如先屈后伸）很有实用价值和功能作用。

#### （2）频率

FES的频率为1～100 Hz，一般用20～40 Hz，20 Hz以下可产生间断收缩，30Hz或以上可产生强直性收缩。TENS的频率为1～200 Hz。20 Hz为低频率，100 Hz以上为高频率。

#### （3）脉宽调节

100 μs以下属于感觉水平的刺激，100～600 μs属于运动水平的刺激。FES一般在100～600 μs，TENS为50～200 μs，对敏感的区域或长时间使用，脉宽可选择的范围在50～60 μs；短时间、强化治疗时脉宽选择可偏大。

#### （4）强度调节

FES的强度调节有2个范围，一个是低强度（0～20 mA），另一个是高强度（20～100 mA）。TENS的强度没有一个“金标准”，因人及治疗部位而异，如果用低频率，可选用患者最大耐受强度，高频率可根据需要，维持在肌肉有可见的收缩。

### 2.FES具有的参数

下列参数只有FES具备，TENS则没有。

#### （1）通电/断电开关

通电时，电流输出，刺激肌肉收缩，断电后，肌肉放松。通电/断电与肌肉疲劳和收缩力的大小有关。通电时间愈长，断电时间愈短，肌肉越容易疲劳，收缩力越低。一般频道1的通电范围2～60 s，断电范围2～120 s，频道2的断电范围0～60 s，通电范围2～60 s。

治疗中的通电/断电时间取决于具体的功能性活动，一般通过治疗师或患者的手部控制或触发开关。例如，用于下肢瘫痪患者步态训练中踝背伸的FES，其触发开关放在鞋跟处。当脚跟触地时断电，踝背伸肌肉放松；当脚跟离开地面时通电，踝背伸肌肉收缩，使得踝关节在摆动期中保持背伸。这一过程也可以通过手控制开关来完成。

（2）波升/波降调节

治疗仪一般只显示波升的数值，通常，波升是波降的2倍。

（3）时间调节

FES有3个时间选择，连续性刺激15 min、30 min、60 min，一旦强度开关打开， 内部的定时器即开始计时。

## 临床应用

### 1.适应证

FES和TENS适应证分述如下。

（1）FES

改善或促进瘫痪肌肉的功能恢复，预防或延缓肌肉的失用性萎缩，维持或增加关节活动范围，增加局部的血液循环，肌肉功能的再训练，预防下肢手术后深静脉血栓形成。

（2）TENS

除了用于治疗各种类型的疼痛之外，尚可用于治疗脑损伤患者的肢体瘫痪，减轻肌肉痉挛;治疗不稳定性心绞痛，缓解肿瘤患者化疗时出现的恶心和呕吐等不良反应，减轻Down综合征患者的自我伤害行为，改善下肢烧伤患者烧伤局部的血液循环，改善早期Alzheiner患者的非语言性短期和长期记忆，语言性长期记忆和语言的流利性，据文献报告，均取得了良好的疗效。

### 2.禁忌证

FES和TENS具有共同禁忌证。包括：①佩戴心脏起搏器者，特别是按压心脏起搏器（可能会影响起搏器的正常功能，引起室颤）；②外周血管性疾病，如静脉血栓形成，可能会引起栓子脱落；③对刺激不能提供感觉反馈的患者，如婴幼儿、老人、有精神疾病者；④下列部位不能放置FES的电极：颈动脉窦处（电流可能会影响BP和心脏收缩，引起心律失常），感染部位（可以加重感染），孕妇的躯干部位（可以引起子宫收缩），手术部位（肌肉收缩可以引起伤口裂开），恶性肿瘤、皮肤感觉缺损或对电极过敏的部位。

### 3.注意事项

（1）治疗前准备

治疗前先向患者解释治疗时的感觉；被治疗的关节应可以活动（不是僵硬的关节）；确定刺激的部位、治疗参数、电极大小及其放置位置。

**（2）电极及其放置**

电极的大小应随所刺激的肌肉大小来决定。大肌肉用大电极，小肌肉用小电极。大电极能产生较强的收缩而不引起疼痛，但如果电极大于需要刺激的肌肉，刺激时电流会扩散到附近不需要刺激的肌肉甚至是拮抗肌。相反，如果电极明显小于肌肉，刺激时电流强度可能会太大而超过了患者的耐受性。电极应定期更换，使用时，电极表面可用导电胶。

电极通常放置在外周神经或肌肉的运动点上。运动点是指在肌肉的皮肤上用最小剂量的电流就可以激发肌肉收缩的位置。一般来说，肢体和躯干肌肉的运动点位于运动神经进入肌肉的位置或其附近。操作时，可以用试错法找出运动点，方法是先将电极放置在拟刺激肌肉的肌腹上，用小强度的电流刺激，引出肌肉收缩后，维持这一刺激强度，再移动电极，找出在相同刺激强度下能引起肌肉最大收缩的位置，然后，将电极放在此位置上。

**（3）电流刺激**

从低强度开始，逐渐增加到患者的最大耐受强度。

（左冠超 苑杰华 陈显云 王红艳 赵 璐）

## 参考文献

1. 张尚，李晓捷，郭爽，等．神经发育学疗法应用于脑性瘫痪的循证医学研究进展．中国康复医学杂志，2019，34（7）：865-869.
2. 王剑桥，刘惠林．神经发育疗法在脑卒中患者平衡功能康复中的应用进展．中国康复理论与实践，2019，25（5）：550-552.
3. 党辉，陈伟荣，刘卫仁，等．Bobath 概念引导下的核心肌群训练对脑卒中偏瘫患者步行功能的影响．临床和实验医学杂志，2019，18（15）：1667-1670.
4. MICHIELSEN MARC, VAUGHAN-GRAHAM JULIE A, HOLLAND ANN, et al. The Bobath concept- a model to illustrate clinical practice: responding to comments on michielsen et al. Disability and rehabilitation, 2019, 41（17）: 1-2.
5. DÍAZ-ARRIBAS MARÍA J, MARTÍN-CASAS PATRICIA, CANO-DE-LA-CUERDA ROBERTO, ET AL. Effectiveness of the Bobath concept in the treatment of stroke: a systematic review. Disability and rehabilitation, 2019: 1-14.
6. 莫丽华．新 Bobath 技术在低肌张力型脑瘫的应用．临床医药文献电子杂志，2019，6（28）：59-60.
7. 王丽春，孟令伟，杨丽娟．PNF 技术对脑卒中偏瘫患者手功能康复的重要性．中国卫生标准管理，2017，8（27）：62-64.
8. 赖丽萍，谭家航．PNF 技术对脑卒中偏瘫患者手功能康复的重要性探讨．中医临床研究，2019，11（13）：141-142.

# 第二十章

# 作业治疗技术

## 第一节 概述

### 作业活动

作业是作业活动的总称，一般指一个人的生活里有独特意义和目的的全部活动。作业活动没有特定形式，任何活动只要符合对人类个体“有意义”的定义均可被视为作业。作业活动是人类的本能与属性，是人们每天生活的基本构成。正是这些人们每天花费时间和精力去从事的作业活动，赋予了人类生活的意义和价值。人类作业活动主要包括日常生活自理活动、工作学习活动、休闲娱乐活动三大类。

### 作业治疗

作业治疗不只是一种疗法，而是一个独立的康复治疗专业，它有自己的哲学理论基础和理论模式。根据一些学者和学术团体从不同的角度给作业治疗所下的定义进行总结。

在作业治疗学中，作业活动既是作业治疗的目标，同时也可以是一种用于治疗的媒介或者手段。

**1.作业活动作为目标**

具体的作业活动被设定为个案要求学习并掌握的目标，其对治疗的影响力来源于该活动的目的是否与个案的康复目的一致。例如，脑卒中个案学习使用水杯喝水。

**2.作业活动作为治疗的媒介**

其治疗意义在于所选定和设计的具体作业活动的目的和其对个案的意义。例如，我们常用的一些作业治疗器具、手工活动、游戏来训练和提高个案的精细活动能力，使个案能够胜任烹饪时所需的手的精细活动功能。

由此可见，作业活动是作业治疗的精髓，作业治疗是通过作业活动改善个案的功能，同时作业活动也是治疗的最终目的。因此，作业疗法是以顾客为中心，以作业活动为基础的学科。

## 作业活动的功能模式

当作业治疗师接到医师的转介申请单，要对个案进行作业治疗之前，应该如何去考虑，从何处着手给个案进行评估和治疗呢？首先，作业治疗师应该了解不同疾病，会给个案带来什么样的身体结构与功能上的损害及由此而造成的功能活动的受限，同时要了解现有的治疗方法对疾病疗效方面的研究成果，也就是目前提倡的循证医学的原则；其次，要掌握好针对不同疾病选择个案相应的评估和治疗技巧；最后，实施和安排评估与治疗。

作业活动的功能模式是引导作业治疗师对身体功能受限的个案进行评估和治疗的一个概念上的模式。以下是该模式的主要观点。

### 1.角色扮演

人们在生活中都要扮演不同的角色，人们通过扮演相应的角色，来满足自己对生活的期望、需求，从而达到自我实现，使生活变得有意义。为了能很好地扮演生活中的角色，一个人必须能够履行他认为的及社会所认同的扮演该角色所必须要完成的任务。

### 2.任务

任务指的是一件要做的工作，特别是个体要经常做的，可能是不太令人愉快的，或有困难的工作。换句话说，任务指的是：个体认为有意义的、有目的性的行为组合。

（1）活动：在ICIDH-2国际功能分类中，活动被定义为个人整体功能水平的自然状态和延伸，包括个人在不同水平的复杂程度上做的所有事情，从基本的身体和精神功能（例如知识或理解的获得）到复杂的技巧和行为（例如驾驶一辆车或与他人在正规场合的互动）。

（2）有目的性的活动：就是以目标为导向的行为，或个体认为有意义的任务。不同的动作单元集合成活动，不同的活动组合成任务。

### 3.作业构成

为了能够完成一个活动，个体必须具备一定程度的感觉运动、认知和感知、情感和社交能力，而这一系列的能力，被统称为作业构成。

## 以任务为导向的作业疗法

### 1.理论基础

作业治疗的过程是用临床推理去指导评估和治疗实施的过程，这一过程需要作业治疗的模式加以引导，以确保其方向的正确性，作业治疗以作业活动为基础，以个案为中心，它强调个案的角色及其所要完成的任务对其的重要性。因此，运用有目的性和有意义的活动作为以任务为导向的作业疗法手段显得尤为重要。

以任务为导向的作业治疗方法是从运动行为模式系统演变而来，而且受到新近发展的运动再学习理论的影响，这两种理论成了以任务为导向的作业疗法的基础，这种方法还在不断地发展当中。作业治疗在有关以顾客为中心、作业活动为基础的模式的文献中，都是用任务导向的方法为理论架构的。而且有越来越多的实验性研究支持这种治疗的治疗原则和方法。

这种治疗方法要求个案主动参与和投入，因此，对于急性期或认知障碍严重的个案可能不太适合。该方法中的治疗原则，如利用日常的物件和真实的生活环境，着重强调有意义的任务和功能性的目标，这些都适用于所有阶段和不同类型个案的作业治疗。

（1）以功能为目的的中枢神经系统受损，或个人与环境方面发生改变以后，个体行为上的改变都反映出其要达到功能性目标方面的意图。

（2）多系统参与作业活动的执行有赖于多系统的相互作用（包括感觉运动、认知和感知、情感和社交系统、个人因素和环境），从而形成个人和环境独特的关系。

（3）多途径练习功能性的任务有助于运动行为方面的整合。为了寻求最佳的解决运动方面的问题和发展进行作业活动方面的技巧的方法，需要在不同的情景下用不同的策略去练习和主动尝试。

## 2.以任务为导向原则

### （1）以任务为导向的作业疗法手段

全程强调以个案为中心，强调个案在治疗过程中主动参与的重要性。显而易见，个案都是不同的个体，来源于不同的背景，在生活中都扮演不同的角色，通过不同的方式去完成不同的作业任务。因此，在以任务为导向的作业疗法中，个案的评估、治疗计划的制定都应该是因人而异的。在实际生活中，我们要调动个案和家属的积极性和主动性，治疗师在评估、制定康复目标、治疗计划及选择的治疗活动时，必须反映出个案在作业活动方面的真实需求和意愿，同时也必须取得个案的配合。

### （2）强调以作业活动为基础

在治疗中强调功能性任务的应用；选择对个案所扮演的角色有意义的和重要的任务为治疗媒介；对所选择的功能性的任务特性进行任务分析（参阅本章第二节）；对个案执行任务时的动作模式进行描述；判断个案的运动模式是否正确；分析执行任务的运动模式。

以作业为导向的作业疗法要求个案在康复治疗的过程中扮演主要角色，治疗师在个案的协助下选择用于治疗的作业活动（任务），使个案更投入到治疗活动中。同时，个案为自己作业表现出谋划策，通过努力达到个案自己认可的康复结果，使个案在出院时功能独立性得以改善。

作业治疗计划是以作业活动为基础的。这里以运动功能障碍的个案为例，治疗的目的要使个案能够完成他们现在和将来想要完成和必须完成的作业活动（任务）。因此，从初次评估、制定治疗目标和计划、具体治疗的实施、治疗记录、再次评估、出院计划到随访的整个作业治疗过程，个案完成功能性作业活动的情况及他对此的满意度是判断治疗效果好坏的标准，治疗强调功能性任务（活动），也是训练所涉及的真正的功能性任务。

每个个体在进行活动时，在一定程度上，其运动的模式是相对固定的。根据观察和研究发现，运动功能受损的个案，在急性期执行活动任务时，其运动的模式变得很不稳定，导致执行任务的效果和效率降低。而另一类型的个案则会用同一种运动模式去执行不同的任务，特别是中枢神经损伤的个案。这种固定的运动模式可能适用于某些情景下的活动，但由于缺乏可塑性，在不同的情景中，个案可能就不能达到相应的功能性目标。因此，对个案执行任务时的运动模式进行描述，有助于我们去判断个案运动模式是否正确，从而引导我们去选择正确的运动模式和运动策略。

（3）在个人与环境的关系中找出影响作业活动表现的个人和环境因素

预测个人和环境因素的改变将对个案作业活动表现带来的影响；有针对性地处理个人和环境因素对作业活动的影响；针对影响最佳作业活动表现的感觉运动系统中的神经和非神经性的因素进行治疗；通过任务的调整或环境的改造以达到最佳的作业活动表现；充分利用日常生活用品和真实的生活环境。出院前要了解个案所居住的环境，必要时提供家访和必要的环境改造，尽量减少环境对个案进行作业活动时产生的不利影响。

（4）练习与反馈

在指导下对所选择的任务进行练习以促进运动的学习；根据任务的类型设计练习环节，让个案学习运动的策略；提供反馈以促进运动的学习，鼓励个案尝试解决作业表现方面的问题；在有限的个人能力和环境中达到最佳作业表现。

以任务为导向的作业治疗是以功能性的作业活动为目标，帮助个案达到完成任务的最好运动模式；在完成任务中做到灵活、高效率和有效；发展个案解决问题的技巧，因此个案能在自己家里和社区找到解决自己作业表现问题上的解决方法。

### 作业活动的特点与类型

作业活动是进行作业治疗的基本手段，通过完成某种作业活动能够对个案的躯体、心理和社会功能起到一定的帮助作用。

**1.作业活动的特点**

根据窦祖林教授主编的《作业治疗学》一书提示，作业治疗师在选择作业活动时应考虑以下特点：①具有目的性；②作用与治疗目标相符；③有利于提高生活质量；④具有趣味性；⑤活动量具有可调节性。

**2.作业活动的分类**

①日常生活活动；②功能性的作业活动；③心理性的作业活动；④辅助器具的配制和使用；⑤假肢使用训练；⑥职业评估与训练；⑦娱乐活动等。

（左冠超　王礼云　郭　石）

## 第二节　日常生活活动分析

### 作业活动分析

**1.活动分析**

活动分析是对一项活动的基本组成成分，以及个案能够完成该活动所应具备的功能水平的认识过程。活动分析是作业治疗最基本的内容，也是作业治疗师必须掌握的最基本的技能。活动分析能够为治疗师提供全面理解活动行为的方法，活动分析是将每一项日常生活活动，分解成若干个动作成分，进行有针对性的训练，并通过提示、简化或适应，提供指导他人从事活动的知识基础；了解从事活动所需要的设备、用具和材料、花费、时间、空间及人员；使其了解谁、何时、何地、在何种情况下使用的活动；提供以技巧能力及评分方式记录的个人情况资料，并为治疗提供参考意见，组合成完整的动作，并在生活实践中加以应用。

### 2.分析方法

作业活动分析是作业治疗中最基本的一项内容，通过分析作业活动，治疗师能够根据个案的需要和兴趣选择最恰当的治疗性作业活动，使之能协助个案完成日常生活活动、工作和休闲活动，促使个案熟悉动作成分并掌握活动技能，形成一定的动作行为模式，扮好相应生活角色。作业分析能揭示个案复杂的功能问题，检查个案的学习技巧、概念形成、神经肌肉的控制和感觉、关节的稳定性、协调能力、创造力、解决问题的能力及选择性接收信息的能力。因此，作业治疗师必须掌握作业活动分析的技能，才能选择有效的作业活动。常用的方法有一般分析和特定分析两种。

#### （1）一般分析

进行分析时应注意所选择的活动，应关注几个方面：感觉、动作重复性、活动量的大小及分级、环境、个案兴趣、职业和教育的价值等。具体可从下面几个方面着手考虑。

①分析活动的基本动作和过程：是否借助器具，要求的位置、运动、反应、认知功能如何。

②选择适宜的活动：根据个案的需要，选择能解决问题，并能引起个案兴趣的活动。

③选择的活动与训练目的：治疗目标与活动应密切相关，既要满足躯体功能的需要，又要满足心理的、认知的和社会的需要。

④确定进行活动的地点：作业治疗师尽可能使活动在相关的环境中进行，无论活动的场所怎样紧张。

⑤进行活动的时间：应符合个案的需要及遵循个案的生活习惯。

⑥确定参与人选：除个案本人和作业治疗师外，可能还需要其他人员参与，共同完成作业训练。

#### （2）特定分析

较复杂，除了要考虑环境、年龄、性别、职业、文化教育背景、趣味性、适应性、安全性、时间和费用外，还要按活动的要求从运动、感觉、知觉、智能、情感、社会和文化教育等几个方面进行分析。

①运动：了解个案的姿势、物体的位置及在活动中个案和物体的位置是否有变化；分析在运动中参与的关节、肌肉，活动范围如何，规定的特殊动作及活动范围，单侧或双侧及速度或节律。

②感觉：通过图形/背景、空间结构、形状、颜色和色泽的辨别以了解视觉；通过言语、声音信号的理解判断听觉；通过特殊的气味明确嗅觉的作用；通过与烹调有关的活动了解味觉；通过温度觉、实体觉、位置觉和运动觉的分析了解躯体感觉的作用。

③智能：通过对学习能力、解决问题的能力、逻辑思维、交流能力和组织能力的分析了解智能。

④知觉：以各种类型的失认症，失用症，躯体构图障碍及视觉辨别功能障碍的有无来确定。

⑤情绪：活动要求可提供发明和独创性，破坏和进攻性，满足感，表达情感、态度和感受，控制冲动，独立性，现实感，应付应激。

⑥社会性：单独或小组活动，共同协作，相互交流，合用设备、工具、材料，考虑他人的需要和安全，竞争意识，现实感，角色的扮演。

⑦自主性：发挥计划、组织、发起和决策能力。

⑧文化背景：与个案的价值观、承担的角色和生活习惯相适应。

（3）分析步骤

根据治疗目标，选择作业活动，具体步骤可参考以下程序。

①提出一项活动所能够达到的短期目标。

②列出这项活动的每一个步骤：将每一步骤进行活动分析，具体分析见本章第二部分。

③完成这项活动需要具备的功能和能力：应考虑如关节范围、稳定性、完成该项活动所需的代谢当量。

④分析完成这项活动所需要的外部条件：使用何种工具或材料进行这项活动，适合进行这项活动的地理位置，如参与者和进行这项活动所需材料之间的相互位置关系、文化或社会角色的意义等。

⑤明确适宜选择该活动难度级别：如肌力、主被动关节活动度、协调性、灵巧性和耐力。

⑥注意事项：利用这项活动进行治疗时，应注意哪些事项。

## 日常生活活动分析

日常生活活动分为基本日常生活活动和工具性日常生活活动两方面。基本日常生活活动是指人类为了独立生活而每天必须反复进行的、最基本的、具有共同性的动作群，即进行衣、食、住、行、个人卫生及基本交流等方面的基本动作和技巧。工具性日常生活活动关注的是家庭管理任务，如饮食计划，准备、购买和清洁，洗衣，购物、花园打理等。本章节以日常生活分析为例，以任务为导向的作业疗法对个案治疗活动的指导。

### 1.一般分析

现以完全性脊髓损伤T12的个案准备热饮料为例进行具体的分析。

（1）主动性：平常喜欢喝咖啡。

（2）相关因素：34岁、男性、性格开朗、硕士学历、患病前独立煮过咖啡。

（3）时间：平时喜欢早饭后喝咖啡。

（4）安全性：知道煮咖啡有潜在的危险，如可能存在被烫伤的风险。

（5）情绪：个案适应病情，乐观、积极向上，热爱生活。

（6）社会性：为他人或多人准备咖啡。

（7）文化性：喝咖啡目前成为当代都市年轻人时尚的生活方式之一。

### 2.分析步骤

（1）进厨房：①环境：厨房地面无障碍，操作台（包括水槽）空间足够放置轮椅，方便轮椅出行，操作台为电动可升降式，单手操作即可完成；②辅助器具：需要使用轮椅代步；③运动：端坐位平衡好，协调性好，双手驱动轮椅，借助托盘持物，下肢、骨盆和躯干诸关节和肌肉能活动、能保持轮椅座位的姿势；④感觉：双上肢感觉正常、视觉正常；⑤智能：喜欢喝咖啡，能进行社会交往，能做出决定，并知道在哪做。

（2）准备工作：如从橱柜和冰箱里拿壶、杯、勺、咖啡、牛奶等。①环境：改造后的橱柜，坐轮椅可以直接伸手取物；②运动：驱动轮椅取物，借助托盘持物，轮椅座位弯腰/伸手拿物、上肢粗大运动、上肢精细运动和手的抓握；③感觉：上肢感觉、视觉与触觉协调正常；④智能：记忆力、理解力、逻辑思维和操作顺序正常；⑤感知：空间结构、图形与背景的辨别力正常，无失用、失认等。

（3）烧水：包括打开水壶盖、将水壶放进水槽、对准水龙头、打开水龙头接水、关水龙头、盖上壶盖、提起水壶放在炉上、点火烧水等动作。①运动：精细运动方面，个案能够拧开水龙头，上肢可以精确地使用合适的力量提壶接水，并能够盖紧壶盖；粗大运动方面，个案能够保持轮椅坐位平衡，上肢具备足够的力量可以将水壶放到操作台上；②感觉：眼手协调正常，浅感觉和本体感觉、听觉等正常；③智能：能够将水准确地倒入烧水壶中，能保持10 min以上的注意力，能够判断水是否烧开，工作程序合理安排；④感知：可以分辨物体之间的空间位置关系，能够辨别物体重量，操作顺序正常。

（4）将咖啡和牛奶放进杯子里：除上述活动分析外，还要进行以下方面内容的分析。①运动：具备精细的手功能，可以独立拧开咖啡桶，撕开牛奶盒，均匀搅拌咖啡；②感知：立体觉；③智能：估计剂量。

（5）冲咖啡：除上述活动分析外，还要进行以下方面内容的分析。①感觉：能够感觉水的温度，可以精准挪动物品；②智能：能记住冲咖啡的顺序，能够将水倒入咖啡杯。

（6）喝咖啡：①运动：精准端杯子，喝咖啡，吞咽；②感觉：解渴的满足感，感受咖啡的合适温度，品尝咖啡的味道；③情绪：成功后的满足感；④社会：为多人冲调咖啡，能够与朋友交谈。

（王礼云 郭 石 王颖晰）

# 第三节 日常生活能力训练

日常生活活动一般分为三大类：①基本生活动作：如饮食、更衣、如厕、梳理、洗浴、语言交流等；②转移活动：床上移动、卧坐转移、床椅转移、坐站转移、轮椅操作、矫形器辅助步行、步行等；③生活关联动作：家务工作、育婴、购物等。通过日常生活活动训练，不仅希望个案能在其残疾情况许可的范围内，最大限度的完成日常生活自理，还要帮助个案适应不同的环境，并以最简单的方式和最低的能量消耗来完成这些活动。

## 移动动作

对于长期卧床的个案在病情允许时，应先练习扶起靠坐或摇床坐起，然后使之端坐，坐稳后从侧方或前后推动个案，使之保持坐位躯干平衡，再训练前屈、侧屈和旋转时的躯干平衡。臂力良好的个案坐位平衡良好后可进行主动坐起训练，如有必要可以利用转移板等辅助设备。

床上移动包括床上翻身、床上坐卧转移等。进行翻身训练时应注意是头部带动整个躯干旋转身体。待个案情况好转后，可进行从卧位到坐位、再从坐位到卧位的反复训练，然后进一步训练床与轮椅之间、轮椅与座椅之间、轮椅与坐便器之间、轮椅与浴盆之间、轮椅与汽车座之间的转移，具体方法可参考人民卫生出版社出版的窦祖林教授主编的《作业治疗学》一书中转移训练的相关内容。转移训练时应注意：①个案有足够的体力与上肢支撑力时方可进行转移训练；②转移过程中轮椅必须紧贴床、椅等物，不得有空隙距离；③个案上下轮椅时必须先将轮椅刹拉好，轮椅导向轮朝前放置，勿使轮椅滑动。另外卧坐转移时需要上肢支撑力及躯干的平衡能力。坐站转移时应关注患者主动参与程度、身体有无前倾，以及重心是否前移等。

## 基本生活动作

### 1.进食动作

进食训练主要有以下内容：①准备食物；②利用辅助器具，必要时采用吸管或可挤压的容器摄食或直接拿起餐具；③将食物运送到口部；④吞咽：进行口唇开合、下颌开合、舌部运动、咀嚼吞咽活动。对于吞咽困难的个案注意调配食物的软度和黏度，使之易于咽下，食物从糊状逐渐过渡到半流食、正常饮食；在进食时使个案处于半卧位或坐位，颈部前屈放松，以利用重力使食物易于摄入和吞咽。对上肢关节活动受限、肌力肌张力异常不能抓握或动作不协调而不能正常摄食者，一方面要进行上肢功能训练，练习摄食动作，另一方面可使用自助餐具或加用辅助装置，如防滑垫、万能袖带、带把手的杯子等。

### 2.洗漱动作训练

对有上肢功能障碍而不能自行洗漱者，一方面要进行上肢功能训练，练习洗漱动作，另一方面可使用自助用具或辅助装置。训练主要内容如下。

#### （1）洗脸

打开水龙头，将毛巾拴在水龙头上，用健手将毛巾冲湿、拧干毛巾、擦脸。

#### （2）刷牙漱口、剃须

打开水龙头，杯里装水，挤牙膏或打剃须泡沫，刷牙漱口或剃须。必要时可以将牙刷或剃须刀柄加大、加长，或使用万能袖带，便于握持使用。

#### （3）梳头

拿梳子，梳前后头发，必要时使用长柄或弯柄梳。

#### （4）洗澡

需要很好的坐位平衡能力，而且浴室地面要防滑。准备需要更换的衣物，转移到浴室，打开水龙头，放水，脱衣服，转移至浴缸里或沐浴椅上，开始沐浴，擦洗身体，穿衣服，必要时使用长柄洗擦工具。

### 3.穿衣动作训练

#### （1）穿脱上衣训练

①套头上衣的穿脱：穿衣时，先将一侧上肢穿衣袖至肘以上，再穿另一侧衣袖，最后套头。脱衣时，先将衣身拉到胸以上，再用一只手拉住衣服，在背部从头脱出，先出一只手，最后脱另一只手（图20-1）。

②开衫上衣的穿脱：以单侧上肢功能障碍者为例，穿衣时，先将手伸入袖内，再将衣领拉到

肩部，然后用另一只手转到身后拉过衣服穿上袖子，最后系扣。后伸臂有困难者穿衣时可按穿套头上衣的顺序进行。脱衣时，解开纽扣，用一只先将一侧衣领脱至肩以下，将另一侧衣领拉到肩以下，让两侧自然下滑，一只手先出，再脱另一只手（图20-2）。

（2）穿脱裤子训练

①床上穿裤子：患者坐起将患腿屈膝屈髋，放在健腿上；患腿穿上裤腿后尽量上提，健腿穿上裤腿；然后躺下，做桥式动作把裤子拉到腰部，最后臀部放下，整理系带。脱的顺序与穿相反即可（图20-3）。

②坐位穿裤子：患腿放在健腿上，套上裤腿拉至膝以上，放下患侧；健腿穿上裤腿，拉到膝以上后，站起来向上拉至腰部，然后整理。脱的顺序与穿相反即可（图20-4）。

③穿袜、穿鞋训练：方法如下。

A.患足穿袜子：先找好袜子上下面，用健手指将袜口张开，手掌对足掌，将脚伸入袜口，再抽出手指整理袜底、袜面，将袜腰拉到踝关节处，最后从足跟处向上拉平整理（图20-5）。

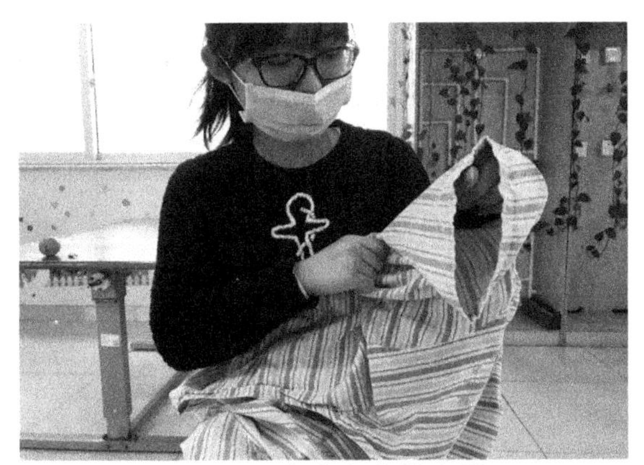
图20-1 套头上衣的穿脱

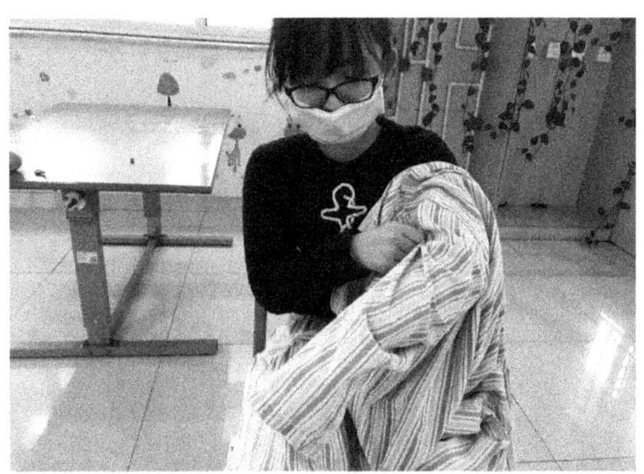
图20-2 开衫上衣的穿脱

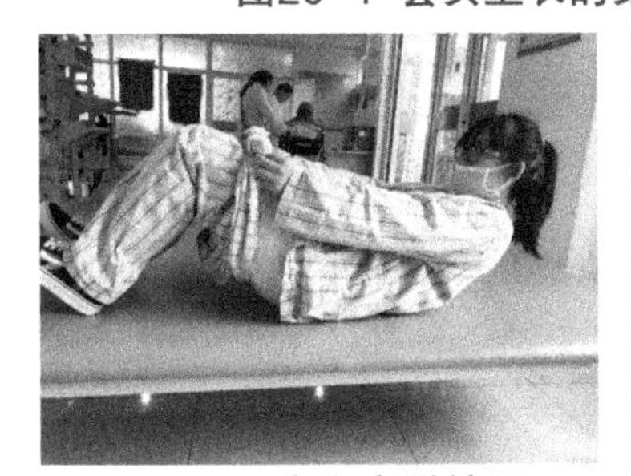
图20-3 床上穿脱裤子

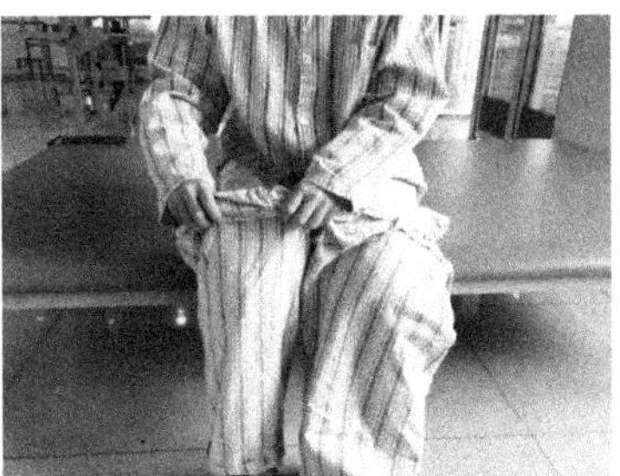
图20-4 坐位穿裤子

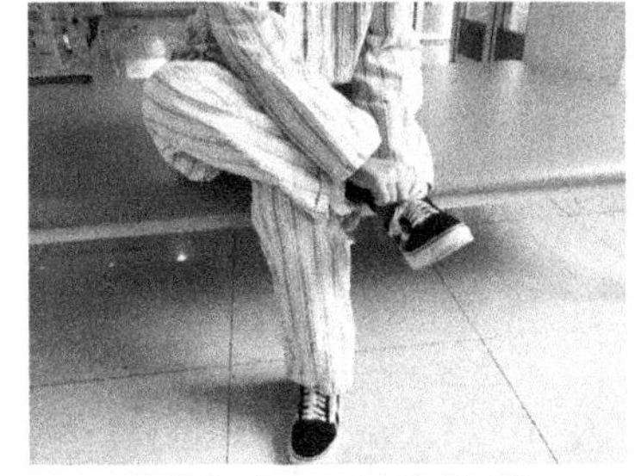
图20-5 患足穿袜子

B.健足穿袜子：健腿立膝，足平放在床上，用拇趾压住袜口一端，向上拉袜子，将袜尖整理合适后，拉袜腰至踝关节处、整理；也可将健脚放在患腿上，与患脚穿法一样。

C.穿鞋、脱鞋：应选择穿脱方便的鞋，对弯腰有困难的个案，可用简易穿鞋器协助穿脱。家人到市场上买一普通鞋拔子，用一圆棍将鞋拔子固定在上即成穿鞋器。

为了便于穿脱，单侧上肢功能障碍者可穿开衫，双侧躯体功能障碍者可穿套头衫，上衣尽量不用扣子，改用拉链或尼龙搭扣；裤子不用腰带，改用松紧带；不穿系带鞋，改穿船形鞋或带尼龙搭扣的鞋，以简化操作。

## 生活关联动作

认知功能和上肢运动、感觉、协调功能恢复较好者可以进行家务劳动训练。进行家务劳动时必须注意安全，不要登高，避免切割伤、烫伤、电伤，必要时使用自助具，例如，轻巧灵便的或带有C形夹的炊具、电话话筒、握笔器、打字器。切土豆、瓜果等圆形食物时使用带有钉子能将圆形食物插入固定住的切菜板。取高处、远处物品时使用长柄的持物器。

**1.清洁卫生**

铺床、打扫、室内布置、洗衣服、打理花园等。

**2.烹饪**

洗菜、切菜、烹调、餐桌布置、洗餐具等。

**3.财务管理**

选购物品、钱财保存等。

**4.其他家务**

照护幼儿、阅读书报、处理信件等。

（左冠超　王颖晰）

# 第四节　手及上肢功能训练

## 手功能简单介绍

手的功能非常复杂，它基本的功能形式包括：悬垂、托举、触摸、推压等支持和固定作用：击打等重复性操作；球形掌握、柱状抓握、勾拉等力量性抓握；指腹捏、指尖捏、三指捏和侧捏等精细抓握；还有尺侧三根手指固定、拇指和示指进行操作的复合式抓握，如调节扳手等动作。手高度精细的功能与其精细的解剖结构和复杂的运动生物力学密切相关。

## 手功能训练

手及上肢损伤后通过作业治疗，整体目标为最大限度练习和恢复上肢和手的功能，以达到握持、书写及其他精细、协调、灵巧动作的实用功能，包括在日常生活活动、工作和业余爱好中的应用。手的功能大致可以分为非操纵性功能和精细的操纵功能。下面介绍一些手部受伤后常用治疗方法。

**1.体位摆放**

手损伤后常将患肢抬高，有利于降低血管的压力，有助于淋巴液、渗出液的吸收回流，减轻水肿及疼痛。不同体位下，可采取不同的方法抬高患肢。

（1）卧位时，抬高患肢，使患肢高于心脏水平。使用枕头抬高患肢是一种安全舒适的方法，即手部高于肘部和腕部，肘部高于肩部，肘关节和腕关节最好维持伸展位。

（2）坐位或行走时，采用三角巾悬挂患肢，手高于肘部平面，避免患手下垂或随步行而甩动。

### 2.被动活动

被动运动包括被动活动、向心性按摩及软组织牵伸。有助于减轻水肿防治软组织粘连和关节僵硬。

#### （1）被动活动

通常在神经损伤或手术后，患者肌肉无力时应用。早期开始对患肢未制动的关节进行被动活动，在无痛范围内尽量达到关节的最大活动度。进行被动运动时，一定要让患者肌肉充分放松，以避免损伤和不需要的阻力。

#### （2）向心性按摩

在患肢抬高位，按照从肢体远端向近端用力地方法，反复按压局部肢体，可促进淋巴和血液循环，有利于水肿吸收。按摩时应掌握好按压力度，压力控制在 10～20 mmHg，以免损伤淋巴管、血管的内皮细胞。

#### （3）软组织牵伸

手损伤或术后由于制动、水肿、瘢痕形成等原因常会导致肌肉、肌腱等软组织粘连、挛缩，影响手功能的恢复。治疗前需仔细评估，明确粘连、挛缩的部位，以便牵伸应力作用于相应部位。

①牵伸手内肌：将PP和DP关节维持屈曲位，轻柔、缓慢地将MCP关节牵伸至伸直位。

②牵伸指屈肌：将DP、PP、MCP关节维持在伸直位，缓慢轻柔地被动牵伸腕关节，直至患者感到前臂掌侧有牵伸感为止；需要在PP关节处做牵伸练习时，DP关节佩戴钩形夹板以固定整条指深屈肌，否则PP关节伸会导致DP关节屈，影响指屈肌牵伸。

### 3.主动运动

#### （1）肌腱滑动

肌腱滑动指浅屈肌腱滑动、指深屈肌腱滑动、勾拳、直拳、复合拳。

#### （2）维持并扩大关节活动度

屈腕，伸腕，前臂旋前、旋后练习。

#### （3）增强肌力训练

①手的非操纵性功能：是指拇指不参加动作，仅以其余四指的钩握动作，如手提皮箱的动作、手的水平方向的持书动作等。此时手指内收，拇指的掌指关节和指间关节微微屈曲并与示指的桡侧相接触，但拇指均无持重功能。其次是紧握，较钩握紧而有力，此时拇指参与动作，使物品紧握手掌之中（图20-6）。上述功能作业疗法可通过握力器或小的哑铃进行练习。

②手的精细运动：能将小的物品固定，其特征是拇指尖端必须与其他手指指端共同操作，称为掌捏（图20-7）。拇指指腹与食指桡侧相对的持钥匙动作称为侧捏（图20-8）。用拇指和示指指尖捏较细小的物品称为掐捏（图20-9）。上述功能可以通过以下作业活动来练习。

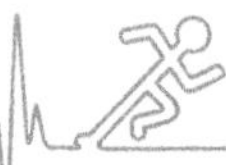

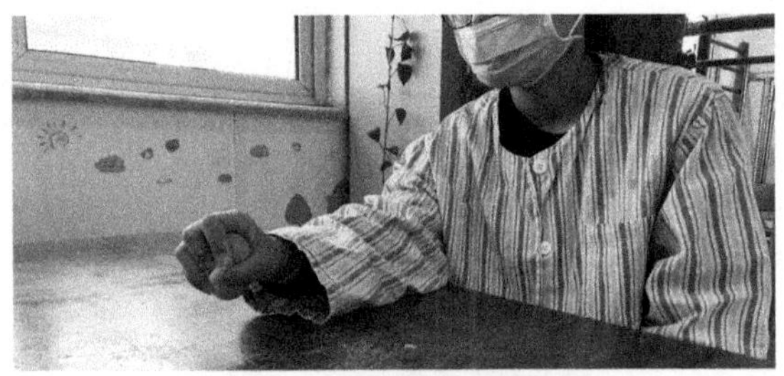

图20-6 手的紧握动作

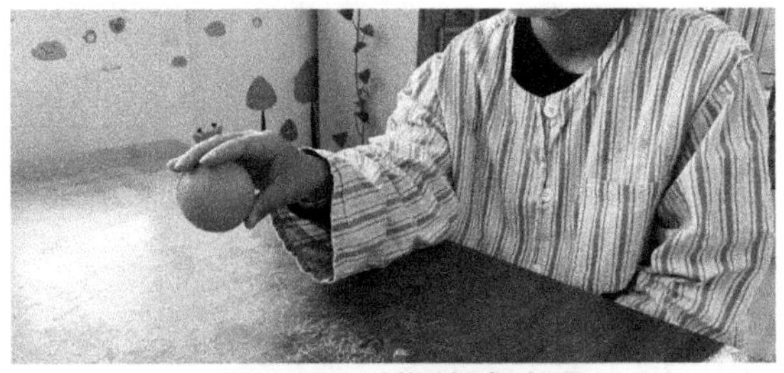

图20-7 对指持球动作

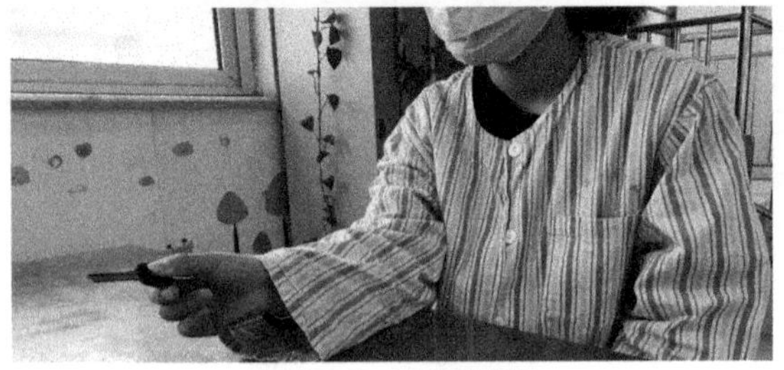

图20-8 手指侧捏

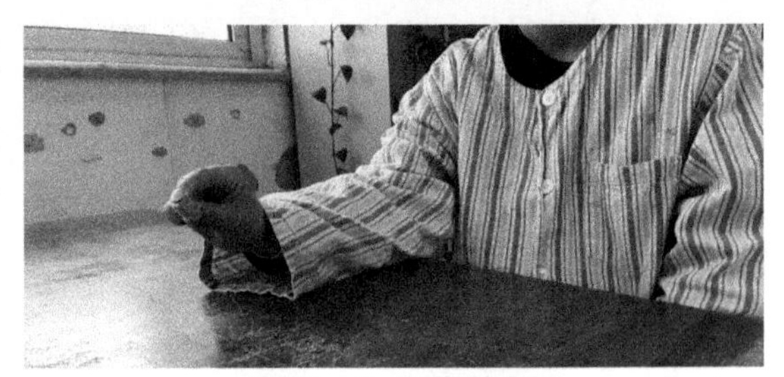

图20-9 手指掐捏

九孔钉练习：练习时将木板放在患者的前面，木钉放在容器内，患者每次拿起一个木钉插入孔内，然后再将木钉逐个拔起放回容器，用每次插入和拔出的总时间来测验手功能进步的情况。

对指功能的练习：将拇指与其余4指相接触，对指要到位、用力。待对指功能恢复后，才能练习细微的操作。能完成上述练习，手即可做一般书写等精细的操作。

分指动作的练习：可利用分指器进行练习，练习到分指能充分到位，加上活动自如的手指关节，即可形成手的两个横弓和一个纵弓，这样，手就能恢复精细动作和操持大物品的功能。

（4）压力治疗

从肢体远端开始向近端增加外界压力，促进淋巴液和血液的回流。可选用橡皮筋或弹力带、弹力手套、指套等材料进行治疗。

①橡皮筋或弹力带：用橡皮筋或弹力带缠绕手指时，缠绕要缓和、轻柔，自指尖开始缠绕手指至肿胀水平以上，抬起上肢3～5 min，然后放开，每日重复 3～4 次。

②弹力指套或手套：弹力指套适用于单根手指水肿，弹力手套适用于多根手指水肿。穿戴弹力手套时应注意让指蹼部位与手套紧贴，否则指蹼区没有压力，将会成为水肿液滞留区。

（5）感觉重塑训练

神经损伤后部分再生的神经束在与原有的神经束对接时可能发生错位，使感觉中枢对于一个以往所熟悉的相同传入信号刺激产生了与受伤前不同类型或程度的解译。感觉重塑训练的目的就是促使大脑重新理解这部分改变了的信号，促使感觉恢复正常。训练方法包括感觉再教育和脱敏治疗。

感觉再教育是发展中枢感知能力和重塑感觉准确性的一种技术，可以降低感觉阈值，提高患者对物体的感知能力。这种训练是大脑对感觉的再学习、再认识过程。

脱敏技术又称感觉抑制法，是降低感觉敏感程度的一种技术，主要是通过反复、系统的训练，提高患者感觉阈值，从而达到降低异常感觉敏感程度的目的。

（6）矫形器的应用

矫形器可以提供一个温和而持久的牵张力长时间作用于肌腱、韧带和关节囊等部位或瘢痕组织，影响其胶原重塑和组织生长，提高组织延展性，从而限制关节的结缔组织延长。常见的矫形器有肩吊带、肘关节屈曲静止型矫形器、腕部功能位矫形器、指骨骨折矫形器、屈肌肌腱损伤动力型矫形器、伸肌腱损伤动静态矫形器等。

## 上肢功能训练

### 1.肩胛带训练

（1）肩胛骨灵活性训练

可让患者坐位，治疗者一手扶持患侧上肢近端，一手托住肩胛骨下角，辅助个案按照逆时针方向完成肩胛骨上举、外展、下降和内收动作，然后根据患者情况进行相反方向的运动。随着主动运动的出现，逐渐过渡到助力运动、主动运动。也可取立位，让患者患侧上肢肘关节伸展、腕关节背伸，手指伸展，放置在治疗台上。此时治疗者协助控制肘关节于伸展位，患者身体向患侧倾斜，使患侧躯干伸展、肩胛骨上举。此外，还可以嘱患者自己将健手搭在患肩上，患侧肩关节向自己鼻子的方向运动，使肩胛骨前伸，矫正肩胛骨后缩畸形。

（2）肩胛带负荷训练

①面对和背向治疗台转移重心：患者面对治疗台，双手支撑于治疗台上。为了缓解上肢痉挛，治疗者协助患肢完成肘关节伸展、腕关节背伸、手指伸展，用上肢支撑体重，此时让患者身体重心分别做前移和左右交替转移的动作，练习肩关节各方向的控制。

②膝手卧位转移重心：患者取膝手卧位，治疗者协助患肢肘关节伸展，根据患者上肢负重水平，用移动身体重心的方法调整负荷。治疗者可在肩胛骨处施加外力，或垂直向下、前后、左右轻微摆动，使上肢远端固定，活动近端，缓解上肢痉挛。

③侧卧位伸肘：患者取患侧在上方的侧卧位，双下肢屈曲，患侧肩关节屈曲、肘关节伸展、前臂旋后、腕关节背伸，治疗者握患手，沿上肢纵轴向肩关节处施加压力，同时患者予以对抗。

### 2.肘、腕关节训练

（1）滚筒训练

滚筒既可以用木制成，也可以用Bobath棒取代，训练方法可参考（图20-10）。①患者在治疗台前取坐位，台面上放置滚筒，患者双手交叉，患侧拇指在健侧拇指上方，双侧腕关节置于滚筒上；②治疗者站在患侧，嘱患者利用健侧上肢完成以下动作：肩关节屈曲→肘关节伸展→前臂旋后→腕关节背伸，然后将滚筒推向前方；③紧接着在健肢的协助下，完成肩关节伸展→肘关节屈曲→前臂旋前→腕关节背伸，将滚筒退回原位。

（2）磨砂板训练

患者坐在磨板前方，根据患者上肢功能水平调节好磨板的角度。对上肢功能较差的患者，可选用双把手磨具，利用健侧上肢带动患肢完成肩关节屈曲、肘关节伸展、腕关节背伸的运动，治疗者协助患手固定磨具手把，另一手促进肘关节的伸展（图20-11）。

（3）上肢操球运动

患者坐位，让患者将手放在Bobath球上，利用肘关节的屈曲、伸展，尽可能将球推向前方。在此过程中，治疗者立于患侧，根据患者功能情况予以适当的辅助，可双手扶持肩关节，矫正姿势（图20-12）。

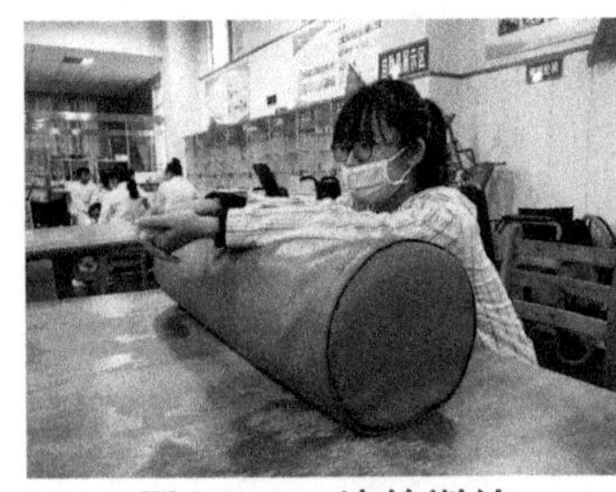
图20-10 滚筒训练

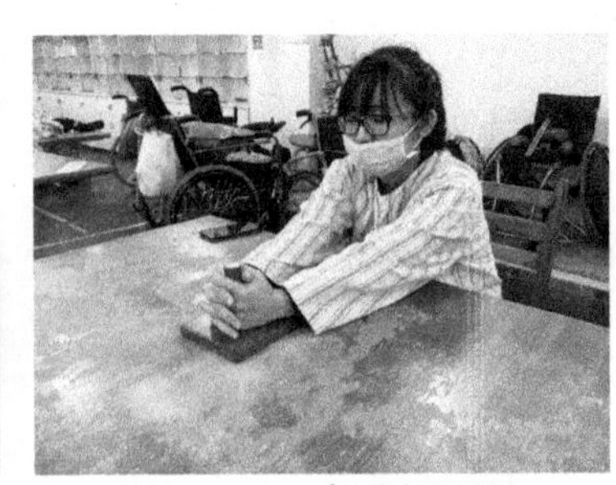
图20-11 磨砂板训练

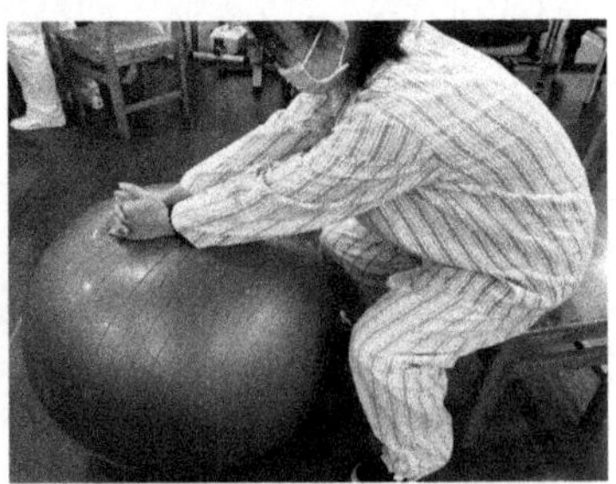
图20-12 上肢操球运动

### 3.上肢控制训练

（1）上肢近端控制训练

患者取坐位，双手握体操棒，两手间距离与肩同宽，双肩屈曲，肘关节伸展，肘关节支撑在治疗者的腿上，治疗者协助患者握棒，同时维持腕关节背伸。

（2）上肢分离运动与控制能力训练

仰卧位，支持患侧上肢于前屈90°，让其上抬肩部使手伸向天花板或让患者的手随作业治疗师的手在一定范围内活动，让患者用手触摸自己的前额、嘴等或患肩外展呈90°，作业治疗师以最小的辅助完成屈肘动作，嘱患者用手触嘴，然后再慢慢地返回至肘伸展位。

（3）上肢分离运动强化训练

患者面对墙壁，双手抵住墙壁使肩关节屈曲90°，肘关节伸展，强化肩关节屈曲、肘关节背伸的分离运动；然后健侧手离开墙壁，身体旋转90°，患侧肩关节外展90°，肘关节伸展，强化肩关节外展、肘关节伸展、腕关节背伸的分离运动。

总之，通过作业治疗，根据个体差异、功能障碍特征，建立个体化治疗方案，让因工伤导致功能障碍的职工恢复学习和工作的能力，重返家庭和社会，提高生活质量。

（左冠超 王礼云 王颖晰 郭 石）

# 第二十一章

# 认知障碍治疗技术

## 第一节 失认症治疗

### 概述

失认症是后天获得性的综合性知觉障碍，是指不能通过知觉认识熟悉的人物或事物，具体又可分为视觉失认、听觉失认、触觉失认等，其中视觉失认是目前研究最为深入的。非优势半球的缘上回病变可致失认症。

**1.视觉失认**

在无视力及推理能力障碍情况下，患者不能通过视觉辨认既往熟悉的事物。

**（1）视觉空间失认症**

视觉空间失认症又称为单侧空间失认，单侧空间忽略。主要是右侧顶枕部皮质损伤所致。表现为对脑损害对侧的刺激忽略、地理空间的辨认丧失、在熟悉的地方迷路等。

**（2）面孔失认症**

患者对自己的亲人及闺蜜、主管的医护人员等既往熟悉的面孔不能辨认，但可以从说话的声音中辨出。在镜子里不能辨认自己。病变主要涉及右侧中央沟后部。

**（3）颜色失认症**

患者虽无色盲，但不能辨认过去熟悉的颜色。表现为不认识颜色或颜色命名障碍。病变主要涉及左侧颞枕区病变。

**2.听觉失认**

在无听力障碍的情况下，患者不能识别熟悉的声音如亲人的声音、熟悉的歌曲、音乐等。双侧Heschl区破坏或此区与内侧膝状体之间联系中断均可致听觉失认。

### 3.触觉失认（失实体觉）

触觉失认又称体觉障碍，根据识别内容的不同，又可分为实体觉障碍和体像觉障碍。实体觉障碍是指患者在闭目情况下，不能通过触觉识别熟悉的物品如筷子、梳子、牙刷等。体像觉障碍则是指对身体各部分的定位及命名能力障碍，病变主要涉及顶叶区域。

### 4.身体体位失认（即体象障碍）

身体体位失认是指否认、忽视或不知道瘫痪的存在及其程度，表现为对瘫痪漠不关心或完全否认。严重者常伴有偏身感觉缺失、左侧空间忽略及智力和记忆的损害。包括：①疾病感缺失：如瘫痪患者拒绝承认偏瘫的存在；②偏侧躯体失认：患者对其瘫痪的半身不认为是自己的。病变主要涉及右顶颞枕交界区。

### 5.肢体幻觉

肢体幻觉是指患者感到肢体的长度、重量、体积等发生改变或感觉到瘫痪侧有两个上肢或两个下肢。

### 6.Gerstmann 综合征

Gerstmann综合征是指因优势半球角回病变所致的双侧空间失认、手指失认、失写和失算等四种症状的综合征。

## 失认证的训练

### 1.视觉失认的治疗

#### （1）颜色失认

可通过使用不同的色卡，训练患者命名和辨别颜色，或者提供各种日常常见物的轮廓图，让患者填充正确的颜色，随着患者的进步，逐渐增加颜色的种类，循序渐进，反复训练。

#### （2）面容失认

可通过反复图片练习，让患者尽量记住身边与其有关的重要人物的姓名，如家人、医护人员、偶像等，帮助患者找出照片与名字之间的联系方式，或训练患者从各种不同场景、不同角度、与不同人合影的照片中寻找熟悉的人，并可训练患者按照长幼顺序进行排列；此外，可鼓励患者多使用视觉以外的正常感觉输入方式，教会患者使用面容以外的特征如声音、发型、身高、体型、步态等进行辨识。

#### （3）物体失认

鼓励患者多使用视觉以外的感觉输入来对物品进行辨识，训练患者从一堆物品中选出与治疗师手中相同的物品，同时告诉患者该物品的名称、作用，一般从日常常用物品开始训练，逐渐增加难度。

#### （4）视觉空间失认

给患者设计各种需分辨不同空间方位的作业活动，如整理橱柜、布置房间。训练患者自己画钟表、房屋，或在地图上寻找本省本市位置，或自己曾经熟悉的地方的位置及路线。治疗者多站在忽略侧进行训练及谈话，将训练所需的物品放置在忽略侧，要求患者用健手越过中线去拿取，使患者更多地向患侧转动眼睛或转头，同时对忽略侧肢体予以痛、温、触觉等综合感觉刺激，另外可在忽略侧内使用颜色鲜艳的物体或灯光提醒患者，从而加强对患侧的注意力。阅读时，为避免患者漏读，可令患者用手触摸书的边缘，然后从边缘开始阅读或在忽略侧放置色彩鲜艳的规尺，提醒患者对患侧的注意。

### 2.触觉失认治疗

实体觉训练时先让患者看着物体，用健手触摸，再双手触摸，最后用患手触摸，反复多次后，对患者进行闭目训练，闭目用手感受和分辨不同质地的材料，强调把注意力集中在体会物品特征上。体像觉训练时可选用组装成的小型人体模型，指出各部位的位置，然后进行组装拼接。同时，训练者刺激患者身体某部位，让其说出这部分的名称，或者随便说出身体某部位，让患者自己刺激相应部位。也可以看图说明，让患者按要求指出身体的各部分和说出身体各部位名称。

### 3.听觉失认治疗

针对听觉失认患者的训练，主要是通过提供代偿方法，为患者日常生活提供便利，如门铃附加闪灯等。训练中可对患者进行声–图辨识，治疗者先让患者仔细听一种声音，然后要求患者从绘有各种发声体的图片中挑选出与该声音对应的图片，需反复训练。声—词辨识时要求患者在听过某一声音后，从若干词卡中找出相应的词。此外，还可以将发声体放在患者视野内，使患者利用视觉输入帮助辨认声音的性质。

### 4.疾病失认治疗

针对疾病失认患者，临床上主要采用感觉整合疗法来训练，从而加强患者对其身体存在的意识和认知。训练者通过提供并控制来自前庭、肌肉、关节和皮肤等部位的各种感觉刺激输入，以及执行正确的发育运动模式来帮助患者重新建立对于自身各部位及其关系的认识。

### 5.Gerstmann 综合征

#### （1）双侧空间失认

对患者进行左右辨认训练，反复使用包含左右的口令或进行左右有关的活动，同时在患者注视下固定给一侧肢体触觉、本体感觉等感觉刺激输入，训练患者佩戴标志物如戒指、手表等，或在衣袖和鞋上贴上彩色胶带帮助区别左右。

#### （2）手指失认

增加手指皮肤感觉和压觉输入，如使用粗糙的毛巾用力摩擦患侧前臂的腹侧面、手掌、手指指腹；抓握用硬纸板做成的圆锥体向手掌施加压力并在手掌中移动产生摩擦感；按指令识别患者本人及训练者手指、辨认手指图案；进行与手指功能相关的作业活动，如使用勺子进食、更衣训练等。

#### （3）失算

主要是从数字理解、数字编码转换、算术事实、复杂计算机数学应用等方面反复康复训练，从而使患者重新获得数学技能。

#### （4）失写

辅助患者书写并告知写出材料的意义，提高患者听写、看图书写、自发书写能力。

# 第二节 失用症治疗

## 概述

失用症，是指患者无肢体运动及感觉障碍的情况下，不能准确完成有目的的动作，又称运用不能。包括以下几种。

### 1.肢体运动性失用

病变主要涉及大脑表面病变或紧密邻近白质的病变，患者表现为对运动记忆的丧失，不能按指令进行有目的的运动，常见于颜面、上肢、下肢及躯干等部位，以一侧上肢和舌多见，表现为运动笨拙、缓慢、低下。

### 2.观念运动性失用症

病变见于左顶叶后部及下部。患者不能执行运动指令，也不能按指令徒手表演使用某一工具的活动，但如果交给患者某一常用工具，则可自动做出使用该工具的动作。

### 3.观念性失用症

病变主要涉及左顶叶或双顶叶广泛性损害，患者无意义、混乱执行一种动作，特别是复杂动作，如令患者将信纸叠好，装入信封内，封上口，可能将信纸叠好装入信封或不装信纸就封口，不能完成上述系列动作。

### 4.结构性失用

病变主要涉及左顶叶或双区损害，主要表现为动作的空间排列不协调，如不能摆放积木及画图，不能照样模仿简单的火柴排列，但患者无个别动作的失用，并能完全认识自己的错误。

### 5.穿衣失用症

病变主要涉及右侧颞顶枕联合区。当双侧病变时，功能障碍更明显。患者主要表现为对衣服各部位辨认不清，衣服里外、上下、左右不分，不能“提纲挈领”，先找到衣领再穿袖子，不能在合理的时间将衣服穿在身上。

### 6.口—颜面失用症

病变主要涉及中央回下端盖部前份或额下回后份损害。患者主要表现为不能按照指令执行或模仿口颜面的随意运动，如皱眉、鼓腮、吹口哨、示齿、舔唇等。

## 失用症的训练

### 1.训练原则

失用症的训练应根据患者损伤情况及相应功能障碍进行有针对性的练习。训练过程中可通过活动分析法进行练习，即先选用分解动作，熟练后再逐步把分解动作组合起来。针对难度较大的运动，需反复强化分解动作练习。先做粗大运动，再逐步过渡到精细运动。治疗过程中，训练者应尽可能选用柔和、缓慢、简单的指令指导患者，也可通过视觉、触觉和本体觉等感觉输入暗示患者。真实的生活环境中训练更有利于患者康复。

### 2.训练方法

#### （1）运动性失用症

患者训练过程中，治疗师予以暗示、提醒或手把手教，加强患者正常运动模式及运动计划的输出，待患者症状改善后逐渐减少提示并加入复杂的动作，此外在进行特定作业活动前，可予以肢体本体感觉、触觉、运动觉刺激等感觉输入，提高患者运动精确性。

#### （2）观念运动性失用症

在进行活动训练前，先让患者进行想象，即让患者在头脑中以流畅、精确和协调的运动模式排练这项作业活动，或者观看治疗人员演示一套完整的运动，然后在进行尝试，在训练中给予暗示、提醒，对于动作笨拙和运动异常的尽量不要语言纠正，而是握住患者手帮助其完成，症状改善后逐渐减少辅助量，并加入复杂的动作。此外，训练过程中可予以患肢本体感觉、触觉、运动觉刺激等感觉输入，加强正常运动模式和运动计划的输出。

#### （3）观念性失用症

故事图片排序训练，如摆放5张或6张卡片，要求患者按正确的顺序将它们排列组成一段情节或短故事，并逐渐增加故事情节的复杂性；根据患者的具体情况，选择一些患者能完成的日常作业活动，并将其分解成系列动作，训练患者按照步骤依次完成动作，直到患者最终完成整套系列活动，如用火柴点烟动作可分解为拿起火柴盒、取出火柴、划着火柴、拿出烟点燃等4个步骤。在训练过程中，可对患者采取视觉、触觉和口头方法进行提示，也可在作业活动之前，治疗师给患者演示整套动作，并让患者大声说出活动步骤，逐渐变成低声重复直至默念。作业活动时应根据患者情况选择动作简化或步骤少的代偿方法，如使用松紧腰带裤、魔术贴扣等，要慎重选择需较高水平运动计划能力的自助具，如系扣器等。

#### （4）结构性失用症

结构性失用症表现为临摹、绘制和构造二维或三维图形或模型有困难，其训练包括基本技能训练和功能训练，基本技能训练主要目的是提高患者的空间构成能力，通过培养患者细致观察和理解各部分之间的关系，训练其视觉分析和辨别能力，使患者最终能够正确地将各个部分组成一个整体。训练内容由易到难，训练中要给予暗示或提示，随着症状改善，逐渐减少提示。训练主要采用各种复制作业，用实物复制时，从简单图案到复杂图案；从根据实物复制到参考照片及图画复制，从复制平面图到复制立体图。在进行基本技能训练基础上，应根据患者的实际需要有目的地进行实用功能活动训练，如做饭、摆餐桌、组装家具、剪裁衣服等。对完成组装任务困难者，为患者提供模板，训练患者按顺序摆放配件或给配件标记顺序，先完成部分，再完成全部。

#### （5）穿衣失用

在穿衣训练前让患者用手感觉衣服的质地、重量，在穿衣过程中，训练者可用暗示、提醒指导患者穿衣，也可交给患者一套固定的穿衣方法，反复练习掌握要领，甚至可利用录音机或口述提示患者穿衣的先后顺序，随着功能的改善逐渐减少提示。教会利用标识区分衣服的不同部位，最好在上下衣和衣服的左右做上明显的记号，在领口、袖口处贴上颜色鲜艳的标签以便患者易于找到。

# 第三节 记忆障碍训练

## 概述

记忆是一种动态过程，是人脑对所输入信息进行编码（encoding）、贮存（storing）和提取（retrieving）的过程。记忆过程开始于感觉的输入。记忆活动开始时，人们会对各类环境的刺激具有一定选择性地留意，然后信息被印象化，形成短时记忆，信息在大脑中储存并不断巩固，并且被良好地接受，中枢神经系统才能对信息永久贮存，进而形成相关的长时记忆。像档案系统一样，长时记忆阶段大脑将对该类信息进行整理、组织、编目，并集中在相关的脑细胞储存区域。当需要信息时通过类似电脑程序的编译码调出“记忆库”中所需的信息。

## 记忆训练

记忆障碍是脑损伤患者常见的后遗症，且很难通过恢复的方法改善，从而导致患者生活质量下降，因此可以通过改善或补偿记忆的方法来辅助患者记忆。记忆训练主要包括内辅助与外辅助两类。此外，环境调整可以减少环境因素对患者注意力的影响，提高患者注意力水平，从而减轻记忆负荷、提高记忆效率。

### 1.记忆训练方法

尽管记忆能力随着年龄而降低，但新的、持续的智力刺激预计可以使记忆保持高水平，也可以使一个人从记忆训练班中获得更多的东西。记忆训练课程可以根据需要设定，大致可分为四部分，然后讨论他们所遇到的记忆问题，根据具体情况为其选择一个新的、切实可行的记忆策略，课程结束后，安排一些日常的作业活动。时间四周以上，每周一次，每次时间一小时到一个半小时。记忆策略包括以下内容。

#### （1）图像法

图像法也叫视觉意象，将要记住的信息在大脑中形成有关的视觉形象，这是帮助患者记住姓名的好方法。将一个人的姓名与其独特的面容、形象相结合，将名字转换为生动图像，更有利于患者记忆。例如“胡长意”可以想象成胡子长长的意大利人。

#### （2）层叠法

层叠法也叫可视化结构训练（visual structure），是将要学习的内容化成影像，然后层叠起来。例如，要记住眼镜、麻雀、橙子、草地这组单词，学习者可以想象：有一只戴着眼镜的麻雀，这只麻雀正好站在一个橙子上，而橙子是落在草地上的。患者只需要记住整体图像而不是单个单词。

#### （3）联想法

把将要学习的信息与患者已知及熟悉的事情联系起来记忆，从而加深大脑印象，有助于记忆。如别人介绍一位新朋友相识，而这位新朋友正好与他偶像同名，一想到偶像的样子，也就记住了新朋友名字。如要记住一串号码：“86125701”学习者可以联想有86个老人，按照12生肖属相分类，其中57个都是属鼠的第一属相。如要记住一个地址：工大路13号，可以想象一个就读工业大学的朋友，中午也爱学习经常13点才吃午饭。

（4）故事法

将要记住的信息编成一个学习者熟悉的或形象化的故事来记，趣味性增加从而加深记忆，此法在开发儿童的学习与记忆力时很有意义。例如我们所学习的很多成语都有典故来源，当学习者记住典故后，自然而然就记住了这个成语。

（5）关键词法

关键词法又称首字组合法。如果需要记住许多的事情或者活动的特殊顺序时可以采用此记忆训练方法。此法不仅可以减轻记忆负荷，也利于提高信息提取能力。患者需要记住的每一个词或短语的第一个字母组编成熟悉或易记的成语或句子。它将较多的信息进行重新编码，使得信息简化，信息量减少，从而提高分析信息的能力。如要记住“地理、广东、人口、稀有金属”这组词，可用“地广人稀”这个词帮助记忆。首字记忆术主要用于训练患者记忆购物清单一类的物品。

（6）数字分段

数字分段是一种有效记忆数字的方法。如门牌号码和电话号码的记忆等。如86125701也可以分为8612， 5701或86， 12， 57， 01等几组数字记忆。

（7）组织法

即在日常生活中，建立恒定的日常生活活动程序。如定时休息、固定穿衣顺序、 固定散步路径、物品放置在固定位置等。 在日常生活中，养成习惯，以便于患者在遗忘时能快速找到它们。

### 2.代偿性记忆

利用一些必要的辅助物品或提示来帮助患者强化记忆，通常有以下几种辅助工具。

（1）记事本

是最实用而又有效的锻炼方法。患者将其所需要记忆的内容，用记笔记的方式使内容文字化或图像化，从而建立记忆参考，将事物或事件主要特征通过笔记重现在患者眼前，唤醒记忆力，进而减轻记忆力的下降。这些记录事项主要包括目的、内容、名称、使用方法等。尤其在患者能够进行阅读理解，还能够书写时进行笔记记录，例如记下事情主要、约定的时间、地点、人名、联系电话号码、交通方式等。开始训练时要求是患者能自行整理出上述主要内容、关键信息；可以先设定每15 min做一次记事，记忆能力有所提高后，酌情延长时间，并且让患者能在实际生活中应用。治疗师要给予患者每天充分并积极主动地练习使用记事本的记事功能，并提供一些日常生活项目来训练患者记事能力，使得患者把使用记事本作为一种生活习惯，随时记事。注意记事本尺寸要方便随身携带，放在固定位置，取出的时候也有意识的锻炼患者放在其起居室中便利、显眼的位置。

（2）活动日程表

每天如果常有活动计划，可以制成时间计划表张贴在重要位置上，如书桌、床头柜、墙上、门上，家人刚开始应当经常提醒查看日程表，使患者逐渐掌握每天的生活规律。

（3）学习并使用绘图

对于有空间及时间定向障碍的患者，可用大地图、清晰的罗马字和突出的路线标出经常活动的地点和先后顺序，保障记忆失效。

（4）闹钟、手表、各种电子记忆辅助工具的使用

主要是通过电子产品发出声音来提醒患者。包括定时闹钟、手表、报时电子表等，国外的电子日记本等还可设置程序，每隔一段时间给予语言、音乐提示，甚至提取信息报告给患者。对于有能力使用手机等数码产品的人，手机里的记事功能也是很不错的提示。

（5）记忆提示工

主要包括清单、标签、提示等。①清单：通过治疗师或家人列出患者需记忆的事物清单，如果有家人陪伴可以适当督促、辅助完成；②标签：在橱柜等各类抽屉门上贴标签，方便提示内置物品，补偿记忆丧失；③记号：对某些患者，习惯看家中的挂历、台历，可以直接在上面记录一些特殊的活动、重要事情，方便查阅；④简化起居环境，突出主要物件：如将钥匙、清单等放在患者一天视线最集中的地方，提醒患者出门时不致遗忘；⑤言语或视觉提示：有家人陪伴时口头提示相关的事或问题，并提示患者看相关清单、日程表、绘图等。

上述这些代偿提示方法都需要额外的引导训练，治疗师需要充分了解患者的兴趣、动机、情绪、意志与决心等相关心理因素，针对患者的心理特点，再决定使用哪种提示。另外应充分考虑患者的体力、智力，如让一个不能书写的偏瘫患者使用记事本，肯定是不适宜的。通过长期的训练及不断的实践，治疗师可以确定出每个患者具体使用哪种记忆更有帮助，从而给予充分的协助。

# 第四节 其他认知障碍治疗

## 注意力障碍及训练

### 1.概述

针对大脑及中枢神经系统受损所致的警觉、选择、持续等成分功能异常而实施的训练技术称为注意力障碍训练。通过训练能够改善患者的注意力，促进患者回归家庭和社会。在治疗性训练中，应重视注意功能评定、训练计划个体化、训练由易到难、循序渐进、训练环境要适宜、重视对患者及家属的宣教与指导。一般可分为重点注意、连续注意（又称为集中）、选择性注意、交替注意、分别注意（也称为精神追踪）、同时注意等。

### 2.训练方法

（1）信息处理训练

针对信息处理的训练主要包括兴趣法、示范法、奖赏法、电话交谈等。

兴趣法：发掘患者的兴趣点，根据其平时喜好，选择一些熟悉及能完成的作业活动来刺激患者的注意力，如各种益智游戏、棋牌游戏等。

示范法：通过治疗师或家人亲自示范，以视觉、听觉等多种感觉刺激方式展现训练项目，提

高患者注意力。训练过程应由简到繁、由易到难，逐步调整训练方案。如跳舞，一边让患者欣赏舒展流畅的示范动作，一边拆解关键动作，如果动作难度大还可以要求患者做必要的笔记或者拍照，调动患者视觉、听觉及逻辑思考，加强注意力。

奖赏法：通过言语夸赞或者物质的奖励等刺激去不断强化所希望的注意行为出现的频率和持续的时间，当希望的注意行为出现时，立即予以奖励。代币法就是临床上常用的一种奖赏方法。

电话交谈：通过电话交谈比面对面谈话更能让患者集中注意力，这是由于电话提供的刺激更集中有限。应鼓励患者家人及朋友，经常同患者电话聊天，特别是聊一些患者感兴趣的话题。

**（2）以技术为基础的训练**

这种训练需要患者有一定的理解及判断能力，同时能集中注意力，包括猜测作业、时间作业、顺序作业、删除作业等。

**（3）分类注意训练**

根据录音带、电脑中的指令及书面作业等形式，进行连续性、选择性、交替性及分别性注意训练，进而提高患者不同难度的注意力。

**（4）计算机辅助法**

益智游戏、棋牌游戏等手机或电脑软件对改善患者注意力有极大帮助，丰富多彩的画面、有趣的提示音及特制的键盘和鼠标，都能对患者注意力产生强烈的刺激。根据患者注意力障碍损伤的具体情况，而选择不同的程序，如模拟开车的软件即可训练专注力、警觉性、视知觉等。

**（5）综合性训练**

在日常生活中根据患者的注意力功能水平，指导其进行注意训练或采用代偿方法。注意力训练因人而异，针对不同人群选择不同的作业活动，以最大限度减少注意力下降造成的不便。如对于爱好讲座的人员，如何通过对讲座大纲脉络的利用抓重点，既能提高记笔记能力，又能通过笔记更好地掌握讲座重点。

### 3.注意事项

在注意力训练过程中，为了最大限度地降低对注意的要求，应尽量减少患者视野范围内杂乱及不必要的物品，随着患者注意力的进步，延长治疗时间并增加治疗性作业活动的复杂性；为调动患者的主动性，每次作业活动前应确认患者已集中注意力，或让患者复述指令；训练时环境的调整能减少患者注意力分散，从开始的安静环境，逐步过渡到接近正常和正常环境；训练者应帮着患者了解自身情况，正面引导，循序渐进，提高患者自信心和训练欲望。

## 定向力障碍及训练

对时间、地点和人物缺乏定向力的脑损伤患者，通常无法判断陌生复杂的环境，不记得家庭成员，甚至说不出自己的有效信息，严重影响患者生活质量。这种情况下，需要我们采用代偿技术，如采用记事本、活动日程表、图表、挂历、提示卡片等，每天让患者看日历并用记事本纪录，制作日程表，绘制图表，能基本通过衣着看懂天气，逐步代偿失去的定向力。

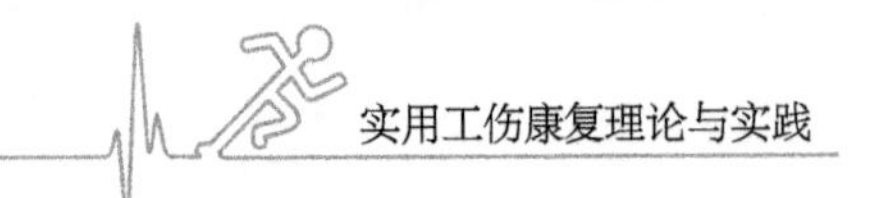


## 执行功能障碍及训练

### 1.概述

执行功能是指有机体对思想和行动进行有意识控制的心理过程，是确立目标、制定和修正计划、实施计划，从而进行有目的活动的能力，是更复杂、更高级的认知功能。该功能障碍时，患者缺乏基础的分析力、判断力，不能根据规则自我调整适应，不能对多件事项进行统筹安排，不能制定可行的计划，不能按要求完成一个较复杂的任务。执行功能分为3部分：开始、终止和自动调节。各个环节均可出现障碍，康复治疗策略应针对每个环节单独设计治疗方案。

### 2.训练方法

对患者实行执行训练时，给予患者相关提示及反馈。可采用以下方法。

#### （1）外部提示

通过书面和口语提示的形式，逐步引导患者完成任务。

#### （2）内部提示

训练患者进行自我提问，发现问题并找到解决问题的方法，让患者对要完成的作业活动有整体印象，如要我完成什么？所需的步骤是什么？改变什么？嘱患者写下自己的答案，治疗师和患者互动，对该计划进行评价。

## 解决问题能力障碍及训练

### 1.概述

在解决问题的过程中，我们通常需要应用推理、分析、综合、比较、抽象、概括等思维活动，同时这些认知功能帮助患者更好的解决问题，因此训练解决问题的能力就等于训练了上述大部分的抽象逻辑思维的能力。通常训练推理和解决问题能力相应的方法和基本步骤如下：①注意任务或活动；②评估来自环境和记忆中的信息；③组织；④计划；⑤判断。要有效地解决问题，首先必须充分思考及理解问题。将现在的问题与过去比较，通过记忆技能与既往经验，把相关信息的逻辑位置关系一一对应在册，然后将其适当修改、组织、分析推理，提出至少一个解决方法。此外，还须判断潜在的解决办法的性质及可行性。

### 2.训练方法

#### （1）指出杂志及报纸中的消息

取一本杂志或一张报纸，首先回答有关首页信息如大标题、发行日期、杂志或报纸名称等，其次找出有关于专刊、专栏的广告信息等；再训练患者寻找特殊的消息，如问他“某某比赛有哪两支球队？”“广告的手机品牌质量如何”，回答无误后，再训练患者寻找一些需由他做出决定的消息，如“这场比赛中谁发挥的比较好？”“这个品牌的手机哪款更值得购买”。如果知道患者想购买一台手机，问患者想购买什么品牌和价位的手机等，让患者从杂志和报纸等资料上获取接近他条件的手机，再问其是否想去购买等。

（2）排列数字

给患者一副扑克牌，随机抽出五张，嘱其按由小到大排列顺序，然后从剩余的扑克牌里再抽取一张，要求患者根据牌面大小将其插入已排好序的五张扑克牌中间，正确无误后，再给他几张扑克牌，问他如果遇到一样大小的扑克牌准备怎么办？某两张扑克牌之间最多还能插进去几张牌？

（3）问题状况的处理

准备纸和笔，写出一个简单的作业活动步骤，如穿运动鞋，先要穿袜，再穿鞋，再系鞋带，询问患者活动的先后顺序，更换几种简单动作，都回答正确后再让他分析更复杂的动作如包饺子、电脑上查资料等，并让患者自己说出或写出步骤，如漏了步骤，可以给予适当的提示。反复多次训练后，治疗师可提出一些困难的处境，需要患者制定解决方案，如问他“在小区外散步，迷路怎么办？”“去公园里遛狗，小狗丢了怎么办？”“错过了公交车，上班迟到了怎么办？”等。

（4）从一般到特殊的推理

从省份、气候、动物、植物、食品等内容中随便指出一项如动物，让患者尽量思考有关动物的种类，回答顺利后再给出一些限制条件，如谈到食品时，问他哪些食品来自动物？这些动物中哪些是圈养的？哪些是放养的？它们都是吃什么长大的？它们生活在怎样的气候环境……这时患者在一些不符合上述条件的项目上就有了自我决定的思维过程。假设治疗师从超市买了食物，让患者通过提问的方式猜出到底是什么，鼓励患者先提一般的问题，如它是蔬菜吗？是水果吗？是肉类吗？……治疗师如实回答后，患者继续进一步提出具体问题，如治疗师回答是水果，他可以再问是苹果吗？是梨吗？是香蕉吗？起初允许患者通过多次提问猜出结果，以后限制他必须20次提问猜出结果，成功后再限定15次、10次等。

（5）分类训练

给患者一张列有40项食材名称的清单，告知患者这40项物品都属于四类（如调味品、果蔬、蛋鱼肉类、谷物类）物品中的一类，让患者进行分类，如不能完成，给予少量辅助，直到患者独立完成分类。分类成功后，仍是这种清单，让其进行更细的分类，如初步分为果蔬类后，再细分是哪类蔬菜（叶菜、根菜、果菜）、哪类水果（浆果、核果、梨果、柑果）等；成功后再给他一张清单，全是具有相关特征的两种物品，如墙—天花板、玫瑰花—百合花、面条—饺子等，让患者回答每一对有何共同之处？答案允许多样化，有逻辑联系即可，如面条—饺子可以回答都是主食，也可以回答都是面粉制作而成的，只要是两者共同之处即可。

（6）做预算

让患者假设养一只宠物狗，关于宠物狗在打疫苗、吃狗粮、护理等方面的每月开支账目做预算，然后问患者一个月里的哪项开支花费最高，回答正确后，让其改变各项开支的总消耗数，然后再加入其他不可预见的开支类别（如宠物服饰、看病等），按照一年时限让其估算总开支，问患者每月至少花多少钱才能保证狗狗的生活？平均分摊，每周需多少钱？每天需多少钱？

训练是多种多样的，实际训练过程中，并非一天就把某一活动所有步骤都完成，一般在一个步骤2～3天完成正确后，再进入下一步。

## 灵活性和抽象思维障碍及训练

### 1. 概述

脑卒中的患者常常用最简单的、最明显的方式来解释经验和事件。如果不能解决问题，他们的思维便僵化而不能转弯，表现为不灵活、不能产生新的想法。常常固执己见，联想能力差。

### 2.训练方法

具体如下。

（1）做奇数—偶数选择：给患者一张带有许多数字的纸，让其在所有奇数上打叉，然后以任务的方式嘱其在偶数上打叉，再转回到奇数等。观察患者是否能成功地从这件任务移到另一件上（前提是排除视觉观察和视觉忽略及视野缺陷等问题）。

（2）让患者写出一些谚语、成语，询问其中的意思。如望梅止渴、画饼充饥等。

（3）问患者许多抽象的问题，例如：解释一个词，如椅子或西红柿；玫瑰花和月季之间或者签字笔和钢笔之间的区别是什么？身体高的反义词是什么？物体高的反义词是什么？

（4）功能性活动：让患者改变和组织他的行为，需大脑想办法做相应变化。如乐高积木拼装玩具时，患者必须将其注意力（视觉、思维）从说明书上移到玩具上或从治疗师的口头指示（听觉）上移到玩具拼装的具体活动中。

## 洞察力和冲动性障碍及训练

### 1.概述

洞察力是患者对自身残疾程度的认知。一些患者否定他们自己有病，当明显有缺陷的地方被指出来时，就会充满敌意或者捏造故事来推脱。洞察力减弱的患者可以变得冲动，并对安全缺乏认识。他判断自己执行任务和行为的能力降低，尤其一些大脑受损严重或思维意识本身存在问题的患者。如偏瘫患者不理会自己偏瘫状态及存在的功能障碍，仍然试图不依赖拐杖及他人辅助，自己去卫生间、出门活动等。

### 2.训练方法

（1）增加患者洞察力的目的是促进患者对其自身安全的认识、缓解认知功能障碍引起的冲动行为。治疗师必须考虑在患者面对其功能障碍时，会出现潜在的抑郁。

（2）提供一些活动以演示各种缺陷。患者执行活动任务的录像，讨论表现出的冲动行为，可能带来的后果。治疗师必须以诚待人，避免激怒患者，但要有一定的推测能力，以防人身伤害发生。

（3）用感觉输入。如视觉和触觉、指令等提示来增加对安全的认识。

（罗子芮 叶 燕）

## 参考文献


1.杨丹．顶叶与认知功能障碍．医学综述，2015，21（22）：4106-4108.
2.王文杰，刚宝芝．颞叶病变引起认知功能障碍的特点．中华临床医师杂志（电子版），2013（20）：9326-9328.
3.林惠．偏瘫患者失认症和失用症的康复．中华理疗杂志，2000，23（5）：264.
4.陈绪江，黄平强．脑外伤失认患者72例康复训练效果分析．中国实用神经疾病杂志，2015（20）：64-66.
5.余海涛，张杰文．面容失认的病例总结及研究现状．中国实用医刊，2015，42（3）：3-4.
6.吴晓莉，杨宇琦，刘平，等．卒中后听觉失认的1例报告．中国康复医学杂志，2017，32（6）：710-712.
7.欧海宁，窦祖林．无错性学习在记忆障碍康复中的应用．中国康复医学杂志，2005，20（4）：312-314.
8.马睿，屈云，王婷婷，等．远程康复技术在记忆障碍中的应用研究进展．中国康复，2019，34（8）：437-440.
9.HEUTINK J，INDORF D L，CORDES C. The neuropsychological rehabilitation of visual agnosia and Balint’s syndrome. Neuropsychological rehabilitation，2019，29（10）：1489-1508.
10.COSLETT H B. Apraxia，neglect，and agnosia. Continuum：Lifelong Learning in Neurology，2018，24（3）：768-782.
11.RUSCONI E. Gerstmann syndrome：historic and current perspectives//Handbook of clinical neurology. Elsevier，2018，151：395-411.
12.BUXBAUM L J，RANDERATH J. Limb apraxia and the left parietal lobe//Handbook of clinical neurology. Elsevier，2018，151：349-363.
13.PARK J E. Apraxia：review and update. Journal of Clinical Neurology，2017，13（4）：317-324.
14.VANBELLINGEN T，BOHLHALTER S. Apraxia in neurorehabilitation：Classification，assessment and treatment. NeuroRehabilitation，2011，28（2）：91-98.
15.WORTHINGTON A. Treatments and technologies in the rehabilitation of apraxia and action disorganisation syndrome：A review. NeuroRehabilitation，2016，39（1）：163-174.

# 第二十二章

# 语言治疗

## 第一节 失语症治疗

### 适应证和治疗时机

**1.适应证**

一般所有失语症患者都需要接受语言治疗，但有严重的意识障碍、行为、情感和精神异常，身体状况差不能配合者不能进行治疗。

**2.治疗时机**

（1）早期开始

原发病与生命体征稳定，应尽早开始语言治疗。

（2）终止治疗特征

当患者出现以下状况时，可考虑停止语言治疗：意识障碍、重度痴呆、身体状况不佳、拒绝或无治疗要求；疗效已达平台期，也可考虑终止治疗。

### 治疗目标的制定

治疗目标最常见的是需求导向型目标，是指尽最大可能使患者能够顺利地进行实用性的日常交流，治疗时需要为每位患者确立个体化的目标，因此，一般需要考虑多种因素，根据患者当前的功能状况和交流需求，制定确实可行的康复目标。这种个体化、综合化训练目标的制定，需要兼顾失语症在国际功能、残疾和健康分类各个层面上的功能障碍。它包括短期和长期目标，根据个人现实生活中的沟通交流需求而定。短期目标需要考虑患者目前的状况，确定短时间内可达到的功能水平，制定可行的策略。如已能复述单字词，短期目标可确立为短语复述，而其训练策略是针对受损的复述功能进行强化训练。在长期目标方面，轻度失语症的目标是增强言语功能、恢复职业技能水平；中度失语症的目标是充分发挥残存功能、适应日常交流需要；重度失语症则是尽量利用残存功能和替代手段，降低对他人的依赖。

## 治疗原则

言语治疗可促进交流能力的再获得，其基本原则如下。

1.给患者事先选好的刺激，如图片、文字、食物等。

2.当患者做出正确的（正）反应时，给予患者回答正确的反馈，此为正强化。

3.在患者反应错误时，则告诉其反应错误，此为负强化。

4.治疗师帮助患者尽力做出正反应，让这种反应不断增多并维持。

5.当正反应固定时，应向上一阶段的项目转移。

6.反复进行，目标阶段达到时结束。

## 治疗课题的选择

### 1.按语言模式和失语程度选择课题

语言病理学认为失语症是语言障碍而非言语障碍，绝大部分涉及听、说、读、写四个模式，但它们的障碍程度可能是不平行的，可以听理解障碍为主，也可能突出表现为表达障碍。一种语言模式的不同类型失语症，其程度也不同。因此，可以按语言模式和障碍的严重程度选择课题，见表22-1。

表22-1 不同语言模式和障碍程度的训练课题

| 语言形式 | 程度 | 训练课题 |
|---|---|---|
| 听理解 | 重度 | 单词与画、文字匹配，是或非反应 |
| | 中度 | 听短文做是或非反应，正误判断，口头命令 |
| | 轻度 | 在中度基础上，选用的句子或文章更长，内容更复杂（新闻理解等） |
| 阅读 | 重度 | 画和文字匹配（日常物品，简单动作） |
| | 中度 | 情景画、动作、句子、文章配合，执行简单书写命令，读短文回答问题 |
| | 轻度 | 执行较长文字命令，读长篇文章（故事等）提问 |
| 口语 | 重度 | 复述（单音节、单词、系列语、问候语），称呼（日常用词、动词命名、读单音节词） |
| | 中度 | 复述（短文）、读短文，称呼、动作描述（动词的表现，情景画、漫画说明） |
| | 轻度 | 事物描述，日常生活话题的交谈 |
| 书写 | 重度 | 姓名、听写（日常生活物品单词） |
| | 中度 | 听写（单词、短文），书写说明 |
| | 轻度 | 听写（长文章），描述性书写、日记 |
| 其他 | | 计算练习、钱的计算、写字、绘画、写信、查字典、写作、利用趣味活动等 |

### 2.按失语症类型选择课题

不同类型失语症的重点训练课题见表22-2。

表22-2 不同类型失语症的重点训练课题

| 失语症类型 | 训练重点 |
| --- | --- |
| 命名性失语 | 口语命名、文字称呼 |
| Broca 失语 | 文字、构音训练 |
| Wernicke失语 | 听理解、会话、复述 |
| 传导性失语 | 听写、复述 |
| 经皮质感觉性失语 | 听理解（以Wernicke失语课题为基础） |
| 经皮质运动性失语 | 以Broca失语课题为基础 |

## 治疗方法

失语症的治疗方法有多种，可分为三大类：①传统法：利用组织好的作业针对患者听、说、读、写等某一语言技能或行为进行训练的方法，包括认知刺激法（Schuell刺激疗法）、强制诱导治疗、操作条件反射法、去阻滞法、程序操作法。②实用法：为了恢复患者现实生活中的交流技能，着重改善交流能力的方法，如交流效果促进法。③代偿法：利用次要大脑半球功能或体外治疗设备来弥补言语功能不足的方法。这类方法主要用于重症失语或经其他康复治疗后效果不好的患者，如旋律吟诵疗法、手势或手语、替换或增强交流系统（交流板等）。

### 1.Schuell刺激法

Schuell刺激法是对受损的语言符号系统采用可控的、强的听觉刺激，尽可能地重建和恢复失语症患者的语言功能。它是多种失语症治疗技术的基础。Schuell认为，失语症并不是丢失了语言，而是难以通达语义。

#### （1）治疗原则

Schuell刺激法的原则很多，其主要原则归纳如下，见表22-3。

表22-3 失语症Schuell刺激疗法的主要原则

| 刺激原则 | 说　明 |
| --- | --- |
| 利用强的听觉刺激 | 这是刺激疗法的基础，由于听觉模式在语言过程中位于首位，且听觉模式的障碍在失语症中也非常突出 |
| 适当的语言刺激 | 采用的语言刺激必须能输入大脑，因此，要根据失语症的类型和程度，选用恰当的控制下的刺激难度，让患者感到有一定难度但尚能完成为宜 |
| 多途径的语言刺激 | 多途径输入，如给予听刺激的同时给予触、视、嗅等刺激可以相互促进效果 |
| 反复利用感觉刺激 | 当一次刺激得不到正确反应时，可予反复刺激提高其反应性 |
| 刺激应引出反应 | 一项刺激应引出一个反应，这是评价刺激是否恰当的唯一方法，它能提供重要的反馈而使治疗师能调整下一步的刺激 |
| 正确反应要强化以及矫正刺激 | 当患者对刺激给出正确反应时，要鼓励和肯定（正强化）。得不到正确反应的原因多是刺激方式不充分或不当，要修正刺激 |

#### （2）治疗程序

可以从以下几个方面考虑。

刺激条件：遵照由易到难、循序渐进的原则。刺激方式以听觉刺激为主，还包括听触觉和视觉刺激等。对于重症患者一般采取三者相结合，再逐步过渡到听觉刺激的模式。材料选择不仅要顾及语言的功能，也要兼顾患者的个人背景与兴趣爱好和日常生活交流需求等。

刺激提示：患者对给出的刺激应有反应，部分回答正确或无反应时往往需要进行提示。何时给予提示应根据患者个人情况而定。例如，书写中有构字障碍或阅读理解中有误答的患者在进行听理解训练时，需根据其障碍的程度和运动功能情况来调整提示，规定在患者无反应多少秒后才给出提示。如患者因利手瘫痪而用另一只手书写时，可以延长等待反应的时间。提示的项目和数量常有不同，重度失语症患者需较多的提示项目，如呼名时需要的提示包括手势、描述、文字和词头音等，而轻度失语症患者往往只需一种提示，如描述或词头音即可引出正确的回答。

评价：因失语症的类型和障碍程度不同，患者可能会做出不同的反应，正确反应均以（+）表示，包括按规定时间做出的正确回答、延迟反应和自我更正；不符合设定标准的反应为错误反应，以（-）表示。无反应时应按规定的方法进行提示，连续误答或无反应应考虑预置的课题难度与患者的水平是否相匹配，必要时应下降一个级别进行治疗。当提示减少，正答率不断增加，连续3次正答率80%以上则可进入下一课题。

反馈：反馈包括正强化和负强化，不但能减少错误反应，还可巩固正确反应。正强化是指当患者回答正确时，给出肯定的反应，当连续正答时，将其他动作或物品与答案相比较，以拓展正确反应。负强化是指否定错误回答，并给出正确回答，由于部分失语症患者的情绪易波动，应避免使用连续生硬的语言。此外，还可以通过让患者保持注意、改变控制刺激条件和对答案进行说明性描述等方法来改善错误反应。

（3）治疗课题的选择

按失语程度和语言模式选择课题：绝大多数失语症患者存在听、说、读、写四种语言模式的障碍和计算障碍，但他们的程度可能不同，应按失语程度和语言模式选择课题。原则上是轻、中度者的治疗目标可以是直接改善患者的语言功能和日常生活交流能力，重症者则强调活化患者的残存功能，采取代偿或给予实验性治疗方式。训练课题的选择详见表22-1。

按失语症类型选择治疗课题：这种课题是按不同失语症类型而定的。训练课题的选择详见表22-2。

### 2.交流效果促进法

交流效果促进法（promoting aphasics communication effectiveness，PACE）是最常用的功能性交际治疗方法。它通过接近实用交流的对话结构，在患者与语言治疗师之间交互传递信息，让患者尽可能调动残存的功能，以习得实用的交流技能。

（1）主要治疗原则

①交换新的未知信息：表达者传递给接收者不知道的信息。

②自由选择交往手段：治疗时可以利用患者残存的口头表达能力，也可用图片、手势等代偿手段来进行交流，治疗师在传递信息时可向患者示范，采用患者能理解的适宜的表达手段。

③平等交换会话责任：表达者与接收者平等交流，交替进行会话任务。

④根据信息传递的成功度进行反馈：当患者作为表达者时，治疗师作为接收者。治疗师应按

照患者对表达内容的理解程度给出恰当的反馈，帮助其改善表达能力。

（2）操作方法

在桌上正面朝下扣置一叠图片，患者与治疗师交替摸取，不让彼此看到自己手中图片的内容，然后采用不同的表达方式（如呼名、手势语、迂回语、绘画、指物等）将信息传达给对方，接收者通过重复确认、猜测、反复质问等形式给出恰当的反馈。

### 3.代偿法

（1）旋律音调疗法（melodic intonation therapy，MIT）

主要通过旋律音调唱歌的方式，将歌词过渡转换成口语表达，促使失语症患者携带语音输出。它是一种非流利性失语的治疗方法。

理论基础：基于一些严重失语者虽然不能说话，但能唱出熟悉的歌，表明次要半球的音乐韵律功能仍然完好，可以以此为基础，利用次要半球的这种功能来代偿。

适用范围：主要用于优势半球损伤后表达困难而理解相对好的患者。包括：①口语表达严重受限，仅能以刻板式语言说话；②口头模仿能力差；③相对保留言语理解能力；④有合适的注意广度和情绪稳定的患者。

治疗步骤主要分为4个阶段：①第一阶段，治疗师低声哼唱有声调的短语，同时患者用健侧手或脚拍打节奏。②第二阶段，在第一阶段的基础上，患者拍打着节奏跟随治疗师哼唱短语。患者熟练后，则可紧跟着重复歌唱治疗师之前所哼唱的短语。③第三阶段，在第二阶段的基础上，需间隔一段时间，患者再重复歌唱治疗师所唱的短语，以提高患者提取词汇的能力，从而促进语言表达。④第四阶段，延长句子长度，以说唱的方式，逐步恢复到正常的口语表达。

（2）手势或手语

手势可作为一种代偿性交流手段，手势语不单指手的动作，还应包括头及四肢的动作，但若失语极严重，听、说都极困难的患者，就只好用手语交流。

适用范围：重度失语症患者。

方法：强化手势的应用，可从常用手势如点头、摇头、指物表示等入手；然后让患者模仿手势语，再进行图与物的对应练习；进而训练患者对提问用手势语进行应答，逐步固定和维持。

增强或替换交流系统：当重度失语症患者存在严重的言语表达、书写和手势障碍时，应采用增强或替换交流系统。最简单的是交流册或交流板，也可应用高科技辅助交流代偿设备，如触按说话器、环境控制系统等。一个简易的交流板要根据患者的需要与不同的交流环境设计图画，这些图画应包含日常动作和生活用品。在设计交流板之前，应考虑：①患者能否辨认常见物品图画；②患者能否辨认常用词；③患者能否阅读简单语句；④患者潜在的语言技能是什么。可以为有阅读能力的患者在交流板上补充一些文字。

### 4.计算机辅助治疗

由于失语症的恢复通常较慢（半年到几年），康复治疗时间较长，长时间一对一的传统训练相对枯燥。计算机辅助康复治疗被证实能明显提高训练的趣味性和患者依从性，有效改善患者的语言交流能力，已在慢性失语症领域广泛应用。计算机辅助汉语治疗能将声音、图像及动画有机结合，相对于一对一的言语治疗，信息量大、画面富有吸引力，且形式多样，能使患者更投入地进行言语训练。而语言治疗师可结合患者语言能力受损程度与残存能力，按照系统自带的康复训练模块，选择相应的项目，进行个体化训练。部分计算机辅助治疗系统还配置可由治疗师自主设定康复训练任务的接口，可根据患者的语言、兴趣爱好、文化程度等特点，自行设定适宜的个体化治疗方案。

## 语言治疗的形式

一般以一对一训练为主，必要时进行集体训练。

### 1.一对一训练

根据患者的语言情况，如障碍的侧重面、失语症的程度、残存的语言功能等，制定出个人治疗计划和详细内容，除了训练语言功能还要训练实际语言交流能力。

### 2.集体训练

以小组的形式将不同失语症类型及不同障碍程度的患者集中一起治疗。集体训练具备如下特点：能够减少失语症患者的不安心理，提高社会的适应性，增强交流欲望，也给失语症患者提供了一个交流的场所，有助于改善由于语言障碍所致的情绪、心理、人际关系等二次性障碍问题。此外，这种训练形式可以让重症患者从轻症患者身上看到希望与信心，为将来回归家庭与社会奠定基础。还可以请作业治疗师、心理治疗师、社会工作者一起参加，以提高患者的兴趣和自信心。

### 3.自主训练

患者通过一对一的训练，熟练掌握语言治疗的方法和要求之后，可以进行独立练习，自主训练部分需要反复练习的任务。治疗师设计确定教材、内容和量，并定期检查。自主训练可采用字卡或图片来进行书写练习或呼名练习，也可用录音机进行听理解、听写和复述练习。此外，还可利用电脑进行自主训练，选择可进行自我控制、自我判断及自我纠正的程序练习。

### 4.家庭训练

语言治疗师向家属示范治疗计划和评价方法，并可采取阅读指导手册、观摩等方法让家属掌握训练技术，再逐步过渡至家庭训练。治疗师应对训练课题定期检查、评估与调整，告知注意事项。

# 第二节 失语症言语训练具体安排

## 概述

### 1.训练场所的要求

一般建议在语言治疗室进行，但疾病急性期或活动不便时可以在床边完成训练，如脑卒中急性期或脑外伤患者，以及个别重症脑瘫患儿。成人治疗的房间一般10 $m^2$即可，无须太大，能放下一张床、语言治疗机、教材柜子，能进出轮椅即可；由于儿童进行言语康复治疗时，课桌上难以进行的课题常要在地板上进行，因此儿童治疗室的房间要求较宽敞。治疗室要尽量避开视觉和听觉的干扰，因语言障碍患者的音量较低，言语欠清晰，在噪声下表达吃力，且噪声容易分散患者的注意力，条件许可应在有隔音的房间内进行；训练期间应限制人员出入治疗室，避免患者注意力分散和紧张加重，影响训练效果。室内设置要简洁，照明、通风和温度等要适宜。

### 2.训练器材和仪器

#### （1）训练器材

训练器材包括：①双卡录音机和录音带；②听力计；③可供两人并排使用的发音口形矫形镜，约30 cm×40 cm；④秒表、节拍器；⑤呼吸训练用品，如杯子、吸管、蜡烛、火柴、呼吸训练器等；⑥压舌板。

#### （2）训练教材

训练教材包括：①常用实物，如笔、牙刷、眼镜等。②名词图片约200张，选择与日常生活接触较多和使用频率较高的各种事物名称；名词字卡约200张，与名词图片相对应。③动作图片约50张，选择能组成主谓或主谓宾短句形式的画，如“男孩吃饭”。④情景画约10张，选择能进行篇章表达的内容较复杂的图画。⑤文句卡片，与③、④内容相对应。⑥笔和纸。

#### （3）计算机及电子设备辅助语言障碍的治疗

近年来，计算机及电子设备辅助语言障碍的诊断和治疗的仪器逐渐普及应用，如语言障碍诊治仪（ZM 2.1）、无障碍电脑语言训练系统（U1）等。

### 3.治疗次数和时间

住院患者每日治疗一次，门诊患者时间间隔可长些。治疗时间每次至少保证0.5～1小时，根据治疗师和患者人数可适当调整。语言训练最好在上午进行，因这时患者精神好，头脑较清醒。

### 4.卫生管理

训练前后要洗手，做好手卫生；训练物品要定期消毒，直接接触患者口腔或皮肤的检查训练物品，要尽量用一次性的。训练时治疗师一定要做好防护工作，防止各种传染病，在接触患者的身体和唾液等后要及时清洁、消毒，做好手卫生，手指有伤时要特别注意保护。

### 5.注意事项

#### （1）反馈的重要性

这里的“反馈”指患者能够有意识的认识自己的反应（如指出图片或发出声音等）。它包含两种意义，一是指患者能够有意识地、客观地把握自己所进行的活动，二是指患者能够辨别自己的反应是否正确。

#### （2）保障交流手段

重症失语症患者言语交流困难，首先要用交流板、手势、笔谈等交流工具建立非语言的交流方式，这具有重大意义。

#### （3）重视患者本人的训练

语言训练不仅仅限于治疗室，要充分调动患者和其家属的积极性，配合训练，拓展训练时间，一般来说训练时间越长，训练效果越好。但有时家属在场可能会影响患者的情绪，而家属又需要观察全部训练过程，掌握训练方法，以便在其他时间对患者进行延续训练。因此，训练室最好设有观察窗口，观察窗口应使用单面镜，让家属能看到患者，而患者看不到家属。训练的课题和内容可以不变，但要变换形式，让患者自己训练。

（4）注意观察患者的异常反应

治疗前要了解患者可能发生的意外情况，以及原发病与并发症的情况。另外要时常关注患者的身体状况、作业疗法、运动疗法训练内容和病房人员的介入量等，特别要注意患者是否疲劳。注意脑损伤患者在检查和训练中可能发生的异常情况，如癫痫发作等，要经常询问或观察患者的身心疲劳情况。

（5）充分理解患者

与患者建立充分的信赖关系，以认真、耐心的态度帮助患者改善，是将治疗引向成功的第一步。

（6）尊重患者的人格

对成年患者，不能因为其表现出“返童倾向”等行为异常，而以儿童或痴呆人的态度对待，应仍以成人或年长者处之，避免加重患者的心理不适，削弱训练欲望，影响训练效果，同时要尊重患者的意见。在收集个人生活资料时，注意保护个人隐私。

（7）让患者正确地认识到自身的障碍

治疗时，不应隐瞒真相，为了患者一时宽心而说与事实不符的话，以免影响治疗师与患者建立真诚的信赖关系。根据患者不同的理解力和承受力，应将患者当前的障碍情况、功能预后及治疗计划等，委婉地如实相告，以利尽早正视事实，接纳自己。

（8）增强患者的自信心

正面引导，避免否定患者的言行。当患者反应错误时，应淡化其失败感，帮助其努力克服障碍；尽管是细微的进步，也要鼓励患者保持信心，建立可能成功的希望。

（9）心理治疗

失语症患者可能继发心理障碍。语言治疗的目的不仅要改善和恢复语言功能，也要尽量让患者的心理－社会状态得到适应。

## 听理解障碍的治疗

大部分失语症患者都有不同程度和形式的听理解障碍。治疗师应注意：①听理解障碍是失语症表现的一部分，并不单独存在；②听理解障碍与言语表达水平并不完全一致。

### 1.治疗途径

（1）再建对口语词的理解

治疗目的是治疗师再教患者由易到难建立对所听到词语的理解，患者必须通过听觉再学习辨认、记忆语音和词。训练开始时治疗师可以与患者面对面而坐或面对镜子而坐，这是听觉和视觉通路相结合的方式，当患者具有一定的听理解能力或轻症患者，则是治疗师尽量训练患者的听语复述能力，在发音时治疗师可以用手挡住嘴也可以站在患者的背后，让他重复发音。训练顺序是：单元音→双元音→辅音→单词→句子。

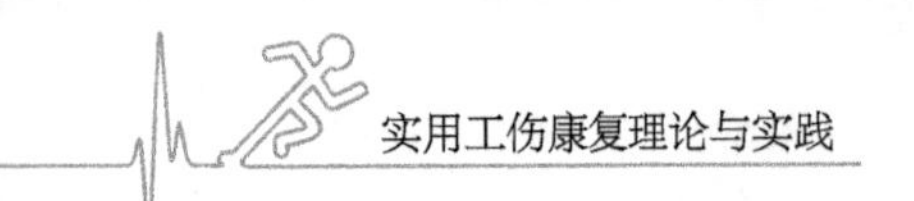


（2）再建口语理解途径

研究表明，应用印刷体文字可以增强口语理解训练的效果和提示。另外唱歌的形式能够让某些口语理解困难的患者快速理解词语的意思。

### 2.训练举例

（1）单词的认知

在患者面前放一张梳子的图片或一把梳子的实物，治疗师手指着图片或实物并说几遍其名称，然后，治疗师说“梳子”“指梳子”或者“把梳子递给我”；当确认患者理解后，治疗师可以开始另一个单词的学习，要求患者用同样的方式做出反应。下一步是并排放两张图片或两个实物，由治疗师说出其中一个名称，患者指出相应的图片或实物。如果患者达到治疗师的要求（80%或以上正确），治疗师可以用同样方式用另外的刺激词进行训练；如果患者在两词之中都不能正确选择时，治疗师应返回用单个词进行训练或用其他语言模式促进听理解（如手势示范刺激词的用途、出示印刷体的刺激词、患者复述词等）。

（2）执行口头指令

根据患者的理解能力和运动功能，从短句开始，变换指令的内容。如“指天花板”“闭上眼睛，再点头”“指天花板，再站起来”。

（3）文章的理解

听一小段故事，根据故事内容提问。

## 口语表达障碍的治疗

### 1. 言语表达技能训练

首先要训练言语表达技能，从音素、字和词汇逐个地开始训练，最后汇成句子。先训练患者发元音“a”“u”及容易观察的辅音“b”“p”“m”。可以利用压舌板帮助患者准确发音，训练时让患者对着镜子，有利于调整发音。

### 2.改善发音灵活度的训练

发音缓慢费力的患者可以反复练习发音，如发“pa、pa、pa”“ta、ta、ta”“ka、ka、ka”，然后过渡到发“pa、ta、ka”，反复练习。

### 3.命名训练

命名障碍是由于物品的视觉形象与物品的知识、语言之间的连续中断，属于非流畅性失语中一种常见的症状。首先要进行听觉训练、图片与文字卡匹配作业，然后治疗师给患者出示一组卡片，让患者一边看图与字，一边跟随治疗师重复物品的名称，注意重复间隔应是患者能够接受并尝试复述的长度。经过不断练习，有些患者能够轻松自然地跟着复述。如果患者能自然正确复述，可用不同速度和强度变换刺激方法，每次刺激让其复述2次，也可刺激后间隔数秒再让其复述；进一步可只让患者看图卡或字卡，提问：“这是什么？”。有时患者不能对出示的实物或图片命名，可采取适当的提示如手势、口型、词头音或利用上下文的方式，常可获得满意效果。

### 4.扩大词汇的训练

通过单词复述、图片—单词匹配等作业扩大词汇量。可使用反义词、惯用语、关联词等鼓励患者进行口头表达，如男—女、冷—热、跑—跳、饭—菜等。

### 5.利用自动语

有些失语症患者保留部分自动语，某些常用的语言，可自动、机械地从嘴里发出，在训练中可加以利用，如数数字、诗歌、歌词、格言等。具体方法：让患者由1～10数数，逐日增加3～5个数字，不宜过快，每日必须掌握规定的数字。

### 6.句子的复述

用以上训练中学习的单词，和其他词组成句子，反复练习。

### 7.描述训练

让患者对有简单情景的图片进行描述。

### 8.实用化练习

将训练的单词、句子转化到实际生活中。如提问“杯子里装着什么东西？”“你口渴时，会怎样？”。

## 阅读理解障碍的治疗

### 1. 促进词的辨认和理解

阅读理解重度障碍的患者，词的辨认训练是首要的。训练任务是让患者从展示的词中挑出与字卡上一样的词。这种作业只要求患者能够辨认相似图案，无须理解词义。但词－图匹配练习要求患者具备一定的阅读理解能力。

#### （1）匹配作业

匹配作业包括印刷体字与手写体字、词与图画的匹配、文字与听词（听刺激）。通过字与字匹配，可以判断患者是否有视觉辨认障碍。在进行其他匹配作业之前，一般要求字与字匹配正确率达到100%。匹配作业应使用与日常生活相关的词，如：“出口”“洗手间”“人行道”“拉”等。多项选择的词由2个开始递增（8～10个）。

#### （2）贴标签

在家具和日常用品贴上标签，患者经常看到这些词汇，可以加强对词与物的联系。

#### （3）分类作业

分类作业能够提高患者对名词语义相似性的辨别能力。让患者对饮料、食品、家具等实物词汇，以及表示疾病、情感、颜色等抽象词汇进行归纳分类。举例：

①选出水果类词汇：香蕉、橙子、电脑、水稻、椅子、芒果、排骨、橘子、桌子。

②选出蔬菜类词汇：电视、菠菜、空调、芹菜、肥皂、土豆、白菜、桃子、雪糕。

### 2. 促进词与语句的辨认和理解

（1）词－短语匹配

患者可以理解常用词后，就可进行该项训练。它是由词到句过渡阶段的训练。作业任务是让患者读完短语后，找到一个符合短语意义的替代词。举例：

在家里招待客人的女性。

许多人参加的活动。

鸟的家。

用来放信的纸袋、鸟窝、女主人、信封、聚会。

（2）执行文字指令

训练可从简单的作业（如操作桌上的实物、完成躯体动作）开始，逐渐增加作业的难度（利用词汇、句法复杂性、长度等影响因素）。运动指令中的介词是完成任务的关键。举例：

把杯子盖盖上。

把碗放在桌上，把勺子放在碗的右边。

用你的右手把笔放进笔筒，再把笔筒放到桌面的左前方。

（3）找错

这类作业可使患者在寻找错误时认真阅读和分析语句，对其比较有帮助。举例：

他到邮局买水果。

中国是一个多民族的西方国家。

（4）问句的理解

这类作业对失语症患者来说存在一定的难度。如“你结婚了吗？”“你是住在本市吗？”

（5）给语句加标点符号

通过这些训练可以加强患者语句的分析能力。举例：

我在菜园里种了西瓜黄瓜和葱。

老年人喜欢古典音乐年轻人喜欢摇滚乐。

（6）语句构成

这类作业是将一个完整的句子分割成多个词并打乱顺序，然后让患者将它们重新组句。

夏天 去 小张 去年 海边

电影 看 我们 去 今晚

### 3. 语段的理解

当患者能够较容易、准确地理解一般语句时，可进行语段阅读训练。因语段中有更多的语境提示，其理解有时较语句更容易。在阅读语段或短文前，可先向患者提出一些有助于理解和记忆的问题，使其关注语段中有关的信息，如时间、地点、人物、结果等。

### 4. 篇章的理解

当患者能够理解单一语段中80%以上的内容，阅读材料就可逐步从两三个语段增至篇章的理解，训练患者逐段分析阅读材料。如果患者能够进行口语表达或书写，可让其在阅读每个语段后用自己的话总结。

## 书写障碍的治疗

### 1.临摹和抄写阶段

该阶段旨在促进非利手（通常是左手）的书写运动技巧，提高患者对文字的辨认和理解能力。

#### （1）临摹

脑损伤后失语症常伴有右侧肢体活动障碍，临摹（如圆形、方形等形状及简单笔画的字等）是为了提高左手的书写运动技巧。临摹系列数字可改善自动语序的书写能力；让患者抄写自己的姓名、地址、电话号码、家庭成员的姓名等可提高书写个人基本情况的能力。

#### （2）看图抄写

当患者难以理解书面语时，应首先进行词语理解训练，视觉提示或图－图匹配有助于达到此目的。训练前向患者解释如何完成作业。先向患者呈现几幅图，然后在横线上分别写下图对应的字。下一步要求患者理解书面语并进行抄写，减少视觉暗示。治疗师通过对每个错字和词记分，给予患者有利的反馈。

#### （3）分类抄写与短语完形

注意在训练中逐渐增加阅读理解的难度，同时帮助患者积累常用词汇。举例：

①动物：马_______ 植物：树_______

猪、草、花、驴、鸟、麦子

②邮递员_________ 农民_________ 秘书________ 会计师______

记账、送信、犁地、打字

### 2.过渡阶段

当患者能够完成临摹和抄写阶段后，应逐步过渡至自发书写水平。

#### （1）随意书写

根据部首或偏旁随意书写。如木字旁，可以随意书写出：树、林、枉、村、权等。这类作业可促进正确字形的构成，增加患者的信心，逐步达到正确字形的形成阶段。

#### （2）字形完成

要求患者补充一个字或一个词，使得不完整的语句变得完整。可向患者提示该字（词）的偏旁部首，必要时需要更多的提示。举例：

①吃饭用________________子。

②开锁用的是___________________。

#### （3）视觉记忆书写

目的是训练患者对字或词的视觉记忆能力。方法是将字或词呈现数秒后移开，让患者根据记忆写出字或词。开始时，选用常用字，字词的笔画和长度由简单逐渐增加，并缩短呈现时间。

### 3.自发书写阶段

最重要的是功能书写，即写便条和信件。

（1）句法构成

训练方法与言语表达训练的方法相似。作业举例：给患者呈现3张图片和3张字卡。

患者按照图片将字卡排列整齐。

治疗师拿掉字卡，患者根据记忆写出语句。

治疗师出示3张图片，仅有1张与上面的图片相同。患者在无提示的条件下书写短句。

（2）语句完成

无任何提示下，书写完整未完成的语句。举例：

我把衣服晾在______________________。

我把食品放在________________里保鲜。

（3）语句构成

患者可以简单书写本人、邻居、朋友的情况，也可根据现有的词汇构成语句。

# 第三节 双语和多语失语的治疗

## 双语及多语失语

双语失语（bilingual asphasia）及多语失语（polyglot aphasia）都是相对于单语失语而言，前者指发病前熟练掌握两种语言的失语者，后者指发病前熟练掌握两种以上语言的失语者。在我国语言和方言异常复杂，单纯按照地区的方言与普通话间差异度区分，我国有较多的双语人群，如南方的广东地区就分布着大量的普通话-粤语、普通话—闽南语等双语或普通话—粤语—闽南语等多语人群，同时也出现大量的双语和多语失语患者。依据语言获得及运用机制，两种语言在大脑中的存储主要有两种形式：①共同存贮：两种语言彼此联系，可以互相转译，共贮于一个单一的语义记忆系统中；②单独存贮：两种语言各有独立的加工和存贮系统，各自进行信息编码、语句分析、独立记忆存贮。存贮的形式与双语间的差异有关，影响双语能力的因素主要有语言使用熟练程度、使用语言的环境、习得语言的环境、习得动机及年龄、语言音的结构距离等。

大脑两半球在语言等高级心理活动中的功能是不对称的，在双语和多语上表现得更为突出。可有不同模式：①两语言在同一半球，指左侧半球占优势；②一语言在左半球，另一语言在右半球；③一语言在左半球，其他语言呈双侧分布。其产生原因与第二或第三语言获得时间有关，年龄越大获得第二语言其右脑参与就越多。儿时获得的双语主要在左侧半球占优势，但并不在左侧的同一位置，两种语言有各自代表区，另外还有一个在两种语言之上的共管区域，管理各种语言行为。通过皮层刺激也会发现刺激某些部位可影响两种语言，而另一些部位仅影响一种语言，所以病变部位不同而采用同样的双语训练会出现差异性恢复。普通话和地方双语者与中日双语者和中英双语者可因语音、语义、词汇、句型规则等不同，不同程度越大，失语后再恢复的差异也越大，其未恢复的语言不是因被破坏而是被抑制。不同的人可表现不同的恢复模式。

## 康复治疗

### 1.恢复模式及影响因素

双语及多语失语的恢复模式有如下九种。

（1）平行性恢复：各种语言受损程度相同，恢复速度相同。

（2）差异性恢复：受损的语言恢复程度不一致。

（3）连续性恢复：受损的语言中一种或几种先恢复（至少部分恢复）后，另一种后恢复。

（4）选择性恢复：受损的语言只有其中一种或几种恢复。不恢复的语言可能理解恢复而表达丧失，或两者均不恢复。

（5）拮抗性恢复：受损的语言中一种或几种恢复，伴随另一种消退。

（6）混合性恢复：谈话时，一种语言混合在另一种语言当中，混合发生在语句、语音、语义、词汇等方面。

（7）交替拮抗性恢复：某一时期恢复一种或几种而消退另一种或几种；而另一时期又进行交替转换，表现在不同的时期中只用一种或几种语言，可认为是拮抗性恢复的特殊类型。

（8）不同失语分类的恢复：患者不同语种表现出不同的失语症，如一种语言表现为Broca失语，而另一种语言表现为Wernicke 失语。

（9）选择性失语恢复：一种语言以某失语类型表现为主，而其他语言没有受损。

这九种模式并非完全隔离，针对每一个患者恢复模式可能随时在改变，例如：连续性恢复可能演变成拮抗性恢复；两种语言平行性恢复，可能第三种语言选择性地不恢复或延迟恢复，出现几种恢复模式的转换或交叉。

影响双语和多语失语恢复的因素包括：年龄、性别、教育水平、利手、病变情况和康复欲望等。此外还有母语因素、环境语言因素和语种差异三个重要方面。

### 2.康复语言的选择

双语和多语失语治疗与单语失语治疗不同，治疗前必须明确以下几个问题：应先治疗一种语言，还是多种语言同时进行？首先治疗哪种语言最佳？应在什么样的语言环境下进行？

以上问题要针对患者个体情况分析后决定，大多数学者认为：对发病早期或病情较重的双语和多语失语者最好针对一种语言治疗。在选择哪一种语言作为康复治疗时，意见分歧较大，主要有4种不同的选择方式：①选母语；②选病前最熟悉的语言；③选患者最先自发恢复的语言；④选发病治疗时的环境语言。

如果4种方式选出的语言均一致，建议参照失语症评定和康复治疗，以康复治疗单一语言为突破口，提高该语言各项能力；通过翻译训练，再延伸至其他语言中。如果四种不同的方式选择出不同的语言，要视各种选择、患者个体情况、各语言能力评定的差异和试验性康复训练等多种因素综合考虑。如果患者病前最熟悉的是母语，且母语最先自发恢复，而环境语言不是母语时，建议以母语作为康复治疗语言，并对环境做出改变，使当中出现的语言尽可能地贴近康复治疗语言。

### 3.语言能力的转换

为了使患者得到最佳的康复，双语和多语失语治疗的目的不仅是一种语言的恢复，因而需格外重视使已恢复的语言向未治疗语言的转换。有研究表明，语言能力的转换是建立在神经生理和语言结构的基础上，即使对两种语言同时进行治疗，其直接治疗效果也主要表现在一种语言上，然后再通过患者的康复努力而转换到另一语言。两种语言的结构差异程度影响语言间的转换，如果两种语言在语音、语法、结构等方面有更多的相似性，则语言的转换更易；此外，第二语言如环境语言的康复也易产生向母语转换的能力。

**4.翻译**

目前仍不知道翻译是否有一个独立的大脑处理中枢，但双语失语患者可能表现为多种翻译障碍，临床上有以下形式。

**（1）翻译不能**

不能从语言1（L1）翻译为语言2（L2），如同时也不能从L2翻译为L1，则为双向翻译不能。

**（2）自发翻译**

自发翻译指强迫性地把自己或者对方说的每一句言语都翻译成某一语言。

**（3）非理解性翻译**

非理解性翻译指患者不理解翻译要求，而是机械地将某一语言翻译为另一语言，甚至将翻译指令也译为另一语言。

**（4）荒谬性翻译**

指患者可以把L1翻译为L2，但不能自发说出L2，而且不能从L2翻译为L1。

因此，双语失语患者的大脑损伤可能在一段时间内选择性地仅仅抑制翻译过程的组成部分，而另一组成部分因为在神经学上是独立的，翻译功能可能丝毫不受干扰。脑内有一局限功能区域，负责将一种语言转换到另一种语言，其作用如同转换器。如此区受损，患者只能说任一种语言而不能进行两种语言对译。

在两种语言翻译上，人们善于将不熟练语言翻译成熟练语言。翻译障碍的康复方法如下。

①词的辨认训练：普通话—粤语双语者，进行两组字词的连线训练。如：老豆（粤语）—父亲（普通话）、马骝（粤语）—猴子（普通话）、恤衫（粤语）—衬衣（普通话）。

②词的翻译训练：可进行口译和笔译两种训练形式，如“琴日”（粤语）翻译成普通话“昨天”；“肥皂”（普通话）翻译成（粤语）“番枧”。

③句子的翻译：可进行口译和笔译两种训练形式，如“我食紧饭”（粤语）翻译成（普通话）“我正在吃饭”。

④听使用语种的指令表达：如“他不要这三本杂志”要求用英语说出（或写出），“He does not want these three magazines ”再用普通话说出（或写出）。

**（5）语法判断**

利用两种语言间的语法差异点，设计某些正确或错误语句，可采用听判断和阅读判断两种形式，判断是否错误并给予改正，如：英语和普通话双语训练。请判断这个句子“她知道我是”或“I do not understand you are saying what”是否正确，如果不正确，请将其修改正确。

# 第四节 构音障碍的治疗

## 治疗原则

构音障碍治疗的目的是使构音器官重新获得运动功能，促进患者发声说话。治疗要在安静的场所实施，急性期患者可以在床边训练，如果患者能够坚持坐轮椅30 min，应到语言治疗室进行。治疗多采用一对一形式，也可以进行集体治疗。

### 1.针对言语表现进行治疗

构音障碍治疗的重点不在其类型而是异常言语表现。言语表现是制定治疗计划的中心，兼顾不同类型构音障碍的特点。言语的产生受肌肉和神经控制，肌张力、运动协调与身体姿势异常都会降低言语的质量。因此，言语治疗前应积极纠正这些状态，以促进言语的改善。

### 2.按评定结果选择治疗顺序

一般情况下，按呼吸、喉、腭和腭咽区、舌体、舌尖、唇、下颌运动逐个进行训练。构音器官和构音评定的结果决定训练的出发点和先后顺序。构音运动训练的出发点是检查所发现的异常部位，多部位的运动障碍要选择几个有利于言语产生的部位同步开始；构音训练紧随构音运动的改善。一般来说，治疗应遵循由易到难的原则。轻中度构音障碍训练以自主练习为主，重度障碍患者由于无法进行自主运动或自主运动很差，更多地需要治疗师采用手法辅助治疗。

### 3.选择恰当的治疗方法和强度

恰当的康复方法才能提高疗效，反之则不但会降低患者的训练欲望，还会使其形成错误的构音动作模式。治疗次数和时间要视患者的具体情况而定，一般一次治疗时间30 min为宜，避免过度疲劳。

## 训练方法

### 1.呼吸训练

呼吸是构音的动力，气流必须在声门下形成一定的压力才能产生理想的发声和构音，呼吸控制和气流量是正确发声的基础。因此，改善发声的基础是进行呼吸控制训练。重度构音障碍的患者往往呼吸很差，尤其是呼气相短而弱，难以在口腔和声门下形成一定压力，呼吸应视为首要训练项目。

#### （1）调整坐姿

患者可以坐稳时，坐姿应保持躯干直、头正中位、双肩水平，平稳地用鼻吸气用嘴呼气。

#### （2）辅助呼吸训练

当呼气相短而弱时，在患者自然呼吸状态下，治疗师将双手置于患者两侧肋弓稍上方，在呼气终末时向胸部施加压力，此法可增加患者的呼气量，也可结合发音、发声一起训练。

（3）口、鼻呼吸分离训练

经鼻吸气，经口缓慢呼出。

（4）增加呼气时间的训练

治疗师数1、2、3时，患者同节奏吸气3 s，然后憋气3 s，再呼气3 s，以后逐渐增加呼气时间至10 s，并保持这一水平练习。呼气时尽可能不出声音、长时间地发“s”“f”等摩擦音。让患者一口气数1、2、3逐步增至10。

（5）呼出气流控制训练

继续上述练习，在呼气时尽量一口气多次改变摩擦音的强度，可由弱至强，或反之。指导患者感受膈部的压力和运动，控制呼出气流。也可以让患者在数1、2、3、4、5时改变发音强度。

（6）上臂运动协助呼吸训练

抬上肢或做划船动作以增加肺活量。做上肢升降运动协调呼吸动作，上举时吸气，放松时呼气。

（7）增加气流

使用透明、有刻度的玻璃杯，让患者用吸管对着装有水的玻璃杯吹气，治疗师记录气泡达到的高度和吹泡持续时间。

### 2.放松训练

痉挛型构音障碍的患者，往往存在咽喉肌群张力升高，同时伴有肢体肌紧张。训练时需通过一系列的运动使患者达到放松状态。通过放松肢体可以相应地放松咽喉部肌群，患者治疗时取放松体位，闭目，精力集中于放松的部位。此外，治疗师言语要亲切、声音平稳，声调不宜高，保持平和、放松的气氛。需放松的部位包括：①足、腿、臀；②胸、腹和背部；③手和上肢；④肩、颈、头。训练方法多样，治疗师根据患者的状态和需求进行指导，可把更多的时间花在某一部位的活动上，不必严格遵循顺序。如坐位时双脚用力踩地3秒钟，然后放松，循环数次可放松小腿；向上耸肩，维持3 s，然后放松，循环数次，有助于放松肩颈等。如果患者能在治疗室将某些放松的技巧学会并继续在家中练习，则非常有益。

### 3.发音器官的训练

（1）下颌的训练

当下颌运动障碍时，必须先由治疗师帮助患者进行下颌关节上抬、下拉的被动训练，然后逐渐过渡到主动运动。如：口的开合，训练时尽可能张大嘴，然后再合上，缓慢重复3～5次后放松。逐渐加快速度，训练时始终使下颌保持最大的运动幅度。当下颌偏移或下垂导致口闭合不良时，可以用手拍打颞颌关节附近和下颌中央部位的皮肤，此举可改善口的闭合并防止下颌前伸。通过下颌反射协助下颌上抬，方法是把左手放在患者的颌下，右手持叩诊锤轻敲下颌，左手随反射的出现尽力协助下颌上举，逐步使双唇闭合。

（2）口唇的训练

多数患者都有不同程度的口唇运动障碍而致发音歪曲或置换成其他音，因此患者需进行口唇的训练。具体方法有：①噘起嘴唇做吹口哨状，说“Wu”；②拉开嘴唇，说“Yi”；③不停交换地说“Yi-Wu”；④露出上下牙后放松，重复地做；⑤两颊内收，噘嘴作声；⑥上下唇用力内缩后发“Ba”；⑦上下唇用力含住管状物品的一端，然后用力往外拉；⑧吸半吸管的水，以舌、唇抵住保持水不往下掉；⑨将一穿线的纽扣置于牙齿和嘴唇间，用力往外拉。

（3）舌的训练

舌是发声的重要器官，其灵活性和放松训练对发声具有重要作用。可采用如下方法进行训练：①舌头伸出缩进；②把舌头伸出外面再往上翘；③舌头向左右嘴角移动；④舌头在口内推抵两颊内侧并左右移动；⑤用舌尖舐上下唇；⑥舌头在牙齿外侧左右扫动，做清洁牙齿状；⑦卷舌做马蹄声；⑧舌头卷起由齿龈至软腭前后扫动。重度构音障碍患者舌的运动极其困难，无法顺利完成伸缩、上举等运动，治疗师可用压舌板或戴上指套协助患者做运动。

（4）软腭的训练

软腭运动不协调或无力常易造成鼻音过重和共鸣异常。可采取以下方法来提高软腭的运动能力：①用力叹气，促进软腭抬高；②发“a”音，然后休息3～5 s；③重复发爆破音与开元音“pa、da”；④重复发摩擦音与闭元音“si、shu”；⑤重复发鼻音与元音“ma、ni”；⑥用细毛刷或冰块等物直接刺激软腭，然后让患者立刻发元音，并想象软腭抬高；⑦发元音时将镜子、纸巾或手指放在鼻孔下判断是否有漏气。

（5）交替运动

主要是唇和舌的运动，是早期主要的发音练习内容。治疗开始时，只做发音动作而不发音，然后再练习发音。方法如下：①嘴唇闭合做颌的交替运动；②前噘唇再缩回做唇的交替运动；③舌的伸缩、由一侧嘴角移向另一侧、舌尖在口腔内抬高降低等作为舌的交替运动。

### 4.发音训练

痉挛型构音障碍的喉活动异常表现为内收增强，而弛缓型内收减弱。可根据患者具体情况选择下列训练。

（1）发音启动

①呼气时嘴张圆发“h”音，然后发“a”音，反复练习，然后可发不同长短的“h”“a”和“ha”音。

②与练习（1）一样，做发摩擦音和元音口形，如“s……u”。

③当喉紧张引起声音沙哑时，可做放松动作和局部按摩。方法是让患者做打哈欠动作阻止声带内收，因此时声门完全打开。也可在下颌舌骨肌和颏舌骨肌处进行手法或振动按摩，待喉紧张降低后继续进行发音训练。

④弛缓型构音障碍常合并喉内收肌麻痹，可通过如下方法提高喉内收肌张力：A.双手握拳抬至胸水平，然后突然甩下双臂，同时呼气，从口腔排出气体。B.双手按住两侧胸壁，呼气时向内推。C.双上肢上抬平肩，屈肘，双手合十交叉，然后突然用力互推，同时呼气。要求患者尽力用嘴呼气。

⑤患者深吸一口气后咳嗽，并逐渐变成在呼气时发元音，这种方法有助于进一步促进发音启动。

（2）持续发音

患者发音启动无误后则开始持续发音训练。一口气发元音，时间尽量延长，能够保持15～20 s最好。开始发单元音，逐步发两三个元音。

（3）音量控制

①指导患者持续发“m”音。

②发“ma”“mi”“mu”等音，逐步缩短“m”音，延长元音。

③如果患者不能持续发“m”音，可让其发“n”音。

④朗读声母为“m”的字、词、短语、语句，以改善音量和呼气，通过嘴唇的位置变化对比各元音，改善元音的共鸣。

⑤保持放松体位，深吸气后尽量大声数数1～20。

⑥通过音量变化训练以改善音量控制，方法是用由小到大，然后由大到小，或一大一小的音量交替数数，或发元音时逐渐改变音量。在复述练习中，鼓励患者用最大音量发声，并嘱患者深呼吸，尽可能放松身体。

（4）音高控制

构音障碍往往表现为语音单一，或者高音异常、过短过低或过高。因此训练应强调增加音高范围，使患者找到最佳音高，并稳固该发音水平。

①指导患者唱音阶，扩大音高范围。可唱元音或连唱辅音和元音。如“a a a”或“ma ma ma”。如果患者难以唱一个完整的八度，可先唱三个不同音高，再逐渐扩大音高范围。

②当患者的音高稳定后，可进行“滑移”练习，即由低—中—高或高—中—低滑动发元音。它是语调训练的基础。

③患者模仿治疗师做下列练习。

la—la →你好！

ma ma /ma ma ma →你吃饭了吗？

ma ma /ma ma →你要笔吗？

患者应清楚这些音高的改变代表不同的意义或语气，一边倾听，一边模仿。待患者掌握上述练习后，可复述一些疑问句、惊叹句和问候句。

（5）鼻音控制

不少构音障碍患者发音表现出鼻音过重，通常由于软腭、腭咽肌无力或不协调所致。可做如下练习。

①深吸气，鼓腮，保持数秒，然后呼出。

②将不同直径的吸管放在口中吹气，促进唇闭合，增加唇的肌力。

③练习发双唇音、舌后音等，如“ba、da、ga”。

④练习发摩擦音，如：“fa sa”。

⑤唇、鼻辅音交替练习，如：“ba ma mi pai”。

（6）克服费力音的训练

费力音是由于声带过度内收所致，导致声音似从喉部挤出来，因此需要通过训练让患者获得容易的发音方式。打哈欠时声带完全打开，能够诱导发音。因此教患者打哈欠同时呼气，患者掌握后在此呼气相尝试发出词和短句。

### 5.语音训练

大部分构音障碍的患者存在发音不清，评定时能发现有些患者虽然读字、词正确，但在对话时不能正确发单辅音。训练时应重点练习发单音，再逐渐过渡至字、词、词组、语句朗读。训练

（朗读和对话）时要求患者放缓说话速度，这样就有充足的时间将每个音的发音动作顺利完成。可通过朗读散文、诗歌等方式促进语速的控制。

可与患者进行简短问答练习来控制对话时的语速。所提问题要能使患者做出简短的、速度平稳和发音准确的回答。当患者发单音困难时，需先进行足够的发音器官训练和交替运动练习，只有当唇、颌、舌和软腭的运动力量、运动范围、运动速度、准确性和协调性的训练已完成，才能进行发音训练。

**（1）音辨别训练**

患者音辨别能力对准确发音很重要，训练音辨别能力首先要患者能识别出错音，可采用口述、放录音或小组训练模式进行。小组模式效果很好，训练时让患者说一段话，由其他患者评议，最后治疗师进行纠正。

**（2）语音训练**

应根据患者的情况，由易到难进行。如练习发“b”音，治疗师示范发音动作给患者看，可在患者面前放一面镜子，以便及时纠正发音动作。其发音的要领是：紧闭双唇，鼓腮，使口腔内气压升高，发“b”音的同时骤然让气体从双唇间爆破而出。还可朗读由“b”音组成的绕口令。在这个阶段语音的建立比词的应用更重要，采用真实语言训练让成年患者更容易接受。

**（3）减慢言语速度**

部分构音障碍的患者由于痉挛或运动的不协调，导致韵律失常或多数音发成歪曲音，这时可以利用节拍器控制速度，由慢逐渐加快，患者跟随节拍器发音可以很好地增加言语清晰度。节拍速度根据患者的具体情况决定。

**（4）补偿技术**

发音器官的运动范围受限、运动缓慢或肌无力常导致患者不能完全准确的发音。发音补偿法可以让患者的语音接近正常。例如：“l”为舌尖音，舌尖抵住齿龈为难发音，其补偿方法是抬高舌体，保持舌尖于低位。

### 6.语言的节奏训练

语言的节奏是由音量、音色、音长、音高四个要素构成的，任一要素在一定时间内有规律地交替出现就可形成节奏。由音量形成的节奏，主要表现在重音上；由音色形成的节奏主要表现在押韵上；由音长形成的节奏，主要表现在速度和停顿上；由音高形成的节奏主要表现在平仄和语调上。

在构音障碍中，运动减退型和共济失调型均存在语调、重音、不协调和停顿不当。

**（1）语调训练**

语调不仅是声带振动的结果，也是说话者表达感情和情绪的方式。短促的命令句、疑问句，或者表示紧张、愤怒、号召、警告的语句使用高升调。表示迟疑、惊讶、厌恶情绪使用曲折调，一般陈述句使用平直调。

①练习元音的升调与降调 a－，a／，a∨，a＼。

②让患者模仿不同的语调，以表达不同情绪如生气、兴奋等。举例：a.我要去旅游了，真高

兴；b.孩子们又吵架了，真让人生气。

③在句尾用降调，练习简单命令句、陈述句的语调。举例：

过来，坐下！

把那本书给我！

我看你是对的。

④在句尾用升调，练习疑问句。举例：

你喜欢吃鱼吗？

我可以进来吗？

（2）重音与节奏训练

连读两个以上的音节有轻重之分，因重音与节奏相互依存，难以分开，所以治疗时两者使用相同的方法。

①呼吸控制可以展现出轻音和重音的差别，从而形成语言的节奏特征。呼吸训练既能促进发音，也为重音和节奏控制打下了基础。

②诗歌的节奏感很强，朗读诗歌能帮助患者控制节奏。训练时治疗师用手或笔敲打节奏点。

③利用生物反馈技术，将听觉信号转变为视觉信号，可增强患者对语言的调整。

④强调重音训练：重音能够表达强烈感情或突出语意重点，说话人的意图和情感不同，重音位置也不同，如“谁今天去上海？”“谁今天去上海？”“谁今天去上海？”

⑤当患者有了重音与节奏的概念后，可以引导患者在日常生活中识别和关注自己言语中的重音。治疗师和患者一同将日常对话语句中的重音标出，然后朗读。

**7.非语言交流方法的训练**

重度构音障碍的患者即便经过治疗其言语交流也难以恢复，为促进他们的社会交流，言语治疗师可根据不同患者的情况和交流需求，设计一些替代言语交流的方法并加以训练。词板、句子板、图画板等国内较常用且简单易行。词板和句子板适用于具备一定文化水平和运动能力的患者，其上有常用词和句子。图画板适用于文化水平较低和失去阅读能力的患者，其上有日常生活活动的图画。上述替代手段只能满足重度患者的基本交流需求。近年来已有发达国家研制出多种便携式、操作方便的交流仪器，为重度构音障碍患者的言语交流带来了很大的便利。

# 第五节 口失用及言语失用的治疗

## 口失用的治疗

口失用或称口颜面失用，是指在非言语状态下，虽然与言语产生活动有关的肌肉自发活动仍存在，但是舌、唇、喉、咽、颊肌执行自主活动困难。临床上，多数口失用伴有言语失用。口失用患者虽然能反射性地吸气、呼气，但却不能按指令自主地吸气、呼气或模仿声音。

### 1.喉功能训练

训练时，患者与言语治疗师一同坐在镜子面前，治疗师发“o”音，患者在旁边听边看并模仿。当患者不能模仿又试图发声时，应将患者的手放在治疗师的喉部让患者感觉到震动。必要时需治疗师反复用手协助患者张口形成发声的口型。这种听觉（由治疗师和患者本人产生）和触觉（触摸喉产生）刺激有助于发声控制。反射性的声音也可以建立发声，如叹气、大笑、咳嗽、哼哼声、哼曲等都可以促进发“o”声，也可以让患者自己用手使上下唇形成口型来完成。当患者能够成功地发“o”时，则可进一步练习其他声调发音，并提高音量。然后可以采用同样的方法练习其他音，如“i”“u”等。此外，完成句子和唱歌都可以训练初始音，如一碗“水、汤、粥”，花是“紫红的”等。

### 2.舌功能训练

言语治疗师利用单音节 “la”唱一首流行歌曲展示舌如何活动，患者跟唱，并看着镜子观察舌是如何运动的。此外，可利用压舌板协助患者训练舌的伸缩、上下及侧方运动。

## 言语技巧训练

当患者能控制双唇运动和发声后，便可以进行完整词语产生的训练，并让患者在言语中意识到视、听、触觉的作用。言语失用和口颜面失用的共同特点是自主言语困难，不是处于自发的言语状态。但可借助自发性言语改善自主性言语：如可以训练患者唱熟悉的歌曲，如“东方红”“我是一个兵”“祝你生日快乐”等；也可以利用戏曲中为人熟知的唱段，如“沙家浜”“红灯记”或“梁祝”等。此外，从1数到10，1月说到12月等自发性言语均可促进完整的言语活动。训练时最好采用较强的听觉模式和节律，或“你好”“谢谢”等日常生活中常用的词语，以及广告词等，来引出完整的言语活动技巧。

## 言语失用的治疗

### 1.治疗原则

与构音障碍和失语症的听觉刺激、语言刺激不同，言语失用治疗的重点应在异常的发音上。指导发音的关键是视觉刺激模式，成人言语失用治疗成功的关键在于建立或强化视觉记忆。另外，让患者了解发音音位和机制对指导发音也很重要，训练步骤如下：①掌握每个辅音发音的位置；②快速发辅音加“啊”，以每秒3～4次的重复速度为标准；③用辅音加元音方式建立音节，如“ma、ma、ma、ma……”；④当患者具备稳定的基本词汇与自主发音基础，即可练习说复杂的词，练习顺序从词中的每个音、音节，最后到词。

### 2.治疗方法

Rosenbeke成人言语失用八步治疗法，详见表22-4。

### 表22-4 成人言语失用八步治疗法

| 步骤 | 内 容 |
|---|---|
| 1 | 联合刺激："请看着我"［视觉（V1）］，"请听我说"［听觉（A）］，同时发音（患者和治疗师同时发音或词语）。当一起发音时，治疗师要嘱患者注意听准确，特别是正确发音（词）时的视觉提示 |
| 2 | 联合刺激（V1、A）和延迟发音（治疗师先发音或词，稍隔一会儿，患者模仿）伴视觉刺激（V1）提示：治疗师先示范说出一个音（词），然后，治疗师重复这个音或词的口型但不发音，患者试图大声地说出这个音（词），也就是这时只有视觉提示而衰减了听觉刺激 |
| 3 | 联合刺激（V1、A）和不伴视觉刺激（V1）的延迟发音：这是传统的"我先说一个音（词），随后你说"，此时治疗师没有提示 |
| 4 | 联合刺激和不提供任何刺激听觉（A）或视觉（V1）状态下正确发音（词）：治疗师发音（词）一次，患者在无任何提示状态下连续发这个音（词）几次 |
| 5 | 书写刺激（V2），同时发音（词） |
| 6 | 书写刺激（V2），延迟发音（词） |
| 7 | 提问以求适宜回答：放弃模仿，由治疗师提出适宜问题以便患者能回答相应的靶音（词） |
| 8 | 角色发挥情景下适宜的反应：治疗师、工作人员或朋友被假定为靶词语角色，患者做恰当回答 |

（罗子芮）

## 参考文献

1. 赵亚军，陈长香 .Schuell 刺激法对脑卒中后皮层下失语患者语言训练效果 . 河北医药，2012，34（16）：2493-2494.
2. 李美霞，顾莹 .Schuell 刺激疗法治疗失语症的疗效观察 . 中国康复理论与实践，2002，8（7）：414-414.
3. 陈卓铭. 语言治疗学 .3 版. 北京：人民卫生出版社，2018.
4. 赵亚军，陈长香，胖红雯，等 . 强制诱导性语言对亚急性期脑卒中失语症患者语言功能的疗效 . 中国康复理论与实践，2014，20（7）：656-658.
5. 单岩东，王岚，王建明，等 . 低频重复经颅磁刺激对脑梗死后失语的疗效观察 . 中华物理医学与康复杂志，2012，34（5）：361-364.
6. 程亦男，汪洁，宋为群，等 . 低频重复经颅磁刺激治疗卒中后失语症的临床应用进展 . 中国脑血管病杂志，2012，9（11）：604-607.
7. 陈升东，于苏文，赵建法，等 . 重复经颅磁刺激联合多奈哌齐治疗脑梗死失语的疗效观察 . 中华物理医学与康复杂志，2012，34（3）：212-215.
8. 汪洁，吴东宇，宋为群，等 . 左外侧裂后部经颅直流电刺激对失语症动作图命名的作用 . 中国康复医学杂志，2013，28（2）：119-123.
9. 姚伟 . 失语症康复期小组训练的应用 . 内蒙古医学杂志，2001，33（6）：575-576.
10. 陈卓铭，李金萍 . 双语加工神经机制与双语失语康复 . 中国现代神经疾病杂志，2017，17（6）：395-398.
11. 李胜利 . 构音障碍的评价与治疗 . 中国临床康复，2001，5（23）：24-26.
12. 闵志云，李峰，徐丽娜，等 . 强化口部肌肉训练对功能性构音障碍患儿语音清晰度的影响 . 听力学及言语疾病杂志，2018，26（1）：8-11.
13. 李玲 . 语言治疗对脑卒中患者构音障碍恢复的影响 . 按摩与康复医学（下旬刊），2012，3（11）：18-19.
14. 何怡 .30 例重度痉挛型构音障碍患者的言语康复 . 中国康复理论与实践，2010，16（9）：820-821.
15. MADDY K M，CAPILOUTO G J，MCCOMAS K L. The effectiveness of semantic feature analysis: An evidence-based systematic review. Annals of Physical and Rehabilitation Medicine，2014，57（4）：254-267.
16. PURDY S C，WANIGASEKARA I，CAñETE O M，et al. Aphasia and auditory processing after stroke through an international classification of functioning，disability and health lens//Seminars in hearing. Thieme Medical Publishers，2016，37（3）：233-246.

# 第二十三章

# 职业康复

## 第一节 概述

### 职业康复的概念

职业是人们从事相对稳定的、有收入的、专门类别的工作及其发展过程，是个体在社会上生存与发展的基础。就业是指获得职业、参加工作。我们知道，残疾人由于存在身体和精神上的障碍或损伤，导致了他们在获得和保持职业、提升和发展技能方面受到很大限制，如何促进残疾人就业已经成了一个全球性的课题，也是各个国家的社会保障体系逐渐完善的体现。

国际劳工组织（international labor organization，ILO）在1983年发布《残疾人职业康复和就业公约》（159号文）并最早做出了职业康复定义，职业康复（vocational rehabilitation，VR）是使残疾人保持并获得适当的职业，从而促进他们参与或重新参与社会。通过强化残疾人的能力和发展他们的潜能，使残疾人逐步实现经济和生活独立。

2004年制定的《工伤保险条例》明确提出各级政府要大力发展职业康复，通过职业康复能够使工伤职工最大限度的恢复工作能力或学习新的就业技能，促进工伤职工重返工作岗位，同时以个体化的职业康复服务，降低工伤职工再次受伤风险。

职业康复也是一种管理的过程，这个管理的过程是经过评估，根据伤残患者评估的需求给予适当、正确及适时的服务，达到如下目的：①让工作场所中的工人不会发生职业伤病；②如果工人发生职业伤病时，能够获得早期而有效的治疗，使他们能够回到原公司从事原来的工作或是经调整或替代的工作，也就是让伤残患者可以恢复伤病前的就业状况或是重返伤病前的生活形态；③预防工作场所职业伤病的再发生。

### 职业康复的影响因素

#### （1）个人因素

个人因素是指伤残患者个人的身体和心理功能，包括年龄、性格、性别、工作意向、情绪困扰、伤残适应、技能及身体康复情况等。

（2）外在因素

外在因素包括工作要求、雇主态度、就业经验、经济情况、家庭情况等，以及社会无障碍设施和工作环境等。

（3）社会因素

社会因素包括国家就业保障制度、经济发展状况、社会接纳与歧视等，如图23-1所示。

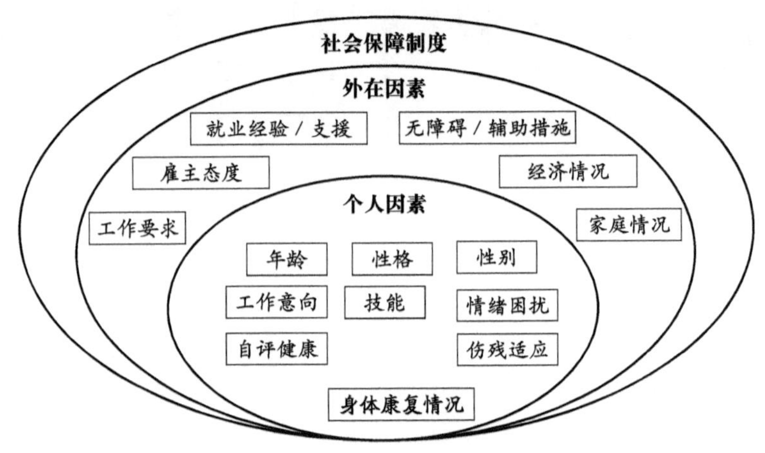


图23-1 职业康复影响因素

## 职业康复的内容

### 1.职业康复的任务

根据ILO的《残疾人职业康复的基本原则》（1985年），职业康复的任务可归纳为以下五个方面。

（1）评估残疾人的身体功能、社会心理情况及职业劳动能力水平。

（2）提供必要的工作重整及工作强化训练，调整身心功能，提供合适的职业技能培训。

（3）分析就业可行性，进行就业指导，引导从事合适的职业岗位。

（4）工作环境改造。

（5）就业后的跟踪及支援服务。

### 2.职业康复的服务内容

（1）职业能力评估：针对疾病导致的功能障碍评估、功能性能力评估、工作需求分析、工作行为评估、就业能力评估、工作场所环境及人体工效学评估。

（2）工作重整及强化：包括职业功能训练、工作能力重整、工作强化训练、工作行为教育、职务再设计等。

（3）职业技能再培训：如电脑技能培训、合作培训、手工艺培训、就业潜能培训、创业培训等。

（4）职业咨询、就业指导。

### 3. 职业康复的流程

职业康复流程是以患者重返工作岗位、重新适应岗位为主线（图23-2），基本项目包括：职业能力评估、工作强化训练、康复辅导、技能再培训、现场工作强化、职业咨询、就业指导、工作安置及就业跟进等。

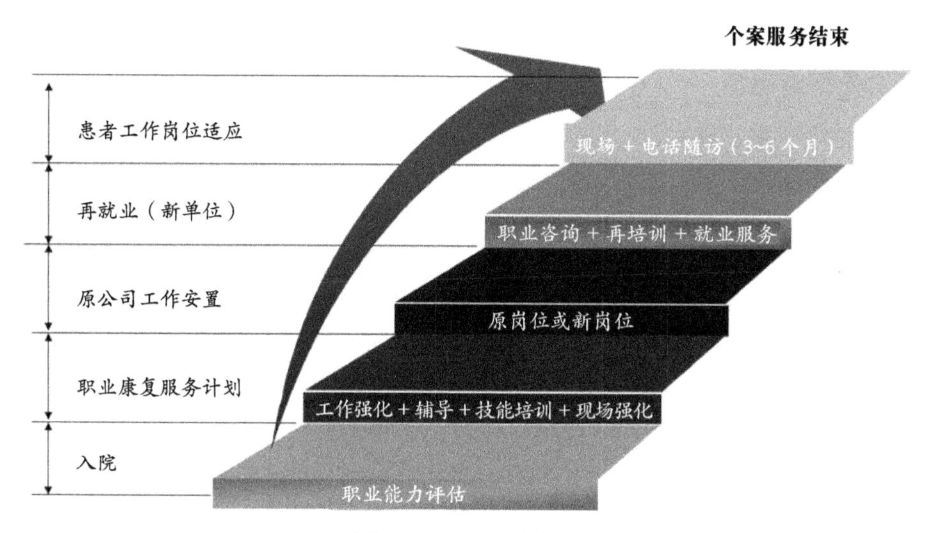


图23-2 职业康复流程

## 职业康复的目标

职业康复的首要目标是让伤残患者重新回到原用工单位，从事原来工作或是进行工作调整。对于无法回到原来公司上班的伤残患者，职业康复应当为他们寻找其他公司从事原来的工作职务或是调整为不同的工作，或者为他们提供适当的技能培训，从而增加患者被重新雇佣的机会。

美国著名职业康复专家Matheson博士提出了职业康复的八个转归方向，把职业康复目标分为重返工作岗位、再就业及就业培训三部分，如图23-3。

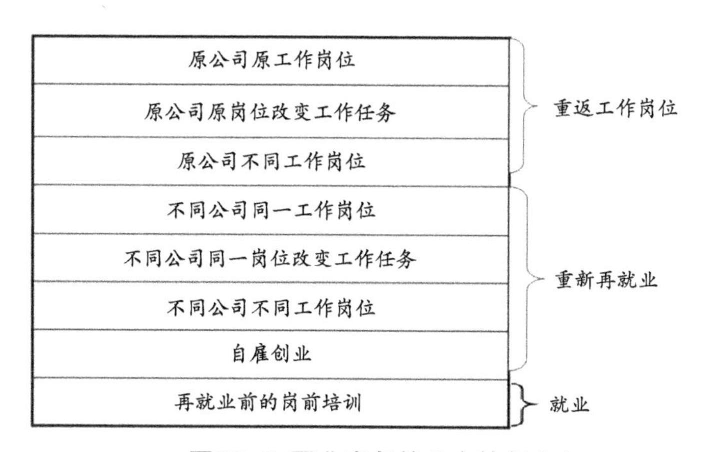


图23-3 职业康复的八个转归方向

## 职业康复的作用

职业康复的最终目的是使伤残患者获得就业机会并重新参与社会。具体作用如下。

### 1.强化身体功能能力

通过职业康复增强伤残患者的身体功能水平，提高肌肉力量和心肺耐力，改善身体活动能力。

**2.改善心理功能**

通过职业康复可以减少受伤或疾病对患者造成的心理影响，可调节情绪、增强信心、获得成就感和自我认同感。

**3.重建工作行为习惯**

重建工作行为习惯包括建立工作信心、遵守工作纪律、培养对工作任务的注意力、提升对挫折承受力、团结协作等。

**4.提高再就业的能力**

如提升就业技能、求职面试技巧等。

**5.获得并保持职业**

如职业岗位选择、工作维持技巧等。

**6.预防再受伤**

如人体工效学改造指导、受伤的管理及预防、工作安置等。

# 第二节　职业康复评价

职业康复主要通过跨学科介入的方法，如职业心理、职业安全与健康、功能能力训练方法等，协助伤残患者重返工作岗位，从而提高生活质量，促进全面康复及职业发展的一种康复手段。职业康复评价是各类疾病患者的职业康复首先需要进行的重要步骤，这是为今后的职业康复训练、再培训及职业咨询与指导奠定基础而准备。

## 职业调查问卷

伤残患者的职业调查是职业能力评价的第一个阶段。其主要目的是为了收集患者受伤前后的相关信息，包括个人的一般资料、工作经历、医疗历史及工伤赔偿情况等。实际工作过程中，在进行职业调查前，提前查阅患者相关的入院或登记入院的信息。前期先掌握好关于该患者的基本信息，甚至可以与主管医生沟通该患者的当前病情及可能的预后康复情况。通过提前了解该患者的部分医疗相关资料，可以提前熟悉患者情况；方便职业治疗师在接下来的职业相关情况调查中获得更多相关的信息；而且可以在职业调查中更有针对性，效率也会得到提高。

**1.职业调查进行方式**

一般来说，对受伤患者进行职业调查主要有两种方式：一是面谈，另一种是量表调查。在实际操作过程中，因为对患者进行职业调查是职业治疗师与患者第一次面对面进行的职业能力评价步骤，所以建立良好的医患关系非常重要，它不仅可以方便职业治疗师掌握患者更真实的资料，还可以与患者建立良好的信任关系，对以后进行一系列的评估治疗项目也有帮助。一般的做法是预先设计好半结构化的职业调查问卷（表23-1），然后通过技巧性的面谈方式获得患者的资料。

在与患者约定面谈的时间后，通过面谈收集以下资料。

（1）个人基本资料

个人基本资料包括姓名、性别、年龄、教育水平、住址、房屋性质及楼层。

（2）家庭背景

婚姻状况、家庭成员、年龄及其工作情况、是否是家庭经济支柱。

（3）工作经历

以前所从事的工作及工作任务、工作期限、离职原因。

（4）医疗历史

过往是否有其他疾病，如心脏病或高血压等。

（5）赔偿情况

与雇主态度，是否购买工伤保险。

### 2.职业调查中的注意事项

在受伤患者职业调查中，要注意：必须以建立良好的医患关系为首要目的，其次为获得资料及完成资料收集工作；面谈地点避免在公众的、较嘈杂的环境下进行，因为在面谈中涉及较多患者的个人隐私，患者有可能因为环境的原因，保护自己，面谈起来也显得比较局促；治疗师必须熟悉半结构化量表的内容，通过该量表指导面谈进行；如第一次面谈中患者不愿提及涉及个人的隐私问题，如工资水平、家庭背景等，可以先不进行这方面的资料收集，以免破坏双方的关系建立；职业调查相关信息有可能不会在一次的面谈中全部收集完成，所以可分次进行；一般来说，一次的职业调查资料收集时间在45 min左右。

表23-1 职业调查问卷

评估日期：___年___月___日

**第一部分：一般个人资料**

姓名__________ 年龄____岁 出生日期______年_____月____日 档案编号__________

联络地址______________________________

联络电话：（手机）______________________（宅）______________________

1.性别： □ ①男 □ ②女 户籍所在地：______________________

2.婚姻状况： □ ①未婚 □ ②已婚 □ ③离婚（分居） □ ④丧偶

3.家庭成员情况：______________________________

4.使用语言： □ ①普通话 □ ②广东话 □ ③其他（请说明__________）

5.教育程度： □①不识字 □②小学 □③初中 □④高中或中专 □⑤大专 □⑥大学本科 □⑦硕士研究生及其以上

6.你现在主要的经济来源： □①个人工资 □②个人储蓄 □ ③家人、亲友支持 □④失业或低收入补助金 □⑤其他（请说明 ）

7.受伤之前，你个人每月的收入大约是： □①没有收入 □②499元及以下 □③500～999元 □④1000～1499元 □⑤1500～1999元 □⑥2000～3499元 □⑦3500～4999 □⑧5000元或以上

续表

**第一部分：一般个人资料**

8.受伤之前，你的职业属于下面哪个类型：

□①行政管理人员　□②专业技术人员　□③商业服务业人员　□④办事员或文员
□⑤生产、运输设备操作人员及有关人员　□⑥农、林、牧、渔、水利业生产人员
□⑦军人　□⑧其他（　　　　）

9. 受伤之前，你的薪金收入是否是家庭的主要经济来源：　□①是　□②否

10. 现居住房屋：　□ ①自购房　□②租住房　□③单位集体宿舍　□④其他
□①一楼　□②二楼以上无电梯　□③二楼以上有电梯　□④其他

11. 是否与家人同住：□①否　□②是，有哪些成员/几人

12. 家属中是否有其他残障者或需要照顾者：　□①否　□②是，有几人

13. 妻子/丈夫的工作：__________工资收入：__________

14. 需承担照顾责任：□①父母　□②子女　□③配偶　□④不需照顾任何人

**第二部分：与受伤有关资料**

1. 是否参加工伤保险：　□①是　□②否　□③其他保险____________________
2. 工伤认定：　□①是　□②否　社保所在地____________________
3. 劳动能力（评残）鉴定：□①否　□②是，鉴定时间：____________级别：________
4. 是否要求行政复议：　□①否　□②是，复议鉴定时间：____________级别：________
5. 劳动仲裁：　□①否　□②是，劳动仲裁缘由：____________________
6. 受伤日期：______年_____月_____日　受伤原因：____________________
7. 诊断：________________________________________
8. 治疗经过：________________________________________

________________________________________________

9. 你的受伤类别是：

□①手部创伤　□②四肢骨折　□③烧伤　□④截肢　□⑤脑外伤　□⑥脊髓损伤
□⑦中风　□⑧周围神经受损　□⑨软组织损伤　□⑩内脏受伤　□⑪其他

10. 受伤的费用，由谁支付？

□①自己及家人　□②单位老板　□③单位和个人共同支付　□④社保　□⑤商业保险
□⑥还未支付　□⑦不知道　□⑧其他：

**第三部分　与工作有关资料**

原公司名称________________________________________

原公司地址：________________________________________

联系人______________联系电话__________________公司规模（人数）：______________人

1. 公司性质：　□①国有企业　□②私营企业　□③合资企业　□④外资企业
2. 你所从事的工作岗位是________________________________（请填上工作岗位的名称）
3. 是否需要加班？　□①不要　□②需要，频率：____________________
4. 你每星期工作__________小时，其他______________________________
5. 你现在的工作状况是：

□①全职工作　□②兼职或以天计算报酬的工作　□③料理家务　□④学生
□⑤进修或职业技能培训课程　□⑥退休　□ ⑦待业　□⑧其他______________

6. 受伤后，你对重返工作的态度是：

□①完全没有期望　□②没太大期望　□③没有意见/不知　□④有期望　□⑤十分期望

7. 你的家人或朋友对你重返工作的态度是：

□①十分反对　□②反对　□③没有意见　□④支持　□⑤十分支持

续表

**第三部分 与工作有关资料**

8. 受伤后每个月的收入是否是家庭经济的主要来源： □①是 □②否

9. 受伤后每个月的收入大约是：

□①没有收入 □②499元及以下 □③500～999元 □④1000～1499元 □⑤1500～1999元

□⑥2000～3499元 □⑦3500～4999 □⑧5000元或以上

10. 你最理想的工作是：________________（请填上工作岗位的名称）

11. 你是否具备专业技能资格，是否已取得该技术技能资格证明？

□①否 □②是，________（请填上技能资格名称）取得证书时间________

12. 受伤后有没有再回原公司工作？

□没有，原因 □①医疗期 □②休病假 □③害怕再受伤 □④交通问题

□⑤自己无法胜任 □⑥雇主不再继续雇佣 □⑦另有工作 □⑧其他

□有，开始上班之日期 年 月 日

工作场所： □①原公司 □②不同公司 □③其他

工作性质： □①原岗位 □②不同岗位：比以前 □轻 □重 □一样

工　资： □①与受伤前一样 □②比受伤前低 □③比受伤前高

## 职业能力评估

### 1.职业能力评定计划

在职业面谈过程中，治疗师应着手给患者构思一个大体上的、个性化的职业能力评定计划。制定职业能力评定计划的原则如下。

（1）注意个体差异：由于存在个体上的差异，例如不同疾病患者的病情发展、预后情况、功能受限等都有可能不同。每位伤残患者伤前所从事的工作（包括工作环境、工作任务、工作流程等）都不同，从而要求治疗师在制定职业能力评估计划时必须根据患者的实际情况进行。

（2）方法多元化：在评定过程中，运用到的方法主要包括：面谈法、问卷调查法、器械评估法等。

（3）内容全面：评定内容包括躯体功能状况、工作行为、社会心理、智能等方面，全面分析患者的职业能力状况。

（4）循序渐进：该原则尤其体现在躯体功能的评估过程中。例如，当我们需要测量一个患者的最大提拉力时（从地面至腰间），起始力量可以从2 kg开始，再在此基础上逐步增加重量，如每次可增加1 kg，如此循序进行。

### 2.职业能力评估报告

职业能力评估报告的书写可以是手写或电脑报告的形式。报告的框架一般包括如下几点。

（1）一般的个人资料：如姓名、年龄、性别、临床诊断、目前身体功能水平、工作活动受限情况等。

（2）评估架构：包括描述患者的工作需求分析、功能能力情况、工作行为表现、临床辅助检查情况等。

（3）评估发现：包括躯体功能的评估结果和潜在的能力提升空间；适应能力、气质特征和兴趣的结果。

（4）结论及建议：包括工作配对结果、就业技能水平、就业期望，是否需接受进一步的临床治疗、工作强化训练等；职业康复服务计划，就业目标、注意事项。

### 3.职业能力评定的注意事项

在职业能力评定的过程中，因为涉及体力上的评估，尤其在进行功能性能力评估时，采用一对一的评估方式，整个系统的评估过程需要花费2～3小时。该评估过程所需的时间有可能需要连续超过2天以上。所以治疗师必须仔细评估患者的身体状况是否适合进行全面的职业能力评定。

（1）必须详细了解患者的病历记录，以便对其的身体功能状况有一个详细的了解和认识，特别对其已存在的隐性危险因素，如高血压、贫血或骨质疏松等情况需要掌握了解。

（2）测试前的风险筛查，可应用有效、简单、可靠的问卷，如美国运动医学学院（American College of Sports Medicine）设计的身体活动准备问卷（physical activities readiness questionnaires，PAR-Q），便能有效分辨患者适合接受体力上的评估和训练的程度，见表23-2。

**表23-2 职业康复评估前身体状况问卷**

姓名：　　　　日期：

| | | |
|---|---|---|
| 1 | 你的医生是否曾经告诉你心脏有问题？ | 是 / 否 |
| 2 | 你的心脏和胸部是否经常出现疼痛的症状？ | 是 / 否 |
| 3 | 你是否经常出现头晕的症状？ | 是 / 否 |
| 4 | 你的医生是否曾经告诉你血压过高？ | 是 / 否 |
| 5 | 你的医生是否曾经告诉你身体的某个关节出现问题而不适宜进行治疗活动？ | 是 / 否 |
| 6 | 除以上所提出的问题外，有没有其他身体问题限制你进行治疗活动？ | 是 / 否 |
| 7 | 你的年龄是否超过65岁以及有没有经常运动的习惯？ | 是 / 否 |

（3）患者如有下列情况，必须禁止体力上的评估：有心衰症状或体征、有灌注不良征象（发绀、苍白）、双重结果（心率×收缩压/100）＞300、心率或血压超出医生要求的特定指标、其他病情不稳定症状等。

（4）在评估过程中，治疗师应常常检查患者的血压和心律情况，尤其是有心脏病及高血压病史者。

如在以上问题选择一个或以上全部为“是”的时候，必须先向医生查询患者的身体状况是否适宜进行评估或治疗活动；如在以上问题的答案全部是“否”时，患者的身体状况应该是适宜进行评估或治疗。

## 工作需求分析

工作需求分析是指观察和描述工作任务和特别工作状态的一个系统过程。工作分析的目的是：①逐步分解指定的工作任务；②找出指定工作的主要工作要求；③找出在工作方法、工作场所、工具及设备等方面的人体工效学风险因素。

治疗师必须根据工作的定义，熟练掌握工作涉及的身体上、能力上、环境和性格上的要求。治疗师要成为一个真正的工作分析方面的专家，需要积累丰富的工作经验。

### 1.GULHEMP 工作分析系统

由加拿大Leon F. Koyl 博士提出，GULHEMP为英文字母的缩略词，包含7个部分的内容，分别为G（一般体格情况）、U（上肢）、L（下肢）、H（听力）、E（视力）、M（智力水平）、P（人格特征）。每一部分代表一个功能区域。每部分都分级为7个水平上的匹配级别，从完全适合（一级）到完全不适合（七级）。评估员可以使用GULHEMP 工作分析系统来评估工人在这七个部分的职业能力，同时获得的数据可以用来评估工作的功能要求特性。通过该方法可以很容易完成这七部分里面工人能力和工作要求之间的比较，见表23-3。仓库工人必须具备的最低水平是：一般体格情况（2）、上肢功能（3）、下肢功能（4）、听力（4）、视力（3）、智力（4）和人格特征（4）。

表23-3 GULHEMP工作分析内容

| | 一般体格情况（G） | 上肢功能（U） | 下肢功能（L） | 听力（H） | 视力（E） | 智力（M） | 人格特征（P） |
|---|---|---|---|---|---|---|---|
| 1 | 适合重体力的工作，主要工作包括经常性的挖掘、提拉、攀爬 | 适合大力提拉物体至肩部或以上水平，主要工作包括挖掘、推或者拖拉重物，如可以驾驶很重的汽车，如推土机 | 主要工作中可以持续的跑步、爬、跳，挖掘和推，如可以驾驶很重的拖拉机和推土机 | 对于任何职业来说，听力都重要 | 对于任何职业来说在没有眼镜的帮助下能够看得很清楚，包括工作的原因需要很好的视力 | I.Q.130或以上，或①优秀的语言技巧，口语和书写能力；②灵活性、有创造性的解决问题的能力；③高级的（或适合的）教育水平；④领导能力的技巧和经验 | 稳定，可肯定的行为；能够利用智慧和才能做出快速和合理的决定；现实的自我尊重；做出逻辑上良好判断的决定和与其他人相处，充满活力取得良好成绩；能够推动雇员做到最好 |
| 2 | 适合体力工作，包括偶然发生的、类似G1的重体力工作，能够交班工作 | 适合大力提拉物体至肩部或以上水平，挖掘、推或者大力拖拉，适合体力工作，适合偶然的在U1中出现的重体力工作 | 适合重体力劳动，可以完成偶然出现的在L1水平的站立、跑步、爬、跳和推 | 能够适合任何职业，且敏锐的听力不是就业的主要要求 | 对于任何职业来说在佩戴眼镜的情况下能够看得很清楚，除了工作的要求需要很好的视力外 | I.Q.110～129，或①良好的语言技巧，口语和书写；②灵活性、有创造性的问题解决能力；③比一般学历更高的学历，有能力根据工作接受高水平的训练 | 类似以上的P1，但是可能在生产力上或人际关系上有一些小问题，导致某种程度上的受限；在适合的情况下能够稳定地执行某方向发展 |
| 3 | 除了重体力工作外适合所有的职业，有可能恶化（如果因为经常交班工作而导致就餐不规律或者如果休息不够） | 适合中等强度的提拉或装载工作，如可以驾驶轻型卡车 | 适合中等体力劳动，包括推拉和挖掘（较长时间的脚部用力有可能出现疲劳），例如能够驾驶轻型货车 | 能够就业，即使有中度的听力丧失 | 使用一个眼睛的视力已可以应付工作，没有要求需要两眼的视力 | I.Q.90～109或①一般语言技巧；②一般教育水平；③有能力较快地学习一般的工作要求 | 总体上，可靠和一致；很好地承担责任，但是仅仅局限于个人工作，而不是在一个管理能力层面；由于个性或性格上的原因晋升上受到限制；这是一般员工的分类 |
| 4 | 适合轻便工作，有规律的工作时间和就餐时间 | 单侧残疾，允许有效率的轻体力工作 | 严重的单侧残疾或者少于双侧残疾，允许有效率的久坐的或轻便的工作 | 能够听清楚，虽然有严重的听力丧失，但不妨碍 | 在佩戴眼镜的情况下使用一个眼睛的视力已可以应付工作，除了近距离的工作；没有快速进行性疾病 | I.Q.80～89，或①能够阅读和书写日常材料；②能够学会简单的日常工作；③智力方面有可能出现恶化 | 需要鼓励和（或）指引；没有很好地承担责任，对压力过度反映，有时在伙伴或同事之间产生矛盾 |
| 5 | 适合受限制的工作或者兼职工作，有身体残疾的工人在家工作或在外工作 | 双侧残疾或者完全的单侧残疾，仅仅允许几个粗大或相对低效率的移动，允许担任受限制的或兼职的工作（有残疾的工人） | 双侧或严重单侧残疾，允许相当部分工作效率低的移动和允许受限制的工作，只适合久坐的工作 | 功能上完全聋，但没有额外的症状且能够看懂唇语 | 在佩戴眼镜的情况下使用一个眼睛的视力已可以应付工作，有快速进行性疾病 | I.Q.70～79，或①有口语和书写的障碍；②读写能力受限严重；③明显的智力减退，如非常差的记忆能力 | 需要更多的鼓励，指引和监督；无法抵抗不一般的压力；没有很好适应改变；工作生产力仅仅局限于熟悉的环境和保护上的监督 |
| 6 | 仅仅适合自我照顾 | 可以进行部分自理，或许能够自我吃饭 | 因为严重残疾的原因不能够再就业 | 功能上完全聋，且有进行性的疾病，不善于看懂唇语 | 能够模糊看见物体形状，或盲但接受过训练 | I.Q.60～69，或①严重的沟通障碍，例如：严重的讲话或语言障碍，严重的学习能力障碍；②几乎具备所有的读写能力障碍 | 经常受心理影响和（或）情绪上的崩溃；经常和其他同事有严重的冲突；仅仅完成部分工作；在自我挫折或制造麻烦上消耗大部分的精力；严重的性格上的缺点 |
| 7 | 卧床不起——不能照顾自己 | 不能自理 | 卧床不起 | 功能上完全聋，且有进行性的疾病，不懂唇语 | 严重的、进展性的疾病，或盲且没有接受训练 | I.Q.59或以下，或完全无能力的精神障碍或沟通障碍 | 由于严重的精神方面疾病不能再就业 |

### 2.美国职业分类大典系统

1991年美国劳工局出版的美国职业分类大典（Dictionary of Occupational Titles，DOT），已设计收集好进行工作分析相关信息所需要的不同的评估表格，共收录超过17 000份工作相关资料（图23-4）。

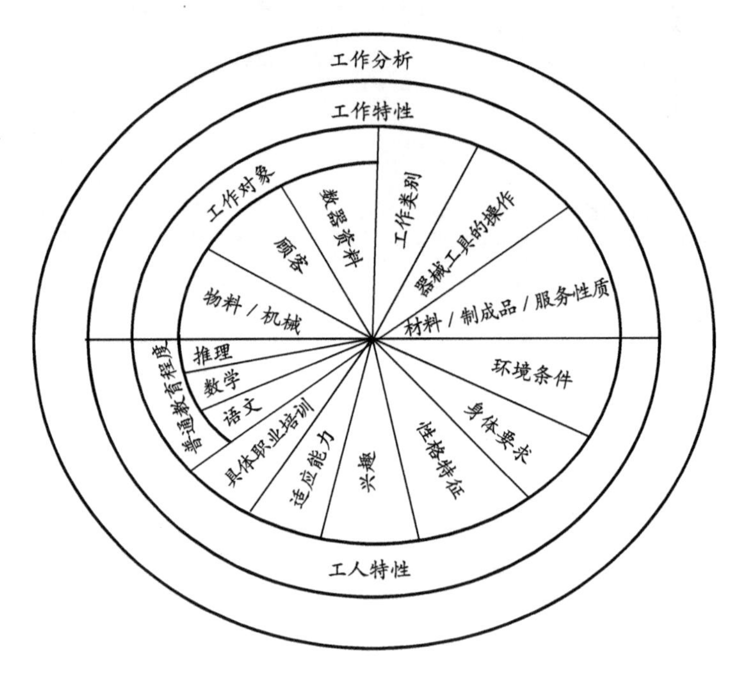


图23-4 美国职业分类大典系统

DOT是由美国劳工局人力资源管理系统发展出来的标准的工作分析方法，包括躯体、适应能力、环境条件、教育和性格特征等方面的工作要求，是目前国际上常用的工作分析方法（表23-4）。

表23-4 工作分析内容问卷

| 工作分析表格 | 姓名：________<br>住院号：________<br>性别：M／F 年龄：________评估日期：________ |
|---|---|

过往工作历史

| 工作名称（最近两份工作） | 主要任务 | 起止时间 | 离职原因 |
|---|---|---|---|
| | | | |
| | | | |

续表

**受伤前工作状况：**

工作名称：________________________________

工作描述：________________________________

________________________________________

工作时间：__________小时/天　　　　平均收入：__________元/月

工资收入：　□月薪　　□周薪　　□时薪　　□按件计算

工具使用：________________________________

需要处理材料：______________________________

环境因素　　□室内　　□室外　　□不一定

地板或地面情况：□1不平坦　　□2易滑　　□3平坦　　□4不滑

工作空间大小：　□1开放　　□2封闭　　□3都有

噪音程度：　　□1佳　　□2尚可　　□3差

照明程度：　　□1佳　　□2尚可　　□3差

暴露于灰尘、气味、瓦斯程度：　□0没有　　□1有

接近何种移动物品或机器：　□0没有　　□1有

工作风险因素：　□1重复性工作（手指、腕、肘、肩关节、颈）

□2手部力量（重复 或 静止）

□3不当姿势

□4接触压力

□5震动

□6环境（照明 或 气温）

□7工作任务控制

□8其他________________________________

| 主要的工作任务 | 相应的身体要求 | 基本的身体能力 |
| --- | --- | --- |
| | | |

续表

| 身体要求 | | | | | 主要工作要求 | | 目前 | 适合? |
|---|---|---|---|---|---|---|---|---|
| 坐 | 不需要 | 偶尔 | 经常 | 常常 | 是 / 否 | | | |
| 站立 | 不需要 | 偶尔 | 经常 | 常常 | 是 / 否 | | | |
| 行走 | 不需要 | 偶尔 | 经常 | 常常 | 是 / 否 | | | |
| 驾驶 | 不需要 | 偶尔 | 经常 | 常常 | 是 / 否 | | | |
| 蹲下 | 不需要 | 偶尔 | 经常 | 常常 | 是 / 否 | | | |
| 重复地蹲 | 不需要 | 偶尔 | 经常 | 常常 | 是 / 否 | | | |
| 坐位下弯身 | 不需要 | 偶尔 | 经常 | 常常 | 是 / 否 | | | |
| 站位下弯身 | 不需要 | 偶尔 | 经常 | 常常 | 是 / 否 | | | |
| 跪下 | 不需要 | 偶尔 | 经常 | 常常 | 是 / 否 | | | |
| 蹲伏 | 不需要 | 偶尔 | 经常 | 常常 | 是 / 否 | | | |
| 伸手拿取 | 不需要 | 偶尔 | 经常 | 常常 | 是 / 否 | | | |
| 坐位下扭腰 | 不需要 | 偶尔 | 经常 | 常常 | 是 / 否 | | | |
| 站位下扭腰 | 不需要 | 偶尔 | 经常 | 常常 | 是 / 否 | | | |
| 平衡 | 不需要 | 偶尔 | 经常 | 常常 | 是 / 否 | | | |
| 爬行 | 不需要 | 偶尔 | 经常 | 常常 | 是 / 否 | | | |
| 利用手指工作 | 不需要 | 偶尔 | 经常 | 常常 | 是 / 否 | | | |
| 操作 | 不需要 | 偶尔 | 经常 | 常常 | 是 / 否 | | | |
| 触摸 | 不需要 | 偶尔 | 经常 | 常常 | 是 / 否 | | | |
| 爬梯 | 不需要 | 偶尔 | 经常 | 常常 | 是 / 否 | | | |
| 爬楼梯 | 不需要 | 偶尔 | 经常 | 常常 | 是 / 否 | | | |
| 提举（地面至腰间） | 轻微 | 轻 | 中等 | 重 | 非常重 | 是/否 | | |
| 提举（腰至过头） | 轻微 | 轻 | 中等 | 重 | 非常重 | 是/否 | | |
| 提举（水平） | 轻微 | 轻 | 中等 | 重 | 非常重 | 是/否 | | |
| 运送（右手） | 轻微 | 轻 | 中等 | 重 | 非常重 | 是/否 | | |
| 运送（左手） | 轻微 | 轻 | 中等 | 重 | 非常重 | 是/否 | | |
| 运送（双手） | 轻微 | 轻 | 中等 | 重 | 非常重 | 是/否 | | |
| 推　　斤 | 轻微 | 轻 | 中等 | 重 | 非常重 | 是/否 | | |
| 拉　　斤 | 轻微 | 轻 | 中等 | 重 | 非常重 | 是/否 | | |

| | |
|---|---|
| N——不需要 | O——有时（1/3工作时间） |
| F——经常（1/3至2/3工作时间） | C——常常（2/3以上工作时间） |

| 级别 | 代码 | 偶尔 | 经常 | 常常 |
|---|---|---|---|---|
| 轻微 | S | < 4.5 kg | – | – |
| 轻 | L | < 9 kg | < 4.5 kg | – |
| 中等 | M | 9 ~ 22.5 kg | 4.5 ~ 11.5 kg | < 4.5 kg |
| 重 | H | 22.5 ~ 45 kg | 11.5 ~ 22.5 kg | 4.5 ~ 9 kg |
| 非常重 | V | > 45 kg | > 22.5 kg | > 9 kg |

需要说明在该工作分析系统里，任何一个包含工作特性和工人特性的组合或任何单一的工作特性或工人特性的要素都可成为要求。以“力量”为例，就使用该系统中有关身体功能评定的内涵进行说明。

力量——根据极轻、轻、中度、重和极重进行5等级分类。测量时涉及工人以下一项或多项的活动动作：站立、行走、坐位、提举、运送、推、拉。提举和推拉主要是根据强度和持续时间来表达。关于强度的判断必须考虑所处理物体的重量、工人身体姿势或工人使用哪个身体部分来承重。承重下的关节活动度、协助人提供的辅助工具或机械设备。持续时间是指工人在完成这些活动时所花费的总时间。运送的表达取决于持续时间、运送重量和运送距离。

根据以上所述，Matheson博士于1988年在职业能力评定中使用该系统，并命名为工作特性身体要求（表23-5）。

表23-5 工作特性身体要求（单位：kg）

| 身体要求水平 | 偶尔* | 经常* | 常常* | 典型的能量要求 |
|---|---|---|---|---|
| 极轻 | 4.5 | | | 1.5～2.1 METS |
| 轻 | 9 | 4.5 | | 2.2～3.5 METS |
| 中度 | 22.5 | 9 | 4.5 | 3.6～6.3 METS |
| 重 | 45 | 22.5 | 9 | 6.4～7.5 METS |
| 极重 | 超过45 | 超过22.5 | 超过9 | 超过7.5 METS |

注：*偶尔代表少于1/3的工作时间，*经常代表介乎于1/3至2/3的工作时间，*常常代表大于2/3的工作时间。

该表格因为简单实用现已在全世界使用，它在概括工作的身体要求的同时，亦相应表达了工人与工作间匹配的躯体功能。

## 功能性能力评估

功能性能力评估（Functional Capacity Evaluation，FCE）是评估个体在从事与工作任务相关的某一项工作时的身体功能能力状况，确定个体在工作过程中能从事哪些工作，是一项综合及客观地评估测试。目前，我们所用的一般功能性能力评估仍然采用美国DOT来量化工人的身体需求特性。职业治疗师成为功能性能力评估服务的最主要提供者，长期进行以功能为导向的工作能力评定。

### 1.功能性能力评估的应用

（1）用于确定伤残患者是否符合工作岗位要求。

（2）用于确定工作安置、工作改良的具体措施。

（3）用于残疾程度的评估。

（4）为服务介入和治疗计划提供依据。

（5）用于个案管理及个案完结。

### 2.功能性能力评估的分类

功能能力评估的目的是明确患者在安全和可靠的基础上可以做什么工作，目前常见的三种不同的功能性能力评估如下。

（1）基线能力评估（baseline functional assessment）：如果没有特指工作岗位或工作任务，可以在美国DOT量化的工人特性的基础上进行能力测试，用于量化工人在处理体力工作基本要求的工作特征，如坐位、站立、行走、平衡、攀爬、下跪、弯腰、屈膝、伸手、提举、运送、推、拉。

（2）工作能力评估（job capacity evaluation）：若工人将要进行的特定工作内容已具体明确，以工作分析作为指导，已确定了工作要求的关键部分，工人需要被进行职业能力评估。评估结果应当包含工人的躯体功能与特定工作要求的具体匹配情况。

（3）职业能力评定（work capacity evaluation）：用于确定工人在就业竞争中尤其是全日制工作耐力和日常出席能力，能够承受工作基本要求的潜能。在基线能力评估或工作能力评估的基础上，应用工作模拟技术，在模拟的工作环境下进行一个较长时间耐力上的评估，可以得出个人能力与竞争性职业相匹配的程度。职业能力评估用于决定工人能够重返竞争性工作岗位的潜能，特别是全日制工作耐力和每日出勤。

## 工作行为评估

伤残患者受伤后出现身体功能障碍或者长久没有参加工作及社会活动，身体功能及精神退化，导致重返工作受多方面因素影响，除了身体功能因素外，还会受到社会心理行为因素影响，造成了患者工作行为受限。工作行为内容包括：工作原动力、自信心、人际关系处理能力、出勤及守时、工作精神集中力、处理压力能力、工作习惯和方法。在提供职业康复服务过程中，为了集中发展及培养患者在工作中应有的态度及行为，我们需要进行必要的工作行为评估。常用的评估方法如下。

（1）利用不同的图册，自我报告及特殊检查：测试及反映患者在工作上的行为表现。工作意向及工作上所需的精神状态。

（2）参与日常职业治疗、评估的行为表现：遵守管理制度、操作规程及治疗指令。安全作业意识。

（3）仿真工场的观察：实际工作行为情况。

（4）自我报告：工作行为、功能性/工作性能力感知、工作意图、工作意愿。

（5）疼痛图表：全身/非特异性疼痛图表，通常不遵循已知的病症模式，集合多种症状。

除此以外，我们还可以使用一些就业意愿自评问卷，例如林氏就业准备评估量表（lam assessment of stages of employment readiness，LASER）来初步判断患者的就业想法（参阅“林氏就业准备评估量表中文译本”）。

## 再就业能力评估

再就业能力评估是通过不同的测量工作，获取伤残患者的职业兴趣和职业能力等资料，从而由就业指导师在工作配对上给予患者指导和协助。

### 1.兴趣与性向测验

兴趣测验与性向测验通常采用文本形式或在电脑互联网络平台上进行。使用较广泛的兴趣测验有：《兴趣选择测验》（wide range interest-opinion Test，Jastak&Jastak，1987），《史氏职业兴趣量表》（Strong等，1985），《生涯评估量表》（career assessment inventory，CAI）（Johansson，1986），以及《职业自我探索量表》（seif-directed starch，SDS）（Holland，

1994）等。最常用的性向测验则有《通用性向测验》（general aptitude test battery，GATB）（U.S.Department of Labor，1970），《非阅读性向测验》（U.S.Department of Labor，1971），《区分性向测验》（different aptitude test，DAT）（Bennett et al，1982）等。

### 2.工作样本测验

在此测验中，工作样本可以模拟某些特定的工作职务，接受测量的患者被要求使用该行业工作人员所使用的工具及技巧，测量结果需参考标准值评定个案的表现。常见的工作样本有 Singer Vocational Evaluation system和Valpar system等。

### 3.生态/情境测量

生态/情境测量是指在患者的生活、工作及学习环境中进行的现场测评。测评内容包括个人档案资料、工作、学习的情境、他人对患者的评价，以及日常生活中患者与他人相处方式的观察。生态/情境测量的重点，需要从测量开始直至整个过程中，告知患者尽最大可能主动参与测评过程。测评完成时，患者可以收到一份摘要报告。

## 工作模拟评估

工作模拟评估是利用具有模拟性或真实性的工作活动来对伤残患者进行工作能力评估，从而得出患者是否具备从事某项工作的工作耐力、生产力及就业能力。常用的工作模拟评估包括如下3种形式。

### 1.器械评估

器械评估包括BTE Primus、BTE工作模拟器、LIDO工作模拟平台等，该类工作模拟训练器利用多种工具配件来模拟大部分工作所需要的基本动作，工具配件可根据工作的实际需要而采用不同的阻力进行评估，此类器械一般配备电脑系统，可保存评估数据并打印报告。BTE工作模拟系统已开始在国内部分机构应用。

### 2.Valpar工作模拟样本评估

Valpar工作模拟样本（valpar work samples）包含20多种不同设备，主要用于职业评估和职业训练，可以独立使用或设备间配合使用。该系统可以预测一个人的工作能力是否适合于大部分工业或生产行业的要求。该工作模拟样本需配合美国劳工局的职业分类大典进行评估工作。我国已有部分单位使用该系统，但还没有与国人的职业要求相匹配。

### 3.模拟工作场所评估

治疗师特别设计不同的工作场所，如搬运工、木工、电工等工作场所，从实际或近似真实的工作环境中，评估患者的工作潜能或应付一般工作要求的能力表现。进行该类评估时，可以在评估前先对患者伤病前工作环境进行现场工作探访，既可以向其雇主或同事了解该工作的详细工作任务，也可以实地了解其工作环境，便于设计更真实的工作场所进行评估。

## 工作场所及人体工效学评估

工作场所评估是针对基本的工作要求进行的一项针对性评估项目。工作场所评估主要目的在于评估工作任务是否适合患者，评估过程中需要包括确定所有工作任务的核心要求，包括：①

躯体的、认知的、环境的和社会心理的因素；②建立工作相关的成绩标准；③进行功能性能力评估；④确定临时的或永久的改善工作要求的方法，从而推动伤残患者安全的重返工作岗位；⑤确定基于工作场所性质的策略，从而协助伤残患者恢复他们可能从事工作任务的工作耐力。

当一位受伤工人在伤后积极面对或处理重返工作过程中存在困难，或职业治疗师在给工人量身定做一个重返工作岗位计划前，因为不清楚或想获得清晰的工作任务中必要的工作要求时，进行工作场所的评估是很有必要的。

职业康复不仅需要医疗知识，更需要多学科知识介入的跨学科模式，进行工作场所的评估经常会涉及人体工效学内容，而且工作场所与人体工效学经常混合在一起被称为工作场所及人体工效学评估。

人体工效学（ergonomic）主要研究或探讨人与环境之间适应或配合程度的一门学科。虽然职业康复与人体工效学属于不同的学科范畴，各有各的学科特色，但是它们之间存在着紧密联系，职业康复所关注的“工作”包含很多因素，包括人、设备、环境、工作方法等，而人体工效学是研究人、设备、环境、工作方法相互作用的一门科学。如果人、设备、环境、工作方法等因素配合得当，那么工作不仅仅可以顺利完成，而且工作效果令人满意，同时工作者亦变得舒适愉快。反之，工作不仅仅阻力重重，而且可能发生意外，导致财物及性命损失，或身心健康受损。所以，在职业康复服务中很有必要把人体工效学作为其中的一项介入内容。

# 第三节 职业康复训练

## 工作强化训练

美国作业治疗学会（american occupational therapy association）在1986年把工作能力强化定义为一个为个别患者特别设计的康复服务，工作强化训练是指通过参与真实的或模拟的工作活动，逐渐改善个体的生理、心理等能力，从而达到提升个体的职业劳动能力。工作强化训练包括以下4个方面内容。

### 1.工作能力重整及强化

受伤工人因为受伤，长久没有参加工作及社会活动，出现体能耐力下降，或者在受伤后出现身体功能及精神退化。在真实或模拟的工作环境下制定与工作有关的、密集的和以目标为导向的工作训练活动，帮助工伤职工恢复个人的肌力、耐力、移动能力、灵活度、四肢控制能力及心肺功能，以提升工作耐力和工作适应性。

#### （1）工具及设备

常用的方法及器具包括：①指导受伤工人运用合适方法（如正确工作姿势、工作方法调整等）来控制工作过程中可能受到的来自症状的困扰；②模拟仿真测评系统，如BTE Primus RS；③工作模拟器材，如Work Cube仿真工作台。

#### （2）操作方法

①专业人员根据评估的结果制定循序渐进的治疗方案。

②提前准备好相关的工具设备或表格（例如桶装水、螺丝、组装工具等）。

③介绍训练目的及注意事项，包括动作、姿势及需要停止训练的指标，整个训练过程为30～45 min。

④测量并记录心率和血压，治疗前需排除训练禁忌证。

⑤治疗强度从以患者最适宜的轻强度开始，然后根据情况逐渐增加负荷。

**（3）适应证**

①由医生转介，医疗情况稳定且处于康复中后期。

②伤残功能稳定且有工作潜力的残疾人士。

**（4）禁忌证**

①严重认知障碍患者。

②严重高血压。

③严重心脏病患者。

④骨折早期或未完全愈合。

⑤急性损伤。

⑥有明显外露伤口或伤口愈合不良。

⑦恶病质或明显身体虚弱患者。

⑧严重痛症患者。

### 2.工作模拟训练

工作模拟训练是指使用仪器或器械模拟系统，依据患者受伤前或受伤后拟安排的工作岗位的环境需求和工作任务目标进行系统的训练，含单个工作任务的训练。用于改善职工工作表现和工作行为的适应性和持久性，提高患者的工作行为，重新找回工作者角色。

**（1）工具及设备**

①各类可以模拟日常工作要求的工作样本，例如Valpar系列；②模拟仿真测评系统，例如BTE Primus RS；③各类模拟工序，如木工模拟训练；④联系雇主，给患者安排实际的工作场地进行训练。

**（2）操作方法**

第一类：一般工作站。

提举及转移工作站（图23-5）：模拟日常工作中的搬抬任务，可分为不同的工作姿势体位要求，如地面—腰水平、腰水平—肩水平、腰水平左右来回等。提举重物的重量可以根据个人能力进行调整，训练的负重量需循序渐进增加。此工作站适用于身体骨折已经基本愈合需提高体能耐力的工作者、腰背损伤但可以部分或大部分体力负重的工作者、工作有要求体力性搬抬的工作者、需进行人体工效学知识宣教的受伤工人等。

提举及运送工作站（图23-6）：模拟日常工作中的搬抬、运送及携带任务，训练要求有不同条件的工作路面，例如平滑路面步行、崎岖路面步行、上下台阶/楼梯、上下斜坡等。携带重物的重量可以根据个人能力进行调整，训练的负重量需循序渐进增加。此工作站适用于身体骨折已经基本愈合，需提高体能耐力的工作者、工作有要求体力性携带/运送的工作者、工作要求在不同路面上行走的工作者等。

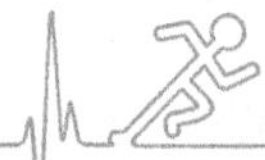

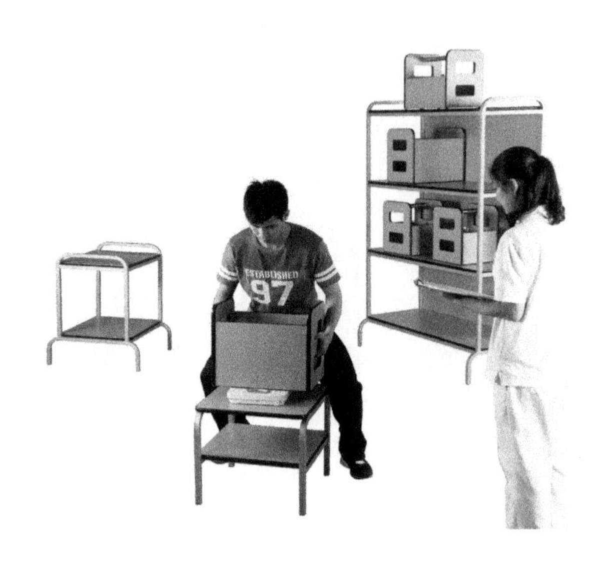


图23-5 提举及转移工作站

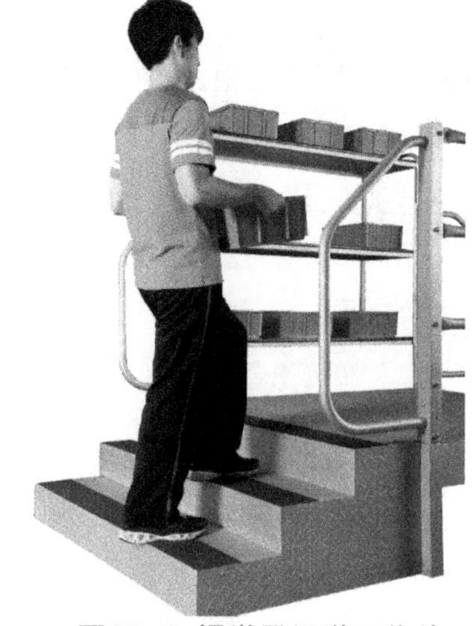

图23-6 提举及运送工作站

组装工作站（图23-7）：模拟在不同的姿势体位、高度进行的手部作业，包括：伸手（左/右/双手）向左顶、左底、左侧、左前、右顶、右底、右侧、右前等8个方向进行的手部操作；在蹲姿、坐位或者站立下进行双手组装操作。训练时可以使用工具，如扳手螺丝刀，以增强患者对工具的操作能力。此类工作站适用于上肢骨折已经基本愈合，但是需要提高手部工作耐力的工作者、需要提高手部工作的灵活性及协调性的工作者、腰背损伤需要进行坐位/站位耐力训练的工作者、需要提高工具使用能力的工作者等。

推车工作站（图23-8）：模拟受伤工人在现实中的推车运送货物工作，训练工具可以有手叉车、手推车、平板车或者没有滚轮的木箱。训练时，根据难易程度要求有多种不同的训练环境，如平路面、斜坡、不平坦路面等。此类工作站训练适用于在原工作中需要用工具运送重物的受伤工人，或者需要推力强化训练的患者，如腰背损伤的受伤工人。

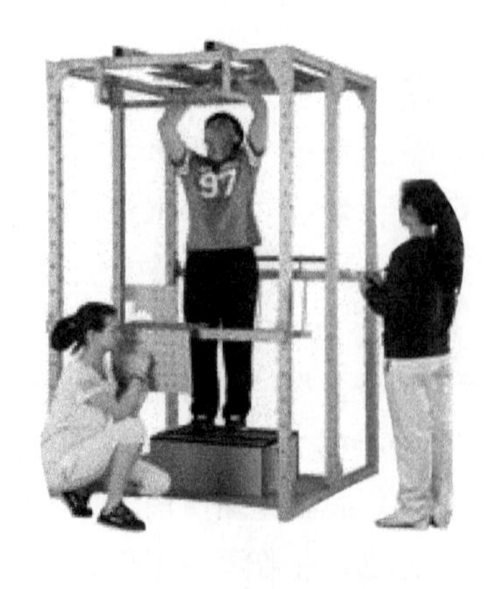


图23-7 组装工作站

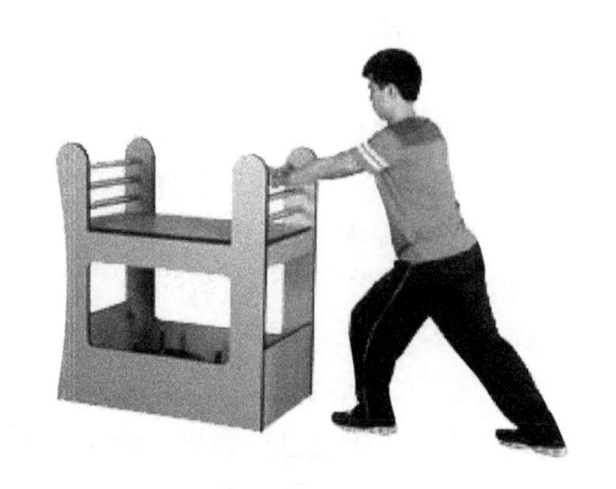

图23-8 推车工作站

第二类：行业工作站。

建筑工作站（图23-9）：此工作站可以模拟建筑工地的各类工种，包含有粉墙、翻砂、铺地板、铺砖等建筑工作项目。建筑工作站适用于在建筑工地从事各类工作的受伤工人，可以模拟其真实工作任务及工具，通过此类工作站训练能够协助受伤工人逐渐将自己的角色过渡到现实工作中。

电工工作站：模拟真实的电工作业（图23-10），例如在长时间站立、站立弯腰或蹲姿中进行线槽布线，通过攀爬铝梯、矮凳等辅助工具进行高处安装电灯泡作业。在工作站训练中使用到各类操作工具，包括电笔、螺丝刀、电钻、维修工具包等。此类工作站适用于康复中后期的受伤电工，在其病情稳定后给予工作模拟训练，有利于增强受伤工人重新参与工作的信心。电工工作站同样适用于电工的基本技术培训，让工人学习新就业技能。

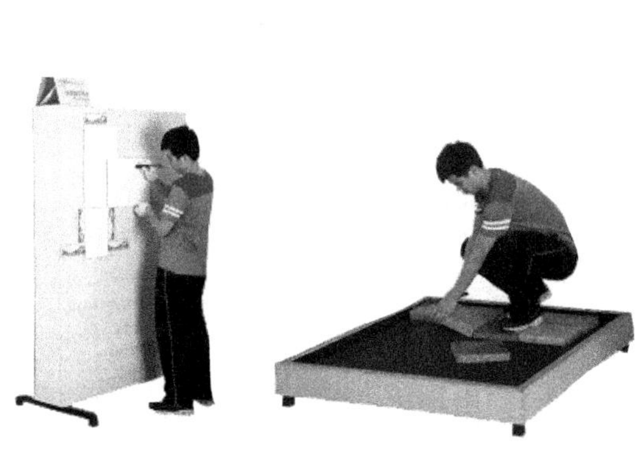
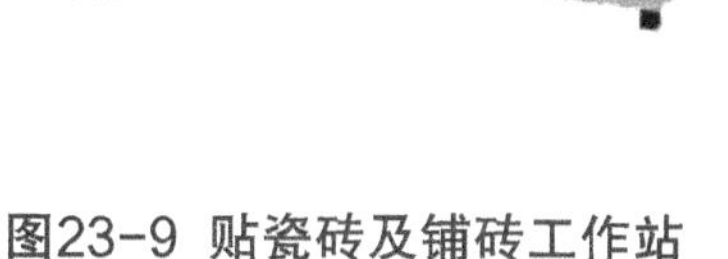

**图23-9 贴瓷砖及铺砖工作站**

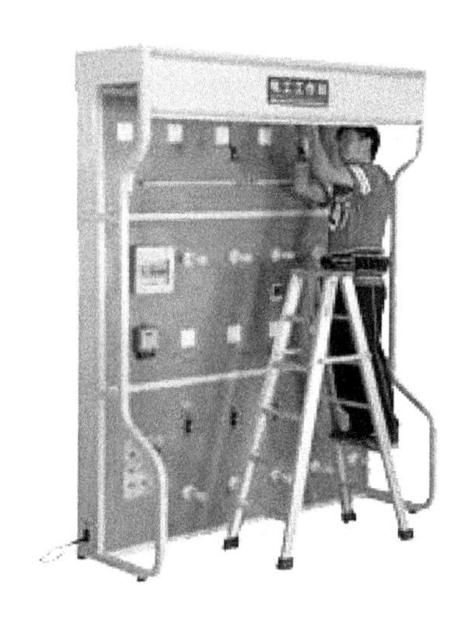

**图23-10 电工工作站**

维修工作站：常见维修工作站包括器械维修和水管维修两种，也可以根据受伤工人受伤前的工作任务而设计，结合受伤工人当前的身体受限情况，可以在训练中安排不同的作业姿势，例如坐姿手操作、蹲姿工作，或者攀爬、爬行及蹲伏作业等。此类工作站的训练目的是重新提升维修岗位的受伤工人在不同环境条件下的工作能力。工作站也可以通过安排工人使用各类维修工具，提升工人在工具操作的熟练程度。此类工作站可以适用于肢体伤残、脑外伤患者。

驾驶工作站（图23-11）：驾驶工作站适用于受伤司机的驾驶能力训练。常用训练设备有BTE Primus RS、汽车驾驶模拟器等，用于模拟车辆驾驶时的方向盘操作、手抓握和推拉操作杆，以及左脚踩离合、右脚踩刹车和油门，通过循序渐进的模拟训练逐步恢复或代偿受伤患者的驾驶操作能力。驾驶工作站同时有技能培训功能，可以通过驾驶教学使学员掌握基本的驾驶技术。

厨师工作站（图23-12）：根据厨房内的厨师工作任务而设计，工作站要求有铁锅、铲、勺子及锅架等炊事工具，可以选取米粒、小卵石作为替代材料。工作站的训练目的是提高受伤工人的站立工作耐力、手部抓握力量及灵活性，适用于从事厨房工作的人员，同时也适用于手部、上肢或腰背损伤的受伤工人。

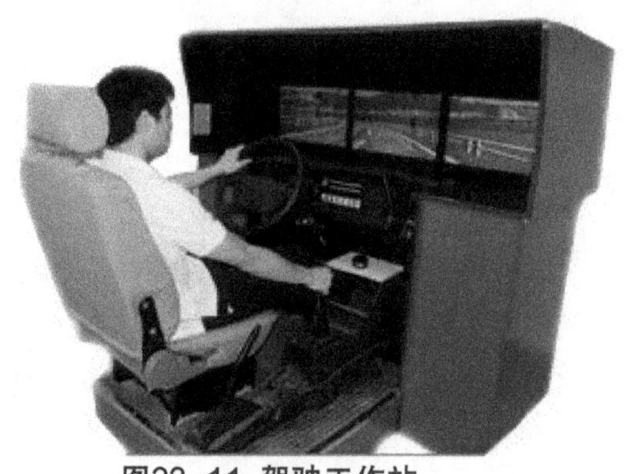

图23-11 驾驶工作站

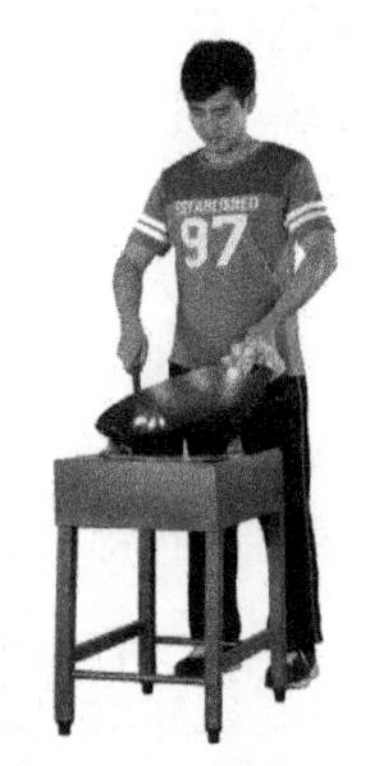


图23-12 厨师工作站

文职工作站：训练方案依据办公室的人体工效学风险评估结果而设计，主要适用于办公室人员的工作姿势训练以及职业卫生宣教（图23-13），指导受伤工人掌握预防职业损伤的相关知识，让受伤工人学习重新设计自己的职业环境。此工作站也可以作为腰背损伤患者提高坐位工作耐力的训练项目，以及手部损伤患者的手功能训练。

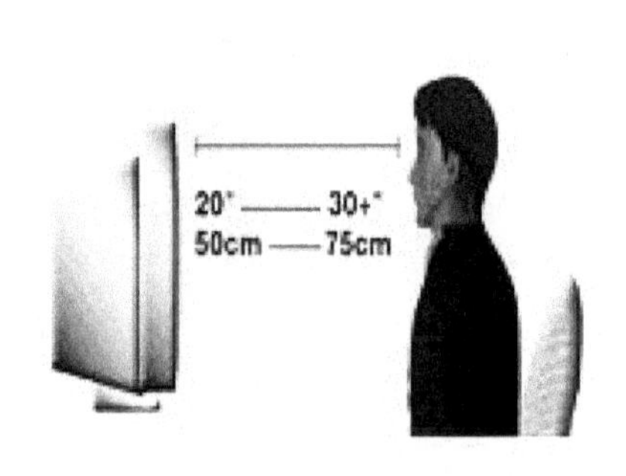


保护视力，减少疲劳

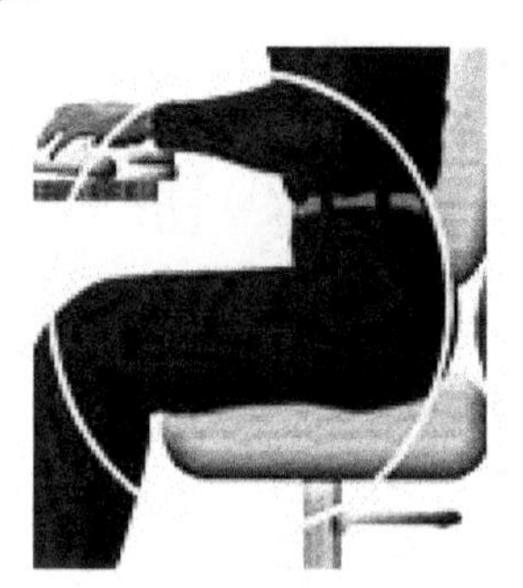

坐位工作的姿势要求

图23-13 驾驶工作站

患者护理工作站：此工作站主要适用于从事护理、照顾工作的患者，可以模拟患者在完成照顾工作时所用的用力技巧、操作姿势动作等。

工作站训练的目的是恢复及提升目前越来越多的因为从事照顾工作而受伤的陪护人员、护理人员的工作能力，此类受伤工人可能因为在工作时搬抬患者而导致了自己腰背部受伤。

清洁卫生工作站：主要用于模拟清洁受伤工人完成各类清洁卫生工作如扫地、拖地、擦窗台、提水桶等，使受伤工人能够逐渐重新参与工作。

（3）适应证

①由医生转介，医疗情况稳定且处于康复中后期。

②伤残功能稳定且有工作潜力的残疾人士。

（4）禁忌证

①严重认知障碍患者。

②严重高血压。

③严重心脏病患者。

④骨折早期或未完全愈合。

⑤急性损伤。

⑥有明显外露伤口或伤口愈合不良。

⑦恶病质或明显身体虚弱患者。

⑧严重痛症患者。

### 3.工具模拟使用训练

在职业康复训练中，通过使用模拟的或真实的操作工具，有助于提升患者的工具使用灵活性及生产速度。治疗师根据职业能力评估结果，安排受伤工人使用手动工具，如扳手、手锤等。通过工具的模拟使用，协助受伤工人重新寻找原工作中工具使用的感觉，同时有助于让受伤工人重新了解自身能力水平及受限程度，重建操作技巧。

#### （1）设备和用具

包括各种不同类型手工工具及设备器械，如扳手、螺丝刀、手锤、木工刨、铁钳、车床、铣床及冲床等，设备和用具必须配备充分的防护设施，有专业技术人员监督及指导。

#### （2）操作方法

①确定受伤工人的主要工作活动及相对应的工具。

②设计任务式方法，例如，对于机械维修工设计维修任务，提供任务过程中需要使用到不同的工具，如螺丝刀、铁锤等。

#### （3）注意事项

严格遵守职业康复的风险预防管理指引。

### 4.工作行为训练

工作行为训练目的是针对已经离岗一段时间的受伤工人进行发展和培养其在工作中应有的态度和行为，重建受伤工人的工作行为习惯及信心。提高工作原动力，注意个人仪容，按约出席、守时，提升工作精神集中力、自信心，能够改善人际关系、自我处理压力或者调整低落情绪。

#### （1）操作方法

训练项目包括工作动力、守时及出勤、工作注意力、自信心、生产力、对建设性批评的接受力、沟通及人际关系处理能力、个体对心理压力和挫折的承受能力等方面。操作方法：①出勤登记及自我健康监测；②教授工作技巧及工作方法，例如工作程序的简化，人体工效学原理；③小组训练，如行为改造小组、职业健康防护小组等。

#### （2）训练内容

①疼痛处理、压力处理。

②提高工作动力、自信心。

③强化受伤工人对管理的反应、对建设性批评的接受力。

④沟通技巧及改善人际关系。

## 现场工作强化训练

在工作岗位现场，观察受伤工人的工作任务操作，对受伤工人进行安全指导、工作任务训练、设备使用训练、社交及综合管理能力训练和工作团队适应等，用以提升其重返工作岗位的能力。训练内容包括完成某项工作所需要的基本功能、身体能力、心理社会因素、认知因素、使用的工具和机器。

现场工作强化训练为受伤工人提供一个很好的返工过渡平台，通过真实的工作环境及工作任务训练，改善受伤工人的工作参与能力，重建其工作习惯及信心，同时可帮助用工单位了解工人的康复情况，更好地重新接纳受伤工人。

### 1.设备和用具

各个相关任务所涉及的设备。使用仪器或器械模拟对受伤工人进行与职业功能状态相关的训练，含日常生活中与职业相关的各种运动技能和操作技能的训练。

### 2.操作方法

（1）训练前，由工作人员做好解释说明，请受伤工人签署知情同意书。

（2）与用人单位协商确定开展训练的工作岗位、位置及时长。

（3）工作前进行10～15 min的热身运动，特别是针对受伤工人病情而设计的牵伸动作。

（4）采用渐进性工作时间设计，在开始阶段先进行2小时左右的工作量，然后再慢慢增加工作时间。

### 3.注意事项

（1）专业人员应注意该工作的工作环境、危险因素及在竞争性工作环境中的压力因素。

（2）训练过程需要注意受伤工人的疼痛反馈，教授正确疼痛处理方法。

## 体力操作技巧训练

针对职工所从事工作活动时所需的体力操作要求进行训练，指导职工学习和建立正确的体力处理技巧，规避受伤风险。训练内容含人力搬抬风险评估、体力处理风险管理技巧，最终有利于患者安全返回工作岗位。

### 1.设备和用具

体力操作技巧训练表格。

### 2.操作方法

（1）分析需要处理的物件，包括大小、重量及物体提举的高度。

（2）指导患者采用正确的体力处理方式（下肢用力方式）进行提举物件。

### 3.注意事项

严格遵守职业康复的风险预防管理指引。

## 基本工作姿势训练

对职工的工作姿势维持及变化能力进行纠正及强化，工作姿势维持及变化是指不同表现形式和不同作用的走、跑、蹲、跳跃、投掷、支撑、攀登、爬越等能力，以提升职工工作耐力，提高工作安全性。包括工作姿势变化训练、姿势维持耐力训练。

### 1.设备和用具

各种职业康复设备，根据工作任务而定。

### 2.操作方法

（1）专业人员按照预约的时间面见职工，提前准备好仪器设备。

（2）专业人员进行正确姿势的讲解和示范。

（3）职工按照正确的姿势及动作完成设定的工作任务，重点训练正确姿势的维持或姿势的转换。

（4）通过重复提醒强化正确的工作姿势。

## 返岗前训练

在受伤工人返回工作岗位前，主要针对工人拟重返的工作岗位进行就职前的工作任务训练。通过职前训练，帮助受伤工人重新建立正确的工作态度、劳动习惯和价值观，恢复和提高受伤工人的岗位适应能力，进而协助受伤工人回归工作岗位。

### 1.设备和用具

工作任务所涉及的设备。

### 2.操作方法

（1）由专业人员对有就业意向并能从事相关工作的受伤工人，设计工种操作程序，设定工作任务和工作量。

（2）准备训练设备，以电脑技能操作训练为例，需使用的设备包括电脑、打印机、扫描仪等。可在模拟工作环境中进行训练。

## 职业技能再培训

针对伤残患者的就业目标，培训师提供针对性职业技能培训，增加患者的就业技能、提升工作效率及职业适应能力，促进患者尽快回归社会。

常见的再培训项目包括：电脑培训（打字员、文书、动漫设计等）、电商培训（例如淘宝网店）、家电维修、手工艺技术培训、加盟店/创业培训（奶茶店、便利店、咖啡店）等。

### 1.治疗原理

使患者重新获得一项适合自己体能、身体功能的职业技能，掌握新的职业技能，提升就业竞争能力，增加就业机会。

### 2.适应证

处于社区康复或维持阶段的伤残患者，病情稳定且需要重新再就业者。

### 3.设备与用具

相应职业的设备与用具。

### 4.操作方法与步骤

（1）评估工人受伤前的职业技能，挖掘其就业兴趣、就业可能性，选择培训项目。

（2）根据评估结果制定培训计划和培训课程。

（3）与工人讨论培训计划及安排，取得工人同意及配合。

（4）落实培训方案，常用的培训方法如专业授课、模拟训练法、实操法、模块式技能培训法等，在培训中贯穿讨论、互动、实践、总结等培训技巧。

（5）在培训过程中设计模拟面试、外出求职、参观及分享等培训环节。

（6）学习课程结束，对工人进行培训效果考核，考核合格后领取培训证书，结束培训。

### 5.注意事项

（1）培训需要注意个体差异，选择合适的培训项目。

（2）培训过程中需要有讨论、总结和反思，根据工人情况调整培训方案，不断提升培训效果。

## 工作安置协调

通过面谈、电话跟进和工场探访等方式，提供专业的评估及指导，协调符合伤残工人功能要求的工作岗位安排，推动工作岗位适应。

### 1.返回原单位安置

职业康复的最终目的是让受伤工人能够重新获得工作的机会，并维持其工作而获得持续薪酬。目前国内的职业康复中，受伤工人最多的选择出路仍是返回原来的单位工作。

根据受伤工人康复情况的不同，他们将返回原单位原工作岗位，原单位并适当调整工作任务或者转换其他工作岗位。具体的服务流程如下。

（1）治疗师得到受伤工人、单位主管同意后，安排工厂探访服务。

（2）与用工单位主管面谈，使其了解工人的身体康复情况，为促进雇佣关系和协助工人重返工作创造条件。

（3）争取用工单位同意，安排现场工作评估，必要时可通过现场工作测评方式了解工人当前的工作能力与限制。

（4）经现场工作评估后，与受伤工人、单位主管一起探讨需特别安排的工作，找出工作风险因素及提出改良建议，工作人员提出渐进式复工方案及时间表。

（5）治疗师制定并执行工作强化训练方案。

（6）个案管理员与雇主保持联系。若遇上难题，可以促进单位主管与工人一起找出双方可以接受的解决方法，并根据实际情况及时调整复工计划。

（7）出院前的职业康复末期评估，治疗师提出重返工作建议。

（8）单位主管通知受伤工人拟安排岗位的部门同事（必要时可由治疗师提供培训），以便取得同事配合和支持，建立融洽的工作气氛。

（9）安排工人渐进式复工。

（10）工作人员定时跟进，根据情况给予适当介入，如工作压力处理、自我疼痛处理等。

（11）如果受伤工人可以适应当前工作，3~6个月个案完结。

### 2.再就业工作安置

协助再就业计划是指协助受伤工人获得合适职业的过程，包括职业调查、职业设置及职业培训三部分。

（1）职业调查：职业调查经常用于帮助那些没有具体职业目标的受伤工人，此工作可帮助其确定职业潜力和可能的职位。

（2）职业设置：根据受伤工人目前和将来可能的发展潜力，可有不同的职业设置情况，包括保护性职业、扶持性职业和竞争性职业。①保护性职业是指安排受伤工人在带有保护性质和没有竞争性的职业如在庇护场所工作。②扶持性职业是指介于保护性职业与竞争性职业之间的职业，受伤工人虽然可以独立工作，但是需要某些特殊的支持。③竞争性职业是指在公开的劳动力市场所谋取的职业。由治疗师提供的职业设置服务是把工人放置在被确认的工作职位的过程。虽然处理不同的职业设置可能不同，但是，职业设置通常会包括相关的技能训练和治疗性支持服务。一般来说，职业设置的过程可以被分为职位获取、职位维持及职务调整3个过程。①职位获取：主要包括为受伤工人寻找可能的工作岗位，例如与可能的雇主联络，联系劳动局或相关就业机构；或为工人提供有用的就业信息和技能培训，如就业市场信息、受伤工人的职位猎取技巧培训等。②职位维持：主要是对于重返工作岗位后的受伤工人，可获得治疗师的支持和帮助，通常包括处理在工作岗位中身体或心理的压力。支持方案一般包括与职业相关的社会技能培训、压力处理和疼痛处理等，这些方案可根据个体或群体情况而设计。③职务调整：职务调整或设备环境改进的目的是提高工人的工作成绩和工作承受力。通过重新设计工作流程、工作场所或者使用的机械/工具，在工人和工作岗位之间获得较好的人体功效相匹配。同时，可减少工人所承受的躯体或心理压力，从而提高工作效率。

（3）职业培训：职业培训的目的是为了提高受伤工人对特定工作的熟练程度，包括职业技能培训和（或）理论培训，可由治疗师完成这样的计划。若有必要可推荐工人到其他相应的职业培训部门。因为医院内的治疗师不可能提供全程的、完整的服务，应通过合适的渠道推荐工人到其他相应的社会、政府或残联系统职业培训机构，这样可以弥补医院内职业康复服务不足，同时可以通过与社会各界协作，创造平等就业的机会和环境，从而促进受伤工人就业。

（卢讯文 邓建林）

## 参考文献

1.窦祖林．作业治疗学．北京：人民卫生出版社，2018.
2.胡军．作业治疗学．北京：人民卫生出版社，2012.
3.徐艳文，欧阳亚涛，罗筱媛，等．影响工伤职工再就业的一般资料变量分析．中国康复医学杂志，2007，22（11）：1004-1006.
4.WATCHIE J. Cardiovascular and Pulmonary Physical Therapy， Second Edition.中国台湾：爱思唯尔有限公司，2012.
5.PRYOR J A， PRASAD S A. Physiotherapy for Respiratory and Cardiac Problems.4th ed.China：Elsevier Limited，2008.
6.EDWARD K L. ECG diagnosis： a self-assessment workbook.America： Blackwell Science， 2000.
7.Rachel E H， Nancy JP，Els RN.A return to work program for injured workers： a reassignment model. Work，1999，12（2）：123-131.
8.KUOPPALA J，LAMMINPää A. Rehabilitation and work ability： a systematic literature review. J Rehabil Med，2008，40（10）：796-804.
9.LAM C S， WILEY A H， SIU A， et al. Assessing readiness to work from a stages of change perspective： implications for return to work. Work，2010，37（3）：321-329.

# 第二十四章

# 工伤康复心理治疗

## 第一节 概述

### 心理治疗的概念

心理治疗是应用心理学的原则与方法，治疗患者心理、情绪、认知和行为相关的问题。

心理治疗是针对心理障碍的一种治疗方法，其应用心理学方法，包括语言或非语言因素，对心理障碍患者进行训练、教育和治疗，其目的在于消除心理困难，减少精神症状，改善精神心理状态，包括矫正对人和事的看法，改善人际关系，促进人格成熟，以适应家庭、社会和工作环境。

因此要求心理治疗者必须符合以下要求：①具备心理学知识基础，接受过心理治疗的专门训练；②热爱心理治疗工作，善于沟通理解，同情患者；③善于观察、分析问题；④心理和态度健康，保持中立的立场；⑤要有严格的保密观念。

### 工伤康复心理治疗的概念

工伤康复心理治疗（rehabilitative psychotherapy）是指对因工伤所致心理障碍进行康复心理治疗。目的在于消除工伤患者的心理问题。

意外伤残不但是使工伤职工躯体的巨大打击，还会造成心理障碍。严重者可以引起持续、严重的生理活动紊乱，甚至可以影响康复治疗的实施而导致康复失败。工伤心理康复在工伤康复中具有独特的地位。心理康复治疗不仅有助于解决工伤职工的心理和行为问题，还可提高康复的整体效果。

### 工伤康复患者的心理特点

工伤致残后的心理变化可分为震惊、否定、抑郁反应、对抗独立、适应等5个阶段。也有学者把工伤致残后的心理变化分为应激期、蜜月期、二次创伤期、康复期4个时期。其常见的心理障碍表现有：角色认知冲突、抑郁、焦虑、自责与自卑、依赖与退缩、多疑与敌意、孤僻自闭、急于康复、过分索赔等。

## 心理治疗作用机制

**1.安慰和支持作用**

治疗者通过对患者心理状态的了解，给予安慰和支持，促使患者适应现实情况，维护患者的自尊心，增强自我价值。

**2.疏导作用**

治疗者和患者建立起相互理解和信任是心理治疗的基础，通过坦率而诚恳的交谈，在友好的气氛中让患者把不良的情绪宣泄出来，再加以疏导。

**3. 矫正认知作用**

治疗者在治疗中要求患者对自己的各种行为动机和愿望进行内省分析，让患者重新认知和组合过去未被承认和被压抑的需求，缓和患者的苦恼与悔恨情绪，以及自责、自罪感，改变歪曲的认知。

**4.重建行为作用**

在以上作用基础上，促使患者重新建立起良好的、有效的行为，克服不良的和异常的行为。

**5.暗示作用**

利用治疗者自身的专业权威性及丰富知识和经验，对心理治疗发挥暗示性影响，通过情感宣泄，治愈疾病。

## 心理治疗适应证

心理治疗的方法很多，不同心理治疗方法有各自的适应证，工伤康复心理治疗应根据工伤患者具体情况，在不同时期，针对不同的问题选择适宜的治疗方法。

# 第二节 工伤康复常用心理治疗方法

心理功能的评估是心理康复治疗的前提，进行治疗前必须判断工伤患者存在的主要心理问题，选择性和针对性开展心理治疗。以下简单介绍几种在工伤康复治疗中较常用的心理治疗方法。

## 支持性心理治疗

**1.概念**

支持性心理治疗是指应用指导、劝解、鼓励、安慰和疏导等支持性措施，协助患者处理心理问题。支持性心理治疗适用于有情绪障碍的工伤职工。

**2.理论基础**

给予心理支持可帮助患者减轻心理负荷，从心理失衡状态中得到恢复。支持性心理治疗容易使患者对治疗者产生依赖，甚至影响其康复。

### 3.治疗方法

进行支持性心理治疗时，治疗者应热情对待患者，对他们的状态给予高度的同情，充分理解和尊重患者。治疗要点如下。

（1）倾听

善于倾听患者的叙述，让患者感到治疗者在郑重其事地关心他们，帮助消除其顾虑，产生信赖，树立起勇气和信心。

（2）解释

在建立起真诚互信关系的基础上，充分了解患者的情况后才能提出切合实际的解释。

（3）保证

在有肯定依据的前提下，给患者以保证，对处于严重焦虑和苦恼时的患者是十分有益的。

（4）建议

治疗者必须在患者心目中建立权威，他给出的建议才会被接受。让患者了解到问题的焦点，支持鼓励患者自己找出解决问题的方法。

（5）调整关系

当患者对支持产生依赖时，要及时做出调整，引导其消除依赖心理。

## 认知疗法

### 1.概念

认知疗法（cognitive therapy）是指通过改变患者的认知过程和从这一过程中所产生的观念来纠正其心理障碍、矫正不良情绪和不良行为的方法。

认知疗法适用于有情绪障碍的工伤职工。

### 2.理论基础

认知疗法是美国临床心理学家Beck在20世纪60年代建立的心理治疗方法。其理论基础是：心理障碍的产生是由于错误的认知导致异常的情绪反应。通过改变人的认知行为，就可以解除患者的痛苦，适应现实环境。

人们对社会中所发生的一切事件，有合理信念和不合理信念。如果合理的信念占主导地位，对所发生的事情持比较积极的正确认识，人们就会采取正确的态度和有效的措施，产生的情绪反应也会是恰当而适度的，行为结果是良好的，总体效果也是比较积极满意的。如果不合理的信念占据主导地位，就容易产生不良情绪反应，处理问题的态度就会消极，引发情绪和行为障碍。

认知疗法能使工伤职工认识到自身的各种潜能和需要，引导他们冷静、全面地看问题，认识到自身实际的功能、能力状况和内在价值，认识到训练是可以改善功能的，从而找到努力的方向，消除错误认知、树立正确认知，减轻或消除抑郁、焦虑症状，消除对他人的依赖性，积极参加康复训练，防止抑郁等心理障碍症状的复发。

### 3.治疗方法

认知疗法通常分为三个阶段。

#### （1）心理诊断阶段

心理诊断阶段是认知疗法首要阶段。只有准确识别和评估患者的不良思维与信念，才能有针对性地施以心理治疗。要了解患者的一般情况，如文化背景、家庭和婚姻情况、经济收入及工作环境，了解生活事件是什么，患者目前的情绪反应，患者当前的不合理信念，在不合理信念中最重要的、起主要作用的是什么等。

#### （2）领悟和修通阶段

领悟和修通阶段是认知疗法关键阶段。在弄清诊断的基础上，和患者一起分析和认识目前存在的不合理思维方式和信念，认清这些不合理信念是造成严重情绪障碍、影响今后处理问题的根源，建立合理的信念，才会有良好情绪反应，适应现实生活环境。此时可与患者展开辩论，进入修通阶段，使患者认识到不合理信念的害处，要用合理的信念代替。

#### （3）再教育阶段

再教育阶段是认知疗法巩固阶段。在帮助患者继续消除不合理信念的同时，帮助患者学会以合理的思维方式看待、分析、解决问题。

在认知疗法的过程中，要围绕着一个基本点，即改变不合理信念，积极主动地就患者的不合理信念进行辩论，并做出系统阐释，体现出认知疗法积极主动的特点。

## 行为疗法

### 1.概念

行为疗法（behavior therapy）是基于实验心理学的研究成果，以减轻或改善患者的症状或不良行为为目标的一类心理治疗技术。特点是针对性强、易操作、疗程短、见效快等。

行为疗法适用于有情绪行为障碍的工伤职工。

### 2.理论基础

行为疗法的理论基础包括：巴甫洛夫的经典条件反射学说、斯金纳的操作条件反射学说、班杜拉及华生的学习理论和Jacom的再教育论。

### 3.治疗方法

#### （1）阳性强化法

希望得到肯定、鼓励和奖励是人们的习惯，当患者表现出治疗者所期望的行为时给予奖励，以强化其合理的行为。

#### （2）处罚—消除法

惩罚作为阴性强化刺激，可以达到抑制不良行为的目的。当患者表现出治疗者所不期望的行为时，应该及时给予适当的处罚，以克服患者的不良行为。

（3）系统脱敏疗法（systematic desensitization）

系统脱敏疗法也称交互抑制法，是由美国精神病学家沃尔帕创立和发展的。

系统脱敏疗法的治疗原理：诱导患者缓慢地逐渐暴露出导致焦虑、恐惧等心理障碍的情境，然后用心理的放松状态来对抗缓解，最终消除焦虑或恐惧。如果一个刺激所引起的焦虑或恐怖状态是在患者能忍受的范围之内，那么，经过多次反复的刺激后，患者对这种刺激就不会再感到焦虑和恐惧。

系统脱敏疗法可用于治疗有焦虑和恐惧症的工伤职工。

进行系统脱敏依次分为以下四个步骤：①建立焦虑的主观量表；②了解分析患者的焦虑程度；③练习肌肉放松；④将放松与焦虑等级中引发焦虑的事件相结合，重新学习认知，进行训练以消除焦虑和恐惧。

（4）代币法（token economics）

代币法属于阳性强化法。根据操作性条件反射的原理，治疗师用“代币”奖励患者做出治疗者希望行为，反复进行，以培养和巩固患者的适应行为。代币可用漂亮的纸板或塑料片制成。

代币法的优点：①利于帮助患者重返社会；②代币是一种有形的奖励方法，可强化患者的良好行为；③可以提高治疗人员的兴趣。

（5）厌恶疗法（aversion therapy）

属于条件反射的方法。把一种厌恶刺激或不愉快的、痛苦的刺激与患者的某种不良行为结合在一起让其体验，以抑制和消除患者的不良行为。

（6）全身松弛法（relaxation training）

训练患者系统地检查，感受自己头、颈、肩等部位肌肉群的紧张情形，然后指导其把肌肉放松，先紧张后放松这样进行自我控制调节，可以治疗紧张、焦虑和不安情绪反应。太极拳、气功、按摩、生物反馈等都有放松作用。

## 集体疗法

### 1.概念

集体心理治疗（group psychotherapy），简称集体疗法，是指将患者以团体的形式组织在一起，进行心理治疗的方法。它以群体为对象进行心理治疗，除了心理治疗师的作用外，集体成员之间的讨论、互动、互相影响，共同参与体验，使患者明确什么是对错，从而治疗和矫正心理障碍与不良行为。

集体心理治疗适用于有情绪障碍的工伤职工。

### 2.理论基础

许多心理问题的产生和发展与社会环境和人际交往有关，这是集体疗法的理论基础。其特点是为患者提供一个现实社会的缩影。

工伤职工常具有一定的共性，集体疗法非常适用于住院工伤职工，具有显著的优点：①治疗的成本较低；②小组环境对于权威恐惧症的患者有感到较低的威胁和放松的感觉；③为残疾人互相帮助提供场所；④小组成员间通过对比可以获得安慰感和支持感；⑤为残疾人交流信息创造机会。

### 3.对心理治疗师的要求

实施集体疗法时，目的和中心内容要明确，确定集体疗法的内容和方法，解决集体成员间共同存在的问题。

心理治疗师必须具备心理治疗和康复医学的基础，对残疾人的具体情况要了解。以平等的身份出现在集体内，避免独自演讲的方式，鼓励支持患者积极参与。专心倾听，设身处地理解患者，保持活跃的气氛，以减少患者的防卫和紧张情绪。

### 4.治疗方法

集体疗法通常由一名或两名心理工作者主持，由7～12名患者参加，每周一次，每次一个半小时左右，10次为一个疗程，其种类包括社会心理集体疗法、家庭集体疗法、交朋友集体疗法、记忆力集体疗法等。

## 家庭疗法

### 1.概念

家庭疗法是以家庭为对象实施的团体心理治疗模式，目的是协助消除患者家庭成员的情绪异常或病态情况，以改善及恢复健康的家庭功能。

适用于有情绪障碍的工伤职工家庭。

### 2.理论基础

家庭成员的态度、鼓励对工伤职工影响很大。家庭的良好氛围、精神及物质支持对缓解工伤职工的抑郁情绪有重要作用。

家庭治疗不注重于家庭成员个人的心理状态分析，而是将焦点放在家庭成员的互动与关系上；从家庭系统角度去解释个人的行为与问题；个人的改变有赖于家庭整体的改变。

家庭治疗的模式有很多种，包括：结构性家庭治疗模式、行为性家庭治疗模式、策略性家庭治疗模式、分析性家庭治疗模式等。要根据患者家庭中出现的共同心理问题，选择合适的治疗模式。

### 3.治疗方法

家庭治疗的三个基本原则：针对整个家庭成员进行集体治疗，以纠正家庭成员共有的病态心理为目的；把家庭本身作为患者；治疗者的任务是要让每个家庭成员都了解家庭共同的病态情感结构，以采取措施改善家庭整体功能。家庭疗法一般分为发现问题、分析问题、协商讨论3个阶段。

## 患者为中心疗法

### 1.概念

患者为中心疗法（client-centered therapy）强调患者的经验和主观世界，通过治疗师的帮助，使患者认识到解决自己问题的能力存在于自己本身。

适用于有强迫症、恐惧症、焦虑症等神经症或类似神经症症状的工伤职工。

### 2.理论基础

本疗法以人格的自我理论为基础，调动患者的自我认识、自我调节能力。

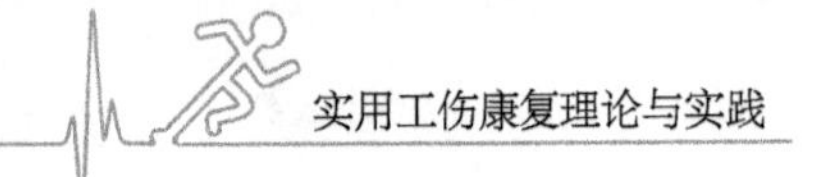


### 3.治疗方法

在治疗中，治疗者应努力营造融洽的气氛，使患者充分信任治疗者后，再进行交谈，让患者充分表达，尽量激发患者的情感，在不知不觉中使患者了解和认识自己，进而做到自我调节。治疗者在治疗中不做太多解释，基本不提问题或作答，要相信患者有潜在的能力来认识自己，并且可以从困境中摆脱出来，达到自我发展的目的。

## 放松疗法

### 1.概念

放松疗法（Relaxation therapy）是按一定的练习程序，让患者通过训练有意识地控制心理生理活动的心理治疗方法。放松身心可降低唤醒水平、改变紊乱的机体功能。

放松疗法适用于伴有心因性疼痛、失眠、焦虑及其他身心障碍，且认知功能正常的工伤职工。

### 2.理论基础

放松疗法的原理：人的心情反应包含情绪与躯体两部分，情绪会随着躯体反应的改变而改变。该法就是有意识地控制心理生理活动，使肌肉放松，间接松弛紧张情绪。放松疗法可单独使用，也常与系统脱敏疗法配合应用。

适用于有各种焦虑性神经症、恐惧症的工伤职工。

### 3.治疗方法

放松训练包括渐进性肌肉放松、自然训练、自我催眠、静默或冥想、生物反馈辅助下的放松等五种类型。

## 暗示治疗

### 1.概念

心理暗示治疗是人们日常生活中最常见的心理现象。是指让患者接受外界或他人的愿望、观念、情绪、判断、态度的影响以改变其心理状态的治疗方法。

适用于伴有心因性疼痛及其他身心障碍，且认知功能正常的工伤职工。

### 2.理论基础

心理学家巴甫洛夫认为：暗示是人类最简单、最典型的条件反射。从心理机制上，暗示是一种被个人主观意愿肯定的假设，不一定真实存在，但由于人们主观上已对它的存在做出了肯定的判断，心理上便趋向于竭力肯定它存在。

### 3.治疗方法

在单独的房间内，环境要安静，由受过专业的精神科医师或心理治疗师，对工伤患者的易感性和依从性进行判断，根据工伤患者的症状，制定适当的暗示语以达到改善和治疗工伤患者症状的方法，有必要时可给予一定的药物辅助暗示。

## 心理音乐治疗

### 1.概念

心理音乐疗法（psychological music therapy）是指将音乐作为心理治疗工具的疗法。常与其他心理治疗技术相配合，对心理治疗起辅助作用。

适用于有情绪障碍的工伤职工。

### 2.理论基础

音乐能直接影响人的情绪或行为，使人感到自我满足，作为一种非语言的沟通工具，能诱发患者的活力，促进其综合的运动功能。

研究结果也表明，人类的音乐活动主要是大脑右半球的功能。而许多情绪和行为都受右半球控制。音乐能直接影响右半球，通过音乐的交流或传递作用，起到沟通人们内心世界的作用，可用于调节患者的情绪或行为。

### 3.治疗方法

设立专门的音乐治疗室，由受过音乐治疗专业培训的治疗师开展治疗，根据患者的情绪状况，选择不同的音乐和乐器。让患者在音乐和乐器的影响下显现其情绪活动和心理感受，通过对这些心理行为的分析，帮助指导疏泄不良情绪，给予正性情绪体验，促进积极的认知。

（黄文柱 施红梅）

## 参考文献

1. 燕铁斌，梁维松，冉春风．现代康复治疗学．2 版．广州：广东科技出版社，2012：437-441.
2. 黄文柱，宋汝华，廖祥洲，等．工伤康复患者心理健康调查及干预治疗的研究．中国实用医药，2010，5（9）：3-4.
3. 韩小燕，黄琼．心理治疗帮助工伤职工恢复信心．现代职业安全，2012（3）：114-116.
4. 陈愔，胡丽英．工伤康复病人心理特点及护理．中国伤残医学，2013（11）：343-344.
5. 张蓉．认知行为疗法对广泛性焦虑障碍的疗效研究．中国全科医学，2014，17（7）：832-834.
6. 胡央儿．认知行为治疗 38 例焦虑症患者的临床分析．现代实用医学，2014，26（12）：1487-1488.

# 第二十五章

# 高压氧疗法

## 第一节 概述

高压氧治疗是指将人体置于高压力状态下，由于气体压力的变化促使机体发生生理和病理改变，达到治疗疾病的目的。高压氧治疗常用压力为0.2 MPa，急性CO中毒早期多用 0.25 MPa。高压氧治疗的设备为高压氧舱，常见的纯氧加压舱也叫单人舱，舱内主要为氧气；空气加压舱，也叫多人舱，舱内加压气体为空气。

### 高压氧的治疗原理

高压氧的物理基础高压氧治疗与气体的压力变化密切相关，它的治疗原理也就是通过气体的压力变化而引起机体生理和病理的改变，从而达到治疗疾病的目的。

#### 1.气体的特性

一切物质是分子组成的，分子间存在相互作用，一般物质有3种状态，即固态、液态和气态。固体物质分子之间的空隙和移动速度最小，液体分子间空隙较大，气体间的空隙最大；固体既有一定的体积，也能保持一定的形状；液体的形状随容器的不同而变化，但有一定的体积；气体既没有一定的形状，也没有固定的体积，随着压力的变化，其体积也要发生相应的变化。气体分子的运动状态是不规则地朝各个方向快速移动，因互相碰撞而改变运动的方向，这就是气体动力学理论。在压力增加时：分子间的距离缩小，气体容积也变小，气体的这种特性，使其具有明显的扩散性和压缩性。若将气体置于容器里，气体即会均匀地占据整个容器的空间，气体容积与压力成反比。

#### 2.气体的组成

空气是一种混合性气体，其成分比较固定，每种气体所占比例或浓度大概为：①氮气占78.08%；②氧气占20.95%；③稀有气体占0.93%（包含氦、氖、氩、氪、氙、氡，这些气体化学性质稳定，一般不参加化学反应）；④二氧化碳0.03%；⑤其他气体占0.03%（一氧化碳、氢气及水蒸气等）。另外，空气中也含有不同程度的灰尘与其他杂质，以下介绍几种高压氧医学涉及的主要气体。

（1）氧气

氧气能够助燃，但不能自燃。在通常状态下，氧气为一种无色、无味的气体，不溶于水。常压下，将氧气冷却到零下182.96 ℃，氧气就会变成淡蓝色透明且容易流动的液态氧。在标准状态下，即0 ℃时，1个绝对大气压下，气态氧的密度为1.4296 /L，比空气略重（空气的密度为1.293 /L）。氧气可与许多物质发生化学反应，是一种化学性质活泼的气体。氧气是所有气体中最重要的一种，是机体维持生命的唯一气体，没有氧气人类不能生存。但在高压条件下，如果人体吸入过量的氧气，就有可能发生氧中毒。

（2）氮气

氮气是无色、无臭、无味的气体，比空气稍轻（比重为1.25%）。氮气在水中的溶解度很小，氮气的化学性质不活泼，分子结构稳定。在吸入高分压氮气的时候，它对人体有一种明显的麻醉作用，出现判断力和定向力障碍的症状，似醉酒状，故称为氮麻醉。

（3）二氧化碳

在常压下，是一种无色、无味、无臭的气体，当二氧化碳浓度增高时，它有一种酸臭味，二氧化碳（$CO_2$）的密度比空气大，微溶于水。人和动植物体内的碳在新陈代谢氧化产能的同时，产生$CO_2$这种副产物，通过呼吸道排出体外。人体不能长时间吸入浓度高于0.10%的$CO_2$，否则会引起意识障碍。在高气压下的人员，$CO_2$可促发或加重氧中毒、氮麻醉及减压病的发生。因此，在高压氧治疗过程中，高压氧舱内必须经常通风换气，以排出$CO_2$。

（4）一氧化碳

一氧化碳是一种无色、无味、无臭的气体，空气中含量甚微，主要是由于物质燃烧不完全产生，一氧化碳是一种毒性气体，吸入人体后严重干扰血红蛋白的携氧功能，导致机体出现严重缺氧，甚至死亡。

## 高压氧对人体的作用

### 1.神经系统

高压状态下高浓度的氧，最初使中枢神经系统兴奋，然后转为抑制，最后因自由基增多，引起大脑功能紊乱，引发癫痫样改变。使颈动脉收缩，2倍大气压状态下吸氧，颈动脉血流减少21%～25%；椎动脉扩张，2倍大气压状态下吸氧，椎动脉血流增加18%。2倍大气压状态下吸氧，颅内压力下降36%，可降低脑水肿。

### 2.心血管系统

高浓度氧气可刺激颈动脉化学感受器，引起迷走神经兴奋，导致心率下降，同时高浓度氧气直接刺激心肌，引起心率下降。2倍大气压状态下吸氧，心率下降16%～18%。高压氧状态下，外周血管收缩，引起血压升高，心肌新陈代谢下降，心肌耗氧量减少。

### 3.呼吸系统

高浓度氧使呼吸变慢、变浅；肺活量增加，通气量出现下降，肺泡内氧分压增加。

### 4.血液系统

血浆氧溶解量增加，体内二氧化碳潴留，毛细血管中氧向外弥散距离增大，红细胞体积变小，致红细胞变形能力增强；高浓度氧使肾小球旁的红细胞生成素分泌减少，可导致骨髓早红细胞减少。高浓度氧状态下凝血功能下降，促使血液黏稠度下降，有利于血液流通。高压氧下血氧分压增加，可以增加组织氧储备。

### 5.免疫系统

对骨髓功能先抑制，后增强；抑制骨髓功能，增强RBC免疫功能，使免疫球蛋白生成减少。

### 6.消化系统

使胃肠蠕动加快；消化液分泌减少；胃肠血流减少，肝脏血流增加；促进肠道气体吸收，可以缓解肠梗阻。

### 7.泌尿系统

肾过滤功能增强，尿量增多。

### 8.内分泌系统

增强甲状腺功能，增强垂体—肾上腺功能，ATCH分泌增多，使睾丸血流量减少，睾酮分泌减少。

### 9.其他方面

抑制厌氧菌生长和繁殖，利于创面愈合；改善组织缺氧，促进有氧代谢增加，利于损伤修复。

# 第二节　高压氧治疗在工伤康复中的应用

## 适应证和禁忌证

### 1.适应证

高压氧对工伤康复患者主要适用于下列情况：急性脑缺氧、脑水肿、脊髓损伤、脑外伤及其后遗症、电击伤、溺水、断肢（指）再植、烧伤及皮瓣移植、骨愈合不良、压疮、顽固性溃疡、各种原因挤压伤、急性有害气体中毒（包括一氧化碳、硫化氢、氰化物、一氧化硫、氨气、光气中毒）、减压病等。

### 2.禁忌证

#### （1）绝对禁忌证

①未经处理的气胸和纵隔气肿；②肺大疱；③活动性内出血和出血性疾病；④结核性空洞形成并咯血。

#### （2）相对禁忌证

①重症上呼吸道感染；②重症肺气肿；③支气管扩张症；④重度鼻窦炎；⑤心脏Ⅱ度以上房室传导阻滞；⑥血压过高者（160/100 mmHg）；⑦心动过缓，心率小于50次/分；⑧未做处理的恶性肿瘤；⑨视网膜脱离；⑩早期妊娠（3个月内）。

## 操作方法

### 1.多人舱

治疗程序分为加压、稳压、减压3个阶段。

（1）加压

常用净化的压缩空气输入舱内，升高舱内空气压力，以完成加压步骤。从加压开始到升至预定治疗压力的时间称“加压时间”，开始升压时速度缓慢，并嘱患者做中耳调压动作，以防发生中耳压伤。

（2）高压下停留—稳压吸氧

高压下停留—稳压吸氧是指高压氧舱内压力上升到预定治疗压力后，压力保持不变直至减压开始时止。该阶段患者需戴面罩呼吸氧气。在本阶段操作人员要始终保持舱内的压力稳定不变。

（3）减压

减压是指吸氧结束后，舱内压力逐渐从高压下降至常压的过程，所需时间即为减压时间。经过升压、高压下停留、稳压吸氧各阶段，舱内人员体内已溶解了较多的气体，如氧气、氮气，倘若速度过快且幅度过大地减压，肌体内溶解气体会迅速脱离饱和而逸出形成气泡，导致减压病。因此减压阶段也必须严格地、一丝不苟地执行。

### 2.单人氧舱

除舱内治疗时间上与多人舱不同外，其余操作方法基本相同。

（1）加压

氧气经二级减压器调到0.7 MPa左右，即可实施“纯氧加压”。为保证舱内氧气浓度在85%以上，必须用氧气置换掉舱内空气，即洗舱，从而达到高压氧治疗目的。

（2）稳压

全舱充氧气治疗时，氧舱内压力不得超过表压0.2 MPa，稳压后每经过20～30 min，用纯氧通风换气一次。

（3）减压

减压宜使用缓慢减压法，时间要足够，按具体减压方案进行。

## 临床应用

### 1.休克

高压氧可提高血氧含量、血氧的弥散范围和血氧分压，改善休克缺氧状态，常常应用于感染性休克、心源性休克及出血性休克。

### 2.气栓症及减压病

高压氧可使体内血液中气泡迅速变小，还可以氧气置换出血液气泡中的氮气，促进气泡消失，因此气栓症及减压病应首选高压氧进行治疗。

### 3.气性坏疽

气性坏疽是由于某些梭状芽孢杆菌侵入受损组织引起了急性坏死性软组织炎症。在0.3 MPa高压氧状态下，该菌不能存活。因此，高压氧可消除坏死组织中的气泡，消除皮下气肿，促进受损伤口愈合，提高治疗率，降低患者截肢率及死亡率。

### 4.烧伤

高压氧治疗烧伤的优点有：减少补液量；减少烧伤引起的并发症，如应激性溃疡、休克、感染和肺栓塞；加速伤口愈合；死亡率降到10%；缩短焦痂脱落时间。

### 5.一氧化碳中毒

高压氧治疗可加速将碳氧血红蛋白及CO排出体外。与常规抢救相比，高压氧具有以下优势：恢复时间快；对重症病例的治疗有效率及治愈率高；严重神经后遗症发病率及死亡率低。

### 6.脑缺血性疾病

在0.2 MPa氧分压下，脑组织氧分压可以提高7倍。高压氧能促进大脑侧支循环建立，促使神经细胞的功能得到恢复，因此，高压氧对短暂性脑缺血发作、脑梗死、脑动脉硬化等均有较好的疗效。

### 7.神经血管性头痛

高压氧可以减轻脑血管过度扩张状态，降低脑血管水肿，增强脑组织细胞的有氧代谢，缓解头痛症状。

### 8.脊髓和周围神经损伤

高压氧可减轻组织水肿和缺氧，促进有氧代谢，使ATP增加，促进神经轴突再生，促进侧支循环建立，促进神经恢复。

### 9.急性颅脑损伤

急性脑损伤后脑组织出现循环障碍，导致脑缺氧、脑组织水肿、颅内压增高，而颅内压增高又可加重脑组织损伤，吸入高压氧可以打破此恶性循环。

### 10.断肢（指）再植术后

高压氧可改善断肢（指）再植术后组织缺氧、缺血、水肿等状态，加速细胞有氧代谢，阻止组织细胞变性坏死。

## 并发症及应急处理

### 1.减压病

（1）再加压治疗（无论疑似还是确诊为减压病）。

（2）医务人员需要陪舱救护重症减压患者。

（3）要严格执行再加压治疗方案。

### 2.惊厥发作

（1）空气加压舱

①立即停止向该患者供氧，摘除吸氧面罩，加强通风换气、降低舱内氧气浓度，患者改吸空气，当舱内压力≤0.15 MPa，脱离吸氧环境后，一般惊厥很快会停止，常规减压出舱即可。

②当舱内压力大于0.15 MPa时，在摘除吸氧面罩后，应尽快派人入舱，给予止惊治疗。

③惊厥发生后，一定要严密观察患者呼吸情况，避免出现呼吸不畅（如喉头痉挛或屏气等）而引起肺气压伤。在治疗过程中，禁止使用吸入性麻醉剂。

④加强护理，防范患者外伤或咬破舌头等。

⑤为了防止肺气压伤的发生，在惊厥状态下不得减压，待惊厥控制后可尽快减压出舱。

⑥常规使用抗生素及对症治疗。留院观察12～24小时。

（2）单人纯氧舱

①在单人舱发生中枢神经氧中毒性惊厥很难处理。可在抽搐停止间歇，尽快减压出舱。

②一般使用“泄漏式”减压法。

### 3.心跳呼吸骤停

（1）若无医护人员陪舱，迅速减压出舱给予心肺复苏；有过渡舱时，要尽快经过渡舱进舱抢救。

（2）若有医护人员陪舱，应迅速按心肺复苏常规原地抢救，可延长高压氧治疗时间，出舱后送病房继续治疗。

（3）按照心肺脑复苏常规给予高压氧治疗。

（4）对严重脑水肿病例，减压前可给予肾上腺皮质激素和脱水剂，以防止脑水肿反跳。

### 4.肺气压伤

（1）预防是关键。进舱人员应遵循氧舱医务人员的指导，在舱内严禁屏气，对咳嗽剧烈的患者暂缓减压，严格掌握氧压和时程，预防因氧惊厥导致肺气压伤发生。

（2）患者发生声带痉挛时，应立即进行气管插管或气管切开，紧急情况下可进行环甲膜穿刺，以保证气道通畅。

（3）对张力性气胸患者，需要请胸外科医生进氧舱做胸腔引流术。紧急情况下可先使用粗针头于气胸侧锁骨中线与第二肋间交界处穿刺放气并留置，然后减压出舱。出舱后患者收治入院处理，停止进行高压氧治疗。

（4）气胸合并气体栓塞。①在舱内处理好声带痉挛和气胸问题后，有条件的患者需要立即进行再加压治疗，无条件的立即减压出舱转至加压舱治疗。②再加压治疗时，需要医护人员陪舱抢救。对伴有呼吸、循环功能障碍者，在舱内必须立即进行急救处理。③再加压治疗最好选用既可以治疗减压病又可以治疗肺气压伤的潜水减压病加压治疗方案。④减压结束，患者出舱以后在舱旁观察2～4小时，待病情缓解后方可转入病房治疗。

（5）针对纯气体栓塞的处理，在声带痉挛解除后立即行再加压治疗。

（6）常规应用抗生素及其他对症治疗。

### 5.耳痛及鼻出血

高压氧治疗时，未及时做调整耳压动作，如屏气时做吞咽动作或捏鼻闭嘴做鼓腮动作或伴有上呼吸道感染、中耳炎，引起咽鼓管通气不良或闭塞等易造成鼓室内外压差过大，引起耳痛。由于加压时外耳道压力升高，相当一部分患者进行高压氧治疗时会感觉耳痛。高压氧治疗时，若鼻旁窦感染、充血、肿胀或鼻甲肿大、鼻息肉等原因可造成血性鼻涕及渗出性鼻出血。处理方式如下：

（1）对患有急性中耳炎、鼻旁窦炎的患者禁止进行高压氧治疗。

（2）对患有慢性中耳炎、咽鼓管通气不良、鼻旁窦炎或轻度鼻塞者，进舱前常规用1%麻黄素或者0.05%～0.10%萘甲唑啉（滴鼻净）滴鼻。患者在升压时咀嚼陈皮或话梅等。

（3）缓慢加压操作，每分钟不得超过0.003 MPa。

（4）提醒患者在加压或减压时做中耳调压动作。

（5）出现耳痛时用1%麻黄素滴鼻，待症状消失后再缓慢加压。

（6）针对昏迷患者进舱前做鼓膜穿刺术或缓慢加压。

（7）如有鼓膜穿孔，要局部用药、口服抗生素预防感染，在愈合前禁止高压氧治疗。

### 6.嘴唇发麻

（1）大部分嘴唇发麻与高分压氮气对人体的麻醉作用有关，向患者解释清楚，一般不用处理。严重者可给予患者吸氧或降低舱内压力。

（2）少数情况下吸入高分压氧可能出现嘴唇发麻，应警惕氧中毒，及时做减压处理。

### 7.眩晕及耳鸣

一些患者在高压氧治疗后有眩晕、耳鸣的感觉。究其原因，一部分患者因为脑血管收缩较剧烈，引起脑血流速度的改变所致，而部分患者是由于内耳损伤所致，在加压或减压过程中，患者中耳腔内外压力差过大及脑脊液压力突然剧升，均可导致内耳损伤，造成气压伤。处理方式如下。

（1）抬高头部卧床休息，避免引起增大腹压和胸膜腔内压的活动，避免脑脊液压力增高使症状加重。

（2）使用扩血管或改善微循环药物。

（3）在加压开始时做帮助咽鼓管开张的动作，捏鼻鼓气不能用力太大。在减压时不可做捏鼻鼓气动作。

### 8.头痛

高压氧治疗对神经性头痛有很好的治疗作用，但少数患者进行高压氧治疗会感觉头痛，多在加压开始后发生、逐渐加重。这是由于在高压氧环境中，脑部血管出现收缩，肌张力加大所致。部分患者可能为血压升高引起。

高压氧治疗引起血压升高的途径可能有以下三个方面。

（1）高压氧通过中枢作用于下丘脑，刺激引起交感—肾上腺髓质系统和垂体—肾上腺皮质激素系统分泌增加血管加压素，引起血压升高。

（2）高压氧可能导致内分泌及某些器官组织分泌血管活性物质，使全身小动脉痉挛，引起血压升高；或产生的血管紧张素Ⅱ刺激醛固酮分泌，引起水潴留而使血压升高。

（3）部分原因如缺氧、抽搐等可促使主动脉弓及颈动脉窦出现升压反射或自主神经系统发生紊乱，均可使血压升高。

高压氧的处理方式有以下3种。

（1）氧舱加压时要缓慢加压，使患者逐渐适应。

（2）若头痛持续存在，则暂停高压氧治疗。

（3）血压高的患者先行降压治疗，使血压控制平稳后再入舱治疗。

### 9.脑血管意外

（1）一旦发现有脑血管意外的症状，应当立即稳压，然后减压出舱后，立即请相关医师会诊抢救。

（2）严格掌握高压氧治疗适应证，对有禁忌证的患者避免高压氧治疗。

（3）入舱治疗前服用血管扩张药，使患者消除紧张情绪。控制高血压、治疗原发病、使用溶脂或降脂药物等。

### 10.支气管痉挛

气管切开的患者接受高压氧治疗时，容易造成患者支气管痉挛。表现为吸气时间延长、吸气费力、三凹征明显。肺部可伴有喘鸣，无湿啰音。

处理：立即摘除面罩，停止氧气吸入，通过气管套管处适当滴入稀释的地塞米松或氨茶碱，待症状缓解后再正常吸氧。

预防：避免将氧气管道直接与气管套管相接，使用人工鼻吸入缓冲。

（王志军 麦光怀）

## 参考文献

1.燕铁斌，梁维松，冉春风.现代康复治疗学.2版.广州：广东科技出版社，2012.
2.唐月岭.高压氧综合治疗脑梗死偏瘫的临床研究.重庆：重庆理工大学，2017.
3.何广新.高压氧治疗下肢动脉闭塞症的临床研究.温州：温州医科大学，2014.
4.伍国华，钟江.高压氧舱的安全使用与管理措施的探讨.赣南医学院学报，2008（5）：765.

# 第二十六章

# 工伤康复护理

## 第一节 概述

### 工伤康复护理发展背景

人类的生存和社会的发展离不开劳动，每天在全世界范围内均有成百上千的劳动者遍布工业、产业、职业等各个领域，暴露在危险的职业工作场所中，随时遭受意外伤害。劳动者由于工作关系直接或间接引起的事故导致的伤害，称之为工伤。随着社会保障体系的完善和健全，劳动者的生存和发展权益得到极大的关注和保护，并将生存权益提到首位，强调劳动者的发展权必须以生存权为前提，生存权不能只停留在理念的层面，应该具体，可实施、可操作，只有生存才能发展。早在1919年德国的《魏玛宪法》第151条第1款就规定：经济的建设和发展，应该建立在劳动者享受基本的生存保障和公平的劳动保障相对应的基础之上。劳动者因工伤导致人身伤害的直接后果是劳动能力下降，劳动能力的短期和长期或者终身丧失，直接影响其生存的能力和空间。

我国的工伤康复作为工伤保障体系重要的组成部分能有效补偿、提高、恢复工伤患者的身体功能、生活自理能力和职业劳动能力，以消除或者减轻工伤造成的后果，改善工伤患者参加劳动就业等社会生活，拓宽工伤患者的生存权和发展权，是工伤患者依法享受的一项重要权利。这项政策体现党和政府对广大劳动者权益的最大维护。

工伤康复护理是工伤康复体系的一个重要环节，与工伤康复医疗、康复治疗、职业康复、教育康复、社会康复并立，成为工伤康复的支柱之一，为共同构筑工伤医疗体系的整体平台做出贡献；工伤康复的概念是护理团队根据整体医疗计划，围绕工伤患者全面康复目标，紧密配合康复医生、治疗师、社会工作者等成员共同为工伤患者提供各项护理活动和健康教育，最大限度的恢复其日常生活活动能力、劳动和社会工作能力。

自我国《工伤保险条例政策》出台，工伤康复逐渐兴起，工伤康复护理作为辅助性、基础性的角色也慢慢在发展。最初人们较多的是关注工伤患者早期的临床护理，而恢复期工伤患者的功能康复被大多数人认为是治疗师的事情，工伤康复护理很少涉及，究其原因：其一，对工伤康复护理仅限于早期的临床护理；其二，对工伤康复护理的认识不足，认为工伤康复护理并不能有效地解决工伤患者的问题；其三，不具备工伤康复护理理念和不懂工伤康复护理技术，不知从何做起等。上述种种原因直接导致了我国工伤康复护理工作的发展滞后，缺乏统一规范的护理工作流程和工作模式。

发达国家早已把工伤康复早期及恢复期的治疗、护理与社区融为一体，成为常规的医疗路径，其中包括专科康复护理及成熟的工伤康复护理技术，健全的制度和专科设备，将临床期和康复期的护理工作视为同等重要，在如此紧迫的形势下，全面普及和推广工伤康复护理势在必行。

## 工伤康复护理现实意义

1.国内外实践经验表明，大部分工伤患者通过工伤康复和护理能最大限度地恢复身体功能，提高生存质量，帮助他们重新回归社会，进入就业岗位，减轻国家、社会、用人单位、家庭的负担。

2.工伤患者通过工伤康复和护理后仍具有劳动价值，可以为企业创造利润。而且企业继续使用工伤患者，可以促进团队工作，增强团队精神，提高企业的凝聚力。同时可促进工伤患者与社会融合，使人力资源最大限度地得到再利用。

3.能有效地预防因工伤造成的各种残疾和并发症、后遗症，减少工伤患者后续治疗，提高工伤患者的生活自理能力和伤残等级，减少国家的赔偿和开支，降低工伤保险基金的支出。

4.围绕工伤患者全面康复的目标，紧密配合康复医学和其他康复专业人员共同为工伤患者恢复其活动能力、日常生活能力、劳动和社会工作能力提供专业的护理评估、健康宣教、心理安抚、技能指导、跟进反馈、沟通协调等工作能全面提高整体康复的疗效。

5.工伤康复护理体系的建立和实践的运用，能培养一批优秀的工伤康复护理人才队伍，推动学科的发展。

## 工伤康复护理特点

1.工伤康复护理与工伤康复治疗是相辅相成的并列关系，需同步进行且目标应保持一致。

2.应体现康复治疗的延续：对于功能恢复来说，利用工伤患者康复治疗之余的时间由护士在病房对工伤患者进行督促再指导练习能有效提高和巩固康复的效能。

3.工伤康复护理注重协作和参与：利用康复协作小组的平台，参与工伤患者康复评估及康复训练指导工作；及时发现工伤患者的问题并与医生、治疗师沟通，共同商讨解决工伤患者康复中存在的问题。

4.工伤康复护理侧重宣教和指导：包括疾病的健康宣讲、并发症的预防指导、自我照护技能的讲解、功能锻炼的延续、疾病的预后、康复计划的实施目的和意义、安全的防护、病友的互助、工伤医疗的程序、相关法律和法规等政策宣讲能有效解除患者思想顾虑，提高对全面康复的认知。

5.高度重视心理护理：工伤的发生均为意外或者瞬间灾害造成，完全没有心理准备应对所发生的一切，心理的打击往往比身体的痛苦更加严重，因而护士实施科学、有效的心理疏导和提供温暖而细致的护理显得尤为重要。

6.变“替代护理”为“自我护理”：护士应充分发挥工伤患者健肢和残存肢体的作用，将对工伤患者的帮助降低到最小的限度，引导和鼓励工伤患者尽可能参与各项日常生活活动，以替代或补偿残损的方法，让工伤患者完成力所能及的事情。

7.要开辟文体性的护理活动：在病区设置文娱室，组织患者写毛笔字、编织、剪纸、叠纸、雕刻、临摹、做纸花、插花、下棋、朗诵或者定期进行趣味活动有奖比赛等，既能丰富工伤患者住院期间的文化生活，又能改善心理情绪，舒缓压力，对巩固康复疗效能起到重要的作用。

8.重视出院后的延续护理：工伤患者由于康复期的限制、残疾的长期性或者疾病的复发、缺乏医护的监督、自我懈怠等因素，回到社区后功能往往达不到理想的水平，故在患者出院后利用电话、微信、网上视频、上门随访或与社区建立联络将护理服务延伸到患者家中，帮助工伤患者解决出院后所遇到的系列问题，改善预后，提高生活质量。

## 工伤康复护理与临床护理的比较

工伤康复护理与临床护理在某种程度上是相辅相成的，甚至工伤康复护理也可以称之为建立在临床护理之上的学科，但各自渗透着不同的护理理念和工作内涵，具体概括如表26-1。

表 26-1 工伤康复护理与临床护理的比较

| 项目 | 工伤康复护理 | 临床护理 |
| --- | --- | --- |
| 护理对象 | 暂时或永久性功能障碍者 | 外伤及器官水平疾病患者 |
| 护理方向 | 代偿、补偿或促进功能恢复 | 消除疾病或逆转疾病 |
| 护理内容 | 康复护理评估、宣教；自理技能及功能锻炼督促指导、政策宣讲等 | 执行医嘱，落实各项指令性护理治疗，观察病情、促进治愈 |
| 病历内容 | 各类功能障碍评定、简要病情记录 | 常规临床护理病历 |
| 护理方法 | 各种康复治疗和必要的药物、手术 | 药物、手术辅以其他治疗 |
| 服务方式 | 康复治疗协作组 | 专科医师及责任护士 |
| 护理方式 | 以介入护理为主 | 替代护理为主 |
| 患者态度 | 要求患者主动参与诊疗过程 | 配合参与诊疗过程（相对被动） |
| 护士角色 | 教师、促进者、协调者 | 医嘱执行者、疾病护理者 |
| 家属介入 | 必须有家属直接介入 | 一般不需要家属直接介入 |

## 工伤康复病房设置

### 1.基本设置

每床净使用面积不少于6 $m^2$，床的高度应有利于工伤患者转移，落差距离相隔不大，病床的两侧要有手动的起落扶手，病床旁放置一张可以移动的桌子或者床头柜便于工伤患者放置物品或者用餐，有条件的可以在床头柜上配置一个多层的小收纳盒便于存放工伤患者的药品等小物件。每个病房可以设置1张或者2～4张床位，房间配有独立的卫生间和容量稍大的物品柜。病床之间挂医用围帘既可为工伤患者提供相对独立的空间也可起到保护工伤患者隐私的作用。普通病房两床之间的距离不能小于1.2m，便于轮椅及助行器具的进出。

### 2.室内设计

应遵循无障碍设计原则：①门口：宽度1～1.5 m，不要用推拉门，防止夹伤；②电梯：宽度和深度为1.5 m×2.5 m，便于病床的推入；③楼梯：宽度约1.2 m；④走廊：要求通畅、宽敞、平坦，要足够3台轮椅平行通过为好；⑤厕所：采用坐式马桶，高40～45 cm，两侧扶手相距80 cm，可移动面积2 $m^2$；⑥洗手池：池底最低68 cm，池深小于10 cm，镜面离地80～100 cm；⑦浴室：有条件同时配备盆浴、沐浴的浴室，面积应不小于2 m×2 m，盆沿高40～45 cm；⑧接诊、护士站台面：台面高度离地70～75 cm，离地应为62 cm，以双足可伸入45 cm较合适；⑨信箱：下沿离地为30 cm，投放口高度110～120 cm；⑩饮水器、各类按钮、开关等高度距地面约90 cm。

### 3.病室环境

（1）基本环境要求：地面要洁净、平整、防滑、无障碍物，室内物品摆放有序，定时清扫。窗户高度要低于普通病房，窗户玻璃采用外推挂式窗页，窗门打开的最大直径不能太大，避免身心受到打击的工伤患者爬窗跳楼。窗台上不要摆放物品以免遮挡工伤患者的视线，影响工伤患者观望窗外。病床的高度应与轮椅高度平齐，便于工伤患者独立转移，最好购置有自动拉起扶手的病床，床上应放置大小各型号的软枕和沙袋利于工伤患者进行良肢位的摆放。病区内应避免噪音。噪音会直接影响情绪，会导致疲倦和不安，甚至会引起心跳和血压的波动。WHO规定的噪音标准，白天较理想的声音强度在35～40 dB，若在50～60 dB时则比较吵闹并让人感到不适。为控制噪音要求工作人员要做到说话轻、走路轻、操作轻、关门轻；病室内的温度一般保持在18～22 ℃为宜，相对湿度保持在60%～70%。病室应定期开窗通风，每次30 min，冬天通风时注意保暖。走廊可适当摆放新鲜绿色植物，令病室美观，增添生机，减少患者的烦躁和痛苦。病室色调不宜使用纯白色，可适当采用浅蓝色、浅绿色和奶白色等，因白色反光强、刺眼，易使人感到疲劳不适。为避免细菌的聚集，房间在定期通风的同时，应每日进行紫外线消毒两次，每次时间不少于30 min；病室台面、床架、床栏和床头柜等物表及地面应每日用500 mg/L的含氯消毒剂进行擦拭、拖地消毒，有条件的工伤医疗机构可安装空气消毒净化机。

（2）不同工伤患者对病室环境的要求：①语言障碍工伤患者，为避免影响相互间信息交流障碍和减少语言训练的机会不要安排在同一病室；②视觉障碍工伤患者，为避免被障碍物绊倒跌伤，室内物品应摆放整齐、定位合理；③性情忧郁悲观的工伤患者尽量与性格开朗活泼或者康复疗效良好的工伤患者放在同一病室，可以让乐观的工伤患者帮助劝慰和起到潜移默化的引导；④如果条件允许，年龄相仿的工伤患者安排在同一病室可以增加彼此的共同语言，特别是年轻的工伤患者；⑤辅助器具较多如同时使用轮椅、拐杖、助行器等的工伤患者尽量避免安排在同一病室，可以减少空间的使用，增加病房的通畅性；⑥有感染疾病的工伤患者尽量与无感染的工伤患者分室，避免交叉感染；⑦重症工伤患者尽量安排在单间，且离护士站较近的房间以利于抢救观察治疗。合理安排病室，可以满足不同工伤患者的要求，促进工伤患者的舒适和住院体验，利于病室环境的管理，提高康复疗效，减少工伤患者及照顾者的不良情绪产生。

## 工伤康复护士角色任务

1.护士要全面掌握各工伤常见病种工伤康复护理理论及实践技能，具备良好的早期工伤康复护理先进理念。

2.护士要传递给工伤患者或家属从“替代护理”到“促进护理”，从“促进护理”到“自我护理”的康复理念；让工伤患者动起来，能坐尽量不要躺，能站尽量不要坐，能走尽量不要站；逐步由被动到主动参与康复训练和独立完成日常生活活动，从而提高各项功能和生活质量。

3.护士要全面评估工伤患者的病情，严格制定科学的工伤康复护理计划及护理目标，并有效的落实。

4.护士应充当宣讲者的角色任务，将健康宣教融入工伤患者住院的全过程，让工伤患者充分了解疾病知识和预后、自我功能锻炼的方法、心理危机应对。同时护士也要对工伤保险相关政策法规充分掌握，必要时对工伤患者进行宣讲，帮助工伤患者更好地享受工伤康复的权利，感知国家保障的优渥政策。

5.护士要在康复治疗师或者医生的指导下教会工伤患者进行各项自我护理的方法及功能锻炼的技巧。所设计的训练动作应简单易学，具备科学性、可操作性，同时也要督促工伤患者能坚持完成。

6.护士要关注工伤患者的心理。工伤患者因病程长，身心遭受打击，特别是残疾的工伤患者，尤其要做好心理观察和安抚工作。

7.护士要与康复协助小组人员保持顺畅的沟通，详细观察工伤患者病情及康复训练过程中功能改善的情况，及时对工伤康复护理计划做出调整，定期对工伤患者进行护理效果评价并认真做好记录，为康复医生和治疗师提供有效的病情信息。

## 工伤康复护士工作职责

1.在护士长领导下负责本科室康复护理工作，配合康复医生、治疗师及社会工作者落实各项评估、治疗和护理工作。

2.评估工伤患者病情及生活自理能力，确定护理级别，并根据病情变化及时调整。

3.运用护理程序制定工伤患者康复护理计划，组织实施并开展病房康复延伸护理指导，阶段性的评估实施效果，并根据分级护理的原则及时巡视病房，随时到康复治疗场所查看患者训练情况并提供疾病宣教和健康指导。

4.参加本组工伤患者的医疗查房、会诊和疑难、死亡病例讨论；参加康复协作小组评价会、沟通会，与各康复协作小组成员保持良好的沟通，及时反馈并提出建设性的意见。

5.掌握工伤患者病情，了解工伤患者功能改善、思想和住院生活情况，做好心理护理，及时与主管医师、治疗师沟通，及时调整康复护理方案。

6.评估照顾者的技能和熟练程度，培训和指导照顾者掌握正确的照护技巧，避免过度照顾，促进工伤患者主动护理意识的形成。

7.督促和指导工伤患者在病房进行自我功能锻炼；检查康复辅助器具的使用情况，确保工伤患者的安全；解答工伤患者及家属关于工伤保险政策的疑问。

8.定期组织召开工伤座谈会，听取工伤患者各方面如饮食、服务、病室环境等意见，不断改进工作。

9.认真落实各项病房康复延伸宣教指导并及时记录；检查和审修下级护士的文书记录；前瞻性预见工伤患者病情变化及功能改善的大致转归，指导下级护士采取有效的预防和防范措施，确保护理安全和质量。协助护士长做好护理持续质量改进和控制工作。

10.参与临床教学工作，指导进修、实习护士完成临床教学任务；组织或主持护理业务查房、护理教学查房、病房康复延伸查房、危重工伤患者护理会诊和护理个案讨论。根据工作需要，协助护士长定期组织科室护理业务学习。

11.关注工伤康复护理学科发展前沿动态，积极组织并参与本领域学术交流，根据本专业发展，前瞻性确定研究方向，有计划、有目的、高质量地应用和推广本领域护理新技术、新理论、新方法和新成果。

12.条件成熟可开设工伤康复专科护理门诊，如伤口造口门诊、失禁门诊等，提供健康教育和咨询，解决工伤患者现存的实际问题。

## 工伤康复护士应具备的素质

### 1.优良的品德

工伤康复护士长期面对的是病伤残疾的工伤患者，需要护士具备良好的职业道德、行为准则和医者情怀来护理患者，要求护士拥有高尚的道德情操，正确的人生观、价值观和思想品德；对工伤康复护理事业的热爱、无私奉献和全心全意为工伤康复护理患者服务的理念。

### 2.扎实的理论知识和娴熟的技能

工伤康复护理是专科属性很强的学科，因而要求专科护士不仅要具备扎实的临床基础护理知识和操作技能，还要掌握康复专科护理的基本理论、康复护理评估及操作技术。并将康复护理与临床护理有机结合，帮助患者减轻痛苦、预防和减轻残疾的发生。工伤康复护理专科康复护士应具备以下业务能力：①具备很全面的工伤康复护理专科知识；②熟练地掌握各项康复护理操作技能；③具备对复杂病情的观察、分析能力；④能独立完成对患者的康复延伸护理，具备较强的健康教育实践能力；⑤具备一定的护理文字书写能力；⑥具备一定的病房管理和带教能力。

### 3.良好的沟通与协调能力

工伤康复护理注重宣教，要求护士既要全面了解康复计划和训练项目，还要掌握患者的身心状况及训练反应。因此，护士不仅要与各专业人员沟通与协调，还要安排好各项康复治疗时间，保证患者康复训练的正常进行。协调患者间的良好人际关系，使他们相互关心、相互帮助、相互鼓励。努力与家属和雇佣单位沟通协调，使他们从精神、生活上更多给予患者帮助和鼓励。

### 4.远见与魄力

促进工伤康复护理专科康复的发展、造福于人类是我们每位医务工作者的神圣职责。我国的工伤康复护理起步较晚，还在不断地探索与实践中。因此，我们要有卓越的远见与魄力，开阔视野，努力学习和掌握国内外工伤康复护理新技术、新知识，新方法，不畏艰难推广普及工伤康复专科护理，促进我国工伤康复护理康复事业的快速发展。

### 5.信息的获取与运用能力

信息素养是康复护士从事康复护理工作的重要条件和必备素质，护士必须培养感知外界新事物、新发展、新动向的资讯敏感能力，对各类新型的用于护理岗位的仪器、设备、信息系统要保持终身学习并熟练运用的状态。

### 6.科研能力

随着社会经济、文化、交通、信息的高速发展，以及医学领域的日新月异，护士在工作中应培养和积累经验，积极主动地开展康复护理研究，并将研究成果应用于临床工作中，让更多的工伤康复患者受益。

### 7.健康的身体

工伤康复护理工作既是脑力的劳动又有体力的劳动。所以要求护士不仅要有乐观的情绪、积极的心态、豁达的胸怀，还要具备健康的体魄、充沛的精力才能胜任和完成工作。

## 工伤康复护士应具备的康复护理知识和技能

随着医学科学技术的高速发展，社会保障体系的日趋完善，越来越多的人在工伤事故后得到良好的救治和康复，这种现状也势必会促成工伤康复护理的快速发展，对各工伤专科康复护理人才所具备的专业知识和技能要求也越来越高，越来越细。为具体体现工伤康复护士必须要掌握的知识和技能，现根据常见工伤康复病种分类，总结如下。

### 1.骨与骨关节损伤专科康复护士

#### （1）康复护理理论知识

护士应掌握四肢的神经、肌肉、骨骼、关节等解剖知识；骨科疾病的相关概念、治疗原则、骨科各疾病的临床表现及主要功能障碍、康复护理评定、疾病的愈合过程、康复护理目标及护理措施如饮食指导、体位护理、转移护理、肿胀和疼痛护理、外固定支架及拆除指征、骨折功能训练指导、自我功能训练指导、病房简易器械的使用指导、康复辅助器具的使用、术前术后护理、心理护理、日常生活护理指导、出院后的延续护理等。

#### （2）康复护理技能操作

护士应掌握四肢骨折体位摆放技术操作、髋关节置换术后体位摆放技术操作、截肢体位摆放技术操作、腰椎损伤后体位摆放及姿势转换技术操作、腰部医疗体操指导技术操作、颈部损伤后自我功能练习技术操作、肩关节损伤后自我功能练习指导技术操作、肘关节损伤后自我功能练习指导技术操作、髋关节损伤后自我功能练习指导技术操作、膝关节损伤后自我功能练习指导技术操作、足踝关节自我功能练习指导技术操作、假肢的穿戴及使用技术操作、残肢的塑形技术操作等。

### 2.手外伤专科康复护士

#### （1）康复护理理论知识

护士应掌握上肢及手部的神经、肌肉、骨骼、关节解剖知识；手外伤技术操作及宣教指导手外伤的概念、临床表现；手的各种体位：功能位、休息位、保护位的内容；手外伤的主要功能障碍；手的临床护理和专科护理评估；消除手部肿胀和疼痛的办法；手部的感觉再训练技巧；手部软组织损伤后的康复护理；手部骨折和关节损伤后的康复护理；手部神经损伤后的康复护理；手部肌肉的自我牵拉；手部日常生活护理训练指导；手部支具的使用和指导；手外伤患者的心理护理；手外伤患者出院后的延续护理。

#### （2）康复护理操作技能

护士应掌握手部感觉功能评估（浅感觉检查）技术操作、手部感觉脱敏训练、感觉减退、感觉缺失再训练操作、手外伤工伤患者瘢痕按摩技术操作、手部肌腱滑动技术操作、手外伤工伤患者关节活动度评估技术操作、手外伤工伤患者关节活动度训练技术操作、手外伤工伤患者肌力评估技术操作、手外伤工伤患者肌力训练技术操作、手外伤工伤患者各类训练器材的选择及使用技术操作、手外伤工伤患者自我功能练习等护理技术操作。

### 3.颅脑损伤专科康复护士

#### （1）康复护理理论知识

护士应掌握脑部的解剖、神经系统的组成和分类；颅脑损伤的概念；颅脑损伤后的主要功能障碍；Brunnstrom分期阶段评估；言语、吞咽、认知、感觉评估；偏瘫软瘫期、痉挛期、恢复期康复护理；颅脑损伤康复护理目标；颅脑损伤患者体位护理；颅脑损伤运动功能训练指导；颅脑损伤认知、言语功能训练；颅脑损伤情绪心理行为训练；颅脑损伤日常生活训练；持续植物状态促醒护理；颅脑损伤并发症：外伤性癫痫、肩关节半脱位、肩手综合征、损伤后综合征的护理；颅脑损伤患者出院延续护理。

#### （2）康复护理操作技能

护士应掌握简明精神状态检查评估、吞咽障碍筛查、容积—黏度吞咽测试（V-VST）、营养不良风险筛查、偏瘫工伤患者Brunnstrum分期评估、感觉功能评估（深感觉、复合感觉）、促醒护理、认知功能训练、吞咽障碍工伤患者间歇性经口（鼻）插管管饲护理技术、摄食直接护理训练技术、吞咽器官运动训练、体位排痰护理技术、口腔感觉训练、冲吸式口护吸痰护理技术、植物状态或微小意识状态工伤患者体位转换技术，以及颅脑损伤致偏瘫工伤患者体位摆放、体位转移、进食动作训练、穿脱衣物训练、个人卫生训练、上肢运动控制训练、下肢运动控制训练、偏瘫上肢（四级）训练、上肢（七级）训练等技术操作。

### 4.脊髓损伤专科康复护士

#### （1）康复护理理论知识

护士应掌握：泌尿系统组成、膀胱及直肠的解剖；排尿和排便生理；脊髓损伤概念；脊髓损伤主要功能障碍；脊髓损伤康复护理评估；脊髓损伤水平评估；脊髓损伤严重程度评估；脊髓损伤休克的评定；脊髓损伤感觉功能评估；脊髓损伤ADL评估；脊髓损伤康复目标；脊髓损伤康复护理目标；脊髓损伤康复急性期护理；脊髓损伤恢复期护理；脊髓损伤心理护理；脊髓损伤并发症的预防和处理（压疮护理、呼吸系统的护理、泌尿系统的护理、胃肠道功能紊乱的护理、痉挛的护理、疼痛的护理、自主神经反射增强的护理、体温调节障碍的护理、下肢静脉血栓的护理、异位骨化的护理、心血管功能障碍的护理、性功能障碍的护理）；脊髓损伤康复工程技术；脊髓损伤出院延续护理。

#### （2）康复护理操作技能

护士应掌握截瘫患者床上体位摆放技术操作、四肢瘫患者床上体位摆放技术操作、截瘫患者体位转换技术操作、四肢瘫患者床上体位转换技术操作、截瘫患者轮椅转移技术操作、四肢瘫患者轮椅转移至床的技术操作、四肢瘫患者进食训练技术操作、四肢瘫患者穿脱衣服训练技术操作、简易膀胱测压技术操作、仪器法膀胱残余尿量测定技术操作、仪器法膀胱容量及压力测定技术操作、迟缓性大肠训练技术操作、反射性大肠训练技术操作、神经源性膀胱训练技术操作、男性自我清洁间歇导尿技术操作、女性自我清洁间歇导尿技术操作、男女自我清洁间歇导尿技术操作、男性无菌导尿技术操作、女性无菌导尿技术操作、指导照顾者为男性四肢瘫患者行清洁间歇导尿技术操作、指导照顾者为女性四肢瘫患者行清洁间歇导尿技术操作、男性膀胱灌注技术操作、女性膀胱灌注技术操作、脊髓损伤患者饮水计划实施等技术操作。

**5.烧烫伤专科康复护士**

**（1）康复护理理论知识**

护士应掌握人体皮肤的结构、烧伤的病理生理、烧伤的概念；烧伤原因的分类；烧伤严重程度的分类；烧伤深浅度的分类；烧伤面积的计算；烧伤后瘢痕的分类；烧伤后瘢痕的增生过程及分期；瘢痕产生的病理生理；瘢痕瘙痒的原因及防治方法；烧伤后各部位常见的挛缩畸形及造成功能问题；烧伤临床和康复专科护理评估；烧伤康复护理目标；烧伤病房环境的管理；烧伤饮食的管理；烧伤体位护理；烧伤皮肤护理：瘢痕皮肤的护理、皮肤的清洁护理、皮肤的美容、瘙痒护理；烧伤五官护理；病房康复延续训练；出院后家庭延续训练等。

**（2）康复护理操作技能**

护士应掌握头皮烧伤患者护理技术操作、耳部烧伤患者护理技术操作、口周和鼻部烧伤患者护理技术操作、促进烧伤患者背部创面干燥的护理技术操作、烧伤康复期护理评估技术操作、烧伤患者日常生活活动训练护理技术操作、烧伤患者体位摆放技术操作、弹力绷带包扎技术操作、压力衣穿戴技术操作、烧伤患者结膜囊冲洗技术操作、烧伤患者瘢痕水疱抽吸技术操作、烧伤患者瘢痕皮肤清洁护理技术操作、烧伤患者瘢痕瘙痒护理技术操作。

以上是工伤康复护士应掌握的常见工伤康复病种康复护理理论及本专科康复护理操作技能。除上述外护士还应掌握：康复、康复医学、康复护理的概念；康复的范畴；康复的对象及目的；残疾与残疾人；康复护理与临床护理的区别；康复护理的主要任务；康复护理的具体内容；病房康复延伸护理的工作内涵；运动学的概念；人体运动的分类；运动机体的影响；关节的构造；关节的分类；康复评定的相关内容；肌力的概念及徒手肌力分级方法和注意事项；关节活动的概念及测定目的；关节活动的原因和表现；全身关节活动的方向及正常值；常见病理步态有哪些；ADL概念、项目及方法；Barthel指数的内容及记分法；感觉障碍的类型、检查方法及注意事项等康复护理基础理论知识；同时要掌握轮椅、双腋拐、双肘拐、助行架及矫形器的选择和使用指导；弹力绷带包扎技术、全身压力衣穿戴护理技术；各类体位枕头的识别及使用；压力性损伤、造口换药、预防深静脉血栓、预防体位性低血压等护理；身体围度（周径）测量、肌张力评估；呼吸功能训练、平衡能力训练、非神经源性肠道功能训练；轴线翻身护理技术；疼痛评估康复护理、各类矫形器使用康复护理、轴线翻身等系列常用的康复护理操作技能。

## 第二节 工伤患者常见功能障碍

人体是由各个不同的器官组成的，不同的器官在人体内外都发挥着不可替代的功能，这种功能包括生理功能和心理功能。工伤可造成不同程度的人身损害，这些损害会导致外伤性器官缺损和职业病等内源性疾病引起的功能障碍。有的功能障碍是暂时性的，通过康复可以恢复，而有的功能障碍却是永久性的损伤或者缺失，只有通过补偿、替代和帮助才能维持生存。护士知晓工伤患者常见功能障碍的表现能有效提高评估的精准性，制定护理计划的全面性，还能为全面实施护理措施找到循证的依据，进而对护理疗效的判断发挥作用。

## 骨与骨关节损伤

骨与骨关节损伤包括各种工伤原因导致的四肢骨、躯干骨的骨连接骨折、软组织损伤等，功能障碍表现如下。

### 1.运动功能障碍

运动功能障碍表现为关节活动受限、肌肉萎缩、肌力下降、平衡、步行能力障碍。

### 2.感觉功能障碍

感觉功能障碍表现为皮肤痛觉、温觉、触觉、压觉障碍；感觉过敏、缺失或者迟钝、感觉麻木、倒错等。

### 3.骨强度的降低

骨强度的降低表现为骨质疏松、骨软化、骨质增生等。

### 4.手功能障碍

手功能障碍表现为手精细运动、关节活动、感觉、灵活性、协调性、握力、捏力、夹力、推力、拉力、勾力，手部姿势维持等多方面功能障碍。

### 5.情绪心理障碍

情绪心理障碍表现为紧张担忧、自卑、情绪低落、寡言少语、固执偏见、敌对拒绝、易哭泣等。

### 6.日常生活活动能力障碍

日常生活活动能力障碍表现为衣、食、住、行及个人卫生等自理活动能力下降或者丧失。

## 脊髓损伤

脊髓损伤包括各种工伤原因导致的截瘫和四肢瘫等，功能障碍表现如下。

### 1.运动功能障碍

运动功能障碍表现为肌力、肌张力、反射的改变、平衡、步行功能障碍；颈段脊髓损伤会导致四肢瘫痪；胸、腰段脊髓损伤会导致双下肢截瘫。

### 2.感觉功能障碍

感觉功能障碍表现为脊髓损伤平面以下痛觉、温度觉、压觉、触觉及本体觉的减退。

### 3.括约肌、逼尿肌功能障碍

括约肌、逼尿肌功能障碍表现为膀胱逼尿肌、括约肌及肛门括约肌功能障碍如尿潴留、尿失禁和排便障碍等。

### 4.性功能障碍

性功能障碍表现为阴茎不能勃起、早射、无射精、无性欲等。

### 5.交感神经功能障碍

交感神经功能障碍表现为自主神经反射增强、心血管功能障碍等。

### 6.日常生活活动能力障碍

日常生活活动能力障碍表现为进食、洗澡、修饰、穿衣、控制大便、控制小便、用厕、转移、活动、上下楼梯能力降低或者丧失。

## 颅脑损伤

颅脑损伤包括各类工伤导致的脑部损伤等，功能障碍表现如下。

### 1.运动功能障碍

运动功能障碍表现为双侧肢体功能障碍、偏瘫、肌力下降、肌张力改变、关节活动受限、平衡、步行能力下降。

### 2.感觉功能障碍

感觉功能障碍表现为浅感觉、深感觉、复合感觉、本体感觉及视觉功能不同程度障碍。

### 3.共济失调

共济失调表现为协调障碍、反射异常、肌张力异常、平衡障碍、视野缺失等。

### 4.言语障碍

言语障碍表现为失语症（听、说、读、写能力障碍）；构音障碍（发音不准确、构音不清晰、语调增高或者降低、语速加快或者减慢、鼻音重等）；较少出现嗓音障碍（发声异物感或感觉不适、音质音量音色音高改变、嗓音持续性稳定性不足等）。

### 5.认知障碍

（1）意识障碍：包括脑死亡、昏迷、慢性意识障碍（植物状态VS和微意识状态MCS）等。

（2）智力障碍：记忆力、计算力、定向力、注意力、思维能力、创造力、计划或执行能力等障碍。

（3）失认症、失用症：视觉失认、听觉失认、触觉失认、躯体忽略、体象障碍、运动性失用、意念性失用、结构性失用等。

### 6.吞咽障碍

吞咽障碍表现为进食或饮水呛咳、食物摄取困难、哽咽、喘鸣、食物通过受阻或食物残留、口鼻反流、食欲减退、流涎、声音嘶哑、吸入性肺炎、体重下降、抵抗力下降、营养不良等。

### 7.情绪行为障碍

情绪行为障碍表现为抑郁、焦虑、情绪不稳、具有攻击性、神经过敏、呆滞等障碍；也可有冲动、丧失自知力、幼稚、妄想、强迫等行为障碍。

### 8.呼吸功能障碍

呼吸功能障碍表现为通气或者换气障碍及气道通畅性受阻，如呼吸困难、呼吸节律或者幅度周期异常、咳嗽咳痰、肌耐力下降等情况。

### 9.日常生活活动能力障碍

日常生活活动能力障碍表现为进食、洗澡、修饰、穿衣、控制大便、控制小便、用厕、转移、活动、上下楼梯能力降低或者缺失。

### 10.继发性功能障碍

继发性功能障碍表现为膀胱与直肠功能障碍、癫痫、自主神经功能障碍、面神经功能障碍、骨质疏松、废用综合征、误吸综合征、体温调节障碍、性功能障碍等。

## 周围神经损伤病种

周围神经损伤病种包括各类工伤导致的外周神经受损，功能障碍表现如下。

### 1.运动功能障碍

运动功能障碍表现为弛缓性瘫痪、肌张力降低、肌肉萎缩、主动活动不能等。

### 2.感觉功能障碍

感觉功能障碍表现为局部麻木、灼痛、刺痛、感觉过敏、感觉缺失、感觉迟钝、倒错和异常等。

### 3.自主反射

自主反射表现为肱二头肌反射及腱反射减弱或者消失。

### 4.自主神经功能障碍

自主神经功能障碍表现为局部皮肤光滑、红润或者发绀、苍白、不出汗或者少汗；指（趾）甲粗糙、容易脆裂，毛发粗直、浓密或稀疏等。

### 5.日常生活活动能力障碍

日常生活活动能力障碍表现为衣、食、住、行及个人卫生等自理活动能力下降或者丧失。

## 烧烫伤病种

烧烫伤病种包括由各类工伤导致的烧烫伤，功能障碍表现如下。

### 1.容貌毁损

容貌毁损表现为器官缺失、瘢痕粘连扭曲、移位、皮肤粗糙、瘢痕凹凸不平、残余创面迁延不愈等。

### 2.瘢痕挛缩畸形

瘢痕挛缩畸形表现为瘢痕突出体表、瘢痕固定僵硬；关节不能活动、相邻部位瘢痕粘连；口、鼻及眼部外翻等。

### 3.运动、活动障碍

运动、活动障碍表现为关节活动受限、全身肌肉力量下降；平衡、步行能力下降。

### 4.心肺功能障碍

心肺功能障碍表现为头昏眼花、虚弱、体位性低血压、晕厥等。

### 5.皮肤器官作用障碍

皮肤器官作用障碍包括皮肤的屏蔽保护功能、吸收功能、感觉功能、分泌和排泄功能、体温调节功能、代谢功能、免疫功能等均遭受损害。

### 6.情绪心理障碍

情绪心理障碍表现为社交恐惧症、孤单、自卑、无用感，回避与周围人群的接触，少部分工伤患者甚至会萌动自杀念头。

### 7.日常生活活动能力障碍

日常生活活动能力障碍表现为衣、食、住、行及个人卫生等自理活动能力下降或者丧失。

# 第三节 工伤康复护理评估

## 工伤康复护理评估概述

工伤康复护理评估是康复医学评估的重要组成部分，是工伤康复护理工作的重要内容，常言："无评估，不康复，找到问题等于解决了问题的一半"。工伤康复护理评估工作自患者入院开始至出院，要始终贯穿于护理工作的全过程；工伤康复护理评估是护理人员对工伤患者功能状态和潜在能力的判断，也是对工伤患者各方面的资料收集、量化、分析并与正常标准进行比较，找出工伤患者存在问题的一种方法。通过评估，可以判断和掌握工伤患者躯体功能水平和心理状态，工伤患者目前存在或者潜在的功能障碍程度、残存的能力、妨碍恢复的因素和有利于康复的潜力等，为制定和调整康复医疗护理计划提供依据。

## 工伤康复护理评估目的

1.通过评估可以确定功能障碍的部位、性质、程度、范围；确定器官受损的水平；掌握工伤患者及家属的期望值、了解心理动态；明确现存或者潜在发生的护理问题。

2.根据评估的结果，确定工伤患者短期、中期或者长期的康复护理目标，并依据护理目标来制定全面的康复护理计划。

3.康复护理评估贯穿于工伤康复护理的全过程，只有通过多次评估，才能为确立工伤康复护理是否达到预期效果提供可靠的依据。

4.有助于判断工伤患者的功能预后，提示患者和家属做好思想准备，使工伤患者及家属了解哪些功能障碍可以通过综合康复治疗和护理得到改善或者恢复，哪些不能达到预期，从而促进工伤患者和家属对康复护理的正确认知，提高配合度，增进康复疗效。

5.利于护理研究，积累临床工伤康复护理研究资料，提供发病率相关个案，能更好地帮助其他工伤患者。

## 工伤康复护理评估内容

工伤康复护理评估是制定工伤康复护理计划过程中的最基础部分，以往将护理评估的内容概括为躯体功能、心理功能、社会功能三方面的评估，随着工伤康复护理专科体系的发展，工伤康复护理评估有了更科学的划分，具体分为一般情况评估、心理和社会评估、工伤患者安全风险评估及专科康复护理评估。这样分类有助于护士在众多的评估内容中更好的识别工伤患者在哪个方面存在的问题，从而制定有针对性的护理措施，帮助工伤患者预防和解决现存或者潜在的护理问题，具体如下。

### 1.一般情况评估

了解工伤患者的年龄、性别、婚姻状况、生命体征、精神状况、饮食、睡眠、疾病史、家族史、既往史、过敏史、遗传史等。

### 2.心理社会评估

了解工伤患者性格、兴趣、嗜好、心理情绪；了解工伤患者文化程度、伤前从事何种岗位、伤后是否得到及时救治、对住院及疾病预后的期望值、单位及家庭的支持系统、陪护照顾、家居环境等情况；了解工伤患者掌握疾病相关知识情况、自我功能锻炼的掌握程度、对治疗护理的依存性、对住院环境和治疗护理有无特殊的要求；了解工伤患者对工伤保险政策掌握的程度、与单位是否存在劳资矛盾、是否完成伤残鉴定等。

### 3.安全风险评估

了解工伤患者是否存在跌倒、摔伤、坠床、烫伤、冻伤、皮肤损伤、继发性损伤、自伤、自杀、非计划性拔管、误吸、窒息、深静脉血栓、各类潜在的感染等。

### 4.专科康复护理评估

专科康复护理评估是依据护理对象所损伤的部位及存在的功能障碍表现而完成的具有专业特征的评估，一般而言，每个工伤病种均具有其特定的评估内容，总结如下。

（1）躯体、肢体功能评估：包括肌力、肌张力、关节功能、感觉、步态分析、协调与平衡等功能评估、肌围度评估等。

（2）认知功能评估：①意识障碍程度：工伤患者是否存在脑死亡、昏迷、慢性意识障碍（植物状态VS和微意识状态MCS）等；②智力障碍程度：工伤患者是否存在记忆力、计算力、定向力、注意力、思维能力、创造力、计划及执行能力等功能障碍；③失认症、失用症障碍程度：工伤患者是否存在视觉失认、听觉失认、触觉失认、躯体忽略、体象障碍、运动性失用、意念性失用、结构性失用等。

（3）吞咽功能评估：工伤患者是否进食或饮水呛咳、食物摄取困难、哽咽、喘鸣、食物通过受阻或食物残留、口鼻反流、口臭、食欲减退、流涎、声音嘶哑、吸入性肺炎、体重下降、抵抗力下降、营养不良等。

（4）言语功能评估：工伤患者是否存在听、说、读、写等失语症的表现；是否存在发音不准确、构音不清晰、语调增高或者降低、语速加快或者减慢、鼻音重等构音障碍。

（5）呼吸功能评估：工伤患者是否存在通气或者换气障碍及气道通畅性受阻，如呼吸困难、呼吸节律或者幅度周期异常、咳嗽咳痰、肌耐力下降等情况。

（6）运动功能评估：工伤患者是否存在反射异常、四肢肌力下降、肌张力改变、关节活动受限、平衡协调、步行能力功能障碍；是否需要使用轮椅、拐杖、矫形期等自助和助行器具等。

（7）感觉功能评估：工伤患者是否存在浅感觉、深感觉、复合感觉、本体感觉及视觉功能障碍等。

（8）情绪行为能力评估：工伤患者是否存在抑郁、焦虑、情绪不稳、具有攻击性、神经过敏、呆滞等障碍；也可有冲动、丧失自知力、幼稚、妄想、强迫等行为障碍。

（9）继发性功能障碍：工伤患者是否存在膀胱与直肠功能障碍、癫痫等；是否有自主神经功能障碍、面神经功能障碍、骨质疏松、废用综合征、误吸综合征、体温调节障碍、深静脉血栓、性功能障碍等。

（10）日常生活活动能力评估：包括进食、穿衣、修饰、洗澡、用厕、转移、活动、上下楼梯能力、控制大便、控制小便。

（11）皮肤黏膜评估：包括皮肤颜色（是否苍白、发红、发绀、色素沉着、黄染等）、温度（皮温降低、皮温升高）、柔软性和厚度、皮肤弹性和完整性（破损、斑点、丘疹、水疱、硬结）、皮肤感觉、皮肤的清洁度等。

（12）营养状况的评估：包括用餐时间长短、饮食的种类及摄入量、饮食是否规律、工伤患者进食的方式、食欲好坏、是否存在影响进食的不利因素如口腔溃烂；工伤患者的身高、体重、皮褶厚度、上臂围度；还有一些生化指标如血清蛋白水平、氮平衡试验、免疫功能测试等。

（13）大小便排泄状况的评估：①小便：尿液颜色、透明度、性状、气温、排尿量、排尿方式、膀胱类型、是否存在残余尿量、尿路感染、影响排尿的因素等；②大便：次数、颜色、性状、大便量、气味、内容物、影响排便的因素等。

（14）辅助器具使用评估：包括器具的种类、尺寸、选择、安全性、操作技能等。

## 工伤康复护理评估方法

### 1.交谈

交谈是通过与工伤患者及其家属或工伤患者周围人的直接接触，了解工伤患者功能障碍的发生、持续的时间、发展过程及对日常生活、工作、学习的影响的有关资料；了解工伤患者的主观感受、对疾病的认识、对康复治疗和护理的态度等。一般采用开放式和封闭式提问形式完成，在沟通过程中应认真的辨别工伤患者和家属所陈述问题的准确性和真实性，是工伤康复护理评估最主要的方法。

### 2.观察

观察是通过视、听、嗅、触等感觉器官对工伤患者及其家属、环境进行有目的、有计划的一种收集资料的方法。除观察工伤患者的全身状况外，重点要观察躯体功能障碍情况，即静态下各种体位如坐位、立位等，以及动态下的状态如行走、体位转移、生活自理情况。此外，还应从工伤患者的言谈举止中了解其性格、情绪、习惯和社会生活能力等。观察法具有自然性、客观性和直接性等特点，有经验的康复护士能够通过观察迅速地找出工伤患者存在的问题。

### 3.身体检查

身体检查是护士在交谈、观察工伤患者的功能状况过程中，还需对障碍部位的功能用统一的标准做进一步测评，其结果便于今后在康复过程中进行疗效的对比，也能为护理诊断提供辅助依据。一般采用量诊、望诊、听诊和借助仪器对工伤患者进行资料的收集。

### 4.采用填表

能迅速收集工伤患者多方面的资料，省时省力且提高工作效率。缺点是填表人对表中的项目常难以用文字全面而准确地表达，此外对表内项目解读有一定的偏差。

### 5.阅读病史资料

阅读病史资料包括查阅病历、各种护理记录单、既往的体检报告单、各类实验室和影像检查报告单等。

## 工伤康复护理评估介入时机

工伤康复护理评估贯穿住院康复的全过程，为获取系统、全面的资料并与之对比康复疗效是否改善，护士应根据病种、功能障碍的严重程度、改善的情况来确定评估的时机，一般情况下必须要完成初期评估、末期评估和社区评估，视工伤患者住院时间的长短来确定是否要完成中期评估。

### 1.初期评估

初期评估是指工伤患者入院后在制定工伤康复护理计划和开始实施康复治疗之前护士所进行的首次评估。其评估内容最全面，包括工伤患者功能、能力、社会因素等方面的状况与障碍程度、致残原因、康复潜力及工伤患者对护理的需求，建立工伤患者健康状况的基本资料及康复预后评估资料，这些资料为护理诊断、制定康复计划及工伤康复护理效果评价提供了依据，为护理科研积累了资料。初期评估工作通常在工伤患者入院1～3天内完成。

### 2.中期评估

中期评估是护士了解和判断工伤患者在经过一段时间的康复治疗和护理后，身体状况及功能改善情况是否有进步以及进步程度的方法。通过将中期评估结果与初期评估结果进行比较，分析变化的原因，判断工伤康复护理效果，并以此作为调整近、远期目标和工伤康复护理计划的依据。如已达到近期目标，则可制定新的工伤康复护理目标；如果护理效果不明显，或变化与目标不相符合，提示护理方案或方法不当，需要进行修改。中期评估工作一般在工伤患者康复疗程中期进行，也可根据工伤患者情况组织多次评估，如果工伤患者住院时间较短一般情况下不进行中期评估。

### 3.末期评估

末期评估是指在工伤患者出院前 3天内对经康复治疗与护理后工伤患者总的状况的评估。从而判断工伤患者康复治疗与护理的效果，判断是否达到预期目标，对尚存或潜在问题提出进一步解决的方法和建议。内容包括工伤患者的日常生活活动能力较入院时提高的程度，生活自理能力和自我护理能力的现状，尚需接受哪些教育和训练，工伤患者目前的心理状态，回归家庭和社会尚存在的问题和困难等。

### 4.社区评估

社区评估指康复护士对出院后回归社区的工伤患者所进行的随访追踪评估。这种评估可以了解工伤患者健康状况、功能和能力状况是否维持原状、进步或退步，是否需要继续跟进护理指导。社区评估的时间不定，内容包括工伤患者ADL、各种功能的恢复情况、各种并发症的预防及预防本身疾病复发的措施。

## 工伤康复护理评估流程

工伤康复护理各阶段评估流程（以住院30天为例）如图26-1所示。

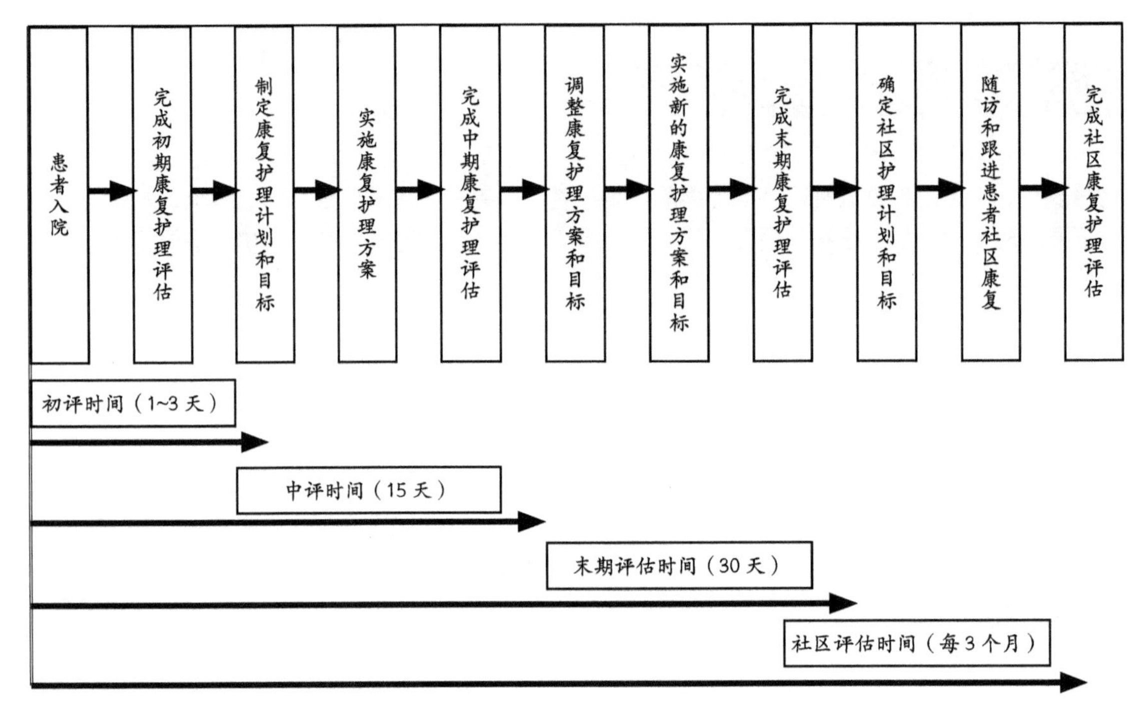


图26-1 工伤康复护理各阶段评估流程

## 工伤康复护理评估的注意事项

1.根据工伤患者的病情选择恰当的评定方法，评定项目要全面而有针对性。

2.评定前要做好沟通和解释工作，告知评定目的和方法，取得患者的配合。

3.对患者的问诊不要用医学术语，简明、清晰，让患者能理解；评定动作要熟练，时间不要太久，以不引起工伤患者反感和疲劳为准。评定过程中发现患者有不适症状，要停止评定，先处理患者的病症。

4.同一工伤患者的各期评定，尽量不要更换评估者，可提高评定结果的准确性，减少差异。

5.需要相对准确的数据如关节活动、肢体围度等检查与测定，尽量做三次，然后求出平均值。

6.评估时要体现健侧与患侧对照原则。

7.根据评定的方法选择适宜的环境，必要时用屏风遮挡工伤患者，调节好室温，以减少工伤患者的心理负担，避免受凉。

8.评估者需掌握熟练的评估技巧和方法，并具备扎实的专科理论作为支撑，以获取准确、科学的数据和结果。

# 第四节 工伤康复护理目标

工伤康复护理目标是指工伤患者接受护理照顾后，期望能达到的健康状态，是护士为工伤患者制定的可测量、可观察、能够达到的行为目标。当然，工伤康复护理目标应根据工伤患者的具体情况和所处的医疗机构能提供的康复治疗、护理服务项目而定。制定目标一定要参考工伤患者和家属的期望值，适当调整过高或者过低的愿望，解决工伤患者最想解决的问题，解决我们能解决的问题，这样我们才能实现阶段目标。工伤康复护理目标可分为短期目标、中期目标和远期目标3类。

## 短期康复护理目标

短期目标是指在相对较短的时间（一般7～15天）内通过护理行为可为工伤患者达到的目标。短期目标具有渐进式的特点，以护士宣教和示范为主，侧重点为改变工伤患者和家属的思维、理念，帮助工伤患者获得疾病相关知识、掌握基本自理技能，熟悉机构各类流程指引，快速适应角色转变，适应住院环境，为后续将要进行的康复治疗和护理措施有效实施打好基础，具体如下。

1.工伤患者或照顾者能熟悉医院、病区和病室环境；能知晓主管医生、护士和治疗师的姓名；熟悉护士长、科主任及同病室病友；能准确找到用餐、康复治疗、辅助检查科室的地点；能知晓关于用餐、医护查房、作息、探视、清洁患者衣裤发放、保洁、护士发放药物、康复治疗项目安排、自我功能锻炼等一系列上述项目落实的具体时间。

2.能知晓自身疾病导致的功能障碍有哪些；知晓医疗、康复治疗、护理项目对自己治疗和护理的意义和目的；能理解、接受并过渡到具备早期康复治疗、护理理念；能积极配合各项康复治疗和护理并主动参与。

3.能顺利完成各项康复治疗、护理评估；能知晓自己存在哪些功能障碍和疾病的并发症及通过治疗和护理能达到怎样的预期效果；能顺利完成常规的辅助检查并知晓异常辅助检查结果及相关的注意事项。

4.能掌握床上体位变更、体位摆放及各类转移的方法技巧；能掌握目前正在使用的辅助器具、矫形用具、自助具的配置目的、使用、保养、维护方法及相关使用注意事项。

5.能掌握患肢肿胀疼痛的消除方法，如用压力腿套、弹力绷带、向心性按摩、踝泵运动、静力收缩、冷热刺激及抬高患肢、红外线照射等多种护理方法、技巧和注意事项。

6.能初步掌握护士示教的自我功能锻炼动作步骤和日常生活活动自理动作，并主动积极参与，能及时向护士反馈训练后的感受。

7.与责任护士建立良好的信任关系；与周围病友建立良好的互助关系；能完全适宜住院环境及生活，心情能逐渐变得开朗。

## 中期康复护理目标

中期目标指在相对较长的时间（一般15天，出院时）可以达到的目标。中期目标具有持续性的特点，以护士督促和强化工伤患者的思维和行为为主，侧重点关注工伤患者各项功能锻炼及日常生活活动的主动参与是否有效落实，工伤患者功能情况是否改善，中期目标注重的是护理疗效，具体如下。

1.肢体肿胀、疼痛消退；各疾病导致的功能障碍不同程度改善，如关节活动度、肌肉力量增加；平衡、步行能力改善；皮肤感觉好转；言语、认知、吞咽、心肺、大小便等功能改善、ADL能力得到提高等。

2.能掌握疾病常见并发症的预防和处理方法，确保住院期间不发生各类并发症。

3.能熟练掌握各项自我功能锻炼的方法、频次、时间、强度、运动的方式及注意事项并积极遵照护嘱参与，确保住院期间不发生各类继发性损伤。

4.能遵循各项诊疗计划，利用残存的功能或者借助辅助器具、自助具积极主动配合医护人员完成各项康复治疗和护理，躯体行动半径得到扩大；照顾者能熟练掌握各项照护技巧，减少替代护理，能引导工伤患者主动参与日常生活活动，坚持各项自我功能锻炼。

## 远期康复护理目标

远期目标指需要相对较长时间才能实现的目标（一般指出院后到回归家庭、社区或者工作岗位），因远期目标是工伤患者和照顾者远离了医护的视野，需要工伤患者和照顾者在延续护理的指导下完成自我约束，故具有自律性的特点。侧重点关注工伤患者的自我认知和残存功能相结合的整体能力提升、参与度及整个家庭关爱的程度，具体如下。

1.工伤患者心理状态平稳，能正视躯体残损的现实，能走出社区参与部分社会生活如购物、户外锻炼等，适应和面对陌生人的眼光和态度，特别是重度工伤康复护理、截肢、脊髓损伤等残疾工伤患者。

2.能获得良好的家庭环境，家庭关系和谐融洽。伴有残障的工伤患者家庭能提供较好的无障碍设施。

3.能认识到出院后延续康复功能锻炼的重要性，熟练掌握各项锻炼方法、落实的时间、强度和相关注意事项，并能在自我管理下完成。

4.能养成良好的生活起居、饮食习惯，生活上尽量自理完成，不依赖家人。

5.能知晓复诊的时间和途径并遵照执行。

6.功能恢复较好的工伤患者能积极主动的参与各类社会生活，为重返工作岗位做好准备。

7.与参保单位保持良好的雇佣关系；能知晓国家工伤保险政策赋予本人应享受的权力和应履行的义务，能自食其力，不仇视社会。

# 第五节 工伤康复护理措施

## 工伤康复护理措施的概念

工伤康复护理措施是护士依据其所掌握的工伤康复护理理论和实践知识结合思维决策，在临床护理的基础上，为改善工伤患者的结局，帮助工伤患者实现护理目标所执行的任何处置手段和方法。工伤康复护理措施从个人护理经验的传播开始，再通过科学的循证，进而把它用标准的护理语言分类出来，规定了解决工伤患者健康问题的工伤康复护理活动方式与步骤，这是先进的工伤康复护理专业工作者努力的成果。

## 工伤康复护理措施类型

1.依赖性的工伤康复护理措施是指康复护士按照医生下达的医嘱去实施的具体护理方法。

2.独立性的工伤康复护理措施是指康复护士通过评估和收集的资料，凭借专业的理论和实践技能以及既往的经验，经过独立思考、判断后做出的决策并实施。

3.合作性的工伤康复护理措施是与康复协助小组成员之间的合作，或者与工伤患者及家属照顾者之间的合作，共同帮助工伤患者提高功能水平，改善生活质量而实施的具体手段。

## 工伤康复护理措施的内容

工伤康复护理措施是指为了达到护理目标，根据工伤患者的护理问题所采取的具体护理方法，分为以下几个部分。

### 1.通过护士对工伤患者和照顾者宣教和沟通完成的措施

康复护理注重宣教，宣教往往重于实际操作，实施宣教措施的目的是让工伤患者能尽快地适应住院环境，熟悉医院的各项管理制度和医务人员，转变工伤患者对治疗和护理的错误认知，促进工伤患者主动参与康复训练，减少替代护理，让工伤患者从被动护理过渡到自我护理的行为，并从尊重工伤患者、体现护理人文关怀的角度，护士往往要为工伤患者及照顾者宣教很多的住院知识和内容，包括：医务人员介绍、医院及周边环境介绍；工伤患者权利与义务、工伤患者投诉途径、工伤患者及家属的消防安全、工伤患者及家属其他应急流程；康复服务流程宣教；院内感染相关知识、疾病相关康复知识宣教；辅助检查须知、病房管理制度宣教；照顾者技能宣教；主动参与康复治疗和自我锻炼的重要性宣教；常见并发症预防与处理及持续管理；辅助器具的获取、使用、维护、安全风险、故障排除与清洁消毒等宣教；仪器设备使用、维护及安全事项宣教；紧急事件的应急处理宣教；异常行为管理、心理健康宣教、工伤保险政策宣教指导等。

### 2.通过护士示范操作并要求工伤患者及照顾者掌握的技能措施

康复护理技术是康复护理工作实施的重要保证，实施技能示范的目的是康复护理，康复护理工作不仅是康复护士的工作，还需要康复对象及照顾者的参与、了解和掌握，共同提高工伤患者的自理水平，包括：各类体位摆放、体位变更、体位转移技术；轮椅和各类助行器具、各类自助具的使用技术；日常生活指导技术；各类促进自我功能锻炼的病房康复护理延伸技术，如感觉训练、肌力训练、关节活动度训练、自我牵伸训练、压力用品穿戴、瘢痕按摩、肌腱滑动、平衡训练、简易通便术、人工取便术、扩肛术、腹部按摩、饮水计划、清洁间歇导尿、留置导尿、尿失禁护理、造瘘护理、膀胱训练方法、缩唇呼吸训练、腹式呼吸训练、吸气肌训练、呼气肌训练、有效咳嗽、辅助排痰、上肢运动控制练习、下肢运动控制练习、躯干控制训练、步行训练、进食指导与训练、言语及认知功能训练、吞咽器官训练、促醒护理等。

### 3.遵照医生和治疗师下达的医嘱和病房延伸指导意见完成的护理措施

康复护士是康复协助小组团队成员之一，是接触工伤患者最长时间的医务人员。康复医生下达的各类医嘱是通过护士来实施完成的，同时康复治疗师下达的病房康复延伸训练指导也是要通过护士来承接完成，故这种指令性的护理措施也占其中的重要部分，如各类侵入性操作、术前和术后护理等。

### 工伤康复护理措施制定的注意事项

1.必须充分借助医院各种合适的资源，包括声望、理念、知识、技能、药品、设备、经济实力和人力资源等来实施。

2.必须建立在临床护理基础上，符合工伤患者的实际病情和期望，且工伤患者和照顾者能积极配合完成，体现个性化护理。

3.因工伤患者一般渡过了早期的救治阶段，工伤康复护理措施没有明显的首优、中优和次优界定，往往康复护理措施一旦制定，在护士的合理安排下，基本可以与临床护理同步实施，或者在没有临床护理需求的情况下，所有的工伤康复护理措施均可同步进行，当然特殊情况除外。

4.措施应明确、简洁；每条措施要具有可操作性，即措施制定的日期、谁去执行？什么时候执行？应执行什么？怎样执行？在哪里执行？执行的频次等？

5.必须以医学及人文理论科学为依据，以专业为基础，依托康复团队整体的康复目标和计划，不能空泛、盲目、脱落临床护理实践和团队目标。同时应根据工伤患者功能改善的情况进行动态、科学的调整。

6.所有的工伤康复护理措施必须要在确保工伤患者安全的情况下进行，特殊的侵入性操作和有预知的潜在安全风险的措施应做好告知，或者签署知情同意书方可实施，避免给工伤患者造成伤害。

7.各类措施实施后及时做好记录，为工伤患者住院的全过程留取资料，为同类工伤患者提供借鉴。

8.护士作为措施制定和实施的主体，应具备扎实的临床和专科理论基础，熟练掌握各类康复护理技能操作，并具备良好的传授知识和技能操作的能力，良好的沟通、协调、观察及独立处理临床问题的能力，确保各项措施全面制定、准确实施、及时评价、动态监控调整。

## 第六节 工伤康复教育

患者因工受伤往往导致多重伤害，甚至造成残疾，是社会的特殊群体，很大程度上这种伤害影响着患者的身体功能、心理功能、工作就业、经济收入、家庭生活、社会参与等各个方面。在工伤患者接受全方位康复治疗的同时，工伤康复护理教育的工作必不可少。以下从身—心—社3方面阐述。

### 伤病情知识教育

工伤患者大都是没有医学的背景，如果对于伤病情不了解，对伤情持悲观态度，会造成其对伤病感到不安和担忧，对康复治疗和药物治疗抱有不切实际的想法；或者是对伤情过于乐观，造成其对治疗依从性和积极性下降。此时需要由护理人员用通俗易懂的语言向工伤患者讲解所受伤的相关信息，使得工伤患者理性客观的看待伤情，以建立合理的康复目标，达到良好的康复效果。

### 家属教育

对于需要长期照顾工伤患者的家属，需要在康复期间学习照顾的技巧、家庭康复的技巧，学习缓解因对长期照顾病患给自己带来的压力和困扰的方法。

## 情绪调节教育

每一位经历伤残打击的工伤患者都会经历一个哀伤的过程，包括悲伤、愤怒、抑郁、适应等心理变化的过程，在工伤后一段时间里难以接受功能障碍，难以适应伤残给生活带来的变化。日常工作当中除了借助专业的手法应对其心理问题之外，教工伤患者识别情绪、认识情绪和处理情绪也显得尤为重要。在教工伤患者学习压力处理的同时，针对伤情较重的工伤患者，也需要让其家属了解伤残的心理变化有一个过程，在这个过程中，教家属使用正确的沟通态度和语言，学习去表达及处理彼此的情绪，从而减少在此过程中的误会和冲突。

## 政策法规宣传教育

教会工伤患者善于利用和挖掘各项社区资源，了解国家及各省市的政策资讯，尤其是对于工伤保险的常识，劳动保护法的了解，残联、民政等相关政策资讯。使得工伤患者不仅要合理的维护自身权益，还能履行相应的职责和义务。

## 沟通技巧和教育

教会工伤患者沟通技巧，在工伤发生后，工伤患者需要与很多部门、人员打交道，例如雇主、医务人员、政府部门等。但是工伤患者在未受伤前的接触人员较为单一，常常不知道如何与一些人员沟通协调，尤其是雇主，教会工伤患者沟通的技巧，有利于工伤患者有效的处理工伤，协商赔偿，甚至在工作岗位的安置方面获得理想的结局。

（李卉梅　杨晓姗）

### 参考文献

1. 郑彩娥．实用康复医学健康教育．北京：中国科学技术出版社，2007.
2. 李小寒，尚少梅．基础护理学．北京：人民卫生出版社，2015.
3. 李艳芬，李卉梅．康复护理技术操作规范．广州：广东科技出版社，2018.
4. 郑彩娥，李秀云．实用康复护理学．北京：人民卫生出版社，2012.
5. 吴军，唐丹，李曾慧平．工伤康复治疗学．北京：人民卫生出版社，2015.
6. 丁建定．社会保障制度论．北京：社会科学文献出版社，2016.
7. 刘梅．职工工伤劳动能力鉴定标准应用指南．上海：上海科学技术文献出版社，2014.
8. 罗尔尼克，米勒，巴特勒．医务工作者动机访谈：促进健康行为的改变．北京：中国轻工业出版社，2015.

# 第二十七章

# 中国传统康复治疗技术

中国传统康复治疗技术是指运用中医手段，对各种原因导致的机体功能障碍进行康复的方法。是一门具有独特的康复理论、技术和治疗方法的学科。其理疗基础是以阴阳为核心的哲学辨证法，而现代医学是以微观的方式来解释人体的伤病。传统的康复技术历史悠久，其内容丰富，对很多疾病的治疗有着良好的疗效。中国传统康复治疗技术以其方便实用、简便有效、安全无不良反应等优点越来越受到现代社会人们的重视和青睐。

## 第一节　中医手法治疗

中医手法治疗是指中医外治法中的按摩推拿术，是以中医经络理论为基础，采用手法的各种特定动作，作用于人体的特定部位，达到保健、预防和治疗疾病及康复的目的。康复医学面向的是功能障碍者，即通过手法治疗，使其障碍减轻或消除，使机体失能状态得到最大限度的恢复。

### 手法治疗的中医作用原理

#### 1.疏经通络、行气活血、祛瘀止痛

中医认为机体全身气血的运行，经络内属脏腑，外络肢节，表里上下的沟通是由一个完整的经络系统来完成。脏腑肢节一旦发生疾病和障碍时，就会经络不通，气血运行不畅。手法治疗是针对疾病障碍的不同，对不同的经络、穴位进行施术，调节机体的生理、病理状况，达到百脉疏通、五脏安和、阴阳平衡、疏通经络气血、消除疾病障碍的目的。

#### 2.理筋整复、滑利关节

中医学中的“筋”，又称经筋，是指与骨相连的肌筋组织。突然外力可致筋骨关节受损，或为筋歪、筋斜而“出槽”，或为骨断、脱臼而“错缝”，继而发生肿痛，影响肢体的关节活动度。手法治疗有助于松解粘连，滑利关节，使“出槽”之筋以理顺，“错缝”之骨节而归正，恢复人体正常的生理功能。

#### 3.调整脏腑、增强抗病能力

中医学认为人体是一个对立统一的有机整体。脏腑是通调经络、生化气血、主持人体生命活

动的主要器官。中医脏腑包括五脏、六腑和奇恒之腑。“邪之所凑，其气必虚”，说明由于机体的防病抗病能力不足，邪气入侵，导致疾病的发生和发展。“正气存内，邪不可干”，阐述了机体的防病抗病的能力强盛时，致病因素就不起作用。中医手法治疗是通过对疾病进行辨证，采用不同的手法，通过经络的连属和传导作用，对内脏功能双向调节，达到增强抵抗力、防治疾病的目的。

## 手法治疗的西医作用原理

手法治疗是通过一系列动作产生不同的力作用于机体，这些力对机体的不同部分产生不同的反应，从而起到减轻各种障碍、治疗疾病的作用。西医把这种作用原理归纳为：力、功（能）、信息调整，其作用机制如下。

### 1.对神经系统的作用机制

推拿按摩手法对人体皮肤、肌腱、关节等处的各种感受器的刺激，通过反射传导途径来调节中枢神经系统的兴奋和抑制过程。不同的治疗手法对周围神经系统产生不同的效应。沿神经走向按压时，可暂时使神经传导功能降低，起到局部镇痛的效果；而另外一些手法刺激可提高周围神经的兴奋性，加速其传导反射。不同的手法其作用力的轻重不同，对神经系统产生的作用也不尽相同。如轻柔的手法刺激，具有放松肌肉、缓解痉挛和疼痛的功效；重度用力地手法刺激其作用较强烈，可使中枢神经系统兴奋，则致人精神振奋、心跳呼吸加快、肌肉紧张等。

### 2.对运动、循环系统的作用机制

手法可促进肌纤维的吸收和伸展，肌肉收缩运动又可促进血液、淋巴循环，从而改善肌肉的营养状况，减少有害化学物质的产生，促使炎症消退。手法治疗具有良好的放松肌肉、缓解痉挛的效果，主要通过3个方面发挥作用：①手法治疗可促进血液、淋巴循环，使局部致痛物质含量下降；②手法治疗可使局部组织温度升高；③手法治疗可牵张拉长紧张或痉挛的肌肉，从而缓解痉挛的组织。

### 3.镇痛的作用机制

手法镇痛的作用机制与内啡肽、5-羟色胺、儿茶酚胺等物质有关。内啡肽是存在于体内的一类具有阿片样作用的肽类物质，有研究证实刺激疼痛患者相应的穴位时，使其血浆、脑脊液中内啡肽含量增加，镇痛效应与含量升高幅度呈正相关。5-羟色胺兴奋性神经递质，中枢5-羟色胺具有镇痛效应，有实验表明：手法可增加中枢5-羟色胺的合成，减少外周5-羟色胺的合成。

### 4.心理治疗的作用机制

机体产生疾病后出现各种不适，由此产生心理上的忧虑、悲伤、恐惧，这又可使机体的不适症状加重。手法治疗使患者做好接受治疗的心理准备，把患者的注意力从疾病的不适转移向手法作用的感受上，使手法从治疗作用、心理上都得到了加强。这也是手法治疗疾病从古至今深受广大病患接受的原因，也是伤病所致各种功能障碍常用的传统康复治疗方法之一。

## 手法治疗原则

手法治疗是在中医整体观念和辨证施治的基础上，以经络理论为指导原则，对临床病症制定的对伤病及功能障碍的治疗法则。由于疾病的证候表现是多种多样的，病理变化极为复杂，根据正邪斗争的虚实变化，采取相应的措施扶正祛邪；按照失调的脏腑功能，调整应用；针对病变轻重缓急及病变个体和时间、地点的不同，施用不同的手法。制定攻、补剂量。达到最好的康复治疗效果。

## 常用的手法治疗

手法治疗要求操作者必须熟练掌握各种手法并能灵活选用。手法操作要做到持久、有力、均匀、柔和，要达到这种功力，必须经过一定时期的手法练习和临床实践，才能熟而生巧，得心应手。“一旦临证，机触于外，巧生于内，手随心转，法从手出。”

手法种类繁多，名称不一。临床多以手法动作形态分类，大致分为7类：摆动类、摩擦类、振动类、挤压类、叩击类、运动类、小儿类。本章主要介绍工伤康复常用的康复治疗手段，故小儿按摩推拿类手法不在此详细介绍。

### 1.摆动类手法

以指、掌、腕做协调的连续摆动为摆动类手法。本类手法有一指禅推法、㨰法、揉法等。

#### （1）一指禅推法

①操作方法：以拇指指面、指端或偏锋，着力于肢体一定部位或经络穴位上。松腕、沉肩、垂肘、悬腕，以腕关节悬屈，肘低于腕，以肘作为支点，通过腕关节做有节律的往返摆动，在治疗部位或穴位上推动。手法的压力、摆动幅度、频率要均匀，动作要灵活。一般手法频率为每分钟120～160次（图27-1）。

②临床运用：此手法接触面积小，刺激偏弱或中等。本法常配合拿、按、摩、㨰等其他手法使用。适用于全身各部穴位，具有理气活血、痛经止痛、调合营卫、健脾和胃的作用。临床上常用于治疗头痛、胃脘痛、面瘫、颈椎病等。对骨关节、肌肉附着点处的痛性结节（筋节），运用此法治疗可使疼痛立刻消除，起到立竿见影的疗效。

#### （2）㨰法

①操作方法：㨰法是用手背近小指侧部分或拳背（指掌关节及指间关节突出部）贴附于一定的部位，在体表一定部位由腕关节的屈伸运动和前臂的旋转复合运动做连续往返滚动的一种手法。手法操作时一定要紧贴体表，不能拖动、碾动或跳动。手法压力、摆动幅度、频率要均匀，动作要协调有节律（图27-2）。

②临床运用：㨰法压力大，接触面较大。临床上常用在肩背、腰臀及四肢肌肉较丰厚部位。本法具有舒筋活血、温通经络、滑利关节、增强肌力、促进血液循环、消除肌肉疲劳等。可用于治疗颈椎病、腰椎间盘突出症、运动过度损伤、运动后疲劳、偏瘫、截瘫等多种病症。

#### （3）揉法

①操作方法：揉法是以手掌根、大鱼际肌、指腹、前臂等多处部位，在一定的部位或穴位上，围绕肢体病区或周围，轻柔旋转，不停摆动，从浅到深反复回旋运动的一种手法。操作时应肩部放松，肘部下垂，摆动前臂，带动手腕做回旋运动。一般每分钟120～160次（图27-3）。

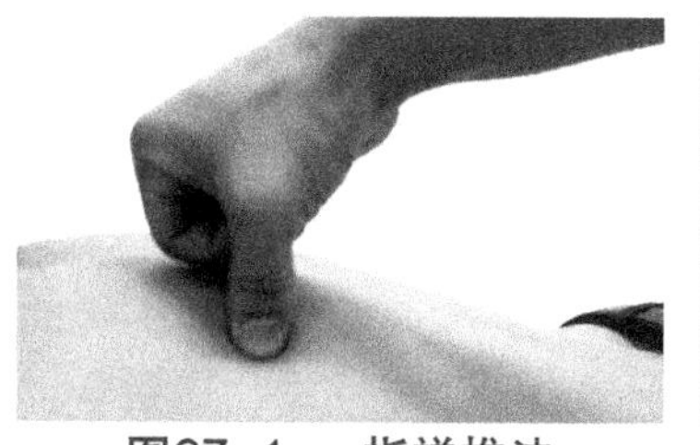

图27-1 一指禅推法

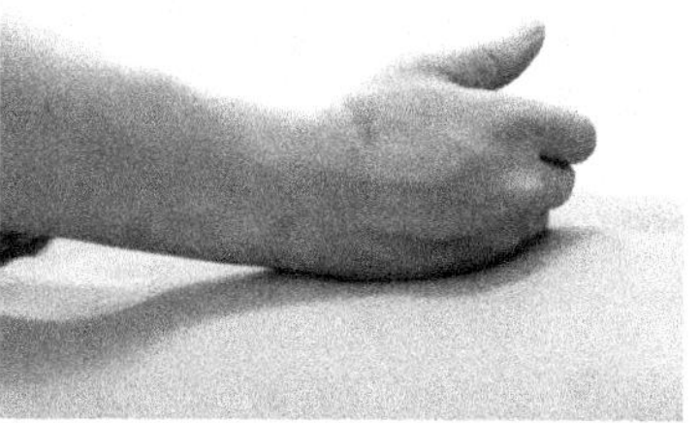

图27-2 擦法

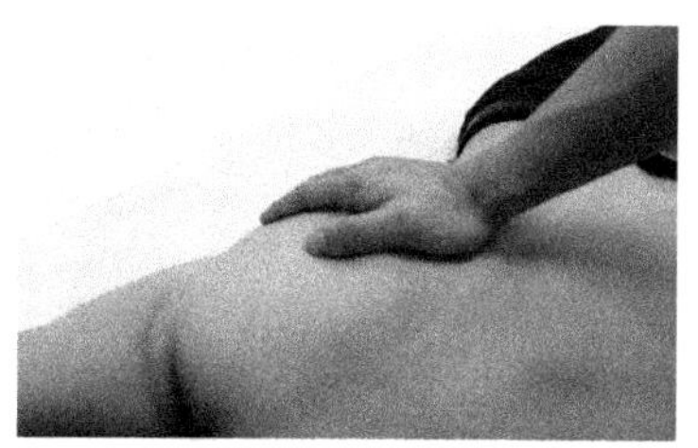

图27-3 揉法

②临床运用：揉法具有温经理气、活血祛瘀、消肿止痛、宽胸理气、消积导滞的作用。常用于脘腹胀痛、便秘泻泄、软组织损伤、骨折后康复等病症治疗。

### 2.摩擦类手法

以指、掌或肘在体表做直线往返或环旋抚摸运动称为摩擦类手法。有摩、擦、推、搓、抹法等。

#### （1）摩法

①操作方法：用手掌或手指贴附施术部位或穴位做环形或直线往返的、持续且连贯有节奏的运动，称之为摩法。分为指摩法和掌摩法，常配合推法、揉法使用。此法不同于揉法的是：揉法力向下，此法力水平回旋。操作时肘关节微屈，腕放松，以腕为中心，动作应柔和，以受术者局部微热舒适为度。

②临床运用：此法具有温筋散寒、理气消积、消肿止痛、放松肌肉的作用。常用于治疗气滞血淤、肢体麻木、脘腹胀满、消化不良等症。此法多配合揉、推、按手法使用。

#### （2）擦法（平推法）

①操作方法：用手掌的大、小鱼际或掌根贴附施术部位，直线来回，或上下，或左右的摩擦运动，按受力部位分为：掌擦法（手掌）、鱼际擦法（大鱼际肌）、侧擦法（小鱼际肌）。操作时垂肩坠肘，肘关节屈伸带动手掌做前后或上下往返运动。动作稍快，用力要均匀，以局部皮肤微红微热为度。此法一般在治疗最后使用，必要时可配合具有润滑性质的药物，以防擦伤皮肤。摩擦频率一般为每分钟100次左右。

②临床运用：擦法刺激柔和，具有温筋通络、理气止痛、祛风散寒、健脾和胃的作用。常治疗内脏虚损、消化不良、气血功能失调、肢体麻木等病症。

#### （3）推法

①操作方法：推法是用指、掌或肘尖部贴紧患者皮肤，向前直推，分为指推法、掌推法和肘推法三种。操作时要紧贴体表，用力要稳，有节奏，推进的速度宜缓慢，压力平稳适中（图27-4）。

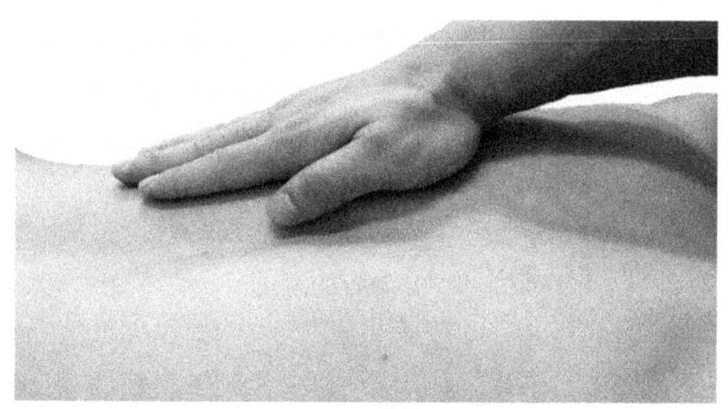

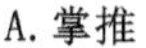

A.掌推

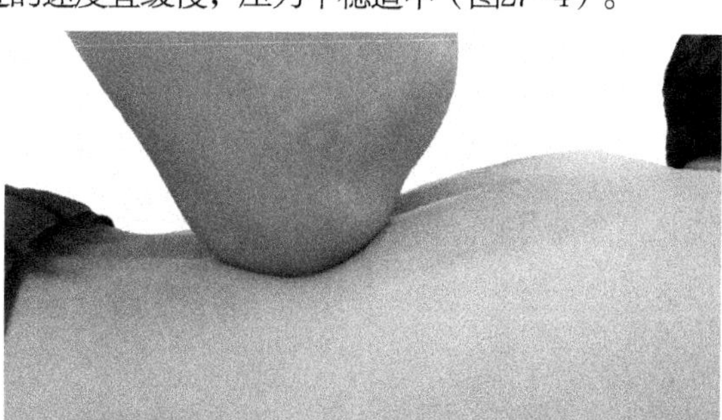

B.肘推

图27-4 推法

②临床运用：推法可活血通络、兴奋肌肉、散瘀消肿。常用于治疗头痛、落枕、腱鞘炎、关节酸痛、肌肉萎软无力、脾胃虚弱等病症。

（4）搓法

①操作方法：用双手指或掌指对合紧贴受术部位，方向相反用力，上下往返快速搓揉的运动手法。操作时动作要轻盈、连贯、协调，搓时速度宜快，但移动时速度宜慢，切忌手法呆滞。

②临床运用：搓法有舒筋活血、松肌解痉、缓解肌肉疲劳的作用。适用于肢体痹痛、关节运动功能障碍治疗，以上肢多用。

（5）抹法

①操作方法：用单手或双手拇指腹贴附于施术部位，做上下或左右往返运动的手法。操作时用力要轻而不浮，重而不滞。

②临床运用：抹法具有开窍醒脑、舒筋通络、镇静明目的作用。常用于头痛、头晕及颈椎等疾病的辅助手法治疗。

**3.振动类手法**

此类手法是以快速、高频的节律，轻重交替、持续作用于人体的方法。此类手法包括抖法、振法等。

（1）抖法

①操作方法：用双手握住患者上肢或下肢远端，用力连续做快速且小幅度的上下颤动。操作时颤动幅度要小，频率要快，上肢约250次/分，下肢约100次/分。

②临床运用：此法具有疏松筋骨、缓解粘连、活动关节的作用。临床上常用于治疗肩关节周围炎、髋关节疼痛、疲劳性四肢肌肉酸痛等病症。

（2）振法

①操作方法：是以手指或手掌着力于受术部位，通过前臂和手部的肌肉强力地静止性用力，产生振动的方法，也称震颤法。用手指着力的为指振法，手掌着力的为掌振法。

②临床运用：此法一般用单手操作，亦可以双手同时操作，适用于全身各部位。具有祛淤消积、消食导滞、和中理气、调节肠胃功能之功效。常用于治疗胃肠功能紊乱、肝郁气滞等症。

**4.挤压类手法**

对肢体采用指、掌或肢体其他部分按压或对称挤压的手法。在工伤康复中常用的有按、点、拿等手法。

（1）按法

①操作方法：以手指或手掌按压受术部位，可分为指按法和掌按法两种。施术时双拇指或双掌可重叠，用力方向应与体表垂直，不要移动。力由轻到重，再由重到轻。切忌暴力。

②临床运用：本法常和揉法相结合，组成“按揉”复合手法。按法具有按压刺激强烈而舒适的特点，有止痛、活血、开闭、通络、松肌的功效。临床上常用于治疗颈椎病、头痛、肩关节周围炎及肢体肌肉疼痛僵硬等症。

（2）点法

①操作方法：此法是以手指、拳尖或肘尖，着力于受术部位逐渐用力下按，使之产生酸、胀、麻、重等感觉的一种手法。施术时应集中力量于指尖或骨突出部，通过持续或间断的重力点按。

②临床运用：此法具有开通闭塞、通络镇痛、调和阴阳之功效。适用于头胀头痛、腰腿疼痛等症。

（3）捏法

①操作方法：用拇指与其余四指在施术部位对称性的挤压，可分为三指捏和五指捏。施术时相对用力挤压动作时要循序移动，均匀而有节律性。

②临床应用：此法具有行气活血、舒筋通络的作用。适用于颈椎病、疲劳性四肢酸痛等症。

（4）拿法

①操作方法：此法是用拇指与其余四指呈钳状，捏住某一部位或穴位，施以夹力，以掌指关节的屈伸运动所产生的力将该部位肌肉有节律性的提捏的手法。分为三指拿法和五指拿法。操作时用力要由轻到重、提拿揉捏，不可突然用力，动作要缓和，以患者有酸胀舒适感为度。

②临床应用：本法具有疏松筋骨、疏经通络、行气活血、缓解痉挛、消除疲劳之功效。适用于颈椎病、肢体关节肌肉酸痛等症。

### 5.叩击类手法

此类手法是用手掌、拳背、手指、掌侧及特制的器械叩打受术体表的方法。本法包括拍、击、弹等法。

（1）拍法

①操作方法：施法者用虚掌平稳有节奏的拍打体表。操作时手指应自然并拢，掌心凹陷向下，在施术部由近及远，平稳而有节奏地拍打受术部位。可用单手或双手操作。

②临床应用：此法具有舒经活络、运行气血之效。常用于治疗肩、背、腰及下肢酸痛麻木，腰背部肌筋膜劳损，腰椎间盘突出症，气血痹阻不通之症。

（2）击法

①操作方法：击法可分为拳击法（拳背）、掌根法（掌根）、侧击法（掌侧）和指尖法（指尖），施术者采用上述部位有节律地叩击受术部位。操作时应垂肩坠肘，手腕放松，有节奏的先轻后重、快速短暂、垂直反复叩击受术部位。注意使用器械时为了避免击伤患处，叩击力应小。

②临床应用：本法具有疏松筋骨、调和气血、兴奋神经之功能。拳击多在腰背部应用，头顶部常用掌击，掌侧击则用于四肢，头面、胸腹部用指尖击。在肌肉丰满之处可采用棒击。对风湿痹痛、头痛、肌肉痉挛等症常用此法。

（3）弹法

①操作方法：是用一手指指腹紧压另一手指指甲用力弹出，连续弹击治疗部位的方法。操作时手指要突然发力，要有弹性，力度均匀、由轻及重。频率为每分钟120～160次。

②临床应用：弹法可在全身各部应用，以头颈部为多，具有行气通窍、祛风散寒的作用。对头痛、颈项强痛常用此法。

### 6. 运动类手法

运动类手法是对肢体各关节在其关节生理运动范围内，进行各种被动的关节活动的方法。此法包括摇、扳（旋转）、拔伸等法。

#### （1）摇法

摇法包括颈部摇法、肩关节摇法、髋关节摇法（图27-5）。

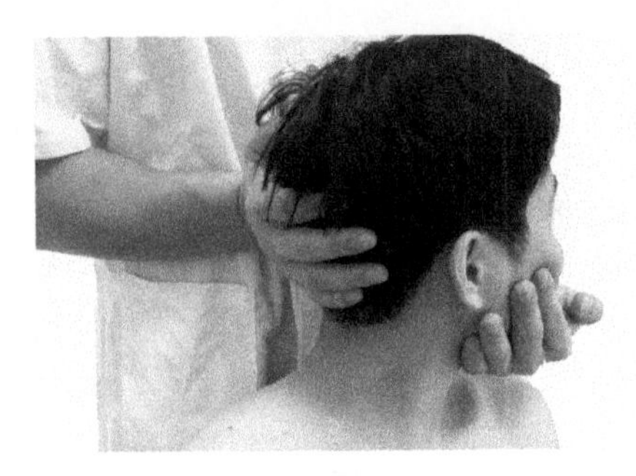
A. 颈项部摇法

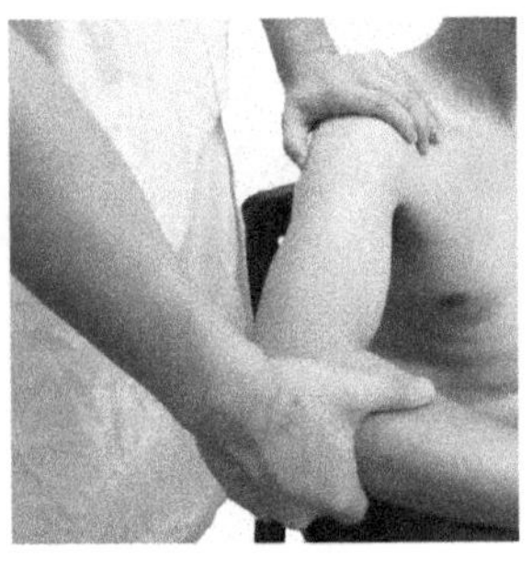
B. 肩关节摇法

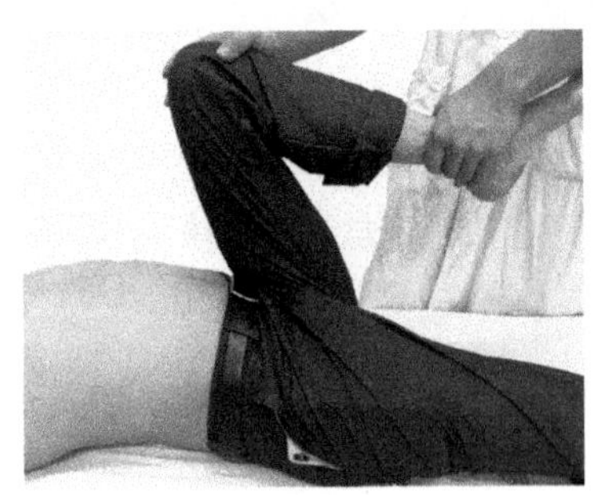
C. 髋关节摇法

图27-5 摇法

①操作方法：摇法指操作者一手握住或按住受术者某一关节近端肢体，另一手握住该关节远端，以被摇关节为中心，做被动的环转运动。a.颈项部摇法：操作者一手托受术者头枕部，一手托下颌部，做左右环转运动，运动时双手稍向上用力。b.肩关节摇法：操作者一手扶受术者的肩部，一手托肘或腕部做环转运动。c.髋关节摇法：受术者仰卧屈膝屈髋，操作者一手托足跟，另一手扶膝做环转运动。d.踝关节摇法：操作者一手托足跟，另一手握足大趾做环转运动。操作时动作应轻柔缓和，遇到阻力时应稍加牵拉力，增大关节间隙后，再做环转动作。

②临床应用：本法有疏松筋骨、滑利关节、解除关节交锁之功效。常用于治疗关节僵硬、屈伸不利疼痛、肩周炎、颈椎病、骨折术后关节活动受限等症。

#### （2）扳法

①操作方法：此法是用双手做同一方向或相反方向的动作，使关节瞬间受力，做被动旋转或屈伸等运动。为避免损伤，操作时双手应协同配合，并嘱咐受术者不可抵抗，尽量放松被扳部位。禁止追求关节弹响声，突然使用暴力的做法，尤其在颈部扳法操作中。根据施术部位，将扳法分为颈部旋转定位扳法、胸背部扳法、腰部旋转扳法、腰部斜扳法、腰部后伸扳法。

②临床应用：扳法能舒经通络，纠正异常的关节位置，改善关节活动度。常用于治疗脊柱（颈、腰椎疾病）及四肢关节运动功能障碍等症。

#### （3）拔伸法

①操作方法：此法又称牵引法。操作时是固定肢体或关节的一端，牵拉另一端肢体的手法。头颈部的拔伸多以自身重量固定，其余部位操作常需一助手固定肢体或用一手固定，一手拔伸。施法时用力要均匀而持久，动作要缓和，不宜暴力。拔伸法分为头颈部拔伸法、肩关节拔伸法、腕关节拔伸法、指关节拔伸法。

②临床应用：本法有疏松筋骨、解除关节扭挫伤的作用。常用于治疗伤筋、关节错位、脱位及骨折后关节活动障碍等症。

## 适应证和禁忌证

### 1.适应证

传统手法治疗为一种机械的物理刺激，在一定的范围内，如果这种刺激的性质和数量恰到好处，将对人体产生益处。目前在临床上应用广泛，如内科、妇科、儿科等相关疾病；在此主要阐述工伤康复工作中常见的适应证有如下几种。

（1）运动系统和骨关节疾病：①身体各处不同程度软组织损伤；但是神经、血管、肌腱及韧带严重损伤应首选手术治疗，而不是手法治疗；②各种损伤后功能障碍，如骨折关节僵硬、粘连及肌腱挛缩；③急性软组织损伤、慢性劳损性疾病、退行性病变引起的疼痛；④“骨错缝”（脱臼、半脱位）；⑤骨关节炎引起肢体疼痛、活动不利等。

（2）神经科疾病：头痛、失眠、颅脑外伤后遗症、神经衰弱、脊髓损伤、偏头疼、三叉神经痛、面神经炎、坐骨神经痛、股外侧皮神经炎等。

### 2.禁忌证

传统手法治疗是用规范的技巧动作直接作用于人体体表的特定部位与穴位以达到防治疾病目的。传统手法治疗常见的禁忌证有如下几种。

（1）恶性肿瘤的部位，一般不应使用按摩类手法，避免导致肿瘤细胞的扩散与转移。如肺癌、肝癌、肾癌、卵巢肿瘤、膀胱癌等。

（2）年老体弱、严重骨质疏松者，以及妊娠、月经期妇女的腰骶部和腹部。

（3）严重的内科疾病，如各种心力衰竭、心律严重不齐及可能影响生命的其他心血管疾病；急腹症、急性胃肠炎、脑血管疾病的急性期、急性关节炎等。

（4）开放性软组织损伤或皮肤病，如开放性创口、皮肤破损、烧烫伤、湿疹、皮炎。

（5）剧烈运动之后、极度疲劳、极度饥饿之时，醉酒者、神经精神性疾病发作及其他原因致神志模糊者也不宜做传统手法治疗。

## 注意事项

传统手法治疗在康复医学临床上的运用已越来越受到重视。手法治疗疾病虽比较安全，如果操作不慎，对治疗的禁忌证缺乏足够的了解，也会出现一些不良反应及意外。因此，应随时注意手法治疗的各种注意事项。

### 1.力量要适宜

传统手法操作必须具备一定的力量，以达到有效的刺激强度，才能起到治疗作用。刺激强度有关的因素包括手法施加的压力、治疗部位、接触面积等。根据力和压强的原理，同样的力量，治疗部位接触面积越大，其所受到压强就越小。施术者可通过不断变换接触面积（可用双手整个掌面、大小鱼际、手指甚至肘尖）以调节刺激量，是传统中医手法治疗基本功。

### 2.手法选择

传统中医手法种类繁多，如何选择适宜的手法，应根据疾病的性质、病变的部位，辨证辨病而定。软组织急性损伤，宜选大鱼际揉法、摩法、擦法等压力轻、柔和的手法；慢性软组织劳损，则选用肘压法、点法、弹拨法等刺激较强的手法；对关节运动障碍者，常运用伸屈法等；整复关节的手法，如扳法、拔伸法等对关节错位有较好效果；对有粘连者，常用扳法、理筋法、弹筋拨络法等。对头面部、胸腹部及四肢关节等病部位较表浅、病变范围小，或者肌肉较薄弱部位，应该选用刺激柔和而渗透作用较强的手法，常见有一指禅推法、按揉法等；颈部、腰背部病变范围较广、肌肉较丰满、部位较深的部位常用接触面积大、刺激力较强的治疗手法，如㨰法、肘推法、掌按法等；在筋腱部位，应选用弹拨法、指揉法、推法等；在穴位或压痛点处常常选择点法、按法、揉法等。

### 3.手法参数选择

#### （1）操作时间

目前虽然还没有确切的关于传统手法治疗时间长短的报道与研究，但根据临床经验，如果时间太短则达不到阈上刺激，相反时间过长使局部处于疲劳状态。因此施术者必须正确掌握手法治疗过程的总时间和各种具体手法运用的时间长短。一般而言，揉、摩、搓、压等放松手法操作时间可长些，如每式3～10 min；点、振、整复关节类操作时间则应短些。

#### （2）疗程

传统手法治疗一般1次/日，一个疗程以10～15次为宜，疗程间宜休息2～3天。

#### （3）频率

各个手法所要求频率各不相同，施术者应根据具体情况灵活掌握。

## 异常情况及处理

中医传统手法是一种安全、有效的治疗手段，但是如果应用不当，或患者体位不适、精神过于紧张，可能出现一些异常情况。

### 1.晕厥

晕厥是在传统中医手法治疗过程中，患者出现头晕、恶心、面色苍白、肢冷、冷汗，甚至昏迷不省人事的现象。

（1）发生原因：患者过于紧张、饥饿、疲劳或者虚弱及易过敏体质。也可能与推拿时力度过重有关。室内空调开启时间太长，缺乏通风，也能诱发晕厥。

（2）处理：立即停止手法操作，使患者平卧于空气流通处，饮以温开水或葡萄糖水，或掐按合谷、人中、足三里、肩井等穴。必要时可配合其他急救措施。

（3）预防：施术者要注意患者的体质情况、精神状态、对手法治疗的耐受程度，尤其初次接受治疗和精神较紧张的患者，应对其做好思想工作，消除其思想顾虑、恐惧。

### 2.软组织损伤

推拿治疗后患者皮肤、皮下组织、肌腱、韧带、关节附件等处损伤，
表现为破皮、皮下出血、瘀斑、肿胀、疼痛等。

（1）发生原因：初学手法者，技术不熟练，手法生硬，不能做到柔和渗透；或粗蛮的手法，或同一部位操作时间过长，刺激过重，或受术者局部皮肤、软组织的感觉障碍。

（2）处理：一般不需特殊处理，1～2天症状可自行消失；局部青紫严重、破皮面积较大或疼痛较剧烈，可先制动、冷敷，48小时后，在患部使用轻柔、摩等手法治疗，加湿热敷。

（3）预防：熟练掌握各种手法的动作要领，加强手法基本功的练习，提高手法的熟练程度。对初次接受手法治疗的患者，尽量选用较轻柔的手法治疗，局部治疗时间不宜过长。

**3.脱位甚至骨折**

手法治疗过程中因为各种原因引起骨折或关节脱位的情况。患者在接受手法治疗过程中，特别是被动运动或具有较强刺激的按压手法或扳法操作，突然出现“咔嗒”之声，出现局部剧烈疼痛、畸形、运动障碍等症状。

（1）发生原因：患者年老、骨质疏松严重，或局部存在骨质病变及骨折未愈合等，在接受手法治疗时，体位选择不当，或施术者手法不当，用力过重，刺激过强，手法粗暴等。

（2）处理：立即停止手法治疗，患处制动、包扎、固定，并进行影像学检查（X线片或CT）以明确诊断，并及时进行整复和固定，严重者手术治疗。

（3）预防：手法治疗前，先做X线片检查以排除骨折、骨质病变。进行被动活动时，必须在该关节正常生理活动范围内，不可粗暴，幅度由小到大。老年患者，手法压力应轻柔，采取有利于操作且患者舒适的体位。颈部扳法时，所施之力须用“巧力寸劲”，发力的时机要准，用力要恰当，不要强求扳响。

（陈世兵）

# 第二节 针灸疗法

针灸疗法是祖国医学宝贵遗产之一，是一种以中医理论为指导思想，研究经络、腧穴及刺灸方法以防治疾病的疗法。针法，即刺法，是一种以不同的针具或非针具，通过一定的手法或方式刺激机体的腧穴（部位）以治疗疾病的方法；灸法即艾灸，通过燃烧艾柱或艾条所产生的温热作用，刺激体表穴位或特定部位，将热力透入肌肤，激发经气的活动，以增强或调整人体的功能，达到防病治病的一种方法；通过针法、灸法或两者相结合以刺激人体腧穴（部位），从而起到疏经通络、调和气血阴阳等以达到“扶正祛邪”“治病保健”的目的。数千年来，因其疗效独特、适应证广、操作方便、经济安全等优势，针灸治疗为保卫人民的健康做出了卓越的贡献。

## 针灸治疗作用

疾病发生的根本是机体阴阳的失衡，而针灸疗法属于“外治于内”，能够调节阴阳，补其不足，泻其有余，有通经脉、行气血、扶正祛邪等治疗作用，是祖国医学上特有的治疗疾病的一种方法，以经络学说、八纲辨证为依据对临床上不同的疾病证候进行辨证分析。明确疾病的病因、病位、病机及病性，然后选方取穴、依方施术，以疏经通络、调和气血、扶正祛寒、驱邪，从而达到防治疾病的目的。

## 针灸治疗原则

“补虚泻实、清热温寒、治病求本和三因制宜”是针灸治疗的基本原则。补虚泻实，即人体虚弱时应扶助正气，病邪亢盛时应祛除邪气；清热温寒，即选用“清”法治疗热性病症，选用“温”法治疗寒性病症；治病求本即是在疾病发展变化中要抓住疾病的“根本”来决定治疗方法；三因制宜即是因时、因地、因人制宜。通过对疾病的辨证分析，选用不同的施治方法，对机体产生的作用和效果也就各异。如当机体邪气亢盛且正气不衰时，采用“实则泻之”的原则，当用泻法，以泻其实泻。

因此，在临床运用针灸治疗疾病时想取得满意疗效，必须根据中医基本理论进行四诊合参、辨证论治。

## 针灸在工伤康复中的应用

工伤康复主要是指为工伤残疾人员所残存的功能和潜在能力在治疗和训练后获得最大限度的发挥，使康复对象提高生活质量，让其重返家庭、社会是其最终目标。而针灸治疗属于中国传统康复治疗技术之一，对于脑血管意外、外伤性截瘫、截指、周围神经损伤、骨折、软组织损伤致局部或全身功能障碍等，针灸治疗可起到疏通经络、调和气血的作用，而且对于呼吸系统、消化系统及妇科、儿科疾病的治疗手段也独具特色，且历经实践，行之有效。应用针灸治疗可获得满意效果。

## 针灸处方原则

针灸处方是在分析疾病病因、病机、病性基础上，选择适当的腧穴和针灸施治手法配伍而成，是针灸防疾病的关键步骤，腧穴选取和针灸法选用是否合理与疗效的好坏有直接关系。

### 1.选穴的原则

根据病变部位及疾病表现出的证候或症状决定，包括近部选穴、远部选穴和辨证对症选穴3种。

（1）近部选穴：在病变部位局部或距离比较接近的范围内取穴，如面瘫选颊车、地仓、颧髎、风池。

（2）远部选穴：通过“循经取穴”或“表里经配穴”，选取病变部位所属或与之同名或相表里的经络远端腧穴进行治疗。即“经络所过，主治所及”的表现。如胃脘痛取足阳明胃经的足三里，腰痛取足太阳膀胱经的昆仑、委中，肝阳上亢型头痛取足厥阴肝经的太冲等。

（3）辨证选穴：疾病发展的每一个阶段其病症、病性不同，通过辨证分析，判断疾病归属于某一脏腑或经脉选取腧穴。如失眠归心、肾二经者可选取心、肾二经上腧穴，而水饮疾患属于脾胃二经者可选取脾经、胃经上的腧穴，如丰隆、阴陵泉等。

（4）对症选穴：是根据疾病的特殊症状选取一定的腧穴的原则，此时就必须针对症状选取有特殊治疗作用的穴位进行治疗，如皮肤瘙痒选血海、膈俞；发热用大椎、曲池；呃逆用膈俞、内关；失眠用神门、三阴交、安眠等。

### 2.配穴方法

在上述3种选穴的基础上，针对疾病的病位、病因、病机等，选取主治作用相同或相近的腧穴进行配伍，以加强腧穴之间的协同作用，提高疗效。常用的方法有按部位配穴和按经脉配穴两大类。其中按部位配穴主要有：局部配穴、远近配穴、上下配穴、左右配穴、前后配穴、三部配穴法；按经脉配穴有：本经配穴、表里经配穴、同名经配穴、循经配穴及交会经配穴法。一张针灸处方上往往不止一种配穴方法，临床应用时应灵活选用。

## 经络系统及腧穴

### 1.经络系统

《灵枢·脉度》云："经脉为里，支而横者为络，络之别者为孙"。经络系统是中医理论的重要组成部分，是由经脉和络脉构成的相互联系、衔接的体系。其作用是联系脏腑、沟通内外；运行气血、营养全身；抗御病邪，保卫机体；传导感应，调整虚实。

经脉包括十二经脉、奇经八脉、十二经别、十二经筋、十二皮部；络脉包括十五络脉、浮络、孙络等（图 27-6）。每一经脉均有其独特的治疗作用，具体参见有关专著。

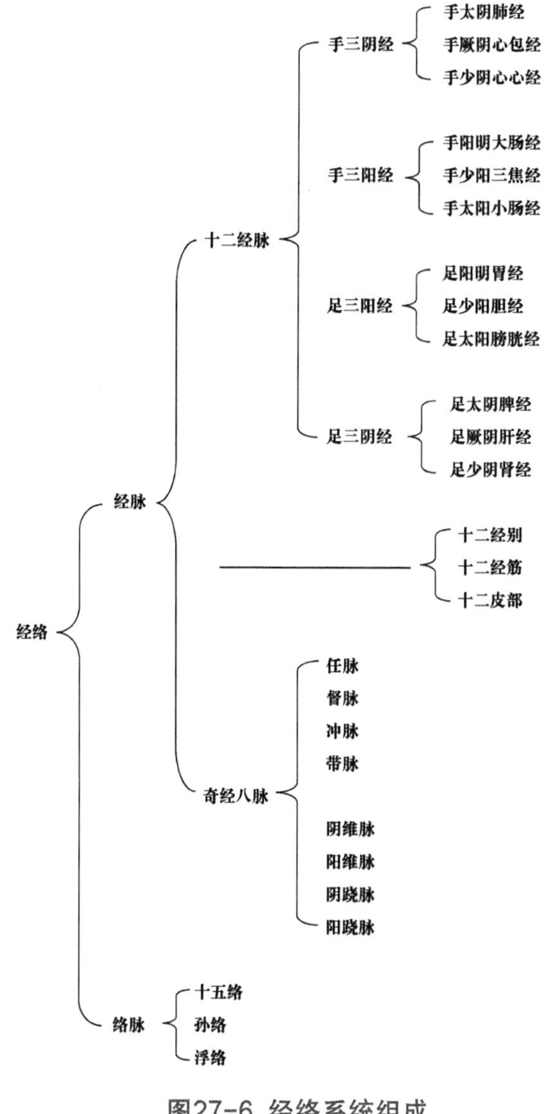


图27-6 经络系统组成

### 2.腧穴

腧穴是人体脏腑经络之气输注于体表的特殊部位，既是疾病的反应点，也是针灸施术的刺激点。人体的腧穴很多，大体上可分为十四经穴、经外奇穴和阿是穴三大类。具体腧穴的定位、主治功效参见有关专著。

#### （1）腧穴的作用

主要表现在反应病症以协助诊断和接受刺激使人体维持阴阳平衡、脏腑调和、邪去正安两方面，其与脏腑、经络有密切关系。腧穴在防治疾病方面概括起来有近治作用、远治作用和特殊作用三个方面。

①近治作用：这是所有腧穴主治作用所具有的共同特点。这些腧穴均能治疗该穴所在部位及邻近组织、器官的病证。体现了“腧穴所在，主治所在”的规律，如面部的四白、颧髎、颊车、地仓可治疗面部疾病，腹部的中极、神阙、关元、天枢、大横可以治疗胃肠道疾病。

②远治作用：即“经脉所过，主治所及”的体现，在十四经腧穴中，尤其是十二经脉分布在四肢肘膝关节以下的特定穴，一方面能治局部病证，另一方面能治本经循行所涉及的远隔部位的组织、器官、脏腑的病症，如《四总穴歌》曰“肚腹三里留，腰背委中求，头项寻列缺，面口合谷收。”

③特殊作用：一方面是指某些腧穴在机体的不同病理状态下，可起着相反而有效的治疗作用，如泄泻时，针刺天枢穴能止泻；便秘时，针刺天枢又能通便。心动过速时，针刺内关穴能减慢心率；心动过缓时，针刺内关又可使之恢复正常。另一方面是指某些腧穴还具有其相对的特异性，如大椎穴退热，至阴穴矫正胎位，阑尾穴治疗阑尾炎等，均是其特殊的治疗作用。

#### （2）主治规律

每个腧穴都有较广的主治范围，根据其所属的经络和部位不同，分为分经主治规律和分部主治规律两种，其中，分经主治主要指十四经穴，其主治既各具特点，又有共性；而分部主治与穴位的局部作用相关，无论是哪种治疗规律，都是以经络学说为依据的。

## 常用的几种针灸疗法

### 1.体针

#### （1）针具选择及准备

体针是临床针刺方法中应用最广的一种，是重要的康复医疗手段之一。针刺的主要工具是毫针。临床上有长短粗细不同型号的针具，选取针具是根据针刺部位、年龄、性别、形体及体质等差异而决定的。针刺治疗前应注意检查针具有无破损，并向患者解释针灸的作用，使其尽量全身放松（尤其第一次针灸治疗患者），应尽量采取卧位，以防患者感到疲劳或出现一些异常情况，如晕针、滞针、弯针、断针等，避免造成严重后果。

#### （2）体位的选择

针刺时体位的选择，根据处方所取位置及能让医者正确取穴，施术方便，易行获得适宜针感，且让患者感到舒适自然，并能持久留针为原则。有仰卧位、俯卧位、侧卧位、仰靠坐位、俯伏坐位、侧伏坐位等。根据施穴部位选择不同的体位，能一种体位针刺处方所列腧穴就不应采用两种或以上体位，在暴露患者施针部位时注意保暖及保护患者隐私。

（3）消毒

分别对所选腧穴部位、针具、医者的双手及治疗室用具等进行消毒。现如今临床多采用一次性针灸针进行针刺治疗。故施针前需用75%的酒精或碘附等消毒液对施针部位和医者的手进行常规消毒。

（4）进针

进针分单手进针法、双手进针法、针管进针法。

①单手进针法：术者以拇、示指持针，中指紧靠穴位，指腹抵住针体下段，当拇、示指向下用力按压时，中指随之屈曲，将针刺入所需的深度，此法多用于较短的毫针。

②双手进针法

A.指切进针法：押手的拇指或示指端切按在腧穴位置的旁边，刺手持针紧靠押手指甲缘将针刺入腧穴的一定深度，此法适用于短针（图27-7）。

B.夹持进针法：押手拇、示指持捏消毒棉球夹住针体下段，将针尖固定在所刺腧穴的皮肤表面，刺手捻动针柄，将针迅速刺入腧穴内，此法适用于长针（图27-8）。

C.提捏进针法：用押手拇、示指将针刺部位的皮肤捏起，刺手持针，从捏起的上端将针刺入，适用于肌肉较薄部位的腧穴，如印堂穴（图27-9）。

D.舒张进针法：用押手拇、示指将针刺部位的皮肤向两侧撑开，使皮肤绷紧，刺手持针，使针从押手的拇、示指的中间部位刺入，此法适用于皮肤松弛的部位（图27-10）。

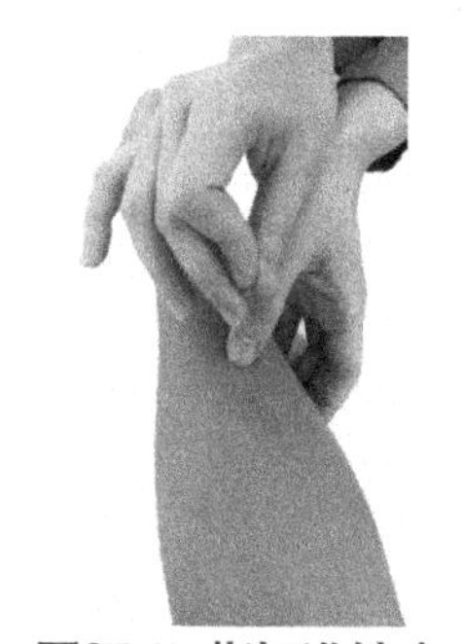

图27-7 指切进针法

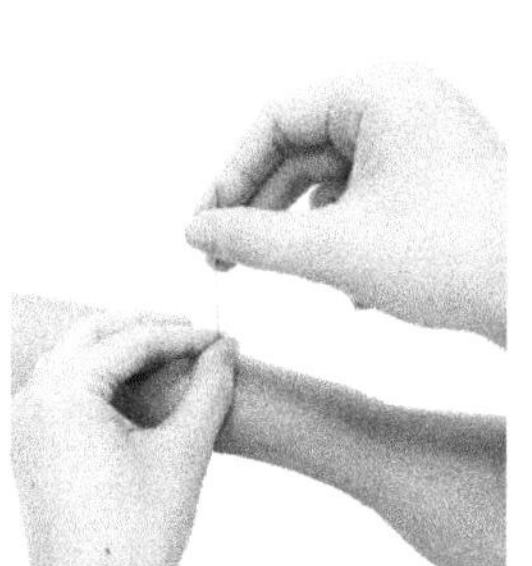

图27-8 夹持进针法

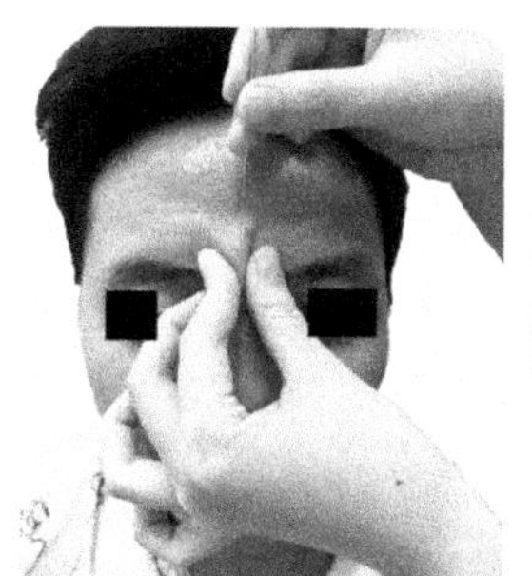

图27-9 提捏进针法

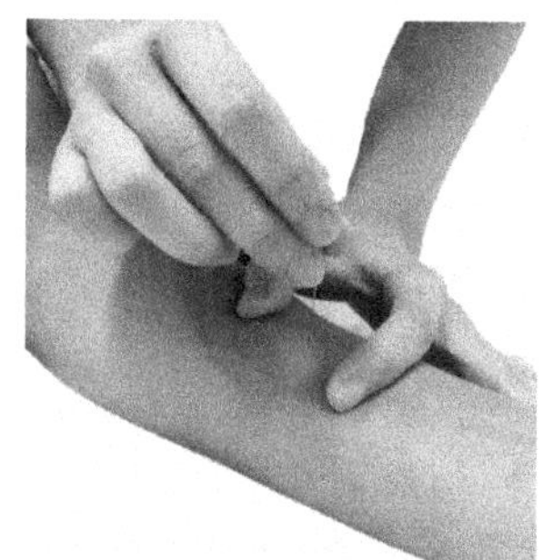

图27-10 舒张进针法

③管针进针法：将管针放在穴位皮肤上，押手压紧针管，刺手示指对准针柄一击，针头迅速刺入皮肤，此法进针不痛，多用于儿童和惧针者。

（5）针刺的角度及深度

针刺角度一般分为直刺（90°）、斜刺（45°）、平刺（15°），其角度是指针身长轴和体表皮肤之间所形成的夹角，根据腧穴所在部位及治疗目的来选择针刺角度；而针刺深度主要根据腧穴所要治疗的疾病及患者年龄、体质、部位及病情决定。两者作用均是为了增强针感，提高疗效及防止意外事故的发生。

（6）行针手法

行针手法即是针刺入腧穴后通过一定手法使患者获得针刺感应，以获得治疗效果的一种手段，基本手法包括提插法和捻转法，辅助手法包括循法、弹法、刮法、摇法、飞法、震颤法，因临床对辅助手法的选择较少，故这里对辅助手法不过多赘述。

①提插法：提即上提，插即下插，将针刺入腧穴一定深度后，以刺手拇、示指持住针柄，使针在穴位内进行上提下插的操作方法，根据操作时提插幅度的大小、层次的变化、频率的快慢及操作时间的不同，其作用亦不同。

②捻转法：将针刺入腧穴一定深度后，以刺手拇、示指持住针柄，针在穴位内反复前后来回旋转捻动的操作方法。旋转过程中注意不能单向旋转，否则针身容易被肌纤维等缠绕引起局部疼痛或滞针。捻转角度的大小、频率快慢及操作时间长短的不同，其作用亦不同。

（7）行针与得气

行针亦称运针，是指针刺入腧穴后，为了使患者产生针刺感应而运用的各种针刺手法。包括有捻转补泻、提插补泻、迎随补泻、呼吸补泻及烧伤火、透天凉等复合补泻手法。得气亦称针感，是指将针刺入腧穴后，经过手法操作或留针等以使针刺部位产生经气感应。得气时，患者对针刺腧穴部位或经络所过之处会产生酸胀、麻痛症状，和医者刺手感觉针下沉、紧、涩的感觉。临床中，得气与否及气至的迟速和强弱，以及得气后能否守气，是衡量治疗效果好坏的依据。

（8）留针及出针

一般病症在针刺得气或施以相应的补泻手法后，可留针10～20 min或出针，对于特殊疾病如急性腹痛、顽固性疼痛、脑血管意外、寒性病症等患者可适当延长留针时间，留针过程可适当予以运针。出针时需结合病症及治疗目的选择不同的出针方法，并需用消毒干棉球按压针孔，以防止出血、血肿、针刺后感染等不良后果。

（9）针刺疗程

通常是10天为一个疗程，然后停3天左右继续第二个疗程；也可连续治疗两个疗程后停5～7天再继续；或每周治疗5天停2天。

（10）针刺注意事项

施术者应严肃认真、专心致志、精心操作。针灸前应对患者说明针灸的要求，消除恐惧心理，还需注意以下几方面：过于饥饿、疲劳、精神高度紧张者不宜针刺；对年老体弱者取穴宜少，手法宜轻，尽量采取卧位；怀孕期间合谷、三阴交、昆仑、至阴等具有通经活血的穴位禁止针灸；怀孕期间腹部、腰骶部腧穴不宜针刺；小儿因不配合，一般不留针。婴幼儿囟门未合时，头顶部腧穴禁针；有出血性疾病的患者，损伤后不易止血或常有自发性出血者，不宜针刺；皮肤感染、溃疡、瘢痕及肿瘤部位不予针刺；眼区、项部、胸背、肾区、胃溃疡、肠粘连、肠梗阻患者的腹部、尿潴留患者的耻骨联合区针刺时应掌握角度和深度，禁用直刺，防止误伤重要脏器。针刺对某些病症疗效显著，但并非万能，特别是一些急重病的治疗，应根据病情及时采用综合治疗，才能更有利于患者，也可充分发挥针灸的作用。

## 2.灸法

灸法是用艾绒为主要材料制成的艾柱或艾条，点燃后直接或间接熏灼体表的一定穴位或病变部位以温热刺激，通过腧穴作用给人体以防病治病的一种治疗方法。灸法有其独特治疗作用，能单独治疗疾病也能结合针刺疗法加强治疗效果。

（1）常用灸法

临床常用的灸法有艾柱灸、艾条灸、温针灸及温灸器灸等。

①艾柱灸：艾柱是将纯净的艾绒放在平板上，用手指搓捏成圆锥状，小者如麦粒，大者如半截橄榄等大小不一。艾柱灸又分直接灸和间接灸两类。直接灸即直接把艾柱放于皮肤上，根据治疗目的不同分瘢痕灸、无瘢痕灸；间接灸即将艾柱不直接放在皮肤上，而用其他药物隔开，隔开药物不同，治疗效果各异。如以生姜片间隔者称隔姜灸，以温胃止呕、散寒止痛；以食盐间隔称隔盐灸，以回阳、救逆、固脱。一个艾柱称为“一壮”，根据体质及病情各异，临床上常用“壮”的数目来确定其治疗量的大小。

②艾条灸：用纸包裹艾绒卷成圆柱形艾条，又称卷艾灸，可分为悬起灸和实按灸。常用的是悬起灸，其分为温和灸、雀啄灸和回旋灸。a.温和灸：是将艾灸一端点燃，对准施灸部位，距皮肤2～3cm，进行熏烤，使患者局部有温热感而无灼痛为宜。一般每处灸10～15 min，至皮肤红晕为度；b.雀啄灸：是将艾条燃着的一端，与施灸部位并不固定在一定距离，而是像鸟雀啄食一样，一上一下地移动；c.回旋灸：即将艾条燃着的一端，与施灸部位保持在一定距离，但不固定，均匀地向上下左右方向移动或反复旋转施灸。

③温针灸：是针刺与艾灸两者相结合的一种方法。操作方法是针刺得气后，留针过程中将艾柱或捏成圆柱状的艾绒置于针柄上点燃，直到艾柱或艾绒燃完为止。此法简而易行，临床上多采用。

④温灸器灸：是指用专门为施灸而制作的一种艾灸器械进行施灸，因其使用简单方便，一般需灸者均可采用，是广大群众的首选，尤其对于小儿及畏惧灸治患者最为适宜。

（2）作用及适应范围

灸法是借灸火的热力为媒介作用于机体的一种治疗方法。“针所不为，灸之所宜”，其适应范围以寒证、虚证、阴证为主，具有温经通络、祛湿散寒、行气活血、消瘀散结、回阳固脱及防病保健等作用。其次，艾灸属于非机械性刺激作用，故其临床应用范围较广，尤其对一些循环障碍、慢性虚弱性疾病及风寒湿邪为患的病证更为适宜。

（3）注意事项

根据应灸腧穴的位置，选择取适当体位，使该部位易于暴露，施灸方便且患者能舒适持久为主。用温和灸法，可在点穴后随即施灸；如用直接灸法，为预防感染应在局部消毒后进行施灸。施灸时，要注意灸火温度和患者对热的耐受情况不可过量，尤其是温度觉不敏感患者，同时注意艾绒燃烧后灰烬是否有掉落危险。灸后要擦净皮肤上的艾灰，并检查有无火星洒落，以免烧毁衣物。用过的艾条应装入小口玻璃瓶或筒内以防复燃。

施灸部位较多时，一般宜先上后下、先左后右的顺序进行。有时则可先灸主穴，后灸配穴。对热证、实证及阴虚发热者，一般不宜用灸法；孕妇的腹部和腰骶部亦不宜施灸；颜面、五官、大血管部位及关节处施灸时慎用瘢痕灸。

### 3.电针疗法

电针疗法是在针入腧穴得气后，在针上通以接近人体生物电的微量电流，利用电和针两种刺激相结合的一种防治疾病的方法。

电针疗法其适应范围和毫针刺法基本相同，有止痛、镇静、促进血液循环及调整肌张力等作用，常用于各种痛证、痹证、脏腑功能失调、神经功能损伤、瘫痪、软组织损伤等疾病，也常用于针刺麻醉。

（1）常用电针输出波形作用及适应证

①疏密波：能增强代谢，促进气血循环。改善组织营养，消炎消肿；常用于出血、扭挫伤、关节周围炎、坐骨神经痛，面瘫、气血功能障碍、肌无力等。②断续波：能提高肌肉组织的兴奋性；常用于治疗痿证、瘫痪等。③连续波：单个脉冲采用不同方式组合而成；高频：止痛、镇静、缓解肌肉和血管痉挛；低频：痿证，慢性疼痛，各种肌肉关节、韧带、肌腱的损伤等。

（2）使用方法

针刺得气后，先把电针治疗仪调零将导线连接在针炳上，一般负极接主穴、正极接配穴，接上电针仪后，根据疾病选择所需的波型、频率，逐渐调高至所需的输出电流量，使患者出现酸、胀、麻、重的感觉，以患者觉得舒服或可忍受为度，每次通电20～30 min。根据需要每次选取2～5对穴位加电。疗程和选穴原则与针刺疗法相同。

（3）注意事项

①一般情况下电针刺激量会大于单纯针刺，刺激量应由小到大，逐渐增加，要注意防止发生晕针情况。②有心脏病患者，避免电流回路通过心脏，尤其是心脏起搏器安装者为禁忌证。近延髓、脊髓部位使用电针时，电流输出量宜小，切勿通电过强，以免发生意外。③年老、体弱、醉酒、饥饿、过饱、过劳及精神紧张者不宜适用电针。④孕妇慎用。⑤注意检查电针仪器性能是否完好。

### 4.头针

头针，亦称头皮针，是在头部特定的区域进行针刺防治疾病的一种方法。主要用于脑源性疾病，也广泛运用于临床各种疾病。

（1）刺激区域的部位及主治作用

划分刺激区的两条标准定位线及各个刺激区分述如下。

①前后正中线：是从两眉间中点（正中线前点）至枕外粗隆尖端下缘（正中线后点）经过头顶的连线。

②眉枕线：是从眉中点上缘和枕外粗隆尖端的头侧面连线。

③运动区：其上点在前后正中线中点往后0.5 cm处；下点在眉枕线和鬓角发际前缘相交处。如果鬓角不明显，可以从颧弓中点向上引垂直线，此线与眉枕线交叉处前移0.5 cm为运动区下点。上下两点连线即为运动区。

运动区又可分为上、中、下三部。上部：是运动区的上1/5，为下肢、躯干运动区。主治对侧下肢、躯干部瘫痪。中部：是运动区的中 2/5，为上肢运动区。主治对侧上肢瘫痪。下部：是运动区的下 2/5，为面运动区，亦称言语一区。主治对侧中枢性面瘫、运动性失语（部分或完全丧失语言能力，但基本上保留理解语言的能力）、流涎、发音障碍。

④感觉区：在上运动区向后移 1.5 cm的平行线即为本区。感觉区又可分为上、中、下三部。上部：是感觉区的上1/5，为下肢、头、躯干感觉区。主治对侧腰腿痛、麻木、感觉异常，后头、颈项部疼痛，头晕，耳鸣。中部：是感觉区的中2/5，为上肢感觉区。主治对侧上肢疼痛、麻木、感觉异常。下部：是感觉区的下 2/5，为面感觉区，主治对侧面部麻木、颞颌关节炎、偏头痛。

⑤舞蹈震颤控制区：部位在上运动区向前移1.5 cm的平行线即为本区。主治舞蹈病、震颤麻痹综合征。

⑥晕听区：部位为从耳尖直上1.5 cm处，向前及向后各引2cm的水平线。主治眩晕、耳鸣、听力下降。

⑦言语二区：部位为从顶骨结节后下方2 cm处引一平行于前后正中线的直线，向下取3 cm长直线。主治命名性失语（又称健忘性失语，患者称呼“名称”能力障碍，如患者不会叫“床”，只说是“睡的”；其他人叫“床”时，患者能听懂。）

⑧言语三区：部位在晕听区中点向后引4 cm长的水平线。主治感觉性失语（患者理解言语能力的障碍，常答非所问。）

⑨运用区：部位为从顶骨结节起分别引一垂直线和该线夹角为40°的前后两线，长度均为3cm。主治失用症（又称运用不能症，患者肌力、肌张力及基本运动功能正常，但存在技巧能力障碍，例如不能系纽扣、拾硬币等。）

⑩足感觉区：部位为在前后正中线的中点左右旁开各1 cm，前后引3 cm长，平行于正中线。主治对侧下肢瘫痪、麻木、疼痛，急性腰扭伤，夜尿，子宫下垂等。

⑪视区：部位在前后正中线的后点旁开1 cm处的枕外粗隆水平线上，向上引平行于前后正中线的4 cm长直线。主治皮层性视力障碍。

⑫平衡区：部位在前后正中线的后点旁开3.5 cm处的枕外粗隆水平线上，向下引平行于前后正中线的4 cm长直线。主治小脑疾病导致的头晕、共济失调、平衡障碍，脑干功能障碍导致的肢体麻木瘫痪。

（2）使用方法

明确诊断，选定刺激区后用1～2寸的毫针，分开头发，常规消毒，针和头皮成30°夹角，采取快速进针法刺入头皮下，当针下阻力变小后使针和头皮平行，根据不同穴位选择进针深度后再行捻转0.5～1 min，留针5～10 min后再次捻转，留针20～30 min。也可用电针代替捻针进行治疗。

（3）注意事项

①严格消毒，以防感染。②进针如有抵抗感，或患者感到疼痛明显，应停止进针，将针后退，改变角度后再进针，并同时注意患者表情，以防刺激过强或刺激时间较长引起晕针。③对脑出血急性期患者颅内压过高时不宜使用头针，须待病情及血压稳定后方可做头针治疗。凡并发有高热、心衰等症时，慎用头针。④婴儿及颅骨不全区域慎用头针。⑤因头皮血管丰富，容易出血，起针时要用干棉球按压针孔1～2 min。

## 5.穴位注射

水针又称穴位注射，将药水注入穴位内，通过针刺刺激和药物的性能对穴位的双重刺激作用而达到治疗疾病的方法。其适应证很广，凡是针灸治疗的适应证大部分都可采用，且本法具有操作简便、用药量小、作用迅速等优势，目前被临床广为应用。

（1）使用方法

选取适宜的消毒注射器和针头，可供肌注的药水均可用做穴注，原则上选择刺激性不大而又是病情所需的药物。根据病情选择2～4个穴为宜，通常选取肌肉丰厚处的腧穴。通常阳性反应点进行腧穴注射效果较好。穴位注射的用药剂量差异较大，决定于注射部位、药物的性质和浓度以及患者体质强弱、病情等。一般耳穴每穴可注射 0.1 mL，面部每穴注射0.3～0.5 mL。四肢部每穴注射1～2 mL。腰背等肌肉丰厚处可每穴注射2～5 mL。其注射方法同肌注。临床操作时多定出两组穴位，每天一组交替使用，6～10次为一个疗程，每个疗程间可休息3～5日。

（2）注意事项

①注意药物的配伍禁忌及毒不良反应和过敏反应等；②熟悉解剖，避免损伤脏器和神经干，如针尖碰到神经干，患者有触电感，就须退针，改换角度，避开神经干后再注射，以免损伤神经；③一般药物不宜注入血管、关节腔和脊髓腔内；④应严格遵守无菌操作，防止感染；⑤背部脊椎两侧腧穴注射时，避免直刺引起气胸等不良后果，以针头斜向脊椎为宜；⑥孕妇的下腹部、腰骶部及合谷、三阴交等穴不宜做穴位注射，以免引起流产；⑦年老体弱及12岁以下小孩子慎用穴位注射。

## 工伤康复常见病的针刺取穴

### 1.颅脑损伤

①轻者主穴：百会、四神聪、头维、风池、阿是穴等；②重者主穴：水沟、百会、尺泽、劳宫、三阴交、十宣或十二井、太冲。根据损伤部位导致运动功能、言语功能或感觉功能的不同，取对侧的运动区、言语区、感觉区或病灶对应区域围刺。

注意：对于行颅脑手术后患者，尤其是有颅骨缺如的，选择针刺头针区域时要避开病灶。

### 2.持续性植物状态

风府、哑门、水沟、内关、神门、劳宫、涌泉、三阴交等，头针常选取额中线、顶中线为主。

### 3.脊髓损伤

①局部—损伤脊髓及其上、下 1～2个棘突的督脉穴及其夹脊穴；②远端—环跳、阳陵泉、悬钟、委中、足三里、三阴交；上肢瘫加肩髃、曲池、手三里、外关、合谷等。下肢瘫加环跳、阳陵泉、髀关、伏兔、梁丘、足三里、血海、解溪、三阴交、风市、昆仑、殷门、委中、太溪等。大小便失禁加肾俞、膀胱俞、关元、中极、八髎、长强、天枢等。

### 4.骨折

急性期以远端取穴为主，恢复期则以局部阿是穴为主，若颈椎骨折则以颈夹脊穴为主；若腰椎（常见于压缩性骨折）取腰夹脊、肾俞、命门、委中等；若指骨骨折则取合谷、内八邪（掌指关节后缘）等局部穴位；若桡尺骨骨折则取手三里、外关、尺泽、支正、孔最等；若肱骨骨折则取肩前、肱二和肱三头肌肌腹（取两穴）、曲泽、肩贞；若肋骨骨折则取相应节段及上下1个节段的夹脊穴；若股骨骨折则取髀关、伏兔、殷门、承扶、血海；若髋骨骨折则取居髎、伏兔、风市、阳关；若胫腓骨骨折则取委中、承筋、承山、阳陵泉、合阳；若跖骨骨折则取丘墟、太冲、绝骨。

### 5.周围神经损伤

①臂丛神经损伤：阿是穴、肩三针（肩贞、肩髃、肩髎）、外关、曲池、合谷、八邪；②腋神经损伤：阿是穴、极泉、少海、太渊、内关；③肌皮神经损伤：阿是穴、合谷、三间、曲池；④正中神经损伤：阿是穴、劳宫、内关、间使、曲泽；⑤桡神经损伤：阿是穴、颈夹脊（5～8）、臂臑、外关、曲池、列缺；⑥尺神经损伤：阿是穴、后溪、阳谷、液门、中渚；⑦股神经损伤：阿是穴、腰夹脊（1～3）、肾俞、风市、中渎；⑧坐骨神经损伤：阿是穴、环

跳、阳陵泉、悬钟、昆仑、侠溪；⑨腓总神经损伤：阿是穴、足三里、阳陵泉、委中、中封、解溪；可单独或在针刺基础上加用艾灸、穴位注射治疗。

**6.软组织损伤、烧伤**

急性期一般以远端取穴为主，恢复期一般以局部取穴为主，急性期一般不采用艾灸治疗。①上肢：肩部取阿是穴、肩贞、肩髃、肩髎、臂臑；肘部取手三里、曲池、少海、小海、阿是穴；腕部取太渊、阳池、后溪、养老、阿是穴。前臂旋转功能障碍加手三里，旋后功能障碍加尺泽；肘关节尺侧痛加少海，后侧痛加小海。②下肢：阳陵泉、足三里、梁丘、阿是穴；踝部取申脉、昆仑、解溪、太溪、丘墟、阿是穴。

**7.手外伤（术后）**

取手三里、曲池、小海、外关、合谷、八邪、肩髃穴。正中神经损伤加内关、曲泽；尺神经损伤加后溪、腕骨；桡神经损伤加阳溪；脾胃虚弱加足三里、三阴交。可加艾灸、穴位注射治疗，如加用穴位注射治疗时一般和体针交替进行。

**8.截肢（幻肢痛、残肢痛）**

近部取穴，阿是穴，运用泻法。头针选取病变对侧感觉区对应部位。加穴位注射治疗时一般和体针交替进行。

（黎秋悠）

# 第三节 传统健身方法

## 八段锦

八段锦在我国流传至今已有上千年的历史，由八节动作组成，因其动作古朴优雅，如锦缎般优美柔顺，古人把这套动作比喻为“锦”，意为五颜六色、美而华贵，体现其动作舒展优美！最早在《夷坚志》记载：“政和七年，李似矩为起居郎……尝以夜半时起坐，嘘吸按摩，行所谓八段锦者。”八段锦便于练习，简单易学，是行之有效的健身术，值得提倡。能使弱者壮，老者健，防病治病，益寿延年。

**1.八段锦的功法特点**

柔和缓慢，圆活连贯，松紧结合，动静相兼，神与形合，意随其中。

**2.八段锦动作要领及对脏腑的作用**

**预备势**

动作：双腿并拢，身体站直，双臂自然下垂，然后身体重心转移至右腿，左腿向左侧开步，与肩同宽，双足平行；然后双臂内旋，双掌转成掌心向后，分别向两侧摆起，约与髋同高，身体重心缓缓下沉，双膝稍屈，同时双臂外旋，向前合抱于腹前，呈圆弧形，与脐同高，掌心向内，虎口向上，指尖相对，目视前方。

功效：调整呼吸，凝神静心，调理五脏，为后面练习做准备。

**第一段：两手托天理三焦**

动作：接预备势，双臂外旋，渐渐下落，五指交叉于腹前，掌心向上，两臂徐徐分别自左右身侧向上高举过头，十指交叉，翻转掌心极力向上托，使两臂充分伸展，同时抬头上观，转而翻转掌心朝下，在胸前时，翻转掌心再朝上。同进配以缓缓呼气。

功效：此段以调理三焦为主，且以理上焦为首，调理心肺为主。心是一身之主，肺辅佐心。双手交叉上托，缓慢用力拉伸，可使心、肺、脾、胃、肾、肝等脏腑器官得到舒展，并可调和气血运行，达到调理三焦的作用。

**第二段：左右开弓似射雕**

动作：接上势，左式动作：随着吸气，重心右移，左脚向外开立，膝关节缓缓伸直，左掌向外，目视前方。右掌屈指向右拉至胸前，左臂内旋向左推出，同时两腿屈半蹲，目视左前方。右式动作：与左式动作相同，唯方向相反。

功效：其作用以肺为主而兼及于心，尤对心肺给予节律性的按摩，因而增强了心肺功能。同时，还可增强背部和手部肌肉的力量，提高腕关节和指关节的灵活性，预防肩颈疾病的作用。

**第三段：调理脾胃须单举**

动作：接上势，左式：两腿挺膝伸直，左掌上托，经面前上穿，臂内旋上举至头的左上方，指尖朝右，右掌同时随臂内旋下按至右髋旁；两腿膝关节微屈，左臂屈肘外旋，左掌经面前下落于腹前，掌心向上，同时右臂外旋，外掌向上捧于腹前，目视前方。右式动作：与左式动作相同，唯方向相反。

功效：主要作用于中焦脾与胃。这一动作放在心肺为主的运动之后，加强摄入营养物的运输与分配。对于有消化系统疾病的患者。同时可使脊柱内各椎骨间的小关节和小肌肉得到锻炼，从而增强脊柱的灵活性与稳定性。

**第四段：五劳七伤望后瞧**

动作：接上势，左式动作：双腿挺膝伸直，两臂升直指尖向下。紧接着，双臂外旋掌心向外，头向左后转，动作稍停。接着，双膝微屈，双臂内旋，按于髋旁，指尖向前，目视前方。右式动作：与左式动作相同，唯方向相反。

功效：这一动作，首先强健肺脏的作用，使两肺尖部的通气改善，对于胸部外伤、肺损伤导致呼吸功能下降的患者，可改善其呼吸功能；此段除了对肺气的影响之外，通过背部经络的作用，产生其他治疗效果。

**第五段：摇头摆尾去心火**

动作：接上势，左式：右脚向右开步站立，同时两掌上托至头上方，接着双屈膝半屈，同时两臂从两侧下落，两掌扶于膝关节上方；接着，重心向上稍升起，上身向右侧倾，俯身，目视右脚面；接着上身由右向左前旋转，目视右脚根；重心右移成马步，同时头向后摇，上体立起，下颌微收，目视前方。右式动作：与左式动作相同，唯方向相反。

功效：这一动作主要是运动四肢和头目。起到增强四肢、肌肉功能，增强视力的功效。

**第六段：两手攀足固肾腰**

动作：接上势，双脚站立，与肩同宽，双掌分按脐旁，随后沿带脉分向后腰，上身缓缓前倾，双膝保持伸直，同时双掌沿尾骨、大腿后侧向下按摩至脚跟。接着沿脚外侧按摩至脚内侧。上身展直，同时双手沿两大腿内侧按摩至脐两旁。

功效：这一动作主要是运动腰部，主要目的在于固肾。肾脏强固，对全身的影响甚大。中医有“肾为先天之本”之称，说明肾在五脏之中居于十分重要的地位，长寿与肾的健旺有十分密切的关系。

**第七段：攒拳怒目增气力**

动作：接上势，双脚开立，成马步桩，双手握拳分置腰间，拳心朝上，两眼睁大。左式：左拳向前方缓缓击出，同时微微拧腰向右，左肩随之前顺展，变拳为掌，臂外旋握拳抓回，呈仰拳置于腰间。右式与左式动作相同，左右相反。

功效：中医认为，“肝主筋，开窍于目”，而本式中的“怒目瞪圆”可刺激肝经，起到调理肝血、强健筋骨的作用。

**第八段：背后七颠百病消**

动作：接上势，双脚站立，与肩同宽，或双脚相并，两臂自身侧上举过头，脚跟提起，同时配合吸气。两臂自身前下落，脚跟亦随之下落，并配合呼气。全身放松。

这最后一个动作与第一段动作相对有收势之意，调整运动后的肢体，使五脏安和，达到“阴平阳秘”的目的。

## 五禽戏（五禽术）

五禽戏又称“五禽操”“五禽气功”，据说史料记载，是东汉名医华佗根据古代引导、吐纳之术，研究了虎、鹿、熊、猿、鸟5种动物的基本习性和生活特点，结合人体的经络、穴位、脏腑、气血等原理创编的一种锻炼身体的功法。故《庄子·刻意》曰：“吐故纳新，熊经鸟伸，为寿而已矣。”五禽戏在我国民间广为流传，并形成了许多流派，起到活动筋骨、疏通气血、防病治病、益寿延年的作用。目前已广泛应用于卒中后遗症、风湿性关节炎、类风湿性关节炎、骨关节病、脊髓损伤等伤病后的功能障碍患者，作为辅助康复治疗的一种手段。

### 1.练习五禽戏应掌握下列动作要领

（1）练习五禽戏时，要注意将意念、呼吸、肢体活动三者密切配合，融为一体，达到内练神气、外练筋骨的目的。

（2）练习五禽戏时，要外动内静，形神合一。五禽戏是以模仿动物姿势、动作为主的功法。练习时，动作上要仿效虎之威猛、熊之沉稳、鸟之轻捷、鹿之跳跃、猿之灵巧，更重要的是要做到由心带身进入“五禽”的意境中，意随形动，气随意行，意、气、行合一。

### 2.五禽戏练习法

**（1）鹤象**

按阴阳五行来说，阳性为高中之火。仿照鹤象，主要以上肢运动来带动全身运动，重点刺激肺经和大肠经。经常练习，能补肺宽肠，调和呼吸，疏通经络，灵活关节，使体健身轻、延年益寿。

（2）熊象

熊戏动作沉稳，主要以肩胯带动躯体和四肢，重点刺激脾经和胃经，起到健脾胃、助消化、消食滞、活关节等作用。

（3）虎象

虎戏重点在于模仿虎的动作和虎的威猛形态。虎是一种威严勇猛的兽，模仿虎象，就是取其神气与其善用爪力、鼓荡周身、摇首摆尾的动作。这种动作易通督脉并去邪。练虎戏能增强夹脊穴和督脉的功能，对缓解颈肩背痛、腰痛、坐骨神经痛等症状有不错的疗效。

（4）鹿象

鹿是一种长寿且性灵的动物，尤其于善运尾闾。腰为肾之腑，通过这些腰部动作锻炼，起到强肾之功效。肾为精之府，督脉主一身阳气，肾脏与督脉功能得到改善，对生殖系统的调节大有裨益。

（5）猿象

猿戏动作灵巧，主要由上肢带动整个躯体，重点刺激心经。模仿猿象，主要是外练肢体运动的灵活性，内练抑制思想活动，达到思想清静，身轻而健壮、增强心肺功能，缓解气短、气喘的目的。

## 太极拳运动

### 1.太极拳的起源

关于太极拳的起源，众说纷纭，有人说是张三丰所创，也有人认为是陈王廷所创。用阴阳的法则来阐明宇宙万物依据变化、刚柔相推，而生成终始，生生不息。几千年前国人创立的“太极（《吕氏春秋》其大无外，其小无内。）”这个能解释宇宙世界的对立、统一理论和模型，作为一种哲理、一种文化，不但为当今国人所推崇和发扬，也被世界各国的许多学者运用到人类认知的各个领域。“太极拳运动”正是基于这种文化内涵而产生的一种人体健身运动。经过长期的传习，太极拳演变出许多流派，其中较有代表性的为陈式太极、孙式太极、杨式太极、吴式太极和武式太极。

### 2.太极状态的太极拳运动

太极理论是人类智慧的结晶，是对宇宙万物最科学、最有哲理性的解释理论。太极拳运动是在太极理论指导下的太极状态的太极拳运动，它不仅仅是身体的简单运动，更重要的是内在的精神冶炼、身心合一。它的外形功架势势符合力学的科学原理，它的内涵机理处处渗透着人体功能的运动规律，它势势均与拳理接骨斗榫、毫厘不差。练功走架的感觉如咖啡提神又如美酒陶醉，只要坚持按要求锻炼就可形成太极身法，必能达到固本培元、增强体质、防身御敌、技艺超群和祛病延年之功效。

太极状态：心——敬、静、定；动——慢、匀、柔；形——园、松、整（正）。

太极之心：要求大脑（心）时刻以一种虔诚、专心致志 （敬），毫无杂念、洗心涤虑、平心静气（静），精神安谧、气沉势稳、动中有定、灵明在心的去思想。这种恬淡虚无的思想，气血得以顺畅，能减轻和消除各种心理问题。

太极之动：动以入门，入门先练拳，练拳式、招式。习练时身体要端正、放松，呼吸要均匀、细长，内心要平静，思想要专注。用慢而低架的动作，来变化虚实、开合，引领绵长、深细之呼吸，凝神运气。以匀合均衡、快慢相间，如天之行云、溪中流水的节奏，贯通肢体关节（放松），运行周身气血（舒缩血管）。

太极之形：是圆，求圆（圆最合阴阳之意），太极拳是圆的运动。圆最易动，圆最受力（化力）。求松，松到无，才可达慢、匀、柔。求整（正），身心一体、行（动作）气（呼吸）一体、肢节一体。正，中正，运动时应中正安泰，使运动的身体重心始终保持在正中位置。在意识的支配下，动员机体各种感官，最精确、最协调的运用肢体的重量，最科学的调整身体中心与重心及支撑面（膝关节）的关系，最终产生最完美的随心所欲的姿势控制运动（圆的运动形式）。只有圆的运动才能达到。以此形而动，将永处不败之地。这就是太极神功的奥秘！

## 太极拳运动对机体组织器官的影响

练习太极拳时，可让大脑皮层充分的休息，通过意念和呼吸动作配合，促进大脑神经细胞的功能完善，增强神经系统的灵敏性，并推动中枢神经系统协调全身内外器官，从而对精神创伤、精神类疾病，如神经衰弱、失眠、高血压等有较好的防治作用。因为太极拳的动作舒缓，全身肌肉可充分地放松，可促进血液循环，降低心肌耗氧量，改善心肌供血，减轻心脏负担，保持肺组织弹性，增加肺活量，增强肺通气和换气功能，使胃肠蠕动增强，促进消化功能。太极拳运动中的部分动作是专门提高平衡功能的，如练习时常常重心交替变换，运行中有很多搂、转等动作，从而提高了各部位肌肉的耐力，增强人体动作的协调性和平衡能力。

## 练习太极拳应掌握的动作要领

进行太极拳锻炼时的姿势要求：头颈正直，含胸拔背，松腰松垮，沉肩垂肘，动作要虚实分明，用意不用力，上下相随，内外相合，相连不断，动中求静。可根据需要的运动量而选择不同的太极拳套路，其套路不同，则运动量亦有较大的差异。如简化太极则适合在室内锻炼，这种太极拳简单易学，尤其适合初学者和中老年人。

### 1.虚领顶劲

练习太极拳时，头顶正直，神贯于顶，不可用力，须有虚灵自然之意。

### 2.立身中正

练拳时，身体躯干部要保持自然舒展，端正安稳。

### 3.含胸拔背

胸略内含，气沉于丹田，称为含胸。在含胸时，气贴于背，为拔背。要求两臂要微微内合，胸部肌肉放松，单双侧肩胛骨用力内收，背部肌肉随着两臂伸展动作自然地舒展。

### 4.沉肩坠肘

沉肩时，肩要沉但不能耸，肩胛骨有向前松动趋势；坠肘时，肘关节微曲，且有下坠之意。

### 5.手如车轮

练拳时，手的运动轨迹要始终呈圆弧形的曲线，手臂要呈抱球状，双手运动由无数大小不同的圆弧线组成。

### 6.手眼相应

练拳时动作要出于意，发于眼，动于手，要做到眼神随着手指尖运动而运动。

### 7.以腰为轴

太极拳把腰部作为主要的转动部位，就像轮的转轴一样，上下肢的活动、旋转都要以其为中心。

### 8.垂臂松腹，屈膝圆裆

练拳时，臂部要自然下垂，腹部肌肉要自然放松，双膝关节适当屈曲，双胯要撑开，使裆（即会阴部）达到具有“圆”的效果。

### 9.迈步如猫行

就是形容练太极拳应当注意由腰带动下肢活动，两脚要做到轻移慢放，悄然无声，脚步轻灵和动作均匀。

### 10.脚分虚实，步随身换

练拳时，两脚应处处分清虚实（身体重心所在的脚为实，反之为虚；举步为虚，落地为实），切忌把重力平均分配在两脚上。一个姿势与另一个姿势的连接，位置和方向的改变，做到步随身动，以期全身上下动作协调一致。

### 11.意体相随

练习太极拳从“起势”到“收势”，所有的动作都把“意”放在首位，以意识引导动作，做到意念在先，随后再发出肢体的动作。

### 12.意气相合

所谓意气相合，是指在练拳时将意念活动与锻炼融为一体。练太极拳必须练气，练气即是练呼吸。练太极拳要求呼吸自然，不要因为运动而引起呼吸急促，身体始终保持着缓和协调。

### 13.气沉丹田

气沉丹田可理解为一种“气沉小腹”的腹式呼吸，吸气时小腹内收，提肛，吸气使腹部慢慢地凸起来，呼气时，小腹放松，会阴仍要微微提起，呼吸均应由意念引导，并与动作密切结合。

### 14.动中求静，动静结合

太极拳本着动中有静、静中有动的自然规律，虽然身体是在不断地运动着，但应做到虽动犹静法则，动作紧密配合呼吸，将气沉于丹田，排除杂念，做到形动于外，心静于内，以静制动，动中求静，动静结合。

（朱菊清 陈世兵）

# 第二十八章

# 矫形器的应用

## 第一节 概述

随着新材料、新工艺、新技术的问世，矫形器种类越来越多，矫形器的功能作用更加明确。在保持康复治疗效果的基础上，矫形器逐步向轻量化、美观化发展，不但能满足患者躯体治疗和功能活动的需要，也能达到心理上渴望美观、舒适的要求。一些科技含量较高的矫形器，切实解决了患者生活和工作中的实际问题，让更多的功能障碍者得到了全面的康复，使他们最终回归正常家庭生活、融入社会。

### 矫形器的定义与命名

#### 1.定义

矫形器（orthosis）是作用于人体四肢和躯干，代偿、保护机体功能的体外支撑装置。

#### 2.命名

历史上，矫形器命名繁多，曾称为支具（brace）、夹板（splint）、支持物（supporter）、矫形装置（orthopedic device）等。对于同一部位的矫形器也有多种称谓，如大腿支架、长腿支架、膝上支架。1992年ISO公布的《残疾人辅助器具分类》采用了系列化的矫形器术语，几经修改后国际最新版本为 ISO9999：2011。命名的依据是将矫形器作用于人体各关节的第一个英文字母连起来，再加上矫形器的英文名称“orthosis”的第一个字母，组成了现在国际假肢矫形器统一术语。如EWHO代表肘腕手矫形器，AFO代表踝足矫形器。

### 矫形器的分类

矫形器分类方法有多种，最常用的分类方法是根据适配部位将矫形器分为脊柱矫形器、上肢矫形器、下肢矫形器3大类。

### 1.脊柱矫形器

#### （1）按作用部位划分

①颈椎矫形器（cervical orthosis，CO）：是指适配于颈部，主要作用于颈椎的矫形器，包括软性围领和颈托、硬性支条式颈部矫形器和塑性颈部矫形器等。

②颈胸矫形器（cervico-thoracic orthosis，CTO）：是指包覆全部颈椎范围和部分胸椎的矫形器。

③颈—胸—腰—骶矫形器（cervico-thoraco-lumbo-sacral orthosis，CTLSO）：是指包覆范围从枕骨下、全部脊椎到骨盆部的矫形器。

④胸—腰—骶矫形器（thoraco-lumbo-sacral orthosis，TLSO）：是指包覆全部或部分胸椎、腰椎和骶髂区域的矫形器。

⑤腰骶矫形器（lumbo-sacral orthosis，LSO）：是指包覆腰椎和骶髂区域的矫形器。

⑥骶髂矫形器（sacro-iliac orthosis，SIO）：是指包覆部分腰椎和骶髂区域的矫形器。

#### （2）按材质划分

①软性脊柱矫形器（flexible spinal orthosis）：以布类、泡沫等软性材料为主体制成的脊柱矫形器称为软性脊柱矫形器。

②支条式脊柱矫形器（metal-frame spinal orthosis）：以铝合金、不锈钢、钛合金等金属支条为主要支撑件或框架制成的脊柱矫形器称为支条式脊柱矫形器，又称金属框架式脊柱矫形器。

③塑性脊柱矫形器（molded spinal orthosis）：以聚乙烯板材、聚丙烯板材等塑性非金属材料为主体模塑成型的脊柱矫形器称为塑性脊柱矫形器。

#### （3）按脊柱矫形器功能划分

①固定性脊柱矫形器（fixed spinal orthosis）：以限制脊柱运动范围或减小脊柱轴向压力为主要功能的脊柱矫形器称为固定性脊柱矫形器。

②矫正性脊柱矫形器（corrective spinal orthosis）：以预防未出现和矫正已有的脊柱畸形为主要功能的脊柱矫形器称为矫正性脊柱矫形器。

### 2.上肢矫形器

#### （1）按作用部位划分

①指矫形器（finger orthosis，FO）：是指包覆全部或部分PIP、DIP关节的矫形器。

②手矫形器（hand orthosis，HO）：是指包覆全部或部分MP、PIP、DIP关节的矫形器。

③腕—手—手指矫形器（wrist-hand-finger orthosis，WHFO）：是指用于腕关节、手、一根或多根手指固定其运动或控制活动范围的矫形器。

④腕—手矫形器（wrist-hand orthosis，WHO）：是指用于腕关节及手固定其运动或控制活动范围的矫形器。

⑤腕矫形器（wrist orthosis，WO）：是指用于腕关节固定其运动或控制活动范围的矫形器。

⑥肘腕手矫形器（elbow-wrist-hand orthosis，EWHO）：是指用于肘关节、腕关节及手固定其关节运动或控制运动范围的矫形器。

⑦肘腕矫形器（elbow-wrist orthosis，EWO）：是指用于肘关节、腕关节固定或控制的矫形器。

⑧肘矫形器（elbow orthosis，EO）：是指用于肘关节固定其运动或控制运动范围的矫形器。

⑨肩—肘—腕手矫形器（shoulder-elbow-wrist-hand orthosis，SEWHO）：是指用于肩关节、肘关节、腕关节及手固定其运动或控制运动范围的矫形器。

⑩肩—肘—腕矫形器（shoulder-elbow-wrist orthosis，SEWO）：是指用于肩关节、肘关节及腕关节固定其运动或控制运动范围的矫形器。

⑪肩—肘矫形器（shoulder-elbow orthosis，SEO）：是指用于肩关节和肘关节的固定或控制的矫形器。

⑫肩矫形器（shoulder orthosis，SO）：是指用于肩部疾病治疗的矫形器。

（2）按静动态划分

①静态矫形器 （static orthosis）：又称固定式矫形器，将上肢固定在功能位或诊疗方案所需要的位置。

②动态矫形器（dynamic orthosis）：又称活动式矫形器，能控制或促进所包覆关节的运动，较静态矫形器的结构增加了金属支条、弹簧、橡皮筋和指套等辅助部分，上肢可在动态矫形器的辅助下做屈伸、外展、内收等运动。

### 3.下肢矫形器

（1）按作用部位划分

①足矫形器（foot orthosis，FO）：是用于包覆全部或部分足踝部的矫形器，包括矫形鞋垫和矫正鞋。矫形鞋垫是放置于鞋内的一种矫形器，由塑料、硅胶、泡沫、皮革等材料制成，分为定制化鞋垫和非定制化鞋垫。矫正鞋是由聚氨酯、塑料、金属、魔术贴等材料根据非常规鞋楦制成的适合特定患者足部的外穿鞋，分为个性化定制矫正鞋和非个性化定制矫正鞋。

②踝—足矫形器（ankle-foot orthosis，AFO）：是指包覆从小腿到脚趾部位，主要功能是对足踝关节进行矫正、固定，分为动态踝足矫形器（dynamic ankle-foot orthosis，DAFO）和静态踝足矫形器（static ankle-foot orthosis，SAFO）。

③膝—踝—足—矫形器（knee-ankle-foot orthosis，KAFO）：是控制从大腿、小腿到脚趾部位，主要具有对膝关节、足踝关节进行矫正、固定、免荷等功能的矫形器。

④膝矫形器（knee orthosis，KO）：是指控制膝关节，主要具有对膝关节进行矫正、固定等功能的矫形器。

⑤髋—膝—踝—足—矫形器（hip-knee-ankle-foot orthosis，HKAFO）是控制从骨盆、大腿、小腿到脚趾部位，主要具有对髋关节、膝关节、足踝关节进行矫正、固定、免荷等功能的矫形器。

⑥髋—膝矫形器（hip-knee orthosis，HKO）：是控制从骨盆、大腿部位，主要具有对髋关节、膝关节进行矫正、固定、免荷等功能的矫形器。

⑦髋矫形器：髋矫形器（hip orthosis，HO）：是指控制骨盆部位，主要具有对髋关节进行矫正、固定等功能的矫形器。

（2）按免荷情况划分

免荷式矫形器（weight bearing orthosis）：是指在站立和步行过程中可减免全部或部分下肢轴向负荷的矫形器。

①免荷式踝—足矫形器（weight bearing AFO）：又称髌韧带承重式踝足矫形器，可减免全部

或部分小腿、足踝关节部负荷。

②免荷式膝—踝—足矫形器（weight bearing KAFO）：又称托马斯矫形器，利用大腿假肢接受腔环形结构坐骨结节处承重，可减免全部或部分大腿、小腿、足踝关节部负荷。

## 矫形器的治疗作用

### 1.固定与保护作用

通过矫形器作用于躯干、肢体，保护关节和软组织，限制关节活动，促进炎症及水肿吸收；缓解疼痛；避免二次损伤，促进伤病部位愈合。矫形器可将肢体保持在正常的生物力学对线，促进身体功能或结构恢复。如跟腱损伤后应用的踝足矫形器等。

### 2.稳定与支持作用

通过矫形器作用于肢体、关节，使其保持在功能位或治疗需要体位。限制肢体异常活动，能维持四肢与躯干的稳定性，重建肢体负重能力。如Colles骨折术后使用的上肢矫形器等。

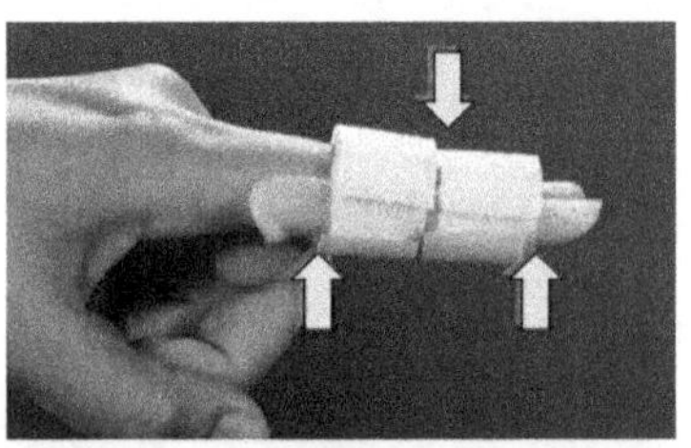

图28-1 手指畸形的矫正原理

### 3.预防、矫正畸形

通过三点矫正力学原理（图28-1），预防或矫正畸形或限制畸形的发展；预防肌肉痉挛或肢体摆放不良所致的肌腱挛缩；限制关节异常活动等。

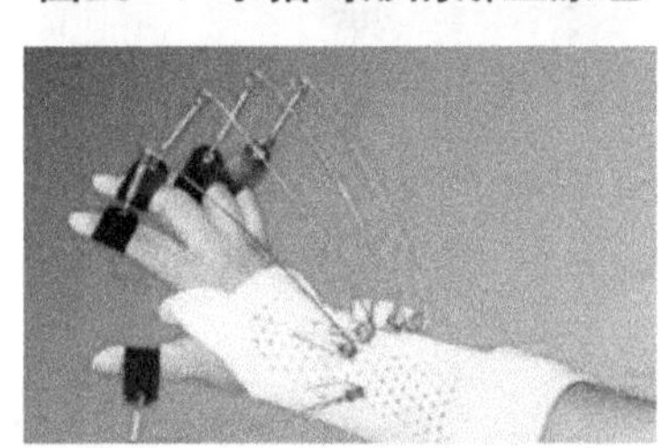

图28-2 尺神经损伤矫形器

### 4.功能代偿

通过助动来代偿丧失的功能，如使用踝足矫形器代偿胫骨前肌瘫痪所丧失的踝背伸功能，对足踝给予助力，使其维持正常运动；尺神经损伤患者使用的功能性矫形器等（图28-2）。

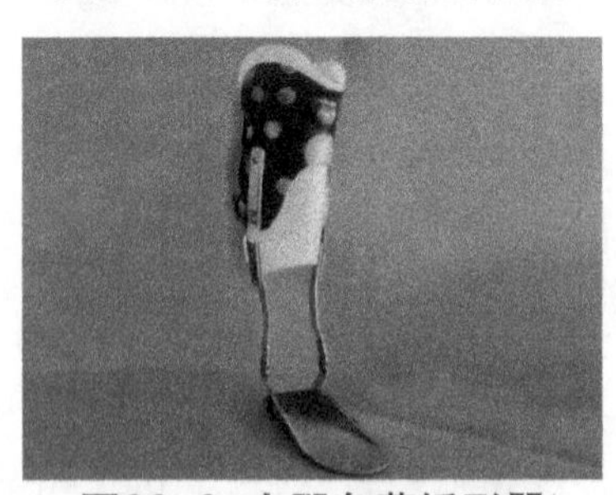

图28-3 小腿免荷矫形器

### 5.减免肢体轴向负荷

通过矫形器能使患肢或关节部分完全免除负荷，减少受伤部位肢体或躯干的轴向承重。如胫、腓骨骨折等患者使用的免荷性踝足矫形器，通过足蹬板和小腿支条，将地面反作用力直接传递到髌韧带，从而减免全部或部分小腿、足踝关节部负荷，保护小腿、足踝关节（图28-3）。

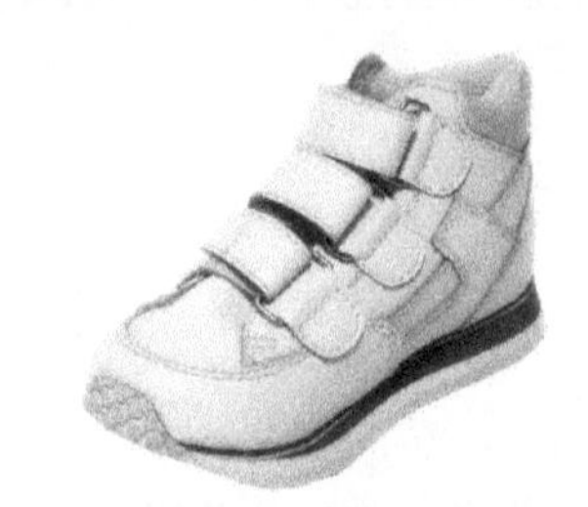

图28-4 矫正鞋（内置矫形鞋垫）

### 6.补偿不等长肢体长度

通过下肢矫形器或矫正鞋、矫形垫补高的作用，使双下肢恢复等长状态，改善站立姿势和行走步态，防止骨盆倾斜、脊柱旋转等并发症的发生（图28-4）。

### 7.对抗站立和行走过程中肌肉反射性痉挛

通过控制关节活动范围，对抗肌肉反射性痉挛。如动态踝足矫形器用于脑卒中患者，限制其站立行走中距下关节内翻、距上关节跖屈，辅助站立行走功能。

## 矫形器的适配流程

### 1.适配前的检查与评估

在医生的主导下，以康复治疗小组的形式，对患者进行综合检查，包括肢体形态、运动功能检查、日常生活能力检查、姿势与步态检查、动力学检查等，根据这些检查结果并结合临床其他辅助检查，确定矫形器的治疗目标和方案。

### 2.制定矫形器处方

矫形器处方是康复医师出具的矫形器适配治疗方案，也是矫形器师在矫形器适配前最重要的内容。为了保证矫形器的医疗质量和良好的治疗效果，在总体治疗方案原则下，确定矫形器装配的类型、材料、时间、装配要求等各种事项。处方的设计应具有以下内容。

#### （1）基础资料

基础资料指患者的基本情况，如姓名、性别、年龄、职业、临床诊断等。

#### （2）佩戴目的

佩戴目的即治疗目标，如是保护性，或是矫正性；是静止性，或是活动性等。

#### （3）治疗部位

治疗部位指矫形器作用于具体的肢体部位，如作用于踝关节。

#### （4）主要材料

采用的主要材料和辅助材料，如铝合金、不锈钢、塑料、碳纤材料、皮革、石膏等。

#### （5）关节种类

关节种类即矫形器的关节装置，包括关节的活动形式、范围及关节的型号和材料。

#### （6）免荷形式

免荷形式指肢体的承重形式，是部分免荷，或者是完全免荷。

#### （7）佩戴日期

记录患者开始佩戴矫形器之日起的日期，以便确定回访时间，及早发现可能出现的问题。

#### （8）特殊事项

患者特殊的需要及其他需要注意的方面。

#### （9）复查记录

患者穿戴过程中复查情况的记录。

### 3.矫形器的制作流程

矫形器的制作流程主要根据制作的类型和材料来确定，目前多采用热塑材料制作，其特点是轻便、美观、加工简易。热塑材料按照材料的种类分为高温热塑板材和低温热塑板材。

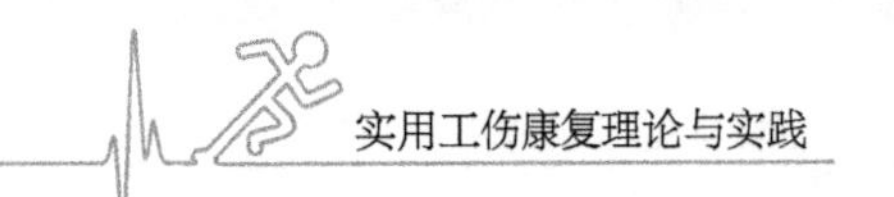


（1）高温热塑板材制作

高温热塑板材需要160 ℃或以上的温度使其软化，由于温度高，只能在石膏阳模上塑型，在塑形前要完成石膏阳模的一系列工序。高温热塑矫形器的制作流程包括：尺寸测量—石膏绷带取阴模—灌石膏浆取石膏阳模—修整石膏阳模—高温热塑板成型—半成品组装—初检—试样—终检—交付—康复训练—回访。石膏绷带取阴模，灌石膏浆取石膏阳模。

（2）低温热塑板材制作

低温热塑板材在60～85 ℃的温度下即可软化，由于温度相较于高温热塑板材低，可以直接在患者身体上塑形制作，制作流程较高温板材相对简单。因低温热塑板材强度有限，一般只适合于制作上肢矫形器、脊柱矫形器、部分夜用下肢矫形器。制作流程包括：绘图—裁剪—塑型—安装辅助件—初检—试样—终检—交付—回访。

**4.临床适配性检查**

（1）初检

初检是对适配的矫形器进行穿戴前的初步检查，一是检查矫形器是否达到处方要求，工作台生物力学对线与机械关节、支条、魔术粘带等是否符合要求；二是检查矫形器边缘是否打磨光滑等问题。初检是矫形器师给患者佩戴前的第一步，有问题必须进行调整和修改。初检的矫形器大多是半成品，容易修改、避免浪费。

（2）终检

终检是患者试样后、交付前须做的评估，主要检查患者穿戴矫形器后的功能活动和训练。通常由康复医生、矫形器师、患者及其家属等人员共同协作完成。其主要内容包括：矫形器魔术粘带是否牢固、是否符合矫形器生物力学等。

**5.矫形器的使用训练**

终检后交付给患者，由康复治疗师进行适应性训练，训练的内容应根据患者具体情况、适配矫形器的种类、生物力学和其他情况而定。矫形器师要指导患者正确的使用矫形器，治疗师要指导患者在佩戴矫形器时进行康复训练，从而最大限度发挥矫形器在患者康复治疗中的作用。

**6.回访**

回访是矫形器交付给患者后的定期复查，在回访中发现问题，及时纠正。通常由康复医生、矫形器师、患者及家属等人员共同协作完成。其主要目的是对矫形器实际使用效果进行评价，确定是否终止、调整或继续使用矫形器治疗。

## 第二节　上肢矫形器的应用

上肢矫形器是作用于上肢部位的矫形器。具有固定、矫正伤病部位，保持和辅助关节活动的作用。

## 上肢矫形器的结构与分类

### 1.上肢矫形器的结构

传统上肢矫形器主要由机械关节、金属支条、金属半月箍等材料构成。上肢矫形器中机械关节种类较少。现代上肢矫形器多用高温、低温热塑板材和金属辅助件、小配件等制作而成，塑料板材代替了部分支条和半月箍，稳定肢体。静态矫形器整体由板材塑形而成；动态矫形器由关节、板材组成。

### 2.上肢矫形器的分类

（1）按功能来分，分为静态上肢矫形器和动态上肢矫形器。静态上肢矫形器由静态结构部分组成。它的作用是制动、保护上肢关节、缓解疼痛、预防挛缩。动态矫形器多采用活动式和角度可调式机械关节，具有保护关节在可动范围内进行运动、补偿缺失的上肢功能等作用。

（2）按使用目的来分，分为制动、止动、活动。

（3）按治疗阶段来分，分为临时用、治疗用及功能代偿用。

（4）按关节部位来分，分为手矫形器、手指矫形器、腕矫形器、腕手矫形器、肘矫形器、肘腕矫形器、肘腕手矫形器、肩矫形器、肩肘矫形器、肩肘腕矫形器、肩肘腕手矫形器等。

（5）按作用力来源来分，分单面型（掌面、背面和侧面）和圆周形。

（6）按制作材料来分，有石膏、塑料、金属、皮革。

### 3.常用的上肢矫形器

#### （1）前臂吊带和肩吊带

前臂吊带和肩吊带（图28-5）能减轻上肢对肩关节的牵拉力，当肩关节周围韧带损伤、肌无力或肌张力异常时，能给予肩关节更多的保护和限制。临床多应用于臂丛神经损伤、脑卒中等疾病造成的肩关节疾病。肩臂的吊带多采用布料、皮革等材料制作而成，可根据患者病情有多种样式。

#### （2）护肩

护肩（图28-6）多为软质成品矫形器，对肩关节提供支持稳定、保暖和缓解疼痛的作用，适用于肩关节退行性病变及周围软组织损伤引起的急、慢性疼痛和炎症。

#### （3）肩外展矫形器

肩外（图28-7）展矫形器又称为肩外展架，现大多为成品矫形器。可将肩关节固定于外展位，外展角度可根据患者情况调节。常用固定体位是肩关节于外展30°～90°，前屈30°，内旋15°，肘关节90°屈曲。以患侧的髂翼、胸廓侧面和健侧肩部上沿作为支点支撑上肢重量。用于肩关节术后、肩关节脱位修复后、肱骨中上段骨折、臂丛神经损伤、肩周皮肤烧伤、急性肩周炎等。

#### （4）功能性上肢矫形器

由橡皮带、齿轮装置等组成的功能性上肢矫形器（图28-8）是通过健侧肩关节及躯干的运动带动患侧产生代偿性肩肘屈曲、前臂旋转、手指夹持动作。主要用于臂丛神经损伤、重症肌无力。

**（5）平衡式前臂矫形器**

主要安装在轮椅上辅助上肢功能活动，利用连动杆和两个滚动轴支撑整个上肢，依靠肩关节运动使上肢产生进食的动作，进行ADL等日常生活活动（图28-9）。多用于肌无力、臂丛神经损伤，患者屈肩屈肘肌群肌力不小于3级。

**（6）静态肘矫形器**

以前多用支条、环带制作，现在多用低温热塑板材制成（图28-10）。多用于肘关节术后、软组织损伤的固定保护。

**（7）角度可调式肘矫形器**

角度可调式肘矫形器（图28-11）大多为成品矫形器，儿童可定制。通过角度圆盘可调节肘关节角度，在允许的角度范围内运动，用于矫正肘关节屈曲或伸展障碍、肘关节术后等。

**（8）腕背伸矫形器**

临床最常用的矫形器之一，将腕关节固定于功能位（腕关节背伸20°～30°）（图28-12）。其长度为从手指远端到前臂近2/3处。用于治疗脑外伤等上运动神经元损伤造成的腕关节屈曲痉挛，以及周围神经损伤后垂腕，也用于手、腕、前臂骨折术后或烧伤固定等。

**（9）长对掌矫形器**

长对掌矫形器（图28-13）作用于拇指到指间关节处，使拇指处于外展或对掌位。用于四肢瘫、臂丛神经损伤造成的拇指内收等。也可制作成支撑手掌、不控制腕关节的短对掌矫形器。

**（10）动态腕矫形器**

动态腕矫形器（图28-14）包括弹簧式腕伸展矫形器、弹力筋式腕伸展矫形器、部分限制腕关节活动度矫形器、屈指肌腱术后矫形器等，可用于桡神经麻痹后增强伸肌力量训练、保护指间断裂屈肌及关节在安全范围活动、代偿手指或腕关节的部分功能。

**（11）掌指关节矫形器**

辅助掌指关节屈曲和伸展矫形器（图28-15、图28-16）是利用橡皮筋和钢丝材料的弹性，矫正MP关节的伸展或屈曲。适应于因尺神经、正中神经损伤引起的手内肌麻痹、掌指关节过度伸展、桡神经损伤引起的掌指屈曲畸形、手指骨折术后、类风湿关节炎等。

**（12）PIP、DIP关节屈曲辅助矫形器和伸展辅助矫形器**

PIP、DIP关节屈曲辅助矫形器和伸展辅助矫形器（图28-17、图28-18）将弹簧或橡皮筋向掌侧或背侧牵拉掌指关节，适用于鹅颈指、纽扣指等引起的指间关节畸形。

**（13）手指固定矫形器**

利用三点力作用原理固定PIP或DIP关节，使其保持屈曲或伸直，有利于软组织修复，对PIP、DIP过伸或屈曲手指进行矫正（图28-19）。用于偏瘫痉挛引起的屈指、手指骨折术后引起的畸形、其他手指畸形、屈指肌腱术后等。

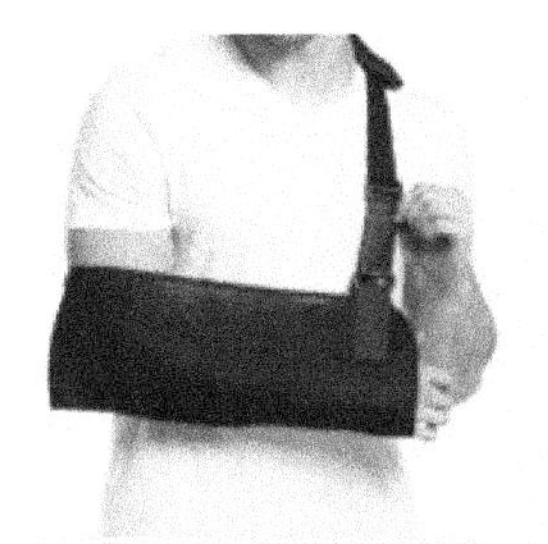

图28-5 前臂吊带和肩吊带

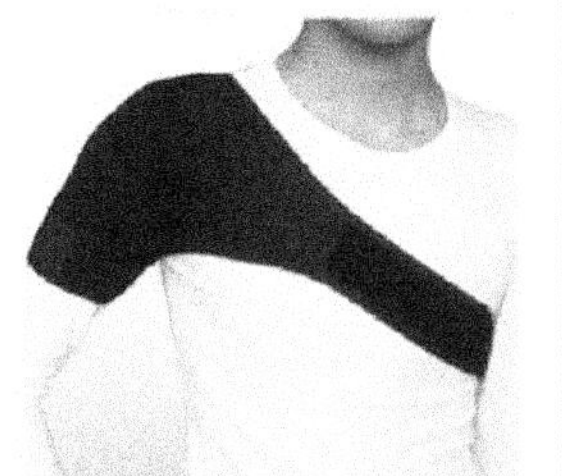

图28-6 护肩

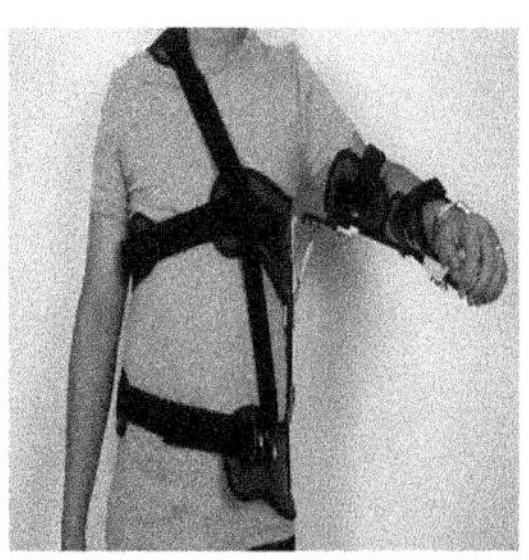

图28-7 肩外展矫形器

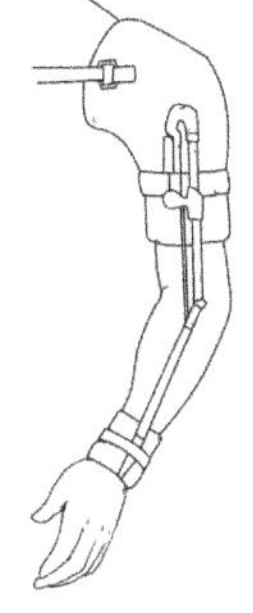

图28-8 功能性上肢矫形器

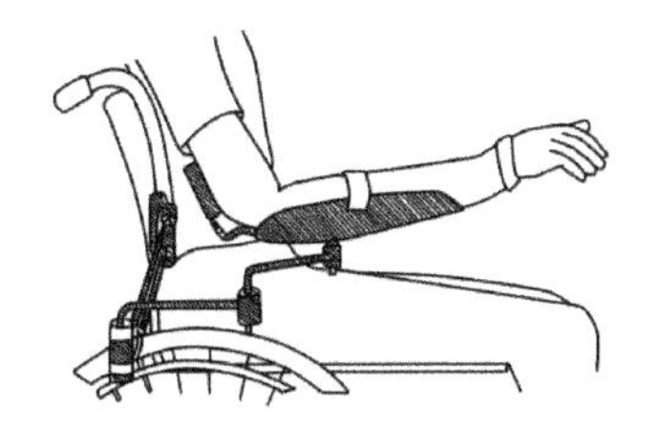

图28-9 平衡式前臂矫形器

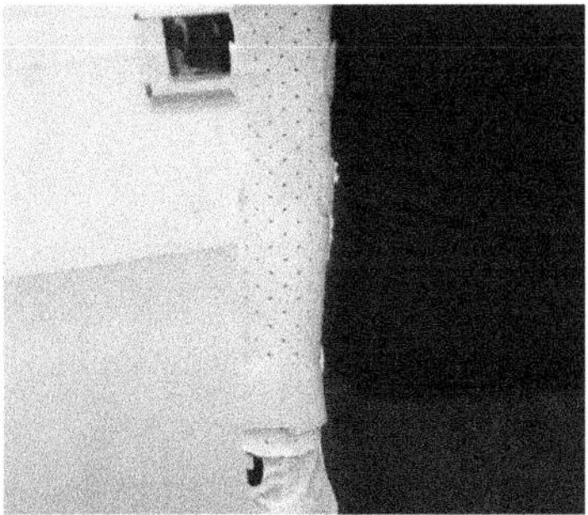

图28-10 静态肘矫形器

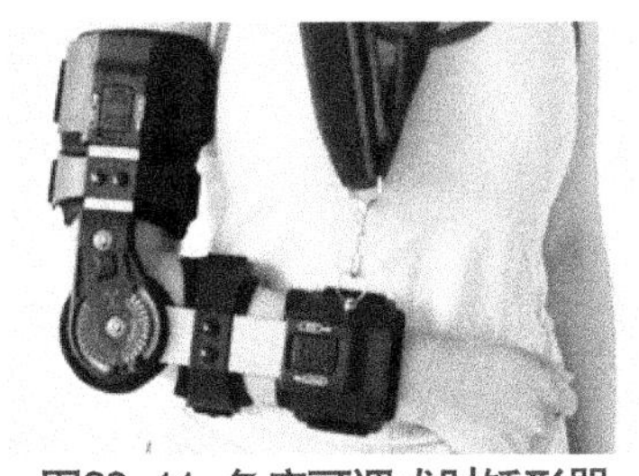

图28-11 角度可调式肘矫形器

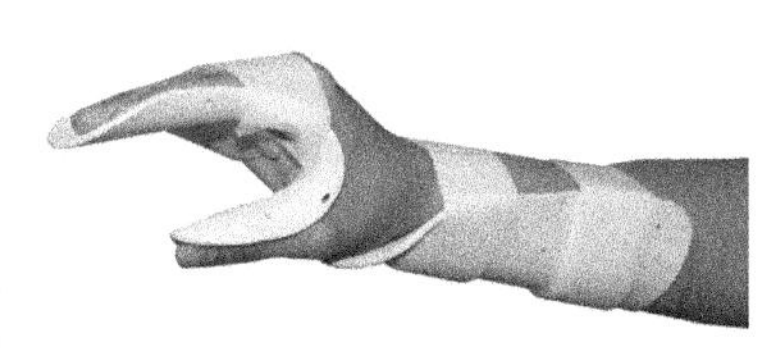

图28-12 腕背伸矫形器

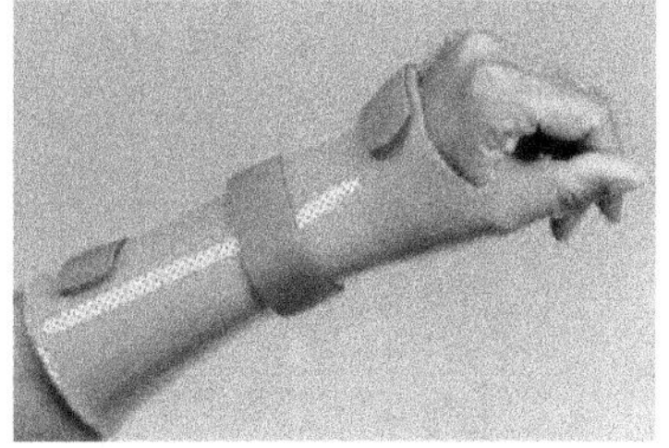

图28-13 长对掌矫形器

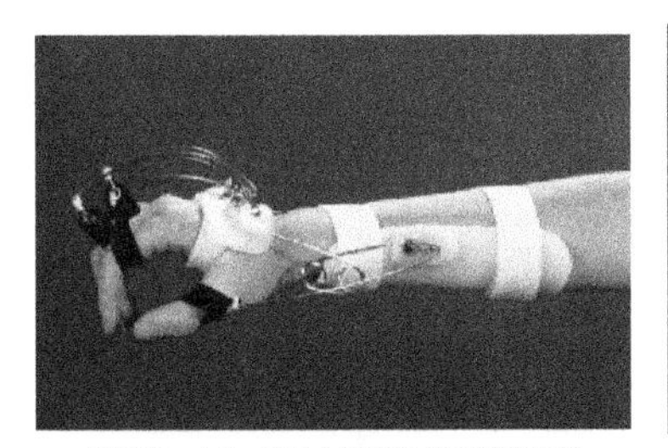

图28-14 桡神经损伤矫形器

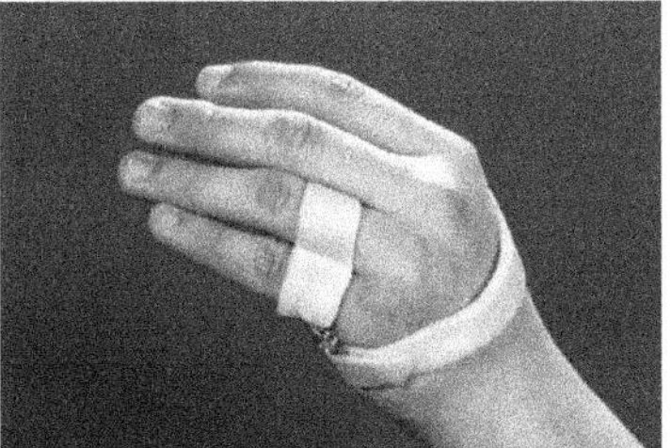

图28-15 掌指关节屈曲辅助矫形器

图28-16 掌指关节伸展辅助矫形器

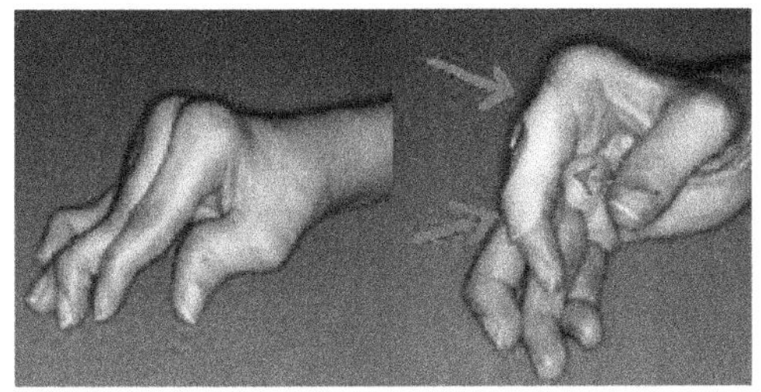

图28-17 指间关节屈曲辅助矫形器

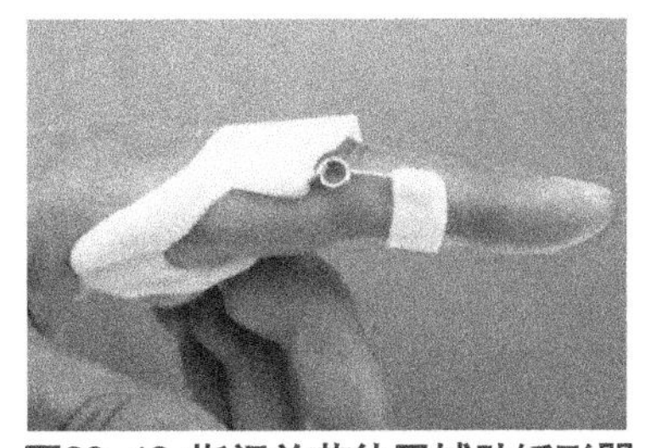

图28-18 指间关节伸展辅助矫形器

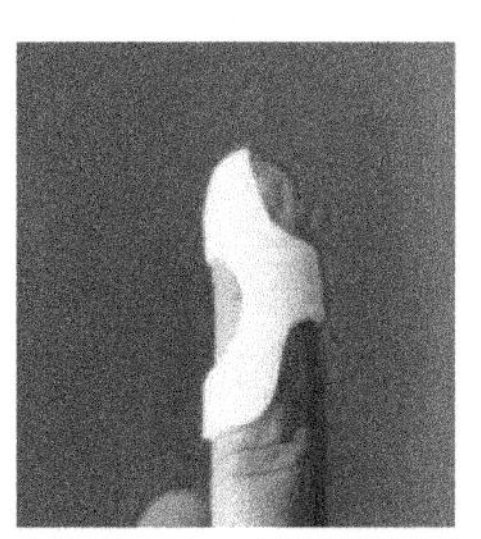

图28-19 手指固定矫形器

## 上肢矫形器的功能

从结构和功能方面来说，上肢是一个极端复杂而又精致的肢体，通过精细的协调运动，可以完成多方面的复杂运动。上肢的基本运动功能包括了对物体的抓握和传递，以及在抓的过程中对物体的控制。

### 1.上肢矫形器的基本功能

上肢矫形器的基本功能是预防或矫正畸形、代偿瘫痪的肢体功能、稳定与支持肢体于功能位等。

#### （1）静态性功能

固定关节或伤病部位，促进愈合。此类矫形器固定肢体、限制肢体异常活动，适用于上肢关节损伤和腱鞘炎症等。

#### （2）动态性功能

此类矫形器用于预防上肢畸形的发生和限制关节的过伸、维持术后效果及骨骼的正常发育。

#### （3）矫正性功能

这类矫形器通过三点矫正力学原理用于预防和控制畸形的发展，矫正上肢各关节的畸形。

#### （4）代偿性功能

代偿肌肉丧失功能，此类矫形器安装了弹性装置如弹簧、橡皮筋，通过牵拉扩大手指的运动范围，增强患侧肌力。

#### （5）保护性功能

保护无力的肌肉。对病变的上肢予以保护，防止关节过伸、肌腱的拉伤，促使病变愈合。

### 2.上肢矫形器应用的目的

一具上肢矫形器在治疗上的作用取决于临床的需要，通过静态的、运动的和动力的矫形器部件进行适当组合，有效的选择限制、辅助运动，从而实现如下目标。

（1）防止或矫正畸形。

（2）保护疼痛的、有炎症的和愈合中的组织。

（3）辅助或代偿肌力不足的肌肉，使结构上不稳定的关节稳定。

（4）运动的矫形器带助动装置，允许患者由自己的肌肉或某些外部动力源产生运动。

### 3.上肢矫形器的基本要求

（1）由于上肢关节较多，功能复杂，特别腕关节、掌指关节，又因上肢矫形器品种规格很多，康复治疗方案变化等因素，要求上肢矫形器适配要快速可靠。现国内许多手矫形器已由康复医师、矫形器师、作业治疗师共同参与设计、制作完成。

（2）上肢矫形器应按照临床康复需要保持各关节角度及位置。

（3）允许上肢保持各关节有最大可能的活动范围，尽可能减少对邻近正常关节功能的影响。例如一个腕关节矫形器，其远端不应超过掌横纹，以免妨碍掌指关节的屈曲活动。

（4）结构尽量简单、重量轻、穿脱方便等。

## 临床应用

### 1.临床适应证

#### （1）神经系统疾病

①脊髓损伤：由外部伤害或疾病导致脊髓的结构和功能受损，所致脊髓平面以下的运动、感觉等功能障碍。上肢矫形器可辅助脊髓损伤患者在良肢位摆放、保持上肢功能位、补偿和代偿上肢所丧失的功能、预防矫正畸形、辅助患者完成ADL等。a.急性期，颈段脊髓损伤患者需选用腕手矫形器，将腕手关节放置在功能位。可维持腕手部的良好形态和功能，缓解腕手部肿胀。b.恢复期，颈段脊髓损伤患者开始进行肢体功能训练，为最大程度发挥手部功能。日间选择佩戴动态腕手矫形器，夜间佩戴腕手功能位矫形器。c.后遗症期，根据颈段脊髓损伤平面的不同所造成上肢运动障碍程度不同，需选择不同的矫形器辅助患者改善功能。例如，C6平面损伤患者选择利用腕关节背伸带动拇指和示指对指运动的腕手矫形器。

②周围神经损伤 由外力或间接力作用于周围神经干或其分支而发生的损伤。周围神经损伤常导致运动障碍和感觉障碍，对于不可逆的完全性损伤，可选用静态矫形器防止肌肉肌腱挛缩、关节变形，也可选用能代偿其部分运动功能的动态矫形器；对于不完全性损伤，可选用带有助动功能的动态矫形器进行功能训练。上肢周围神经损伤临床中常见有腋神经、肌皮神经、正中神经、桡神经和尺神经损伤等。

A.腋神经损伤：早期应用肩外展矫形器固定肩关节于外展位。将肩外展角度固定于60° 、前屈20° 、内收15° 。可预防及矫正肩关节挛缩，缓解三角肌萎缩。

B.肌皮神经损伤：主要是屈肘功能受限且需要预防和矫正肘关节伸直挛缩。临床上最常用的是将肘关节固定于屈曲90° 功能位的肘矫形器。

C.正中神经损伤：早期为保护受损神经，降低受损神经的张力，需要将腕关节固定于屈曲20°位，可选用腕屈曲矫形器；如正中神经低位型损伤，需固定拇指于功能位，可选用短对掌矫形器；如正中神经高位型损伤，需固定腕关节及置拇指于功能位，可选用长对掌腕手矫形器；如为减轻正中神经受压，预防或治疗腕管综合征，需固定腕关节于背伸位15° ，可选用休息位角度的腕矫形器。

D.桡神经损伤：引起前臂伸肌瘫痪，其运动障碍主要表现为“垂腕”“垂指”。桡神经损伤后前3周，可选用功能位腕矫形器将腕关节固定于背伸15° ；术后第4～6周，保持腕关节背伸，避免对屈肌过度牵拉，可选用动态腕手矫形器；术后第7周，为促进伸腕背伸功能，辅助上肢功能训练，可选用动态腕指伸展矫形器；低位桡神经损伤，临床表现只有“垂指”者，可选用动态伸指矫形器。桡神经损伤因患者局部感觉障碍，应注意观察矫形器有无局部压力过大伤及皮肤等情况。

E.尺神经损伤：临床主要表现为“爪形手”。尺神经高位损伤早期可选用屈曲位的肘腕矫形器；尺神经低位损伤早期，为预防“爪形手”畸形，需固定第4、第5指掌指关节于屈曲位，可选用静态尺神经损伤矫形器；尺神经低位损伤中后期，促进神经恢复，代偿和补偿蚓状肌功能，可选用动态尺神经损伤矫形器。

#### （2）骨关节系统疾病

①骨折：在骨折初期或手术后早期，骨折愈合需要良好的复位固定、充足的血供和有利的力

学环境，多采用静态矫形器固定和保护骨折部位，矫形器多用低温热塑板材制成，尤其要注意需根据临床表现确定正确的关节固定角度。上肢骨折后的固定时间一般较下肢略短，也重视手部早期功能锻炼，因此根据骨折愈合情况，需尽早将静态矫形器更换为动态矫形器，如可调肘关节角度的矫形器。下面以上肢不同部位骨折为例，列举不同的骨折选用不同的上肢矫形器。

A.肱骨近端和肱骨中段骨折：需要将肩关节固定在外展位、肘关节固定在屈曲位，选用肩外展矫形器。

B.肱骨髁上骨折：伸展型复位后可选用肘关节屈曲矫形器（肘关节固定于屈曲90°）。

C.尺骨、桡骨骨折：如骨折发生在上臂近1/3处，前臂需固定于旋前位，肘关节屈曲90°，可选用肩外展矫形器；如骨折发生在上臂中或远 1/3处，前臂需固定于中立位，可选肘矫形器。

D.Colles、Smith骨折：可选用腕矫形器。

E.腕骨骨折：需将腕关节固定于背伸位，选用腕手矫形器。

F.掌骨骨折：可根据骨折部位的不同，选择不同类型的矫形器。如第1掌骨骨折可选只固定第一掌骨的手指矫形器；非稳定型第1掌骨基底骨折可选择腕手矫形器；第2～5掌骨头骨折可选择手矫形器。

G.指骨骨折：可分为远节指骨骨折、中节指骨骨折、近节指骨骨折3种。远节指骨骨折可选用远端指合并部分中节指固定矫形器；非稳定型中节指骨骨折可选用PIP、DIP固定的指矫形器；稳定型中节指骨骨折可选用跨邻近关节固定矫形器。

②手外伤：包括骨关节损伤、周围神经损伤和肌腱韧带损伤。其中骨关节损伤矫形器的选用，可查阅前文骨折部分所述。神经损伤后的矫形器选用，可查阅前文周围神经损伤部分所述。下文仅介绍手外伤所致肌腱损伤后的矫形器选用。

手部肌腱损伤后如治疗不及时容易出现肌腱粘连、挛缩导致关节活动受限，但早期运动方法不当又容易导致肌腱再次损伤，所以早期开始行被动活动锻炼，强度可逐渐增加，后面介入主动运动，活动强度也应循序渐进。第3周后以主动运动为主，被动运动为辅。一般应将患侧手固定于功能位，有利于手的功能恢复。屈肌肌腱修复术后用腕手矫形器将肢体固定在屈曲位 3周后可加装弹簧、橡皮筋等附件改制成动态腕手矫形器，进行可调节力量的主动伸、被动屈的活动；伸肌肌腱修复后将手固定于背伸位6周左右。从第3周开始，日间可用调节牵拉力量的主动屈、被动伸动态矫形器，夜间继续佩戴静态背伸位矫形器固定。

A.屈指肌腱损伤，早期常用的是屈曲固定指矫形器、主动伸展MP被动屈曲IP矫形器，如有指间挛缩可用腕伸矫形器、手指伸矫形器。

B.伸指肌腱损伤，早期常用的是伸固定指矫形器、主动屈曲MP被动伸展IP矫形器。

（3）烧伤

烧伤后皮肤瘢痕增生可以影响关节活动度、引起关节畸形，影响关节和肢体的活动范围。所以早期治疗需将受累的关节用矫形器固定在功能位，预防瘢痕增生、关节挛缩畸形；无明显创面使用动态矫形器后进行康复训练。不同部位烧伤使用的矫形器种类也不同，上肢矫形器治疗的烧伤部位多见腋下烧伤、肘部烧伤、前臂烧伤、腕部烧伤及手部烧伤等。

①上肢烧伤：腋下烧伤，为防止因瘢痕挛缩导致肩外展受限，肩关节需外展90°，水平内收10°，可选用肩外展矫形器。肘部烧伤，如伸侧烧伤，为预防和矫正肘关节伸直挛缩，需固定肘关节屈曲90°，可选用屈肘矫形器或渐进性屈肘矫形器；如屈侧烧伤，为预防肘关节屈曲挛缩，

在早期可选用肘矫形器将肘关节固定在伸直位。前臂及腕部烧伤，如伸腕伸肘、腕关节因屈曲挛缩背伸受限，可选用腕矫形器将腕关节固定在背伸角度。

②手烧伤：烧伤早期，预防因瘢痕增生挛缩或肌腱韧带挛缩造成MP关节过伸、IP关节屈曲畸形，需把腕关节背伸15° 且MP关节屈曲45° ，同时IP关节伸直，大拇指放置在对掌位，可选用休息位腕手矫形器；手背烧伤，预防因手背瘢痕增生或挛缩导致MP关节屈曲受限，需用矫形器将腕关节固定在背伸30° 或最大伸展位且MP关节屈曲，可选用屈指矫形器、对掌矫形器；虎口烧伤，预防因虎口瘢痕增生或挛缩导致大拇指不能外展，可选用指间矫形器将拇指充分外展；指蹼处烧伤，预防因指蹼处瘢痕挛缩或增生导致不能分指，可选用指间矫形器将指间分开；手指屈侧烧伤，预防因手指屈侧瘢痕挛缩或增生造成伸指障碍，可选用伸指矫形器；手指背侧烧伤，预防因手指背侧瘢痕挛缩或增生造成屈指障碍，可选用指矫形器将指间关节屈曲。

### 2.维护与保养

（1）保持干燥、清洁，防潮防锈。

（2）在机械关节、金属连接部位涂抹缝纫机油。

（3）发现松动、破损等情况及时处理。

（4）矫形器不用时粘带应粘牢。

（5）避免高温环境、不使用油性洗涤剂、不接触化学用品。

### 3.回访

（1）早期患者每周进行回访调整。

（2）对长期使用矫形器的患者，应按照治疗方案定期回访、复查，以便更好地了解矫形器使用效果及病情变化，必要时应对矫形器进行修改、调整、更换。

# 第三节 下肢矫形器的应用

下肢矫形器是临床康复矫形器中应用最多的一种，作用于全部下肢关节或部分下肢关节的矫形器。应用下肢矫形器的主要目的：保护支持关节，改善下肢站立行走功能；缓解疼痛，促进伤病恢复；预防和矫正畸形；减轻肢体轴向承重；保护骨折部位、促进肢体功能恢复、巩固手术效果；手术前的保守治疗措施；补偿肢体不等长等。

目前国际分类通常将矫正鞋与矫形鞋垫归于下肢矫形器范畴，因矫形技术、材料学发展，下肢矫形器临床作用和疗效越来越被认可，近年来对其适配技术的要求也更加严格，尤其是矫形鞋垫，其在治疗上的独特性使其作为矫形器一个分支类型，越来越得到大众的关注和重视。矫形鞋垫的主要作用是维持足部正常生理形状、重新分配足底压力、缓解疼痛、辅助下肢在站立和行走时平衡、改善步态等。

## 下肢矫形器的结构与分类

### 1.主要结构

下肢矫形器由铰链（髋铰链、膝铰链、踝铰链）、支条、骨盆箍、大腿套、小腿套、足板、固定带及其附件组成，见图28-20。

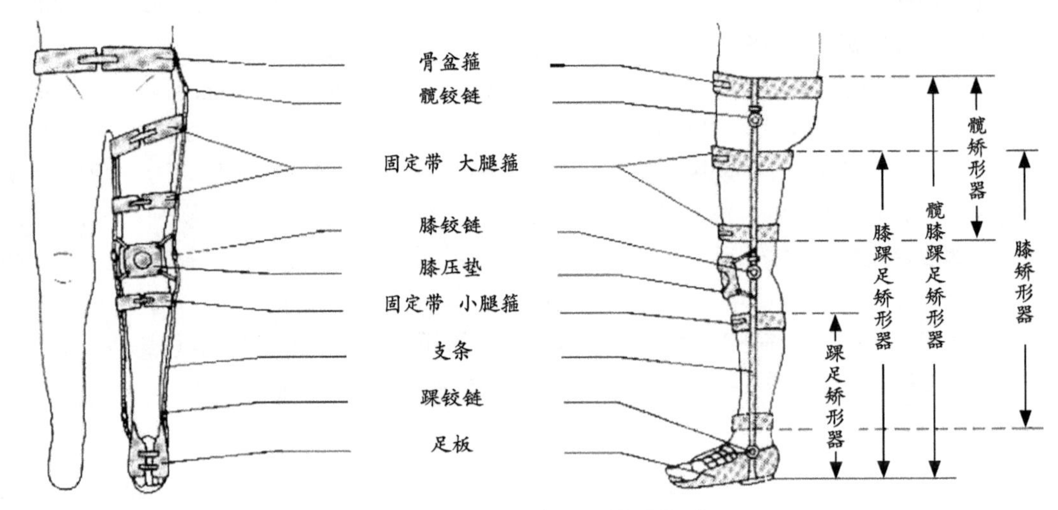


图28-20 下肢矫形器的构成

（1）铰链

铰链主要有髋铰链、膝铰链和踝铰链，各种铰链都包括不同的类型，需针对不同功能障碍患者选用不同的下肢矫形器铰链。

①髋铰链：髋铰链主要包括单轴髋铰链、双轴髋铰链、带落环锁髋铰链等，材料多为不锈钢、铝合金、钛合金。单轴髋铰链允许髋关节屈、伸活动，限制内收、外展、内旋和外旋，多用于髋关节内收、内旋患者；双轴髋铰链在双轴方向交叉呈90°，控制髋关节的旋转动作，允许髋关节屈、伸、内收及外展，多用于中枢神经损伤等疾病导致的髋关节内收、内旋；带落环锁髋铰链在落环锁闭合时可限制髋关节的屈、伸、内收、外展、内旋、外旋动作，落环锁打开时允许髋关节屈曲，多用于髋关节术后的固定，见图28-21。

②膝铰链：膝铰链材料多为不锈钢、铝合金、钛合金，常用的有以下几种。见图28-22和图28-23。

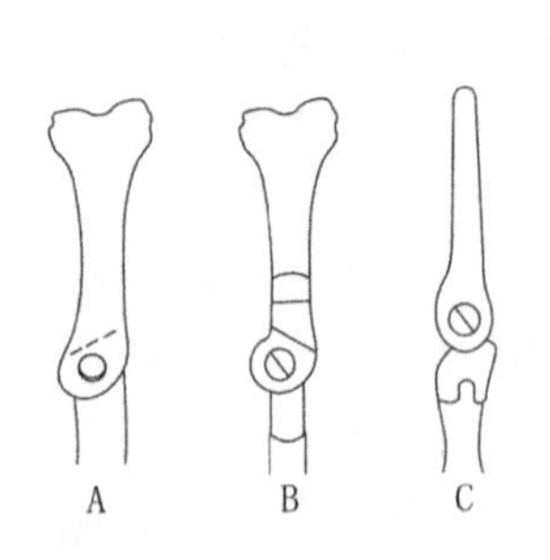


图28-21 髋铰链

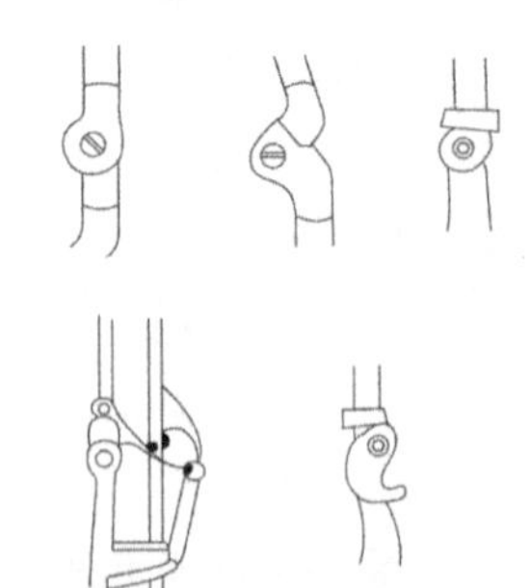

图28-22 膝铰链

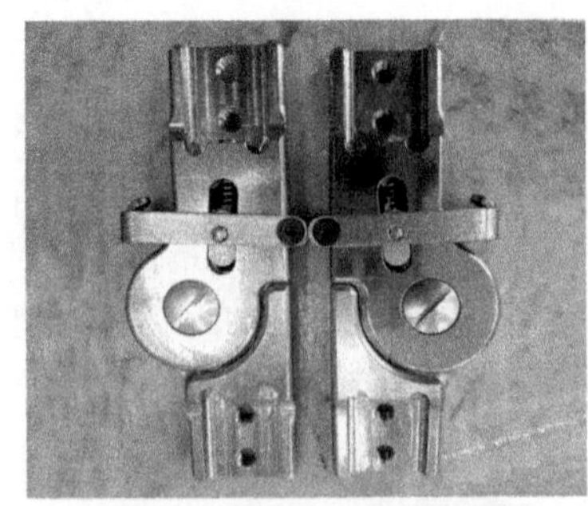

图28-23 瑞士锁膝关节

A.单轴自由活动膝铰链：该铰链允许膝关节在0°～140°范围内自由活动，限制膝关节侧方运动、限制膝过伸。主要用于膝关节侧副韧带松弛导致的侧向不稳或因后交叉韧带松弛引起的膝过伸。

B.轴心后置膝铰链：该铰链允许膝关节在0°～140°范围内自由活动，铰链轴心相较于支条垂直轴轴心偏后1～2.5 cm，可在步行站立相时保持膝关节的稳定性，而在摆动相不影响屈膝动作。适用于股四头肌肌力不足、在步行时代偿一部分膝关节伸膝功能要求的患者。

C.单轴带锁膝铰链：铰链锁闭后始终保持膝关节伸直状态，解锁后膝关节可主动或被动自由屈伸。主要用于脊髓马尾神经受损、脑外伤等患者。常用的锁有3种：落环锁，对体重过大或下肢痉挛较大患者宜用双侧落环锁铰链，以增强矫正、支撑强度，防止在使用矫形器过程中发生扭转变形；棘爪锁，利用铰链后的一个横杆连接内外两侧铰链来控制开锁，患者使用时可以手动或利用外物向上支撑将横杆上移解锁，膝铰链伸直时可自动锁定；瑞士锁铰链，利用铰链后的拉线来解锁，伸直时自动锁定。

D.角度可调膝铰链：可调整到不同的屈曲角度，并在此位置锁定。铰链锁定后限制膝关节运动，解锁后可主动或被动自由屈伸。主要用于矫正膝关节屈曲挛缩或腘绳肌痉挛比较严重的患者。

③踝铰链：踝铰链材料多为塑料、不锈钢、铝合金或钛合金，常用的有以下几种。

A.自由活动式踝铰链：自由活动式踝铰链仅限制足的内、外翻活动，允许踝关节的跖屈及背屈。常用于限制足内、外翻的患者。

B.助动踝铰链：助动踝铰链对踝关节背屈助动或者跖屈背屈双向助动，并限制足内、外翻，常用于周围神经损伤后或偏瘫恢复期足下垂的患者，见图28-24。

C.止动踝铰链：止动踝铰链对踝关节跖屈背屈单向或双向止动并限制足内、外翻，常用于下肢骨与关节损伤等需固定踝关节的患者。

D.阻动踝铰链：阻动踝铰链对踝关节跖屈背屈单向或双向阻动并限制足内、外翻，常用于下肢痉挛的患者。

**（2）其他组件**

其他组件包括支条、骨盆箍、半月箍、足套/足托、足板、固定带、免压垫等。在带有铰链式关节、金属支条及半月箍的传统下肢矫形器基础上，可根据患者不同的功能需要，选择增加压垫、扭转带、丁字或Y字带、足套/足托、足蹬板等组件。

①支条：支条常用金属材料制成，有成人和儿童两种尺寸规格，支条除了连接铰链和腿套外，还承受矫形器所受的外力，增强了矫形器矫正和预防作用。

②骨盆箍：多用于髋膝踝足矫形器、髋矫形器等，起到固定及维持骨盆的作用，是环绕于骨盆后侧及两侧之间的金属或高温塑料条带。

③半月箍：指围绕下肢前侧、后侧及两侧2/3周的呈半圆状的板条部件。服帖于肢体轮廓、与支条连接、增加矫形器整体强度。

④膝压垫：安装在矫形器支条上、高度在膝关节铰链处，从前向后施压力以固定膝关节，增强矫形器对膝关节的控制和矫正力。

⑤足板：足板是支撑足底部、符合足底形状的板状组件，多为金属、碳纤维或塑料制作，与足镫和踝铰链相连接。

⑥足套/足托：足套和足托是包覆足矫形器的一部分，由碳纤维、塑料板材、皮革或泡沫制成。主要作用为支撑足底、重新分配足底压力、矫正足部畸形、补高等。

### 2.分类

下肢矫形器种类繁多，按照功能、部位等有多种分类方法。

（1）按功能可分为固定式矫形器、矫正式矫形器、补高式矫形器、免荷式矫形器。

①固定式矫形器：又称为静态矫形器，是将肢体的位置固定，适用于固定病变部位，促进骨折愈合和功能恢复等。

②矫正式矫形器：用于矫正及防止畸形恶化。

③补高式矫形器：通过利用泡沫等轻质材料补偿下肢不等长，调节人体站立姿势和行走功能。

④免荷式矫形器：减轻下肢的承重负荷，通常设计为髌韧带承重或坐骨承重。

（2）下肢矫形器亦可按动力力源分为自身力源矫形器和体外力源矫形器；按制作材料分为金属制矫形器及塑料制矫形器。

（3）参照国际标准化组织的矫形器分类方法，下肢矫形器最常用的分类方法是按应用于肢体的部位分类。

①足矫形器：是指用于全部或部分距上关节和距下关节的矫形器，包括各类矫形鞋垫、矫正鞋和低温、高温热塑足矫形器。作用是矫正足部畸形、改善足的生物力学和足底受力情况，缓解疼痛、急性期损伤后的固定。除了矫正鞋外，其他足矫形器都要配合适的外穿鞋才能使用。

②踝足矫形器：包括传统的金属支条式踝足矫形器和现在通用的热塑性踝足矫形器。后者又可分为静态踝足矫形器、动态踝足矫形器、地面反作用力踝足矫形器；现在随着材料学的发展，碳纤维踝足矫形器更多地被应用在临床上。踝足矫形器主要用于脑外伤、脊髓损伤和周围神经损伤、足踝关节扭伤等患者。

③膝矫形器：膝关节矫形器可分为静态膝矫形器和动态膝矫形器，前者更多的是膝关节半月板或韧带重建术后早期固定使用，后者应用范围更广，可提供膝关节侧向稳定性、对膝过伸和膝屈曲均有牵拉矫正作用、给膝关节提供支撑。

④膝踝足矫形器：在膝矫形器的远端增加一个从足底延伸的部分，以固定防止矫形器向远端移动。当膝矫形器不足以提供支撑所需的力量时或当足踝和膝关节都不稳定并存在功能障碍时，应选择膝踝足矫形器。

⑤髋膝踝足矫形器：膝踝足矫形器连接髋铰链和骨盆箍构成髋膝踝足矫形器，多样性的功能和设计，可控制髋膝踝关节运动的范围，支持下肢承重和提供交替式步态。

### 3.常用下肢矫形器

（1）足矫形器

①矫正鞋：矫正鞋是一种根据特殊鞋楦定制或改制成的外穿鞋。其作用是重新构建正常足的内外侧纵弓、横弓、足跟杯、跟骨两侧部分填充材料加硬、增加内部空间。矫正足的内、外翻畸形，适用于足内翻、足外翻、高弓足等其他足部疾病。

A.补缺矫正鞋：补缺矫正鞋鞋内放置泡沫材料补缺垫来弥补患侧足部缺损，适用于利斯弗朗克、肖帕特等足部截肢者。补缺矫形鞋鞋底改用通长、加硬的整体材料，鞋脚掌部前缘向上翘1～3 cm，模拟行走时的足底行走轨迹。这样可以减少行走时的能量消耗，改善步态，见图28-24。

B.补高矫正鞋：补高矫正鞋用于弥补下肢高度不等长，改善身体和下肢站立姿势及行走形态的矫形鞋。一侧肢体短缩 1 cm以内可不予补高。短缩1 cm以上的患者，因长期步行和站立后导致骨盆向患侧倾斜、脊柱代偿性侧凸、跛行步态、能量消耗大、非常容易疲劳和产生腰痛，需要将患侧补高。常用的补高方法有：补高1 cm以下，可用后跟与前掌同样厚度的鞋垫放入鞋中使用即可，换鞋时须将鞋垫放置于内；补高1～3 cm，定制鞋垫或进行对侧鞋底厚度的调整；补高3～7 cm，需定制内补高鞋；补高7～14 cm，需定制内外补高鞋；补高14 cm以上，需定制超高假脚，见图28-25。

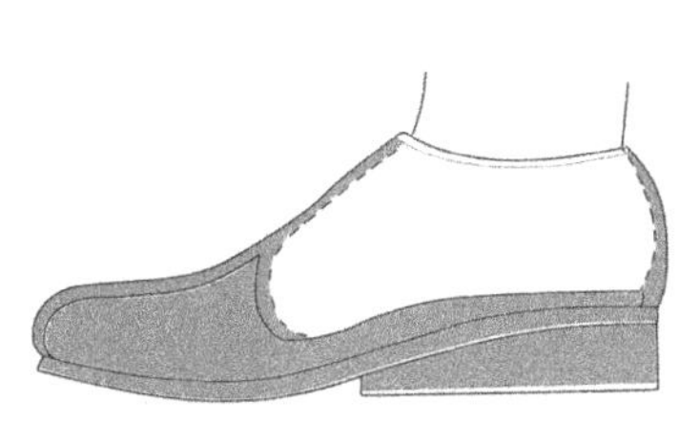

图28-24 补缺矫正鞋

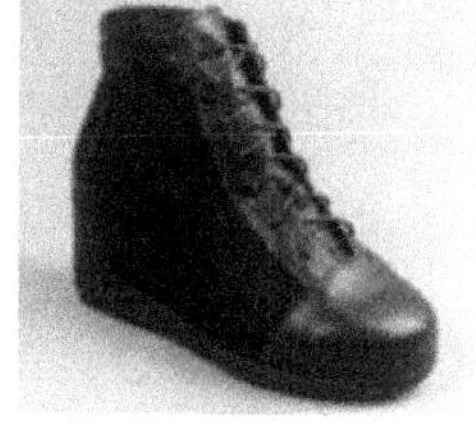

A. 内补高鞋

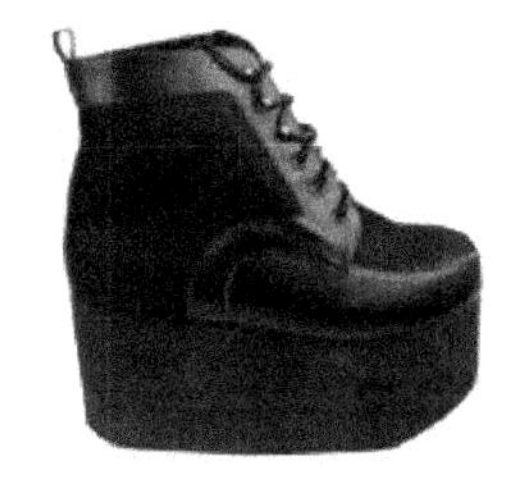

B. 内外补高鞋

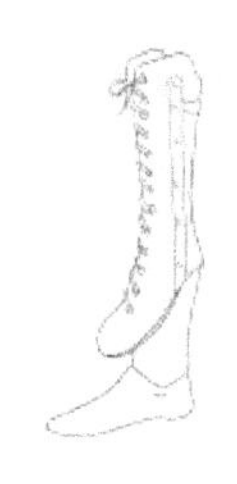

C. 补超高假脚

图28-25 补高矫正鞋

②矫形鞋垫：包括平足垫、足跟垫、全足垫、横弓垫等。

A.平足垫：用硅胶或泡沫材料制作的支撑足内侧纵弓的鞋垫，将内侧足弓托起，减轻足底内侧纵弓负荷、缓解因纵弓塌陷压迫足底血管神经引起的疲劳痛等相关症状。

B.足跟垫：足跟垫是用硅胶或泡沫制成的鞋垫，放于鞋内足跟部位。用于缓解足底筋膜炎或跟骨骨刺引起的足跟部疼痛，重新分配足跟部压力。

C.全足垫：全足垫由硅胶、热塑性泡沫或高温热塑板材制成，为足底提供全面性的承托，以平衡足底负荷，常用于足底筋膜炎、糖尿病等患者，见图28-26。

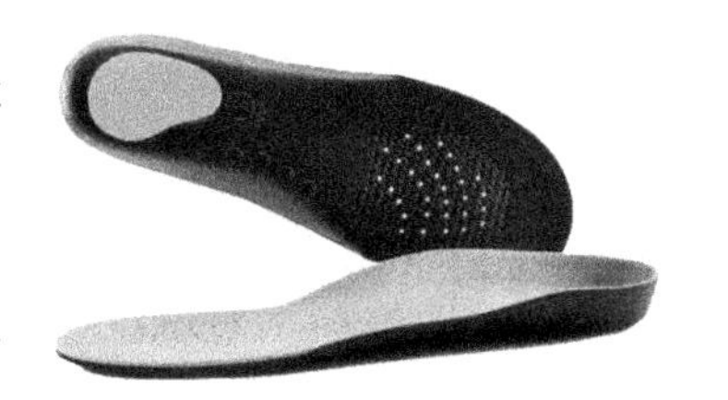

图28-26 全足垫

D.横弓垫：横弓垫是用橡胶或泡沫材料制成的支撑横弓的鞋垫，用于减轻跖骨远端、趾骨近端压力，见图28-27。

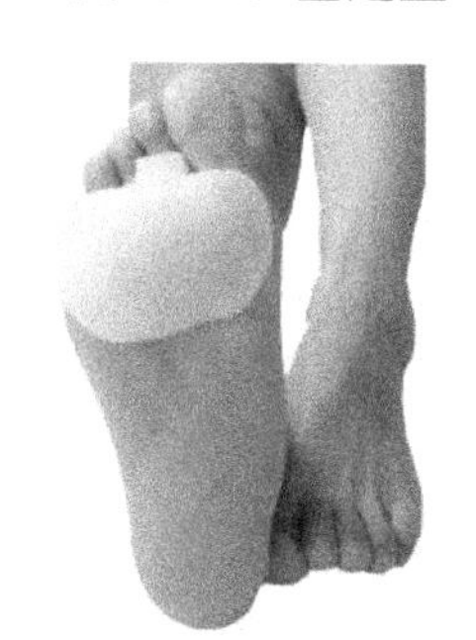

图28-27 横弓垫

（2）踝足矫形器

踝足矫形器（AFO）也称小腿矫形器，用于矫正足下垂、内外翻足和辅助站立行走。

①由金属支条、铰链组成的 AFO（图28-28）：适合于脑外伤导致严重痉挛性足内翻跖屈畸形和腓总神经损伤所致的足下垂。由支条、小腿半月箍、小腿环带、金属踝铰链、足镫板、外穿鞋或足套构成。

②热塑材料AFO（图28-29）：可增加踝铰链部分，根据其形状可分为弹性AFO：踝后部窄、具有弹性、限制跖屈，适用于背屈无力、跖屈有力、无痉挛的患者；改进型弹性AFO：在弹性AFO基础上后侧、足托加宽；螺旋形AFO：除矫正垂足外，还可矫正内旋和内翻；KU式塑料AFO：将热塑材料放在小腿前方，以保持踝背屈状态，适用于小腿三头肌痉挛的患者，其特点是重量较轻、美观、隐蔽性好、穿脱使用方便。

③碳纤维AFO：由碳纤维材料制作，重量轻，具有变形时可以储存能量、恢复形状时重新释放能量的特点，步行时利用地面反作用力将碳纤维矫形器进行部分变形，后借助碳纤结构恢复原状时的力量辅助步行，可有效地改善患者的步态。多适用于足下垂、轻度足内外翻、对运动能力要求较高的患者。

④免荷式AFO（图28-30）：免荷式AFO又称为髌韧带承重式踝足矫形器（patellar tendon bearing AFO，PTB AFO），用髌韧带来支撑全部或部分体重，使髌韧带以下的小腿和足部免荷。按免荷的程度不同可分为全免荷式和部分免荷式，可以减免小腿部位、足踝关节的承重，保护胫腓骨、足踝关节伤病部位。多适用于胫骨中下段、足踝关节骨折的骨不愈合或延迟愈合的患者，让其可以在矫形器的辅助下进行站立行走，根据伤病部位的愈合程度来调整免荷的多少，从而循序渐进增加应力刺激，促进伤病处的愈合。

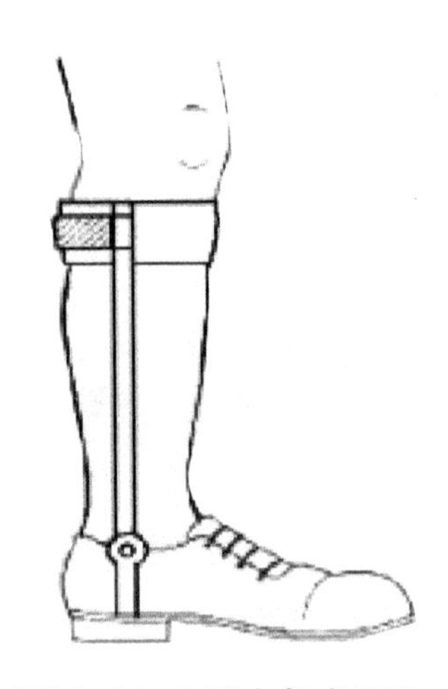
图28-28 金属支条式AFO

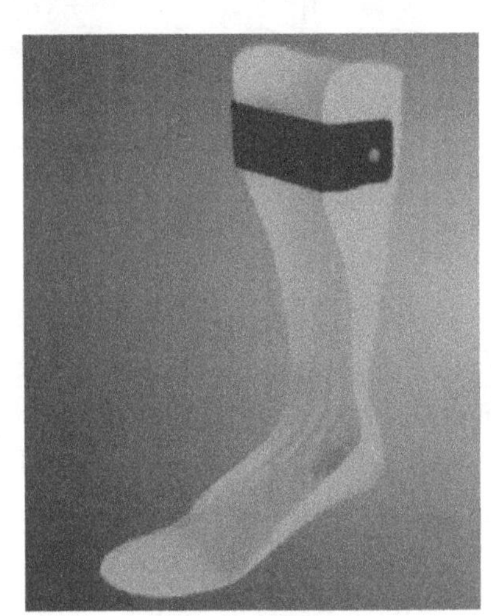
图28-29 热塑材料AFO

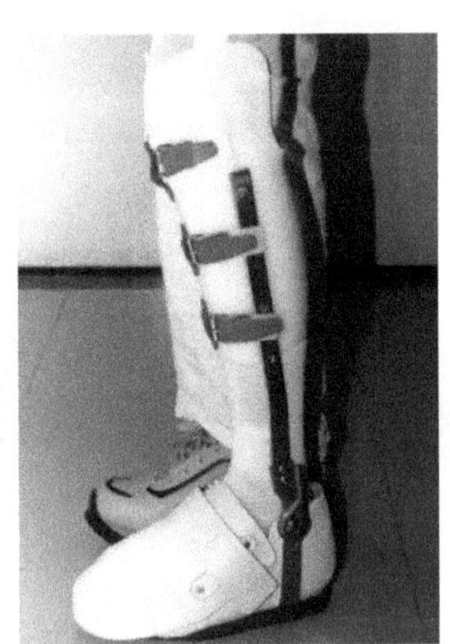
图28-30 免荷式踝足矫形器

（3）膝矫形器

在下肢矫形器中其阶段只涉及大腿中部到小腿中部，能控制和保护膝关节活动的矫形器，称为膝矫形器（KO）（图28-31）。用于膝关节处骨折、风湿关节炎、韧带撕裂、半月板破损、肌无力、腘绳肌挛缩、侧向不稳定等各种病症。膝矫形器的种类繁多，设计也多种多样。

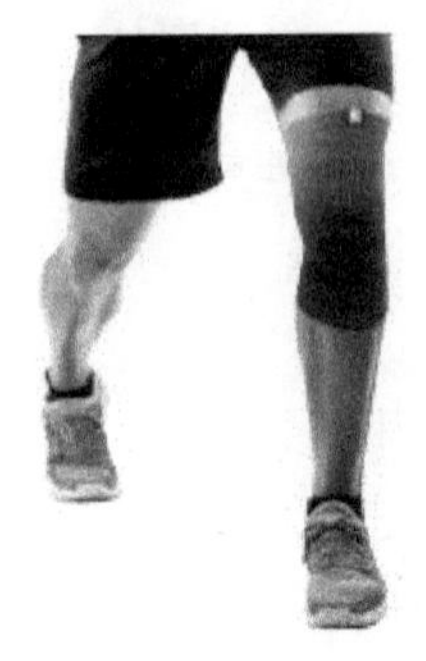
A. 软式KO

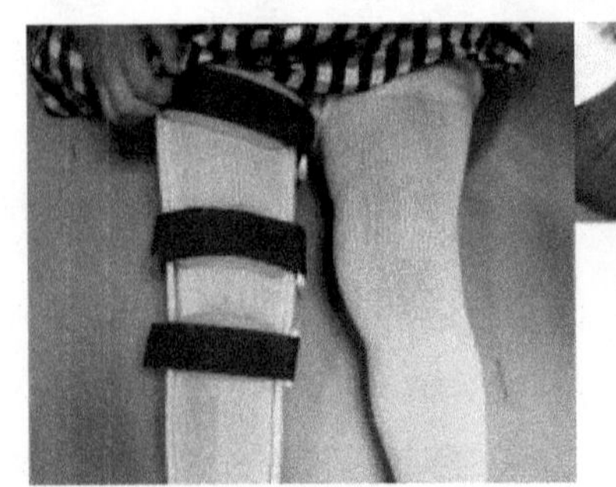
B. 塑料KO

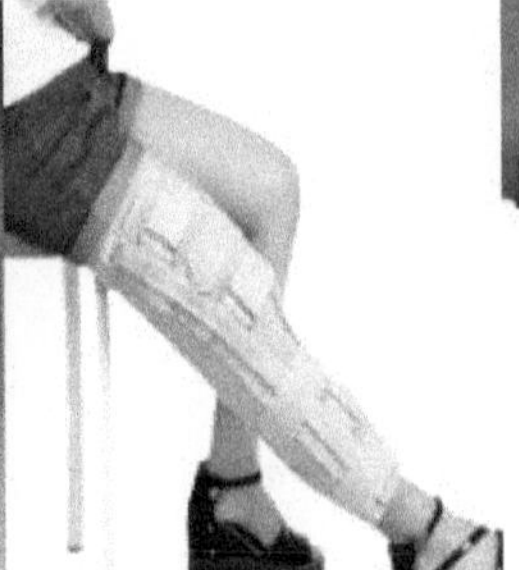
C. 无铰链框架型KO

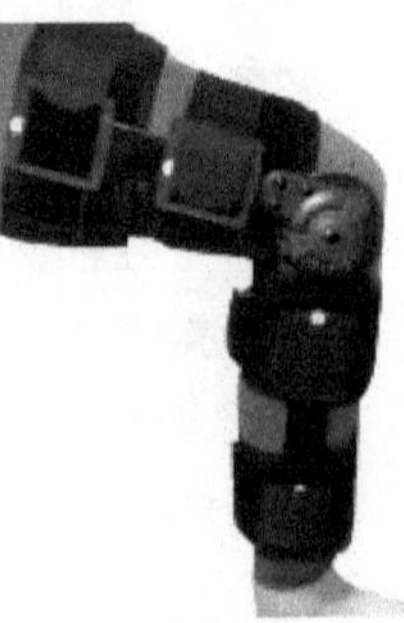
D. 铰链框架型KO

图28-31 膝矫形器

①软式KO：是一类用高弹性织物复合材料制成的。其特点是其材料具有良好保温性，能在局部储存热量，有助于间接辅助治疗膝部炎症、减轻疼痛；另外，高弹性织物制品复合材料质地比较软，佩戴舒适。应用时可根据膝关节的稳定性选配膝关节塑料或金属铰链。适用于膝关节炎、软组织损伤、运动防护、增强侧方稳定性等。

②塑料KO：分为无膝关节铰链和有膝关节铰链两种，用高温或低温热塑材料制成，用于限制膝关节过伸和提供侧方稳定性。适用于因侧副韧带松弛引起的膝内翻和膝外翻、因交叉韧带松弛引起的膝过伸等。

③框架型KO：由双侧金属支条、上下腿箍和髌骨压垫组成。分两种：①无铰链用于膝关节无力或术后时作为临时固定；②有铰链用于康复训练时调整膝关节角度以适应不同的康复阶段，适用于髌骨骨折、韧带损伤或术后恢复期的患者。

（4）膝踝足矫形器

下肢矫形器中，阶段自大腿部分到足踝部可控制膝踝足关节的矫形器称为膝踝足矫形器（KAFO），也称为大腿矫形器。按主要制造材料可分为金属支条式KAFO、塑料式KAFO和金属塑料混合式KAFO。

①金属支条式KAFO：是由膝关节铰链和大腿支条、小腿支条、大腿皮箍、小腿皮箍等结构组成的。主要作用是增强膝关节稳定性；限制膝关节屈曲、膝内翻、膝外翻和膝过伸畸形；踝部可根据足踝部畸形、肌力、关节活动度、站立平衡能力、行走能力等情况选用合适的踝关节铰链。多适用于脑外伤、脊髓损伤、肌肉营养不良、脊柱裂等原因引起的下肢肌肉无力，以及膝关节外翻、内翻及过伸畸形等膝踝足部畸形。

②塑料式KAFO：塑料式KAFO由高温或低温热塑材料制成比较轻便，因为是个性化定制，所以能更合理控制局部压力分布，结构是在KO的基础上向下延长到足部，把踝部、足部都包覆在内，具有限制踝背屈、跖屈，限制距下关节内翻、外翻，稳定膝关节内外侧的作用。步行中在支撑期稳定膝关节。多适用于脊膜膨出、马尾神经损伤等原因引起的下肢肌肉麻痹、膝踝关节侧方不稳及膝关节过伸等。

③塑料金属混合式KAFO（图28-32）：现阶段应用最多的一种膝踝足矫形器，塑料多用聚丙烯材料，膝关节大多用瑞士锁或落环锁，根据患者踝关节具体情况可选用单轴踝铰链、多轴背屈跖屈助动踝铰链。国内大多采用石膏绷带对患者的下肢进行尺寸测量取型、经模塑成型制成；现随着科学技术的进步，也可用扫描的方式进行尺寸测量，然后在计算机和铣床辅助下进行阳型的制作。可矫正膝关节屈曲、膝内外翻及膝过伸畸形；提高膝关节在站立和行走时的稳定性；改善步行能力。多适用于脑外伤、马尾神经损伤、小儿麻痹后遗症、脊柱裂等原因引起的下肢肌肉麻痹，以及因疾病原因引起的膝关节内外翻、膝过伸畸形。

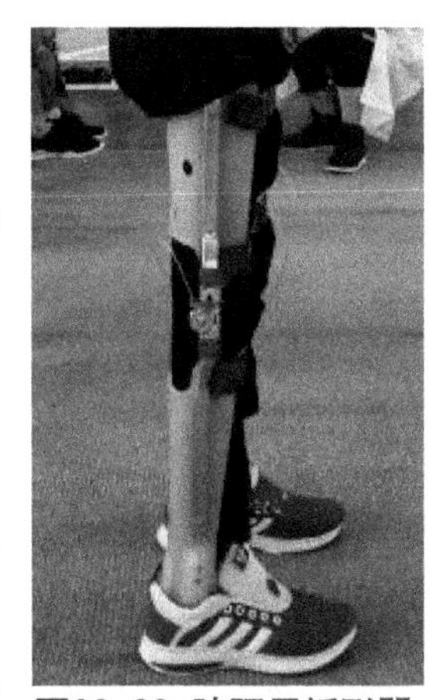
图28-32 膝踝足矫形器

④免荷式KAFO：免荷式KAFO又称为坐骨承重式矫形（ischial weight bearing orthosis）。其大腿的上部有类似大腿假肢接受腔或坐骨承重环，坐骨承重环一般由高温热塑板材制成，通过坐骨结节位置负荷身体重量，经双侧支条传导至矫形器远端和地面，减免直接在站立、步行中对髋关节和下肢肢体的负荷。多适用于股骨、膝

关节及髋关节需要减免下肢轴向负荷的疾病等。

**（5）髋膝踝足矫形器（HKAFO）**

髋膝踝足矫形器（HKAFO）（图28-33）是在金属KAFO的基础向上增加髋关节铰链、控制装置及骨盆箍而成，增加对髋关节运动及躯体的控制，可调整髋关节内外旋及内收、外展角度，矫正髋关节屈曲挛缩畸形。临床常用于辅助截瘫患者（T6及以下的截瘫）站立、治疗性或功能性行走。多用于小儿麻痹后遗症、脊髓损伤、脊柱裂、进行性肌营养不良等疾病引起的下肢瘫痪。

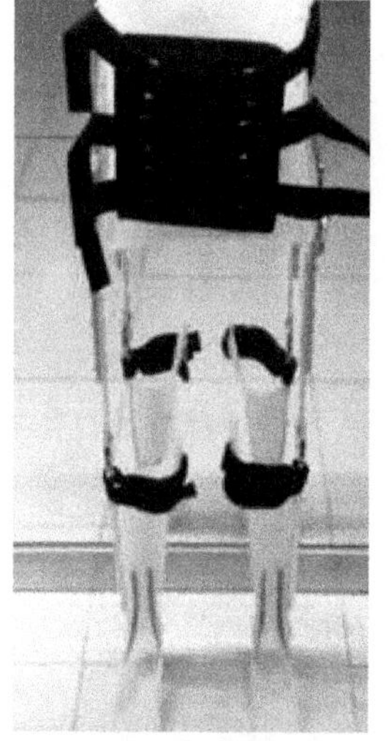

图28-33 髋膝踝足矫形器

**（6）截瘫行走矫形器**

①往复式截瘫步行器（图28-34）：往复式截瘫步行器（reciprocating gait orthosis，RGO）是一种能帮助截瘫患者实现独立交替步行的矫形器。这种矫形器是由双侧髋关节铰链、两条钢索和附在金属或塑料骨盆箍上的两个膝踝足矫形器、两侧胸部支条及固定带构成的。步行时患者（需在双杠内或双肘拐辅助下）首先将身体重心移至身体一侧，另一侧躯干向前转动身体，钢索也随之带动该侧的下肢向前迈步，用同样的方法可迈出另一条腿。通过行走训练，可实现截瘫患者居家和社区内的治疗性或功能性步行。身体向前移动主要依靠躯干残存力量和肘拐支撑使肢体向前方移动，因此上肢力量对截瘫患者行走是非常重要的。早期训练时上肢非常容易出现疲劳，但随着训练时间的增加，上肢的肌力和肌耐力都会得到提高，患者的行走速度和行走距离也会增加。此类矫形器主要适用于胸4及以下平面脊髓损伤、进行性肌营养不良患者。

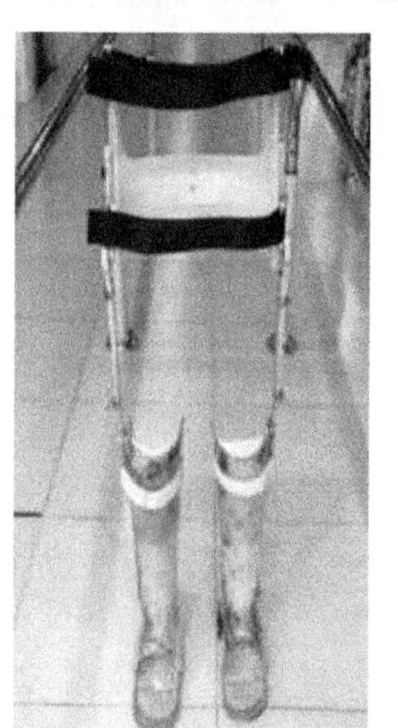

图28-34 往复式截瘫步行器

②改进型往复式截瘫步行器：近年来英国在RGO的基础上改良后研发出改进型RGO。称为ARGO，其特点是只用一条带套管的牵引索连接双侧髋铰链，将RGO两条牵引索改良为一条，在减少了摩擦阻力的同时又提高了传动效率；另外在膝关节增加了髋膝关节气压助伸装置。以上装置能使患者在使用ARGO步行过程中更加轻便，站立和坐下过程中也有辅助功能。与RGO相比，使用ARGO的患者在步行过程中步速变快、双足支撑期变短。多适用于胸4及以下的脊髓损伤患者。

③截瘫行走器（图28-35）：类似钟摆的工作原理，当患者重心转移时，利用安装在膝踝足矫形器内侧的钟摆式铰链（铰链的转动中心）装置，实现瘫痪肢体的被动前后转移。当患者的躯干将重心向右侧倾斜，左侧下肢在Walkabout的带动下抬离地面，重心前移使悬空的左侧肢体在重力的作用下依靠钟摆式铰链随着重心向前移动，并在惯性的作用下向前移动，完成移动左下肢的动作。Walkabout由两部分组成：①钟摆式铰链单元：包括一个铰链和两个衔接双侧KAFO支条的连接件，通过躯干重心的位移改变提供交替步

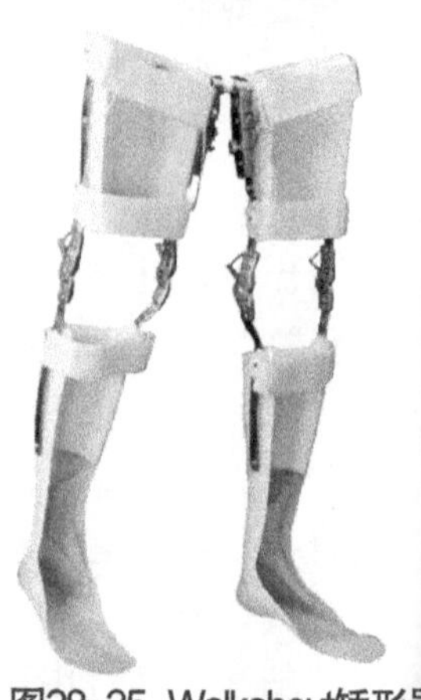

图28-35 Walkabout矫形器

行的动力；②膝踝足矫形器：该KAFO用于支撑双下肢，为稳定站立平衡提供必要条件和保证。钟摆式铰链单元放置在会阴部下方尽量靠近髋关节转动中心的位置，连接双侧KAFO的内侧大腿支条，限制双下肢内收内旋等运动，在行走过程中避免了因内收肌痉挛引起的双腿交叉磕碰等现象。多适用于胸8及以下平面脊髓损伤患者。

④下肢外骨骼机器人（图28-36）：下肢外骨骼机器人是融合智能传感、电子控制、融合信息交互、数字计算的综合体，为使用者提供一种可穿戴的带有双下肢机械机构的综合技术装置。下肢外骨骼机器人利用一副肘拐来帮助身体维持站立行走时平衡，通常由电动髋膝踝铰链、身体传感器、肢体固定带和一个电池背包等结构组成，背包内有一个微处理器控制盒及提供外骨骼转移动力的电池。使用者可以通过遥控装置或手机App选定某种运动设置，如行走模式、站立模式等。使用者在坐位或者平卧位穿戴外骨骼机器人，然后在电动助力装置和肘拐的辅助下站立行走，在站立坐下时一定要注意安全。目前主要用于辅助截瘫患者实现治疗性和功能性步行。多适用于胸8及胸8平面以下脊髓损伤患者。

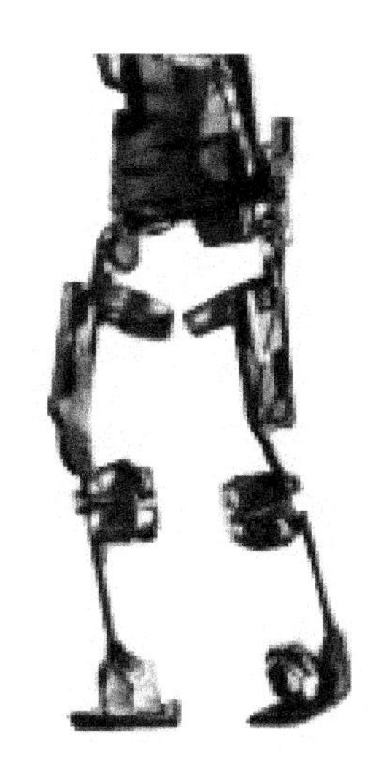

图28-36 下肢外骨骼机器人

## 下肢矫形器的作用

下肢矫形器的作用主要有以下6个方面。

### 1.稳定和支持

通过控制关节异常活动维持关节稳定性、支持关节做正常运动、缓解疼痛或恢复功能。如脑外伤患者应用的动态踝足矫形器。

### 2.固定和保护

通过对伤病关节或肢体进行固定和限制，维持手术效果、防止二次损伤、促进炎症吸收。如用于治疗胫腓骨骨折的静态踝足矫形器。

### 3.预防、矫正畸形

原则上应以预防为主、矫正为辅，如出现僵硬性的畸形会影响矫正效果。出现畸形的原因有很多种，肌力不对称、生物力学发生改变、先天原因导致的躯体骨与关节非正常形态。矫形器应防止出现畸形或出现畸形后防止其继续发展。矫形器的预防和矫正作用多用于处于生长发育期的患者，也可为减轻手术难度和风险提前介入矫形器保守矫正治疗，如脊柱侧弯术前佩戴矫形器矫正畸形，术后佩戴矫形器维持手术效果。

### 4.免荷

通过坐骨结节和髌韧带承重减免下肢的轴向负重，来达到继续治疗下肢疾病的作用，又不影响人体的运动功能。如髌韧带承重矫形器通过减轻胫腓骨负荷来治疗小腿远端骨折。

### 5.抑制双下肢肌肉反射性痉挛

通过控制关节异常运动，对抗肌肉的反射性痉挛模式。如硬性塑料踝足矫形器用于脑瘫

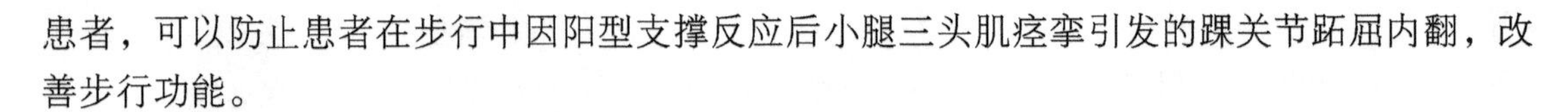


患者，可以防止患者在步行中因阳型支撑反应后小腿三头肌痉挛引发的踝关节跖屈内翻，改善步行功能。

### 6.补高

对骨盆及双下肢结构性和部分非结构性不等长进行补高，使双下肢等长、骨盆水平，减少步行中的跛行，缓解因不等长造成的腰肌劳损和疼痛。

## 临床应用

下肢矫形器在临床上的应用非常普遍，近年来，随着社会对临床康复医学、康复工程学的认可和重视，新技术、新理念、新材料和新工艺的研究和出现，康复治疗技术得以长足的进步和应用，下肢矫形器也增加了许多新的功能和种类。

### 1.临床适应证

#### （1）神经系统伤病

①脑外伤：运动功能障碍、异常运动模式是脑外伤主要的功能障碍，下肢在不同阶段会表现出肌张力增高、肌力低下、牵张反射亢进、关节主被动活动度异常、随意运动、坐位站位平衡及步行能力障碍等。针对患者主要功能障碍，可选择装配静态踝足矫形器、动态踝足矫形器、膝踝足矫形器等。急性卧床阶段，可适配静态踝足矫形器，维持足踝于功能位；痉挛出现时，可适配动态踝足矫形器牵拉小腿三头肌抑制肌张力增高，避免足踝关节出现跖屈、内翻。急性期后，可用膝踝足矫形器使患者尽快恢复站立和行走，促进患肢功能的早期训练，预防因肌力低下引起的膝过伸、足踝跖屈内翻畸形等。患者步行训练时，可根据下肢各关节的运动控制情况，选用膝踝足矫形器或踝足矫形器，辅助患者站立行走，维持下肢各关节正常生物力线，预防矫正膝过伸及足踝跖屈内翻等情况。

②脊髓损伤：下肢矫形器是脊髓损伤患者重建站立及行走功能时最常用和最有效的康复辅助器具。应用时需按脊髓损伤平面阶段适配不同的矫形器。胸4平面及以下损伤的患者可选用RGO、ARGO截瘫矫形器配合助行器达到治疗性步行；胸8平面及以下损伤的患者可选用Walkabout截瘫矫形器配合助行器、双肘拐达到治疗性步行；腰1平面及以下损伤的患者，应用双侧膝踝足矫形器或Walkabout等截瘫矫形器配合肘拐来实现家庭、社区内功能性步行；腰3平面及以下损伤的患者，应用踝足矫形器即可达到社区内功能性步行；脊髓损伤患者早期卧床可选用踝足矫形器将足踝维持在功能位。

#### （2）骨关节疾病

①骨折、股骨头坏死：胫腓骨、足踝关节骨折，可选用免荷式踝足矫形器、踝足矫形器和足矫形器；胫骨中段以上、股骨大腿骨折，可选用膝踝足矫形器、免荷式膝踝足矫形器等；股骨头坏死的患者，可应用免荷式膝踝足矫形器，通过减免股骨头处负荷，促进股骨头血运重建及功能的改善。而一般线性骨折可在骨折后直接使用矫形器，其他骨折在使用石膏外固定4～6周时，可酌情更换矫形器在固定的前提下进行功能锻炼。

②关节损伤：关节损伤使用矫形器的作用是：保护关节，缓解疼痛，改善下肢力线和承重功能，限制畸形加重；矫正可恢复的畸形。膝关节损伤常伴有韧带、半月板的损伤，术前、术后

或保守治疗时应用可调式膝矫形器，其作用是增强膝、足踝部关节稳定，促进水肿吸收、控制炎症，通过应用矫形器改善运动功能。

③烧伤瘢痕

烧伤瘢痕是引起烧伤患者肢体运动功能障碍的主要原因之一，下肢的烧伤常因瘢痕导致髋、膝、足踝部关节的挛缩、畸形等。烧伤的早期，常用髋矫形器、膝踝足矫形器、踝足矫形器和足矫形器，将肢体维持在功能位或休息位，预防关节挛缩畸形。

④足部疾病

足部疾病指横弓塌陷、扁平足、高弓足、拇外翻、跟骨刺、足内外翻、糖尿病、溃疡、足底筋膜炎等。由硅胶、EVA材料制作的矫形鞋垫或矫正鞋是目前比较常用的两种矫形器治疗方法。

### 2.注意事项

（1）将正确的矫形器穿脱方法详细告知患者及家属，应用时应严格按照程序进行，做到安全、方便的穿脱矫形器。

（2）根据康复治疗目标确定矫形器的穿戴时间，有的患者需要持续穿戴；有的只需要在工作或治疗时穿戴；有的需要穿戴数周，有的则需长期穿戴；还有的患者日间穿戴，夜间无须穿戴。

（3）注意观察矫形器施加压力部位，压力过大时会压迫肢体影响肢体的血液循环，甚至造成皮肤红肿破溃，因此要多观察皮肤颜色有无异常、肢体有无肿胀，特别是在交付使用后的前一周尤其应该注意。若有上述情况，应及时调整局部压力大小或暂停穿戴矫形器。矫形器会因长时间使用损坏或因患者肢体尺寸长度变化不适合时要及时更换，应及时复查，按照穿戴效果及预后情况判断是否应停止矫形器治疗。

（4）矫形器维护：矫形器不用时应放在比较干燥的区域，常清洁、防潮防锈；在矫形器关节铰链、连接部位定期上缝纫机油；不用高浓度油性洗涤剂清洗、不能直接在水中冲洗，不接触化学用品；避免矫形器受到挤压和高温下烘烤；避免矫形器接触锐器；发现关节松动、破损等及时处理。

## 第四节 脊柱矫形器

脊柱矫形器是用于脊柱固定、脊柱免荷和脊柱畸形矫正的体外使用装置。主要用于通过限制脊柱运动，辅助稳定脊柱伤病关节、缓解疼痛、减轻椎体轴向承重、促进伤病愈合、代偿脊柱丧失的功能、维持脊柱正常的生物力线和生理曲线、预防和矫正畸形、为术前做准备、维持术后效果。

## 脊柱矫形器的结构

### 1.基本结构

#### （1）软性脊柱矫形器

软性脊柱矫形器是以皮革、弹性材料、弹性铝合金支条等材料制成的脊柱矫形器。

#### （2）塑料脊柱矫形器

塑料脊柱矫形器是以塑料非金属材料为主体模塑成型的脊柱矫形器，主要材料为聚乙烯或聚丙烯材料，将高温热塑板材加热软化后，在石膏阳型上真空负压成型制作而成。

#### （3）支条脊柱矫形器

支条脊柱矫形器是以金属支条为主要构件或用金属框架制成的脊柱矫形器，其基本结构如下。

①骨盆箍：围绕于骨盆两侧及后侧之间的金属横条叫作骨盆箍。骨盆箍在髂翼上方防止矫形器佩戴时向下滑动，评估脊柱矫形器是否穿戴于合适骨盆的位置是重要的参考点；起到支撑体重、增加腹内压、减轻脊柱椎体轴向负荷的作用。

②支条（图 28-37、图28-38）：脊柱矫形器中围绕躯体纵向连接的金属条称为支条，两根后支撑条分布在脊柱的两侧，侧支撑条分布在躯干的两侧。按其控制部位不同又分为腰骶支条、胸腰骶支条。

③固定带：胸椎固定带固定在胸9的高度、肩胛下角下约3 cm处。肩胛固定带横向固定肩胛骨位置，两端分别距腋下约5 cm。

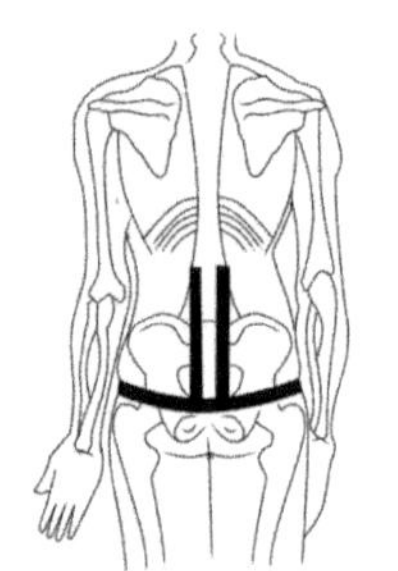
图28-37 脊柱矫形器的基本型

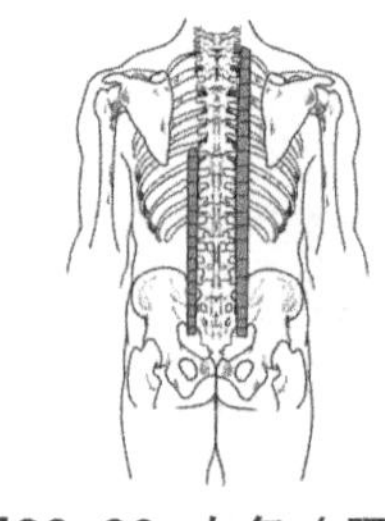
图28-38 支条（腰骶椎支条和胸腰骶椎支条）

### 2.常用脊柱矫形器的结构

#### （1）颈部矫形器

①成品颈部矫形器

A.软性围领：根据颈椎和下颚骨的生理曲度设计，里面是聚氨酯泡沫材料，外面是面纱套，用魔术粘带固定和调节松紧。多为成品，按照颈椎长度不同有3种型号选择，适配调整方便。可维持颈椎的生理曲线，限制低头，控制颈椎部分屈伸活动。适用于低头伏案工作者、颈椎病、颈部肌肉劳损患者。

B.费城颈托：聚乙烯泡沫材料和硬质塑料构成，分前后两片，在两侧用魔术粘带固定和调节松紧。部分颈托在前片带孔，适用于气管切开的患者。多为成品，根据颈椎的长度和围长不同有婴儿、小号、中号、大号等型号选择，适配调整方便。控制力较围领有所增强，可控制颈椎前屈后伸、侧屈及部分旋转，适用于外伤急救、神经根型颈椎病、颈椎骨折中后期和寰枢椎半脱位患者，颈椎不稳定患者慎用。

②定制颈部矫形器：用低温、高温热塑板材在石膏阳型或患者肢体成形制作。根据处方设计及阶段不同可控制颈椎屈伸、侧屈、旋转等活动，适用于斜颈保守治疗或术后固定、颈椎术后等

患者，开放性颈椎损伤患者慎用。

（2）颈胸矫形器

①屈伸旋转控制式颈胸矫形器：又称索米矫形器（sternal occipital mandibular immobilizer，SOMI）。前侧由双金属可调节杆和控制下颌关节运动的下颚托组成，后侧由控制头后方运动的塑料枕托构成。适用于颈椎骨折术后需稳定头部及颈椎屈伸旋转运动的患者，不稳定骨折患者慎用。

②屈伸侧屈旋转控制式颈胸矫形器：多为成品，前侧和后侧各由两个可调节金属杆和控制下颌运动的托组成，后侧由控制头部的枕托组成。限制颈椎屈伸、侧屈和旋转运动。适用于颈椎低段、胸椎上段的骨折、颈椎低段或胸椎上段骨折术后的患者。

③哈罗式颈胸矫形器（halo cervical thoracic orthosis）又称哈罗支架。多为成品，分为上下两部分：上面为一个金属环带用四颗医用螺丝钉固定颅骨，下面为一个热塑材料的胸托和一个热塑材料的背托，前后两侧中间用四根可调长度的金属杆相连。适用于颈椎不稳定骨折，尤其是C1～C3椎体不稳定骨折患者；需颅骨牵引患者。颈椎骨折合并颅骨骨折患者慎用。

（3）颈胸腰骶矫形器

由金属支条、低温或高温热塑板材制作。可控制颈胸腰骶椎体的屈伸、侧屈、旋转活动，适用于脊柱多处骨折的患者，呼吸障碍患者慎用。

（4）骶髂矫形器

①骶髂带：由尼龙布制成的软性式固定带，多为成品，弹性包裹骨盆。适用于产后或其他外部因素引起的耻骨联合分离。

②软性骶髂矫形器：俗称软腰围，由弹性尼龙材料制成，包覆面积比骶髂带大，主要限制骶髂关节活动。适用于外伤后的骶髂关节分离、骶髂关节痛。

③模塑式骶髂矫形器：用低温、高温热塑材料在患者躯体、患者石膏阳型模塑成形制成。用于骶髂关节部位骨折、脱位等患者。

（5）腰骶矫形器

腰骶矫形器是用于辅助治疗腰骶疾病常见的矫形器。具有较好的限制腰椎屈伸、侧屈或旋转运动，利用腹压支撑体重，减少腰椎承重作用。常用的有软性、屈伸控制式等矫形器。

①软性腰骶矫形器：俗称腰围，围腰一般是由弹性布料、帆布或皮革制成，临床上品种较多，如弹力围腰、布围腰和皮围腰。作用原理是利用内加金属条增强的布带束紧，给骨和软组织施加一定的压力，提高腹腔压力，借以减轻脊椎及其周围肌肉的体重负担，并限制脊柱的运动，从而达到消除疼痛的目的。适用于椎间盘突出症、腰肌劳损、腰扭伤、椎体Ⅰ度滑脱等患者，慎用于严重呼吸障碍的患者。

②模塑式腰骶矫形器：由低温、高温热塑材料制成，可在患者躯干或石膏制成的阳型上制作而成。它通过增加腹内压、限制腰椎前屈和后伸活动来固定腰骶部。适用于重度腰椎间盘突出、腰椎压缩性骨折、腰椎术后、椎体轻度滑脱等患者。

（6）胸腰骶矫形器

胸腰骶矫形器是临床上应用最多的脊柱矫形器，有成品、低温材料、高温热塑材料等可选择，控制包覆部位屈伸、侧屈或旋转活动，常用的有胸廓肋骨带、软性胸腰骶矫形器、防胸椎后突式胸腰骶矫形器、框架式胸腰骶矫形器等。

①胸廓肋骨带：由皮革、弹力尼龙等材料制成，包覆整个胸廓。通过对胸廓包覆部位施加弹性压力限制肋骨在呼吸时的活动。适用于肋骨骨折保守治疗的患者，可减少呼吸痛。

②软性胸腰骶矫形器：俗称高围腰，躯干包覆面积较软性腰骶矫形器大，增加了多胸部的控制。控制部分胸腰部屈伸、侧屈、旋转活动，增加腹内压，减免部分胸腰椎体轴向的负荷。应用于胸腰肌腱韧带损伤、胸腰椎体骨折保守治疗的患者。

③防胸椎后突式胸腰骶矫形器：由腹固定带、两根脊椎双侧后金属支撑条、胸固定带、两条肩固定带等构成。两条肩固定带将肩关节固定在中立位，后侧金属支撑条起到增加强度的作用，限制胸椎后突。适用于预防和辅助治疗因骨质疏松引起椎体前缘压缩性骨折造成的胸椎后凸。

④框架式胸腰骶矫形器：多为成品，也可由低温、高温热塑材料制作。成品矫形器结构分为前后两部分，利用三点力原理固定胸腰部，控制躯干的前屈、后伸、部分旋转活动。适用于椎体压缩性骨折、结核、胸椎后凸畸形的患者。

## 临床应用

### 1.脊柱软组织损伤及退行性变

#### （1）颈椎软组织损伤

颈椎软组织损伤如落枕、颈部肌肉劳损、颈部肌肉扭伤会引起患者颈部疼痛及颈部活动受限。轻度软组织损伤可佩戴软性围领，给予颈椎部分支撑，缓解疼痛；中重度软组织损伤急性期可佩戴费城颈托、中后期佩戴软性围领辅助治疗。

#### （2）颈椎病

颈椎病是由于颈椎周围长期肌肉劳损引起的椎间盘退行性变或椎间盘突出导致颈椎生理曲度发生变化、椎体增生，压迫了周围神经，引起一系列不适症状。应用矫形器的目的是控制颈椎屈曲、侧屈、旋转运动，维持颈椎的正常生理曲线，限制患者前屈的活动范围，巩固康复治疗效果。可选择软性围领、费城颈托、定制颈部矫形器。

#### （3）腰骶部软组织损伤

腰骶部软组织损伤如腰肌劳损、肌肉韧带扭伤都会引起患者腰骶部疼痛和腰部活动度降低。穿戴软性腰骶矫形器控制部分腰椎运动，增加腹内压，降低椎体的轴向负荷，放松疾病部位的肌肉紧张度，缓解疼痛。

#### （4）腰椎间盘突出症

腰椎间盘突出症是由于腰椎前突过大、椎体退行性变、肌肉劳损等原因使纤维环破裂、髓核突出从而压迫神经引起的腰骶部疼痛、下肢麻木等症状称为腰椎间盘突出症。可佩戴软性腰骶矫形器辅助康复治疗。

### 2.脊柱、躯干骨折

#### （1）椎体骨折、脱位

可根据治疗方案使用矫形器，用于部分骨折的保守治疗、骨折术后固定，可控制脊柱运动、保护伤病部位、辅助患者早期下床活动、早期康复训练体位安全转移。

①颈椎骨折、脱位：稳定型颈椎骨折与脱位可选用控制屈伸、旋转的颈胸矫形器或控制屈伸、侧屈、旋转颈胸矫形器；不稳定型颈椎骨折可配佩戴哈罗式颈胸矫形器；颈椎椎体骨折并伴胸腰椎体骨折需选用塑性颈胸腰骶矫形器。

②胸椎骨折：稳定型压缩性骨折可选用框架式胸腰骶矫形器；如外在因素导致胸椎骨折多伴脊髓损伤，如为不稳定型骨折，可选用控制屈伸、侧屈、旋转活动的定制化胸腰骶矫形器。

③腰椎骨折：腰椎稳定性骨折常见为骨质疏松引起的压缩性骨折，如为腰1～3骨折可选用模塑式胸腰骶矫形器，如为腰4、腰5骨折多选用模塑式腰骶矫形器。腰椎不稳定型骨折常见于外伤引起的粉碎性骨折伴脊髓损伤。

④腰骶椎滑脱：椎体滑脱通常以L5～S1常见。一般腰骶椎轻度（Ⅰ～Ⅱ度）滑脱使用腰骶矫形器，控制脊柱后伸和侧屈，大于Ⅱ度腰骶椎滑脱在手术治疗前后均需佩戴腰骶矫形器。

⑤骶尾部骨折：临床多见尾椎骨折患者。骶尾部骨折可选用软性骶髂矫形器。

（2）肋骨骨折

单一肋骨骨折、多发肋骨骨折在术后或排除气胸、内脏损伤等其他异常情况下可使用胸廓肋骨固定带固定。

### 3.脊柱结核、肿瘤

由于脊柱结核和肿瘤是多节段破坏脊柱骨质，造成脊柱的稳定性差，并且容易诱发脊髓

损伤，所以需要使用控制脊柱屈伸、侧屈、旋转的固定性脊柱矫形器，无论是否手术治疗，都需要佩戴矫形器辅助治疗。

### 4.脊髓损伤

（1）急救现场的矫形器处理

由外伤引起的脊柱不稳定型骨折在现场急救处理非常重要，不正确的搬动方法可能造成二次损伤，加重脊髓损伤程度影响愈后效果。所以在急救现场用成品矫形器固定患者躯干后再搬动，减少在搬运过程中二次损伤的可能。常用的急救矫形器是成品费城颈托和胸腰骶矫形器。

（2）恢复期的矫形器应用

在脊髓修复期往往脊柱稳定性已初步形成，使用脊柱矫形器起到辅助脊柱稳定作用，按部位选择控制屈伸、侧屈、旋转的脊柱矫形器，可选择颈矫形器、颈胸矫形器、颈胸腰骶矫形器、胸腰骶矫形器、腰骶矫形器、骶矫形器。

（3）代偿期的矫形器处理

在脊髓损伤代偿期，脊柱骨折已基本愈合，可以使用软式脊柱矫形器或屈伸控制脊柱硬式矫形器保护脊柱运动，支撑、稳定脊柱。

（韩林林）

## 参考文献

1. 刘夕东 . 康复工程学 . 北京：人民卫生出版社，2017.
2. 赵正全 . 低温热塑矫形器使用技术 . 北京：人民卫生出版社，2016.
3. 武继祥 . 假肢与矫形器的临床应用 . 北京：人民卫生出版社，2012.
4. 赵辉三 . 假肢与矫形器学 . 北京：华夏出版社，2005.
5. 方新 . 下肢矫形器原理与装配技术 . 北京：中国社会出版社，2014.

# 第二十九章

# 自助器具和助行器具的应用

## 第一节 自助器具的应用

### 自助器具的定义和作用

#### 1.定义

自助器具（self help devices）是根据生活环境需求，最大限度发挥肢体残存功能，借助自身力源的情况下，可用于辅助自主完成日常生活活动、提高生活品质而设计或根据现有设施设备改造制作而成的一类辅助器具。自助器具属于辅助器具十二大类中的其中一类，多与身体运动功能和日常生活活动相关联，它在一定程度上补偿或代偿身体的功能缺失和障碍、辅助康复治疗、提高日常活动能力和技能。

#### 2.作用

（1）临时或长期补偿或代偿身体的功能缺失和障碍。

（2）改善现有残疾状况、提高自主日常活动能力和技能。

（3）提高认知、学习和沟通能力，节约体能、提高效率。

（4）参与家务活动，提高残障者日常活动参与度。

（5）促进心理和生理康复、节约资源。

（6）辅助康复治疗。

### 自助器具的种类和用途

自助器具可以是成品，满足一般功能辅助需求；也可以是定制的，满足特定功能需求。种类较多，本文主要介绍辅助餐饮类、卫浴类、穿衣类、书写类等辅助器具。

#### 1.辅助餐饮类

（1）勺、筷、匙、叉、刀类

①加长把手的叉、匙：适用于够不到碟或碗的患者。

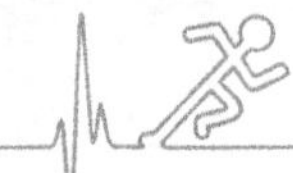

②加粗把手的叉、匙（图29-1）：适用于难以抓握细小物品、握力差的患者。

③匙把向下弯的匙（图29-2）：适用于完全没有抓握能力的患者。

④可调叉、匙把角度和方向的叉、匙（图29-3）：适用于克服腕关节功能异常导致无法正常将食物放到嘴边的患者。

⑤加装弹簧的筷子（图29-4）：适用于手部伸肌肌力差或手指开合能力差的患者。

⑥倒“T”形锯刀（图29-5）：适用于手腕部力量差无法正常切割食物的患者。

⑦“L”形刀（图29-6）：适用于上肢力量弱、无法正常进行切割动作的患者。

⑧锯刀（图29-7）：适用于手部力量弱、只能利用上肢力量进行切割的患者。

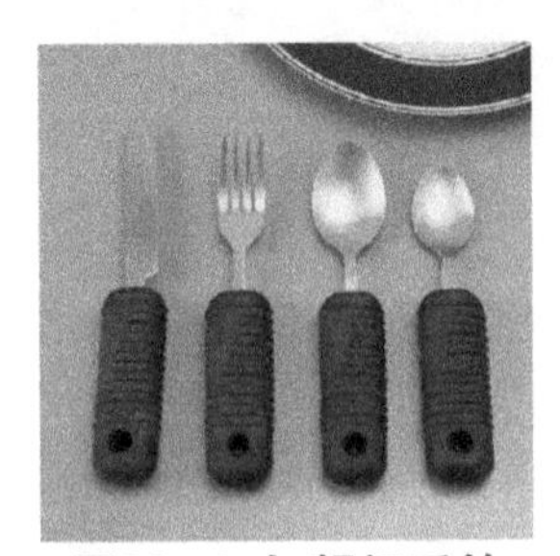

图29-1 加粗把手的匙、叉类

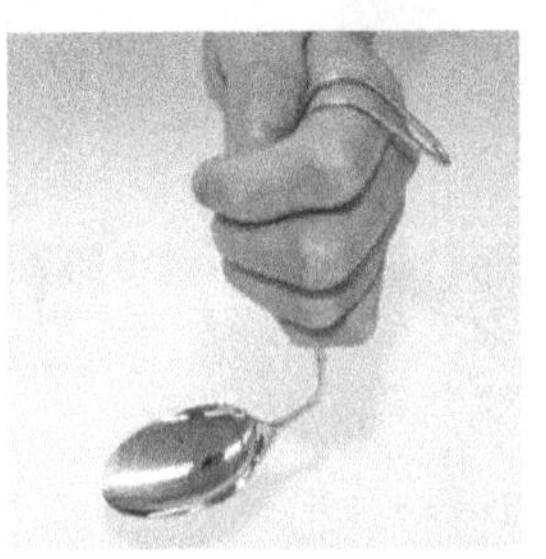

图29-2 匙把向下弯的匙、叉类

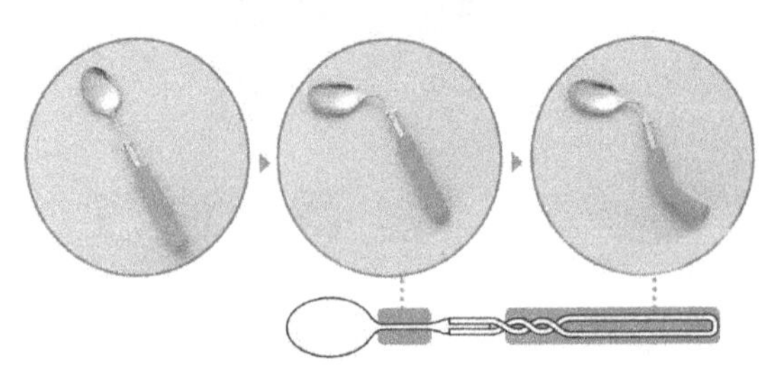

图29-3 可调叉、匙把角度和方向的叉、匙

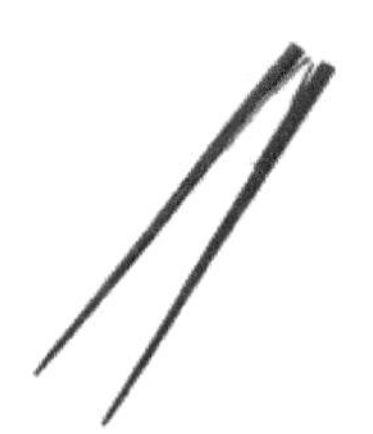

图29-4 加装弹簧的筷子

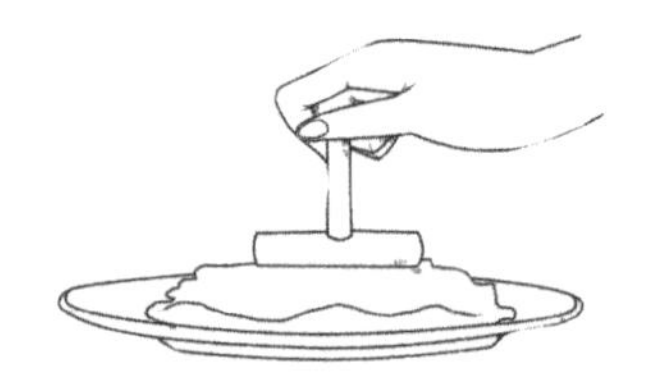

图29-5 倒“T”形锯刀

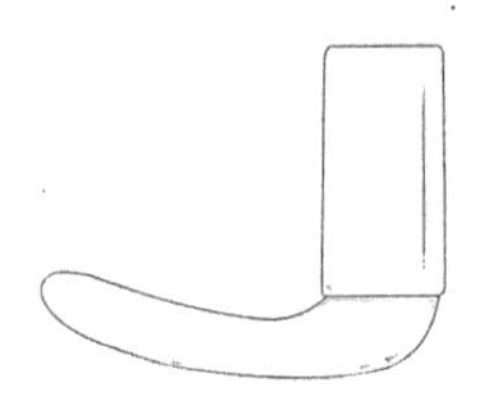

图29-6 “L”字形刀

（2）碟盘和杯类

①分隔凹陷式碟子（图29-8）：适用于单手操作、利用汤匙辅助进食的患者。

②配有碟档的碟子（图29-9）：适用于上肢控制能力较差、盛舀食物时容易撒的患者。

③“C”形握把杯子（图29-10）：适用于手腕部抓握能力丧失或不足的患者，使用时将双手手指穿过杯柄处即可，无须抓握动作也可完成抬起水杯喝水动作。

④带吸管夹及吸管的杯子（图29-11）：适用于不能独立完成喝水动作的患者，杯子底端可加装防倒装置以固定杯子，也可将吸管固定于一个角度方便患者使用。

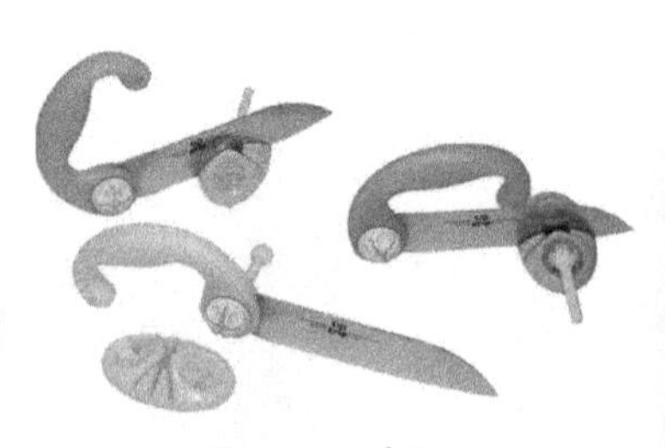

图29-7 锯刀

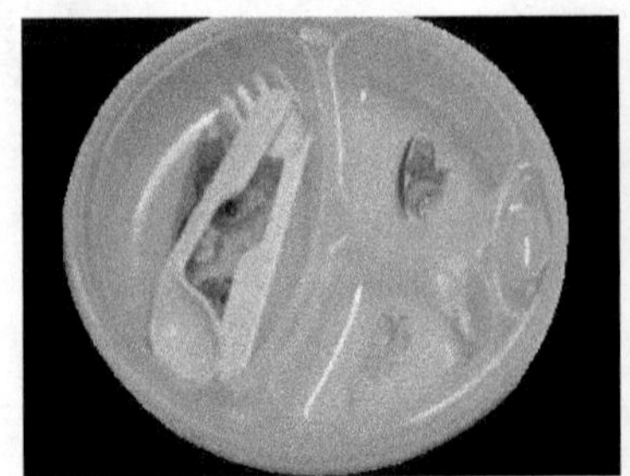

图29-8 分隔凹陷式碟子

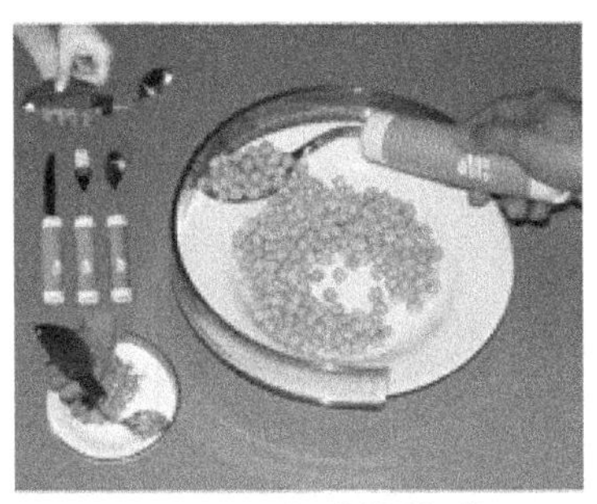

图29-9 配有碟档的碟子

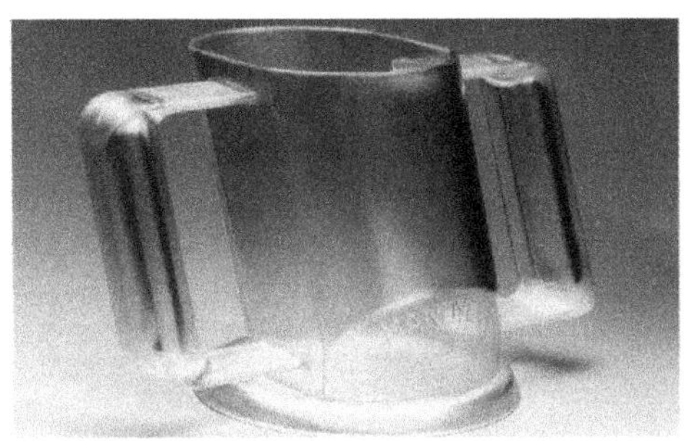

图29-10 “C”形握把杯子

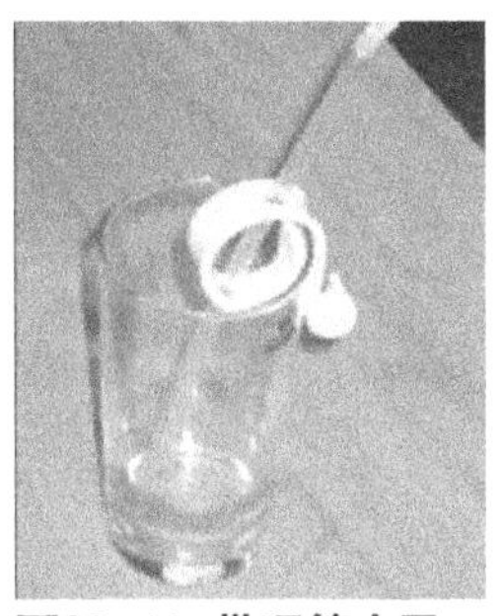

图29-11 带吸管夹及吸管的杯子

## 2.卫浴类

### （1）个人清洁辅具

①加环洗澡巾：毛巾两端加装双环装置，适用于双上肢抓握能力弱的患者，只需双侧大拇指钩住双环即可完成洗澡动作。

②长臂洗澡刷：适用于上肢肩关节功能障碍者，加长的手柄可辅助患者增加洗浴的范围。

③洗澡椅：适用于体力弱或站立平衡功能障碍的患者。

④防滑地胶垫：适用于比较湿滑的地面。

⑤浴缸：如带门的浴缸，适用于体位转移障碍的患者，方便患者进入洗浴区。

### （2）如厕辅具

①轮椅式便池：软式坐垫设计，坐垫下有可移动的便盆，可方便推行至患者处，适用于体位转移障碍或站立行走平衡能力差的患者，方便其居家时进行大小便。

②加高坐垫：抬高坐便马桶的高度，方便患者坐姿和站姿的转换，适用于下肢坐起与站立功能障碍的患者。

③手纸夹：适用于肩关节活动受限，手不能接触到肛门者，用于夹持手纸并帮助擦拭肛门的器具。由固定手柄、活动手柄和夹子组成，材料为聚酰胺塑料或金属。使用时按动手柄，打开夹子，将手纸放入；清洁肛门区域后，再次按动活动手柄，打开夹子，手纸掉落到便池中。

### （3）修饰辅具

①长柄发梳：适用于上肢肩关节功能障碍者，加长的手柄可辅助患者增加发梳的活动范围。

②带有C型把的电动剃须刀：适用于手腕部抓握能力丧失或不足的患者，使用时将手指穿过把手处即可，无须抓握动作也可完成剃须动作。

③吹风机：如自立型电吹风，适用于单上肢功能障碍者或不方便用手辅助吹头发者。该装置由吹风机、V型基座、鹅颈支架和电吹风托架组成，能置于桌或梳妆台上，且可任意调整吹风角度。

④改装指甲剪：增加指甲剪的把柄长度，适合单手操作。适用于手指功能障碍者或单侧肢体功能障碍者。

⑤电动牙刷：适用于腕关节活动不灵的患者，辅助清洁口腔和牙齿。刷牙时间被自动设置为两分钟，两分钟后自动关闭电源，方便掌握刷牙时间。由可更换的牙刷头、手柄、充电显示灯和台式充电器组成。

### 3.穿脱衣物类

#### （1）穿衣自助器具

①穿衣钩：适用于手指精细动作差的患者，无法穿脱纽扣时，也可以借助穿衣钩来完成。

②魔术扣：适用于手指精细动作差的患者。

③系扣钩：适用于手指精细动作差的患者，一个环形钩固定在拉链上，将手指伸进钩环完成开合拉链的动作。

#### （2）穿鞋袜自助器具

①穿袜器：适用于无法弯腰的患者使用。脚掌两侧加宽加高装置，先将袜子放置在穿袜器内，再利用两侧牵拉绳上提进行穿袜动作。

②穿鞋器：适用于无法弯腰、手部精细活动差的患者使用。

③弹性鞋带：适用于上肢功能障碍的患者，方便其在穿脱鞋子的时候不用手即可完成。

### 4.书写类

#### （1）加粗笔

可用泡沫材料或在笔杆上穿上一块软性塑料球制成。适用于手指握持困难的患者。

#### （2）免握笔

将笔放置在一个环形结构上，固定在近MP关节处，可定制也可购买成品直接使用，适用于手指抓握能力不足、精细活动受限的患者。

## 自助器具的适配及应用原则

自助器具的适配及应用包括：评估、适配建议、设计制作或购买、适应性训练等。根据患者的功能障碍、ADL等情况，适配自助器具需符合以下几个要求。

1.提高患者的ADL能力，代偿或补偿功能障碍的缺失或不足。

2.能辅助患者提高完成日常生活的各种活动能力。

3.设计适配尽量简单化，方便患者使用。

4.方便按照功能障碍的变化进行调节。

5.尽可能美观，易于患者接受。

6.选择的材料无毒、轻便、易清洁、性价比高。

# 第二节 助行器的应用

## 助行器的定义和分类

助行器（walking aids）是一种用于支撑人体体重、保持站立平衡和辅助行走的辅助器具，也可称为步行器、步行架。由不锈钢、铝合金、橡胶等材料组合而成。当患者因下肢力量减退、身体平衡能力下降或需减免下肢负荷时使用。

根据助行器握持方式和操作方法不同，可将其分为两大类：单手操作助行器、双手操作助行器。单手操作助行器小巧、轻便，但支撑面积小、稳定性较差；双手操作助行器较单手操作助行器复杂，支撑面积大、稳定性好、可支撑更大身体负荷。

### 1.单手操作助行器

单手操作助行器在助行器中应用最广泛，主要以前臂及手腕部为主要支撑，腋拐除利用手腕部支撑外，还需要躯干侧方提供稳定性。所以在使用单手操作助行器时，需要患者具备较强的上肢力量和躯干稳定性。按照行走时稳定性、控制面积的不同，可选择单脚或多脚；在减免下肢肢体负荷时，可选择肘拐或腋杖。

按照单手操作助行器的握持方式和操作方法不同，分为手杖、腋拐、肘拐、前臂支撑拐和单侧助行器等。

#### （1）手杖

手杖（cane）是以单侧手握持操作辅助站立行走的助行器，上肢功能正常者才可使用，适用于站立行走稳定性差、需要提供部分支撑的老年群体，按照支撑脚的数量不同，可分为单脚手杖、多脚手杖两类。

①单脚手杖：用木质、不锈钢或铝合金材料制成，由手柄、支撑杆、防滑橡胶塞头构成，高度可调，多为成年人群使用，支撑面较小，稳定性较差、易于携带。适合需要提供简单支撑、行走时速度要求较快的患者，适用于不同路面环境。

②多脚手杖（walking stick with three or more legs）：支撑面相较单脚手杖大，稳定性较好，分为三脚手杖和四脚手杖。适用于站立行走平衡能力差、提供部分支撑的患者。多脚手杖适用于较为平坦的路面环境。在不平坦的路面环境使用因支撑脚接触面的改变会影响稳定性和操控性。

#### （2）肘拐

肘拐（elbow crutch）又称肘杖，依靠手腕部承重、前臂后侧提供更大支撑面积，由上臂托、中部握持的手柄、下端支撑杆和防滑橡胶塞头组成，拐柄与臂托之间夹角为120°。较手杖的稳定性更好、控制面积更大。适用于需提供更大的承重需要、行走时需提供较强的稳定度和支撑力。有些肘拐臂托高度可调节，在站立时可解放双手，一般为双侧使用。多用于脊髓损伤、下肢骨折、部分小儿麻痹患者，多为成人使用。

#### （3）腋拐

腋拐（axillary crutch）由上支撑托、中部的手柄、下端的支撑杆和防滑橡胶塞头组成。行走时利用手腕部为主要着力点，上支撑托紧贴腋下5cm的躯干侧方提供稳定性。腋拐较肘拐可负荷身体更多体重，支撑面积较肘拐小，身体稳定性更好。腋拐在使用时应注意不能将上支撑托压迫腋下，长期压迫腋下容易造成腋神经损伤导致三角肌麻痹，常用于下肢骨折或截肢患者，多为成人双侧使用，长度、手柄高度可调。

#### （4）前臂支撑拐

前臂支撑拐（forearm support crutch）是由一个或多个支撑杆、一个手柄和水平前臂支撑托、防滑橡胶塞头组成的助行器具。主要依靠前臂支撑，适用于肘关节屈曲挛缩、手腕部无法承重的患者，高度可调节。

#### （5）单侧助行器

由四个支撑杆、两个手柄、四个防滑橡胶塞头构成，可单手操作。支撑面较拐类助行器大，稳定性更好，体积较双手操作助行器小，可手持步进式操作，折叠方便，使用和储运方便、高度可调。

### 2.双手操作助行器

双手操作助行器（walking frame）是临床康复和日常生活中应用比较多的一类助行器，大多由铝合金材料制成，由手柄、多个支脚、框架部分和防滑橡胶塞头构成。双手操作助行器较单手操作助行器站立行走稳定性更好，辅助站立、坐下、转移时更安全，患者需具备良好的上肢力量、抓握能力。根据底端是否安装脚轮可分为支脚式助行器、轮式助行器两种。

#### （1）支脚式助行器

应用最多的一种双手操作助行器，无脚轮设计，由四个防滑橡胶塞头接触地面。具有适合在较为平坦的路面环境使用、高度可调节等特点。主要应用的有折叠式助行架和阶梯式助行架两种，无折叠设计功能因不方便携带已基本被淘汰，折叠设计方便转运、携带；阶梯式设计方便患者站起或坐下。

①折叠式助行器：双侧手柄处为一水平支撑杆，折叠方便，可实现向前抬起后或差动式转移行走。四个支脚可调整高度。适合双下肢早期术后患者、下肢中度功能障碍者或站立行走平衡较差者。

②阶梯式助行器：阶梯式设计，双侧手柄各有两个高、低握持部位，使用方便，利用上肢躯干力量渐进进行站起或坐下，适合不同的坐起高度，也可折叠、高度可调，方便储存转运。适合下肢关节功能障碍者、下肢及上肢力量较差的患者使用。

#### （2）轮式助行器

由手柄、多个支撑杆、脚轮、框架部分或防滑橡胶塞头构成。带有2个、3个或4个脚轮，可分为框式两轮助行器、三轮助行器、框式四轮助行器、腋托四轮助行器和平台支撑台式四轮助行器，部分带有脚轮刹车，三轮助行器带手闸制动功能。轮式助行器较支脚式助行器允许在平坦的路面环境以较快的速度连续行走。高度可调节，折叠方便，适合推行转移行走。

①框式两轮助行器：在两个前支撑杆上装有两个固定或摆动的脚轮，行走时只需提起助行器后方依靠两前轮滑行，高度可调节，折叠方便，且大多前轮可更换为防滑橡胶塞头，适用于双下肢功能轻度障碍或站立平衡能力较差者，可保持连续步态。

②三轮助行器：装有三个固定或摆动的脚轮，无须提起助行器前行，多为老年人使用，带手闸制动及其他辅助支撑功能。

③框式四轮助行器）：与两轮助行器框架结构类似，在四个支撑杆上装有四个固定或摆动的脚轮，行走时无须提起助行器依靠脚轮滑行，高度可调节，折叠方便，且脚轮可更换为防滑橡胶塞头，适用于双下肢功能轻度障碍、老年人群或站立平衡能力差者，也可保持连续步态。

④腋托四轮助行器：在四轮助行器的框架基础上加装双侧腋托及前握持手柄，可在腋下5 cm处提供侧向支撑，利用患者行走时的动力驱动，后轮带刹，方便停放。中部结构带坐垫，可供使用者短暂休息时使用。腋托高度可调节，且为万向，适用于需减轻下肢负重、站立稳定性差等患者。前扶手柄和腋托均可拆下，主架为折叠结构，方便储运，节省空间。

⑤平台支撑台式助行器：支撑面积大，稳定性能好，易于推动，后轮带刹，方便停放。中部结构带坐垫，可供使用者短暂休息时使用。配置倒U型臂托，可快捷调整臂托高低，适用于手腕部功能差、需减轻下肢负重等患者。主架为折叠结构，方便储运，节省空间。

## 助行器的作用

### 1.提高站立和行走时平衡能力

通过增加支撑面积，增加身体站立和行走时的稳定性，提高站立和行走时的安全性。

### 2.减免下肢肢体负重

通过减免下肢的负荷，减轻身体重量对下肢的冲击，从而在保护下肢肢体的前提下，更好的发挥身体功能。

### 3.提高站立行走能力

助行器可以代偿或补偿一部分下肢功能障碍，提升行走速度。

### 4.缓解下肢部位疼痛

骨性关节炎或下肢骨折后，助行器的应用可使受伤部位休息和不负重，以此来缓解疼痛。

### 5.辅助康复训练

在康复训练时，通过助行器的使用可使患者身体功能得到提高，加强康复效果。

### 6.辅助站立和坐下

辅助患者从坐位到站位，从站位到坐位的姿势变化。

## 临床应用

### 1.助行器使用高度的测量方法

#### （1）手杖使用高度测量方法

取患者站立位，双上肢自然垂下，将肘关节屈曲20° ~30° ，手腕部呈握拳背伸状，然后测量患者腕横纹处至前足外侧15 cm处的距离即为手柄握持的高度，也称为参考高度。测量完距离后将手杖调整到参考高度交付给患者试用，根据患者的具体使用情况再做高度微调整后，正式确定该患者使用手杖的适合高度；如快速测量，可取仰卧位将股骨大转子与鞋底的距离作为手柄的握持高度，也称参考高度，后将手杖调整至参考高度，再做微调整即为手杖的使用高度。

#### （2）肘杖使用高度测量方法

取患者站立位，双上肢自然垂下，将肘关节屈曲20° ~30° ，测量患者尺骨鹰嘴下6 cm处至前足外侧15 cm处的距离即为肘杖的总高度，手柄握持处的高度测量方法与手杖使用高度测量方法相同。

#### （3）腋杖使用高度测量方法

取患者站立位，双上肢自然垂下，量取从患者腋下5 cm处至前足外侧15 cm处的距离即为腋杖的总高度，手柄握持处的高度测量方法与手杖使用高度测量方法相同。如快速测量，可将患者的总身高减去41 cm即为手柄握持高度，同时量取患者腋窝下5 cm至前足外侧15 cm处的距离即为腋杖总高度。双下肢如有短缩，需将短缩的距离先补偿后再行测量。

（4）前臂支撑杖使用高度测量方法

取患者站立位，双上肢自然垂下，量取从患者尺骨鹰嘴处至鞋底的距离减去6 cm即为前臂支撑托的高度，也称参考高度。

（5）双手操作助行器、单侧助行器使用高度测量方法

手柄握持处高度与手杖测量方法相同，腋托处高度与腋杖使用高度测量方法相同；前臂支撑助行器平台的高度与前臂支撑杖使用高度测量方法相同。

## 2.适用范围

（1）单手操作助行器

结构简单、重量轻、可上下楼梯使用。适用于脑血管意外、需要提供部分支撑的老年群体、行走时速度要求较快的患者或适用于站立行走平衡能力差、提供部分支撑的患者。

（2）双手操作助行器

平整路面使用，适用于患者因下肢力量减退、身体平衡能力下降或需减免下肢负荷时；支撑人体体重、保持站立平衡和辅助行走；适合下肢早期术后患者、下肢中度功能障碍者或站立行走平衡较差者。

## 3.使用方法

助行器具是支撑人体体重、保持站立平衡和辅助行走的辅助器具，主要于站立、行走、重心转移时使用。本文主要介绍单手操作助行器和双手操作助行器的使用方法。

（1）单手操作助行器

①单侧操作助行器使用方法，如手杖、肘杖、腋杖在单侧使用时。

交替步行：行走时先伸杖，再迈出患侧腿，最后再迈出健侧腿。

两点步行：行走时杖与患侧腿同时迈出后，再迈出健侧腿。

上下台阶：上台阶时，杖先上后再上健侧腿，患侧腿后下；下台阶时，杖先下后再下患侧腿，健侧腿最后下。

过障碍物：对于高度较低的障碍物，应先过杖，再过患侧腿，最后过健侧腿；对于高度较高的障碍物，应先过杖，再过健侧腿，最后过患侧腿。

②双侧操作助行器使用方法，如双肘拐、双腋拐在双侧使用时。

摆至步：双杖同时向前着地，后抬起双侧下肢迈至双拐支脚处。

摆过步：双杖同时向前着地，后抬起双侧下肢迈过双拐支脚处。

（2）双手操作助行器

①抬起式：适用于框架结构，无脚轮助行器。使用时先将助行器整体抬起向前移动，待助行器平稳着地后，两侧下肢依次交替前行至助行器后侧支脚处。

②差动式：使用时助行器无须提起，依次移动助行器一侧交替行进，如先移动助行器的右侧，左侧肢体随之移动，再移动助行器左侧，后移动肢体右侧。

③滑动式：适用于两脚轮、三角轮或四脚轮的助行器具，依靠脚轮的滑动进行转移行走。

## 助行器具的适配评估

助行器的适配评估需从以下几个方面进行。

### 1.基本数据

基本数据包括患者的姓名、身份证号、户籍、性别、年龄、属于哪类肢体障碍、障碍等级程度等。

### 2.使用评估

使用评估包括使用的目的与活动需求、辅具使用环境、目前使用的辅具情况、身体功能与构造、下肢平衡能力、下肢活动能力、上肢功能、使用目标需求、承重要求等。

### 3.助行器具的规格配置建议

助行器具的规格配置建议包括单侧或双侧使用、助行器的材质、尺寸测量数据、功能配件等。

### 4.其他建议

其他建议包括辅助检查、康复训练等。

（韩林林 左冠超）

## 参考文献

1.刘夕东.康复工程学.北京：人民卫生出版社，2018.
2.中国残疾人辅助器具中心.残疾人辅助器具标准化工作手册.北京：中国标准出版社，2010.
3.朱图陵.残疾人辅助器具基础与应用.北京：求真出版社，2010.
4.吴英黛.辅具评估专业技术手册.北京：华夏出版社，2009.

# 第三十章

# 康复治疗新技术

## 第一节 康复机器人技术

### 概述

**1.概念**

康复机器人是指能自动执行指令任务的人造机器，可以用来替代或协助人体的部分功能。

康复机器人是医疗机器人的一个分支，它涉及康复医学、机械学、机械力学、电子学、计算机科学、材料学、生物力学、机器人学及心理学等领域。其研发目标侧重于临床应用。目前，康复机器人已经在康复护理、假肢和康复治疗等方面得到广泛应用，促进了康复医学及相关领域的新技术和新理论的发展。

**2.作用机制**

中枢神经包括脑和脊髓两大部分，其损伤都会造成人体功能的障碍。中风、颅脑及脊髓损伤等神经系统疾病是造成运动功能障碍的主要原因，这些疾病带来的主要危害是手部精细动作及步行功能的丧失，严重降低了患者的日常生活能力，也加重了家庭及社会的负担。由此，可见神经系统疾病康复训练的重要性。

康复训练的原理是中枢神经系统的可塑性，康复治疗在一定程度上决定着神经塑造的方向和程度，大脑功能的可塑性具有神经解剖学的依据。目前常用的康复治疗手段包括肌力训练、平衡训练、步行训练、转移训练、神经促进技术及日常生活活动能力训练等方法。诸多研究表明：增加治疗时间、强度、重复次数、执行任务导向性的练习，并将自上而下和自下而上的方法结合起来，可以促进大脑可塑性和功能恢复。但是康复训练其实是一项体力劳动，方法不当很容易造成二次损伤。国内康复治疗人才缺乏，人力成本及治疗费用较高。一般的康复设备，人机交互功能很差，而康复训练对人机交互的要求却很高。这就是康复机器人的研究背景。

随着康复机器人的出现及发展，大大弥补了传统康复手段的不足，将智能仿生技术用于辅助患者完成肢体训练动作，实现康复治疗目的。康复机器人通过提供长时间、持续和精确的无疲劳治疗来提升康复训练的效果，其被编程来执行各种训练模式（被动运动、主动运动、主动助力、主动抗阻模式等），还可以用于测量和记录训练过程中的行为，减轻了治疗师的体力负担，使治疗师可以在患者的康复评估上花费更多时间，从而能够随着康复进展制定出更适合个人的康复方案。

### 3.康复机器人的发展

康复机器人的发展起步于80年代，1989年，麻省理工学院开发了应用于神经康复的康复机器人。1994年，机器人开始进入临床应用。1987年，英国研制出第一台成功商业化的辅助型康复机器人。最早进入市场的两种康复机器人是Handy1、MANUS。

目前国外的康复机构已配备的康复机器人功能更多、自动化程度较高、多自由度，有牵引式及悬挂式。而可穿戴外骨骼机器人则是目前最先进的康复机器人。它的设计基于仿生原理，结合人体工程学，可以穿戴于患肢。有对应每个关节的单独驱动装置，机器人的运动模式和人体自由度同轴，康复训练更有效。

### 4.康复机器人的分类

（1）按用途主要分为两大类：①医疗训练用康复机器人，主要用于肢体功能恢复及辅助训练；②生活辅助用康复机器人，用来代偿肢体功能。

（2）按照作用机制，可分为牵引式、悬挂式和外骨骼康复机器人。

（3）按照康复作业姿态类型，可分为直立式、坐卧式和辅助起立康复机器人。

（4）按照结构形式及作业姿态，可分为跑步式步态训练机、脚踏板步态训练机、地面步态训练机、静止步态训练器和踝关节康复系统。

（5）按照肢体训练部位，可分为上肢、手指和下肢康复机器人。目前国内外使用较广泛。

## 临床应用

### 1.上肢康复机器人

上肢康复机器人按结构形式又可分为末端牵引式和外骨骼式两种类型。牵引式主要提供平面运动的康复训练，而外骨骼式则将康复训练范围从平面延伸到立体空间，辅助患肢完成三维空间内的康复训练。通过辅助偏瘫患者肘部与腕部的伸展屈曲、肩关节的旋转及内收外展，实现对患者肘、腕、肩关节全方位的运动训练，帮助患者从被动训练转化为无须辅助的自主运动。

### 2.手指康复机器人

手指康复机器人是一种由尼龙手套和软件系统组成的手部康复手套，通过软件控制康复手套来辅助腕部和手部关节实施弯曲伸展、内收外展，辅助患手进行重复的拳头打开/关闭运动、手指关节伸屈运动、手指波状运动、手指反向运动等康复训练，患者能轻松地进行主被动运动，改善手部精细动作的力量和灵活度。

### 3.下肢康复机器人

下肢康复训练机器人是以神经系统的可塑性和功能重组理论为依据，通过软件系统控制走步状态，强化改进常规的减重步行训练方式，配置可以控制运动规律的机械腿结构，患者通过模拟正常人的步伐规律进行运动训练下肢的肌肉，逐步恢复神经系统对行走功能的控制，达到恢复步行能力的目的。

下肢康复训练机器人的生理步态模式高度重复精确，为下肢提供连续的步行、步态训练，具有高强度及重复性。可为患者提供早期康复步态训练，减少长期卧床并发症，还可提供多种训练模式和训练场景，同时可以对康复效果进行观察、评价和识别异常，提供个性化的功能恢复治疗方案，提高康复训练效果。

下肢康复机器人能够辅助支撑患者的身体，帮助患者模拟正常的生理步态模式，避免足下垂、足内翻等异常步态模式，让患者实现从无法迈步到主动运动的突破。与悬吊式减重支持系统、减重运动平板等相结合，辅助训练患者转弯、迈上台阶等。轮椅可上跑台，方便减重操作，直立迈步行走，以最接近自然的步态，进行被动、主被动的行走训练；行走姿势可控制；髋、膝角度及步速可调节，改变不同的机械腿助力，有生物反馈功能，激励患者主动运动；在带缓冲保护的跑台上真实行走，步行周期相互匹配；可进行情景互动的游戏训练。下肢康复机器人的主要用途是对患者的下肢肌力、步态和步行能力训练。适用于存在步行功能异常或者障碍需要步态重建的患者，如颅脑损伤后偏瘫的康复训练。

## 临床评价

### 1.上肢功能康复

有研究指出，应用上肢康复机器人辅助训练偏瘫患者，可提高手臂的运动功能，改善肩关节活动度。在脑卒中后接受康复机器人辅助手臂训练能够改善患者的手臂功能，增强其手臂肌肉力量，且提高其日常生活能力。

ReoGo机器人可比较客观地测评患者上肢功能水平，Horizontal Abd轨迹可以全面评估肩关节和肘关节各个方向的运动，全面体现患者的上肢运动功能。

### 2.手功能康复

手部运动功能障碍对患者的自我照顾能力、工作与休闲等日常生活活动影响较大，且增加了患者及其家庭的经济负担。提高颅脑损伤等患者的手部运动功能，可显著改善其生活质量。

AMADEO机器手可显著改善拇指屈曲和伸展力量，提高拇指与其余4指关节总主动活动度（total action motion，TAM），对增强脑卒中手功能障碍患者拇指控制能力具有较好的效果。国外对新型手指机器人辅助康复锻炼效果的研究结果表明，基于新型手指康复机器人的辅助锻炼可以使患者的手指抓握力和捏力显著增强，手指第二关节活动度改善明显。AMADEO康复机械手内置评估功能，可评估每根手指等长肌力、单根手指活动范围及主动参与程度等。

### 3.下肢功能康复

#### （1）改善平衡功能和下肢肌力

下肢康复机器人的减重装置可以为患者提供身体支持，通过减轻患者身体所承受的重量，使患侧肢体有力量支撑剩余的重量，借助外力发挥肢体功能。研究显示，基于下肢康复机器人进行辅助步行训练，可提高脑卒中后偏瘫患者的下肢运动功能，增强屈髋肌群和伸膝肌群的肌力水平，进而帮助患者建立正常的步态模式。Park等比较了康复机器人不同辅助力量对脑卒中运动功能的影响，证明逐步减少机器人辅助力的康复训练更有利于改善患者肢体的运动功能。

**（2）帮助步态重建，提高步行能力**

步行功能障碍是脑卒中、颅脑损伤后常见的功能障碍之一。康复机器人在提高步行能力、改善异常步态模式等方面可发挥重要作用。还可帮助提高步行速度。瑞士苏黎世联邦理工学院和Hocoma 公司联合开发的Lokomat下肢康复机器人，能够显著提高脑卒中后偏瘫患者屈髋肌群肌力和步行能力。

**4.存在问题**

康复机器人作为国内外康复领域新兴的智能训练手段，具有较好的发展前景。然而，机器人辅助训练仍存在以下问题。

①康复机器人设计需要更加人性化、个性化。

②缺乏多平台之间的协同控制。包括机器之间、人之间以及医生之间的协调。机器人辅助训练减少了肌肉的随意运动，由于机器人提供完成运动所需的帮助，患者可能产生依赖，做不到最大的努力康复训练。

③机器人的自主性、适应性以及智能化水平不足。特别是人机交互的能力比较弱，没有康复治疗师督导患者主动参与到康复训练的过程中，对调动患者主动参与康复训练，还需进一步提高患者康复训练的依从性以及保证其康复锻炼的效率。

④机器人康复训练强度、难度与处方尚没有统一的标准。

（黄文柱 张 慧）

# 第二节 虚拟情景互动康复训练技术

## 概述

虚拟情景互动康复训练系统（图30-1）是采用计算机图形与图像技术，把患者放置在一个虚拟的环境中，利用抠图技术，患者可在屏幕上看到自己，或以虚拟图形式出现，然后根据训练系统在屏幕中显示的情景变化和提示，完成各种训练动作，同时必须保证训练法的连续性，以保持与屏幕中情景模式的同步，直到完成最终训练目标。

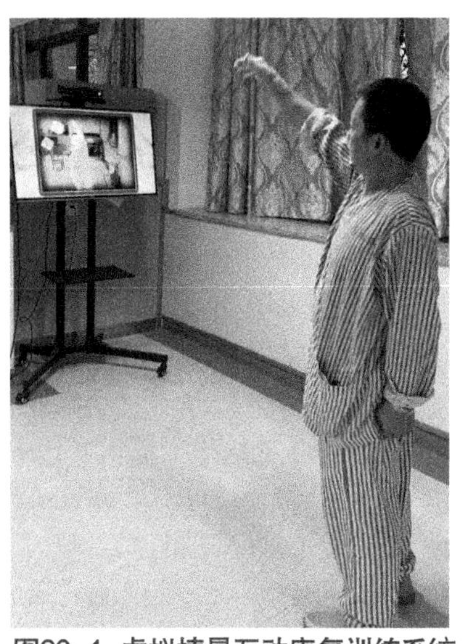

图30-1 虚拟情景互动康复训练系统

该系统的构造组成包括利用时差测距的3D动作捕捉仪来创造出患者的3D图像，动作捕捉仪发射出红外线，并且接收患者反射的“回音”，软件记录身体移动的所有细节。在治疗时可持续刺激患者的反应，激发患者的运动兴趣，进行人机互动，更好地完成康复训练。VR技术的沉浸性、交互性和构想性三大特征构成了训练效果的基础，可以增加患者的兴趣而增加主观参与程度，及时了解患者训练情况并进行调整，促进患者认知功能的恢复，提升运动能力和日常生活能力。

该系统包括坐姿训练、站姿平衡训练、上肢综合训练、步态行走训练、患者数据库功能五大模块软件。每个治疗模块又有多种训练方式，能提供个性化的治疗方案。

## 临床应用

虚拟情景互动康复训练系统在工伤康复中适用于：骨科康复（髋关节、膝关节置换后）、颅脑损伤、运动损伤的康复、认知障碍训练、ADL训练等。

主要作用是上肢关节活动范围训练下蹲运动、单腿屈膝等下肢运动、促进本体感觉与认知训练、多重感觉下的姿势控制训练、改善手眼协调能力、注意力分配、促进躯干稳定、改善全身关节活动度。

研究证明，情景互动康复训练可实现早期激发患者上肢近端肌肉的收缩，维持其特定肌群活动。情景互动康复训练内置有丰富多样的训练情景，能刺激患者在各种作业活动情景互换的过程中保持警觉性、注意力及热情。在训练过程中，通过内部反馈及外部反馈，促进患者掌握运动控制的各种技巧，逐步达到低能耗、高效率地完成特定运动控制目标。

虚拟现实技术可以激发患者潜能，分散患者对于训练难度的注意力，使患者发现自己可做到比想象的更好，引导患者主动参与训练。

（黄文柱 张 慧）

# 第三节 模拟仿真功能测试评价训练技术

## 概述

目前较为先进的康复评估及训练系统是美国 BTE 公司生产的BTE PRIMUS RS模拟仿真测试评价训练系统（图30-2），主要用于神经肌肉功能的测试、评估和康复训练，适合临床训练及临床科学研究。该设备的评估内容很多，可检测评估关节肌力、关节活动度、肌肉疲劳度、总做功、平均功率、主动肌/拮抗肌的比例和肌力图样等，也可评估运动康复、职业工作能力，骨科康复，手功能评定、康复治疗和工作模拟，以及运动员专项运动模拟与功能评价。在临床康复中还常用于关节活动度的拉伸训练、肌力训练、协调主动肌/拮抗肌比例的训练、增强肌耐力和本体感觉训练。

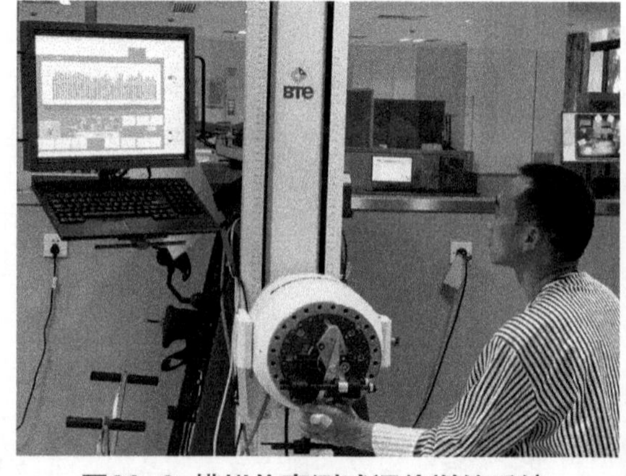

图30-2 模拟仿真测试评价训练系统

该系统是非常先进的数字化康复设备，配件丰富，训练动力头可以360° 旋转，评估和训练配件可以更换，有29种之多，测试和训练部件针对膝、髋、踝、肘、肩、前臂等各大关节，康复治疗师可以不受限制，采取各种随意的测试姿势，为系统特别设计的连动装置及各种附属配件，几乎可以模拟日常工作及生活中的任意活动。

此外，系统还设计了先进的视觉生物反馈训练软件，可实时显示目标时间、力、功率等轨迹。该模式是目前临床运动控制和康复训练的主要手段，可自由编辑运动方案，并按个体需要提供各种分析报告和训练进程报告，包括一般评估、图形评估、综合评估等，练习和评估流程可快捷、重复，实现康复训练和评估一体化，有利于患者的康复前评估，以确定合适的康复训练运动量，制定适宜的康复计划。在康复过程中能够准确了解患者的恢复情况，便于指导和及时调整修改康复计划。

评价肌肉功能的常规指标是等速运动峰力矩等，而该系统的肌肉功能评价指标有所不同，是采用等张力量和速度关系的检测来进行的。

## 临床应用

### 1.评估试验

Primus RS应用多种不同的配件，可进行单关节或者多关节运动评估。可以测量静态和动态的神经肌肉力量、速度和做功。具体可进行的评估如下：神经肌肉的能力，薄弱、损伤或受限；功能的不足；评估结果精确量化，是证明康复效果、康复方案有效性的科学手段。

Primus RS可以针对不同的患者情况进行功能评价，提供不同的阻抗（如等张或等速），对单关节或多关节，使用不同的比较方法，如患侧VS.健侧，收缩VS.拮抗，患者VS.正常人数据库等对照方法，用准确客观的数据结果指导康复训练。系统提供等长的最大力量试验、等长一致性试验、等长的功率试验、等张的耐久试验、转矩对比速度试验、最大举力/推力/拉力试验、重复的举力/推力/拉力试验、等动力的评估等评估实验。

### 2.康复训练

Primus RS在工伤康复训练中使用包括：工作能力的康复训练、日常生活能力的训练、运动康复、骨科康复、手功能评定与康复治疗和工作模拟等。

Primus RS 提供多种配件和辅助工具，康复师和医生可以为患者进行各种动作模拟治疗训练。包括：适用于手功能康复的旋钮、把手，适合于肩关节、肘关节的上肢配件，适合于膝关节、髋关节的下肢配件，还有缆绳训练工具，可以根据需要进行各种功能测试和训练。

临床医生确定患者适合使用该设备进行肌肉功能的训练后，使用相应的附件，选择和建立通用或患者特定治疗模板，进行日常的治疗计划，实现就业前的模拟训练。国内已有很多临床应用报道证实其效果，张红利等应用头针联合虚拟情景互动训练，结果显示，能够有效地提高患者的运动功能和认知功能，并提升患者的日常生活能力。李周等研究观察发现，对手外伤患者采用评估训练系统实现评估与治疗相互结合的康复训练模式，能有效地促进手外伤患者手功能的恢复，且能明显提高患手的实用能力。李奎成等研究结果显示，通过Primus RS系统模拟训练后，有90.76％的工伤职工实现了重返工作岗位的目的。

系统能够为患者提供直接的视觉反馈，能够从日常的治疗图表中方便地保留记录，系统以图表显示各项日常的治疗项目并绘制治疗进展。系统包括所有的阻力方式：等长、等张、等速、CPM（连续性的被动性运动）、离心训练。 针对患者伤后手功能情况，结合患者的工作和个人兴趣，利用不同的训练附件，模拟不同的训练场景，训练中可结合等张、等速训练，力求接近实际工作，大大地提高了患手的实际操作能力。

**3.适应证**

在工伤康复中主要应用于工伤鉴定、职业工作能力评估、肢体运动康复、骨科康复、手功能评定与康复治疗和工作模拟等。

**4.禁忌证**

关节不稳定或骨愈合、急性扭伤或拉伤、严重的开放性损伤或疮痛、关节周围深度裂伤。

（黄文柱 张 慧）

# 第四节 脑—机接口技术

## 概述

**1.概念**

脑—机接口（brain-computer interface，BCI）是在人脑与计算机或其他电子设备之间建立的直接交流和控制通道，是一种涉及神经科学、信号检测、信号处理、模式识别等多学科的交叉技术。利用这种通道，人们可以直接通过脑来表达想法或操纵设备，有效增强严重残疾者与外界交流或控制外部环境的能力，提高生活质量。

传统的神经康复方法是依靠治疗师、中医康复作业等治疗及手段，这些方法往往缺乏支配肢体的大脑运动神经系统直接参与的反馈和刺激。基于脑智能交互的BCI能满足神经康复患者这一需求，可根据不同的患者病情设置驱动方式、运动控制，对不同的康复训练动作、训练时间、喜好进行实现个性化训练，于是BCI应运而生。

**2.工作原理**

脑卒中可导致大脑不同程度的大脑皮质及上下传导束的损害。通常在中风后不久就会经历某种程度的“自发”恢复，但在此之后就会达到功能平台期，运动功能恢复很少。神经生理学研究表明，康复者受到特征性的信号刺激在中枢神经系统产生冲动，大脑的电生理活动会产生相应的变化。

BCI是一种连接大脑和外部设备的实时通信系统。BCI可能会为大脑的可塑性提供一条通道，并彻底改变人类与世界的互动方式。BCI调节方式改变大脑信号，利用其外接设备反馈进行反复训练，刺激大脑皮质中枢，并把采集到的大脑皮层信号经解码后翻译给患者，同时脊髓和外周神经传递给患者控制肢体的指令，再影响大脑皮质的活动，实现大脑与外部环境之间的交互作用。这样神经细胞之间的相互联系可发生改变，神经功能将会发生重组；突触数量增多，备用通路启用，神经细胞再生、神经细胞的可塑性贯穿于康复的全过程。Gabriel G等认为大脑的可塑性在于经过BCI康复训练，某一特定功能脑区代表，如感觉、运动、反射、言语等功能由重塑的脑细胞替代，通过脑卒中后脑重塑，表现为脑卒中经BCI康复后脑功能在某种程度上的恢复，能给临床治疗提供指导，提高治疗的靶向性。

BCI通过解码大脑活动信号获取思维信息，直接转换成能够驱动外部设备的命令，并代替人的肢体或语言器官实现人与外界的交流及对外部环境的控制，实现人脑与外界直接交流，替代正常外围神经和肌肉组织，能够为残疾人提供不依赖外周神经和肌骨系统的人机交互技术。这就是BCI的基本工作原理。

### 3.分类

BCI可分为侵入性与非侵入性两类。

（1）侵入性皮质内BCI

需要通过手术的方式将芯片植入患者大脑，记录独立神经元单位放电电位，由此得到的神经信号质量较好，具有高精确率、高自由度、长时间及高空间分辨率。由于植入电极须通过手术的方式，由于是侵入损伤，患者通常不易接受。且长期植入后信号的稳定性、安全性、组织排异，以及蓄能和待机时间方式仍有待改进。

（2）非侵入性BCI

非侵入性BCI为非手术式，不侵入大脑，无侵入损伤，患者易接受。主要有：①脑磁图（MEG），记录电信号沿锥体束传递产生磁信号，包括源于皮质运动感觉区的波，源于中央皮质区、海马区，其频度随想象活动及运动、感觉改变；②功能近红外光谱（fNIRS），基于近红外光谱的脑—机接口，BCI系统利用大脑血氧结合情况获取相关信号；③功能性核磁的脑—机接口，基于功能性核磁的脑—机接口（fMRI-BCI），这种控制具有责任脑区的功能特异性，血氧水平依赖的磁共振信号有着较理想的空间分辨率。上述几种为提取大脑信号最常用的方式，由于颅骨对信号的衰减作用，采集信号的精度上不如侵入性，但仍具有一定的空间分辨率记录信号振幅与频谱，且学习、掌握更快，由于无创、方便、安全，更易开展。

## 临床应用研究

### 1.运动功能恢复

脑卒中后最常见的临床表现是肢体运动功能障碍，上下肢体随意运动完全或不完全丧失，肢体运动功能是一个长期的、全面的系统工程，传统康复方法是建立在患者有残存的肢体运动功能，脑卒中到后遗症期时，肢体的部分活动完全丧失，如无主动参与过程，外周刺激很难达到满意的效果。在运动功能康复的过程中，脑—机接口系将人脑思维的命令信号直接输出到其接受系统，智能化虚拟现实环境的脑—机接口可以完成运动功能的康复，以代替外围神经已丧失的功能。可以用智能化假肢和基于虚拟现实环境的脑—机接口康复系统以完成运动功能的主动康复训练。Ioulietta等认为，BCI技术最重要和最具创新性的应用之一是应用于康复系统，制定有效的康复和治疗方法，旨在帮助运动障碍患者恢复失去的运动控制。BCI用于卒中后运动康复的可行性和积极效果，使得BCI康复训练技术可为脑卒中运动障碍患者提供一种全新的主动参与控制的模式，使运动障碍患者恢复正常的运动模式，以更快的恢复肢体运动功能。

### 2.作业能力恢复

BCI可针对脑卒中患者从实际情况出发，专门为功能障碍患者设计的合理的、有选择性的、有针对性的、有侧重点的治疗，提高脑卒中患者的运动、感觉、认知及日常生活活动等能力。随着BCI技术的进一步发展，更有趣味的、更智能化的康复治疗方法对脑卒中患者得到广泛应用。

有研究显示，利用BCI获取相关大脑信息，输出相应的信号去控制患者的作业活动，运动想象脑卒中患者各个方向的运动，明显能够提高脑卒中患者的转移能力及日常生活能力；BCI有利于脑卒中患者的运动、感觉功能恢复，提高工作效率，有效地为患者制定和调整康复方案。此外，有人研究已经成功解决BCI系统部署在日常例行的运动障碍，如字、词处理技术中，使用浏览器，发送和阅读电子邮件控制的设备，如轮椅和家用电器，被终端用户所接受。

### 3.言语交流能力康复

如无认知障碍但患者缺乏交流能力，BCI可利用控制嘴唇、舌、喉和下颌的运动神经信号，并通过跟踪眼睛或面部肌肉的局部微小活动合成语音。研究人员研究大脑中语音与运动相关的区域，通过从高皮层脑电图神经活动记录，解码这些大脑信号的内容，还可在大脑皮质的语言中枢里进行编码后，发出语音的指令，那么通过BCI技术可以重现个体声音的音质与音感，使合成语音传达情感和个性，语速能接近自然语音的水平，每分钟能够生成150左右的单词，并能使语音可传达个性与情感。Xin W等用BCI技术，将人脑神经信号转化为语音，让脑卒中无法说话的患者实现发声交流。

### 4.BCI对思维与意识的评估

BCI通过解码大脑思维活动特征电信号，转换成控制外部设备工作的指令信号，按大脑思维意图进行信息交流与互动，通过运动皮质的电信号活动，解读患者的意图。2016年10月13日，美国总统奥巴马与瘫痪男子Nathan Copeland利用意念控制的机械手臂“握手”，意味着完全瘫痪的男子首次恢复了知觉。在Stefan K临床试验中，三名瘫痪患者用BCI技术，利用“意念”应用程序，自主操作平板电脑。除通过思维进行脑卒中的康复外，BCI技术可使部分脑卒中丧失意识的患者重新获得感知能力。意识是人脑对客观现实环境的主观反映。根据知觉水平，一些脑卒中患者可能会有睡眠—觉醒的周期，但自身完全丧失对周围环境的感知能力，即植物状态。有些脑卒中患者则可能有微弱知觉能力，即有最小意识状态。对于这些意识障碍的患者，能重建一种交流渠道，BCI可提供机会证实他们有意识存在，用于极低意识状态患者在缺乏其他交流方法的情况下，作为意识障碍的鉴别。重要的是，植物人或最小意识状态患者的想法，能用BCI技术捕捉且解析出来，并做出反应，如意识障碍患者用BCI完成一定的认知，如注意、数字识别命令跟随、认知能力等。

### 5.BCI的未来

BCI技术是一个新颖而有前途的领域，对脑卒中患者的研究表明，通过BCI技术的干预，通过BCI训练和感觉运动康复可以改善脑卒中后中枢神经系统损伤后的感觉运动功能，BCI最终可以通过新颖的智能交互促进患者的康复。开发更加相容的植入神经接口，以实现人工智能植入人脑，将来必须建立起人脑智能与生物智能、人工智能与机器智能之间的智能机交互融合。BCI技术可以帮助脑卒中后患者拨打电话、使用电脑等；帮助脑卒中患者控制轮椅、家庭电器开关及应用到人们日常随身携带的智能手机、可穿戴设备等是发展的必然趋势，而且在军事、娱乐、教育、智能家居等方面也具有广阔的应用前景。另外一个值得注意的问题是，由于大脑的意识可能被读取，个人的隐私数据将有可能会被窃取或泄露，随着BCI技术的发展，未来无疑将需要提供足够安全的措施来保障用户的隐私。大脑是思想、意识的一个安全的地方，BCI技术可能使我们已经接近跨越隐私边界，如果没有强有力的保护措施，而被黑客攻击，可能将是致命的。因此医学伦理框架可能需要拓展，对高水平大脑意识及思想的读出和写入要具体指导。

（黄文柱 张 慧）

# 第五节 镜像疗法

## 概述

### 1.概念

镜像疗法（mirror therapy，MT）又称镜像视觉反馈疗法（mirror visual feedback，MVF），是利用平面镜成像原理，通过显示健侧肢体在镜中的影像，利用视错觉将成像看成患侧肢体执行动作或接受感官刺激，从而激活相应大脑皮质达到恢复运动功能或减轻异常感觉的目的。1995年Ramachandran等学者首次提出镜像疗法，并被应用于截肢后幻肢痛的治疗，然后逐步扩展到卒中后肢体康复、脑性瘫痪（脑瘫）、复杂区域综合征等相关领域。

### 2.作用机制

镜像疗法确切机制尚不明确，目前认为其可能的作用机制主要有如下几个方面。

#### （1）镜像神经元系统的激活

镜像疗法的神经生理学基础是镜像神经元，其在动作观察、意图理解、运动模仿、学习及运动想象中发挥重要作用。系列研究发现，执行、想象、观察某项活动或听该活动的指令（声音），均可活化相似的镜像神经元，显示与动作观察疗法、运动想象疗法、镜像疗法、虚拟现实疗法及脑-机接口技术等康复方法有相似的理论基础。镜像疗法改善运动功能与初级运动皮质区的重塑密切相关。

#### （2）易化运动神经通路

在正常大脑中，双侧大脑半球通过交互性半球抑制达到并维持彼此的功能匹配及平衡状态。脑损伤后最常见的负适应性神经可塑性改变为双侧大脑半球之间交互抑制机制的失衡，患侧大脑半球受到来自正常大脑半球的过度抑制，使神经功能的重塑受阻，影响患侧运动功能恢复。研究显示，健侧与患侧肢体同时运动可以增加大脑皮质的去抑制作用，促进肢体功能恢复。镜像疗法通过让患者观察镜中看到健侧运动影像，使其产生错觉，误以为是患侧肢体的活动，反复训练使皮质内抑制信号下调，从而达到双侧同时运动的效果，以改善患侧肢体运动功能。

#### （3）减轻习得性废用

肢体失去中枢或周围神经支配，导致运动及感觉功能异常。当患侧肢体动作不协调或使用失败后，患者则会通过健侧代偿而减少或放弃使用患肢，引起患肢习得性废用。镜像疗法通过视错觉，使患者注意力转移到患肢，提高患肢存在意识，重新启用废用区域，从而减轻习得性废用，通过反复的康复训练刺激，促进运动功能恢复。

### 3.镜像疗法装置

#### （1）传统镜像疗法

依托平面镜成像提供镜像视觉反馈是经典的镜像装置。但是这种载体存在诸多的实际临床应用问题。例如，治疗过程中，患者需要始终侧着头注视平面镜里的手部运动情况；治疗师需要时刻与患者保持接触并不断地给予语言指导以确保患者时刻接受视觉反馈等。后来，将平面镜装置进行改良，设计出“镜箱”（图30-3）、可以调节倾斜角度的平面镜、眼镜式装置等。

（2）多模态镜像疗法

近些年，随着数字信息技术的发展，已有基于摄像头与显示器成像的装置与镜像疗法相结合的镜像疗法，又称多模态镜像疗法（图30-4）。患者以规定的姿势坐于无靠背的凳子上，坐姿保持对称。在训练的准备阶段，摄像头将采集健手运动影像，并储存于电脑中，训练时以镜像视觉反馈模式投影到桌面显示器以供患者进行训练。贾杰教授团队的研究显示，通过多模态镜像疗法来改善运动辅助能力和减少运动后应激反应来提高精神旋转的表现，进一步来证明镜像疗法可以强化运动准备阶段。

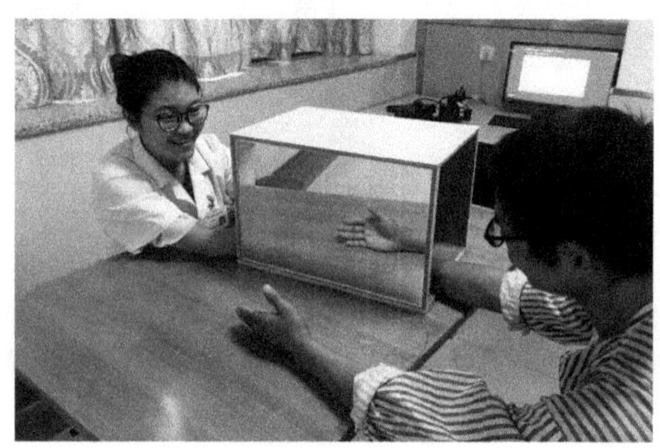

图30-3 传统镜像疗法

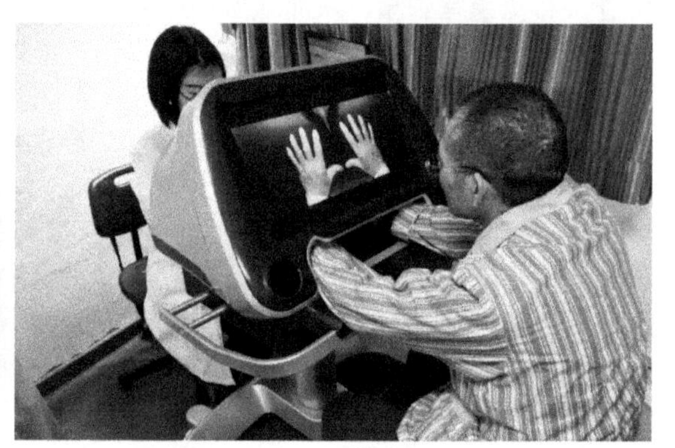

图30-4 多模态镜像训练

康复工程的介入使得镜像疗法在设备层面发生了颠覆性的改变。但以上设备从理论层面仍然有些不足，包括所制造的镜像视觉反馈并不是实时信号，以及有些装置提供的是虚拟的信号，与经典的镜像疗法引起的大脑皮质兴奋性改变相比，引起的皮质兴奋及传导通路有所不同，因此装置仍然需要改进。除了对镜像视觉反馈装置进行改造以提供更加便利的操作流程、营造更加逼真的镜像视错觉外，镜像视觉反馈技术对视觉信息本身进行调控也是新的一种改革。利用软件编程，将摄像头采集到的健手影像反馈到患侧，但并非实时反馈，而是延迟一个动作，这样的反馈也被称为延迟镜像视觉反馈。

## 临床应用

镜像疗法在工伤康复中主要应用于：幻肢痛、复杂区域疼痛综合征（complex regional pain syndrome，CRPS）、颅脑损伤等多种疾病或后遗症。

### 1.疼痛

（1）幻肢痛

幻肢痛是指截肢后因肢体客观上已缺失，但主观感觉所截肢体还存在，并出现不同类型、程度的疼痛感觉，是截肢患者常见的并发症之一，60%～90% 的截肢患者存在幻肢痛。研究发现截肢手术前行镜像疗法不仅能降低幻肢痛的发生率，还能提高截肢后患者物理治疗的依从性。

（2）复杂区域疼痛综合征

CRPS是一种自发或继发于肢体损伤的慢性神经病理性疼痛综合征，主要表现为难以忍受的疼痛和痛觉过敏，常常伴有血管舒缩异常、汗液分泌异常，严重影响患者的生存质量。根据是否有明确神经损伤，CRPS 分为Ⅰ型和Ⅱ型。Ⅰ型为特发或与软组织损伤有关，Ⅱ型与神经系统损伤有关。研究发现，镜像疗法能显著缓解早期CRPSⅠ型患者疼痛并改善其运动功能，而对慢性患者（>2 年）效果不佳。目前镜像疗法在 CRPSⅡ型中的应用报道较少，镜像疗法能否成为CRPSⅡ型患者的治疗方法仍需进一步研究。

（3）其他疼痛

很少的研究涉及周围神经损伤和手术干预后的疼痛，其疗效有待进一步评估。

## 2.肢体运动功能障碍的康复

（1）上肢运动功能障碍

目前，镜像疗法应用于脑卒中运动障碍康复方面的研究对象以上肢运动功能障碍为主。研究表明，镜像疗法与双侧手臂训练均能改善慢性脑卒中患者上肢运动功能，但镜像疗法在手臂远端功能恢复方面优于双侧手臂训练。

（2）下肢运动功能障碍

镜像疗法对卒中后下肢运动功能障碍的研究相对较少。Sütbeyaz 等首先发现镜像疗法能促进亚急性期脑卒中患者下肢运动功能恢复，且长期效果优于对照组，但在改善下肢痉挛及步行能力方面与对照组无明显差异。然而Mohan 等对急性脑卒中患者（平均病程 6.41d）的研究显示，镜像疗法能提高偏瘫患者步行能力，但在促进下肢运动功能及平衡能力恢复方面没有明显优势。由于镜像疗法应用于脑卒中偏瘫患者下肢功能障碍康复方面的研究不多，且很多因素可影响下肢功能的日常活动，明确镜像疗法对脑卒中偏瘫患者下肢功能障碍的疗效尚需更多的研究。

（3）忽略症

研究发现，经过6个月的镜像疗法，患者的空间忽略症状，尤其是在线等分试验及图像识别任务等方面改善明显。目前关于镜像疗法与忽略症的报道较少，需进一步的研究。

近年来，虚拟镜像设备越来越多地引起学者关注。Ding 等将一种基于计算机视觉技术的新型面部镜像系统与传统镜像疗法比较，结果显示在Bell麻痹患者中，新型面部镜像系统具有更好的用户体验和感知。丁力等研究显示，基于“闭环康复”的数字化镜像疗法能够改善脑卒中患者上肢功能及日常生活能力，并且优于常规治疗方法。数字化镜像设备为镜像疗法的临床应用提供了新的契机，值得进一步研究。

镜像疗法作为一种简单、安全、低成本的治疗方法，在多种疾病或障碍的康复中逐渐得到应用并显示了一定的效果。但其仍有许多问题尚未明确，镜像疗法有其局限性，如要求患者为单侧肢体瘫痪，同时要求患者具有一定的认知能力（理解力、注意力及想象力）去执行口令。随着科技的进步，虚拟镜像辅具、虚拟现实反馈装置、机器人等技术将给镜像疗法带来更具创新的思路及途径。

# 第六节 园艺疗法

## 概述

### 1.定义

园艺疗法又称园艺治疗，是一门集园艺、医学、心理学为一体的交叉性边缘学科。是针对身体、精神、心理等方面有改善需求的人们，通过植物的种植、修剪等有目的的设计的园艺治疗活动，以达到最终改善生活质量的一种治疗方法。

园艺疗法起源于美国，先驱者之一是费城医疗研究院的一位教授，1812年，精神病学家本杰明·瑞希（Benjamin Rush）研究发现，让精神病患者参加植物的种植活动，可以帮助其改善精神和躯体状况。由此开始，园艺活动被应用于治疗心理疾病和精神障碍。1806年欧洲也展开了园艺治疗活动。美国园艺治疗协会（American Horticultural Therapy Association，AHTA）成立于1973年。英国园艺疗法协会（简称HT）是1978年成立的。

园艺疗法在我国的开展还不普遍，是一种新型的治疗技术。李树华是把园艺疗法最早引进我国的学者，2000年，他在国内首次系统地介绍了园艺疗法的相关内容，以用国外最新的园艺治疗方法和实施步骤。2011年中国林业出版社出版了由李树华主编的《园艺疗法概论》，国内近年也开始有园艺疗法的临床研究及应用报道。

### 2.作用机制

#### （1）园艺疗法的理论依据

Kaplan的注意力恢复理论是园艺疗法的重要理论支撑。研究发现，园艺疗法能够减缓心跳，调整人们的紧张情绪，减轻疼痛感觉。园艺疗法具有身体疗法和精神疗法两种疗法的功用，具有作业疗法、艺术疗法、环境疗法多种疗法的效果。园艺疗法的这个特征使其适用于广泛的治疗对象。

#### （2）园艺疗法的要素

园艺疗法的要素包括植物、活动、环境3个方面（表30-1）。

表30-1 园艺疗法的要素

| 要素 | 阶段 | 特性 |
| --- | --- | --- |
| 植物 | 生长 | 独立营养、死与再生 |
| | 结实 | 营养、色、香、味、姿、形 |
| | 培育 | 耕地、播种、栽植…… |
| 活动 | 度过 | 在培育的同时与植物度过 |
| | 感觉 | 看、触、闻、尝、听 |
| | 采收 | 接受植物的恩惠 |
| | 利用 | 食、加工、观赏、卖…… |
| 环境 | 自然 | 时间、天候、季相变化 |
| | 场所 | 园艺栽培、植物观赏的场所 |
| | 人 | 与植物一起活动 |

（3）园艺活动的治疗效果

园艺活动包括栽培、度过、感觉、采收、使用5个阶段，各个阶段可以为人们带来多种治疗效果（表30-2）。

表30-2 园艺活动的治疗效果

| 阶段 | 要素、特性 | 意义、功能 |
|---|---|---|
| 栽培 | 挖土、整地、播种、移苗、浇水、除草 | 通过园艺活动促进新陈代谢、赋予身心活力、恢复身体自我感觉；冲动的适度发泄；自我的保持、扩大；有用体验、自己尊重、自己评价 |
| 度过 | 在培育植物的同时与植物一起度过 | 恢复季节与时间的感觉；自我育成、自我回想；适应性与耐性的培养 |
| 感觉 | 看、触、闻、听、味 | 通过五感赋予身心活力；情绪转换；消除疲劳 |
| 采收 | 收获 | 成就感、充足感、有益体验、自我的保持、扩大 |
| 使用 | 做、观赏、卖、吃 | 自我的保持、扩大；自我开放、欲求满足 |

（4）园艺治疗的优势

园艺治疗的基础是感官刺激，园艺治疗的目的不在于强调栽种植物的成活率及对环境的美化，而更强调通过植物的颜色、味道、气味、触感等感官的刺激，设计的园艺活动针对性强，能够提高认知能力，改善肢体功能，训练手眼协调能力，感受植物成长的希望，体验收获的满足感，建立生活信心，缓解精神压力，消除抑郁及焦虑情绪，调节身心健康。园艺治疗的主要作用是丰富康复治疗的内容、改善患者的抑郁状态、体现个人价值、改善住院环境、体现人文关怀。

①提升人体综合能力：园艺治疗可提升人体的综合能力，常规康复训练是重复性训练，相对单调，患者在进入康复平台期时往往会失去康复训练的耐心。国内外专家针对园艺治疗的初步研究证实，园艺作为一项治疗技术和手段，对心理、生理、行为、功能改善等面都有确切效果，是对现有康复治疗技术的有益补充。

②提高社会生存能力：目前的康复训练需要在特定的环境中完成。而园艺治疗技术则是在自然环境中训练，完全和大自然融为一体，符合“生物—心理—社会”的现代综合医疗模式。尤其是户外的园艺治疗，可全面锻炼患者各方面能力，与社会生存的实际情况相符，是一种适宜的补充训练形式。

③适合社区康复： 康复后期训练往往需要在社区开展，园艺治疗恰是一个非常适合的小组式的治疗项目，它对场地、设备要求不高，可以根据患者的需求灵活设计治疗项目，可以集中在社区开展，也可以在家庭开展，是一个因地制宜的好方法。

### 3.园艺疗法与康复医学的关系

园艺治疗属于康复作业治疗技术的范畴。近年来，园艺疗法在康复治疗中的应用得到重视，已发展成为一种综合的康复治疗技术，取得了良好的康复效果，在工伤康复工作中也有着良好的应用前景。因此，园艺康复（horticultural rehabilitation）是指园艺疗法在康复医学中的应用。

（1）园艺治疗与康复医学的治疗目标

园艺治疗的目标在于改善认知、促进注意力集中、刺激记忆、增强信心、减缓压力、调整情绪、提高抗挫折能力及自制力、改善人际关系及社交能力、培养职业技能、促进生理及心理的健康、提高生活质量等方面；而康复医学的对象是整体的人，目标是病、伤、残者的功能障碍，注

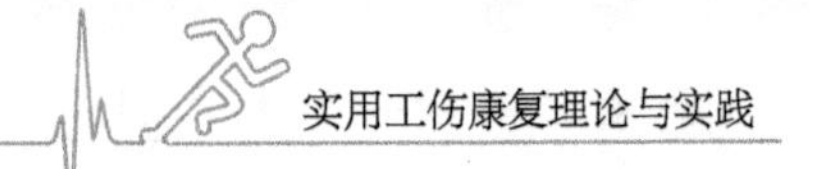


重提高局部与整体功能水平。两者的共同点是都强调各方面的功能改善。

（2）园艺治疗与作业疗法

园艺治疗是作业治疗的一个类别，但与一般作业治疗又有区别。作业治疗的媒介包括多种活动和工具，而园艺治疗的媒介只是园艺；园艺治疗的活动内容有限，但其与音乐疗法、艺术疗法一样，适用对象更广。另外，园艺治疗与其他众多疗法的根本区别在于与有生命的植物有着密切的联系。

作为辅助疗法之一的园艺治疗包含的范围很广泛。从被动使用到作为疗法的积极使用，这是园艺治疗的特征。而园艺治疗的奥秘之处是将在日常生活中保持心情舒畅作为治疗和疗养目的来运用。

园艺治疗活动方式多样，是一项全身性综合运动，可用来促进各肌肉群的功能协调，训练不常使用的肌肉群的特定活动，可以增强心肺功能，改善认知，增加协调性，是康复治疗的重要手段之一。园艺治疗在作业疗法中的应用价值就是通过有目的、选择性的园艺治疗活动，对身体、精神或有功能障碍者进行训练，提高生活活动和自理能力。

（3）园艺治疗与物理疗法

园艺治疗与物理疗法的关系主要体现在主动运动方面。在参加园艺活动时，参加者在播种、浇水、换盆、修剪的过程中，通过举手、伸展、下蹲等动作起到训练四肢的各个肌群，训练其平衡和手眼协调能力。

（4）园艺治疗与心理康复

①刺激感官，辅助治疗：参加园艺活动，可以根据患者的残障类型和程度，有目的地设计难易适中的项目，利用植物的色彩、香气、形态等刺激，帮助患者尽快走出心理阴影。

②缓和急躁情绪：患者由于自身的生理、心理特点，多有烦躁、易怒情绪。在参加园艺活动时，随着体力的消耗，他们的心情会逐渐平静下来，再加上对各种花草树木的鉴赏，会使大脑松弛下来，能够进一步缓和急躁情绪。

③克服自卑，树立自信心：自卑是患者普遍存在的一种心理，他们总是为自己生理上的缺陷而感到自卑，患者参加力所能及的园艺活动，可以使他们在获得一定的感官补偿的同时，获得满足感，进而增强他们的自信心，还可以在提高其技能的基础上，逐渐克服自卑心理，发挥其心理代偿功能，积极弥补缺陷，使其走上自强、自立之路。

④增强交流，鼓励残疾人回归社会：安排同类残疾者或少数健康人共同参与园艺活动，在整个活动中，有意地促进残疾人同外界的交流，从而使他们能够正确地认识自身价值，逐步形成良好的心态，最终回归社会。

（5）园艺治疗与认知康复

园艺治疗可以利用植物不同的颜色、形状、花瓣、芳香等对人的感觉和知觉的刺激，增强参与者对园艺知识的记忆和理解，促进老年人身体和心态年轻化，减轻甚至消除孤独感，树立自信心，刺激并唤醒感觉。

（6）园艺治疗与言语治疗

园艺治疗可以改变人的社会能力，通过培育植物的劳作经历，参与者可以培养出责任感，获得完成工作后的喜悦及成就感，并对未来充满期待，态度更积极，认识自身存在的价值。通过与同伴间的交流及与外界的人交流，与其他人分享栽种出来的作物，可以增强参与者的交流欲望，在交流中提高语言表达能力，提高社交能力，增强公共道德观念，成为改变人生观的手段之一。

### 4.园艺治疗的模式

园艺康复治疗强调治疗的目的性，其治疗活动的形式应根据患者的功能障碍情况进行针对性设计。目前园艺治疗主要分为室内及室外两种模式。

（1）室内园艺治疗活动

①室内植物栽培：适合于由于活动不便不能外出的患者。常用的方式有土培、水培、介质栽培、附生栽培等。

②桌面盆栽：适用于卧床和室内活动的患者。桌面盆栽制作简单，容易管理。其绿色环保、观赏性强、充满情趣，能够欣赏到植物开花结果的全过程。

③室内手工园艺：以花草园艺为介质的室内手工园艺活动（图30-5），包括插花、植物书签、植物画和叶脉画的制作、微景观的设计及制作等，该治疗适合手功能的康复锻炼，有训练上肢功能、改善手指抓握功能和肌力、提高手眼协调能力、改善关节活动度、训练手部精细活动、训练本体感觉、改善认知和记忆能力，发挥思维创造力及实践能力的锻炼、娱乐生活等。

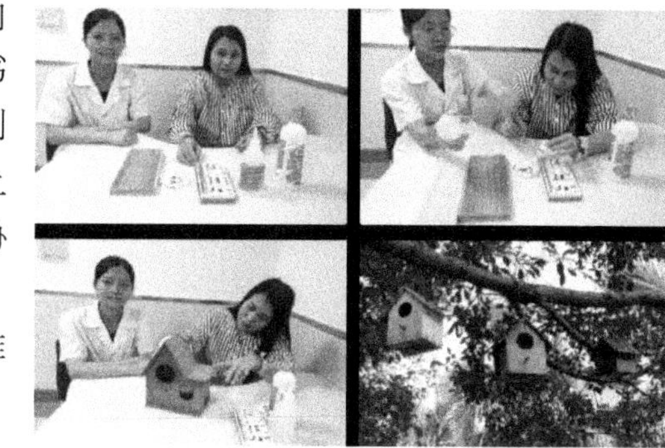

图30-5 室内手工园艺

（2）室外园艺治疗活动

①果蔬栽培、药用植物种植：适用于认知功能和运动功能较好的患者，有益于心肺功能、骨骼肌肉生长、肢体协调等（图30-6）。

②植物色彩刺激：适用于各类康复患者。色彩是诠释景观最直接的方式，人们对颜色有不同的喜好，观赏园林作品时会有不同的心情。

③植物气味刺激：植物释放的芳香气味可以减轻患者的焦虑情绪，改善精神状态，利于身体健康。另外，植物可增加空气负离子浓度，也对治疗和保健有益。

④植物修剪：修剪植物最常用的园艺治疗方法，对训练手的精细运动、手眼协调、控制肢体和心肺功能，增强肌肉耐力都有帮助（图30-7）。

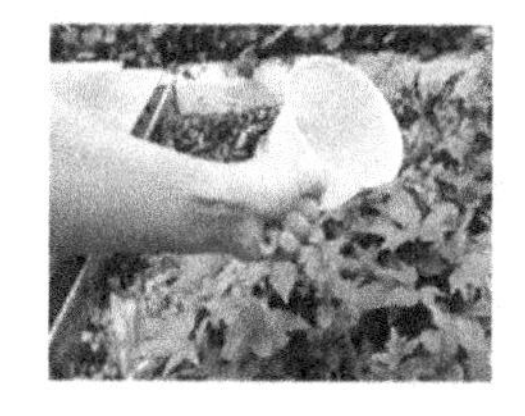

A.浇水

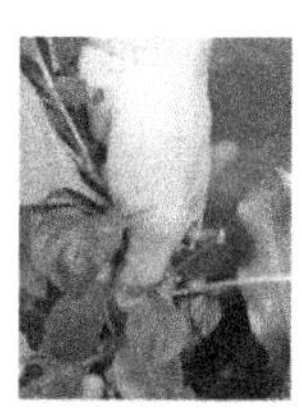

B.除草

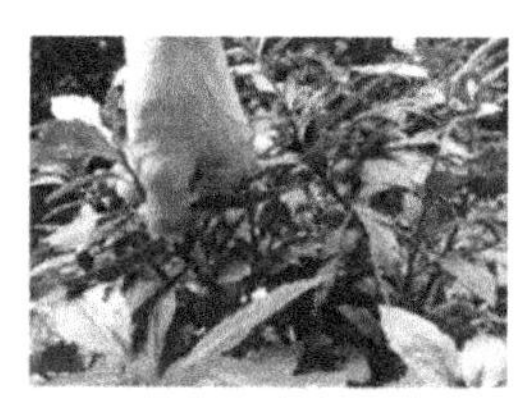

C.收获

图30-6 果蔬栽培

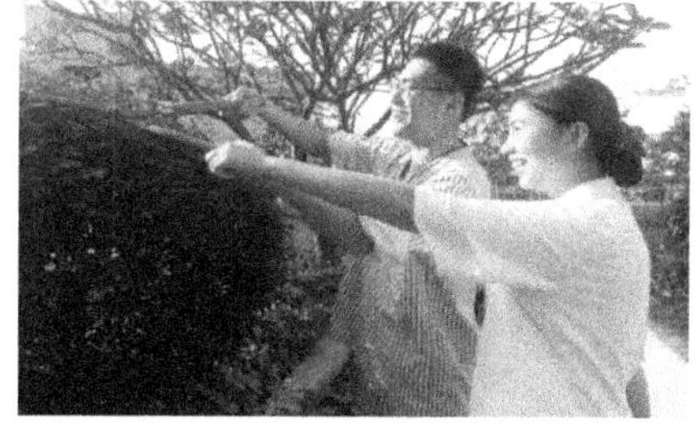

图30-7 植物修剪

## 临床应用

园艺疗法在工伤康复中常用于辅助心理治疗、肢体功能障碍的康复训练、脑外伤后的认知训练等。其中较有前景的是手外伤术后的辅助康复训练。

手外伤是最常见工伤康复病种之一。室内训练是手外伤术后的常规康复治疗措施，与患者以往工作体验较少交汇，缺乏认同感，枯燥，患者主动训练的积极性难以调动。园艺疗法是体力劳动和脑力劳动相结合的综合康复方法，与人脑感觉系统信息处理密切相关，并且可以防止肌肉萎缩和关节僵硬，保持协调，改善手部的精细运动功能。

手的功能康复首先是关节活动度，其次是肌力、感触觉的康复。研究证实，手外伤患者在室内作业治疗基础上增加室外园艺模拟作业，通过有针对性地反复训练，手的肌力、活动度和感觉（触觉）都得到较好训练，从而提高作业技能及日常生活工作能力；同时也能松弛手外伤患者的肌肉及纤维痉挛，缓解手的关节强直与挛缩，重塑手部肌腱应力，重建手的本体感觉，增强其持续操作的耐力，以及视力色觉反馈能力等。最终效应就是使手的抓握、侧捏和对指的能力得到提升，上肢肌力和关节活动度提高，改善运动的稳定性和协调性，强化手功能康复。

（黄文柱　严　文　冼佩玲）

## 参考文献


1. 肖路昊，龚光红．实体三维模型自动建模技术研究．中国体视学与图像分析，2014，19（3）：243-249.
2. 余涛．Kinect 应用开发实战：用最自然的方式与机器对话．北京：机械工业出版社，2013.
3. 张莉．基于自发脑电信号的脑 - 机接口的研究．重庆：重庆大学，2008.
4. 杨帮华，陆文宇，何美燕，等．脑机接口中基于 WPD 和 CSP 的特征提取．仪器仪表学报，2012，33（11）：2560-2565.
5. 贺文韬．脑机接口技术综述．数字通信世界，2018（1）：73，78.
6. 明东，安兴伟，王仲朋，等．脑机接口技术的神经康复与新型应用．科技导报，2018，36（12）：31-37.
7. 吴凡．虚拟现实的现状及发展展望．城市建设理论研究（电子版），2016（9）：4014-4014.
8. 冯婉仪．园艺治疗—种出身心健康．香港：明窗出版社，2014.
9. 李树华．园艺疗法概论．北京：中国林业出版社，2011.
10. 刘刚，冯婉仪．园艺康复治疗技术．广州：华南理工大学出版社，2019.
11. 孙雨亮．园艺治疗起源与发展概览．广西民族大学学报，2015，21（4）：48-54.
12. 黄文柱，严文，王志军，等．基于园艺景观康复疗法的心理与脑机制．医学与哲学，2018，39（10）：70-72.
13. 严文，崔淑仪，麦光怀，等．园艺疗法结合康复治疗对脑卒中单侧空间忽略的疗效观察．蚌埠医学院学报，2018，43（3）：296-298，303.
14. 赖洁暖，彭琪媛，梁心怡，等．园艺治疗技术在康复治疗中的理论与实践．转化医学电子杂志，2017，4（2）：81-84.
15. 林冬青，金荷仙．园艺疗法研究现状及展望．中国农学通报，2009，25（21）：220-225.

# 第五篇

# 常见工伤病种的康复及临床规范

# 第三十一章

# 颅脑损伤

## 第一节 概述

颅脑损伤（traumatic brain injury，TBI）是指头颅脑组织的创伤。TBI 的原因包括工伤事故、高处坠落、交通事故、失足跌倒、房屋工事倒塌和火器伤、爆炸性武器形成高压冲击波的冲击， 以撞伤与跌坠伤最为常见。颅脑损伤主要分为头皮损伤、颅骨损伤和脑损伤三类，这三种情况可以单独存在或同时并存。占全身创伤的 10%～20%； 但死亡率居于创伤首位。

### 临床分型

#### 1.按损伤机制分类

颅脑损伤按损伤机制分为开放性颅脑损伤、闭合性颅脑损伤（表31-1）。

表31-1 颅脑损伤按损伤机制分类

| 分类 | 损伤机制 |
| --- | --- |
| 开放性 | 头皮挫伤、裂伤、撕脱伤、开放性颅骨骨折、开放性颅骨与脑损伤、开放性颅底骨折等 |
| 闭合性 | 头皮下血肿，帽状腱膜脑震荡，脑挫裂伤，弥散性轴索损伤，单发硬膜下、硬膜外、脑内、脑室内血肿，颅内多发血肿，迟发性血肿，脑水肿肿胀，骨膜下血肿，颅骨线状骨折，凹陷骨折等 |

#### 2.颅脑损伤按轻重分类

按格拉斯哥昏迷量表（glasgow coma scale，GCS）判断颅脑损伤患者的严重程度，可分为轻型、中型、重型（表31-2）。

表31-2 颅脑损伤按损伤程度分类

| 分类 | GCS评分及昏迷时间 |
| --- | --- |
| 轻型 | GCS总分13～15分，伤后昏迷20 min以内 |
| 中型 | GCS总分9～12分，伤后昏迷20 min～6 h |
| 重型 | GCS总分6～8分，伤后昏迷或再次昏迷持续6 h以上 |
| 特重型 | GCS总分3～5分 |

### 3.按形态学分类

颅脑损伤按形态学分为两大类：颅骨骨折和颅内损伤（表31-3）。但这些类型常同时存在。

表31-3 颅脑损伤按损伤程度分类

| 分类 | 形态学表现 |
| --- | --- |
| 颅内损伤 | ①根据与外界是否相通，分为闭合性与开放性损伤 |
| | ②根据损伤的范围，分局灶性与弥漫性损伤 |
| | ③根据脑损伤部位，分为端脑损伤、间脑损伤、小脑损伤、脑干损伤、丘脑损伤 |
| | ④根据脑损伤后出血情况，分为颅内挫裂伤与血肿 |
| 颅骨骨折 | ①按骨折部位分为颅盖与颅底骨折 |
| | ②按骨折形态分为线形骨折、凹陷骨折、粉碎骨折、洞形骨折及穿透性骨折 |
| | ③按骨折与外界是否相通，分为开放性与闭合性骨折，开放性骨折包括颅底骨折伴有硬脑膜破裂而伴发外伤性气颅或脑脊液漏 |

## 主要的临床表现

颅脑损伤患者伤后重者常见的临床表现是意识障碍。由轻到重，意识障碍的程度分为嗜睡、昏睡、浅昏迷、深昏迷4级。临床轻者由于临床损伤的部位不同，出现的临床表现也不同，如偏瘫、失语等。

## 辅助检查

常用的辅助检查包括颅骨X线片、腰椎穿刺、脑血管造影、CT和MRI检查、脑电图、脑干诱发电位等。

## 临床处理原则

一般处理包括保持呼吸道通畅，防止窒息；应该迅速包扎伤口止血；颅内出血可使用止血药，出血高峰期是72小时之内，3到5天可以停药；对肢体活动障碍患者，为预防压疮，必须坚持定时翻身拍背，定时变换身体与床褥接触的部位，以免发生压疮，同时可促进痰液咳出，预防呼吸道感染。及时处理并发症有利于患者的康复。加强营养、维持机体需要及电解质平衡。必要时行脱水疗法、激素治疗、冬眠低温疗法、镇静治疗、辅助过度换气、神经营养药物治疗及手术治疗。

颅脑损伤常用手术方式有：①开颅血肿清除术；②去骨瓣减压术；③钻孔探查术；④脑室引流术；⑤钻孔引流术；⑥脑脊液漏修补术等。

# 第二节 康复评定

颅脑损伤康复评定的内容主要包括意识状态评定、认知功能评定、言语障碍评定、情绪障碍评定、行为评定、运动功能评定、日常生活活动能力评定、神经系统方面内容及颅脑外伤结局的评定（本节相关评定量详见第三篇工伤康复功能评定相关章节）。

## 颅脑损伤严重程度评定

根据颅脑损伤病情的程度不同分为急性期评定及恢复期评定。

### 1.急性期评定

急性期常使用格拉斯哥昏迷量表评定颅脑损伤患者的严重程度，具体指标有睁眼反应、运动反应及言语反应。GCS昏迷评分，每12小时进行一次GCS昏迷指数评分，对于病情不稳定进展比较快的患者每4～6小时评估一次并做好记录。在重度脑损伤中，大脑广泛缺血性损害时，持续性植物状态（PVS）占10%。PVS诊断标准：①认知功能丧失，不能执行指令，无意识活动；②能睁眼；③有睡眠－觉醒周期；④可有无目的性眼球跟踪活动；⑤不能理解和表达语言；⑥保持自主呼吸和血压；⑦丘脑下部及脑功能基本保存。以上7个条件持续1个月以上。

### 2.恢复期评定

恢复期应用盖尔维斯顿定向力及记忆遗忘试验（galveston orientation oblivion test，GOAT）检查表（表31-4）进行定向力及记忆遗忘评定，主要通过向患者提问的方式了解患者的连续记忆是否恢复。

表31-4 Galveston 定向遗忘试验检查

| 姓名： | 性别：男　女 | 出生日期：　　年　　月　　日 |
|---|---|---|

诊断：

检查时间：　　　　　　　　　　　　　　　　　　受伤时间：

1. 你叫什么名字（姓和名）？（2分）
   你什么时候出生？（4分）
   你现在住在哪里？（4分）
2. 你现在在什么地方：城市名（5分）
   在医院（不必陈述医院名称）（5分）
3. 你哪一天入这家医院的？（5分）
   你怎么被送到医院里的？（5分）
4. 受伤后你记得的第一件事是什么（5分）
   你能详细描述一下你受伤后记得的第一件事吗？（5分）
   （如时间、地点、伴随人物等）
5. 受伤前你记得的最后一件事是什么？（5分）
   你能详细描述一下你受伤前记得的最后一件事吗？（5分）
   （如时间、地点、伴随情况等）
6. 现在是什么时间？（最高分5分，与当地时间相差半小时扣1分，依此类推，直至5分扣完为止）
7. 今天是星期几？（与正确的相差1天扣1分，直至5分扣完为止）
8. 现在是几号？（与正确的相差1天扣1分，直至5分扣完为止）
9. 现在是几月份？（与正确月份相差1月扣5分，最多可扣15分）
10. 今年是公元多少年？（与正确年份相差1年扣10分，最多可扣30分）

建议：满分为100分，患者回答错误时按规定扣分，100减去总扣分即为GOAT得分。

75～100分为正常；

66～74分为边缘；

<66分为异常。

根据PTA时间的长短，可将颅脑损伤的严重程度分为四级：

<1小时——轻度

1～24小时——中度

1～7天——重度

>7天——极重度

## 躯体功能评定

躯体功能评定包括肌力评定、肌张力评定、协调评定、平衡功能评定、感觉评定、心肺功能评定、疼痛评定、肢体形态评定、关节活动度评定、神经电生理检查、手功能评定、生活活动评定、作业评定等。

## 认知功能障碍评定

认知是大脑接受信息，加工处理，从而获取知识及应用知识的过程。认知功能范畴极其广泛，包括学习、语言、记忆、思维、创造、执行、运动、精神、情感、计算、理解判断、视空间等方面。认知障碍主要包括：①记忆障碍，②思维障碍，③感知障碍。认知障碍的一项或多项受损，都可影响日常社会能力。

1.常采用韦氏成人智力量表评定。

2.颅脑不同部位的脑损伤可出现不同的认知功能障碍，认知障碍的评定主要涉及注意、记忆及思维等评定。

3.作业认知功能评定见洛文斯顿评定量表。

4.痴呆筛选用简易精神状态量表。

## 言语—语言评定

言语—语言多表现为失语，失语症评定方法见失语成套测验。构音障碍评定可用Frenchay构音障碍评定法，见第三篇工伤康复功能评定有关章节。

## 情绪障碍评定

颅脑损伤康复患者心理障碍主要表现为抑郁和焦虑。见汉密尔顿抑郁量表与汉密尔顿焦虑量表，见第三篇工伤康复功能评定有关章节。

## 行为评定

颅脑损伤患者行为障碍包括发作性失控、攻击行为、行为依赖与障碍、意志力差等评定，见第三篇工伤康复功能评定有关章节。

## 运动功能和感觉功能评定

颅脑损伤运动功能评定包括肌力、关节活动度、肌张力、痉挛、步态分析、平衡功能等，常用的方法有Brunnstrom 6阶段评定法、Bobath方法、Fugl-Meyer运动评定量表、改良Ashworth痉挛评定量表及上田敏法等。Brunnstrom评定法，其优点是简单、快捷，缺点是不能量化。Fugl-Meyer评定法优点是可量化，有效性强，应用更广泛。它们各有侧重，可根据临床需要选用。

如果脑外伤累及感觉中枢，会导致不同程度及类型的肢体感觉功能障碍，在进行感觉评估时要对浅感觉、深感觉及复合感觉进行综合评估。

脑外伤后可能会出现相关并发症，如肩痛、肩手综合征、手部肿胀及疼痛、关节挛缩等，康复医师需要进行合理的评估与干预。

## 颅脑损伤的预后评定

### 1.颅脑损伤的预后评定

颅脑损伤的预后评定常用Glasgow结局量表，该表依据患者能否恢复工作、学习、生活自理及残疾严重程度分为5个等级（表31-5），一般在颅脑损伤后至少6个月才能进行评定。

表31-5 Glasgow结局量表

| 分级 | 简写 | 特征 |
| --- | --- | --- |
| Ⅰ 死亡 | D | 死亡 |
| Ⅱ 持续性植物状态 | PVS | 无意识、无言语、无反应，有心跳呼吸，在睡眠觉醒周期的觉醒阶段偶睁眼，偶有呵欠、吸吮等无意识动作，从行为判断大脑皮层无功能。特点：无意识但仍存活 |
| Ⅲ 严重残疾 | SD | 有意识，但由于精神、躯体残疾或由于精神残疾而躯体尚好而不能自理生活。记忆、注意、思维、言语均有严重残疾，24h均需他人照顾。特点：有意识但不能独立 |
| Ⅳ 中度残疾 | MD | 有记忆、思维、言语障碍，极轻偏瘫、共济失调等，可勉强利用交通工具，在日常生活、家庭中尚能独立，可在庇护性工厂中参加一些工作。特点：残疾，但能独立 |
| Ⅴ 恢复良好 | GR | 能重新进入正常社交生活，并能恢复工作，但可遗留有各种轻的神经学和病理学的缺陷。特点：恢复良好，但仍有缺陷 |

### 2.颅脑损伤后严重颅脑损伤患者的恢复顺序

一般躯体运动功能的恢复在先，认知功能的恢复在后；言语方面是理解能力的恢复在先，表达能力的恢复在后。

## 国际功能、残疾和健康分类（ICF）评定

国际功能、残疾和健康分类（International Classification of Functioning Disability and Health，ICF）评定近年来受到了康复界的重视，应用越来越广泛。国内已初步制定了《中国版脑外伤意识清醒期简明国际功能、残疾和健康分类核心要素量表》，推荐使用适应 ICF框架的功能量表来对脑外伤患者进行康复评定。

# 第三节 康复治疗

颅脑损伤患者康复治疗的目标是最大程度恢复运动、感觉、认知及言语交流的功能。对颅脑损伤患者进行早期和积极的康复治疗非常重要。主要措施是预防并发症，以残疾为中心，功能康复为重点，使患者受损的功能得到最大限度的恢复和代偿，促使其具有较好的独立生活能力，重返社会，回归家庭。

颅脑损伤患者的康复治疗一般分为3个阶段，即急性期、恢复期和后遗症期，急性期一般指伤后或术后处于生命体征欠平稳、存在脑水肿及肠内营养未完全恢复这段时间，一般持续2～4周；恢复期指患者生命体征平稳、胃肠功能恢复、颅内压恢复正常后的康复阶段，一般在急性期过后的半年～1年时间，在此阶段应积极进行康复训练；后遗症阶段是指经过恢复期后患者各种功能稳定在某种水平，较难有明显改变的较长时期。在不同阶段应采用不同的康复方案和措施。

## 急性期

### 1.康复治疗的目标与介入时间

急性期以临床抢救为主，调整脑血流量、 改善脑组织代谢，促进神经细胞功能恢复，应用

中枢系统代谢药物，保持水、电解质平衡，维持患者营养。急性期的康复可稳定病情、促进行为障碍的改善、提高觉醒能力、防治并发症、促进功能康复。急性期康复介入能最大限度恢复功能、减轻残疾、缩短住院日、优化医疗资源配置。因此，康复应早期介入，制定切实可行的目标，保留身体整体功能，预防并发症，促进功能的恢复。

一般在患者生命体征稳定48～72h后，就可积极进行康复治疗介入。

### 2.康复治疗方法

主要进行床上体位摆放、神经肌肉促进技术、翻身训练、呼吸训练、机械辅助排痰治疗、关节活动度训练（被动活动、牵伸等）、坐位平衡训练、转移训练、直立床训练及床旁主动/被动活动训练等。

（1）保持良肢位，维持合理体位。患者应处于对抗痉挛模式的感觉舒适体位，防止挛缩，以利于脑的血液回流。早期肢体活动包括被动运动、按摩。如患者病情稳定、意识清醒，应循序渐进地尽早帮助患者在床上活动与坐位肢体主动运动，床的角度逐渐递增立起，以预防体位性低血压，并注意患者的呼吸、血压、心率的变化。

（2）高热量饮食，给予高蛋白、避免低蛋白血症，提高自身免疫力，促进脑神经组织重塑。可静脉输入高营养物质，并保持水和电解质平衡。临床上除应用调整脑血流量、改善脑细胞代谢、促进神经细胞恢复外，还可给予各种不同感觉刺激以帮助其恢复，常用的方法有：①听觉刺激，定期播放患者比较熟悉的电影、音乐；家属定期与患者谈话。②视觉刺激。③皮肤觉刺激及肢体运动觉刺激。④穴位刺激，针刺头皮感觉区、运动区及一些体针对相应穴位的刺激，起到醒脑开窍的作用。

（3）每天定期活动四肢，防止肌肉萎缩及关节痉挛。给予生物电子反馈，低中频电刺激疗法等，通过神经、体液及内分泌等调节机制作用于人体，提高运动或感觉神经的兴奋性，增强肌张力，以提高人体的运动功能。同时增加组织代谢缓解肌肉痉挛及镇静止痛。

（4）高压氧治疗也是非常重要的康复治疗手段。患者在2.0大气压的压力舱内，呼吸纯氧或高浓度氧以治疗颅脑损伤的方法，即高压氧治疗。它可以改善脑血循环及脑缺氧，减轻颅内压增高及脑水肿，以挽救受损伤的神经细胞功能。

### 3.预防并发症

颅脑损伤可出现各种并发症，如压疮、骨质疏松、泌尿及呼吸系统感染。常用的方法有：①使用气垫床预防压疮；②呼吸道保持通畅，以预防肺部感染；③生命体征稳定患者应及早进行运动训练。

## 恢复期

### 1.康复治疗的目标

急性期过后，生命体征已稳定的7～12天可开始恢复期康复治疗。

### 2.物理因子治疗

根据功能情况选用红外线疗、磁疗、蜡疗、低中频电疗、短波及超短波直流电疗法、红外线疗法、经皮神经电刺激、神经肌肉电刺激生物反馈疗法等。

### 3.运动功能康复

颅脑损伤的肢体偏瘫一般分为弛缓性瘫痪（弛缓期）、痉挛性瘫痪（痉挛期）、恢复期即分离阶段的康复3个阶段，各期的康复治疗方法如下。

### （1）弛缓期

颅脑损伤后的1～2周，相当于Brunnstrom Ⅰ期，表现为肌张力极度降低，无随意运动。康复治疗方法主要采用神经促进技术、物理治疗、作业治疗技术及心理疏导。训练应循序渐进，基本程序如下。

①体位摆放

为防止患侧肩胛和骨盆后缩，防止髋关节外旋，防止足下垂。健侧卧位：健侧在下，患侧在上；健侧上下肢自然放置。胸前放置枕头，患侧上肢放于枕头上，肩关节前屈，肘关节、腕关节、指关节伸直，掌心朝下。患侧下肢轻度屈曲，两膝内侧间垫一薄枕，减轻局部皮肤受压。患侧卧位：患侧肩部和上肢前伸，避免肩胛骨后缩；健侧上、下肢自然放置。为了保持充分的侧卧，可在躯干后侧放置枕头。患侧卧位，有利于增加患侧的感觉刺激，抑制肢体痉挛，防止挛缩和畸形。

②被动运动

肩关节：肩关节外展90°，肘关节屈曲90°，做肩关节内旋、外旋运动；并对肩关节做前屈、后伸运动。运动幅度以患者不出现疼痛为度。如有痛感，运动幅度应在患者能够耐受的范围内进行运动。

肘、前臂：给予肘关节屈伸训练，然后将肘关节屈曲 90°，靠于体侧，治疗师一手扶持肘关节，另一手握持患者手部，做前臂旋前、旋后训练。

腕、指关节：一手握持患者前臂，一手握持手指，做腕关节屈伸、桡尺侧偏运动，或做由内向外、由外向内绕腕运动，屈、伸手指运动，并注意拇指各方向的被动运动。

髋关节：仰卧位时，屈曲健侧髋关节和膝关节。健侧卧位时，治疗师一手扶持骶部，一手握持膝部向后移动，起到伸展髋关节的作用。仰卧位时，患侧髋关节屈曲，治疗师一手扶持膝部，另一手握持足部向外移动，达到髋关节内旋的作用。

膝、踝关节：仰卧位时，做膝关节屈、伸运动；侧卧位时，治疗师一手扶持膝部后方，另一手握持踝部上方做内旋、外旋运动。治疗者用一手托抬腘窝，使膝关节屈曲，另一手握住足跟，并用前臂将足底压向踝背屈方向，牵拉跟腱。

髋、膝、踝关节被动挤压：患者仰卧位，治疗者用一手托抬腘窝，使膝关节、髋关节屈曲，另一手握住足跟，并用该侧前臂将足压向头部，使髋关节、膝关节充分屈曲，踝关节充分背屈，并保持一定的挤压力。髋、膝、踝关节受到充分挤压，增加本体感觉冲动，预防下肢伸性痉挛。

③床上运动

上肢自助被动运动，做Bobath握手动作。

翻身训练：首先采用向健侧翻身，然后再进行向患侧翻身。在做每一个动作的时候，患者独立完成，治疗师要给予适量的帮助。

桥式运动：分为单桥、双桥运动。做双桥、单桥运动达到一定程度后，再做阻桥运动。

床上移动：首先进行左、右侧移动，然后再进行上、下移动。每次做移动时，先做双桥运动，将臀部放置在移动侧，然后再将肩部、头部移动至移动侧，最后调整全身姿势。

### （2）痉挛阶段

一般发生于颅脑损伤3周以后，相当于Brunnstrom Ⅱ～Ⅲ期。出现共同运动、联合反应。上肢多表现为屈曲痉挛，下肢表现为伸性痉挛，故此期以抗痉挛治疗为主。

康复治疗目标：减轻患肢肌痉挛和避免异常运动模式，预防并发症，促进分离运动恢复，加强主动活动并与日常生活活动相结合。

①抗痉挛治疗：下肢的抗痉挛模式，躯干的抗痉挛模式，肩的抗痉挛模式，手的抗痉挛模式， 利用原始反射的抗痉挛方式。

②床上与床边训练

床上活动：加强肩胛带和躯干的主动运动，肩胛带又是躯干的一部分，进行肩胛带和躯干的训练有利于上肢功能的恢复。仰卧位可进行耸肩训练，患侧上肢越过身体中线向对侧伸展。若不能完成这一动作，健侧上肢可给予帮助。健侧卧位时，患侧肩胛带可尽力向前伸，促进上肢运动，并防止肩胛骨后缩。下肢做屈、伸运动或髋关节内收内旋运动。

床边活动：在治疗师的帮助下，可在床边坐。双手置于臀部两侧，瘫侧肘关节伸直，腕背屈，尺侧偏，手指伸开，拇指外展，掌心朝下放在床面上，借身体重力挤压上肢，抑制上肢的屈曲痉挛。双下肢不能悬空，双足应平踏在适当高度的木凳上，足与小腿呈 90° ，踝关节呈0°位，防止患足下垂及内翻。坐位稳定后指导患者一侧上肢及躯干向对侧骨盆倾斜、挤压。先向健侧挤压，然后再向患侧挤压。进行训练时，治疗师给予必要的帮助。

③坐位训练

坐位平衡训练：当患者自己已完全能坐后，可做坐位平衡训练，通过躯干重心向前、后、左右移动进行躯干控制能力训练。

上肢训练：指导患者手向对侧运动，先触及对侧髋部，再向上触及对侧肩部。如不能完成，可在健侧手的帮助下，完成训练动作。也可双手越过中线，分别触及对侧髋部，双上肢交叉时患侧上肢在上，向上移动时健侧上肢对患侧上肢的移动会起到助力运动。

下肢训练：坐在床边，双足悬空，患侧下肢做前后摆动动作。如患侧下肢不能独立完成，健侧下肢可帮助患侧下肢完成动作。然后，双足平踏在木凳上，踝关节背屈，每次背屈动作保持5～10 s。

④站立训练

起立训练：可以使患者适应站立，避免出现直立性低血压。通过站立，使患肢受到负重，关节受到挤压，通过反射机制诱发肌张力。

站立平衡训练及上下台阶训练：当患者自己能够站稳后，开始进行站立平衡训练及上下台阶训练。

⑤平行杠内行走训练：健手扶持平行杠，先小步幅行走。每走一步，患足要注意放稳、放平。治疗师应站在患侧，指导其步行姿势。如患者步态不稳，治疗师可一手保护髋部，一手保护膝部。小步幅行走较稳时，可适当加大步幅。如果患足有足下垂和足内翻倾向，可穿戴踝足矫形器予以纠正，防止或减轻偏瘫步态的程度。

⑥步行训练：步行周期包括站立相和摆动相。因颅脑损伤患侧下肢负重能力差，站立相缩短，迈步时因足下垂、内翻，导致划圈步态，使步行缓慢、步态不稳。指导训练时，治疗师应帮助患侧骨盆向前下方运动，纠正患侧迈步时髋关节外旋的状态。患者完成平行杠内行走训练后可拄拐杖行走。先拄四脚杖，再过渡到单脚拐行走，最后至徒步行走。

步行训练可采用向后迈步的方式，向后迈步时屈膝、伸髋、踝背屈，这对纠正下肢的偏瘫步态是有益的。向后迈步行走时治疗师应在患侧进行保护，或指导患者拄拐向后迈步行走。

⑦部分减重步行训练：部分减重步行训练近年来在颅脑损伤患者步行能力的康复应用越来越多。减重步行训练装置由电动跑台和悬吊装置两部分组成。部分减重步行训练主要是通过吊带将患者身体悬吊，减轻体重，使患者能够在减重情况下，并在运动平板带动下进行步行训练，通

过视听觉、本体感觉等刺激，促进大脑原有程序性运动自动地启动及提高步行能力。

（3）分离阶段

恢复期（分离阶段）相当于 Brunnstrom Ⅳ～Ⅴ期，患者已出现分离运动，上肢各关节在屈曲痉挛状态的情况已有伸展动作，下肢在伸性痉挛的状态下出现屈曲动作。

①上肢功能训练

肩胛带训练：患者取坐位，患侧上肢放在治疗台上，肩关节屈，肘、腕、指关节伸展，治疗师用一手扶持前臂，另一手握持患侧手掌，使腕关节背屈至最大程度，向后推，指导患者用患侧肩胛部发力，抵抗治疗师的推力，起到训练肩胛骨前伸的作用，提高肩胛部位肌肉的控制能力。

上肢分离运动训练：A.患者取坐位，治疗师一手固定肘关节，另一手扶持患者手指，指导患者做屈肩、屈肘动作，用患侧手触摸健侧肩关节，完成肩关节屈曲、内收、内旋动作，即上肢分离运动的训练。B.患者取坐位，肘关节屈曲，患手触摸健侧肩关节。肘关节上抬触头，然后肘关节放下触胸，如此反复操作。训练肩关节在内收、内旋状态下做屈伸运动，即分离运动。C.患者取站立位，双手推墙壁，肩关节前屈90°，肘关节、指关节伸直，腕关节背屈70°，训练肩关节屈曲，肘、腕、手关节的伸展运动，即分离运动。

②行走训练：患者取坐位，主要有控制双肩行走训练、控制骨盆行走训练、减重步行训练、上下楼梯训练。

③躯干控制功能训练：躯干控制功能障碍是颅脑损伤康复中较易忽视的问题，躯干控制功能障碍可导致上下肢控制失调，摔倒风险增加，平衡功能和步行功能下降，姿势异常。躯干控制训练是颅脑损伤康复的重点，对改善患者平衡及步行功能效果明显。

在运动时行躯干功能训练：A.仰卧位时，患者屈髋、膝关节，双肩平放在床上，同时膝关节逐渐从一侧下降，然后另一侧重复这一动作。此动作可促进躯干上部和下部的分离旋转。髋、膝关节伸直，同时将受累侧上肢放入怀里。目标是上抬和旋转躯干上部，好像上部躯干在启动滚动运动时所做的旋转动作。B.坐立，患者将受累较重侧上肢放入胸前怀里，治疗师鼓励患者将上部躯干旋转，但要保持骨盆不动，做旋转动作。患者练习从直立到侧弯，使重量放在前臂上，骨盆在水平面上保持不动，做侧弯动作，以获得最佳牵张。患者练习将臀部抬离支持面。可将对侧上肢向患者一侧伸以加强这个动作，成功伸到上肢长度以外的范围还需侧弯。C.坐位，患者保持受累较重侧手腕部伸向两足间地板，治疗师鼓励患者低头，摆动完成屈曲动作。仰卧，患者做桥式运动，并尽量保持此姿势，完成背伸动作。

使用各种姿势体位训练：A.双腿交叉坐位；B.坐在桌子前，双前臂负重；C.肘撑俯卧；D.跪；E.坐位时改变髋关节屈曲的程度。

Pusher 综合征临床表现及治疗：Pusher综合征是躯干功能障碍的表现，发生此综合征的颅脑损伤患者在任何体位都强烈地由非瘫痪侧向瘫痪侧推移，其典型模式有以下特征。头转向非偏瘫侧并向这一侧侧屈。感知受偏瘫侧刺激的能力下降。缺乏面部表情，呼吸运动变弱，语音单调、低沉。坐位时躯干向健侧侧屈。很明显的抵抗重量向健侧转移的校正。健侧手及脚向偏瘫侧推，转移困难，尤其向健侧。站立时重心向偏瘫侧转移，靠向治疗师的支撑臂，或向髋部屈曲。行走时偏瘫下肢内收呈剪刀形，重心不能移向健侧，患侧下肢步行迈步困难。

## 4.认知障碍的康复

认知障碍的康复，具体见表31-6。

表31-6 认知障碍的康复

| 项目 | | 康复训练法 |
|---|---|---|
| 失认症的训练 | 单侧忽略训练法 | ①提醒注意其忽略的一侧、利用色彩鲜艳的物品置于患侧；②站在忽略侧于患者谈话；③对忽略侧加强各种感刺激；④训练患者越过中线取物；⑤鼓励患者上下肢体参与翻身运动 |
| | 视觉失认 | ①颜色失认，训练患者的辨认能力（用各种颜色的图片和拼板）。②面容失认，反复让患者看亲人的照片，然后把亲人的照片混入其他照片中让患者辨认。③方向失认，让患者在路线图上画出回家的路线。④结构失认：让患者按要求用拼板、积木、火柴等拼出不同图案 |
| | Gerstmam综合征 | ①左右失认，辨认身体的左右，再辨认右方、左方的物品。②手指失认，给患者手指以触觉刺激，让患者说出该手指是哪一个，在不同的手指上反复进行。③失读，帮助患者辨认和读出数字，让患者阅读词句、短文等。④失写，辅助患者书写内容的意义，并着重训练健侧手书写 |
| 失用症的训练 | | ①结构失用，示范对家庭常用物品的摆放与排列，并让患者模仿。②运动失用，训练患者日常生活中的动作洗脸、刷牙等。③穿衣失用，辅助并可暗示、提醒患者穿衣。④意念失用：当患者不能按指令要求完成系列动作时，可通过视觉暗示提醒患者，如泡茶、喝茶等 |
| 记忆训练 | | （1）记忆训练课，记忆策略：①姓名和面容记忆；②地址和电话号码的记忆；③日常生活活动记忆；④单词记忆。（2）辅助记忆法：①时间表；②日记本；③闹钟、手表；④地图及各种电子辅助物；⑤记忆提示工具，包括标签、记号、清单等 |
| 注意力训练 | | ①猜测游戏；②删除游戏；③时间感；④数目顺序；⑤代币法 |
| 解决问题能力的训练 | | ①指出报纸中的消息；②排列数字；③问题状况的处理；④从一般到特殊的推理；⑤分类；⑥做预算 |

通过训练和重新学习使脑功能受损后的患者重新获得认知等功能，训练应贯穿在治疗的全过程。如进行躯体感觉方面的刺激，认出环境中的人和物，提高觉醒能力，提高在中期获得的各种功能的技巧，进行记忆、注意、思维的专项训练，减少定向障碍和言语错乱，训练其组织和学习能力，在不同环境中的独立和适应能力。

## 5.行为障碍的康复

行为障碍的康复，见表31-7。

表31-7 行为障碍的康复

| 项目 | 康复训练法 |
|---|---|
| 躁动不安的康复处理 | 减少环境中的刺激，避免患者自伤或他伤，允许患者一定程度发泄情感，降低患者混乱的认知 |
| 异常行为的康复处理 | ①一致性，如同一时间、地点、环境及康复方法（适当解释）；②适当鼓励，治疗中给予适当的鼓励。③让患者了解异常行为造成的影响、教训。④控制患者的一些不良行为（治疗计划范围内）。⑤提高兴趣，激发患者的积极性与兴趣。⑥不要强迫患者停留在不舒服的环境中，适当改变周围环境。⑦减少不良的刺激，用平静的语调、语言 |

## 6.感觉功能障碍的康复

颅脑损伤患者常伴有感觉异常、感觉障碍，如感觉减退、感觉过敏、感觉缺失及疼痛等，见表31-8。

表31-8 感觉功能障碍的康复

| 项目 | 康复训练法 |
|---|---|
| 偏盲的训练 | ①进行两侧活动的训练（同时让患者了解自己的缺陷）；②用拼板拼左右两面的图案；③用文字删除法训练患者 |
| 深感觉训练 | ①手法挤压关节，使患肢关节负重等；②直立反应训练、保护性反应训练、平衡训练等；③镜前训练，生物反馈视觉训练；④肢体空间位置保持及放置训练；④实体觉训练，用触摸来鉴别手中物体的形状、大小及性质等 |

### 7.吞咽障碍的康复

颅脑损伤后并发症之一是吞咽障碍，吞咽障碍常可引起营养不良、吸入性肺炎、脱水、心理障碍等并发症，吞咽障碍的康复对预后至关重要，见表31-9。

表31-9 吞咽障碍的康复

| 项目 | 目的 | 康复训练方法 |
|---|---|---|
| 口唇舌等运动 | 强化肌肉力量扩大可动 | 自动运动；他动运动：用棉棒和压舌板 |
| 咽部冷刺激 | 吞咽反射诱发 | 刺激软腭及咽部 |
| 食物的调节 | 利于吞咽食物 | 要求食物有利于吞咽 |
| 体位的调节 | 预防咽部残留物反流入呼吸道的体位 | 靠背坐位 |
| 颈部前屈 | 防止误咽 | 靠背坐位，用枕使颈部前屈 |
| 反复吞咽 | 除去咽部残留物 | 一口食物多次吞咽 |
| 轮换吞咽 | 交替吞咽不同形态的食物，有利于除去咽部残留物 | 交替吞咽液体食物与固体食物 |
| 促进吞咽反射手术法 | 刺激吞咽肌 | 用手指摩擦皮肤（沿甲状软骨到下颌上下） |
| 随意性咳嗽 | 促使进入呼吸道内的食物被咳嗽出来 | 有意识性咳嗽 |

### 8.语言障碍的康复

颅脑损伤后语言障碍可表现为失语症及构音障碍等，康复治疗见表31-10。

表31-10 语言障碍的康复

| 项目 | | 康复训练方法 |
|---|---|---|
| 失语症 | 按语言模式和失语程度选择 | 主要从语言功能丧失的侧面和重症度（听、说、读、写） |
| | 实际语言交流能力 | 主要是使言语和语言障碍的患者最大限度地利用其残存的能力，确定其有效的交流手段和方法能与家人或周围的人互相有效地沟通 |
| 构音障碍 | 构音器官运动功能训练 | ①全身正确姿势的保持；②松弛训练与紧张训练；③呼吸训练，控制呼吸气流的量是正确发音的基础 |
| | 口腔器官运动功能训练 | ①鼓腮及张口闭口协调训练；②下颌关节运动训练、伸缩舌训练及舌精细运动训练等 |
| | 构音改善的训练 | ①舌尖音训练及舌根音训练；②唇音训练 |

### 9.日常生活活动训练

日常生活活动训练根据接近真实生活环境或实际生活环境训练。

### 10.中医康复治疗

具体情况可选择中医传统运动治疗，如头皮针、电针、推拿、穴位注射、艾灸、熏蒸、中药外敷和内服等。

### 11.辅助技术

可根据具体情况配置四脚杖或手杖、高靠背轮椅、普通轮椅。手功能踝足矫形器及头部矫形器。

## 后遗症期

### 1.康复目标

一般指颅脑损伤一年后，对颅脑损伤恢复到一定水平的患者，学会应付功能不全状况，继续训练和利用残余功能，防治并发症，对患者身体上、精神上进行康复，争取最大限度的ADL自理，以便回归家庭和社会，为顺利重返工作岗位及家庭打好基础。此期应制定长期的训练方案，包括作业、语言、运动、心理的训练，在继续加强前期治疗基础上，可辅助步行、等速训练等。

**2.康复治疗**

（1）日常生活活动能力的训练：利用家庭或社区环境强化患者自我照料生活的能力；洗脸与手、刷牙、梳头、拧毛巾、修剪指甲、刮胡子、化妆等；拿起并握住筷子、碗、勺等，以及食品和各种饮料罐、杯。进出浴室或盆；使用水龙头、海绵、肥皂、浴巾；如厕上、下坐便器；拿住和使用卫生纸，手能接触到会阴部，能脱、穿裤子；床上翻身、坐起、轮椅转移及移动；穿上衣，提裤子；抓住裤腰并系皮带，开关拉链和按钮、解开或系上纽扣；学习乘坐交通工具、看电影、购物、照顾婴儿、做饭及清洗餐具、打扫卫生、洗衣物。

（2）职业训练：给予患者一些简单的操作性工作逐步增加工作操作性难度，观察其完成的情况，其中不少在功能康复后尚需重返工作岗位。

（3）运动障碍患者可使用轮椅及助行工具等。

（4）作业疗法训练：患者日常活动中听、读、写能力及计算能力不足，训练其本体感觉或运动觉、触压觉等能力，改善手功能、改善关节活动、增强肌力、改善平衡协调能力、改善思维，提高注意力、判断力、理解力、记忆力及语言交流能力。

（5）心理治疗：家人与患者交流中，发现消极与积极因素，采用解释、鼓励、启发、说服、对比等方法，提高患者战胜伤残信心。

# 第四节 康复护理

颅脑损伤患者可出现多种不同程度的神经功能障碍和精神异常，如记忆力减退、头痛、失眠、烦躁、眩晕、运动障碍、言语障碍、智能障碍、感觉障碍、重者如意识障碍和精神心理异常，甚至长期昏迷或呈植物状态。为了减少继发性的残疾，提高患者的生存质量，因此，颅脑损伤后的康复护理非常重要。

## 康复护理原则

早发现、早确诊、早治疗、早康复、个体化方案、全面康复、家属参与及长期康复。

## 护理评估

护理评估主要包括生命体征、消化呼吸功能、皮肤及营养状况、压疮及意外发生的因素、大小便功能等评定。

## 康复护理措施

1.体位的摆放、转移与变换等护理。

2.气管切开、给氧的护理。

3.吞咽障碍患者，制定合理的食物种类、进食方式与数量，做好饮食管理，保证进食安全护理。

4.肠道与膀胱训练，大小便的护理。

5.语言交流及日常生活活动等护理。

6.并发症的护理与预防。康复住院标准及时限。

# 第五节 职业社会康复

## 职业康复

### 1.职业康复评估

临床用于就业评估、职业调查、工作能力分析、技能操作评估或为单位职工安排某一特定工作等进行人体工效学评估。

### 2. 职业康复训练

脑损伤患者重返工作岗位时，可开展职前训练、可以工作模拟训练、工作行为训练及工作重整训练或用于职业咨询及工作职务调整与再设计。

## 社会康复

### 1.社会康复评估

社会康复评估是指社会与家庭支持评估、自我效能评估、家居环境评估及脑损伤后应激障碍评估等。

### 2.社会康复训练

社会康复训练主要采用社会行为活动训练、住院及出院时康复辅导与指导、电话咨询等服务，通过脑损伤患者的患者管理，对职工工作相关的范畴进行适应、干预或协调。

# 第六节 康复住院标准及时限

参照人力资源社会保障部《工伤康复服务规范（试行）》（2013年修订）规定如下。

## 康复住院标准

经急性期临床药物和（或）手术治疗一段时间后，生命体征相对稳定，仍有一定的并发症或神经功能障碍，影响回归家庭及社会，并符合以下条件。

1.临床症状不继续加重，神经影像学检查未见进行性发展病变。

2.近期不会出现需手术处理情况变化。

3.脑脊液外引流管通畅，无脑脊液漏。

4.未合并其他重要脏器严重功能障碍。

## 康复住院时限

1.颅脑损伤轻型者住院时间在3个月之内。

2.颅脑损伤中型者住院时间在6个月之内。

3.颅脑损伤重型者住院时间在12个月之内。

4.如颅脑损伤虽然已到出院时限，仍有较大康复医学价值或有并发症者，经审批后住院时间可以适当延长。

## 康复出院标准

病情稳定，生命体征平稳，符合下列条件之一即可考虑出院。

1.康复治疗后功能障碍已改善或恢复。

2.已达到康复住院时限，而主要的功能评定指标在45天内无进一步改善。

3.并发症已控制或无严重并发症。

4.已做好回归社区、家庭等计划或进行社区康复服务。

（孟红旗 张 慧）

### 参考文献

1.燕铁斌，梁维松，冉春风．现代康复治疗学．2版．广州：广东科技出版社，2012：730-747.

2.毛雅君，陈广城．中国版脑外伤意识清醒期简明国际功能、残疾和健康分类核心要素的初步研究．中国康复医学杂志，2016，31（3）：274-279.

3.黄文柱，严文．有针对性的单侧空间忽略治疗结合常规康复治疗颅脑损伤单侧空间忽略的疗效观察．中国康复理论与实践，2016，38（8）：584-586.

4.黄文柱，孟红旗．基于虚拟与现实的康复医学模式．医学与哲学，2016，37（11B）：57-59.

5.孟红旗．单侧忽视的诊断教学评估与康复护理．教育教学，2018，37（9）：243-244.

6.梁晓琛，黄佳莹，孟红旗．小儿脑性瘫痪的早期诊断与康复．科教导刊，2018，20（7）：153-154.

7.莫子霆，孟红旗．康复训练器械与人机接口．科教导刊，2018，20（8）：149-150.

8.谢薇，苏建华，季侨丹，等．早期康复的治疗技术、期限及机构准入条件研究报告．华西医学，2018，33（10）：1224-1226.

9.黄之同，葛海东，孟凯，等．早期康复在重度颅脑损伤治疗中的应用．临床医药文献杂志，2017，4(39)：5775-5776.

10.张泉，张红梅，申志才，等．早期综合康复对重型颅脑损伤的临床疗效．中国临床神经外科杂志，2018，23（4）：276-278.

11.蒋燕，刘安诺，刘鸿雁，等．脑损伤患者注意障碍评定方法及治疗进展．山东医药，2018，58（27）：90-91.

# 第三十二章

# 持续植物状态

## 第一节 概述

### 定义

植物状态（vegetative state，VS）是一种严重的脑功能受损导致的特殊类型意识障碍状态。患者大脑皮层功能基本丧失，但存在部分或全部下丘脑及脑干功能，保留基本的生命功能，具有睡眠—觉醒周期，但无有意识的活动，对外界环境没有唤醒行为表现，可有自发性或反射性对外界刺激的反应，如疼痛反应、姿势反应等，虽然存在眼球活动，但无视觉追踪。患者的呼吸、心跳、排汗功能存在，不需人工维持其呼吸、心跳、血压等基本生命体征。当这些患者的植物状态症状持续1个月以上，符合我国目前对持续植物状态的认定标准——南京标准Ⅲ（2011年），则称为持续性植物状态（persistent vegetative state，PVS）。

### 病因与病理

**1.病因**

所有导致严重脑损伤的因素都可能导致植物状态的发生。临床上最常见的有颅脑外伤、脑血管意外、脑血管畸形、各种原因导致的心跳呼吸骤停、缺血缺氧性脑病、中毒、感染等疾病。随着医学的发展和进步，急救体系的完善及急救技能逐渐普及，心肺复苏的成功率提高，长期存活的植物状态患者明显增加。

**2.发病机制及病理**

目前 PVS的发病机制及病理尚未完全清楚，但比较普遍的观点认为其发病机制是大脑皮质及脑白质广泛损害为主，少部分是网状上行激活系统损害或丘脑感觉中枢系统损害。PVS 的病理改变主要表现为下列几点。

①严重的颅脑外伤引起的广泛轴索损伤，使大脑的神经联络通道破坏，表现出对外界的刺激

失去应有的反应。

②不同的脑组织对缺血缺氧的耐受程度是不一致的，大脑灰质最容易受缺血缺氧影响，病理检查中发现缺氧缺血部位的动脉周围容易出现弥漫性皮质层状坏死。脑干和下丘脑对缺血缺氧的耐受性较大脑皮层好，因此在损伤后维持睡眠—觉醒的脑干及下丘脑的功能相对损伤较轻，使得患者表现为仍保留有自动睁眼及睡眠—觉醒周期的植物状态。

③研究发现，部分植物状态的患者丘脑或尾状核灰质局灶性病变也可能是主要的病因所在。

以上几种病理改变可以单独发生，也可能混合存在。

## 临床表现

植物状态患者存在自主呼吸心跳，一般生命体征不需要人工帮助维持，这是与脑死亡（braindeath）最重要的鉴别。

1.患者的意识完全丧失，呼之不应，不能与外界进行任何有效的交流，失去认知、知觉能力，如果患者出现有意识、有目的的活动，对外界刺激重复出现自主的回应，需评估患者是否已经脱离了植物状态。

2.患者觉醒期可睁眼，看上去貌似清醒，实质不存在意识活动。部分患者可能会出现不能持续的、不重复的视觉追踪，需与最低意识状态鉴别。

3.患者无自发性的语言，也不能理解别人的语言。部分患者可能会出现无意识的、无情感反应的哭笑。

4.患者的睡眠—觉醒周期可全部或部分存在，觉醒期看上去睁眼，实质无意识活动存在。

5.肢体多呈强直或屈曲、痉挛状态，部分患者可有无意识的肢体随意运动，部分的原始反射保留。

6.部分患者表现为多汗、心率、呼吸节律不规则、大小便潴留等自主神经功能紊乱症状，主要与患者自主神经功能的中枢部分的下丘脑、脑干功能损害有关。

7.患者大部分的脑干反射和生理反射存在，根据损伤的部位不同可能出现腱反射亢进及病理反射阳性。

## 辅助检查

### 1.神经系统影像学检查

#### （1）电子计算机体层扫描（computerized tomographic scanning，CT）

临床应用广泛，操作简单，速度快，基本不受体内金属物影响，在中枢神经系统扫描中对出血病灶显示较理想，是目前急性脑外伤、脑卒中急诊检查的首选方法。CT血管成像（computerized tomography angiography，CTA）能够以三维的图像显示颅内血管系统，清晰显示颅内较大的动脉及其主要分支，是脑血管疾病的重要检查手段。

#### （2）磁共振成像（magnetic resonance imaging，MRI）

相对CT有更好的成像效果，尤其对中枢神经系统的占位性病变、炎性病变、脑白质病变、脱髓鞘病变等具有更高的诊断价值。目前研究表明，人的意识状态和大脑的代谢率相关，利于这一原理，通过功能磁共振检查有望用来评价植物状态患者中部分可能存在其他一般的检查未能发现的存在认知功能的患者。STENDER等在一项对照性研究中发现，大脑葡萄糖代谢率达到健康人的45%以上者有较大可能从植物状态中恢复至最低意识状态。

### 2.放射性同位素检查

正电子发射计算机体层扫描（positron emission tomography，PET ）是利用示踪剂在大脑的代谢情况显示脑组织的残存活性，在一定程度上能反映大脑功能受损程度。在肿瘤的鉴别、分级及预后、癫痫病灶的定位、帕金森病、阿尔茨海默病等疾病的诊断上得到广泛的应用，在植物人临床康复中也越来越受重视，缺点是设备昂贵，检查费用高，医疗保险制度的限制等原因，一般基层医疗机构难以开展。

### 3.神经系统电生理检查

#### （1）脑电图（electroencephalography，EEG）

临床上主要应用于癫痫的诊断及病灶定位，常用于发作性意识障碍、精神疾病及中枢神经系统感染性疾病的诊断和鉴别诊断。LEHEMBRE等对31例不同程度意识障碍的患者脑电图研究发现，植物状态的患者比最低意识状态患者的脑电波中有更多量的δ波，α波和δ波的比值与患者的意识水平呈一定的正相关，在一定程度上间接反映出植物状态和最低意识状态患者的意识水平。随着新型脑电监测技术的改进，不久的将来有望在临床上应用于评估植物状态患者是否存在微小的意识变化。

#### （2）脑诱发电位（evoked potential，EP）

脑诱发电位可用于测定脑电活动，间接反映脑功能状态。诱发电位临床应用如下。

①躯体感觉诱发电位（somatosensory evoked potential，SEP）：记录感觉上行通路的电位，主要反映感觉中枢功能，是诊断植物状态最敏感和可靠的指标。

②视觉诱发电位（visual evoked potential，VEP）：记录枕叶皮质对视觉刺激产生的电活动，应用于多发性硬化、视神经炎和球后视神经炎、脑部肿瘤、癫痫、偏头痛等疾病的辅助检查。

③脑干听觉诱发电位（brainstem auditory evoked potential，BAEP）：监测时无须患者特殊合作，因BAEP很少受药物中毒或代谢异常等因素影响，对鉴别药物中毒或脑干器质性病变所导致的昏迷及评估预后有一定的临床意义，当BAEP Ⅲ 或Ⅴ、Ⅶ波不能被诱导提示患者预后差，这一点在脑死亡的判断中有一定的作用。

④运动诱发电位（motor evoked potential，MEP）：主要反映运动神经系统传导通路的功能。

⑤事件相关诱发电位（event-related potential，ERP）：目前应用最多的是P300电位，通过对人体给予的视、听觉刺激或体感刺激记录到的特定神经细胞产生的电活动，反映大脑灰质细胞的功能，可用于认知功能的评价。

目前研究显示，SEP和ERP对于患者可能存在的残余意识及预后的评估具有一定的参考意义，DEASLVO等提出P300可能有助于预测VS患者意识是否恢复，对难以区分的VS和MCS的鉴别具有一定的意义。

### 4.TCD检查

TCD检查可发现植物状态患者的脑血流速普遍降低，且以大脑前动脉、中动脉血流变慢为主，而椎基底动脉的血流相对较好；闭锁综合征患者脑血流速减慢主要是以后循环减慢为主；而脑死亡患者TCD则表现为舒张期反向血流，无血流或仅有收缩期短小尖波等严重脑血流异常，基于以上的特点，临床上可用于严重意识障碍患者的鉴别。

### 5.基因诊断技术

基因诊断（gene diagnosis）是利用基因检测技术进行的辅助诊断技术。基因诊断使遗传疾病的诊断更加精准，避免了部分不同疾病引起的相似的临床或生化异常。在工伤康复患者中较少需要应用基因诊断，但近年高通量测序技术（High-throughput sequencing）使基因诊断技术在感染性疾病病因诊断中显示出较强的优势，对于部分临床表现复杂或合并特殊感染的工伤患者，病因诊断有重要的意义。

### 6.脑脊液检查

脑脊液检查通过对患者脑脊液的压力、性状、成分、病原学等检查分析进行疾病的诊断和鉴别诊断。临床上在中枢神经系统感染、肿瘤、脱髓鞘疾病、神经系统变性疾病、蛛网膜下隙出血、脑积水等疾病的诊断与鉴别诊断中具有重要的价值。

## 临床诊断

### 1.诊断标准

1996年中华医学会急诊医学分会在南京会议上首次制定了植物状态的诊断标准，包括以下七点：①认知功能丧失，无意识活动，不能执行指令；②能自动睁眼或刺激下睁眼；③有睡眠—觉醒周期；④可有无目的性眼球跟踪运动；⑤不能理解和表达语言；⑥保持自主呼吸和血压；⑦丘脑下部及脑干功能基本保持。随后于2001年南京会议上通过的PVS诊断和疗效评分标准是目前我国应用的标准，简称为“南京标准2001”，见表32-1。

表32-1 持续性植物状态（PVS）诊断标准（南京标准2001）

| 植物状态（VS）诊断标准 | 持续性植物状态（PVS）诊断标准 |
|---|---|
| 认知能力丧失，无意识活动，不能执行命令 | 植物状态持续一个月以上才能认定为持续性植物状态 |
| 能自动睁眼或刺激下睁眼 | |
| 有睡眠—觉醒周期 | |
| 可有无目的性眼球跟踪运动 | |
| 不能理解和表达语言 | |
| 保持自主呼吸和血压 | |
| 丘脑下部及脑干功能基本保存 | |

### 2.鉴别诊断

（1）闭锁综合征（locked-in syndrome）

由于脑桥基底部的病变导致眼部以下躯干及四肢运动功能绝大部分损害，而大脑皮质和脑干网状结构上行激活系统功能未受影响，所以患者表现为意识完全清楚，但眼以下均不能活动，不能言语，但能通过睁、闭眼或眨眼表示“是”或“不是”来进行交流。

（2） 昏迷（coma）

昏迷患者呈持续的意识丧失状态，意识障碍程度较深，与植物状态的重要鉴别点是昏迷患者双眼闭合，不能被唤醒或自行觉醒，认知缺失，生命体征不稳定，部分需要人工系统及药物额外支持。

（3）脑死亡（brain death）

脑死亡患者整个脑的功能不可逆性丧失，临床上表现为无自主呼吸，必须用人工呼吸器维持，其一切脑反射均消失。脑电图、躯体感觉诱发电位检查提示脑电活动消失，TCD及脑血管造影提示脑部血液循环基本丧失。植物状态则自主呼吸正常，存在自发睁眼，大部分生理反射均存在。

（4）最低意识状态（minimally conscious state，MCS）

这类患者意识状态较植物状态稍有提高，但未达清醒，患者外界刺激下出现非连续性、但有自主意识的行为动作，并且这些行为动作是可重复出现的，部分行为反应能维持一定的时间，能够区别于原始反射性活动。具体表现为下列一种或几种情形：①执行简单的指令；②用姿势或言语表达是或否（无论其表达正确与否）；③表达可理解的言语；④出现轻微的有目的行为，表现为与环境刺激对应的、非反射性的运动或情感反应。

## 临床治疗

### 1.一般治疗

一般治疗包括针对原发病的治疗及控制并发症。对原发病及时有效的处理，如颅脑外伤的患者需及时手术去除血肿、减压治疗，合并脑积水的患者及时进行引流或分流手术处理；加强护理，防治各种并发症，如窒息、压疮、各种感染，尤其以呼吸道感染及泌尿系感染多见；控制癫痫，纠正贫血、营养不良，防治关节挛缩、肌肉萎缩等。部分脑损伤患者容易发生脑耗盐综合征，表现为反复发生重度低钠血症，需注意定期复查离子，保持水电解质平衡。

### 2.加强营养支持治疗

植物状态的患者由于反复感染、疾病消耗、鼻饲食物的营养不足等原因极易出现营养不良的情况，表现为贫血、低蛋白血症、消瘦、反复感染、皮肤弹性差、肌肉萎缩等状况。对于长期处于植物状态的患者，有必要由专业的营养师根据患者的年龄、并发症、全身营养状况等条件制定个性化的饮食营养治疗方案，定期评估血常规、血浆蛋白等指标，必要时还需输注白蛋白等改善低蛋白血症情况。长期鼻饲可能反复出现食物反流，长时间留置胃管容易引起食道的正常生理状态改变，长期依赖胃管鼻饲的患者有条件的可建议行胃造瘘术。患者长时间卧床导致钙丢失率高，易发生骨质疏松、骨折，需注意饮食，适当补充含钙丰富的食物及维生素D，鼓励有条件的家属及看护人员协助患者定期规律进行适当日光浴。

### 3.药物治疗

目前还没有得到公认有效的药物用于持续植物状态患者的促醒治疗。既往认为多巴胺类药物、促中枢神经细胞代谢药物、改善神经营养药物、改善微循环的药物等在理论上可能有效，但目前的各种临床研究中并无有力的证据支持。由于某些神经系统既往较常用的药物如抗胆碱药、儿茶酚胺拮抗剂、GABA及5－羟色胺能促效药等对神经系统有抑制作用，在治疗中应可能避免或减少使用。

### 4.手术治疗

存在脑积水的患者，需密切观察，注意患者意识状态的变化，定期复查头颅CT或MRI，必要时腰穿，测颅内压，对存在手术指征、无禁忌证的患者应尽早行脑脊液分流术。

**5.细胞移植治疗**

目前还处于临床研究阶段，开展这一类的临床研究需要获得相应的资质及伦理学审查。目前关于患者的选择、移植细胞的种类和数量、种植的途径、治疗的时间窗、疗程及安全性和疗效等问题仍存在较多的争议，需要今后进一步的研究观察。

# 第二节 植物状态的康复评定

工伤康复患者中植物状态患者几乎都是从严重的颅脑损伤经救治后稳定或趋于稳定的患者，但由于伤情复杂，多伴有并发症，所以在这类患者的入院评估中除了意识状态、合并其他部位的损伤恢复程度、躯体功能等方面的评定外还需密切注意患者并发症方面的评定，如呼吸系统、循环系统、压疮风险、营养状态、吞咽功能、大小便功能、误吸的风险、感染的风险、深静脉血栓形成的风险、骨质疏松及骨折风险等都是非常重要的评估内容。我们康复中心要求治疗前、中、末期均要对患者进行康复评价，一般每月至少一次。

## 躯体功能评定

对躯体功能的评定包括肢体形态、肌张力、反射、吞咽功能、营养状态、大小便功能、心肺功能及并发症等方面，详见本书康复评定章节。

## 意识状态评定

GCS是目前临床上应用范围最广的意识障碍评定量表，包括睁眼反应、言语反应、运动反应3个项目，一共15条评分标准，最低得分是3分，最高得分15分。分值越低，意识障碍程度越严重，GCS评分 8分以上意识恢复的机会较大，7分以下临床预后较差。GCS评分也要注意其有一定局限性，患者如果有气管插管、气管切开则不能对其语言活动进行评价，对四肢瘫痪的患者运动反应的评价也不准确；由于单项评分不同的患者总分可能相同，评分相同的患者不一定意识障碍程度相同，一定要结合神经系统的症状和体征才能对患者做出准确的评估。针对GCS没有将脑干反射纳入评定内容这一局限性，1982年比利时列日大学的Born在GCS的基础上增加了脑干反射的评定内容，称之为GLS。量表中增加的内容包括眼前额反射（5分）、垂直眼前庭反射（4分）、瞳孔对光反射（3分）、水平眼前庭反射（2分）、眼心反射（1分）、无任何反射（0分）。如果GLS评分为0分，反映患者脑干反射消失，相当于脑死亡。

## 植物状态临床疗效评价

为规范植物状态患者的临床疗效评价， 2011年在南京召开的第三届全国脑复苏与持续性植物状态学术交流会上根据2001年标准修订的《植物状态诊断和疗效标准》，被称为“南京标准Ⅲ”。该标准补充了肢体运动、眼球运动、听觉功能、进食、情感等5个部分的内容，针对最低意识状态的内容更加细化，是目前在临床上应用最多的植物状态疗效评价标准，见表32-2。

表32-2 PVS疗效临床评分量表（2011年修订版）

| 评分 | 肢体运动 | 眼球运动 | 听觉功能 | 进食 | 情感 | 备注 |
|---|---|---|---|---|---|---|
| 0 | 无 | 无 | 无 | 无 | 无 | |
| 1 | 刺激可有屈伸反应 | 眼前飞物，有警觉或有追踪 | 声音刺激能睁眼 | 能吞咽 | 时有兴奋表现（呼吸、心率增快） | |
| 2 | 刺激可定位躲避 | 眼球持续追踪 | 对声音刺激可定位，偶尔能执行简单指令 | 能咀嚼，可执行简单指令 | 对情感语言（亲人），出现流泪、兴奋痛苦等表现 | ☆ MCS |
| 3 | 可简单摆弄物体 | 固定注视物体或伸手欲拿 | 可重复执行简单指令 | 能进普食 | 对情感语言（亲人）有较复杂的反应 | |
| 4 | 出现随意运动，可完成较复杂的自主运动 | 列举物体能够辨认 | 可完成较复杂指令 | 自动进食 | 正常情感反应 | |

注：①每次评分包括两个方面，即临床评分与客观检查评分。②该表至少每月检查记录一次。☆即MCS。

总的疗效评分：Ⅰ.植物状态：提高0～2分，无效；提高≥3分，好转；提高≥5分，显效；≥6分，MCS。Ⅱ.初步脱离植物状态；微小意识状态。Ⅲ.脱离植物状态。

客观检查：①神经电生理，EEG、SEP；②特殊检测技术，MRI 、PET/CT、脑磁图等。③一般医院5项评分法；④有条件医院，5+1 评分法、5+2评分法。

# 第三节 植物状态的康复治疗

植物状态的康复治疗是一个漫长的过程，部分患者经治疗后可完全恢复意识，部分成为持续性植物状态或最低意识状态。目前针对植物状态患者的治疗仍以综合康复治疗为主，主要康复措施有下面这些。

## 高压氧治疗

高压氧除应用于减压病及一氧化碳中毒的救治外，临床上广泛应用于植物状态或其他意识障碍患者的康复治疗中，其疗效在国内得到比较普遍的认同。既往的多项研究已经证实，高压氧治疗能增加脑组织的氧含量，组织氧含量的增加能促进神经轴索等神经细胞损伤的修复和再生，促使产生新的神经突触网络，还可以激活脑干的网状上行系统，从而达到改善或纠正脑组织缺氧所致的脑功能障碍的作用。目前建议无高压氧治疗禁忌证的患者在生命体征平稳后即应尽早开始高压氧治疗，疗程足，效果更理想。

植物状态患者高压氧治疗常规使用的压力1.75～2.00绝对压，每日1次，一般每次40～90 min，10～14次为1个疗程，建议有条件的患者早期、长疗程治疗。

## 运动疗法

主要通过肢体、关节被动运动和肌肉牵伸、辅以不同的感觉刺激，结合良姿位摆放等措施达到预防或降低肌肉萎缩、改善关节挛缩等效果。

### 1.机器人辅助运动治疗

随着现代康复理论的研究进展和各种康复应用技术的提高，辅助康复机器人也逐渐应用于临床。机器人辅助设备使康复治疗更加系统化、数字化，对康复训练的强度、时间和效果等有了客观的记录及评价。

### 2.减重步行训练

减重步行训练是通过减重吊带和机器人使不能独立行走的患者在运动平板上模拟现实进行的步行训练系统，患者下肢负重明显减少，可以调整下肢系统的承重、步幅和保持平衡。运动平板的跑台可促进患者形成重复的、有节律的步幅，通过训练，使肌力2级以上的患者恢复自我行走的能力。植物状态的患者可通过机器人减重训练系统完成模拟生理性直立步行动作，达到一定程度的本体感觉刺激，通过被动的站立行走训练，达到降低肌张力、减少长期卧床并发症的效果。

## 物理因子治疗

植物状态患者的物理治疗选择原则主要是促醒、防治肌肉萎缩和关节挛缩，改善脑部血液循环，减轻血管痉挛，促进局部炎症吸收，防治各种并发症。临床上常用的治疗方法有经皮神经电刺激、低频、中频脉冲电治疗、超声波疗法、静电治疗、生物反馈、肢体气压治疗、脑循环治疗仪治疗等，可根据患者存在的不同问题进行选择，也可选择音乐疗法、光电刺激等其他物理因子治疗。

## 作业治疗

可利用患者既往熟悉的亲人、朋友、物品、声音、音乐、食物等从视觉、听觉、触觉、味觉、嗅觉等给予多方面的正面刺激，引导家属或陪护人员配合治疗，并教会家属或陪护人员配合在治疗间期对患者持续进行上述训练，目的是通过多种刺激以促使患者清醒。

指导患者的照护人员对患者进行日常的生活护理是康复的重要环节，包括良姿位的摆放、喂食技巧、排痰护理、转移搬运方法、治疗室外的维持性训练等自我训练。在不同的康复阶段，还要针对辅助器具予以必要的使用指导，对准备出院的患者还需要居家康复环境改造指导。

## 中医康复治疗常规

传统中医康复方法在植物状态患者康复中多选择针刺、推拿、艾灸、头皮针、电针等手段促醒。对于肌张力较高的患者，针刺或电针等治疗需要注意取穴，避免肌张力进一步恶化。

## 神经调控治疗

### 1.重复经颅磁刺激技术

利用磁脉冲感应电流刺激神经细胞产生动作电位，达到促进神经电生理活动恢复的效果。这项技术无创、较安全、有效，近年来在国内外临床诊断治疗和科学研究中得到了迅速的发展和应用。

### 2.脊髓电刺激

脊髓电刺激即在全麻下将电极放在C2～C4水平硬膜外正中部，刺激信号经颈髓通过脑干的网状结构上行激活系统及丘脑下部激活系统最终到达大脑皮层中枢。Lindroth和Foreman等经研究指出，脊髓电刺激使脊髓背部神经化学水平改变，同时能明显抑制普遍的活性中间神经细胞的过度兴奋，调节不同的氨基酸释放水平，使血氨供需平衡，这些变化可能进一步促进交感神经的变化，从而产生有益的治疗效果。目前认为SCS总有效率在20%～40%。这项治疗技术需要较高水平的神经及脊柱外科医师和麻醉科医师、神经电生理医生的合作并严格筛选患者，目前仅在极少数高级医疗中心可开展。

### 3.脑深部电刺激术

目前在帕金森病、肌张力障碍、强迫症等药物难以控制病情的患者应用中积累了一定的经验，在其他疾病的应用非常有限。研究表明，DBS能通过兴奋网状上皮激活系统以产生唤醒大脑皮质功能，重塑神经网络；改善脑血液循环及改善脑细胞代谢水平；通过修复受损神经细胞内外电位水平，从而促进神经通路的正常运作，对患者的意识行为康复起积极作用。目前对于病例的选取标准、刺激的部位、疗效评估的标准等均未有统一的意见，且治疗花费较昂贵，因此仅在部分高级医疗机构中用于部分晚期或严重的植物状态和最低意识状态患者的促醒治疗及研究中。

## 辅助器具应用

矫形器可以帮助患者维持肌肉关节的正常形态，减轻痉挛、减少压疮等并发症，常用的有四肢功能位矫形支具、抗痉挛矫形器等。近年来3D打印技术的应用能针对不同的患者定制更具实用性、安全性的矫形支具，进一步促进了矫形器具制造的发展。由于照顾这类意识障碍的患者需花费大量的时间和人力，善于利于各种翻身枕、防压疮护具，能减轻看护者的压力和并发症风险。

## 心理治疗

由于植物状态患者的病情严重，医疗花费巨大，其家庭成员绝大多数都会受到包括身心健康及生活、经济方面极大的压力。在日常医疗活动中，除了关心患者的治疗康复措施外，更需要我们医护人员做好患者家属的心理护理，协助解决家属照护过程中的问题，才能取得家属的配合，疏导家属的不安、焦虑等情绪，从而使我们的康复治疗、护理计划等能顺利实施。对于治疗中部分恢复意识的患者，需要及时评估其心理状态，必要时心理专科介入评估治疗，积极的心理干预能有效地促进患者的进一步康复。

# 第四节　植物状态的康复护理

## 康复护理评估

植物状态患者由于长期卧床，吞咽排痰功能障碍等问题持续存在，极易出现各种并发症，严重影响其生存质量和康复质量。需根据患者的生命体征、意识状态、营养状态、压疮风险、大小便功能、安全危险因素、陪护人员的情况等综合评估，做出相应的护理计划，根据计划及质量安全标准定期进行评价，及时跟进护理措施的落实，配合康复医师及康复治疗师指导进一步的康复计划。

## 康复护理

### 1.生命体征的评估

由于植物状态的患者存在严重的意识障碍，易发生窒息、癫痫发作、感染等并发症，日常护理工作中需要重视患者的生命体征监测，定时巡视，观察病情。

### 2.体位护理

植物状态患者极容易出现压疮等并发症，体位护理在这类患者中尤其重要。日常护理中需注意保持病房环境的洁净，尤其床单被褥的整洁，保持患者皮肤干洁。严格执行防压疮护理，充分利用气垫床、翻身枕等物品，避免受压皮肤的过度牵拉和压迫。良姿位的摆放配合早期肢体关节的被动功能训练能防治关节挛缩，防治肌肉萎缩，降低异常增高的肌张力，保持肢体及躯干的正常形态。

### 3.二便管理

这类患者部分存在膀胱直肠功能障碍，为避免尿道感染，建议尽早拔除尿管，但需注意定期评估患者残余尿量，对残余尿量较多的患者可配合饮水计划（可通过胃管鼻饲）间歇导尿，定期复查尿常规，出现泌尿道感染症状时需进行尿细菌培养指导合理用药。对于应用尿套或保鲜袋接尿或使用尿垫的患者根据需要及时清理排出的尿液，避免排泄物长时间接触外阴造成局部皮肤黏膜刺激损伤。由于食物较单一，长期卧床、植物状态的患者较易发生便秘，需注意了解患者每天的大便情况，有时需要缓泻剂通便或开塞露纳肛通便。

### 4.气道护理及体位排痰

植物状态患者较易发生坠积性肺炎或吸入性肺炎等呼吸道感染，每天定期翻身叩背，必要时利用排痰机辅助排痰，局部刺激诱发患者咳嗽反射、体位引流与辅助排痰相结合等措施可加强排痰效果，对排痰功能差的患者必须加强防窒息护理，必要时床边备吸痰机，加强吸痰护理，防窒息。对有气管切开的患者需注意人工气道的维护和管理，避免发生脱管、堵管等不良事件，对经治疗后条件合适的患者，评估其拔管的可行性，确保拔管安全状态下及时拔管，但需防窒息发生。

### 5.指导关节被动运动和日常生活能力护理

全关节范围的被动运动可于早期生命体征平稳后即在床边开展，可防治关节挛缩及肌肉萎缩，预防深静脉血栓形成。指导患者的陪护定期进行被动关节活动，但切忌动作粗暴，需注意避免过度牵拉，以免造成肌肉关节损伤及局部发生骨化性肌炎。长期卧床的患者容易骨质疏松，被动活动时需注意力度和幅度，避免骨折。

### 6.并发症的预防及护理

保持口腔良好的卫生状况，是防治口腔感染、减少呼吸道感染的重要措施，需每天两次予口腔护理。肢体气压治疗配合被动踝关节屈伸运动有较好的预防下肢深静脉血栓形成的效果，平时要注意观察患者是否出现下肢肿胀等异常情况，必要时行血管彩超检查排除深静脉血栓形成。颅脑外伤后出现继发性癫痫的可能性较高，癫痫的发作容易出现唇舌咬伤、窒息等并发症，部分会发生恶性心律失常甚至心搏骤停，严重的癫痫发作可能会进一步加重脑损伤，需及时评估患者对治疗药物的反应，对反复癫痫发作的患者需备床边开口器、压舌板等用物，防窒息及舌咬伤。长期卧床容易导致患者骨质疏松，易发生骨折，除了饮食补钙和维生素D外，条件允许的情况下每天日光浴15～20 min，起立床站立训练2次/天，每次30 min，一定程度上能降低患者骨质疏松的发生率。

# 第五节 植物状态的康复住院标准及时限

## 早期康复治疗指征

伤后经救治生命体征稳定、无重要脏器严重功能障碍、短期内不需进一步手术处理的患者尽早进行康复介入。

## 转工伤康复机构指征

1.病情稳定，生命体征平稳。

2.无持续性中枢性高热。

3.癫痫持续状态已控制。

4.无其他系统严重并发症。

## 康复住院时限

对非创伤性持续性植物状态患者工伤康复住院时限一般不超过12个月，创伤性持续性植物状态患者不超过24个月。若超过康复住院时限，但患者存在需要处理的严重并发症，功能上仍有较大治疗意义，经相关部门审批后可以继续住院康复治疗。

## 植物状态的康复出院标准

生命体征平稳，病情稳定，并具备下列条件中的一项或数项者，可达到植物状态的病变出院标准。

1.已达到预康复目标。

2.无明显的并发症或并发症已控制。

3.已达到康复住院时限。

4.已制定回归社区的方案。

（陆少欢）

### 参考文献

1. 中华医学会急诊医学学会．制定我国持续性植物状态诊断标准专家讨论会会议纪要．急诊医学杂志，1996，5（2）：95.

2. 中华医学会高压氧医学分会脑复苏专业委员会．全国第三届脑复苏、持续植物状态学习交流会暨量表修订会议纪要．中华航海医学杂志，2011，18：285.

3. 徐强，徐如祥，肖华，等．持续性植物状态电生理动态变化和预后的相关性．中国临床康复，2002，6(22)：3326-3327.

4. 李红玲，赵龙．持续性植物状态及其高压氧治疗的研究进展．中华物理医学与康复杂志，2013，35（11）：906-908.

5. BEUTHIEN-BAUMANN B，HANDRICK W，SCHMIDT T，et al. Persistent vegetative state：evaluation of brain metabolism and brain perfusion with PET and SPECT. Nucl Med Commun，2003，24（6）：643-649.

6. OPPEL L. A review of the scientific evidence on the treatment of traumatic brain injuries and strokes with hyperbric oxygen.Brain Inj，2003，17（3）：225-236.

# 第三十三章

# 脊柱脊髓损伤

## 第一节 概述

### 定义与分类

脊柱（vertebral column）由多个椎骨借椎间盘、关节及韧带紧密联结而成，构成人体的中轴。其作用是保护脊髓及神经根，支持身体，传递重力，参与胸腔、腹腔及盆腔的构成，同时也为一些骨骼肌提供附着部。脊柱包含5个部分：颈椎（7个），胸椎（12个），腰椎（5个），骶椎（5个，这些椎体融合变成1个），尾椎（1个）。

脊髓（spinal cord）是中枢神经系统组成部分之一，是脑干向下延伸的部分，具有传递信息和神经反射的功能。脊髓位于椎管内，呈圆柱状，上端于枕骨大孔处与延髓相接，下端至第一腰椎下缘延伸成细长的终丝止于尾骨，全长42～45cm，自上而下发出31对脊神经，与此相对应脊髓也分31个节段，包含五个部分：8个颈节（C1～C8），12个胸节（T1～T12），5个腰节（L1～L5），5个骶节（S1～S5），一个尾节（C0）。

脊柱损伤指脊柱结构的完整性被损害或破坏，包括椎骨、椎间盘、稳定脊柱的韧带及椎旁肌肉的损伤。

脊髓损伤 （spinal cord injury ，SCI）指由各种原因导致椎管内神经结构（包括脊髓和神经根）及其功能的损害，出现损伤水平及以下脊髓功能（运动、感觉、反射等）障碍。

### 病因

脊髓损伤分为两大类：创伤性脊髓损伤和非创伤性脊髓损伤，创伤性脊髓损伤常见的原因包括车祸、跌倒、跳水、其他。美国国家脊髓损伤统计中心2014年年度报告公布版：针对30500名脊髓损伤患者进行统计得到的数据车祸（32.9%）>其他（23.7%）>跌倒（21.9%）>枪伤（15.5%）>跳水（6%）。非创伤性脊髓损伤一般由疾病或病理影响造成的，包括先天的脊柱裂及后天的疾病，如血管功能障碍（动脉畸形、血栓形成、栓塞或出血）；脊柱肿瘤；脊髓囊肿、感染，如梅毒；神经系统疾病，如多发性硬化症和肌萎缩性侧索硬化。

## 临床表现

脊髓损伤通常分为两大类：四肢瘫和截瘫。四肢瘫是由颈髓损伤造成的，是指上下肢、躯干、骨盆腔的运动/感觉损伤或缺失，截瘫由胸腰髓造成的，是指下肢、躯干、骨盆腔的运动/感觉损伤或缺失。

脊髓损伤后会导致中枢神经和外周神经联系中断，所支配区域的运动、感觉和自主神经功能均可受损。主要影响自主运动功能、肌肉张力、感觉功能、呼吸及咳嗽、肠和膀胱功能、生殖功能、心血管功能、体温调节功能等。

脊髓损伤常见的并发症包括压疮、呼吸并发症、关节活动度降低、异位骨化、骨质疏松与骨折等。

## 常见综合征

不完全性脊髓损伤患者的表现差异显著，临床特征较为一致的归结于以下几种综合征。

### 1.前索综合征

前索综合征（anterior cord syndrome）好发于颈部，常见原因是颈椎屈曲导致脊髓前部或脊髓前动脉损伤。前索综合征的典型特征为损伤节段以下运动功能、疼痛觉和温度觉受损，本体感觉、轻触觉、震动觉通常保留。

### 2.中央索综合征

中央索综合征（central cord syndrome）是脊髓损伤综合征中最常见的，好发于颈椎过伸伤，亦和先天或后天的椎管狭窄有关，典型的临床表现是上肢受累较下肢严重。此种症候群通常感觉运动恢复良好，先从下肢恢复，最后是上肢，是行走预后良好的类型，但大于50岁的行走能力预后较差，此类患者由于手部功能较差，日常生活中很多活动需要人协助完成，虽然行动方便，但是有关上肢活动的功能不足，例如吃饭和穿衣等，使得生活品质变差。

### 3.半切综合征

半切综合征（brown-sequards syndrome）原发于脊髓半侧的横断性损伤，常见于贯穿伤，如火器伤、刀刺伤等。半切综合征的临床表现为典型的非对称性，损伤平面以下，损伤同侧的运动功能与本体感觉功能、轻触觉、震动觉受损，但对侧的痛觉、温觉受损。半切综合征患者可能在住院康复期间实现神经恢复和功能独立。

### 4.后索综合征

后索综合征（posterior cord syndrome）即脊髓后部损伤，不同于脊髓前索综合征，它是一种非常罕见的症状，多见于椎板骨折伤，临床特征为损伤平面以下的本体感觉丧失，而运动和痛温觉存在。

### 5.圆锥损伤综合征

圆锥损伤综合征即脊髓圆锥和椎管内腰段脊神经损害，临床特征为下肢弛缓性瘫痪，肠道及膀胱反射消失，偶尔保留骶段反射（球海绵体肌反射），圆锥症候群影响肛门与尿道括约肌（S2～S4），膀胱与直肠的反射缺失或消失取决于损伤的水平。

### 6.马尾综合征

马尾损伤患者常表现为大小便失禁和鞍区感觉丧失，下肢瘫痪情况视马尾损伤的严重程度不同有较大差异。马尾神经损伤为外周神经损伤，因此，和身体其他部位的外周神经一样有相同的再生能力，但完全恢复很少见，主要因为：①从损伤处到达神经支配区域距离太长；②沿神经原始区域的轴索再生可能不会出现；③轴索再生可能会被神经胶原蛋白瘢痕阻断；④即使神经完全再生，终末效应器官也会失去功能；⑤神经再生速度缓慢，且在大约1年后会最终停止。

# 第二节 康复评定

因脊髓损伤影响了经由损伤区域的运动、感觉及自主神经信号的传递，故脊髓损伤后主要表现为损伤平面以下不同程度的感觉、运动和大小便功能障碍，脊髓损伤后康复评定的核心是首先要确定损伤的程度。本节评定内容将根据2019年在檀香山举办的美国脊髓损伤协会（american spinal injury association，ASIA）年会上发布的脊髓损伤神经学分类国际标准（ISNCSCI）第八版展开介绍，该标准描述了脊髓损伤的评估方法（即国际标准评估方法）及ASIA残损分级方法。

## 感觉平面的确定

感觉平面是指身体两侧具有正常感觉功能的最低脊髓节段。通过身体两侧（右侧和左侧）各28 个关键点（表33-1）的针刺觉（锐/钝区分）和轻触觉检查进行确定。

表33-1 感觉关键点

| 神经节段 | 关键点 | 神经节段 | 关键点 |
|---|---|---|---|
| C2 | 枕骨粗隆外侧1 cm | T8 | 第8肋间，剑突与脐水平距离的1/2* |
| C3 | 锁骨上窝顶部 | T9 | 第9肋间*（T8和T10感觉关键点连线的中点处） |
| C4 | 肩锁关节顶部 | T10 | 位于脐水平* |
| C5 | 肘前窝桡侧面 | T11 | 第11肋间*（T10和T12感觉关键点连线的中点处） |
| C6 | 拇指近节背侧皮肤 | T12 | 腹股沟韧带中点* |
| C7 | 中指近节背侧皮肤 | L1 | T12 与L2 感觉关键点连线的中点处 |
| C8 | 小指近节背侧皮肤 | L2 | 大腿前中部，T12感觉关键点和股骨内侧髁连线的中点处 |
| T1 | 肘前窝尺侧面 | L3 | 股骨内侧髁 |
| T2 | 腋窝顶部 | L4 | 内踝 |
| T3 | 第3肋间* | L5 | 足背第3跖趾关节 |
| T4 | 第4肋间，乳头水平* | S1 | 足跟外侧 |
| T5 | 第5肋间*（T4和T6感觉关键点连线的中点处） | S2 | 腘窝中点 |
| T6 | 第6肋间，位于剑突水平* | S3 | 坐骨结节 |
| T7 | 第7肋间*（T6和T8感觉关键点连线的中点处） | S4～S5 | 肛门周围，小于1 cm的范围内，黏膜皮肤交界处的外侧 |

注：*表示位于锁骨中线上的关键点。

### 1.感觉检查

#### （1）轻触觉检查

轻触觉检查使用的测试工具为棉球或棉签，测试时应注意以下几点：棉球或棉签需被拉出末端细丝，使用细丝进行轻触觉测试；测试时嘱患者闭目，首先在脸部进行测试，而后在皮节相应关键点位置进行测试，注意和脸部的感觉进行对比。测试时棉球和面棒末端的细丝接触皮肤的区域不得大于1 cm。向患者解释测试流程，棉签轻轻接触患者脸部，在测试过程中给患者的指令包括：①当你感觉到我的触碰时请表明；②我触碰你的感觉和在脸部的感觉是一样的吗？

轻触觉测试得分如下。

0分=患者不能准确且真实地描述出有无被触碰。

1分=患者能准确地描述有无被触碰，但是感觉与脸部的感觉不同（包括感觉增强、感觉减退等）。

2分=患者能准确地描述有无被触碰且感觉与脸部的感觉相同。

（2）针刺觉检查

针刺觉检查使用的测试工具为具有尖端和钝端的安全针，在患者脸部测试明确尖端和钝端的感觉，随后嘱患者闭眼在皮节相应关键点进行测试。

在测试过程中要求患者回答一下问题：①是尖端还是钝端？②现在的感觉和脸部的感觉一样吗？

针刺感觉得分分如下。

0分=患者不能正确区分尖端和钝端的感觉。

1分=患者能准确地区分尖端和钝端的感觉，但是感觉与脸部的感觉不同（包括感觉增强、感觉减退等）。

2分=患者能准确地区分尖端和钝端的感觉且感觉与脸部的感觉相同。

在进行检查时如存在可疑情况，应以10次中8次正确为判定的标准，因这一标准可以将猜测的概率降低到5%以下。

肛门深部压觉（deep anal pressure， DAP）：DAP 检查方法是检查者用示指插入患者肛门后对肛门直肠壁轻轻施压（该处由阴部神经 S4～S5的躯体感觉部分支配）。还可以使用拇指配合示指对肛门施加压力。感知的结果可以为存在或缺失（在记录表上填是或否）。

### 2.感觉平面

感觉平面为针刺觉和轻触觉两者的最低正常皮节。感觉平面由一个2分（正常/完整）的皮节确定。在轻触觉或针刺觉受损或缺失的第一个皮节平面之上的正常皮节即为感觉平面。

因左右侧可能不同，感觉平面应左右分开确定。检查结果将产生4个感觉平面：R-针刺觉、R-轻触觉、L-针刺觉、L-轻触觉。所有平面中最高者为单个感觉平面。若C2感觉异常，而面部感觉正常，则感觉平面为C1。若身体一侧C2至S4～S5轻触觉和针刺觉均正常，则该侧感觉平面应记录为“INT”，即“完整”，而不是S5。

### 3.感觉评分

感觉评分计分方式如下。

0分=缺失。

1分=感觉改变，包括感觉减退和感觉过敏。

2分=正常。

NT=无法测试。

0*，1*，2*，NT*=非脊髓损伤情况。

在第八版的ISNCSCI中提出了一个更广义的“*”概念，即不正常的检查得分可以用“*”标记，用来表明非脊髓损伤情况影响了检查结果。这个广义的“*”概念既可以应用于运动检查也可以用于感觉检查。

身体左右两侧每个皮节的针刺觉和轻触觉评分相加即产生两个总分，针刺觉总分和轻触觉总分。每种状态的正常情况为2分，每侧28个关键点，故针刺觉总分和轻触觉总分各112分。

### 4.感觉检查选择项目

在 SCI 感觉功能评估中，下列项目为可选项：关节运动觉和位置觉及深部压觉/深部痛觉的感知（可在检查表中的评注部分记录此项）。

关节运动觉和位置觉可检查的关节包括拇指指间关节、小指近端指间关节、腕关节、足踇趾趾间关节、踝关节和膝关节。检查结果计分方式如下。

0 分=无法感知关节大幅运动时的关节运动情况。

1 分=仅能感知关节大幅运动时的关节运动情况。

2分=正常。

NT=无法测试。

对轻触觉和针刺觉检查为 0 分（缺失）患者的肢体可以进行深压觉检查，对四肢、手腕、手指、脚踝和脚趾的不同区域的皮肤施加压力，持续3~5 s。因为这项检查主要用于轻触觉和针刺觉缺失的患者，因此以拇指或示指对患者下颌稳定施压获得的感觉为参照，将检查结果分为0分（缺失）或 1分（存在）。

## 运动平面的确定

运动平面通过身体两侧各10个关键肌的检查结果进行确定（表33-2）。

表33-2 运动关键肌节的检查

| 神经节段 | 关键肌 | 神经节段 | 关键肌 |
|---|---|---|---|
| C5 | 屈肘肌（肱二头肌、肱肌） | L2 | 屈髋肌（髂腰肌） |
| C6 | 伸腕肌（桡侧腕长、短伸肌） | L3 | 伸膝肌（股四头肌） |
| C7 | 伸肘肌（肱三头肌） | L4 | 踝背屈肌（胫前肌） |
| C8 | 中指屈指肌（指深屈肌） | L5 | 拇长伸肌 |
| T1 | 小指展肌 | S1 | 踝跖屈肌（腓肠肌、比目鱼肌） |

### 1.运动检查

运动检查的必查部分通过检查 10 对肌节（C5~T1及 L2~S1）对应的肌肉功能来完成。推荐每块肌肉的检查应按照从上到下的顺序，使用标准的仰卧位及标准的肌肉固定方法。体位及固定方法不当会导致其他肌肉代偿，并影响肌肉功能检查的准确性。肌肉的肌力分为 6级：

0=完全瘫痪。

1=可触及或可见肌收缩。

2=去重力状态下全关节活动范围（ROM）的主动活动。

3=对抗重力下全ROM的主动活动。

4=肌肉特殊体位的中等阻力情况下进行全ROM的主动活动。

5=（正常）肌肉特殊体位的最大阻力情况下全ROM的主动活动。最大阻力根据患者功能假定为正常的情况进行估计。

NT=无法检查（即由于制动导致无法分级的严重疼痛、截肢或大于 50% ROM 的关节挛缩等因素导致）。

0*，1*，2*，3*，4*，NT*=非脊髓损伤情况。

肌力检查的详细情况请参照 InSTeP培训项目。

肛门自主收缩（voluntary anal contraction， VAC）：肛门外括约肌检查应在检查者手指能重复感受到自主收缩的基础上，将结果分为存在和缺失（即检查表中记录为是或否）。给患者的指令应为“向阻止排便运动一样挤压我的手指”。

### 2.运动平面

根据身体两侧具有 3 级及以上肌力的最低关键肌进行确定（仰卧位徒手肌力检查，MMT），其上所有节段的关键肌功能须正常（MMT 为 5 级）。身体左右侧可以不同。例如，L4支配的关键肌无任何活动，L3支配的肌肉肌力为 3 级，若 L2支配的肌肉肌力为 5 级，那么该侧的运动平面在 L5。

对于那些临床应用徒手肌力检查法无法检查的肌节，如 C1～C4运动平面可参考感觉平面来确定。如果这些节段的感觉是正常的，其上的运动功能正常，则认为该节段的运动功能正常。举例如下。

例 1：如感觉平面为C4，且C5无运动功能（或肌力小于3级），则运动平面为C4。

例 2：如感觉平面为C4，且C5关键肌肌力大于等于3级，因C4感觉正常，假定存在C4关键肌，其运动功能应为正常，则运动平面为$C_5$。

例 3：如感觉平面为$C_3$，且$C_5$关键肌肌力大于等于3级，因为C4节段运动功能无法假定为正常（因C4皮节功能不正常），因此平面以上所有功能均正常这一条无法满足，则运动平面为C3。

### 3.运动评分

身体肌节的运动得分按上肢和下肢分别汇总。运动评分可反映运动功能的量化改变。每块肌肉的正常功能得分为 5分。每个肢体有 5 个关键肌，因此每个肢体总分为 25分，双上肢的总分为50分，双下肢总分为 50分。任何一块必查肌肉无法检查时即无法计算运动评分。

### 4.运动检查选择项目

脊髓损伤评定还可包括其他非关键肌的检查，其检查结果可记录在检查表评注部分。虽然这些肌肉功能不用于确定运动平面或评分，但允许使用非关键肌功能来确定运动不完全损伤状态；AIS为 B级还是 C级（见后）。

## 神经平面的确定

神经平面是指在身体两侧有正常的感觉和运动功能的最低脊髓节段，该平面以上感觉和运动功能正常（完整）。实际上，身体两侧感觉、运动检查正常的神经节段常不一致。因此，在确定神经平面时，需要确定四个不同的节段，即 R（右）-感觉、 L（左）-感觉、R-运动、L-运动。而单个神经平面为这些平面中的最高者。

## 完全与不完全性脊髓损伤

完全性脊髓损伤指最低骶髓节段S4～S5无任何感觉或运动功能保留。

不完全性脊髓损伤指损伤平面以下的最低骶髓节段（S4～S5）仍有运动和（或）感觉功能保存。

## ASIA损伤分级

根据神经功能检查结果，ASIA用下列损伤分级反映脊髓损伤后功能障碍的程度。

A=完全损伤。鞍区S4～S5无感觉或运动功能保留。

B=不完全感觉损伤。神经平面以下包括鞍区S4～S5无运动但有感觉功能（S4～S5针刺觉或轻触觉或肛门深压觉）保留，且身体任何一侧运动平面以下无三个节段以上的运动功能保留。

C=不完全运动损伤。最低骶髓节段肛门括约肌自主收缩的运动功能保留或患者感觉不完全损伤（鞍区感觉保留，针刺觉、轻触觉、肛门深压觉），同时身体一侧运动平面以下有3个节段以上的运动功能保留。本标准允许根据运动平面以下非关键肌是否保留运动功能来确定运动损伤完全与否（确定AIS为B还是C）。AIS C-单个神经平面以下少于一半的关键肌大于等于3级。

D=不完全运动损伤。神经平面以下有运动功能保留，且单个神经平面以下至少有一半（一半或更多）的关键肌肌力大于或等于3级。

E=正常。使用 ISNCSCI检查所有节段的感觉和运动功能均正常，且患者既往有神经功能障碍，则分级为E。既往无脊髓损伤者不能评为E级。

使用注意：当无法根据检查结果确定感觉、运动和NLI水平、ASIA损伤量表等级和（或）部分保留带（zone of partial preservation，ZPP）时，要记录下来。

## 部分保留带

ZPP仅适用于在S4～S5节段运动功能消失（无肛门自主收缩）或者感觉功能（无肛门深压觉，轻触觉和针刺觉消失）。若ZPP不适用则记录为NA，如S4～S5的感觉功能保留，则感觉ZPP不适用，记录为NA。

# 第三节 康复治疗

## 康复原则和目标

脊髓损伤康复治疗的目的最大限度地利用患者所有的残存功能，促进患者受限或丧失的功能和能力的改善，恢复到可能达到的最大限度，提高患者的生活质量，以便他们能重返家庭与社会。脊髓损伤患者的康复治疗目标的制定与脊髓损伤患者损伤的水平及损伤的程度有关，不同平面的完全性脊髓损伤的康复目标不同。

## 早期康复治疗

对脊髓损伤患者提倡早期强化康复（early intensive rehabilitation），从而可达到康复期短、康复效果好的目标。脊髓损伤患者功能恢复和住院时间与患者受伤至康复计划实施的时间相关，伤后康复实施越早，所需住院时间越短，经费开支越少，而所获功能恢复越多，并发症越少。因此，脊髓损伤必须开展早期康复。

脊髓损伤患者的早期康复应从事故现场就开始进行，对于存在脊柱骨折的患者，为了减少骨折部位移位的风险，无论采取的是保守治疗还是手术治疗，都应该佩戴相关脊柱矫形器并卧床制动一段时间。所以早期康复应分阶段进行，主要分为卧床期及轮椅活动适应期，以预防并发症、对患者进行康复宣教、为过渡到恢复期的训练做准备，任何造成脊髓损伤加重的治疗都应避免。

早期康复的主要内容包括正确体位摆放的宣教、关节活动度训练、肌力训练、呼吸训练、轮椅适应性训练等。

**（1）正确体位摆放的宣教**

正确体位摆放的宣教主要包括卧床时的体位摆放及轮椅和座椅体系的体位摆放，预防出现压疮等并发症。

**（2）关节活动度训练**

除一些禁忌或需要选择性限制的部位外，关节活动度训练应该每天进行，但不能过度进行，因在早期过度的关节活动度训练可能会导致不稳定或处于愈合期的脊柱部位的压力或应力的增加。

**（3）肌力训练**

所有神经支配良好的肌肉都应该最大程度的提高肌力，但在早期康复过程中，同关节活动度训练一样，有些肌力训练必须谨慎，避免骨折部位产生不当的应力。

**（4）呼吸训练**

脊髓损伤平面不同，呼吸状况不同，对应的康复策略也不同。呼吸训练的主要目的是改善通气、提高咳嗽的有效性、预防胸闷和无效代偿呼吸模式。主要包括深呼吸训练、舌咽呼吸、呼吸肌训练、气体转移技术、咳嗽训练等。

**（5）轮椅适应性训练**

轮椅适应性训练，需在保证脊柱稳定性的前提下进行，并根据患者的病情制定训练方案，主要包括轮椅的乘移训练。

## 恢复期的康复训练

脊髓损伤患者生命体征平稳、骨折或损伤部位症状稳定、神经损伤或压迫症状稳定后，即可进入恢复期的康复训练。恢复期的康复治疗主要是为了帮助患者获得最大程度的功能独立，包括垫上运动、转移、轮椅的操作技能、步行等，独立活动可以通过新的运动策略来代偿失能的神经肌肉功能。除身体运动功能之外，还应关注患者的日常生活活动能力，关注患者的家庭生活、社区生活及工作中可能会遇到的困难，以期提高患者的生活质量，回归家庭，回归社会。脊髓损伤患者的功能恢复水平与患者年龄、体质、脊髓损伤水平与程度有关，因此训练的内容、强度和方式均有区别，以不同损伤平面完全性脊髓损伤为例。

### 1.C4完全性损伤

**（1）功能特点**

患者四肢肌肉及躯干肌肉完全瘫痪，故患者四肢及躯干均无运动功能，日常生活不能自理，并肋间肌瘫痪、呼吸储备不足，但患者头颈可活动。

（2）治疗方法与训练

此类患者头、口仍有一定的功能，因此此类患者在进行康复治疗时可适当进行面部肌肉的训练，集中进行嘴巴附近的肌肉活动，以期患者能应用下巴、嘴或头部力量驱动电动轮椅，使用头部、嘴或声音控制技术实现部分独立。

另外，还需要对此类患者进行全身各个关节的被动活动，并教会家属如何进行正确的体位摆放预防关节挛缩及压疮等并发症，利用电动起立床进行直立训练以改善患者的心血管功能。

### 2.C5损伤

（1）功能特点

患者上肢三角肌、肱二头肌尚有功能，可完成部分肩外展、前屈，主动屈肘动作，但缺乏伸肘及前臂、腕、手的活动功能。

（2）治疗方法与训练

此类患者除需进行$C_4$水平损伤的训练计划外，还应该重点使用一些上肢运动训练，如进行肩外展和肘屈曲的肌力训练，指导患者熟练掌握上肢的一些辅助设备的使用方法，如利用辅助工具进食等。

### 3.C6损伤

（1）功能特点

患者在C5节段的基础上，增加了肩关节外展、水平内收、伸腕、旋前功能，伸肘功能不良，不能屈腕、屈指和抓握，手功能丧失，其余上肢功能基本正常。躯干和下肢完全瘫痪。

（2）治疗方法与训练

此类患者可能完成最小或无辅助的自我照料任务，能部分生活自理，需中等量帮助，可使用手动轮椅，可能独立完成翻身及转移动作，故在对此类患者可以进行在平地上驱动轮椅训练；利用屈肘功能及系于床脚的绳梯等辅助工具的帮助下从床上坐起；利用头上方的吊环和转位板从床向轮椅转移；可利用肘钩住轮椅扶手，身体向同侧倾斜，使对侧减压来完成轮椅上的减压训练。

### 4.C7损伤

（1）功能特点

上肢肘关节屈伸活动良好，可屈伸腕，部分伸指、拇外展，躯干肌及下肢完全瘫痪。

（2）治疗方法与训练

此类患者的上肢功能基本正常，故患者一般情况下在轮椅上基本能够完全独立，能够在平地上操纵轮椅，能独立完成各种转移，可利用弹力带等器材进行上肢残存肌力的增强训练，指导患者完成各种转移的策略，指导患者完成穿脱衣物进行个人卫生的活动，实现日常生活活动能力的部分独立。

### 5.C8～T2损伤

（1）功能特点

上肢功能完好，手功能绝大部分保留，但躯干肌大部分麻痹，不能控制躯干。下肢完全瘫痪。

（2）治疗方法与训练

此类患者生活大部分自理，熟练控制轮椅，可在C7水平损伤训练的基础上加强坐位平衡训练和转移训练，加强轮椅控制技巧训练，上肢力量较好的患者，可以训练其用轮椅上下马路镶边石的训练，利用腰背支架及KAFO在双杠内站立训练，指导患者完成在家中能够进行的工作或轮椅可以靠近的坐位工作，进行适宜的职业训练。

### 6.T3～T12损伤

（1）功能特点

上肢和手功能完全正常。躯干部分麻痹，下肢完全瘫痪。肋间肌大部分无瘫痪。

（2）治疗方法与训练

此类患者生活完全自理，能独立驱动标准轮椅自由活动，能独立进行轻的家务活动，可以从事坐位的职业，穿戴KAFO支具能进行站立，穿戴RGO能进行治疗性步行，训练重点在站立和治疗性步行，需要的辅具有双腋杖（拐）、助行器、腰背支具等。支具制成后即可按以下步骤训练步行。

①在步行训练双杠内活动：穿上支具，在治疗师辅助下进行。站立平衡：训练包括头、躯干和骨盆稳定在内的平衡能力；迈步：由治疗师辅助进行。

②用双拐和支具在步行双杠外重复上述步行训练，并可练习迈至步或迈越步。

③训练向外侧踏步及向后踏步：新型截瘫步行器的装配与训练，有条件的患者可装配新型截瘫步行器，穿戴后可扶着双拐或助行器向前迈步，经过训练可达到功能性步行。

### 7.L1～L2损伤

（1）功能特点

双上肢运动功能完全正常，躯干稳定，呼吸肌正常，身体耐力好，下肢大部分肌肉麻痹。

（2）治疗方法与训练

此类患者生活完全自理，用KAFO和肘拐或助行器可进行家庭性功能性步行。

①做双杠内进行站立行走训练，训练时佩戴KAFO。

②双杠外训练站立及行走，使用肘拐、助行器做迈至步、迈越步及四点步训练。

③训练外侧踏步及后踏步。

④在不平的地面上练习行走，提高步行能力。

⑤训练上下楼梯，L1～L2损伤有能力将骨盆抬起使足能跨越楼梯，可以利用单侧扶手上下楼。

⑥训练上下斜坡，跨过障碍物。

⑦指导患者如何安全地跌倒和重新爬起

### 8.L3～L5损伤

（1）患者特点

双上肢及躯干功能完好，但双下肢仍有部分麻痹。

（2）治疗方法与训练

此类患者用手杖及AFO，甚至L5以下平面损伤的患者可以不用任何辅助用品，能做社区功能性步行，步态近似常人。步行训练步骤基本与L1～L2损伤者相同，而且只用手拐就可进行，迈步训练可不用KAFO，而只用AFO做四点步、迈至步、迈越步的训练，而且多为四点或两点步，其他训练同L1～L2损伤。

# 第四节 康复护理

## 康复护理评估

### 1.一般情况

了解患者受伤的过程，如受伤的时间、受伤的原因和部位、受伤时的体位、现场急救的情况、受伤后患者是如何被搬运到医院的。此外，还应了解患者受伤前是否有结核病史等。

### 2.专科护理评估

主要是损伤水平、损伤程度、ADL、大小便功能情况的评定，了解患者存在的主要功能障碍，根据损伤程度预测其功能恢复情况，以便制定合适、有效的康复护理方案。

### 3.心理社会评估

需评估患者及其亲属、用人单位对疾病及康复的认知程度、心理状态、家庭及社会的支持程度。

## 康复护理目标

1.患者情绪乐观，能积极配合治疗。

2.通过治疗、训练，使部分功能得到恢复，或实现功能补偿和替代。

3.通过治疗、训练，防治并发症。

4.患者ADL自理或大部分自理。

5.患者能回归家庭和社会。

## 康复护理

脊髓损伤患者康复护理的内容主要目的是预防或减少并发症的发生，对患者及其家属进行健康宣教及心理状况的护理，改善患者及其家属的心理健康状况。康复护理的基本内容，包括皮肤管理、体位摆放、膀胱管理、肠道管理、呼吸及排痰训练等。

### 1.皮肤护理

皮肤必须经常保持皮肤清洁，避免身体局部长时间受压，预防压疮的产生，压疮一旦出现，必须及时处理，因患者存在感觉障碍，需向患者及其照护者进行皮肤保护性宣教，避免在日常活动过程中造成皮肤烫伤、挫伤和擦伤等。

### 2.体位护理

颈椎术后患者，除有手术内固定和颈托外固定外，翻身时一定要注意“轴线翻身”，翻身后

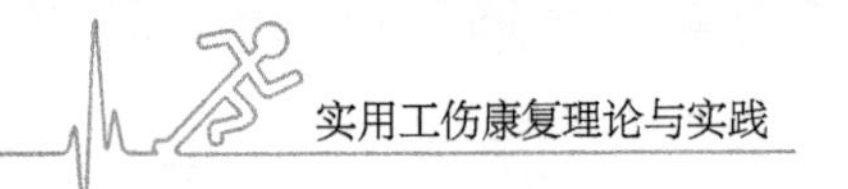


体位合适，枕垫位置适当，一定要帮助和指导患者和陪护正确的翻身和体位护理方法。

**3.脊髓损伤后患者的膀胱管理**

脊髓损伤后，在脊髓休克期，膀胱逼尿肌无收缩力，导致尿潴留，应常规留置尿管并间断开放引流膀胱。脊髓损伤患者在伤后1周，即可酌情开始进行间歇导尿。急性期推荐采用无菌间歇导尿，恢复期推荐用清洁间歇导尿替代无菌间歇导尿；开始间歇导尿次数为每天4～6次，根据排尿恢复情况调整导尿次数及时间；当膀胱功能趋于稳定，自行排尿后残余尿量少于100 mL或为膀胱容量20%～30%以下时，可停止导尿；在每次导尿前，先用各种辅助方法进行膀胱训练，或以期促使出现自发性排尿反射；是否训练患者反射排尿，应据患者的膀胱功能障碍特点决定；圆锥部或骶神经根损伤患者，膀胱逼尿肌收缩无力，残余尿量持续保持在100 mL以上，宜长期使用间歇导尿；尿液混浊、沉淀物较多时，酌情给予膀胱冲洗处理；在间歇导尿术开始阶段，检查尿常规每周一次，细菌培养及计数每周一次，无反复泌尿系感染患者，延长至每2～4周一次；间歇导尿的禁忌证：并发尿道或膀胱损伤（尿道出血、血尿）；并发尿道畸形、狭窄、尿道炎、尿道脓肿；并发膀胱颈梗阻、严重前列腺增生症；并发膀胱输尿管反流、肾积水；盆底肌肉或尿道外括约肌严重痉挛；严重自主神经过反射；严重尿失禁。

**4.脊髓损伤患者的肠道管理**

增加液体摄入量，建议高纤维饮食，监控饮食改变后的反应并调整饮食结构，使用润肠药或开塞露辅助排便；大便失禁的患者可以使用卫生棉条塞入肛门，效果较好。可基于个人生活模式选择排便时间，排便频率建议上运动神经源性肠道，隔天一次；下运动神经源性肠道，每天一次或两次。

**5.呼吸及排痰训练**

呼吸及排痰训练包括对胸腰段损伤的患者进行胸式呼吸训练，对颈段损伤的患者进行腹式呼吸训练、体位排痰训练、胸廓被动运动训练等，预防肺部感染，促进呼吸功能。

### 出院健康指导

多数脊髓损伤患者出院后仍存在生活不能自理，二便功能障碍，故在住院期间应对患者、家属及陪护进行基本康复护理知识的指导，包括排痰、排尿、排便、皮肤的护理及饮食、用药的注意事项等，防止并发症的发生和二次残疾。另外，仍需对患者进行功能训练策略的指导，可为患者制定家庭训练方案，以及居家环境改造的建议等，使患者的功能及活动能力得以维持或改善，提高患者的生活质量。

## 第五节 康复住院标准及时限

### 康复住院标准

伤后经临床治疗，生命体征相对平稳，并符合下列条件。

1.脊柱稳定者，经手术或保守治疗后2～3周，仍有神经功能障碍。

2.脊柱不稳定者，经手术减压及脊柱固定术后4～6周，仍有神经功能障碍。

3.上颈段脊髓损伤者，经临床治疗6～8周，脊柱稳定，无严重呼吸功能障碍。

## 康复住院时限

颈髓损伤康复住院时间不超过6个月。

胸髓损伤康复住院时间不超过4个月。

腰髓损伤、脊髓圆锥或马尾损伤康复住院时间不超过3个月。

患者已到出院时间，仍有康复治疗价值者，或仍有需住院治疗的并发症，经申请批准后可以继续住院治疗。

## 康复出院标准

生命体征平稳，病情稳定，并符合以下条件。

1.已达到预期康复目标。

2.已达到康复住院时限，且主要功能评定指标在1.5个月内无进一步改善。

3.无严重并发症或并发症已控制。

4.已完成出院准备，做好回归家庭、社区或工作岗位计划。有医疗或康复依赖者安排家庭病床或社区康复服务。

（董安琴 许灵玲）

# 第三十四章

# 周围神经损伤

## 第一节 概述

周围神经系统是除脑和脊髓等中枢神经系统以外的神经系统组织。中枢神经系统通过周围神经系统与躯体各组织器官间进行神经信号传导。从功能上分周围神经包括感觉、运动、自主神经等部分，无论哪一部分出现功能和结构障碍，都称之为周围神经损伤。近年来，随着显微外科技术蓬勃发展，自体神经移植及干细胞移植、分子生物学技术的应用，周围神经损伤的治疗效果大大提高。然而，由于周围神经损伤尤其工伤所致的神经功能缺损常常十分严重，在初期的外科治疗后，仍然会遗留严重的神经功能障碍。康复治疗对后期神经功能障碍的恢复和重建至关重要。不仅能预防和减轻并发症的发生，还能更快更好的使工伤患者恢复实用性功能，重返职场。

### 病因

周围神经损伤的致病因素很多，在临床上主要有3种：开放性损伤、牵拉损伤、骨折和关节脱位造成的损伤。其他一些原因也能造成周围神经损伤，如挤压、缺血、电击、放射等。

### 周围神经损伤的分类

按国际上常用的Seddon分类法，周围神经损伤通常被分为以下3类。

#### 1.神经失用

神经的传导功能暂时丧失，此时神经纤维连续性保持完整，远端神经纤维无沃勒变性，表现为肌肉瘫痪，但无萎缩；痛觉迟钝，但不消失；自主神经功能通常不受影响。神经失用一般适用保守治疗，在找到病因并针对病因进行治疗后，一般3个月内多数即可痊愈。

#### 2.轴突断裂

神经轴突断裂是指由于各种致伤因素导致轴突失去连续性，而包裹轴突的髓鞘及神经内膜完好的一种周围神经损伤类型。此时轴突损伤的远端发生由近端向远端的沃勒变性。临床上表现为皮肤感觉丧失，肌肉瘫痪、萎缩，部分自主神经功能丧失。当髓鞘保持完好的情况下，神经轴突利用本身的再生功能，可以让断裂的轴突逐渐修复。所以，轴突断裂适于保守治疗，但损伤修复较慢，视损伤部位不同约需数月，长者超过1年。

### 3.神经断裂

神经断裂是指周围神经轴突连同包裹它的髓鞘及内膜完全断裂。轴突损伤的远端发生沃勒变性。神经断裂时由于神经内膜瘢痕化，轴突常常不能完全修复。如果神经束膜断裂，神经外膜组织仍然保持完好，则需要手术治疗修复。如果整个神经干完全断裂，则必须通过手术治疗修复。

## 临床表现

### 1.运动功能障碍

运动神经损伤在临床上主要表现为肌张力降低，弹性下降。肌力降低甚至完全瘫痪。最终出现肌肉萎缩。相应关节逐渐活动受限、挛缩和畸形。

### 2.感觉功能障碍

感觉神经损伤在临床上主要表现为分布区的皮肤、关节等靶器官感觉减退、消失等感觉功能障碍。部分表现为感觉异常、感觉过敏及自发疼痛等。

### 3.神经营养性改变

周围神经具有神经营养功能，在周围神经损伤尤其是自主神经受损时，临床上常常出现神经营养性改变。如皮肤血管扩张、皮肤潮红或苍白、皮温增高或降低、皮肤干燥无汗等。还可出现疼痛、水肿、僵直、骨质疏松、指甲增厚弯曲、生长缓慢等。这是自主神经功能障碍的表现。一般个性比较敏感、痛阈低的患者比较容易出现较严重的自主神经功能障碍。

## 诊断

### 1.临床表现

主要根据下列临床表现进行诊断。

（1）是否有遭受外力创伤或引起慢性损伤的相关病史和职业史或生活史。

（2）神经支配区域相关的肌肉出现肌力下降或瘫痪，肢体出现典型的异常姿势，如垂腕、猿手、爪形手、垂足等畸形。

（3）相应区域皮肤感觉障碍。

（4）相应区域皮肤营养改变。

### 2.辅助检查

#### （1）神经干叩击试验（Tinel征）

当检查者按压或轻叩受损神经的损伤平面，或尚未形成髓鞘的新生神经部位时，出现针刺性疼痛，并向该神经支配区放射，即为神经干叩击试验阳性。Tinel征有助于对损伤神经的生长情况进行评估。

### （2）出汗试验

出汗试验多用于评估受损自主神经功能。常用方法有两种，分别是碘—淀粉试验和茚三酮指印试验。自主神经完全性损伤时表现为无汗，恢复的早期常常出现多汗。

### （3）腱反射

消失或减退提示相应的传入传出神经损伤。

### （4）影像学检查

目前影像学在周围神经损伤的检查中应用逐渐提高，开展较多的主要是高频超声波和磁共振。

# 第二节 康复评定

在周围神经受损后，进行康复治疗前，为明确受损神经的性质、严重程度，进一步制定康复目标、康复计划，康复疗效的评价，损伤预后的评估。还必须进行一系列的康复前后的各种功能检查和康复评定。

## 特殊畸形

当发生周围神经完全损伤时，由于损伤神经所支配的肌肉瘫痪、萎缩。而与之拮抗的正常肌肉肌张力的牵拉作用，出现相应关节和肢体畸形。这一类畸形常常由于损伤的神经不同而出现特殊的表现。如桡神经损伤后出现垂腕垂指畸形。尺神经损伤出现爪形手畸形。

## 运动功能评定

### 1.肌力评定

肌力评定主要采用Lovett六级评定法，评估患者徒手肌力。

### 2.关节活动度测定

关节活动度检查通常采用通用型量角器或方盘量角器，来测量四肢关节的活动度。

### 3.患肢周径的测量

患肢周径一般使用日常家用的软尺或容积仪来测量，并与健侧肢体相同部位进行比较。

### 4.运动功能恢复等级评定

运动功能的评定目前一般按照英国医学研究会（British Medical Research Council，BMRC）的标准，分为6级（表34-1）。

表34-1 周围神经损伤运动功能评定表

| 恢复等级 | 评定标准 | 恢复等级 | 评定标准 |
|---|---|---|---|
| 0级（M0） | 肌肉无收缩 | 3级（M3） | 所有重要肌肉能抗阻力收缩 |
| 1级（M1） | 近端肌肉可见收缩 | 4级（M4） | 能进行所有运动，包括独立完成需要协同的运动 |
| 2级（M2） | 近、远端肌肉均可见收缩 | 5级（M5） | 完全正常 |

## 感觉功能评定

由于皮肤感觉神经的分布存在一定的重叠，只有在单一神经感觉支配的中心区域才不存在这种重叠。我们把这种单一神经分布区称为“绝对区”。所以大多时候，当周围神经损伤后，其分布区的深浅感觉只是部分丧失或减弱。并且，不同类型的感觉丧失程度也有所不同。在损伤后的神经康复阶段，不同感觉的恢复程度也不同。所以，在进行感觉神经评定时，需要对浅感觉、深感觉、复合感觉分别进行评定。同时，还要根据病例特点询问有无主观感觉异常（异常感觉、感觉倒错）。在评定中上述感觉检查已够用，但有时为了仔细查明神经损伤限度和术后恢复情况，可用von Frey设计的各种单毛做Semmes Weinstein单毛触觉试验。这种方法反复检查误差很小，重复性好。Seddon推荐使用Weddel的简单方法。其方法是把尼龙丝压在天平上，选出尼龙丝压弯而正好是1克的尼龙丝，安装在自选车辐条有直角弯的一端，用它检查触觉。检查步骤如下。

1.先让患者自己指出感觉异常的部位。

2.用尼龙丝由触觉消失区向正常区检查，到有感觉的地方，用笔画个小点，每隔4 cm查1次。

3.查完后把标出的各点用线连接起来，触觉消失区位于连线的内侧，相对外侧则为触觉减退区。同样方法再仔细查出减退区与正常区的界限。

由于周围神经损伤后存在感觉重叠区，感觉消失区和感觉正常区之间存在感觉减退区，并且不同感觉恢复的速度和程度不完全同步。考虑到这些复杂的因素，临床上在评定周围神经感觉功能恢复时，通常采用英国医学研究会的分级评定表评定，见表34-2。

**表34-2 周围神经病损感觉功能评定表**

| 恢复等级 | 评定标准 | 恢复等级 | 评定标准 |
|---|---|---|---|
| 0级（S0） | 感觉无恢复 | 3级（S3） | 支配区触觉和痛觉恢复，且感觉过敏消失 |
| 1级（S1） | 支配区皮肤深感觉恢复 | 4级（S3⁺） | 除达到S3水平外，且两点辨别觉部分恢复 |
| 2级（S2） | 支配区浅感觉和触觉部分恢复 | 5级（S4） | 完全恢复 |

## 反射检查

反射检查主要是检查反射弧通路是否受损，涉及周围神经的传出和传入通路，以及脊髓等中枢神经。临床上常用的反射检查包括浅反射、深反射和病理反射。如腹壁反射、肱二头肌反射、膝反射、踝反射、巴宾斯基反射等。反射检查时患者需要摆好体位，充分放松，并进行双侧对比。

## 自主神经检查

自主神经包括交感神经和副交感神经。其主要功能是控制皮肤血管的舒张收缩、汗腺的分泌，以及皮肤和指甲等的营养。当周围神经受损后，其中的交感神经损伤，皮肤出现潮红、苍白、发热、发凉；多汗、少汗、无汗。数周后，由于周围神经的营养功能障碍，可以进一步出现皮肤菲薄、皮纹变浅、变光发亮。附属的指甲、毛发变脆脱落。严重者出现皮肤溃疡。儿童周围神经受损可以出现偏侧萎缩症。目前用于自主神经检测的方法主要有眼心反射、卧立试验、皮肤划痕试验、发汗试验等。

## 日常生活活动能力评定

当周围神经损伤后，患者感觉运动功能出现障碍，日常活动受限。出现日常生活活动能力下降。通过考察其日常基本生活活动完成情况，对患者日常生活活动能力进行评价，来了解患者的感知、运动控制、协调等能力，评定患者的残疾状况。这对于患者康复计划的制定、治疗效果的评价十分关键。对患者重返家庭或工作岗位都十分重要。

## 电诊断检查

周围神经损伤后，由于轴突断裂，神经纤维的完整性或生理功能破坏，周围神经的动作电位传导障碍，通过对周围神经进行电诊断检查，就能评判损伤神经的生理功能和损伤的严重程度，具有十分重要的临床价值。常用的电诊断检查方法主要有以下几种：肌电图检查、单纤维肌电图检查、重复频率电刺激、神经传导速度的测定、体感诱发电位检查、脑干听诱发电位检查、F波和H反射检查等。

## 特殊检查

### 1.神经干叩击试验（Tinel征）

神经干叩击试验作为临床上常用的神经损伤和神经再生检查方法，具有简单实用的优点，可以初步判断神经再生的速度。具体操作方法前面已经介绍，不再赘述。

### 2.诱发试验

当周围神经慢性损伤时，为了进一步明确损伤的部位和成因，通过人为重现神经损伤因素，来诱发神经损伤症状，即称为诱发试验。如屈腕试验压迫正中神经诱发腕管综合征。

# 第三节 康复治疗

## 康复目标

### 1.短期目标

康复治疗的短期目标在于周围神经损伤的早期阶段。通过各种康复治疗手段减轻受损组织的炎症水肿，促进神经组织再生，同时通过关节的主动被动活动，防止关节挛缩畸形。并尽可能帮助肢体恢复神经功能，矫正关节畸形。

### 2.长期目标

康复治疗的长期目标主要分两方面。一方面通过长期的康复锻炼，帮助患者提高日常生活活动能力，实现生活自理，回归正常的家庭生活。另一方面，通过患者的功能锻炼，提高患者的职业技术能力，重返工作岗位，回归社会。

## 物理治疗

### 1.运动疗法

#### （1）急性期

为防治周围神经损伤后活动障碍导致的关节挛缩，在损伤的急性期，保持关节处于功能位。临床上常常将患者摆放在相应的良姿位。在肢体完全瘫痪时进行关节的被动运动，并随着肌力的逐渐恢复，鼓励患者进行主动运动。主动运动的康复效果要好于被动运动。

#### （2）恢复期

在神经损伤的恢复期，康复治疗的主要目的在于促进神经肌肉的再生和修复，恢复肌肉力量。根据受累肢体的肌力分别进行不同的康复治疗，分步进行。由被动运动、生物电反馈过渡到助力运动；再逐步过渡到主动运动、抗阻运动、器械性运动。遵循循序渐进的原则，初期运动量不宜过大，宜大重量、少重复。避免出现运动损伤。同时配合进行平衡性、协调性、灵敏性，以及速度耐力等方面的功能训练，以期受损肢体功能的全面康复。

### 2.物理因子治疗

在损伤早期，为减轻损伤部位的炎症，促进炎症消退、水肿的吸收。可以采用无热或微热量的短波、微波进行透热治疗。还可以采用红外线照射、热敷及蜡疗等热疗技术，来改善伤处血液循环，减轻组织粘连带来的神经压迫性疼痛。其他还有兼有抗感染效果的激光治疗，有利于烧伤创面修复和瘢痕粘连松解的水浴疗法。

在周围神经损伤的恢复期，康复治疗的制度在于促进神经组织的再生，肌肉力量的恢复，防治肌肉萎缩。主要治疗方法有：电刺激疗法、直流电碘离子导入，也可以采用红外线等热疗帮助改善血液循环，以及超声波和音频电疗等治疗手段帮助神经肌肉组织的功能恢复。

## 作业治疗

### 1.感觉训练

感觉训练在临床上目前主要侧重于触觉的康复训练。可以先进行橡皮擦等较柔软的物体对掌侧皮肤进行摩擦，逐步过渡到质地较硬的物体。遵循由软到硬、由大到小、由粗糙到精细、由单一到混合、由简单到复杂的原则。训练患者通过手指触摸，辨认硬币、钥匙、钢笔、手表、手机、茶杯等日常用品。通过睁眼闭眼交替训练，提高患者触觉的感知能力。对于感觉过敏的患者，通常使用脱敏治疗，通过反复按摩、摩擦等方法使皮肤敏感区脱敏。在触觉训练之外，还可以进行震动觉等深感觉的康复训练。可以采用各种震动训练设备进行训练。

### 2.ADL训练

患者康复的首要目标是提高生活自理能力，回归正常生活。当患者肌力恢复到一定程度，就要训练其独立完成力所能及的日常生活活动。如在辅具支持下的行走、踩单车、过障碍物、上下楼梯等。还有上肢日常活动，如取物、梳洗、刷牙、穿衣、吃饭等。注意逐步提高训练难度和时间，预防跌倒摔伤等意外发生。

### 3.作业治疗

康复患者康复治疗的最终目标是恢复患者的工作能力，自食其力，回归社会。作业治疗目的就是帮助患者恢复一定的工作能力，重新回到工作岗位。可以采用打字、做手工、套圈、拧螺丝、修理工具设备、模拟驾驶、打游戏及踩单车等治疗方法。训练中由于患者存在不同程度的感觉障碍，注意防治患者机械摩擦性损伤。

## 职业康复

### 1.职业康复评估

结合功能障碍的问题，个性化进行职业调查。分别评估就业意愿评估、工作需求分析、功能性能力评估、现场工作分析评估、技能操作评估和工作模拟评估等职业康复评定，分析重返岗位所需的功能与技能，分析工伤职工重返岗位的可能性与岗位调整方案等。

### 2.职业康复训练

可根据职业康复评估结果，针对工伤职工功能能力情况和职业特点进行职能强化训练、职业选择、职前训练、工具使用训练和现场工作强化等职业康复训练。重返岗位后定期进行回访评估岗位技能需求。

## 传统康复

推拿和针灸是传统康复的重要手段，推拿具有促进瘫痪肢体血液循环，减少组织粘连等作用。推拿要注意手法及持续治疗时间。针灸是传统中医治疗的一种有效方法，有明确的止痛效果，以及促进周围神经损伤后的再生和修复。

传统康复中除推拿和针灸等治疗方法外，中药外治也是在康复治疗中的主要手段。临床上目前广泛使用的中药外治技术有中药封包、中药熏洗及中药浸泡等。

## 心理康复

患者发生工伤后，由于应激反应、对病损康复的担心，以及对工作职位、经济压力、家庭关系等方面问题的担忧。往往会出现心理应激反应及长期的心理问题。主要表现有急躁、焦虑、忧郁、躁狂等。临床上普遍采用心理评估、心理疏导、音乐疗法、园艺疗法等治疗，促进患者心理康复。

## 社区家庭康复

### 1.继续康复训练

由于神经损伤的康复是一个长期的过程，在患者离开医院回归日常生活后，要鼓励患者在生活中有意识地使用功能受损的肢体，让康复治疗融入日常生活中。在工作中，在保障患者安全和工作质量的前提下，鼓励工伤职工多利用患肢完成工作，促进受伤肢体功能的恢复。

### 2.日常生活指导

指导患者在日常生活中保护病损肢体，保护无（弱）感觉区。注意伤肢的姿势，防治继发性损伤。

### 3.定期随访

鼓励患者积极地参与工作，尽快地适应重返岗位的任务中，同时多参与家庭活动，如一些作业活动，如缝纫、木工、电工、娱乐等家庭活动。

# 第四节 康复护理

## 康复护理目标

### 1.早期目标

早期目标主要为止痛、消肿、减少并发症、预防伤肢肌肉和关节的挛缩。

### 2.恢复期目标

恢复期目标主要为通过护理操作，帮助受损周围神经再生，有利于肌力的恢复，增加关节活动度，防止关节挛缩。对于不能完全恢复的肢体，使用支具，促进代偿，最大限度恢复其生活能力。

## 康复护理措施

### 1.早期康复护理

早期康复护理要重视患者受损肢体的良姿位和功能位的摆放，防止关节挛缩和变性。常常使用枕头、体位垫、丁字鞋、矫形器、石膏固定等辅助器械进行护理。

### 2.ADL训练指导

护理工作中的ADL训练主要用来配合专业的ADL康复治疗。在患者的医院日常起居中督促和指导患者使用患侧肢体进行日常生活活动。如梳头洗脸、吃饭穿衣、大小便、洗澡以及日常上下床、行走等。

### 3.心理康复护理

通过在日常护理工作中，关心爱护患者，动作轻柔，减轻患者心理压力，提高患者就医体验。帮助患者的心理康复。

### 4.健康教育宣教

对工伤职工以及其家属、雇主等宣教疾病的概况、病因、主要临床表现以及各种功能障碍的状态和预后情况等；介绍康复治疗的方案以及自我训练方式；宣教自我保护伤肢，避免二次损伤。同时，还要宣教健康的饮食营养对患者康复的重要性。

# 第五节 康复住院标准及时限

参照人力资源社会保障部《工伤康复服务规范（试行）》（2013年修订）规定如下。

## 康复入院标准

周围神经损伤经临床治疗（1～3周）后，生命体征平稳，炎症水肿消退，无严重伤口感染，即可转至工伤康复中心介入康复治疗。周围神经损伤工伤职工者住院时限一般为3个月，可根据患者功能恢复进度适当考虑延期。

## 康复出院标准

生命体征平稳，并符合以下条件。

1.一般工伤患者，经过一定时间的康复治疗后，经康复评估后达到预期康复目标，康复治疗效果稳定，有一定的生活自理能力，无明显的并发症，能够独立穿戴和使用矫形器。

2.严重功能障碍者，生命体征平稳，病情稳定，完成预期康复目标，或者失去进一步康复治疗价值。

（苏 平）

### 参考文献

1.田德虎．周围神经损伤与康复．中国康复医学杂志，2007，22（2）：99.
2.南登崑，黄晓琳．实用康复医学．北京：人民卫生出版社，2009.
3.窦祖林，敖丽娟．作业治疗学．北京：人民卫生出版社，2012.
4.周俊明，徐文东，张丽银．上肢神经损伤的康复（自我训练及家庭护理）．上海：复旦大学出版社，2008.
5.刘晓琳，王金武，戴克戎．神经肌肉点刺激治疗周围神经损伤的研究进展．中国修复重建外科杂志，2010，24（5）：622-626.
6.袁丽，胥方元，郭声敏．神经肌肉电刺激联合运动疗法对臂丛神经损伤的疗效观察．中国康复理论与实践，2013，19（8）：762-764.
7.INOUE M，HOJO T，YANO T，et al. The effects of electroacupuncture on peripheral nerve regeneration in rats . Acupunct Med，2003，21（1-2）：9-17.

# 第三十五章

# 骨折

## 第一节 概述

### 骨折的分类

骨折伤情的判断，是根据受伤的情况、骨折的性质、受损的形态等，将骨折分成如下类型，用以指导治疗，估计预后。

**1.按稳定程度**

按稳定程度分为稳定性骨折、不稳定性骨折。稳定性骨折即没有移位或移位很小的骨折，常见的有轻度椎体压缩性骨折、裂纹骨折。不稳定性骨折指骨折后因形态变化导致稳定性差，常见的有斜形、螺旋形、多段、粉碎或伴有骨质缺损的骨折，此类骨折若进行简单的复位后容易再移位，需用特殊的治疗方法，如借用牵引外力、手术、植骨补偿骨质缺损等方法。

**2.按周围软组织损伤情况**

按周围软组织损伤情况分为开放性骨折、闭合性骨折。开放性骨折即骨折的断端与外界相通，骨折周围的皮肤及皮下组织破裂或撕脱。这类骨折必须尽早做清创处理，一般在伤后6～8小时以内，然后可根据骨折情况对症治疗。同时注意开放性骨折很容易发生细菌感染。闭合性骨折的断端与外界不相通，不易发生感染，较好愈合。

**3.按骨折的原因**

按骨折的原因分为外伤性骨折、病理性骨折。外伤性骨折是各种外伤造成的骨折，病理性骨折是骨骼本身疾病，如骨髓炎、骨肿瘤等造成的骨质破坏。

**4.按骨折的程度**

按骨折的程度分为完全性骨折、不完全性骨折。前者即整个骨的完整性或连续性中断。后者即骨的完整性或连续性部分中断。

### 5.按骨折的时间

按骨折的时间分为新鲜骨折、陈旧性骨折。新鲜骨折是受伤 1~2 周内的骨折，陈旧性骨折是骨折发生3周以后。

骨折可按照上述方法进行分类，方便指导治疗和判断预后。一般外伤性、闭合性、稳定性骨折相较外伤性、开放性、不稳定性骨折的治疗简单，并发症少，预后好。

## 骨折的临床表现

### 1. 全身表现

#### （1）休克

骨折后因失血、疼痛可引起休克。

#### （2）发热

如骨折后体温超过38℃，应考虑合并感染。

### 2. 局部表现

#### （1）骨折的固有体征

肢体畸形、异常活动、骨擦音或骨擦感，具备一种体征即可确诊。但是无以上体征也可能有骨折，如裂缝骨折、嵌插骨折。

#### （2）骨折的一般体征

骨折后伴随局部肿胀、皮下淤斑、疼痛、压痛、纵向叩击痛等，关节活动障碍，X射线片可显示骨折的部位、类型和移位情况，拍片检查至少应包括正、侧位相，以免漏诊。

### 3.骨折的并发症

#### （1）早期并发症

如神经损伤、血管损伤、感染、缺血性肌挛缩、脂肪栓塞等。

#### （2）晚期并发症

如肾结石、骨化性肌炎、骨无菌性坏死、关节僵硬、骨质脱钙等。

## 骨折的愈合过程

骨折的愈合主要是骨的再生，类似骨组织生长发育模式，不是以瘢痕形成作为结局。骨折的愈合过程一般为两个阶段：①准备阶段，包括骨折局部的出血、炎性反应、坏死、修复组织及成骨细胞的增生，断端间纤维组织、软骨和新生骨的形成；②骨痂的成熟和骨组织的重建阶段，组织学上把骨折的愈合分为6期，包括撞击期、诱导期、炎症期、软骨痂期、硬骨痂期及重建与改建期。

# 第二节 康复评定

## 一般项目评定

一般项目评定包括肌力评定、 肢体围度测量、关节活动度评定、疼痛评定、肢体长度测量步态分析、日常生活能力评估。

## 职业能力评估

### 1. 职能评估

职能评估是一个完整及系统化的评估手段，是开展设计职业康复疗程上十分重要的起步点。按照骨折患者的个人资料、康复情况如患处的关节活动幅度、力量、感觉及自理能力、病历、家庭、工作及经济状况等资料，直接反映其工作能力所需掌握的程度，设定职能训练基数，用以反比及对比测试评估患者的功能，分析骨折患者的工作并仿真工作模式作评估。职能评估还利用不同标准化的职能评估仪器、工具评估及测量体能、工作行为观察，为患者整合完整的工作状况评估，以制定康复目标及方向。工作行为评估是评估患者工作意向、工作行为表现及工作所需的精神状态。加上工作环境的观察，职能评估可综合了解患者工作上实际的需要，提供较全面、实际及贴身的康复目标及力向。患者常用职能评估项目总结如下。

**（1）体能容量评估**

体能容量评估一般包括感觉、肌肉协调、心肺耐力、活动能力、力气。

**（2）工作行为评估**

动力、仪容外观、守时程度、工作的专注、自信心、对上司的反应、接受批评态度、人际关系、生产力、压力及灰心的容忍能力。

### 2.工作评估及分析

通过与患者详细的面谈、工序分析及系统性的评估，从而量化出工作上的职能要求，再推算出工作上体能、智能及工作行为的要求，再比较患者从体能评估所量度出的实际工作能力，最后确定职能的幅度，根据所需的康复目标做针对性的职能训练。倘若其职能与原有工作的要求有太大的距离，治疗师可根据其状况，协助寻找、配对其他合适的工作及类别，作为日后重建职能的实际目标。职业类别大辞典、职业分类册等，均可提供较全面的数据以做参考。

### 3.模拟工作评估

通过应用不同的仿真工作样本、仿真工作训练器、工场作业评估等，模拟出工作上不同的环境及所需的工作姿势、动作、工作平面高度、力量及耐力等做系统性的分析以确定实际职能。

美国Valpar、BTE职业评估系统是现时较普遍使用的模拟工作评估工具，基本概念是利用方法时间测量 （method-time-measurement，MTM）及不同的运动模式将所需时间、力量与一般人的标准比较，从而将职能量化出来。而评估方法则以其工作评估及分析所得的数据而选择。将患者的工作能力做统计分析更可确定其评估结果的可信程度，减少被误导的可能性。临床观察、录像分析更可协助确定错误的姿势，利用人体功效学于职能强化时，纠正错误的工作姿势，有效提升患者的能力及避免再受伤的机会。

# 第三节　康复治疗

## 运动治疗

骨折的康复治疗应当分期进行，主要包括炎症期、软骨痂期、硬骨痂期、骨痂改建塑形期的治疗。

### 1.炎症期

炎症期治疗主要是促进炎性物质吸收以减轻肿胀、止痛、止血；适当的未受累关节及健侧肢体的运动，促进全身及局部的血液循环，预防肌肉萎缩、关节粘连等并发症，为以后康复治疗打好基础。

（1）等长收缩

让骨折附近关节肌肉进行等长收缩，如胫骨骨折、股骨骨折后股四头肌的等长收缩，过程中注意患肢应无疼痛或仅轻微不适，每日2～3次，每次10～15 min。

（2）非固定关节的主动和被动活动

活动幅度与频率尽可能达到正常，每日1～2次。

（3）健肢的正常运动

卧床休息时抬高患肢，尽可能多做健肢的正常运动。

（4）呼吸操训练

增强肺功能，预防肺部并发症。

### 2.软骨痂期

软骨痂期治疗主要是改善血液循环、促进骨痂形成，预防肌肉萎缩、关节粘连等。

（1）延续炎症期运动治疗，并在患肢疼痛较小、健康状况良好、骨折稳定的情况下，适当增加频率及强度，开始开链等张肌力训练。开链运动即运动肢体的远端自由活动，闭链运动即运动肢体的远端固定的运动。

（2）骨折稳定性较好时，可进行受累关节的主动、被动关节活动度训练、关节松动治疗。上肢骨折建议尽早下地的完全负重活动，下肢骨折在骨折稳定的情况下，带矫形器、拐杖或其他器具进行部分负重活动及日常生活活动能力的训练。

### 3.硬骨痂期

硬骨痂期治疗主要是改善关节活动度、增加肌肉力量、促进骨痂生长硬化。

（1）治疗同上，增加频率及强度。

（2）加强主动、被动关节活动度训练、关节松动治疗。上肢骨折患者继续下地活动。下肢骨折患者须扶拐或使用行走支架，可用主被动康复仪改善关节活动度及力量。

（3）本体感觉、平衡及协调性训练：逐渐进行本体感觉、平衡及协调性训练，从部分到完全负重。站立平衡板，每天2次，每次10～15 min。单腿站立，每天2次，每次15～20 min，从借助肋木到不借肋木。如果有条件，在平衡仪上进行平衡训练效果更好。

### 4.骨痂塑形期

骨痂塑形期患者因骨折处强度较高，故康复治疗可以增加强度，促进患肢功能尽早恢复正常功能，减少肢体残疾。

（1）继续增加上述治疗的频率及强度。

（2）加强关节松动、主被动关节活动度、闭链训练，尽可能恢复关节的正常功能；拐杖或行走支架辅助下渐进性下地负重治疗，直至能完全负重。单腿可以完全负重站立时才能放弃辅助器具。

（3）等张抗阻肌力训练，逐渐增加阻力，从40% 10RM开始，每组重复20～25次，休息1 min，每天2次。

（4）增加平衡及协调性训练。

（5）以散步、慢跑、快走、快跑或加速跑等方式恢复耐力及速度并长期坚持。

## 心理治疗

应与患者进行交流沟通，了解患者心理状况及情绪变化的原因，针对性进行心理疏导，使患者保持乐观向上的情绪。患者受伤或截肢后心理也受到极大创伤，特别是受伤较重的患者，情绪会低落甚或对生活失去信心，甚至产生抑郁。所以，对患者心理治疗非常重要，应当鼓励患者积极配合治疗，树立信心，早日康复。

## 作业治疗或职能康复

### 1.日常生活活动能力训练

骨折治疗是一个长期过程，严重影响了患者的日常生活能力及社会参与度，所以在患者康复期间，提升患者不同阶段的生活能力是一项重要工作，教会某些动作技巧也是康复的关键和重点，可以降低患肢的疼痛、减轻异常应力对骨折处的刺激、防止骨折移位、减少并发症及后遗症、降低残障率及残障程度，尽可能恢复患者日常生活能力、工作能力，使其重返社会。日常生活能力训练根据患者骨折情况不同主要从以下方面着手。

（1）针对性的患肢姿势、良好的体位摆放、正确翻身。

（2）体位转移、步态训练、针对患者日常生活能力的手功能训练、正确移动患肢等。

（3）辅助器具：当患者早期手功能较差、功能达平台期时日常生活能力仍受限或后遗症期仍需改善日常生活能力时，可适当使用辅助器具提高患者的日常生活能力。

### 2.职业康复

当骨折患者功能恢复达到平台期时，作业治疗师即应开始计划下一步的康复方向，患者能否应付工厂生产？能否胜任建筑工地上体能的要求？能否在一般情况下，以其工作经验、技能再被雇用于相关工作的岗位？在受雇上班后，其职能是否达到可履行工作上的水平？或达至工作岗位所要求的指标，并保持这份工作？其工作效率，是否因其力度残缺而影响所得的工资用以维持其自身及家庭生计。

职业康复是通过系统化的工作模拟锻炼，培养康复者的职能，使他们达至原本工作岗位所需水平。作业治疗师亦可通过工作模拟锻炼的过程，实地目视、观测及了解功能康复实际操作的水平，整合出客观、科学、准确的康复成效及评定结果。在处理特别的病例时，作业治疗师或许要前往患者工作的岗位，实地勘察了解。

（1）职业康复的目标

根据患者骨折功能康复情况，主要概括分为3类，即重返原本工作岗位、寻找新的工作方向及岗位、创造入职的条件。

①重返原本工作岗位：如患者无永久性的伤残，一般治疗目标是将他的功能恢复至正常的情况，使其能尽快重返工作岗位。在康复过程中，大部分的患者都是属于这一类的。

②寻找新的工作方向及岗位：对于有若干程度的永久残障患者，令其功能不能完全恢复，如骨折合并神经创伤等。康复的目标会集中于发展现阶段的功能及工作能力，按其身体状况尽量提升，使其能按实际情况，重新发展就业方向。

③创造入职的条件：对于因骨折导致其手功能完全丧失的类别，康复目标不单是提高患者剩余的能力，还有提供不同的辅助仪器或用具，协助患者达到独立自我照顾的水平，为重建职能创造有利的条件。

（2）职能强化

职能强化是职能复康疗程内，主要重建职能的治疗性训练计划。 按其工作上的需要，设计整个训练疗程。

①职能条件化训练：职能条件化是重建职能的第一步，康复的伤残人士因长期住院疗伤，其体能及功能会因此而衰退，肌肉亦有一定程度的萎缩。职能条件化训练是利用有氧性的运动训练强化患者本身的体能，透过伸展及强化肌肉的运动，进一步增加肌腱及关节的柔软度和幅度，并且提升一般性的肌力、耐力及心肺功能。按照患者残余的体能，逐步提升，水平指标根据患者本身的工作能力及其工作意向而决定，如伤残人士所进行的工作是需要较大的体力劳动，其训练内容及体力所需会远比一位从事文职的人士较大。一般所需时间为3～8周，视不同程度的功能障碍而定。通过训练，加强其工作上的耐力，逐步提升信心、士气及自信能力，亦重新培养其工作习惯。

②模拟工作：职业治疗师应用不同的仿真工作样本（如搬运工作站、厨艺工作站、电工工作站、驾驶工作站等）、仿真工作训练器、工场作业评估等，模拟出工作上不同的环境及所需的工作姿势、动作、工作平面高度、力量及耐力等做系统性的训练。透过反复模拟工序练习，治疗师不但可以实时纠正错误的姿势，更可以强化所需的腰背及肢体上的肌肉，有效提升患者的能力，并协助患者克服因伤所导致的长期痛楚。当工作耐力恢复至足以应付8h或以上的工作，而表现亦达至安全标准后，才可尝试返回工作。由于工作上的不同需要，训练内容会因其工作所需安排，训练模式亦会参照工作上所需的模式，如准时上班、准时下班。训练时间由4h开始，慢慢提升至6h。

③工作行为态度训练：工作态度的训练元素是溶合于整个治疗过程中，治疗师会不时检讨

患者之工作态度，按其弱点加以提醒及规范，并且重新凝聚其专注力。由于患者离开工作岗位已有一段时间，工作上的纪律及态度亦可能因病程而变得松散，治疗师会在此期间纠正及强化其态度及习惯，循序渐进地协助患者准备重返小区时即将面对的工作上要求。由于患者已经离开工作岗位一段较长的时日，1周5天半的工作，每日8h的工作时间，对于患者来说，可能已是其职能的极大挑战。通过全职的工作态度训练，让患者在实践中理解及接受其工作状况及表现，按其进度规范地提升，加强患者信心，提升其士气，否则纵使患者拥有相当的工作能力，却因未有合理的心理素质而不能接受工作上的挑战和考验。

（3）重返岗位

职业康复属于全面康复的范畴，不单是照顾患者本身的功能及职能，亦要协助患者适应现实社会工作上的需求，否则整个康复职能的计划只会有不断的评估及训练，而没有实质的成果。在现实社会中，纵使患者拥有相当的工作能力及心理质素，亦未必能够顺利返回其工作岗位。通过工作配对为未能重返原有工作岗位的患者寻找合适的工作，使其不会因为伤病的影响而丧失工作的机会。治疗师按其伤后的职能、过去的训练、经验、兴趣及市场因素提供辅助，协助解决患者重返工作上的问题及困难，使患者能重返社会，以其残余的功能贡献社会。

①工作探索：假若患者无法在原有工作岗位上谋生，治疗师亦可协助患者就其余下之工作能力及兴趣进行工作配对，从中找出一份力所能及的工作。

②工作安置：利用小区上的资源，寻找及联络愿意雇用患者的雇主或企业负责人，协助安排患者尽快重返工作。

③职业训练：利用小区上的职业训练院校，为患者重新发展其事业，借以增加其重返工作的机会。 除康复治疗以外，治疗师需要提供实质的报告，协助患者以工作表现说服雇主，促成长期聘用的条件。治疗师亦可实地前往工作地点进行工作环境评估及探访，以了解及协助解决所遇到的实际困难。通过人体功效学改善、重组其工作程序，如需要额外的辅助用具，治疗师亦会替患者设计及制造，借以加强工作效率，减少受伤机会以保留其工作。当然雇主的支持及信任、社会发展的因素、社会大众对患者的接受程度及给予合理的机会和帮助亦是整个职能康复重要的一环。

## 常见骨折康复治疗要点

### 1.肱骨外颈骨折

若肱骨外颈骨折无移位，可用三角巾或绷带悬吊2～3周，第3天开始可练习肩部摆动：伤肢向患侧及前方倾斜，上臂放松下垂，肩向前后、左右摆动，同时进行屈伸手指、腕及肘训练。3周后可逐渐开始被动活动、肌力、推拿按摩等训练。

若肱骨外颈骨折有移位，需复位后固定4～6周，期间可进行手指、腕和肘的运动练习，注意内收型骨折先不做肩内收肌肉的等长收缩，外展型骨折先不做肩外展肌肉的等长收缩。

### 2.肱骨干骨折

可用管型石膏或小夹板固定4～8周，或手术复位内固定。固定后当天可进行屈伸手指练习，一般第2周可做肩前后、左右摆动训练。外固定去除后做物理治疗、肩及肘活动范围和肌力训练、按摩。避免过早进行旋转运动，以免造成对骨折处的剪切力或影响骨骼肌附着。

### 3.肱骨髁上骨折

肱骨髁上骨折复位后用石膏托固定，第3～4天开始做肩关节摆动运动、握伸拳训练。肱骨髁上骨折伸展型，可进行肱二头肌等长收缩；屈曲型肱骨髁上骨折可进行肱三头肌等长收缩。1周后做肩部主动训练。恢复期进行肘关节屈伸、旋转的主动活动。伸展型肱骨髁上骨折可进行肱二头肌抗阻训练和屈肘牵伸。屈曲型可进行肱三头肌抗阻训练和伸肘牵伸。2周后增加肘关节肌力和各方向活动幅度练习。

### 4.桡骨远端骨折

远端较常向背侧移位，也可能合并有尺骨茎突骨折或尺骨小头脱位。3天后可开始屈曲手指，对指及对掌的主动活动，肩、肘屈曲，2周后可开始屈腕肌的等长收缩。恢复期可增加被动腕屈曲活动、腕屈伸和前臂旋转主动运动。随后逐渐增加腕屈伸肌抗阻、前臂旋转肌肉抗阻运动及握力练习、旋转牵引、前臂推拿按摩。

### 5.股骨颈骨折

做手术内固定的粗隆间骨折患者，术后3～5天可开始进行卧位保健体操、股四头肌等长收缩、趾及踝主动运动；术后1周内逐步增加髋与膝主动屈伸运动幅度。术后2周，逐步增加髋、膝屈伸范围。术后2～3个月逐步增加下肢内收及外展主动运动、恢复膝关节活动范围的牵伸、股四头肌抗阻运动、起坐及坐姿训练、患肢不负重站立步行训练、患肢负重站立步行训练、推拿按摩等。

### 6.股骨干骨折

髓内钉固定术3天后可开始进行卧位保健体操，股四头肌的等长收缩，髌骨被动活动，踝、趾主动活动。2周后开始屈伸髋活动和主动伸膝。4周后增加髋部主动伸屈范围，6周后在膝、踝伸直体位下做髋关节内收、外展的主动活动，股四头肌抗阻肌力训练。2～3个月后逐步增加斜板站立、起坐与坐姿、双拐站立、双下肢同时负重的立位扶杆、髋及膝关节屈伸牵引、按摩、患肢不负重及负重的双拐步行训练。

### 7.膝部骨折

股骨下端与胫骨平台骨折均为膝部骨折。骨科术后3～5天开始做髋及趾主动活动、股四头肌等长收缩及卧位保健体操。除去牵引或石膏外固定后可开始髋、膝、踝的主动运动，逐步增加膝及踝关节活动幅度的斜板站立，牵伸训练，站立位训练包括双下肢皆负重训练、双拐辅助下的训练，患肢不负重双拐辅助步行训练等。达到骨性愈合后逐步增加站立位双侧下肢交替负重的扶杆训练、单拐步行训练、手杖步行训练，接着做徒手行走训练和下肢其他功能训练。膝关节韧带损伤修补术后或膝关节半月板切除术后，要重视膝关节屈伸肌力的恢复，以帮助膝关节稳定性的重建。术后3～5天可做髋及趾的主动运动、股四头肌等长收缩训练。术后第3周可做股四头肌抗阻等长收缩。膝关节半月板切除术后3～4周，韧带修补术后5～6周拆除固定后，进行膝关节屈伸肌力训练，酌情进行膝关节屈伸活动训练。

### 8.踝部骨折

术后2～3天可开始患肢未固定关节如趾屈伸训练、股四头肌的主动训练。拆除固定后，进行脚趾及踝各方向主动训练、踝背屈肌及股四头肌的抗阻训练。踝关节各方向牵伸。为避免发生损伤性关节炎，在踝关节活动范围和步行练习中，注意避免局部疼痛、肿胀加重。

## 9.脊柱骨折

### （1）非手术治疗者

压缩型、屈曲型脊柱骨折受伤后1～2天可开始垫枕后伸训练。患者仰卧，患处垫一枕头，使脊柱呈过度伸展位。

①愈合期康复：一般在伤后3个月内。主要目的是加强腰背肌力量，维持脊柱正常力线，恢复脊柱稳定性，预防骨质疏松，减少慢性腰痛。

过伸位石膏背心固定患者在石膏干燥后可训练卧位背伸肌等长收缩。1～2周后，局部疼痛较小时，可下床活动，并增加足尖站立、下肢后伸、上肢活动、颈部活动等训练。2～3个月后去除石膏固定后开始腰部活动幅度训练。

无石膏固定者的训练方法如下。

A.维持脊柱过伸位：仰卧于硬板床，患处垫10 cm高枕头，使脊柱处于过伸位。伤后第2天根据病情许可时可开始进行腰部肌肉训练，方法为：五点支撑法，用双足、头和双肘撑起身体，身体尽力前挺；三点支撑法，五点支撑法熟练后改为用头和双足三点支撑，其他同上；拱桥支撑法，三点支撑熟练后，改为两手及双足撑起身体，两上肢尽量伸直，全身腾空呈拱桥状；飞燕点水法，以上方法熟练后，患者俯卧位下腹部着床，上、下肢伸直，头胸后仰，呈弧形。

B.3～4周后，可进行翻身训练，腰部维持伸展位，肩与骨盆同步翻转。再进行俯卧位下的背肌训练：双上肢撑起上半身与头，髋部不离床；膝关节伸直位下双下肢交替后伸；上肢无支撑下抬起上半身与头；上身保持不动的情况下双下肢同时后伸；飞燕点水法。

C.2～3个月后，可俯卧位下床：在俯卧位，一腿着地，双手撑起上半身，再移另一条腿下床，期间患者不可做前屈的活动，可做直立位脊柱侧弯、后伸和旋转活动。

D.光、声、电等疗法：光、声、电等疗法可减轻局部肿胀、促进血肿吸收、降低疼痛程度、防止组织粘连挛缩，辅助脊柱功能的恢复，预防后遗腰痛。

E.红外线疗法：在躯干后部照射，每天1次，每次30 min，约20天1个疗程。

F.短波疗法：直径8～12 cm电极置于脊柱上下端后部，距离皮肤1～2 cm，或用袢状或长圆形线圈状电缆置于脊柱部位，温热量，每次20 min，每日1次，约20次1个疗程。

G.超短波疗法：用两个直径8～12 cm电极，放于腰椎和颈椎后部，距皮肤2～3 cm，无热量—温热量，每次10～15 min，4～5次后再隔日1次，15～20次1个疗程。

H.超声波疗法：从患处脊柱节段上1～2椎体水平开始，声头从上向下至腰椎，用直接接触移动法加耦合剂。强度0.75～1.25 W/cm$^2$，每次10～20 min，每日1次，15次一个疗程，一般连续做2～3个疗程。

I.温热疗法：泥疗、石疗等，每天1次，10～15次1个疗程。

②恢复期康复：约在伤后3个月。目的是加强躯干肌力量，恢复脊柱灵活性及柔韧性，重建脊柱稳定性，预防后遗腰痛。在愈合期治疗方法基础上进行下列康复治疗。

A.腰背肌和脊柱活动范围训练：骑坐在体操凳上进行脊柱的各方向活动，这样可避免髋关节代偿性活动。背肌、腹肌训练可联合进行，共同增强核心肌群稳定性。运动前，为减轻疼痛，预防肌肉痉挛，可先进行理疗或按摩。

B.生物反馈疗法：如在训练时患者，可应用肌电生物反馈仪改善腰背肌僵硬和肌力，每日1

次，每次20～30 min，15～20次为1个疗程，可连续治疗2～3疗程。

（2）手术治疗者

脊柱骨折手术方法不一，通常有单纯椎板减压术、全椎板切除扩大减压术、侧前方减压探查等术式。此外，内固定的方法也不同，常见的有脊柱钢板内固定、哈氏棒内固定、改良的哈氏棒内固定等。由于手术方法及内固定的方法不同，因此，脊柱骨折手术后脊柱的稳定性差别较大，所以对术后的康复治疗计划必须根据具体的情况而制定。下面为脊柱骨折后彻底减压充分探查加改良哈氏棒内固定情况下的运动训练计划。

术后当日：可进行抬头屈颈活动及双上肢伸展活动，床上头面部的简单揉搓洗脸活动。

术后第2日：可进行双下肢主动伸屈活动。

术后4～5周：可在他人辅助下进行半坐位练习，每次10～15 min，每日3次，根据患者情况逐渐增加时间。

术后6～7周：坐位练习及双上肢力量练习。

术后8周：可进行轮椅练习，并逐步减少他人辅助量。

术后9周：在他人辅助下扶双拐下地站立练习，并逐步减少他人辅助量。

# 第四节 康复护理

## 骨折愈合外伤炎症期

### 1.等长收缩训练

石膏固定部位的肌群在复位牢固1～2天局部疼痛减轻后，即可开始进行等长收缩训练，先让患者在健侧肢体上体验肌肉的等长收缩，无痛情况下逐渐增加收缩强度。每天5～10组，每组10次，每次10 s。

### 2.支具保护下的训练

下肢髓内钉固定术后患者应尽早在支具保护下坐在床边行双下肢部分负重训练，术后2～3天在有效止痛及固定保护情况下让患者扶拐行部分负重步行，可促进骨折断端早日愈合，减少长期卧床引起的各种并发症，促进生活自理恢复。

### 3.加强健肢活动

加强健肢活动包括主动活动及抗阻肌力活动、加强健肢各关节训练、下肢负重和日常生活能力训练。

### 4.物理治疗

直流电、低中频电刺激治疗等，以预防肌肉萎缩，增强肌力；红外线或其他透热疗法可帮助消肿，改善血液循环；超声波疗法、按摩等有助于减轻粘连，对复位固定的远侧端采用向心性按摩手法，可以减轻患处肿胀，每日1～2次，每次15 min；脉冲超短波有利于消炎止痛；振动疗法或直流电钙离子导入促进骨折断端愈合等。

## 骨痂形成期

### 1.关节活动度训练

①在运动疗法前进行20～30 min的蜡疗或中药熏蒸，使患处软组织放松、疼痛肿胀减轻；②进行机械性关节牵伸，每次10 min，牵引重量以不引起明显疼痛为宜，重复进行5～6次，两次之间间隔10 min，也可采用关节松动手法；③结束运动疗法后，用石膏托或支具固定，保持和巩固治疗效果。训练注意循序渐进，训练宜反复多次进行，尤其关节牵伸每次持续的时间约10 min以上，以局部有紧张感、轻度疼痛为宜，治疗中定期检查，注意骨折对位情况、固定物是否对关节活动有影响等。

### 2.肌力练习

注意运动量及训练节奏，遵循超量恢复的原则，充分调动患者的主观积极性，持之以恒。

## 健康教育

### 1.骨折的预防

骨折在日常生活、工作中较常发生，随着交通事故、工伤事故的增加，骨折的发病率有增加的趋势。所以在日常生活、工作中预防骨折的发生极为重要。在工作中要严格遵守安全生产的规章制度，严禁违章操作；提高交通安全意识，严格遵守交通法规，防止交通事故。老年人要加强身体锻炼，特别是身体平衡功能的训练。研究发现，打太极拳对提高老年人的平衡功能、防止跌倒引发骨折有显著的效果。另外，老年人（特别是老年女性）还应积极注意预防和治疗骨质疏松，以防骨质疏松引起骨折。

### 2.发生骨折的紧急处理

如果受伤的部位出现畸形、不正常的活动或者骨摩擦的声音，就极有骨折的可能，这时要想办法固定骨折的部位，以防异常活动引发脊髓、血管、神经和软组织的继发损伤。可以使用木棍、夹板等质硬物进行临时固定；脊柱骨折的患者可以使用床板搬运，搬运过程中严禁脊柱弯曲及旋转活动，以防诱发或加重脊髓损伤。紧急处理后要尽快到医院治疗。

### 3.积极配合早期康复

康复治疗可以促进炎性渗出、血肿、坏死组织的吸收，促进骨折愈合；减少后遗症、并发症和残障程度；改善患者身心状态。康复治疗应尽早开始，患者要积极配合康复治疗，骨折的最终治疗效果不仅仅是骨折的愈合，更重要的是肢体及身体功能的恢复。还要调整心理状态，保持乐观的情绪，树立早日康复的信心。

# 第五节 康复住院标准及时限

## 康复住院标准

骨折经急性期临床治疗后，生命体征及骨折固定稳定，术后1～2周或更早时间仍存在功能障碍，并符合下列条件。

1.无严重伤口感染。

2.无严重内脏疾病。

3.无处于传染期的传染病

## 康复住院时限

1.四肢单纯性骨折不超过2个月。

2.复杂性骨折不超过3个月。

3.已超上述期限仍需住院者，经审批后可根据情况适当延长住院时间。

## 康复出院标准

在生命体征及病情稳定基础上，且符合下列条件。

1.康复治疗后患者功能达到预期目标。

2.功能达到平台期（评定指标在1个月内无改善）。

3.无严重并发症或并发症已控制。

4.已达到康复住院时限，且不符合继续康复审批条件。

5.已完成回归工作岗位和社区的出院准备。

（张光正 薛春花）

**参考文献**

1. 南登崑，黄晓琳. 实用康复医学. 北京：人民卫生出版社，2009.
2. 周俊明，黄锦文. 临床实用手功能康复学. 北京：人民卫生出版社，2009.
3. 姜贵云. 康复护理学. 北京：人民卫生出版社，2002.
4. 郭铁成，黄晓琳，尤春景. 康复医学临床指南. 北京：科学出版社，2013.

# 第三十六章

# 截肢

## 第一节 概述

### 截肢定义

截肢是指肢体全部或某一部分被切除，常见的关节离断是指经关节平面的截肢。

### 截肢的目的

截肢是一种破坏性手术，将危及患者生命安全或已丧失生理功能或已失去生存能力的肢体切除，以挽救患者的生命。截肢更是一种修复与重建性手术，通过尽可能保留残肢及其功能，术后训练和义肢安装，代替和重建肢体功能，使患者早日回归社会。但是，患者会失去肢体的一部分，造成残疾。

### 截肢的原因

主要原因是创伤、肿瘤、周围血管疾病及感染。我国以外伤为主，但近二十几年来，因周围血管疾病或合并糖尿病而截肢者也逐步增多，尤其在西方国家，已升到截肢原因第一位。

### 截肢后康复目的

截肢后康复终极目的是使其早日回归社会，力争成为独立自主和实现自我价值的人，可以平等地参与社会生活。其基础是重建患者丧失的肢体功能，围绕假肢装配和使用为中心进行一系列康复治疗，防止或减轻截肢对患者身心造成的不良影响。

## 第二节 康复评定

### 截肢后全身状况的评定

**1.躯体状况**

（1）一般情况：包括年龄、性别、截肢原因、截肢时间、截肢部位、截肢水平等。

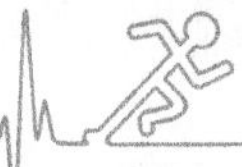



（2）有无合并其他损伤：如合并臂丛神经损伤、内脏器官损伤等。

（3）其他系统的疾病：如心血管、神经系统疾病等。

（4）其他肢体功能障碍：如有则会因平衡、代偿功能下降等原因会影响患者后期的假肢装配。

### 2.心理状况

突然的打击导致心理落差或因生活障碍等，易造成患者创伤后应激障碍。不同年龄患者截肢后的心理特点不同。心理评估参阅相关章节。

## 截肢平面与功能丧失百分率的评定

### 1.上肢截肢平面与功能丧失的关系

临床上常见的肩离断截肢、肘离断、全部截肢等均导致功能丧失，上肢截肢平面与整根手指、全手、整个上肢、整个人的关系极大，其影响程度见表36-1。

表36-1 上肢截肢平面及其功能丧失程度

| 上肢截肢平面 | 功能丧失（%） | | | | 上肢截肢平面 | 功能丧失（%） | | | |
|---|---|---|---|---|---|---|---|---|---|
| | 整根手指 | 全手 | 整个上肢 | 整个人 | | 整根手指 | 全手 | 整个上肢 | 整个人 |
| 肩离断截肢 | | | 100 | 60 | 示指PIP | 80 | 16 | 14.4 | 8.6 |
| 肘离断 | | | 100 | 57 | 中指PIP | 80 | 16 | 14.4 | 8.6 |
| 全部MP | | 100 | 90 | 54 | 环指PIP | 80 | 8 | 7.2 | 4.3 |
| 拇指MP | 100 | 40 | 36 | 21.6 | 小指PIP | 80 | 8 | 7.2 | 4.3 |
| 示指MP | 100 | 20 | 18 | 10.8 | 示指DIP | 45 | 9 | 8.1 | 4.9 |
| 中指MP | 100 | 20 | 18 | 10.8 | 中指DIP | 45 | 4.5 | 4 | 2.4 |
| 环指MP | 100 | 10 | 9 | 5.4 | 环指DIP | 45 | 4.5 | 4 | 2.4 |
| 小指MP | 100 | 10 | 9 | 5.4 | 小指DIP | 45 | 4.5 | 4 | 2.4 |
| 拇指IP | 50 | 20 | 18 | 10.8 | | | | | |

### 2.下肢截肢平面及相应功能丧失程度

临床上常见的半侧骨盆切除、髋关节离断、大腿截肢、膝离断截肢等均导致功能丧失，下肢截肢平面与整个足趾、全足、整个下肢、整个人的功能丧失都有很大关系，见表36-2。

表36-2 下肢截肢平面及相应功能丧失程度

| 下肢截肢平面 | 功能丧失（%） | | | | 下肢截肢平面 | 功能丧失（%） | | | |
|---|---|---|---|---|---|---|---|---|---|
| | 整根足趾 | 全足 | 整个下肢 | 整个人 | | 整根足趾 | 全足 | 整个下肢 | 整个人 |
| 半侧骨盆切除 | | | 100 | 50 | 利斯弗朗截肢 | | 30 | 21 | 14 |
| 髋关节离断 | | | 100 | 40 | 皮果罗夫截肢 | | 30 | 21 | 8 |
| 大腿截肢（距坐骨结节7.6 cm以内） | | | 90 | 40 | 拇趾跖趾关节切除 | 100 | 18 | 13 | 5 |
| 大腿截肢 | | | 90 | 36 | 踇趾趾间关节切除 | 75 | 14 | 10 | 4 |
| 膝离断截肢 | | | 90 | 36 | 第2～5趾跖关节切除 | 100 | 3 | 2 | 1 |
| 小腿截肢（距股骨内髁7.6 cm以内） | | | 70 | 36 | 第2～5趾PIP切除 | 80 | 2 | 1 | 0 |
| 小腿截肢 | | 100 | 70 | 28 | 第2～5趾DIP切除 | 45 | 1 | 1 | 0 |
| 赛姆截肢 | | 75 | 53 | 28 | | | | | |
| 肖帕特截肢 | | 50 | 35 | 21 | | | | | |

## 残肢评定

残肢是指残缺肢体或不全肢体。残肢的自身条件直接影响假肢装配和穿戴假肢后的代偿功能。残肢分为理想残肢和非理想残肢两类。理想残肢有一定长度，呈圆柱状，残肢的皮肤、软组织状况及血液循环良好，皮肤感觉正常、无大面积瘢痕、肌力良好、无残肢痛和幻肢痛、无关节无畸形，残肢端可以负重或功能活动正常。理想残肢装配假肢后，通过康复训练，残肢对假肢有良好的悬吊、承重和控制能力，能够发挥良好的代偿功能。非理想残肢达不到理想残肢的基本条件且影响假肢的制作及穿戴，需要通过康复治疗达到相对理想的状况，使其达到一定的假肢安装基础条件，如一定的长度、关节严重畸形、残端能保证血液循环供应等，才能较好地发挥假肢的代偿功能。通过残肢综合评定，可判断患者是否能够安装假肢、假肢安装类型及对预后做出判断。

### 1.残肢长度

残肢长度是指残肢的起点到其软组织末端的距离。残肢要有一定的长度，确保有足够的杠杆。太短会影响假肢装配、稳定性及功能发挥，过长会影响残端血运，易导致双侧肢体长度不等或不对称。残肢要覆盖有适度的软组织，确保良好的肌肉控制力量。

#### （1）上臂残肢长度

概念：从肩峰到上臂残肢软组织末端的长度。

测量方法：全身放松，测量从肩峰到残肢软组织末端的长度。

评定标准：根据上臂残肢长度的百分比来评定。上臂残肢长度百分比为上臂残肢长度占上臂全长的百分比，上臂全长是从肩峰到肱骨外侧髁的长度。双侧上臂截肢患者的上臂全长等于身高的0.19。

临床上常用的上臂残肢长度评定含义如下。①上臂长残肢：上臂残肢长度超过上臂全长的90%；②上臂中残肢：上臂残肢长度为上臂全长的50%～90%；③上臂短残肢：上臂残肢长度为上臂全长的30%～50%；④上臂极短残肢：上臂残肢长度不及上臂全长的30%。

#### （2）肘离断残肢长度

①概念：从肩峰到残肢末端或肱骨外髁的距离。

②测量方法：同上臂残肢。

#### （3）前臂残肢长度

①方法：从肱骨外髁到前臂残肢软组织末端的长度。

②测量方法：肘关节屈曲90°，前臂中立位，测量肱骨外髁至残肢软组织末端的距离。

③评定标准：根据前臂残肢长百分比来评定。前臂残肢长百分比为前臂残肢长度占前臂全长的百分比。前臂全长是屈肘90°，前臂中立位时肱骨外髁到尺骨茎突的长度，双侧前臂截肢者，前臂全长为身高的0.21。

临床上常用的前臂残肢长度评定含义。①前臂长残肢：前臂残肢长度大于前臂全长的80%；②前臂中残肢：前臂残肢长度为前臂全长的55%～80%；③前臂短残肢：前臂残肢长度为前臂全长的35%～55%；④前臂极短残肢：前臂残肢长度少于前臂全长的35%。

#### （4）腕离断残肢长度

①概念：从肱骨外髁到桡骨茎突或前臂残肢软组织末端的长度。

②测量方法：同前臂残肢长度的测量方法。

### （5）手掌残端长度

①概念：又称残掌长，是从尺骨茎突到掌骨残端软组织末端的长度。

②测量方法：测量尺骨茎突到掌骨残端软组织末端的长度。

### （6）手指残端长度

①概念：又称残指长，是指手指根部至手指软组织末端的长度。

②测量方法：测量手指根部至手指残端的长度。

### （7）大腿残肢长度

①概念：从坐骨结节至大腿软组织末端的长度。

②测量方法：于俯卧位测量坐骨结节至大腿残肢末端的长度。

③评定标准：大腿骨较长，一般采用节段评估法。①大腿极短残肢：大腿残肢距坐骨结节平面以下3～5 cm；②大腿短残肢：小粗隆以远，近侧1/3经股骨的截肢；③大腿中残肢：大腿中1/3与下1/3之间的截肢；④大腿长残肢：远侧1/3段经股骨的截肢。

### （8）膝离断残肢长度

①概念：从坐骨结节到大腿残肢软组织末端或股骨外侧髁的长度。

②测量方法：于俯卧位测量坐骨结节至大腿残端的长度。

### （9）小腿残肢长度

①概念：从髌韧带中点至小腿残肢软组织末端的长度。

②测量方法： 髌韧带中点为髌骨下端至胫骨粗隆上缘的中点，测量髌韧带中点到小腿残肢软组织末端的长度。

③评定标准：一般将小腿残肢分为小腿长、中、短3类，将小腿划分为3等分，小腿下1/3内的截肢为小腿长残肢，小腿中1/3内的截肢为小腿中残肢，小腿上1/3内的截肢为小腿短残肢。

### （10）赛姆截肢残肢长度

①概念：指髌韧带中点到踝离断软组织末端的距离。

②测量方法：同小腿残肢。

### （11）跗骨残端长度

①定义：从脚后跟到跗骨软组织末端的长度。

②测量方法：测量脚后跟至跗骨残端的距离。

### （12）跖骨残端长度

①概念：从脚后跟到跖骨软组织末端的长度。

②测量方法：测量脚后跟至跖骨残端的距离。

### （13）足趾残端长度

①概念：从趾根部到足趾软组织末端的长度。

②测量方法：测量足趾根部至足趾残端的距离。

### 2.残肢围长

#### （1）概念

残肢围长指残肢的周径。

#### （2）测量方法

①上臂截肢围长：以腋下为起点到残肢末端，每隔3 cm测量围长。
②肘离断截肢围长：同上臂截肢围长的测量方法。
③前臂截肢围长：以肘屈曲皱纹处为起点到残肢末端，每隔3 cm测量围长。
④腕离断截肢围长：同前臂围长的测量。
⑤髋离断截肢围长：测量髂嵴和骨盆水平处的围长。
⑥大腿截肢围长：以坐骨结节处为起点到残肢末端，每隔3 cm测量围长。
⑦膝离断围长：同大腿截肢围长的测量。
⑧小腿截肢围长：以髌韧带中点为起点到残肢末端，每隔3 cm测量围长。
⑨赛姆截肢围长：同小腿截肢围长的测量方法。

### 3.残肢肌力

残肢肌力即残肢肌肉的主动最大收缩力。需要评定残肢各关节主要肌群及其肌力，如髋关节的伸肌、屈肌、外展肌，前臂伸腕肌，肘关节屈肌，膝关节伸肌等。

### 4.残肢关节活动度

残肢关节活动度即残肢关节起点与终点间的运动弧度。正常活动度参考相关章节。

### 5.残肢外形与畸形

#### （1）残肢外形

理想残肢外形为圆柱形，而不是其他外形如圆柱形、折角状、圆锥形、沙漏状、鳞茎状等，这样能更好地适应工作生活要求的全面接触、全面承重接受腔的装配使用。

#### （2）残肢畸形

正常的残肢无畸形。 截肢后若因残肢摆放不良、缺少运动则可能会导致关节畸形，如大腿截肢的髋关节外展屈曲畸形。

### 6.皮肤情况

#### （1）病理性瘢痕情况

检查瘢痕的部位、厚度、大小、成熟度、是否愈合等。

#### （2）皮肤粘连情况

检查粘连的程度、范围，是否影响关节活动度。

#### （3）皮肤内陷情况

皮肤有内陷时，检查内陷深度。

（4）开放性损伤情况

检查开放性损伤的形状、大小、有无渗出物及其性质等。

（5）植皮情况

检查植皮的类型、部位、血运情况等。

（6）皮肤病情况

有皮肤病时需先治疗皮肤病。

**7.残肢感觉**

有关感觉评定参见相关内容，残肢的感觉评定侧重于如下几方面。

（1）感觉减退

合并神经损伤时可出现感觉减退甚至缺失。

（2）感觉过敏

检查有无感觉过敏，特别是手指皮肤，可能影响患手在日常生活中的使用。

（3）残肢痛

检查残肢是否存在疼痛、神经瘤等，以免影响假肢装配。

（4）幻肢痛

在术后，截肢患者仍对已切除肢体存在虚幻的疼痛感觉，即幻肢痛。幻肢痛的特点多为持续性夜间痛，程度不等，剧烈疼痛少见。

## 日常生活能力的评定

### 1.上肢截肢

单侧截肢后对生活能力的影响评定见表36-3。

**表36-3 上肢单侧截肢日常生活能力评定**

| 动作 | | 得分 | | | 动作 | | 得分 | | |
|---|---|---|---|---|---|---|---|---|---|
| | | 月 日 | 月 日 | 月 日 | | | 月 日 | 月 日 | 月 日 |
| 1 | 穿脱上衣 | | | | 6 | 穿针 | | | |
| 2 | 穿脱假肢 | | | | 7 | 钥匙的使用 | | | |
| 3 | 穿脱袜子 | | | | 8 | 书写 | | | |
| 4 | 系扣子 | | | | 9 | 用筷子进食 | | | |
| 5 | 翻书页 | | | | 10 | 削水果皮 | | | |

能独立完成时每项计10分，共10项 ，总分100分，不能完成每项0分。

### 2.下肢截肢

下肢截肢对日常生活能力影响的评定见表36-4。

表36-4 下肢截肢日常生活能力评定

| 动作 | | 得分 | | | 动作 | | 得分 | | |
|---|---|---|---|---|---|---|---|---|---|
| | | 月 日 | 月 日 | 月 日 | | | 月 日 | 月 日 | 月 日 |
| 1 | 站立 | | | | 6 | 单拐的使用 | | | |
| 2 | 上楼梯 | | | | 7 | 双拐的使用 | | | |
| 3 | 下楼梯 | | | | 8 | 迈门槛 | | | |
| 4 | 粗糙地面行走 | | | | 9 | 平地前进5米 | | | |
| 5 | 手拐的使用 | | | | 10 | 平地后退5米 | | | |

能独立完成时每项计10分，共10项 ，总分100分，不能完成每项0分。

## 假肢评定

假肢的基本结构包括接受腔、功能性部件、连接部件、悬吊装置和外套。按使用时间可分为临时假肢及正式假肢。①临时假肢：是指用临时接受腔和假肢的一些基本部件装配而成的简易假肢，临时假肢主要适用于截肢术后早期使用；②正式假肢：是指为长期正常使用而制作的定型假肢。

### 1.临时假肢的评定

#### （1）接受腔评定

主要包括评价接受腔松紧程度及其是否适合，是否全面接触和全面承重，有无压迫和疼痛等。

#### （2）对线的评定

检查力线是否正常，站立时有无前、后倾。

#### （3）悬吊能力的评定

一般评定假肢是否上下窜动，有无出现唧筒现象，可通过拍摄站立位残肢负重与不负重X线片，测量残端皮肤与接受腔底部的距离变化情况。

#### （4）装配假肢后残肢评定

检查皮肤是否存在破溃、红肿、皮炎、硬结等。

#### （5）步态

查看有无异常步态并分析产生原因，力争对因治疗。

#### （6）上肢假肢

上肢假肢要检查悬吊带、控制系统等是否恰当适中，评定假手的开合功能，协调性、灵活性，尤其是日常生活活动能力的情况。

### 2.正式假肢的评定

正式假肢的评定内容除包括临时假肢的评定内容外，还包括如下评定重点。

#### （1）上肢假肢

主要有假肢长度，前臂及肘活动度，肘关节完全屈曲所需的肩关节屈曲角度，肘关节屈曲所需要的力，肘关节屈曲 90° 时假手的动作，假手在身体各部位的动作、对旋转力和拉伸力的稳定性，日常生活活动能力。单侧假手主要观察其辅助健侧手的功能。

（2）下肢假肢评定

①接受腔的评定：检查站立位时坐骨结节是否在相应位置、残端与接受腔底部有无接触不良。检查坐位时接受腔是否脱出、接受腔前上缘是否存在压迫，坐骨承重处有无压迫大腿后肌群等。

②假肢长：穿戴小腿假肢的双侧下肢应等长；穿戴大腿假肢的健侧可较假肢侧长约1 cm。

③步态评定：一般情况可通过肉眼观察步态评定，有条件时可应用步态分析仪进行更客观的分析检查，并正确分析异常步态的原因。首先看患者自身有无问题，如心理怕跌倒、对假肢使用缺乏了解、髋关节有屈曲或外展畸形、外展肌力不足、残肢痛等。然后检查假肢接受腔有无适配及对线不良等。最后检查大腿假肢有无异常步态。

④行走能力评定：行走能力的评定一般通过行走的距离、上下阶梯、过障碍物等来进行。一般截肢部位和水平越高，行走能力越差。

（3）假肢整件的评定

对假肢部件及整体质量进行评定，便于患者挑选假肢，使患者能获得质量可靠的、代偿功能良好的假肢。

## 职业能力评估

### 1.职能评估

职能评估是一个完整及系统化的评估手段，是开展设计职业康复疗程上十分重要的起步点。患者常用职能评估项目有体能容量评估和工作行为评估。①体能容量评估：活动能力、力气、肌肉协调、感觉、心肺耐力等；②工作行为评估：动力、仪容外观、工作的专注、自信心、守时程度、对上司的反应、人际关系、接受批评态度、生产力、压力及灰心的容忍能力。按照患者的个人资料、康复情况如患处的关节活动幅度、力量、感觉及自理能力，以及家庭、工作及经济状况等资料，直接反映其工作能力所需掌握的程度，设定职能训练基数，用以反比及对比测试评估患者的功能，分析患者的工作并用仿真工作模式做评估。

职能评估常常利用不同标准化的职能评估仪器、工具评估及测量体能、工作行为观察，对患者进行完整的工作状况评估，以制定康复目标及方向。工作行为评估，反映患者工作上的行为表现、工作意向及工作上所需的精神状态。加上工作环境的观察，职能评估可综合了解患者工作上实际的需要，提供较全面、实际及贴身的康复目标及方向。

### 2.工作评估及分析

通过与患者详细的面谈、工序分析及系统性的评估，从而量化出工作上的职能要求，再推算出工作上体能、智能及工作行为的要求，进而比较患者从体能评估所量度出的实际工作能力，最后确定职能的幅度，根据所需的康复目标做针对性的职能训练。倘若其职能与原有工作的要求有太大的距离，治疗师可根据其状况，协助寻找、配对其他合适的工作及类别，作为日后重建职能的实际目标。职业类别大辞典、职业分类册等，均可提供较全面的数据以做参考。

### 3.模拟工作评估

通过应用不同的仿真工作样本、仿真工作训练器、工场作业评估等，模拟出工作上不同的环境，所需的工作姿势、工作平面高度、动作、力量及耐力等，做系统性的分析以确定实际职能。模拟工作评估另一方法是以其工作评估及分析所得的数据而选择，将患者的工作能力做统计分析，更可确定其评估结果的可信程度，减少被误导的可能性。临床观察、录像分析更可协助确定错误的姿势，利用人体功效学于职能强化时，纠正错误的工作姿势，有效提升患者的能力及避免再受伤的机会。奥地利上肢康复系统、仿真测试训练系统、美国职业康复训练及标准化评估系统和意大利下肢康复训练机器人等职业康复训练及标准化评估系统是较普遍使用的模拟工作评估工具，基本概念是利用方法时间测量（method-time-measurement，MTM）及不同的运动模式将所需时间、力量与一般人的标准比较，从而将职能量化出来。

# 第三节 康复治疗

## 截肢前的康复

### 1.关节活动范围训练

因长期局部疼痛、长时间卧床、长期固定等易导致关节活动受限，术前应尽早预防。因此可以根据患者的情况每日行2次或多次全关节范围的主动或被动运动。每个关节做10次以上。对于已出现关节挛缩、活动受限的患者，需进行关节松动术、持续的被动牵拉等治疗，改善关节活动范围，便于手术后的假肢装配与使用。

### 2.肌力训练

术前加强非截肢肢体的肌力训练，提高患者的整体代偿能力，有利于患者术后尽早使用拐杖进行步行训练等日常生活能力康复。

### 3.生活能力训练

上肢截肢者在术前可进行利手交换训练，下肢截肢者在术前可进行健侧单足站立平衡、拄拐步行、拐杖使用训练等，利于术后早日康复。

## 截肢后的康复

截肢后的康复治疗是非常重要的，可以帮助患者获得较为理想的残肢，获得假肢的良好适配，并且能使假肢发挥最佳代偿功能。

### 1.心理治疗

肢体的突然丧失对患者造成极大的心理创伤，其心理状态的变化一般经历惊恐、否认、承认和适应四个阶段。在前两个阶段中，患者可有悲观、痛苦、沮丧、自我孤立于社会的状态等。此时心理治疗的目的在于帮助患者迅速渡过前两个阶段，重新树立自尊、自强、自信、自立，认识自我的价值，承认现实，积极进行康复功能训练。因此，可以通过向患者介绍假肢知识和功能、介绍一些穿戴假肢的患者，或者通过各种方式帮助截肢者面对这一现实，使其认识到肢体失去后会造成不同程度的残疾，但是只要能够热爱生活，投入生活，直面现实，自强不息，积极配合各项康复训练，就一定能够重返社会。

（1）支持性心理干预：由心理咨询师、护理人员、亲友、家属抚慰和劝导，耐心倾听患者诉说内心感受，领会患者的诉求，使他们感受到被关心和重视，缓解其焦虑、抑郁程度。

（2）认知心理干预：向患者介绍应激有关知识内容，让患者明白，出现各种不适是应激状态下表现出来的生理及心理反应。要帮助患者建立正确的认知方式，树立良好的心态，正确面对目前的健康状况，并以模范事例激励患者建立正确的认知方式与信心，纠正不合理的思维，积极参与自己情绪调整过程中，帮助其提高应对能力。

（3）疏导性心理干预：通过与患者沟通交流，启发患者表达自己的心愿，对事件的情感反应，释放自己的心情，将心理压力释放出来，并给予安慰和支持，以使患者从心理上清除创伤的体验，从焦虑、抑郁中彻底解脱。

（4）针对性心理干预：根据患者年龄、性别、婚姻及焦虑程度、截肢平面的不同，采取个体化的护理措施。首先，由护理人员进行常规心理疏导与护理干预，再由心理咨询师进行一对一访视和治疗，每日1次或2次，直到患者症状改善。

（5）家属干预：对家属和照顾者或亲友进行有关心理康复或截肢康复知识的培训，每周1～2次，让他们能应用所学的康复知识，及时为患者提供心理支持，增强患者重返生活、战胜伤残的信心。

（6）护理干预方法：护理干预方法有很多种，注意针对性，举例如下。①帮助树立信心：既往资料显示，好榜样的学习有助于创伤后的成长。可以鼓励其与同类患者交流，让同类患者现身说法，列举模范事例，使患者以榜样为目标，敢于面对现实，不断建立新的生活目标，尽早树立战胜伤残的信心。②满足各种合理需求：对于患者呼叫要及时做出回应，让其感受到被重视与被关怀的温暖；在不违反治疗原则的情况下，尽量多的满足其合理的要求。 ③分散注意力：在患者状况允许的前提下，可组织和安排适当的娱乐活动，如下棋、看书报、看电视、欣赏音乐等，或者进行工娱治疗，以转移患者的注意力。④适当放松疗法：如简单健身操、打太极拳、听松弛训练指导音乐等。

### 2.运动治疗

（1）肌力训练

①残肢肌力训练：残肢肌力训练循序渐进，分类进行。a.小腿截肢者：可增强膝关节屈伸肌，特别是股四头肌的肌力训练，早期进行股四头肌的等长收缩，随后进行屈伸肌的主动运动及抗阻运动训练，同时也要照顾到双上肢及健侧肢体的肌力训练。b.大腿截肢者：尽早开始臀大肌和内收肌的等长收缩，术后第6天开始主动伸髋训练，术后第2周，若残肢愈合良好，可进行髋关节内收肌和外展肌的抗阻肌力训练；如患者俯卧位，则徒手或者把沙袋放置在残肢远端，让患者将残肢上抬以训练臀大肌肌力；患者取仰卧位，徒手或把沙袋放置在残肢远端，让患者将残肢外展，训练外展肌力，同时还要对躯干及健侧肢体进行肌力训练。c.髋关节离断截肢者：进行躯干肌群和髂腰肌训练。

②躯干肌训练：首先训练躯干旋转、侧移及骨盆抬起等动作，再逐渐开展其他训练。

③健侧下肢的训练：下肢截肢术后，可能会有脊柱侧弯，患侧骨盆前倾，异物感，感觉佩戴假肢侧较长等，应尽早进行站立训练，如单腿跳和站立位膝屈伸活动。可以先在镜前站立，注意矫

正姿势，可尝试在无支撑的情况下保持站立10 min、连续屈伸膝关节10～15次，逐渐达到目标。

（2）关节活动训练

①髋关节活动范围训练：主要是髋屈伸、内收及外展活动度训练。①髋关节屈伸训练：患者取仰卧位或俯卧位，主动前屈、后伸或由治疗师被动前屈后伸。如果有髋关节屈曲畸形，需行关节松动术，以改善关节活动范围。②髋关节的内收、外展训练：患者取仰卧位，主动或被动行残肢的内收外展运动；如有关节挛缩发生，治疗师用一手固定对侧骨盆，另一手置于残肢，被动将髋关节向内收方向运动，以便扩大关节活动范围。

②膝关节活动范围训练：小腿截肢术后易出现膝关节屈曲畸形，因此在截肢术后第2天就应开始屈伸膝关节，尤其是注重伸直膝关节，一般在坐位时伸直膝关节，卧位时主动伸直膝关节。如膝关节有屈曲挛缩，应由治疗师行膝关节的牵张训练，以改善膝关节的活动范围。

（3）平衡训练

平衡的训练方法强调系统有顺序地进行，由坐位平衡→爬行位平衡→双膝跪位平衡→立位平衡，从容易做的动作做起，患者开始选取较稳定的体态进行训练，然后逐渐加大难度，由静态平衡逐步发展为动态平衡。具体方法参阅第十九章《平衡与步态训练》一节。

### 3.作业治疗

（1）保持合理的残肢体位：因截肢破坏了肌力平衡，易致残肢挛缩，不利于安装假肢。为防止髋关节屈曲、外展畸形，大腿截肢者髋关节需保持伸直位，仰卧位时不要在腰下或两腿间放枕头，而应保持伸展、内收位，侧卧位时应采取患侧在上方的卧位，这样可使髋关节内收，还可采用俯卧位睡姿。小腿截肢者，卧位时膝关节应放置于伸直位，不应在膝下垫枕头，仰卧位时不应将小腿垂下床边，也不应坐在床边或轮椅上时垂下小腿。小腿残肢的良肢位应保持膝关节伸直位。

（2）残肢塑形：待术后2周伤口基本愈合后，即可进行残肢塑形。

①弹性绷带包扎技术：术后2周伤口基本愈合并拆线后，可进行弹性绷带包扎以减少残肢肿胀，利于残肢定型。具体方法如下：用15～20 cm宽的弹性绷带先顺着残肢长轴包绕2～3次，再从远端以斜“8”字形方式缠绕向近端包扎，压力从远端向近端逐步减小，不能环状缠绕，以免妨碍淋巴静脉回流。每4小时可以改缠绕一次，夜间可持续包扎。大腿残肢者，应缠绕至骨盆处；小腿残肢者，应缠绕至大腿处。注意检查弹性绷带的弹性，拉伸不宜过大，尽量少用内衬垫物，弹性绷带不够长时可以端对端续接缝合。除弹性绷带外，也可使用压力套。压力套适用于四肢高位截肢术后，且压力均匀、操作简便，但加压效果不如弹力绷带。常规方法不易包扎者可以使用压力套。

②弹性绷带清洗方法：弹性绷带容易被汗渍和污垢弄脏，必须保持清洁。可用以下方法洗涤：温水中溶解中性洗涤剂；在水中轻轻拍洗，切勿揉搓；冲洗掉全部洗涤剂；压挤掉多余的水，避免拧挤；铺在平板上阴干，避免火烤或阳光直射，不宜搭杆晾晒，因为这些做法会使绷带失去弹性。

③硬绷带包扎技术：为减少截肢术后残肢肿胀，促使残肢定型，可使用普通石膏绷带或弹性石膏绷带包扎方法，即先用纱布包扎截肢伤口后再用U形石膏绷带包扎，确保肢体的正确体位。小腿残肢者，应将U形石膏塑成前后方U形，并用石膏夹板将膝关节固定于伸直位；大腿残肢者，应将U形石膏塑成内外侧U形，并在外侧用石膏夹板保持髋关节伸直位，股骨放于15° 内收位。术后48 h或72 h去除石膏固定，拔除引流物，换药后重新包扎并用U形石膏夹板固定。包

扎2~3周后，切口愈合拆线后改为弹性绷带包扎。与弹性绷带包扎技术相比，硬绷带技术更能有效地减少渗出和肿胀，更利于残肢的及早定型，缺点是不便于观察残肢的血液循环。

（3）残肢脱敏：促使残肢适应外界的触摸和压力，消除残端皮肤感觉过敏。具体操作方法：①残端在不同的表面负重，从弹性表面，如柔软海绵，逐渐过渡到不同硬度和质地，如毛毡、黏土、米粒，嘱患者残端挤压物体表面5秒，反复多次练习，逐渐增加到所需耐受度为止；②按摩也可用于脱敏治疗，但其主要作用是预防或松解粘连和瘢痕组织，可以进行多次温和按摩；③残肢拍打和橡皮摩擦，以及震动按摩器等也是有效的方法。

（4）提高日常生活活动独立性：患者术后病情允许后，应尽早开始日常生活活动训练，如洗漱、穿衣、如厕、翻身、坐起等日常生活动作。要让截肢者尽早掌握截肢后的移动方法，尽早开始转移训练。训练中要注意安全，观察患者的反应和全身状况，以免发生危险。

①单侧截肢者：非利手侧截肢，为改善残肢肌力，可进行拉锯、搬运重物等作业训练；为维持动作的灵巧性与协调性，练习打字、捡起小东西、雕刻等；为促使残肢定型，进行残肢的肌力训练；为维持残肢肌力及关节活动范围，在残端连接各样工具进行多种操作；为改善身体的平衡及姿势，可练习打乒乓球，做套圈游戏。优势手侧截肢练习：与非利手侧截肢不同，利手侧上臂截肢及前臂截肢时要进行利手更换训练，尽量发挥非利手的代偿作用，扩大使用范围。

②双侧截肢者：对双侧上肢截肢者，应马上实施，确定一定程度的独立性。这样做可以减轻患者的依赖性感觉及挫折，可提供给患者一副万能袖套，可以用它帮助握持器具或进餐、牙刷、穿衣、如厕、修饰等。如有可能，鼓励患者使用身体其他部分进行协助，如使用下颏部、膝部或者利用牙齿。对于日常生活活动中存在的问题，作业治疗师和患者共同进行讨论分析，提出解决问题的方法。一般地，残肢较长的一侧肢体可作为优势侧肢体。

③下肢截肢的作业训练：可通过木工作业、脚踏式捣具或其他器具进行练习。为掌握平衡，可通过木工作业、打乒乓球、投标枪进行训练；为保持髋或膝关节的活动范围，可通过自行车式一砂轮机训练；为促使残肢定型，可进行肌力锻炼，踏松土，使用踩式捣具；拄杖步行，以弥补残侧下肢的功能，同时健侧锻炼。使用轮椅训练，适用于必须使用轮椅的老年人和体弱者。

## 假肢的安装和训练

### 1.临时假肢的安装

#### （1）临时假肢

临时假肢是一种在残端切口愈合后安装的假肢，一般在截肢术后2~3周，切口愈合良好，拆线后即可安装，穿戴时间为2~3个月。尽早使用临时假肢可减少残肢肿胀，促进残肢定型，减少卧床并发症，为早期下地训练打好基础，预防关节粘连，帮助患者早日回归家庭及社会。患者熟练使用临时假肢独自步行后，可换为正式假肢。

#### （2）术后即装假肢

是指截肢术后立即在手术台上为患者安装的临时假肢，让患者术后即穿上临时假肢进行站立和步行训练。术后即装假肢的优点和临时假肢相似，更能缩短患者卧床时间，促进伤口愈合，减轻残肢水肿，加速残肢定型，减少幻肢痛和残肢并发症。但因术后即装假肢的无菌要求严格，且不便观察伤口，因残端承重压迫创面伤口不易愈合等，故术后即装假肢至今仍未得到推广。

### 2.临时假肢的训练

#### （1）假肢穿脱的训练

目的是让患者掌握假肢的穿脱方法。

①肩关节离断假肢：患者健侧手将假肢接受腔放到残端处，并借助墙或桌面将假肢固定，健侧手绕到背后抓取胸廓固定带，拉到胸前并固定，然后健侧手从背后插入肩固定带，完成穿戴。脱拆假肢方法与以上动作相反。

②上臂假肢的基本操作技术：锁定技术：肘关节90° 屈曲，肘关节控制锁打开；肩部向前，前臂不动，断端向后，即可关闭肘关节控制锁。钩状手开合技术：在肘关节锁住情况下，肩胛骨前屈即可打开钩状手；肩胛骨后伸即可关闭钩状手。钩状手定位技术：假手移动至需要拿持物品方便处，固定片靠近物品，控制移动片与固定片平行。

③前臂假肢穿脱训练：穿假肢方法为首先将假肢放于桌面，残端穿入接受腔，再将残肢上举使固定带在身后下垂。健侧上肢在身后插入固定带环内，即完成前臂假肢穿戴。脱假肢方法为用假手脱下健侧肩部固定带，健手辅助残端脱出接受腔，即脱出前臂假肢。

④假手持物练习：假手持物训练可从大物品或较易抓握的物品开始练习，如先用较大方木块训练假手抓、放控制动作。再训练下跳棋、象棋等游戏活动。动作熟练后，可训练抓放柔软物品以加大动作难度，最后训练拿放质地光滑、形状复杂的物品，最好为日常生活用品，如玻璃杯、电话等。

⑤上肢肌电假手的功能训练：

第一阶段：基础肌电信号训练。肌电测试仪的两个皮肤电极放置位置：前臂截肢者，电极放在前臂背侧的伸指肌群和掌侧的屈指肌群；上臂截肢患者的电极放于肱二头肌和肱三头肌处。地极接于患者任何部位皮肤。前臂截肢者，先教会患者“意念”中的伸腕、伸指，同时做“开手”的动作训练；上臂截肢患者，借助想象伸肘、前臂旋后做“开手”动作训练。上述训练合格后，可进行“意念”中的屈腕动作训练。前臂截肢者，教会患者做“意念”中的屈腕屈指，同时做“闭手”动作的练习；上臂截肢，进行“意念”中的肱二头肌屈曲肘关节，同时做“闭手”动作的练习，最后进行“意念”中的伸腕伸指开手和屈腕屈指闭手动作的同步练习。

第二阶段：视觉反馈训练，利用视觉代替肌电仪进行训练。患者坐在桌旁，将肌电手的手部放于桌面，与患者身体距离30～40 cm，两个手部电极分别放于残端的背侧和掌侧。让患者用视觉反馈来控制调整“伸腕”（即“开手”）和“屈腕”（即“闭手”）的动作。训练控制“闭手”动作，使拇示指对指动作平滑协调，而不是跳跃式，控制“开手”动作达到自然开手到预定位置。

第三阶段：功能锻炼，主要是日常生活能力训练，如握持水杯、写字、拿钥匙开门等，直至肌电手的动作平滑、协调及准确。例如，拿匙进餐、匙能够到嘴等。

⑥髋关节离断假肢穿脱训练：在掌握单腿站立平衡的基础上，可训练患者独立穿脱假肢。患者靠墙或靠近家具等物品站立，以保证安全。保持单腿立位，可借助一侧上肢扶持。另一手帮助固定假肢，骨盆向患侧倾斜，压进接受腔，假肢略微外旋。使骨盆与接受腔充分接触，再将假肢固定带系好，假肢轻度内旋，最后系上肩部固定带。脱假肢方法相同，顺序相反。

⑦小腿假肢穿脱训练：穿假肢时，患者先在残肢上套一层薄的尼龙袜保护残肢，再套上软的内接受腔，在软接受腔的外面再套一层尼龙袜，然后将残肢穿入接受腔，站起让残肢到位即可；脱假肢时，患者于坐位双手握住假肢向下拽，即可将残肢拉出。

⑧大腿假肢穿脱训练：穿假肢时，患者取坐位，将滑石粉涂在残肢上，再将丝绸布缠在残

肢上，将接受腔阀门打开，患者站起，将残肢垂直插入接受腔，将丝绸布从孔内拉出，引导残肢伸入接受腔，直到残肢完全纳入接受腔，再将丝绸布全部拉出，然后盖上阀门，拧紧。穿好后，患者平行站立，调整身体，检查假肢是否穿着合适，如不合适，需要重穿一次。脱假肢时，患者取坐位，将接受腔的阀门打开取下假肢即可。

**（2）假肢使用训练**

①站立平衡训练：佩戴假肢后，让患者立于平衡杠内，手扶双杠，反复练习重心转移，体会假肢承重的感觉和利用假肢支撑体重的控制方法。然后练习双手离开平衡杠的患肢负重、单腿平衡等。在患者能较好地掌握平衡的情况下，进行接抛球训练，康复人员可根据患者的能力，将球抛向上、下、左、右各个方向，使患者在改变体位时也能掌握身体的平衡。还可在平衡杠内放一平衡板，让患者站在平衡板上进行接抛球训练。

②步行训练：可利用长度在6 m以上的平行杠进行步行训练，平行杠前放置落地镜以方便纠正训练时不良姿势。刚开始可在助行器辅助下训练。假肢迈步：假肢侧先退后小半步，在假肢侧足尖触及地面时，将重心移向健肢侧，然后假肢向前迈步，足跟落在健肢侧足尖前。训练时用力收缩臀大肌可利于膝关节保持伸直位，以免膝关节打软。健肢迈步：健侧肢后退半步，重心移向假肢侧，挺腰迈出健肢，通过大幅度的迈出健肢来完成伸展残肢侧的髋关节，假肢跟部再提起，脚尖部负重，同时屈曲假肢膝关节。过程中体会假肢后蹬感觉。交替迈步：借助手杖或平行杠进行交替迈步训练。注意纠正假肢侧步幅和支撑时间易缩短问题，并注意步宽适中、挺直腰身、残肢摆向正前方。为纠正上体重心易向假肢侧倾斜问题，可在假肢支撑期让骨盆在假肢上方水平移动，保持骨盆水平，尽量减少双脚间的步宽。进行方向转换训练时，患者可将体重放于身后假肢足趾部，以足趾为支点旋转，也可以两脚跟部为轴来转换方向。

③训练步行上下台阶：上台阶时，让健侧先上一层，假肢轻度外展顺势迈上一台阶，假肢瞬间负重时，健肢再迈上一台阶；下台阶时，假肢侧先下，躯干稍前屈，前移重心，健肢再下。

④训练步行上下坡道：一般分直行和侧行上下坡道，其方法基本相似，侧行比较安全。上坡道时：健肢先迈出一大步，身体稍向前倾，假肢顺势向前跟一小步。为了防止足尖触地，假肢膝关节屈曲角度稍大一些，残端应压向接受腔后壁。下坡道时：假肢先迈步，健肢后迈步。防止假肢膝部突然折屈，注意残端后伸。假肢迈步时步幅要小。健肢迈出时，假肢残端压向接受腔后方，健肢在前尚未触地时，不能将上体的重心从假肢移向前方。

⑤跨越障碍物训练：健肢靠近障碍物站立，假肢侧承重，健肢先向前跨，跨越后健肢承重，前屈身体，假肢侧髋关节屈曲，带着假肢前跨。

## 正式假肢的训练

临时假肢经过穿戴和训练后，残肢已无明显变化，基本定型，假肢代偿功能已达到预期目标时，便可更换正式假肢。正式假肢的训练基本同前，主要训练患者对正式假肢的适应，巩固和加强以前的训练效果，达到熟练使用假肢、提高独立生活活动能力的目的。

## 职能康复

当截肢患者功能恢复达到平台期时或适应正式假肢后，作业治疗师应该开始计划下一部的康复方向，患者能否应付原先的工作，能否可以在一般劳工市场情况下，以其工作经验、技能再被雇用于相关工作的岗位？在受雇上班后，其职能是否达到可履行工作上的水平？或达至工作岗位所要求的指标，并保持这份工作？其工作效率，是否因其力度残缺而影响所得的工资用以维持其自身及家庭生计。

职业康复是通过系统化的工作模拟锻炼，培养康复者的职能，使他们达至原本工作岗位所需水平。作业治疗师亦可通过工作模拟锻炼的过程，实地目视、观测及了解功能康复实际操作的水平，整合出客观、科学、准确的康复成效及评定结果。在处理特别的病例时，作业治疗师或许要前往患者工作的岗位，实地勘察了解。

### 1.职业康复的目标

根据患者功能康复情况，概括可分为以下三类。

（1）重返原本工作岗位：如下肢截肢患者或截肢后对原有工作所需功能不受影响者，一般治疗目标是使其能尽快重返工作岗位。

（2）寻找新的工作方向及岗位：对于因截肢后功能不能达到原有工作所需功能时，如因上肢截肢而不能达到原有对手功能要求较高的工作时，康复的目标会集中于发展现阶段的功能及工作能力，按其身体状况尽量提升，使其能按实际情况，重新发展就业方向。

（3）创造入职的条件：对于因截肢导致其手功能完全丧失的类别，康复目标不单是提高患者剩余的能力，还有提供不同的辅助仪器或用具，协助患者达到独立自我照顾的水平，为重建职能创造有利的条件。

### 2.职能强化

职能强化是职能康复疗程内主要重建职能的治疗性训练计划。按其工作上的需要，设计整个训练疗程。

（1）职能条件化训练：职能条件化是重建职能的第一步，康复的伤残人士因长期住院疗伤，其体能及功能会因此而衰退，肌肉亦有一定程度的萎缩。职能条件化训练是利用有氧性的运动训练强化患者本身的体能，透过伸展及强化肌肉的运动，进一步增加肌腱及关节的柔软度和幅度，并且提升一般性的肌力、耐力及心肺功能。按照患者残余的体能，逐步提升，水平指标根据患者本身的工作能力及其工作意向而决定，如伤残人士所进行的工作是需要较大的体力劳动，其训练内容及体力所需，会远比一位从事文职的人士大。一般所需时间为3～8周，视不同程度的功能障碍而定。通过训练，加强其工作上的耐力，逐步提升信心、士气及自信能力，亦重新培养其工作习惯。

（2）模拟工作：职业治疗师应用不同的模拟工作样本、模拟工作训练器、工场作业评估等，模拟出工作上不同的环境及所需的工作姿势、动作、工作平面高度、力量及耐力等做系统性的训练。透过反复模拟工序练习，治疗师不但可以实时纠正错误的姿势，更可强化所需的腰背及肢体上的肌肉，有效提升患者的能力，并协助患者克服因伤所导致的长期痛楚。 当工作耐力恢复至足以应付8 h或以上的工作，而表现亦达至安全标准后，才可尝试返回工作。由于工作上的不同需要，训练内容会因其工作所需安排，训练模式亦会参照工作上所需的模式，如准时上班、准时下班。训练时间由4 h开始，慢慢提升至6 h。

（3）工作行为态度训练：工作态度的训练元素是溶合于整个治疗过程中，治疗师会不时检讨患者之工作态度，按其弱点加以提醒及规范，并且重新凝聚其专注力。由于患者离开工作岗位已有一段时间，工作上的纪律及态度亦可能因病程而变得松散，治疗师会在此期间可通过专题讲课或训练纠正及强化其态度及习惯，循序渐进地协助患者适应重返岗位时即将面对的工作要求。由于患者已经离开工作岗位一段较长的时日，1周5天工作，每日8 h的工作时间，对于患者来说，可能已是其职能的极大挑战。通过全职的工作态度训练，让患者在实践中理解及接受其工作状况及表现，按其进度规范地提升，加强患者信心，提升其士气，否则纵使患者拥有相当的工作能力，却因未有合理的心理素质而不能接受工作上的挑战和考验。

**3.重返工作**

职业康复属于全面康复的范畴，不单是照顾患者本身的功能及职能，亦要协助患者适应现实社会工作上的需求，否则整个复康职能的计划只会有不断的评估及训练，而没有实质的成果。在现实社会中，纵使患者拥有相当的工作能力及心理素质，亦未必能够顺利返回其工作岗位。通过工作配对为未能重返原有工作岗位的患者寻找合适的工作，使其不会因为伤病所影响而丧失工作的机会。治疗师按其伤后的职能、过去的训练、经验、兴趣及市场因素提供辅助，协助解决患者重返工作上的问题及困难，使患者能重返社会，以其残余的功能贡献社会。

（1）工作探索：假若患者无法在原有工作岗位上谋生，治疗师亦可协助患者就其余工作能力及兴趣进行工作配对，从中找出一份力所能及的工作。

（2）工作安置：利用小区上的资源，寻找及联络愿意雇用患者的雇主或企业负责人，协助安排患者尽快重返工作。

（3）职业训练：利用小区上的职业训练院校，为患者重新发展其事业，借以增加其重返工作的机会。 除康复治疗以外，治疗师需要提供实质的报告，协助患者以工作表现说服雇主，促成长期聘用的条件。治疗师亦可实地前往工作地点进行工作环境评估及探访，以了解及协助解决所遇到的实际困难。通过人体功效学改善、重组其工作程序，如需要额外的辅助用具，治疗师亦会替患者设计及制造，借以加强工作效率，减少受伤机会以保留其工作。当然雇主的支持及信任、社会发展的因素、社会大众对患者的接受程度及给予合理的机会和帮助亦是整个职能康复重要的一环。

# 第四节 康复护理

## 训练目标与计划

协助治疗师在病房内接受基本康复训练或指导患者进行病房延续性康复并进行基础护理，确保康复治疗效果。

**1.使用假肢前的目标**

（1）运动水平

改善残肢及全身肌力和耐力，改善残肢关节活动范围，减轻残端肿胀，增强残端皮肤特别是负重部分皮肤的角质化，提高平衡能力。

（2）康复教育

建立使用假肢的思想；知晓护理和残肢训练的重要性及方法、训练目的、假肢的构造及功能、训练内容及训练程序。

（3）残肢皮肤护理

术后应保持残肢皮肤干燥及清洁，预防皮肤擦伤或感染。截肢术后手术创伤面积较大，血液循环较差，再加上术后需使用弹力绷带缠绕，通透性差，残肢皮肤易出现水疱、汗疹、细菌或真菌的感染。一旦发生这些问题，将影响肢体的功能训练及后期穿戴假肢，因此，要保持外肢皮肤清洁、干燥。具体做法：每日睡前清洗残肢，用干毛巾擦干，残肢套应保持清洁、干燥，每天至少更换一次，如出汗多或有其他问题，应增加更换次数，穿戴残肢套时一定要注意防止出现皱褶，一旦残肢出现水疱、汗疹等应及时采取措施，局部用外用药涂抹，暂不穿戴假肢。为了加强术后残肢末端的承重能力，开始用手掌拍打残肢和残肢末端，局部皮肤能适应时，再进一步用沙袋与残肢皮肤相触、碰撞或承重，训练承重应循序渐进，以免磨损或影响残端血液循环。

### 2.穿戴临时假肢后的目标

（1）训练目标

知晓穿戴假肢的方法并纠正使用过程中的错误方法； 能达到立位平衡、 患侧单腿站立时间在3～5 s以上，不借助辅助具下可独立行走、左右转、迈门槛、上下台阶、上下坡。

（2）训练计划

穿戴假肢的训练；站立平衡训练；平衡杠内的步行训练；应用动作训练。

### 3.穿戴正式假肢后的训练目标和计划

（1）训练目标

减少异常步态；跌倒后站立；对突然的意外有做出反应的能力；提高步行能力；假手能生活自理。

（2）训练计划

训练在泥土、沙石或不平路面上行走；训练跨障碍，跌倒后站立；矫正异常步态；训练假手有控制的抓放及协调性。

## 训练方法

### 1.心理康复

（1）存在问题

突然的截肢不仅造成患者身体上的缺损，也限制了自身功能，以往自身角色及健全人能参加的活动等都受到影响，大都存在不同程度的心理创伤，产生巨大的心理压力，影响经济收入，有被人歧视的感觉，还有如焦虑、抑郁、悲观、失望等情绪，因此，心理康复显得非常重要。

（2）心理康复方法

①单位和家庭的亲友、邻居等应体贴他们，关怀他们，解决好他们的生活、工作和经济上的实际困难。

②在安装假肢期间，鼓励患者之间直接沟通交流，通过患者之间交流及工作人员的鼓励，

帮助患者建立使用假肢的信心。

③提倡尊重、关怀，让他们做力所能及的劳动，适当做些家务等，帮助残疾者重建生活。

### 2.残肢端包扎

良好的残端包扎可减轻残端肿胀疼痛，促使残端定型。具体方法详见本章作业治疗。

### 3.假肢佩戴前的训练

#### （1）保持功能位

残端挛缩或关节挛缩对假肢设计、安装及步行训练带来严重不良影响。所以，早期预防残端挛缩或关节挛缩，保持患肢的功能位，避免错误体位是非常重要的。

#### （2）残端训练

①促进残端角质化训练：取康复治疗用泥，对截肢的残端进行适当挤压，每日10～20次，可以促进残端皮肤角质化；或将残端按压或支撑在泥上，增强残端皮肤强度；或采用细沙土持续揉搓残端皮肤2 min，每日5次，每次间隔5 min。让患者将残端置于沙土内挤压，或旋转约1 min，可反复进行4～5次，密切注意观察不能破损皮肤。

②残肢负重训练：残肢负重训练宜尽早进行。双侧下肢截肢者，用软垫将残端包扎后，可在支撑架辅助下训练残端负重步行。单腿截肢者，在平行杠内放一高度合适的木凳，凳上垫软垫，残端放于木凳上，转移身体重心至残肢来训练残端承重。

③维持与改善关节活动度训练

训练肩胛及胸廓关节、肩关节、髋关节、膝关节等活动度，如肩胛骨上下移动、外展、内收，肩关节前屈、后伸、外展、内收、内外旋，髋关节屈曲、后伸、内外旋，膝关节屈曲及伸展。

④增强肌力训练

详见前述有关康复治疗。

### 4.穿戴假肢后训练

除训练假肢穿脱、假肢使用的基本活动如屈伸、内外旋、外展内收等外，还应重点进行站立与步行的训练和护理，举例如下。

#### （1）坐位平衡训练

可利用平衡板训练大腿截肢者的坐位平衡能力，让患者坐于平衡板上，双手向前交叉平举，治疗师位于患者身后，双手分别扶持患者肩部、骨盆并交叉用力，使平衡板左右摇摆，诱发患者躯体的调整反应来提高患者的坐位平衡能力。

#### （2）跪位平衡训练

在坐位平衡反应良好的基础上，训练患者跪位平衡反应。患者在手膝跪位下重心向患侧移动，治疗师通过施加外力破坏患者的身体平衡来诱发患者的调整反应。训练反应良好后，可训练健侧下肢和对侧上肢抬起的两点支撑训练；当两点支撑训练反应良好后，让患者呈双膝跪位，治疗师双手扶患者骨盆，帮助患者重心前后左右移动、患侧负重、身体调整反应等训练。

## 常见残肢并发症的康复护理

### 1.幻肢痛

发生率在5%～10%，感觉到已被切除的肢体有挤压、烧灼、痉挛样疼痛，具体原因不明。可用好得快、氯乙烷等喷射残端，也可用普鲁卡因封闭周围神经或局部敏感点、理疗等。

### 2.残端痛

可用局部普鲁卡因封闭、穴位刺激、经皮电刺激等对症处理，常见原因为神经瘤，少数患者可考虑手术切除神经瘤。

### 3.肿胀

因血液循环不良残端已发生肿胀，轻度肿胀在休息后一般能自行缓解，故一般不做特殊处理。穿戴假肢后一般会改善残肢肿胀情况。若肿胀严重，可采用弹性绷带缠绕，通过促进静脉回流以减轻肿胀，每隔4小时改缠绕一次。夜间可持续包扎，注意松紧适中。

### 4.残端挛缩

对于残端挛缩可行牵引，适当做关节全范围活动等。

# 第五节　康复住院标准及时限

## 康复住院标准

上、下肢截肢术后，生命体征稳定，无严重感染及出血征象，伤口愈合1周。

## 康复住院时限

住院时限一般不超过2个月，若情况特殊经审批后可适当延长。

## 康复出院标准

在生命体征平稳，假肢装配完成基础上，且符合下述条件：①达到预期康复目标，能够独立完成假肢的穿戴；②皮肤无破溃及感染，残端塑形良好；③已达住院时限，且功能已达平台期；④已做好回归工作岗位和社区的出院准备。

（薛春花 张光正）

### 参考文献

1. 王玉龙. 康复功能评定学. 2版. 北京：人民卫生出版社，2015.
2. 张长杰. 肌肉骨骼康复学. 2版. 北京：人民卫生出版社，2015.
3. 南登崑，黄晓琳. 实用康复医学. 北京：人民卫生出版社，2009.
4. 姜贵云. 康复护理学. 北京：人民卫生出版社，2002.
5. 林玉琳，林莉清. 心理干预对创伤性截肢患者焦虑抑郁情绪的影响. 蛇志，2019，31（1）：138-139.

# 第三十七章

# 手外伤

## 第一节 概述

由于机械化的应用日益广泛，人们生活生产中应用机械产品亦增多，手外伤成为一种常见的多发性外伤。手外伤康复是在手外科诊治的基础上，针对手功能障碍的各种问题采用相应的物理治疗、作业治疗和康复工程等治疗手段，使伤手恢复最大程度的功能。

上肢的大部分功能集中于手部，并且手的姿势有休息位和功能位。手的休息位是指手处于自然静止状态的姿势，肌肉、关节囊、韧带的张力处于相对平衡状态，表现为腕关节背伸10°～15°，轻度尺偏，掌指关节和指间关节半屈曲位。手功能位是指手发挥最大功能的位置，表现为腕关节背伸20°～25°，轻度尺偏，拇指为对掌位，掌指关节和指间关节微屈，其他手指略分开（掌指关节及近侧指间关节半屈位，远侧指间关节轻微屈曲），各指的关节屈曲位置较一致。

### 病因

#### 1.刺伤

主要刺伤物是钉子、钢针、竹片、木刺、玻片等。特点是小而深，污染物带入深部组织内，导致异物存留及深部组织感染。

#### 2.锐器伤

主要致伤物是刀具、玻璃、切纸机、电锯伤等。特点是伤口整齐，深浅不一，污染轻，出血多。可造成重要的深部组织损伤，甚至导致指端缺损或断指。

#### 3.钝器伤

钝器砸伤可致组织挫伤及皮肤裂伤，重者则皮肤撕脱。重物的砸伤，可致手指或全手毁损。而高速旋转的叶片，常造成断肢和断指。

#### 4.挤压伤

门窗挤压可引起指端损伤，机械挤压则可致皮肤撕脱甚至脱套伤、骨折和关节脱位，以及深部组织破坏，重者可使手指和全手毁损性损伤。

### 5.火器伤

爆炸伤的特点是伤口不整齐，范围广泛，坏死组织多，容易发生感染，重者致大面积皮肤、软组织缺损，多发性粉碎性骨折。

## 诊断

轻症手外伤引起的全身症状较少，但重症者可引起较重的全身症状，应对患者的全身情况进行检查，特别注意危及生命的损伤，手部检查亦应进行全面的系统评估，以便术前判断，做好充分的思想、物资和器材准备。

### 1.诊断要点

#### （1）症状

皆具有外伤史，临床表现为手部疼痛、肿胀、畸形等。

#### （2）体征

手部局部压痛、叩击痛、骨擦音、运动障碍、感觉异常、肌肉萎缩、关节僵硬等。

#### （3）辅助检查

①X线片检查，有条件可进行CT重建。

②电生理检查。

### 2.皮肤损伤的检查

#### （1）了解创口的部位和性质

初步推测皮下各种组织损伤的可能性。

#### （2）皮肤缺损的估计

皮肤是否存在缺损、缺损范围、能否缝合、缝合后愈合。

#### （3）皮肤活力的判断

损伤的性质是影响损伤皮肤活力的一个非常重要因素，下列方法可以进行判断皮肤的活力。

①皮肤的颜色与温度：与损伤周围一致，表示皮肤活力正常；损伤局部呈苍白或青紫冰凉者，表示皮肤活力不良。

②毛细血管回流试验：按压皮肤表面，颜色变白，放开后，颜色快速恢复者，表示皮肤活力良好；皮色缓慢恢复，甚至未见恢复者，则皮肤活力不良或无皮肤活力。

③皮瓣的形状和大小：舌状和双蒂桥状皮瓣的皮肤活力良好，分叶状和多角状皮瓣皮肤活力常较差。

④皮瓣的长宽比例：皮瓣存活的长宽比例应根据皮肤损伤的情况而定。

⑤皮瓣的方向：大部分皮瓣蒂在肢体近端的皮肤活力优于远端者。

⑥皮肤边缘出血状况：修剪皮肤边缘时，出现有点状出血，且血流缓慢，表示皮肤活力良好；如边缘不出血，或流暗紫血液者，表示皮肤活力差。

### 3.肌腱损伤的检查

屈指肌腱的检查方法为：固定伤指中节，主动屈曲远侧指间关节，若不能完成则为指深屈肌腱断裂；固定伤指外的其他4根手指，主动屈曲近侧指间关节，若不能完成则为指浅屈肌腱断裂；当指深、浅屈肌腱均断裂时，则两指间关节不能屈曲。检查拇长屈肌腱时，则固定拇指近节，主动屈曲指间关节。而蚓状肌和骨间肌能屈曲掌指关节，因而屈指肌腱损伤并不影响掌指关节的屈曲。同一关节功能有多条肌腱参与作用者，其中一条肌腱损伤可不表现出明显的功能障碍，如屈腕、伸腕等。

### 4.神经损伤的检查

正中神经损伤所致拇指对掌功能障碍及拇、示指捏指功能障碍，半个手掌桡侧、掌侧拇指、示指、中指及环指桡侧半，及背侧示指、中指远节的感觉障碍；尺神经损伤所致环、小指爪形畸形，Froment征；桡神经损伤所致手背桡侧及桡侧2个半手指近侧指间关节近端的感觉障碍。

### 5.血管损伤的检查

通过手指的颜色、温度、毛细血管回流试验及血管搏动判断局部血液循环和血管损伤状况。尺、桡动脉的单独损伤，较少引起手部血液循环障碍。Allen试验可检查尺、桡动脉通畅度和吻合度。

### 6.骨关节损伤的检查

出现局部疼痛、肿胀的功能障碍者，应怀疑存在骨关节损伤；凡疑有骨折者应进行X线片检查，如出现掌骨重叠，应加拍斜位片。

检查腕关节和手指各关节以关节完全伸直为0°，应注意双侧对比。进行腕关节活动度的检查时，可将两手掌合拢用力伸腕观察掌屈活动度，以及两手背合拢用力屈腕观察背伸活动度。

## 治疗原则

### 1.院前急救

院前急救的目的是止血，减少创口污染，防止组织损伤加重，并进行迅速转运。方法包括止血、创口包扎和局部固定。

#### （1）止血

局部加压包扎是最简便而有效的止血方法， 而大血管损伤所致大出血，应采用止血带止血，止血时间超过1小时，放松时应在受伤部位加压，应放松5～10 min后再加压，以免引起肢体缺血性肌挛缩而产生坏死。止血带橡皮管不宜缚于上臂，易引起桡神经损伤。

#### （2）包扎

用无菌敷料或清洁布类对伤口进行包扎。防止创面被污染，创口内不要涂任何物质。

#### （3）固定

转运中，无论是否存在骨折，都应加以固定，以免加重组织损伤，固定器材可因地取材，固定范围应达超过腕关节。

### 2.早期彻底清创

彻底切除失去功能的组织一般在伤后6～8 h内，使污染创口变成清洁创口，避免感染。清创时，从浅层到深层顺序进行清创，但创缘皮肤不宜切除过多，避免缝合产生过大张力。

#### 3.正确处理深部组织损伤

清创时应尽量对深部组织进行修复，保留肌腱、神经、骨关节等重要组织的连续性，以便保留更多的功能。污染严重，损伤广泛，伤后时间长，清创条件，可进行清创后缝合创口，待愈合后再行二期修复，影响手部血循环的血管损伤、骨折和脱位亦应立即修复。

#### 4.一期闭合创口

可根据创口的情况分别进行直接缝合、“Z”字成形术、自体游离皮肤移植修复。皮肤缺损而伴有重要深部组织外露者，可根据局部和全身情况，选择应用局部转移皮瓣。对于污染严重、损伤时间较长的创口，可在清除异物及坏死组织后用生理盐水纱布湿敷，再次行清创延期缝合或植皮。

#### 5.正确的术后处理

包扎伤口时，用软性敷料垫于指蹼间，以免体液浸泡皮肤而糜烂，在游离植皮处进行适当加压，用石膏托固定患肢，腕关节呈功能位、掌指关节呈屈曲位、指间关节呈微屈位，手部各关节呈功能位进行固定，神经、肌腱和血管修复后固定的位置和时间应根据以修复的组织张力和性质而定。术后愈合拆除外固定后，尽早开始主动和被动功能锻炼，并辅以物理治疗，促进功能早日恢复。需二期手术者，根据创口愈合和局部情况进行修复。

#### 6.手部骨折与脱位的处理

治疗原则为：早期准确复位和牢固的固定；早期功能锻炼防止关节僵直。无论创口情况和损伤的严重程度如何，骨折与关节脱位均应立即处理。根据情况采用克氏针或微型钢板螺丝钉固定。末节指骨骨折，多无明显移位，无须内固定，而末节指骨远端的粉碎性骨折可同软组织损伤处理。

#### 7.肌腱损伤的处理

肌腱损伤：皮肤覆盖良好及伸指肌腱应进行一期修复。随着对肌腱愈合机制的研究和认识，现在主张任何部位的屈指肌腱损伤，包括以往所谓的“无人区”均应在清创后行一期修复。如腱鞘完整，也主张修复腱鞘。

#### 8.神经损伤的处理

神经损伤修复越早越好。具有条件者，应尽量进行修复。缺乏条件，可及时转送条件较好的医院治疗，或进行神经外膜术，待伤口愈合后转送有条件的医院再行修复。

## 第二节 康复评定

入院后2个工作日内进行初期评定，根据功能康复情况可进行一次或多次中期评定，出院前2个工作日内进行末期评定。评定内容如下。

### 躯体功能评定

躯体功能评定包括肢体形态评定、关节活动度评定、感觉评定、疼痛评定、上肢功能评定、手功能评定、神经电生理检查、自主神经功能评定、作业需求评定、日常生活活动评定、辅助器具使用评价。

### 1.外观形态

通过视诊、触诊和主动活动，对伤手情况（手和上肢的完整性、血液循环、感染、发汗、瘢痕、畸形、肿胀、萎缩、疼痛及关节活动度）进行基本判断。

### 2.运动功能评定

#### （1）关节活动度的测量

采用手量角器测定，测量关节包括腕关节、掌指关节、近节指间关节、远节指间关节、拇指腕掌关节，还应测量肩、肘等关节。

#### （2）肌力的测试

手的肌力测试包括徒手肌力检查，以及握力和捏力的检查等。

①徒手肌力检查：采用Lovett的六级分级标准检查肌力。评定的结果受诸多因素的影响，如疼痛、疲劳、动机、恐惧、对检查的误解及疾病等。徒手肌力检查由评定者主观判断来评定，且定量分级较粗略，故要求在徒手肌力检查的同时配合其他功能评定。

②握力检查：握力使用握力针测定。两次测试之间应间隔15 s以上，取其最大值。正常值一般为体重的50%。影响握力的因素有性别、年龄、职业、优势手、手宽度、疼痛等。

③捏力检查：捏力检查是用拇指和其他手指捏压捏力针测得（包括侧捏力、二指及三指捏力）。包括拇指分别与示指、中指、无名指及小指指尖相捏，拇指与示指、中指二指指尖同时相捏，拇指与示指桡侧侧捏。

#### （3）肌萎缩的评定

常采用左右对比检测，并结合该肌肉的功能检查来评定其萎缩限度，记录按“－～＋＋＋＋”5级记录（表37-1）。

**表37-1 评定手部肌肉萎缩限度的五级记录**

| 记录方法 | 表现 |
|---|---|
| － | 正常 |
| ＋ | 肌肉轻度萎缩，肌力无明显改变或略差（M4～M5） |
| ＋＋ | 肌萎缩比较明显，只为健侧肌肉周径的1/2，肌力减退但仍有功能（M3） |
| ＋＋＋ | 肌萎缩超过健侧的1/2，肌力仅为M1～M2级，不能完成基本动作 |
| ＋＋＋＋ | 肌肉萎缩严重，皮包骨，功能完全丧失 |

#### （4）肌腱功能的评定

可用总主动活动度评价法来表示，总主动活动度评价法为1975年美国手外科学会推荐的肌腱功能评定方法，它能较系统、全面地反映手指肌腱的活动情况，但测量及计算方法较烦琐。具体如下：使用量角器分别测量掌指关节（MP）、近侧指间关节（PIP）、远侧指间关节（DIP）的主动屈曲角度，用它们的和减去上述关节伸直受限角度之和，即为总主活动度。用算术式表达如下。

总主活动度＝总主动屈曲度（MP＋PIP＋DIP）－总主动伸直受限度（MP＋PIP＋DIP）。

总主动活动度评价法的分级及评分结果见表37-2。

表37-2 总主活动度（TAM）的分级及评分结果

| 分级 | 评分 | 内容 |
|---|---|---|
| 优 | 4 | 屈伸活动范围正常，TAM＞220° |
| 良 | 3 | TAM＞健侧75%，TAM=200°～220° |
| 中 | 2 | TAM为健侧50%～75%，TAM=180°～200° |
| 差 | 1 | TAM＜健侧50%，TAM＜180° |

## 3.感觉功能评定

对手的各种感觉功能进行测试，包括浅感觉、深感觉及复合感觉等。感觉检查需患者的主观反应来做出判断，因此要取得患者的积极配合。同时检查者要耐心、仔细，了解是否存在感觉过敏、减退或丧失及其范围。

### （1）浅感觉

浅感觉包括触觉、痛觉、温度觉检查。对于触觉，最简便的方法是用棉签轻触皮肤进行检查，另外是使用Semmes-Weinstein单纤维测定器进行检查，它可以从轻触觉到深压觉进行精细的检查。

### （2）深感觉

深感觉包括震动觉、位置觉及运动觉的检查。

### （3）复合感觉

复合感觉包括图形觉、实体觉和两点辨别觉的检查。

### （4）叩击试验（Tinel试验）

判断再生神经纤维生长情况，判断陈旧性神经损伤的部位。

### （5）Moberg拾物试验

1958年Moberg对运动功能正常，而感觉障碍的患者评价时采用了拾物试验，通过一些相应的活动测定感觉的精确限度，是感觉与运动的综合功能。检查用具包括木盒、秒表及5种日常用品（如钥匙、硬币、火柴盒、茶杯和纽扣）。试验方法是：在患者面前摆放好木盒及上述5种用品，先让患者在睁眼下，用手尽可能快地将5种日常用品逐一拾起放入木盒里，用秒表记录所用时间，在闭眼下完成上述操作，并记录时间。

### （6）感觉功能恢复的评定

采用英国医学研究院神经外伤学会推荐的周围神经损伤后的感觉功能恢复分级（表37-3）。

表37-3 周围神经损伤后的感觉功能恢复分级

| 分级 | 内容 | 分级 | 内容 |
|---|---|---|---|
| 0级（S0） | 感觉无恢复 | 3级（S3） | 皮肤痛觉和触觉恢复，且感觉过敏消失 |
| 1级（S1） | 支配区皮肤深感觉恢复 | 4级（S3＋） | 感觉达到S3水平外，两点辨别觉部分恢复 |
| 2级（S2） | 支配区浅感觉和触觉部分恢复 | 5级（S4） | 完全恢复 |

## 4.手的灵巧性和协调性的检查

临床上常用于评估手部日常生活活动能力的Jebesn手功能检查，用于评估手部精细动作操作能力的Purdue钉板测试，用于评估上肢及手部粗大活动的协调性与灵巧性的明尼苏达协调性动作试验，以及能定量评价手的粗大和精细功能的“手功能评定箱”检查等。

（1）Jebesn手功能检查

整套检查由七种手功能活动组成，包括写字、翻卡片、捡拾细小物品、模拟进食、堆栈积木、移动大而轻的物品、移动大而重的物品。记录各单项检查的完成时间和整套检查完成的时间，按患者的性别、年龄及利手和非利手查正常值表，并与健侧对比，判断是否正常。

（2）Purdue钉板测试

检查用具包括一块木板（上有两列小孔，每列有25个小孔）、50根细铁柱、40个垫圈和120个项圈。患者坐位下完成如下4个分测试：①右手操作，将细铁柱在30 s内尽快插入小孔内，记录插入的数量；②左手操作，将细铁柱在30 s内尽快插入小孔内，记录插入的数量；③双手同时操作，将细铁柱在30 s内尽快插入小孔内，记录插入的数量；④装配，双手在1 min内尽快按一个垫圈、一个项圈、再一个垫圈的顺序依次套在铁柱上，记录装配的数量。

（3）明尼苏达协调性动作测试

通过5个分测验进行测试，包括上肢和手部前伸放置物件、翻转物件、拿起物件、单手翻转、放置物件、双手翻转及放置物件等动作。测试结果以操作的速度及准确性表示。

（4）“手功能评定箱”检查

评定箱内有大小不同的多个元件，让患者尽量快地逐一将这些元件从一个地方移到另一个地方，用秒表记录完成各项所需的时间。其缺点是评定没有国际统一标准，但可用于同一患者治疗前后的对比。

以往手功能的评估主要利用徒手，随着科技的发展，出现了各种进行手部功能检查的仪器和计算机评价系统，使手功能评定更客观、准确。

#### 5.ADL评定

ADL评定包括一些与手的特殊动作密切相关的功能指标。如进食、梳洗、穿上衣、穿下衣、洗澡、如厕等日常生活活动能力。

### 精神心理评估

对急性和创伤后应激障碍，适应、人格、睡眠和情绪问题、心理压力和脑心理活动状态进行评估。

## 第三节 康复治疗

### 物理治疗

#### 1.运动治疗

早期以被动运动和等长肌力训练为主，若无肌腱损伤或损伤已愈合，可进行牵伸训练。病情稳定后，可肌力训练、耐力训练和有氧训练、受限关节的关节松动术训练和手部肌肉的肌力训练、感觉再训练。

#### 2.物理因子治疗

根据功能情况及并发症的发生情况酌情选用冰敷法、直流电疗法、短波疗法、超短波疗法、微波疗法、超声波疗法、低中频电疗法、功能性电刺激、肌电生物反馈疗法、磁疗、气压疗法、紫外线疗法、激光疗法、红外线疗法及蜡疗等。

### 3.水疗

根据具体功能障碍情况可进行药物浸浴、气泡浴和旋涡浴。

## 作业治疗

### 1.手功能训练

手功能训练包括握力训练、捏力训练、关节活动度训练、感觉训练、手灵活性训练和辅助手功能训练等，可分为早期、中期和后期阶段。针对每个阶段预定的治疗目标选择相应的活动训练，以达到最优化的治疗效果。

#### （1）内容

①ADL训练，例如：穿衣、梳洗、用餐、用厕等。

②小活动量作业活动训练，通过手工艺品制作活动，从而达到减少肿胀、增加关节活动度、增强肌力、改善协调能力的目的。

③大活动量作业活动训练，根据患者的职业需求和手功能康复情况。可分别选择相关的作业活动，增强肌力、耐力和协调性，为回归工作做职业前的训练。

#### （2）注意事项

①评定时，首先对手部作业训练的性质、特点及治疗作用进行分析。

②根据患者的性别、年龄、职业、病情及预期目标来选择合适的项目和活动量。

③向患者陈述治疗的重要性，给予具体指导，定期进行评定。

④开展项目要因地制宜，就地取材，方便易行，安全可靠，注重治疗目的一致。

### 2.感觉再训练

感觉再训练能使患者最大限度发挥在功能性感觉的潜能，分为早期和后期两个阶段。早期主要是触觉和定位、定向的训练，后期主要是辨别觉训练。

#### （1）训练方法

①画出感觉缺失区域。

②训练前进行感觉评定。

③在保护感觉恢复时，可开始训练。

④感觉训练后的评定，每月一次。

⑤训练时间不宜过长、过多。

#### （2）感觉再训练效果的评定

目前暂无一个较完善的方法。临床主要根据某些参数进行粗略评估。这些参数如下。

①定位觉的错误次数减少。

②限时完成的“配对”测试或识别试验。

③完成各项训练的时间缩短。

④两点识别能力提高。

⑤患者进行日常生活活动能力和作业活动能力提高。

**3.其他训练**

其他训练包括日常生活活动训练、家务劳动训练、独立生活能力训练、虚拟现实训练、文体训练和小组治疗等。

## 行为心理治疗

对有急性和创伤后应激障碍，适应、人格及情绪障碍的患者，可针对性地进行认知调整、行为矫正和心理疏导、支持及减压治疗。

## 中医康复治疗

进行针刺治疗、推拿治疗、艾灸治疗、火罐治疗、中药内服治疗和外敷熏洗治疗等，针刺治疗主要根据局部取穴原则，而推拿治疗主要以受伤部位为主要施术部位。

## 辅助技术

使用手部矫形器维持、改善或代偿患手部分或者全部功能，可按需配置定制化自助具，以协助完成日常生活活动。对部分截肢患者可配置假肢，以代偿部分功能和弥补外观缺失。

## 职业康复

**1.职业康复评估**

分别进行职业调查、就业意愿评估、工作需求分析、功能性能力评估、现场工作分析评估、技能操作评估、工作模拟评估，并根据情况选择疼痛信念评估、症状放大征评估。

**2.职业康复训练**

根据功能障碍情况和职业特点分别进行工作重整及强化训练、职前训练、工具使用训练和现场工作强化等职业训练。

## 社会康复

**1.社会康复评估**

社会康复评估包括应激障碍评估、社会与家庭支持评估、自我效能评估和社会适应能力评价等。

**2.社会康复训练**

采用康复辅导的方式，协助手外伤患者建立合理的康复期望和目标；出院前协助患者做好出院准备指导、雇主综合咨询、居家康复指导、工作安置协调等，协助患者克服受伤后影响，适时返回工作岗位。出院后对患者进行社会环境适应干预或协调，促进患者更好地适应工作。

## 常见手外伤的康复

### 1.手部骨折

#### （1）各期康复要点

①骨折固定期（3～5周）：A.控制水肿：抬高患肢；非受伤关节主动运动；可采用超短波疗法。B.预防或减轻关节僵硬：未固定部位关节进行主动活动。C.预防及减轻肌萎缩无力：固定部位肢体的肌肉可进行等长收缩训练；不稳定性骨折及复合性骨折脱位者，待去固定后开始进行主动训练。

②骨折临床愈合期：治疗重点是消除残余的肿胀；软化和松解瘢痕组织，以便增加关节活动度；恢复肌力和耐力；恢复手的协调、灵活性。A.减轻水肿：抬高患肢；在能耐受范围内主动活动；压力手套（或指套）、按摩、蜡疗。B.在康复治疗师指导下进行轻微主动活动。C.增加关节主动活动。D.指间关节、掌指关节屈曲及拇外展训练。E.渐进性主动抗阻训练。F.增加肌耐力训练。G.日常生活活动训练。

#### （2）常见手部骨折的康复

①掌骨骨折：常见并发症为严重肿胀；侧副韧带、关节囊挛缩；成角畸形；掌指关节僵硬。

治疗要点：减轻肿胀。第2、3掌骨骨折时，需要维持掌弓宽度；第1掌骨骨折时，需要维持指宽度，避免侧副韧带及关节囊挛缩、关节僵硬和成角畸形愈合。

②指骨骨折：常见并发症为骨折部位肌腱粘连及骨间肌挛缩，近端指间关节屈曲挛缩，骨折成角或旋转畸形愈合。

治疗要点：减少粘连和肿胀，避免关节僵硬。牵拉骨间肌，预防骨间肌挛缩。增加指间关节和掌指关节活动范围，维持手的功能位，进行握力训练。

③腕舟骨折：常见并发症为舟骨近侧骨折段坏死、骨折不愈合和创伤性关节炎。

治疗要点：一般固定6～12周，若到达预定骨折愈合时间，骨折仍未愈合，应再继续固定1～2个月，固定期应避免进行强力握持动作训练。石膏去除后数周内，在手夹板保护下进行关节活动度训练和肌力训练，避免关节过度背伸。

### 2.手部肌腱修复术后

#### （1）屈指肌腱

①术后采用手背侧动力性手夹板固定，维持腕关节60° 屈曲，掌指关节45° 屈曲，近端指间关节10° ~20° 屈曲，远端指间关节0° ~10° 屈曲。手指由于弹性牵引而被动屈曲，然后可主动伸直手指。当手指放松，弹性牵引能将手指拉到完全屈曲位，主动伸指不费力，则表明弹力强度合适。

②术后24～48 h开始训练，令患者主动伸指，当伸直到背侧手夹板阻挡时放松，靠弹性牵引，手指被动屈曲。每次做2或3次屈伸指活动，开始时6～8次/天，以后逐渐增加训练次数。

③术后4周去除手夹板，开始主动屈伸指训练，在伸腕位，手指主动屈曲；主动伸腕，同时做手指屈曲训练；主动伸直手指，同时屈曲腕关节。

④术后6周时，若手指不能完全伸直，将腕关节固定于中立位，轻柔被动牵引屈指肌；轻度抗阻运动训练；轻度ADL训练。

⑤术后8～12周开始渐进手抓握肌力训练、耐力训练和ADL训练。

⑥术后12周后，允许进行所有功能性活动。

（2）伸指肌腱（Ⅳ～Ⅶ区）

①术后采用动力性掌侧手夹板固定，维持腕关节背伸30°～40°，同时用橡皮筋牵拉伸直所有指间关节，另外用掌心侧辅助夹板防止掌指关节屈曲。

②术后1～3周内，主动屈指间关节，被动伸指，每次2～3次，6～8次/天，以后逐渐增加训练次数。

③术后3周时，去除掌心侧辅助手夹板，患者继续主动屈指被动伸指训练。

④术后7周时，去除夹板，开始主动伸指训练，包括各条肌腱滑动训练。

⑤术后8～10周进行轻微抗阻运动训练。

注意事项：屈指肌要比伸指肌力强壮，所以主动屈曲应在控制下缓和进行，以免牵拉到修复的伸指肌腱。

### 3.手部神经损伤

（1）正中神经损伤（神经修复术后）

①腕关节屈曲位固定，逐渐伸展腕关节至正常功能位。

②主动活动训练。

③用视觉来保护感觉丧失区。

④应用日常生活辅助器具。

⑤应用感觉再训练。

⑥对损伤严重而无法恢复者，考虑施行拇外展功能重建术。

（2）尺神经损伤

①使用掌指关节阻挡夹板固定，预防爪形指畸形。

②使用视觉代偿治疗，以便保护手尺侧缘皮肤感觉丧失区。

③对损伤严重而无法恢复者，考虑施行手内在肌功能重建术。

（3）桡神经损伤

①腕关节伸直并用夹板固定，掌指关节呈伸直位，拇指呈外展位。

②进行肌肉再训练，手抓握训练及松弛训练。

③对损伤严重而无法恢复者，考虑施行伸腕、伸拇、伸指功能重建术。

# 第四节　康复护理

## 康复护理评定

术后对手部皮肤状况（症状、肿胀、瘢痕、创面、色泽、血运）、日常生活自理情况及患者对伤病知晓程度进行评定。

## 康复护理

1.对患者进行疾病的健康宣教，讲解手外伤术后的相关康复知识、康复流程及预后情况。

2.进行体位摆放，根据损伤和愈合情况对患手分别进行休息位、功能位或保护位等摆放。

3.进行康复延伸治疗，根据康复医师和康复治疗师意见，监督和指导患者在病房内进行手的关节活动度、肌力、手的灵活性、协调性等功能延伸练习。同时指导患者进行手的脱敏训练、利手交换训练等。

4.并发症的护理，预防继发性损伤（如擦伤、烫伤和冻伤等）、肢体废用综合征、患手肿胀及各类感染的发生等。

## 心理护理

大部分手外伤的工伤患者，都是由于突发外伤，且伤势严重，无任何的心理准备，伤后造成患者工作和生活的很大不便，在前途、恋爱、家庭、生活、人际交往等方面收到不等同程度的刺激，常常容易激发低落、紧张、焦虑、狂躁等不良情绪。受伤后抑郁、焦虑情绪反应更强烈一些。如果心理压力得不到有效疏导、缓解及治疗，他们将是心理疾病多发的高危人群。

1.把握心理康复干预的时间，使患者尽早接受并适应现状。对此除进行个别心理指导外，集体疗法相当重要，针对性的宣教相关疾病的康复知识，积极主动配合康复治疗，以心理康复促进和推动手功能康复。

2.手外伤后患者存在心理负担较重，伴有不同程度焦虑、抑郁情绪。这对患者的康复不利。做好患者的心理护理，进行心理疏导，给患者以适当的安慰。同时做好基础护理，促进手外伤患者生活自理能力恢复。

3.采用转移疏导疗法、音乐治疗法、放松治疗法等治疗方法，以减轻焦虑和抑郁心理。必要时可给予抗焦虑、抑郁的药物治疗，或进行心理医生专科治疗，以帮助患者重新树立生活、回归工作的信念。

## 家庭康复护理

### 1.家庭支持系统建立

手外伤的工伤患者由于手功能发生了改变，导致自理能力出现不同程度的下降。社会及家庭所构建的支持会给予患者康复自信，可根据患者的功能需求制定康复护理计划，家庭成员一起加入到康复的过程中，为患者提供一个良好的康复氛围，可以加快康复进程。

### 2.出院后康复运动指导

损伤后的主动及被动活动应该轻柔缓慢，运动时要注意疼痛和肿胀，应该在患者可接受范围内进行，并保持残（断）指或再植指的无菌，预防并发症。

### 3.结合ADL训练

指导出院后继续日常生活活动能力训练计划具有重要意义。手外伤术后的功能康复训练要结合日常生活活动能力训练，指导患者进行生活自我照料，并按职业所需的作业活动。正确用手，并提醒尽可能使用伤手，使伤手早日恢复。

### 4.坚持康复训练

手外伤的康复治疗，特别是损伤后手精细动作功能的康复需要较长时间的训练，要持之以恒，让残存功能恢复最大可能。

# 第五节 康复住院标准及时限

## 康复住院标准

损伤后经临床治疗1～3周，病情稳定，生命体征平稳，内/外固定稳定，仍存在较为明显身体功能障碍，并符合下列条件者。

1.无出血征象。

2.无严重伤口感染。

3.术后手部无末梢血运障碍。

## 康复住院时限

康复住院时间一般不超过3个月，如有特殊情况可延长康复住院时间1个月。

## 康复出院标准

生命体征平稳，并符合以下条件。

1.手部症状消失或减轻，不影响日常生活和生产活动。

2.手部功能恢复基本正常或达到预期目标。

3.达到康复住院时限，但主要的手部功能评定指标在1个月内未见任何改善。

4.已完成相关的出院准备，并制定一系列回归工作和生活的后续方案。

（严 文 崔淑仪 黄文杜）

**参考文献**


1.黄文杜，严文，王志军，等.基于康复花园的园艺训练对手外伤术后的康复效果.中国康复理论与实践，2017，23（11）：1326-1329.

2.卢讯文，廖麟荣，徐艳文，等.BTEPrimus工作模拟训练系统对手外伤患者重返工作的影响.中国康复医学杂志，2015，30（8）：811-814.

3.夏培淞，李建华，仲亮，等.数据手套在手外伤患者评估中的应用初探.中华物理医学与康复杂志，2018，40（12）：919-922.

4.陈安民，李锋.骨科疾病诊疗指南.北京：科学出版社，2013.

5.徐国成，韩秋生，李长有，等.骨科手术图谱.沈阳：辽宁科学技术出版社，2005.

6.黄公怡，刘长贵，温建民.现代创伤骨科学.上海：第二军医大学出版社，2007.

7.肖正权.现代中医骨科学.北京：中医古籍出版社，2003.

8.王学谦.骨科临床与相关技术操作常规.天津：天津科学技术出版社，2005.

9.白跃宏，毕霞.骨科手术康复指南.上海：上海科学技术出版社，2007.

10.荆兆峰.骨科诊疗与中医康复.济南：山东大学出版社，2011.

11.苗凤珍，韩淑杰，王凤霞.骨科疾病护理及健康教育指导.北京：军事医学科学出版社，2006.

12.贾育松.骨科手术术后治疗学.兰州：甘肃科学技术出版社，2007.

13.石荣光.骨科病人健康教育指导.北京：中医古籍出版社，2007.

14.王澍寰.手外科手术图谱.杭州：浙江科学技术出版社， 2011.

15.孙晓春，李文婕，刘伟萍.手外科围手术期护理.上海：复旦大学出版社，2009.

16.丁自海，王增涛.手外科解剖学图鉴.济南：山东科学技术出版社，2007.

# 第三十八章

# 骨关节、软组织损伤

## 第一节 概述

### 定义

关节、软组织损伤是指骨关节及其皮肤、筋膜、肌肉、肌腱、韧带、滑膜、关节囊等组织及周围神经、血管的损伤。本章主要介绍工伤所致关节、软组织损伤。

### 病因及分类

关节及软组织损伤的因素比较复杂，主要包括机械性损伤和病理性损伤是。工伤患者多见于机械性因素，尤其是交通事故和工业事故所引起的软组织、关节、骨损伤逐年增加。

骨关节损伤从结构上可以分为骨折及脱位，从时间上分为新鲜损伤和陈旧损伤；是否贯通可以分为开放损伤和闭合损伤；是否合并软组织损伤分为单纯损伤（扭、挫、断、撕脱伤）或伴有骨折、脱位的复合损伤。急性损伤治疗不当可引起软组织的变性、粘连等病理改变。

骨关节是人体的运动器官，其稳定与运动均必须依靠软组织的紧张与放松的生理变化，以及骨骼与软组织之间相互配合。在损伤发生过程中，多数为复合伤，如四肢骨折和脊柱骨折往往伴有周围软组织损伤，软组织损伤也常伴有撕脱性骨折。这些损伤机制复杂，手术处理难度大，术后功能影响明显，单纯处理骨折或软组织均会影响关节的活动能力，造成关节功能的完全或部分丧失，运动能力急剧下降，并且遗留疼痛及功能障碍。严重影响工伤职工的工作和日常生活质量。关节软组织损伤需重视康复思维方法：运动功能重建比骨关节软组织完整性更为重要，术后早期、规范、系统的康复训练或治疗是必不可少手段。

### 各个关节软组织损伤的临床特点

关节、软组织损伤多发生在躯干、上肢关节（肩、肘、腕）及下肢关节（膝、踝）等处多见。不同部位有着不同的临床特点。

#### 1.肩关节及软组织损伤

肩关节损伤非常复杂，涉及骨折、脱位、软组织损伤的单结构损伤或复合损伤，由于组织机构的作用不同，其损伤对功能的影响也不一样，如肱骨外科颈骨折，位置接近于盂肱关节，对肱骨起到稳定支撑作用， 如果骨折无法愈合，上臂就丧失运动基础。 如果骨折愈合过程中康复训练未能早期有效干预，容易导致肩关节的功能障碍，使其失去肩关节功能作用，所以肱骨骨折的康复既要关注骨的愈合，也要注重同步恢复或维持肩关节运动功能。

肩关节周围软组织是肩关节的动态稳定基础，如肩袖肌群对肩关节在运动空间进行精准控制，起稳定作用，而胸大肌、三角肌等为肩关节的运动提供动力基础。确保肩关节能够完成不同空间的运动。如何保持损伤的软组织在愈合过程中确保柔韧性、减少瘢痕化和恢复软组织的运动能力，治疗思路及运动处方的设定尤其重要，促进运动恢复软组织的协同控制作用，是肩关节软组织损伤康复的方向。

**2.肘关节及软组织损伤**

肘关节运动方式比较特殊，属于支点杠杆运动模式。在屈伸过程中，肱骨髁作为固定点，尺骨鹰嘴作为动态移动支点，前臂进行杠杆运动。 因此，在肱骨髁和尺骨上部有大量的软组织附着区，受伤导致撕脱性骨折，如肱骨内外髁撕脱骨折，极易继发骨化性肌炎。

肘关节功能障碍比较复杂，通常分为关节外型、关节内型和混合型三类。关节外型主要是肘关节周围软组织损伤导致关节囊、瘢痕挛缩、异位骨组织和骨桥等引起；关节内型主要是由关节腔内骨折损伤导致关节畸形及骨化、骨质缺损等，肘关节内的运动机制阻挡而引起，混合型则是由肘关节内外的损伤、结构异常、运动缺少造成，临床最为多见。临床诊疗上常用的分型则分为肘关节屈伸障碍、旋转功能障碍，混合型关节功能障碍。肘关节软组织损伤功能障碍的康复方法包括非手术治疗和手术治疗两大类。

肘关节功能障碍康复目标是在确保肘关节稳定性下，恢复肘关节的正常运动模式。 需要根据肘关节的损伤类型、时间和治疗模式等多方面进行评估，制定康复方案。首选非手术疗法以手法松动为主，配合包括运动疗法，理疗、支具牵引等。如通过主被动牵张训练。如果非手术疗法无效，可以考虑手术疗法。手术治疗方式包括开放性松解术、关节成形术、关节置换术等。由于手术可能增加新的瘢痕，有可能继发新的粘连，再次出现功能障碍。

**3.腕关节及软组织损伤**

组成腕关节的骨骼结构较小，关节间隙比较窄，单关节活动范围较小，每一个损伤均可能带来功能障碍，如月骨脱位、伸屈腕肌腱的断裂等，因固定时间过长或不合理固定，容易合并骨折畸形愈合、肌腱挛缩等限制关节的运动。腕关节损伤，除精细的手术固定外，早期的康复训练非常重要，长期的腕关节肿胀、粘连，往往出现手功能障碍，甚至肩关节、肘关节功能障碍，形成多源性功能障碍——肩手综合征。

**4.髋关节及软组织损伤**

轻微的外力一般不会造成髋关节的损伤。暴力则带来危害性比较大的损伤，如骨折，包括髋部骨折脱位及与髋关节相关联的骨盆骨折。临床应及时趁早手术，预防全身性并发症的发展，稳定骨折区域。

髋关节骨折损伤程度大，应该早期坚强内固定，常规手术包括加压螺纹钉内固定、 PFNA（带螺旋刀的内固定）、外固定支架等。由于内固定的生物学稳定性不一致，下地负重的时间有差异，如粗隆间骨折的 PFNA固定，稳定性是最好的，可以早期负重，通常手术后生命体征稳定即可以负重，当然，若粗隆间骨折粉碎且分离，则需要严格控制负重。股骨颈骨折压螺纹钉内固定的负重时间则必须考虑两个问题：内固定物的坚强程度和存在的股骨头缺血坏死的风险；外固定支架是坚强的微创固定方式。但存在复位不全、骨折端应力遮挡和易感染的问题。

早期康复理念的髋部手术在许多医院已达成共识，甚至已经实现手术麻醉后即可运动康复的模式。但也因为一些创伤较为严重，以及手术稳定性的因素，仍建议患者手术后更多卧床休息。对于是如何实施早期康复治疗，仍需康复医师与手术科医师制定具有针对性的治疗方案。

**5.膝关节及软组织损伤**

在膝关节的运动损伤中，软组织损伤比骨折更为常见，处理起来更为困难，主要是如何恢复软组织的柔韧性、强度和综合运动能力。软组织损伤术后康复既要防止早期过度运动带来二次损伤，也要防止因过度固定带来萎缩与粘连。一旦发生瘢痕粘连，运动功能就会丧失，因此膝关节康复的重点应该放在对软组织的处理上，手术时尽可能减少对软组织的损伤，手术后尽量减少软组织水肿的时间，避免不必要的长时间固定，选择科学训练方法，避免再次损伤。

**6.踝关节及软组织损伤**

踝关节独特鞍状运动需要胫骨坚强的支撑，胫腓下关节运动调节，腓骨在足部外翻运动时的轻微运动，能够有效稳定足的过度运动，跟腱、内侧副韧带损伤的运动控制，保持运动的稳定性和适应来自足部的本体反应，特别是因行走不平整路面上缺乏视平衡及大脑未能及时做出快速调整，如果胫骨骨折持续力学偏移、跟腱损伤跖屈功能障碍，就会出现踝关节僵硬，导致步态异常等运动障碍。

### 诊断要点

1.病史有明显的关节外伤史。

2.症状：关节局部疼痛、肿胀，主被动活动受限。

3.体征：皮下有淤斑，局部压痛，或伴异常活动或异常姿势。

4.辅助检查：需要配合X线光片或CT检查，软组织必须进行MRI、超声等检查。

### 处理原则

关节及软组织损伤的处理原则包括：①良好的复位和固定；②科学规范的康复治疗。

关节软组织损伤的关键是恢复肢体的运动能力。关节运动需要具备良好的关节对应关系、软组织完整性及骨骼的强度。复位和固定为关节骨折脱位后愈合创造条件，是功能恢复的基础。不科学固定可引起骨关节畸形，失用性萎缩、瘢痕粘连、骨痂形成迟缓及骨质疏松等。早期康复训练则可加速创伤的愈合，减少瘢痕形成，避免软组织挛缩，促进功能的恢复。随着骨关节手术进步，内固定材料优化，微创技术使用，外固定动态管理，康复训练方法改良，让患者能够早期进行科学精准的康复训练，减少骨关节僵硬的发生。

## 第二节 康复评定

康复评定为制定康复计划及疗效评价提供客观依据，应该贯穿在康复治疗前后，通常入院后5个工作日内进行初期评定，出院前后应该进行中期或末期评定。评定内容如下。

## 躯体功能评定

根据损伤关节部位、功能目标进行相应的评定，如肢体形态评定、上下肢运动功能评定、疼痛评定、日常生活活动评定、辅助器具适配性评定等。

### 1.肩关节损伤功能评定

肩关节的功能评定包括以下内容。

（1）骨折内固定的稳定性，骨折生长愈合情况评价。

（2）肩关节的活动度、肌肉维度测评等。

（3）专项肩功能评价：主要是采用UCLA评分系统。

### 2.肘关节损伤功能评定

肘关节的功能评定包括以下内容。

（1）肘关节损伤评价，如骨折，评价骨折的类型、内固定稳定程度、骨折愈合状态。

（2）肘关节主被动活动度、肌肉维度测评等。

（3）特殊的肘关节评价系统，主要采用Mayo肘关节评分系统或者改良肘关节HSS评分系统。

### 3.腕关节损伤功能评定

腕关节的运动比较复杂，应该包括前臂的旋转运动及腕关节屈腕背伸运动、尺偏运动和桡偏运动。评价时应该包括以下内容。

（1）骨折术后稳固性评价、骨折愈合评价、腕关节活动度测量等。

（2）腕关节功能综合评分通过 Cooney腕关节评分法。

### 4.髋关节损伤功能评定

（1）髋关节损伤评价，骨折手术稳定评价，骨折愈合状态评价。

（2）关节活动度检查，肌肉维度基础，疼痛测评。

（3）专项膝关节评价采用Harris髋关节评分系统。

### 5.膝关节损伤功能评定

（1）膝关节损伤方式检查，如骨折或韧带损伤，是否发生复合伤。

（2）手术方式测评，手术后稳定检查，骨折术后稳定性关节活动度，肌肉维度检查，疼痛测评。

（3）膝关节专项测评采用HSS膝关节评分系统。

### 6.踝关节损伤功能评定

（1）踝关节损伤检查，如骨折或韧带损伤，是否发生复合伤。

（2）手术方式及结果评价：骨折内固定稳定性，关节稳定性，骨折愈合程度，疼痛测评。

（3）踝—足关节评价系统，主要包括Baird- Jackson标准评分系统或Mazur 踝关节评估分级系统评分方法。

## 精神心理评估

1.患者对损伤状态的认知及接受程度测评。

2.患者对功能康复的认识及期望值测评。

3.人格评估、情绪评估等。

4.日常能力及生活质量评定。

# 第三节 康复治疗

对骨关节及软组织的损伤治疗，关键在功能重建，早期规范的康复介入避免骨关节僵硬，重新获得功能能力，“三分手术，七分康复”，骨关节的粘连、僵硬，软组织的萎缩、瘢痕化都是对骨关节的致命打击，从骨关节术后发生水肿粘连到关节僵硬是肌肉、骨骼病理代偿到失代偿的过程，在这个过程中，肌肉还没有完全纤维化，还存在一定的运动能力，血管还可以生长植入，肌肉组织存在逆转的过程，必须在骨关节、软组织发生实质性病理变化前康复介入，避免单因素损伤继发为多源性损害，发展成为骨关节完全性僵直，永久性功能丧失。

## 运动疗法治疗

运动疗法是骨关节软组织损伤最重要的康复方法。

1.运动治疗早期要根据骨关节的部位、损伤程度、骨折内固定稳定程度采用主被动关节松动训练、本体感觉训练、等长肌力训练等。

2.随着骨折稳定持续好转，功能出现变化，根据患者不同肢体的功能目标，增加牵伸训练、肌力训练和耐力训练、部分负重训练等。

3.骨关节软组织愈合，根据患者的骨折愈合情况及关节功能状态，按照不同肢体或关节的功能目标制定针对性的物理治疗训练，如上肢的灵活性训练、力量及耐力训练、下肢的负重训练、步态训练，有条件可以增加悬吊训练、等速训练等。

## 物理因子治疗

物理因子治疗的目的是加快肿胀消退，软化瘢痕，促进骨折愈合。根据损伤时间功能状态、并发症的情况选用。

早期通常使用冷疗、气压疗法、紫外线疗法，病情稳定可以根据情况采用红外线、蜡疗、微波疗法。

骨折愈合不良可以采用冲击波、低中频电疗法，瘢痕增生比较厉害，可以采用经皮神经电刺激、磁疗、激光疗法。

水疗是非常不错的物理因子方法，进行药物浸浴、旋涡浴或水中肢体功能训练等。

## 作业治疗

作业疗法对上肢功能训练是必不可少的项目，主要是上肢功能能力重建。

早期内容包括上肢关节活动度功能训练、手功能训练、下肢主要步态能力训练、行走姿势训练。

中后期的内容包括日常生活活动训练、独立生活能力训练、家务劳动训练、文体训练（包括手工艺训练、园艺治疗）等。

## 行为心理治疗

骨关节损伤的患者主要表现损伤后综合征，表现为抑郁、睡眠障碍等，应进行积极治疗，加强康复训练，针对性地进行心理疏导，主要是鼓励等心理支持治疗。

## 中医康复治疗

配合中医传统治疗可以起到事半功倍的作用，早期可以进行推拿治疗，有神经损伤可以配合进行针刺治疗，身体虚弱可以根据情况选择艾灸、火罐、熏蒸治疗和浸浴治疗，肿胀明显可以采用中药辨证施治，粘连明显可以采用小针刀治疗等。

对于后期功能康复患者，可选用中医传统运动疗法，如八段锦、太极拳等。

## 辅助技术

矫形支具是有效的医疗用品，对于骨关节术后不稳定，可以按需配置膝关节固定矫形器支具，肘关节僵硬可以配置持续牵张支具等，部分工伤职工需配置轮椅或拐杖等。

## 职业、社会康复

### 1.职业康复

（1）做好职业康复评估，如工作能力评估、就业意愿评估、工作模拟评估等。

（2）与单位或社会相关机构合作，做好患者再就业或社会生活能力评估。

（3）根据患者职业意愿和残损功能能力，设计职业康复方向，开展工作重整及强化训练、使用工具训练。

### 2.社会康复

（1）要根据骨关节患者的损伤特点做好回归社会前的评估、创伤后应激障碍评估、社会适应能力评价等。

（2）根据患者所能达到的能力期望值，协助工伤职工建立合理的康复期望和目标，采用康复辅导、伤残适应小组辅导及社会—工作行为活动训练等方式。

（3）出院前提供工作能力评价、家庭康复技巧指导，提供再就业协调，协助其提升社会工作适应能力。

（4）出院后及时随访，通过工作探访、电话跟进等形式，帮助其适应相关工作，适应新工作岗位。

## 常见骨关节、软组织损伤康复要点

### 1.肩关节骨折术后康复要点

#### （1）早期康复阶段

固定和被动训练（术后 1～7 天）。肩关节无张力被动训练和远关节主动训练。方法：肩关节的无张力被动运动和远关节如患肢握拳、伸指、腕关节屈伸训练。训练必须控制在无痛范围。

**（2）中期康复阶段**

主被动交替训练（术后2～4周）。术后2周开始进行肩部的主被动交替训练，被动在无痛范围内训练，主动在轻微疼痛下训练。训练目的是加快软组织的水肿，促进骨折愈合，增加关节活动范围。

**（3）后期康复阶段**

全范围训练，运动姿势控制阶段（术后4～6周）。①患肢爬墙运动：患手扶墙，肩放松，手指上爬，每次高度以不能耐受疼痛为止；②肩外展内收运动：健侧手托住患侧肘部，患肩放松，然后患者做缓慢下蹲与站起动作，使患肩被动地外展与还原。

### 2.肩袖损伤康复要点

**（1）康复原则**

①循序渐进，分阶段进行；②根据疼痛调整康复方案；③主被动交替，活动范围与运动姿势纠正同步进行。

**（2）无痛范围下的早期被动训练**

①保护阶段：合理制动和无痛范围的被动训练； ②尽可能大范围运动控制下无痛训练，渐进增加肩关节活动度。

**（3）在无痛范围下的主动训练**

①健侧自我保护下的无痛主动训练；②适当控制下升高到轻微疼痛关节训练技术。

**（4）运动姿势异常的康复训练**

①姿势矫正；②使用辅助支具；③先改善稳定性，再增加活动度。

### 3.肘关节软组织损伤康复要点

**（1）关节松动训练**

肘关节的特点是极为容易出现骨化性肌炎，在训练过程中必须严格掌握训练强度、力量和时间，需要配合冷疗、蜡疗和肌内效贴布，以减少肌腱附着点的损伤、局部软组织的渗出。

**（2）物理因子治疗**

按照减少渗出，控制瘢痕增生，降低肌肉紧张度的治疗要求，根据不同时间，治疗前后选择物理因子，如训练前给予低中频电疗法、经皮神经电刺激、蜡疗，训练后给予冰敷等。

**（3）水疗**

水疗对肘关节僵硬的康复效果不错，可进行药物浸浴、旋涡浴、水中肢体功能训练等水疗项目，但是要注意控制温度，尤其是使用药物浸浴。

### 4.肘关节骨折术后康复要点

肘关节骨折的特点是易继发骨化性肌炎，导致严重肘关节功能障碍，原因尚不是非常清晰，可能与肘关节结构、损伤程度、手术损伤、术后康复方法密切相关。

**（1）早期**

无损伤运动，主动的小范围主动运动和无痛的被动运动，积极的远关节运动。术后第 1 天以主动训练为主，即开始手指、腕肩关节的屈伸活动。术后第 2～7 天即开始肘关节的主动屈伸活动和被动运动，以不产生疼痛和肿胀为度。

（2）中期

防止肘关节粘连，降低屈肌肌群被动张力，完成全范围运动。术后2周后开始被动+主动结合训练，循序渐进加大关节度，尽可能在2～4周做到被动的全关节运动， 术后2～3个月达到主动的全关节运动。

（3）后期

肘关节运动强化，肘关节运动的自由度及灵活性，上臂和前臂力量训练。

**5.肘关节内侧副韧带损伤康复要点**

（1）制动期（术后0～3周）

肘关节伸直位石膏固定3周，早期手、腕关节及肩关节主动或被动运动，根据患者的肿胀消退情况，适当进行肘关节被动运动。

（2）中期（术后 4～12周）

拆去石膏固定，以肘关节被动关节松动训练为主，逐步过渡到主动关节训练及静力性肌力训练。

（3）功能恢复强化期（术后 3个月后）

肘关节被动关节松动训练，主动关节运动练习，恢复全关节范围。

（4）恢复运动期（术后 5个月后）

对抗及专项运动训练。

**6.腕关节及软组织损伤康复要点**

腕关节的功能水平与手功能息息相关，腕关节的多方向运动，让手实现多种社会能力，因此腕关节术后应该早期、充分进行多角度康复，包括腕关节屈伸、桡侧偏、尺侧及前臂旋转训练。

（1）早期

第一周，术后即进行适当的手指功能训练，如抓握训练、腕关节被动康复训练，促进肿胀消退，骨折端有纤维连接。

（2）中期

主动与被动相结合训练，注意多角度康复，包括腕关节屈伸、桡侧偏、尺侧偏及前臂旋转训练。防止关节僵硬及肌肉失用性萎缩。

（3）后期

骨折基本已临床愈合，应该加强与手指平衡，加强腕手日常生活的训练。

**7.髋关节及软组织损伤康复要点**

髋关节的功能是负重及行走，骨折术后康复重点在于促进骨折愈合，维持髋关节生物学角度，恢复髋关节的负重能力。

（1）第一阶段（第 1～2 周）：重点在于康复教育、体位摆放和主动训练。 ①体位摆放：

建议采用外展45° 中立位并轻抬高下肢； ②患肢的闭链运动，即跟部不离床的主动屈髋训练；③通过髋、膝和踝关节主动训练，提高患者肌肉力量；④协助离床，助步器辅助站立平衡训练。

（2）第二阶段（第 2～6 周）：重点恢复平衡能力和协助下的运动。①助步器辅助站立平衡训练；②步行训练；③辅助上下楼梯训练；④上下床及马桶的动作练习。

（3）第三阶段（第 6～12 周）：步行及姿势控制。①步行训练；②上下楼梯训练；③步态及姿势控制训练。

### 8.膝关节及软组织损伤康复要点

**（1）膝关节骨折采用坚强内固定**

第一阶段（术后 1～2周）：促进肿胀消退，预防膝关节粘连。①术后持续冷敷，连续 24～48 小时； ②保护下被动髌骨运动、胫股关节运动；③做股四头肌等长收缩活动及踝泵训练；④膝关节无痛被动关节训练。

第二阶段（术后 2～4周）：膝关节无痛性被动训练。①加强髌股关节的运动，避免髌股关节粘连；②增加胫股关节活动度训练；③强化膝部近端肌力训练及反向活动平板训练；④闭链动力性训练：腿部下压练习/离心腿部下压练习；⑤本体感觉/平衡训练；⑥使用助行器站立及行走训练。

第三阶段（术后 4～8周）：恢复膝关节活动范围，进行步态训练。①加强膝关节全关节训练；②运动与肌肉力量协同性训练：静态脚踏车练习、活动平板练习、下肢牵拉练习、闭链动力性练习、下肢肌力渐进性抗阻训练等；③本体感觉及平衡训练：动态平衡训练；④运动力量控制训练：上台阶训练、下台阶练习、定时起立行走时间及单腿站立时间。

**（2）如非坚强内固定，可以做以下康复训练**

第一阶段（术后 1～4周）：维持外固定，做好良肢位，确保骨折的位置稳定，加快肿胀消退。 ①合理外固定，确保骨折的稳定； ②保护下被动髌骨运动；③做股四头肌等长收缩活动及踝泵训练，每日2～3次，每次2～5 min。

第二阶段（术后 4～8周）：膝关节无痛性被动性训练。①加强髌股关节的运动，避免髌股关节粘连；②增加胫股关节活动度训练；③强化膝部近端肌力训练及反向活动平板训练；④闭链动力性训练：腿部下压练习/离心腿部下压练习；⑤本体感觉/平衡训练；⑥使用助行器站立及行走训练。

第三阶段（术后 8～12周）：恢复膝关节范围，强化步态训练。①加强膝关节全关节训练；②运动与肌肉力量协同性训练：静态脚踏车练习、活动平板练习、下肢牵拉练习、闭链动力性练习、下肢肌力渐进性抗阻训练等；③本体感觉及平衡训练：动态平衡训练；④运动力量控制训练：上台阶训练、下台阶练习、定时起立行走时间及单腿站立时间。

### 9.膝关节交叉韧带损伤康复要点

由于膝关节镜手术的普及，临床上对前后交叉韧带损伤的治疗，趋向早期修复重建，确保膝关节的稳定性，至于是采用自体肌腱还是异体肌腱，还有不同声音。但交叉韧带术后康复模式，包括康复介入时机、康复强度、关节活动度恢复时间，意见不统一，不恰当的康复训练引起膝关节功能再次损伤，也是必须面对的康复问题。

工伤患者大多数为青壮年，对膝关节运动能力要求较高，恢复正常的关节活动度，获得关节稳定性，正常的运动步态，对于工伤患者重新回到工作岗位非常重要，因此工伤患者应该积极早期康复介入。

第一阶段（术后 1～2 周）：保护与运动协同，加快水肿消退。①伸直位支具保护；②支具保护下的运动：支具锁定在0° 位SLR（仰卧位），髋渐进性抗阻训练；③髌骨松动和股四头肌主动性训练；④支具锁定在0° 位渐进性部分负重到现在可耐受范围内扶拐负重；⑤被动下膝关节无痛性屈/伸膝训练。

第二阶段（术后 2～6 周）：避免膝关节韧带损伤，增加膝关节活动度。①被动膝关节活动度训练，逐步增加活动度；②合理使用外固定支具，在股四头肌控制良好时（直抬腿时没有疼痛和迟滞），在支具角度开启到0°～50° 时进行渐进性负重，在可耐受范围内负重；③被动屈膝、主动伸膝训练；④渐进性抗阻下直抬腿练习；⑤本体感觉训练；⑥在支具保护下开始向前上阶梯练习；⑦在支具保护下，无拐杖步态训练；⑧水疗。

第三阶段（术后 6～12 周）：全膝关节运动及保护下行走训练。①渐进性静蹲练习；②开始迈下阶梯练习；③蹬踏练习；④弓箭步练习；⑤40°～90° 等张伸膝（闭链练习优先）；⑥高级（干扰）本体感觉训练；⑦灵活性训练（运动带）；⑧Versa爬梯；⑨倒走或往后跑踏车练习；⑩股四头肌牵伸；⑪向前迈下试验（NeuroCom）。

第四阶段（术后12～22周）：无速度下的初级运动训练。①能顺利迈下20 cm阶梯后，开始在踏车上进行向前跑步练习；②继续下肢力量和灵活性练习；③强化灵活性/运动专项练习；④等张伸膝（全弧无痛）；⑤等速训练。

第五阶段（术后 22 周以后）：运动能力提升。①继续强化下肢力量、灵活性和敏捷性；②强化功能往复运动；③使用专项运动的支具。

### 10.膝关节半月板修补术后康复要点

关于半月板损伤修补术后的康复治疗，还存在一定程度的争议，主要是半月板本身并不具备再生长功能，缝合后的半月板主要以瘢痕结构存在，容易再次损伤。但是，如果半月板修补后，过度固定，不进行膝关节康复训练，容易出现单一损害（半月板损伤）， 到多元性损害（半月板损伤、肌肉萎缩、关节囊挛缩等）而出现膝关节僵硬的情况。临床结果证实康复训练所产生的结果优于固定，建立科学规范的康复流程，避免康复过程中的二次损伤，才是关键。

（1）第一阶段（0～6周）：①支具下合理保护；②髌骨松动及股四头肌力量训练；③0°～90° 范围内屈伸膝 AAROM练习； ④本体感觉板训练，坐位或立位，足底放置篮球，进行滚动训练；⑤足跟下垫圆木伸膝，俯卧位悬挂伸膝；⑥渐进性负重练习：佩戴伸膝支具扶拐杖负重训练；⑦水疗，应用水槽或水下踏车进行步态训练（4～6周）；⑧踝、髋部位肌肉力量训练；⑨短曲柄功率自行车（ROM＞85° 时）。

（2）第二阶段（6～14周）：①全关节活动度训练；②水疗，利用水槽或水下踏车进行步态训练；③调整支具；④无痛步行时，即可弃拐/手杖行走；⑤平衡训练设备，泡沫板，干扰训练；⑥神经肌肉训练（双侧到单侧支撑）。

（3）第三阶段（14～22周）：①屈膝＜90° 下渐进性静蹲练习；②弓箭步练习；③踏车上倒退跑；④下肢肌力和柔韧性练习；⑤灵敏度训练（运动带）；⑥稳定性控制训练；⑦等张屈/伸膝练习；⑧等速训练。

### 11.踝关节软组织损伤的康复要点

踝关节损伤越来越受到重视，踝关节除负重功能外，还是运动反馈重要器官，如果踝关节损伤，不仅仅是负重能力下降，还继发踝关节疼痛、步态异常，日常生活能力下降。

胫腓骨下端骨折常常合并踝关节脱位，造成踝关节不稳，术后早期康复介入是确保踝关节功能康复的关键。

第一阶段（术后 1~2周）：促进肿胀消退，防止踝关节粘连。①术后持续冷敷，连续24 ~ 48小时；②保护下被动踝关节训练；③踝泵训练，每日2~3 次，每次2~5 min。

第二阶段（术后 2~4周）：踝关节被动运动训练，增加踝关节关节活动度。①加强胫距关节运动，在无痛状态到全关节运动；②闭链动力性训练：如踝关节的绕球练习；③本体感觉/平衡训练：双侧动态活动练习及单侧静态站立练习；④使用助行器行走训练。

第三阶段（术后 4~8周）：恢复踝关节负重能力，纠正步态训练。①加强踝关节全关节训练；②运动与肌肉力量协同性训练：静态脚踏车练习，活动平板练习，下肢牵拉练习，闭链动力性练习，下肢肌力渐进性抗阻训练等；③本体感觉及平衡训练：动态平衡训练；④运动力量控制训练：上台阶训练、下台阶练习、定时起立行走时间及单腿站立时间。

### 12.踝关节侧副韧带损伤康复要点

踝关节侧副韧带损伤非常多见，好发于青壮年人。多见外侧副韧带损伤、踝关节的侧韧带损伤，除继发踝关节僵硬、运动能力下降，还因为踝关节的稳定性下降，容易再次扭伤。如果完成断裂或大部分断裂，建议手术。如果部分损伤，可以考虑非手术疗法。

术后康复：

（1）手术后 1~7天，局部固定，局部无痛性训练。

（2）术后 7~14天，继续固定，手法训练，采用超声波、磁疗等训练。

（3）术后14~28天，可进行按摩及关节松动术，促进局部血液循环，减少粘连，改善关节活动度。

（4）术后1~2个月，关节松动训练，配合物理因子治疗、本体关节训练、适当负重训练。

### 13.跟腱断裂术后的康复要点

跟腱是人体中最大的肌腱，其作用为使足跖屈，是行走、跳跃等动作的主要传导组织，跟腱断裂多因直接暴力和间接暴力所致，跟腱断裂的治疗，通常用手术治疗，手术后需要跖屈位固定，术后科学的康复是避免恢复跟腱运动功能的关键。

术后康复方法：

第一阶段（第0~1周）：①跖屈位固定；②跟腱无张力训练；③物理因子治疗。

第二阶段（第1~2周）：①跖屈位固定；②跟腱低张力训练；③物理因子治疗。

第三阶段（第 2~4 周）：①半跖屈位固定；②跟腱无痛性训练，尽可能做到全关节运动；③物理因子治疗。

第四阶段（第6~10周）：①无外固定；②跟腱全范围训练；③扶拐杖负重训练。

第五阶段（第10~16周）：步态训练，平衡训练。

## 第四节 骨关节康复护理

### 1.康复护理评定

对骨关节病变部位、损伤情况、使用的内固定物和对关节功能状况知识掌握程度进行评定。

### 2.康复护理

（1）疾病的健康宣教：讲解骨关节、软组织损伤的相关知识，引导患者健康的康复态度，解释康复流程及疾病的预后情况。

（2）体位护理：按照骨关节的特殊要求，制定针对性体位摆放，提高患肢，制定科学的活动方法，避免患处受压。

（3）康复延伸治疗：根据康复治疗师意见，监督和指导工伤职工在病房内选择性进行肌力、关节活动度、步行和日常生活活动等延续性训练，控制训练风险发生。

（4）并发症的防治护理：预防全身并发症，继发性损伤（如局部压疮、跌倒、烫伤和冻伤等）、肢体废用综合征、各类感染的护理等。

### 3.心理护理、家庭康复及社区康复护理指导

纠正不良姿势， 维持正确体位；注意劳逸结合，避免过度疲劳，改善工作环境，经常变换工作姿势，坚持科学的运动锻炼。

# 第五节 康复住院标准及时限

## 康复住院标准

伤后或手术经临床治疗，生命体征稳定，有功能障碍或存在功能障碍趋势，并符合下列条件。

1.无其他重要器官严重功能障碍。

2.无出血征象和严重伤口感染。

## 康复住院时限

按规定关节及关节软骨、韧带、肌肉、肌腱等软组织损伤的工伤职工，康复住院时限一般不超过2个月；膝关节交叉韧带损伤伴有半月板损伤的工伤职工，康复住院时限一般为3～6个月。经申请批准后可以适当延长住院时间。

## 康复出院标准

生命体征平稳，病情稳定，肢体功能明显进步并符合以下条件。

1.关节、肌肉功能恢复至基本正常或达到预期康复目标。

2.疼痛消失或减轻，不影响日常生活活动。

3.达到康复住院时限，且主要的功能评定指标在1个月内无继续改善。

4.已完成出院准备，制定回归工作岗位和社区的方案。

（谢韶东）

# 第三十九章

# 烧伤

## 第一节 概述

烧伤一般是指热力，包括热水、热液、火焰、热金属、高温气体作用于人体表面所造成的皮肤及其他组织的损伤。热液的损伤又称烫伤。此外由于电能、放射能或化学物质（强酸、强碱）等物理、化学因素所致的组织损伤，由于其病理变化和临床特点与烧伤相似，因此也列为烧伤范围，属特殊原因烧伤。烧伤是一种常见的外伤，其烧伤的面积越大、深度越深，引起机体各组织的损害越大，被烧伤肢体的功能障碍也越严重。因此，康复治疗在烧伤的治疗中占有十分重要的作用。

### 烧伤发生原因

烧伤发生的常见原因有生活烧伤、交通事故、与职业相关的烧伤、自焚或犯罪导致的烧伤。与职业相关的烧伤及在工作时发生的交通事故所致的烧伤纳入工伤范畴。

与职业有关的烧伤是烧伤的一个主要原因，尤其是这类烧伤患者极易出现严重烧伤。不同的职业有着不同的致伤特点。不正规煤矿采集中的瓦斯爆炸、各种冶炼工厂的冶炼事故及焊接工人在焊接过程中的火花燃烧和爆炸也是最常引起烧伤的事件。

### 烧伤创面面积的判断

烧伤创面面积可用手掌法、十分法、中国九分法等方法判断。

### 烧伤创面深度判断

烧伤深度是根据损伤的皮肤组织学深度及临床表现划分的，取决于致热源温度及作用时间。我国一般采用Ⅲ度四分法，即分为Ⅰ度、Ⅱ度（浅Ⅱ度、深Ⅱ度）和Ⅲ度。

Ⅰ度烧伤（红斑）：损伤表皮的角质层，生发层健在。局部皮肤红、肿、热，故又称红斑性烧伤；有疼痛和烧灼痛，皮温稍增高。不起水疱，3～4天后症状消失，以后脱屑，无瘢痕。

Ⅱ度烧伤：局部出现水疱，深达真皮，故又称水疱性烧伤。

浅Ⅱ度烧伤：烧伤达到真皮浅层，仅留部分生发层。水疱大，疱皮薄， 2周左右愈合，不留瘢痕，有色素沉着。

深Ⅱ度烧伤：损伤达到真皮深层，可有皮肤附件如毛囊、汗腺残留。愈合后有瘢痕，如有感染皮损变深，需经植皮使创面愈合。

Ⅲ度烧伤（焦痂）：损伤达到皮肤全层，可包括皮下组织、肌肉、骨，皮损处呈皮革样苍白或焦黄，无水疱，2~4周后焦痂脱落，需切痂植皮。不植皮一般留有瘢痕。

## 烧伤严重性分度

烧伤伤情的严重程度及预后与烧伤面积、烧伤深度、部位、年龄、有无合并伤或化学中毒及有无内脏器质疾病有关。烧伤的严重性可分为如下四度。

### 1.轻度烧伤

Ⅰ°烧伤及Ⅱ°烧伤面积占9%以下。

### 2.中度烧伤

Ⅱ°烧伤面积达10%~29%；或Ⅲ°烧伤面积低于10%。

### 3.重度烧伤

烧伤总面积达30%~49%；或Ⅲ°烧伤面积达10%~19%；或Ⅱ°、Ⅲ°烧伤面积虽不达上述面积百分比，但已发生并发症或严重的复合伤。

### 4.特重烧伤

烧伤总面积达50%以上，或Ⅲ°烧伤总面积达20%以上，或合并有严重的并发症。

## 烧伤的临床治疗

### 1.烧伤急救

烧伤急救的原则是迅速灭火和脱离现场，及时恰当处理伤员。

### 2.创面早期处理

烧伤创面早期处理的目的是：清洁与保护创面，防止创面感染，减轻创面疼痛，尽早切（削）除坏死组织，封闭创面。

### 3.烧伤休克防治

烧伤休克防治的目标是使患者的有效循环血量和组织灌流始终保持良好状态，最大限度地降低全身代谢和功能的紊乱，平稳渡过休克期。

### 4.烧伤创面的功能结局

#### （1）烧伤创面功能结局的类型

各种烧伤创面的功能结局主要分为四种类型，一是愈合后色泽改变，包括色素后缺失与减退，以及相反的色素增加或加深。二是愈合后瘢痕形成，影响患处外观与容貌。三是肥厚或增生性瘢痕及瘢痕挛缩影响患处功能。四是其他类型，包括由于严重损伤毁损性创面造成的肢体缺失、局部组织量不足导致的体表凹陷畸形等。

（2）烧伤创面功能结局的影响因素

烧伤创面的功能结局主要与损伤程度、患者个体差异及治疗情况等三个方面的因素关联密切。前两者是我们不可控的，后者涉及手术方式的选择和手术时机、换药方式的选择、康复治疗的时机与持续时间等。其中康复治疗贯穿创面治疗乃至烧伤治疗的全过程，在创面处理过程中及创面愈合后的康复治疗对烧伤创面的功能结局影响甚大。

（3）各种医疗措施对烧伤创面功能结局的影响

烧伤一旦发生，其损伤原因、损伤程度及患者个体本身情况等已经确定，可变的是临床治疗情况。防止创面再损伤与创面加深是烧伤创面早期处理的主要任务与目的。根据烧伤创面及患者的具体情况而采取相应的治疗方法，结合贯穿全程的康复治疗等措施与手段，既实现创面早期愈合，又得到最佳的功能结局。

## 烧伤创面处理及康复治疗

封闭、消灭创面是创面治疗的最基本要求，但患处的功能更与患者今后的生活息息相关，患处功能及外形恢复才是我们治疗的终极目标。发达国家一直对患肢功能锻炼与康复极为积极与重视，从入院起就有计划有目的地进行患肢的功能锻炼与训练，在防治可能出现并发症的同时，尽可能恢复患肢功能。而国内以往总是在创面完全愈合后，或接近愈合时才开始注重功能锻炼与康复，使患者功能恢复速度及质量较差。近年来国内同行也开始强调患肢功能的早期锻炼与康复。

烧伤创面处理中的康复治疗主要包括功能体位的维持、尽早进行功能锻炼两个方面的内容。功能体位的维持是指无论应用何种方法进行创面治疗时，尽可能地将肢体维持于功能位，以利于关节功能的保留与维持。有时在创面处理中可能与康复治疗存在一定的矛盾，如过厚的包扎不利于康复治疗的进行，而康复治疗可能会对创面修复有一定的妨碍，如引起移植皮片或皮瓣移动而影响手术效果等。创面治疗的最终目的是保留患肢的功能，如因创面处理而影响肢体功能，那就得不偿失了。故在烧伤治疗任何时候均不能废弃任何一方，而应找到一个合适的平衡点，使创面处理与康复治疗兼顾。

## 烧伤康复的团队组成

### 1.团队人员组成和建设

患者的良好康复靠的是团队的力量，烧伤康复团队人员组成应该包括烧伤外科医师、康复医师、运动治疗师、作业治疗师、物理因子治疗师、心理医师（或心理治疗师）、义肢矫形制造师、职业康复治疗师、社会康复治疗师、护士、创面处理专业人员、营养师等。有时志愿者、义工、社会工作者也会加入到这个团队协助烧伤患者的康复。

（1）烧伤外科医师

在烧伤康复治疗中，烧伤外科医生除了需要履行烧伤急救手术治疗等医疗任务外，同时也要指导康复治疗的开展，因此需要具备一定的康复知识，既要从康复的角度制定临床治疗方案，也要特别注意康复治疗中的临床问题，对康复介入的时机进行准确判断，对康复的手段和措施合理的应用。

（2）烧伤科康复医师

从患者入院第1天开始，与烧伤外科医生一起，从康复角度提出康复治疗方案，并负责患者

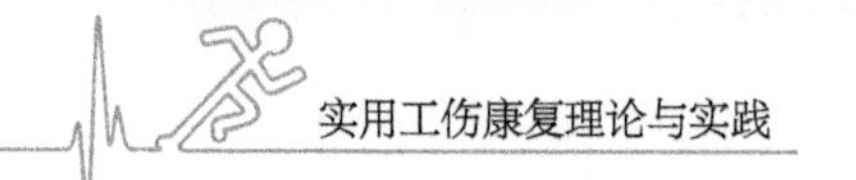


总体康复计划的制定与实施指导患者全身情况的监察与对症处理。

（3）康复治疗师

康复治疗师按照烧伤外科医师和康复医师的医嘱，参与患者康复治疗，负责对患者全面评估，出具评估报告，制定康复治疗目标及实施方案。

物理治疗师：主要是对烧伤患者进行体位摆放的实施与指导，关节活动度训练，耐力、肌力、平衡能力及协调能力训练，肢体活动，呼吸功能训练，身体转移行走和步态训练，物理因子治疗等，以达到消除、减轻和预防患者的躯体功能障碍，提高个人的活动能力，增强社会参与的适应性。

作业治疗师：通过设计烧伤患者主动参与各种作业或任务来维持和改善关节（特别是小关节）的活动度，改善肢体活动的灵活性、协调性。

心理治疗师：负责对烧伤患者伤后心理状态进行评测，帮助患者克服烧伤后抑郁、悲观等心理变化，树立战胜疾病的信心，为重返社会建立良好的心理适应。

营养治疗师：评估烧伤患者的营养状况，制定患者所需要营养治疗方案。

假肢矫形师：通过支具、矫形器假肢或利用康复工程的手段矫正烧伤患者的畸形，弥补或代偿他们有障碍的肢体功能。

社会工作者：通过与政府或有关部门之间协调，为烧伤患者解决上学、就业或福利的困难，维护他们的权利。

（4）烧伤康复护士

烧伤康复护士是指同时具有烧伤医学又有康复医学知识和经验的护理人员。主要工作是配合康复治疗师和康复医师对患者进行康复知识的宣教、指导并监督患者体位摆放、日常生活活动能力锻炼，督促患者按时完成康复治疗，指导和监督压力衣、矫形器的佩戴情况，指导患者在病房做康复延伸锻炼，是患者及其家属、医师、康复师之间的沟通纽带，是患者在日常生活中贯彻康复治疗的监督者、指导者。有时，患者在进行包括手术方面的临床治疗时，烧伤康复护士仍需承担起临床护理的任务。

**2.烧伤康复团队分工与协作**

接诊烧伤患者后，在组长的领导下，全体成员分别对患者进行检查评定，共同制定治疗方案，在治疗方案的设定中各抒已见，讨论烧伤患者功能障碍的部位、性质、严重程度、发展趋势、转归、预后，提出各自对策（包括近期、中期、远期），然后由烧伤专科康复医师归纳总结为一个完整的、分阶段性的治疗方案，再由各专业人员分头讨论召开治疗组会，对计划的执行进行补充。治疗结束时，对康复效果进行总结，并为下阶段康复治疗提出意见。

烧伤患者的良好康复靠的是团队的力量，烧伤后的康复治疗要求多种治疗分工协作，这种协作要求统筹兼顾，建立多学科合作的团队治疗模式。既分工又协作，共同完成患者的治疗过程。

# 第二节 康复评定

## 烧伤后瘢痕的评定

瘢痕是指皮肤损伤愈合过程中，胶原合成代谢持续处于亢进状态，以致胶原纤维过度增生，形成突出于正常皮肤平面、形状不一、色红质硬的良性肿块。对烧伤患者而言，烧伤后瘢痕会伴随不同程度的瘙痒和疼痛等症状，对其躯体功能、容貌、心理、生存质量造成巨大的负面影响。临床上对烧伤后瘢痕的评定主要从颜色、形态、硬度、伸展性等方面进行。

**1.瘢痕颜色**

由于毛细血管增生等原因，烧伤后瘢痕组织与周围正常皮肤的颜色会不一样，因此瘢痕颜色常作为评估瘢痕严重程度及瘢痕治疗效果的一个重要指标。

**2.瘢痕形态**

瘢痕形态的评定主要包括瘢痕面积、表面轮廓和厚度三个方面。瘢痕面积的评定通常通过计算机成像分析技术来记录和比较瘢痕面积的变化，最常用的方法有胶片瘢痕边缘示踪法和摄影测面法。

**3.瘢痕硬度**

瘢痕硬度是反映瘢痕严重程度和治疗效果的另一个重要指标，瘢痕硬度越接近正常皮肤，说明瘢痕严重程度越轻，治疗效果越好。常见于报道的评定方法是应用硬度计测定瘢痕硬度，硬度计主要用于工业生产中测定金属、橡胶、皮革及塑料等材料的硬度，测量时将硬度计垂直放置于材料表面，向下压即可计算出材料的硬度读数。Spann等研制出了各式不同瘢痕硬度测定计并将其应用到临床，测定结果比较可靠，灵敏度高，适合测量各类瘢痕的硬度。

**4.瘢痕伸展性**

通过牵拉、吸引、施压等物理方法对瘢痕组织施加外力，并通过计算机记录分析在外力作用下瘢痕形态变化的数据，可以较为量化地反映出瘢痕的伸展性。例如，Pauline等提出利用“格栅原理（the finite element model）”，在瘢痕上均匀划分很多小的格栅，通过计算机记录分析格栅在外力作用下变形的程度，并和周围正常皮肤组织比较，从而评估瘢痕的伸展性。

**5.瘢痕的厚度**

瘢痕厚度可分为总厚度和表面厚度。瘢痕表面厚度是指突出正常皮肤表面部分的厚度，通常可通过肉眼进行主观测量分析，也有人用牙科印模材料制成阴模和阳模，再用计算机计算出瘢痕组织的平均厚度和三维结构。瘢痕总厚度是指瘢痕组织的实际厚度，包括表面厚度和未突出正常皮肤表面的瘢痕厚度，通常运用超声波技术进行测量。治疗师常以主观观察和触诊来评估瘢痕的厚度，但是这样的评估仅仅局限于瘢痕高出正常皮肤表面的厚度，并不能准确计算出瘢痕在正常皮肤之下的厚度。

## 心肺功能评定

**1.心功能评定**

对于心功能的评定，首先应结合病史，通过体格检查胸部X线片和心电图，了解心脏功能的基本情况，在安全的前提下，为了了解心功能容量等情况，可以采取踏车运动试验进行测定，另外为求尽可能精确地控制运动量，常用代谢当量作为指导康复功能训练的标准。

**2.呼吸功能评定**

烧伤对患者呼吸功能的影响主要表现在因瘢痕增生而限制胸廓等部位的肺通气运动，为了详细了解烧伤患者的呼吸功能情况，则需要进行呼吸功能检查，呼吸功能检查一般包括肺容积和肺容量测定、通气功能测定、小气道和呼吸机功能测定。

## 关节活动度评定

关节活动是功能性活动的基本要素和主要保证，如果在烧伤早期治疗中处理不当或伤愈后功能锻炼不及时，常会因为瘢痕挛缩、关节粘连等原因而导致关节活动范围受限，从而影响正常的肢体功能及日常活动，为患者带来生活和工作上的不便。

关节活动范围评定是康复评定中最基本的评定内容之一，为制定相应的治疗目标和计划提供依据和支持，也是作为衡量烧伤患者功能进步与否的重要指标。

## 肌力与耐力评定

很多烧伤患者在早期，长期制动或肢体运动不足而表现为失用性肌萎缩，也有因伴有周围神经损伤，出现了神经源性肌萎缩，或因切痂、削痂所导致的肌肉缺失，所以肌力、耐力评定是烧伤患者进行康复治疗时评定的重要内容，通常对肌肉功能的检查可以了解患者肌肉、神经的损害范围和程度，康复治疗前的检查和治疗后的定期复查可作为评价康复治疗方案有效性、评定康复治疗效果和判断预后的指标。

## 手功能评定

手功能包括灵敏的感觉、精细运动、稳定性、灵活性、协调性及握力和捏力，拇指的功能占据整个手部功能的50%，手部烧伤根据烧伤部位及程度的不同会危及到手功能的各个方面，因此烧伤后的手功能评定应包括上述各方面，通过全面的手功能评定来确定烧伤后手功能的情况，从而为后续的治疗提供依据。

## 感觉评定

不同程度的烧伤会导致皮肤及皮下组织感觉功能不同程度的损害。感觉功能以神经系统为基础，感觉细胞受某种刺激而产生神经冲动，经传入神经传达到各级中枢，直到大脑皮质的相应区域，通过综合分析产生某种感觉。

烧伤后常见的感觉障碍包括感觉减退、感觉过敏、感觉丧失、瘙痒等，其中最突出的感觉障碍为瘢痕的疼痛和瘙痒感。

## 生存质量评定

烧伤领域内的生存质量研究可以追溯到19世纪40年代对烧伤患者神经精神并发症的探讨。20世纪80年代以后，人们开始重视对烧伤患者出院后的健康状况进行分析，生存质量测评就是其中的主要部分。烧伤对患者的影响包括躯体功能、社会功能、认知、情绪状态、睡眠与休息、日常家庭生活、精力和主观健康感受等，因此烧伤后的生存质量也应当从这些方面进行测定。

目前国内已开展相关研究，但尚未形成一个适合中国国情的、有效的、切实可行的烧伤患者健康量表去指导患者的康复治疗。因此，烧伤患者健康的研究和健康量表的研制，将是国内和国际烧伤界的一个前沿课题。

# 第三节 康复治疗

## 物理治疗

物理治疗作为康复治疗的主要手段，在烧伤患者的康复中发挥着重要作用。

结合体位摆放和夹板治疗的训练是烧伤患者康复治疗计划中的基本组成部分。静态的夹板治疗和固定常常被用来维持患者的活动度，或防止活动度的进一步受限。训练的同时给正在愈合的组织施加应力，可以维持或恢复患者的活动，提高患者生理和功能状态。对烧伤患者来说，他们的训练必须是以生物力学和生理学原理为基础的。如果烧伤后不训练，就可能会出现瘢痕挛缩、肌肉萎缩、心肺问题及自理受限等情况。

许多治疗师觉得训练烧伤患者有困难。主要有两方面原因，首先，患者烧伤面积广泛，存在剧烈的疼痛；其次，治疗师害怕因训练而引起其他软组织的损伤。在文献中，从临床经验来看大量信息都支持对烧伤患者进行训练。烧伤患者入院后应尽快对其进行初期评定，同时制定具有针对性的训练计划。开始时患者和家属都不理解为何要进行如此疼痛的治疗，所以在患者和家属认识到训练是烧伤康复和长期功能恢复的基本组成部分之前，需要治疗师反复的解释和宣教。治疗师必须依据患者情况及烧伤部位的特征来制定相应的训练计划。

烧伤患者训练主要是为了防止烧伤瘢痕进一步挛缩及避免住院治疗的危害。另外，烧伤患者可能容易受其他软组织在不同时间段变化的影响。然而，如果这些组织存在直接的创伤或出血，常常需要更长的时间来限制患者的活动。治疗师通过密切观察患者的活动度找出造成活动受限的组织。

患者的训练项目应在入院后立即开展，早期训练可以抵抗伤口及瘢痕组织的收缩力。临床上，导致瘢痕组织挛缩的原因之一可能是组织缺乏适应性的活动。训练可以防止伤口周围组织粘连短缩，这样其他一些瘢痕组织就用来填补伤口。可用的组织越多，活动就越容易。

烧伤后运动疗法的主要内容如下。

### 1.体位摆放

指将身体的受累部分摆放至恰当的位置，并进行固定。通过体位摆放，可维持关节活动度，减少水肿的发生，防止挛缩和畸形出现，使受损伤的功能获得代偿。

### 2.关节活动度训练

对已有挛缩的肢体，通过牵张训练可逐步延长挛缩粘连的纤维组织，增加关节活动度。预防烧伤后组织粘连和关节囊的紧缩，有助于保持关节活动范围。

### 3.肌力练习

对烧伤患者进行个性化的肌力练习，可防治因肢体制动、长期卧床所引起的失用性肌萎缩，加强关节的动态稳定性，增强肌肉力量。对患者早日下床、实现生活自理有重要意义。

### 4.体能训练

对病情稳定的患者进行有氧训练，可避免因长期制动或少动引起的失健。

### 5.手法治疗

同时进行手法按摩和运动训练可以帮助延长和软化未成熟的瘢痕并增加瘢痕的柔软度。但是，新生瘢痕组织易碎及起泡。早期可以进行按摩，但应避免过大的剪切力造成皮肤起泡或撕裂。建议使用润滑剂以减小摩擦。当瘢痕完全成熟后，即可进行深层按摩。按摩可以提高瘢痕的柔软度并帮助降低正在愈合的皮肤和瘢痕组织的敏感性。

### 6.呼吸训练

通过胸廓的活动，训练呼吸肌的功能，可达到保持肺活量、提高呼吸的有效性、预防或减少呼吸系统并发症的作用。

### 7.小组治疗

小组训练让治疗师能在短时间内接触更多患者，提高患者的独立性，也为患者提供社交的机会，促进患者参与训练的积极性。也可以开设一些特殊课程，例如上肢或下肢自我训练的课程，也可以让患者自己组织训练班，更好地促进他们的参与。

### 8.水疗法

主要应用在烧伤创面清洗、预防感染及手术准备，也有一些烧伤护理人员用水来清除创面的敷料，水疗法在为烧伤患者运动提供阻力的同时，水温的增加及浮力也可使组织放松，从而促进主动运动。

## 压力治疗

压力治疗，是指通过在人体体表施加压力，以达到预防或抑制瘢痕增生，防治肢体肿胀的治疗方法。是防治增生性瘢痕最有效的方法之一，常用于控制瘢痕增生、防治肢体肿胀、预防深静脉血栓和促进截肢残端塑形。烧伤后压力治疗的基本原则为早期应用，持之以恒，压力适中，防治并重。

### 1.早期应用

压力疗法应在烧伤创面愈合后尚未形成瘢痕之前就开始。一般10天内愈合的烧伤不用压力疗法，10 ～21天愈合的烧伤应预防性加压，21天以上愈合的烧伤必需预防性加压，已削痂植皮的深Ⅱ度、Ⅲ度烧伤应预防性加压。

### 2.持之以恒

为保证压力治疗效果，每天应保证23小时以上进行加压，只有在洗澡或特殊治疗需要时才解除压力，且每次解除压力的时间不应超过30、60分钟。对于可能增生的瘢痕，需要从创面基本愈合开始，持续加压至瘢痕成熟，通常需要1年左右，有的需要1~2年甚至3~4年。

### 3.压力适中

有学者认为压力治疗的理想压力为24～25 mmHg，接近皮肤微血管末端压力，有效压力为10～40 mmHg。若压力过大，皮肤会缺血而溃疡，躯干加压过大会抑制肺扩张，影响呼吸，头面部加压过大时可能会使人有头晕或不适感。

此外，需要注意，在不同体位或姿势下压力应始终保持在有效范围，如腋下为最易发生瘢痕严重增生的区域，当肩关节活动时，腋部压力衣的压力会明显下降，因此需要应用8字带来保证活动时有足够的压力。

**4.防治并重**

深度烧伤后瘢痕的增生是个必然的过程，因此预防和治疗同等重要，对于可能增生的瘢痕，要在增生前就开始应用，而不能等到瘢痕增生甚至明显才开始使用。

## 烧伤不同阶段ADL训练

烧伤后急性期，患者的日常生活自理能力常因医疗辅助装置而受到限制，例如使用呼吸机、导尿管、引流管等，患者的ADL需要依赖他人护理。当患者不再需要医疗辅助装置，且能够通过口部饮水和进食时，作业治疗师应和言语治疗师一起，共同评估患者的进食能力。水肿与加压包扎亦会影响患者进食与洗漱，作业治疗师可以加粗餐具、梳子、牙刷、剃须刀和钢笔的手柄，或使用带有吸管的杯子，亦可以选择自助具辅助执行日常活动，例如可调角度的书架、翻书器、纸牌夹子等，辅助患者独立进食和梳洗等基本的ADL。烧伤急性期，暂时的环境改造、辅助装置的使用，以及患者自身的代偿技术，可以促使患者独立完成。一旦患者能够自行完成ADL，则应尽早去除相关的辅助装置，向患者展示其功能的进步。作业治疗师向患者传达其康复治疗的目标应该是，在正常时间内、正常运动模式下独立完成所有日常生活。

植皮术后早期（第一周），由于手术部位需要制动，患者很难完成基本的ADL，因此，此阶段患者通常需要借助改良的活动、自助具或辅助装置，进行基本的日常生活活动。临时的、简单的ADL适应性技术包括：仰卧在床的患者使用三棱镜眼镜、能够穿戴支具的普通袖口、延长餐具与梳洗用具的手柄。鼓励患者手术早期进行ADL训练的目的是维持患者现有ADL自理能力，培养患者的自我实现和自信心。持续的情感支持和烧伤护理的教育亦非常重要。

烧伤康复期，患者被期望能够主动参与制定康复目标，独立完成基本ADL，并能够积极参与康复治疗，重建伤前的生活、工作、娱乐的角色，重返生活模式，回归社会。治疗师应鼓励患者独立完成其力所能及的全部日常生活活动，此观点无论是对患者的生理方面，又或是心理方面都很重要，其不仅有利于维持和锻炼患者减退的肌耐力，扩大其僵硬且疼痛的关节的活动范围，而且能够使患者形成自我照顾的意识，预防伤后的抑郁情绪与依赖性。

患者出院前，治疗师应对其进行家访，并安排患者在作业治疗部的家居模拟训练室，模拟练习ADL和家务劳动能力，确保患者回家后生活能够自理。大部分烧伤患者由于烧伤后的毁容和瘢痕的形成，对出院产生恐惧和焦虑，甚至拒绝出院和回归社会，此时，烧伤小组的成员应理解患者的一些反常行为，并鼓励和支持患者走出医院或康复中心。作业治疗师在患者出院前，应组织一群烧伤患者一起进行社区内的小组活动，例如去超市购物、进行户外的体育活动、外出餐馆喝茶等，帮助患者克服心理障碍，提前适应社区生活，顺利回归社区。此外，治疗师应与患者及其家属和朋友认真沟通，鼓励患者出院后尽量独立完成全部的ADL，减少患者的依赖性，除非部分活动较为复杂致使患者不能完成，家属方可以辅助其完成。

## 心理治疗

烧伤是突发性、严重性、迁延性等创伤，易导致个体自我形象完整性受到破坏和躯体功能残障等，极易使伤者出现情绪、行为和认知等的异常心理反应，甚至影响后续的康复进程，造成永久性身心障碍。

烧伤患者的伤后修复具有其自身特点：一是其所经历疼痛存在的双重性，即烧伤所引发的疼痛及随后烧伤治疗过程的痛苦；二是烧伤的修复需时较长，各阶段都面临重大压力。烧伤可能比任何其他伤病患者所遭受的痛苦都多，在受到巨大生理创伤的同时，还可引发严重的心理创伤。

烧伤康复分为4个阶段：危重期、急性期、慢性期和恢复期。各阶段伤者的心理反应有基本、共同的特点和行为表现，其心理症状则有差异。

**1.危重期的心理特点**

入院紧急救治阶段，伤者的身心反应和症状主要由创伤事件的突发性和直接刺激（创面疼痛）引起。严重者出现嗜睡、意识模糊和暂时性精神错乱等。此外，伤者感染、生理代谢紊乱及安眠镇静等麻醉药物的使用，也可导致精神异常的症状。当伤者恢复神志，普遍会出现“情绪休克”的心理反应，多在其伤后一天到一周内发生。“情绪休克”可减轻焦虑和恐惧造成的过度身心反应，有一定保护作用。但应密切观察，以免延误为其实施心理干预的恰当时机。

此阶段多数严重烧伤会庆幸自己的“死里逃生”，求生欲望较强，对其自身康复目标较乐观。

**2.急性期的心理特点**

烧伤后最初3个月，渡过“情绪休克期”，患者对外界刺激的敏锐性逐渐恢复，开始面对复杂情境而感到压力，出现多种不良情绪反应。主要表现为：①恐惧、紧张；②焦虑、抑郁；③孤独、寂寞；④愤怒；⑤索赔心态等。索赔心态，最终可发展成“社会心理性残疾综合征”。

**3.康复治疗期心理特点**

烧伤后3～6个月，进入康复治疗期，烧伤患者的心理反应，主要针对其身体形象、烧伤后遗症、肢体功能障碍，个体差异显著。生理、心理方面的适应是康复重点，需要提供对出院后回归社会乃至未来规划的专业咨询。

**4.院外康复期心理特点**

一般在烧伤6个月后，伤者出院，重新踏入社会。此时影响患者生活的是瘢痕逐渐增生、无法排汗、瘙痒、创面色素沉着、活动功能受限等；还有他人质疑的眼光、舆论的压力等，伤者会出现社交焦虑、回避接触、孤单等多种心理问题。

# 第四节 康复护理

烧伤康复护理是专科性很强的康复护理亚专科。烧伤康复护理的早期介入能有效地促进患者心理、躯体的全面康复，巩固康复效果、建立并提高患者的自我健康管理能力，为患者的全面康复奠定了良好的基础。

## 烧伤康复期护理评估

**1.观看**

看患者的精神状态、损伤部位、烧伤面积、颜面部损伤程度、五官及肢体有无缺失、挛缩畸形、残余创面及渗出液、敷料包扎及渗漏情况、全身皮肤及瘢痕处的清洁程度、瘢痕产生部位及瘢痕色泽、患者的体位、有无使用压力及矫形用品、有无使用辅助器具、体位摆放的正确与否、有无留置各种导管和异物。

**2.检查**

查患者四肢关节活动范围、肌力及耐力、瘢痕厚度柔软性；患者能否完成床上活动、体位转移、入浴洗澡、控制排便、用厕处理、穿脱上衣、穿脱裤子、穿脱鞋袜、扣纽扣、系拉链、洗脸刷牙、修饰、进食、倒水服药、自备餐饮，叠晒衣物、室内整理、开关使用、家电使用、坐站平衡、行走能力、上下楼梯、外出购物、社交活动等日常生活及简单的家务活动能力。

**3.询问**

患者是否存在瘢痕疼痛、瘙痒、紧绷感及异常感受的耐受程度；患者能否正确掌握体位摆放及日常生活自理完成情况；患者是否掌握自我功能训练的正确方法；患者及其家属对烧伤相关知识、瘢痕增生病理过程的了解程度及对预后的期望等情况；患者目前的心理状态、家庭对患者的关注程度、家庭收入、住院费用支付情况、陪护照顾的情况、患者对治疗工作的依从性、对整体康复计划及饮食和住院环境的相关要求等。以上资料收集途径是通过与患者、家属或陪护的面谈及对患者的观察或检查获得，目的是了解患者目前身体残存的功能及对康复的期望值，根据评估结果制定康复护理方案。相关专科检查的评定结果如肌力、关节活动度、日常生活能力等数据一定要参考康复治疗师的评价报告，避免结果的偏差。

## 烧伤急性期护理目标

烧伤急性期主要为休克期、感染期。

1.抢救并维持患者生命，运用各种治疗手段使患者尽快渡过休克期，维持生命体征。

2.预防并减少并发症，安全渡过感染期。

3.辅助临床医师，开展必要的手术治疗。

4.减轻、消除患者及家属焦虑、恐惧心理，使患者及家属对烧伤后的功能障碍有所预计。

## 烧伤康复期护理目标

**1.短期康复护理目标**

（1）患者身体清洁护理，瘢痕皮肤及瘙痒的自我护理。

（2）患者能执行正确的体位摆放，接受自我健康管理的指导和教育，掌握烧伤相关康复知识及自我功能锻炼方案。

（3）患者能掌握常见并发症的预防方法；掌握压力用品的穿戴及相关辅助器具的使用和保养方法。

（4）患者能利用残存的功能或借助辅助器具完成日常生活的自理，减少对家人和陪护的依赖。

（5）患者心理上能正确面对烧伤后的功能残疾，能主动积极配合康复治疗和护理。

（6）家属及陪护能掌握正确护理患者的技巧和方法。

**2.中期康复护理目标**

（1）通过综合康复护理和治疗，使患者的各项功能障碍得到逐渐恢复。病情重的患者能从躺到坐起，从坐起到站立，从站立到行走，日常生活逐步自理。

（2）患者能适应伤后环境，保持正常交流沟通，维持积极乐观心态。

**3.远期康复护理目标**

（1）回归家庭，乐观开朗面对未来的生活。

（2）回归工作岗位，实现自我价值。

# 第五节 康复住院标准及时限

参照人力资源社会保障部《工伤康复服务规范（试行）》（2013年修订）规定如下。

## 康复住院标准

1.大面积烧伤或功能部位深度烧伤，创面基本愈合（90%以上创面已愈合），无严重并发症。

2.烧伤复合伤（吸入性损伤、颅脑损伤、骨折、内脏损伤等）， 经临床专科治疗后病情稳定1～2周。

3.瘢痕明显增生，影响外观及运动功能。

## 康复住院时限

康复期一般为3～6个月，必要时可延长。

## 出院标准

1.病情稳定，创面愈合或仅有少量残创，并符合以下之一项或数项者。

2.功能恢复至正常或达到预期目标。

3.无严重的瘢痕增生，或瘢痕已经成熟、软化、不影响关节功能。

4.已到达康复住院时限者。

5.已制定回归社区的方案。

（王志军 陈晓东）

**参考文献**

1.吴菁.烧伤患者早期心理干预模式的构建与验证的研究.上海：第二军医大学，2009.
2.张翠兰.烧伤患者心理健康现状调查及影响因素研究.太原：山西医科大学，2012.
3.盛志勇.烧伤康复治疗指南（2013）.中华烧伤杂志，2013，29（6）：497-504.
4.冯巍.烧伤后增生性疤痕成熟度定量测试仪的分析软件的开发.广州：中山大学，2007.
5.杨宗城.烧伤救治手册.北京：人民军医出版社，2004.

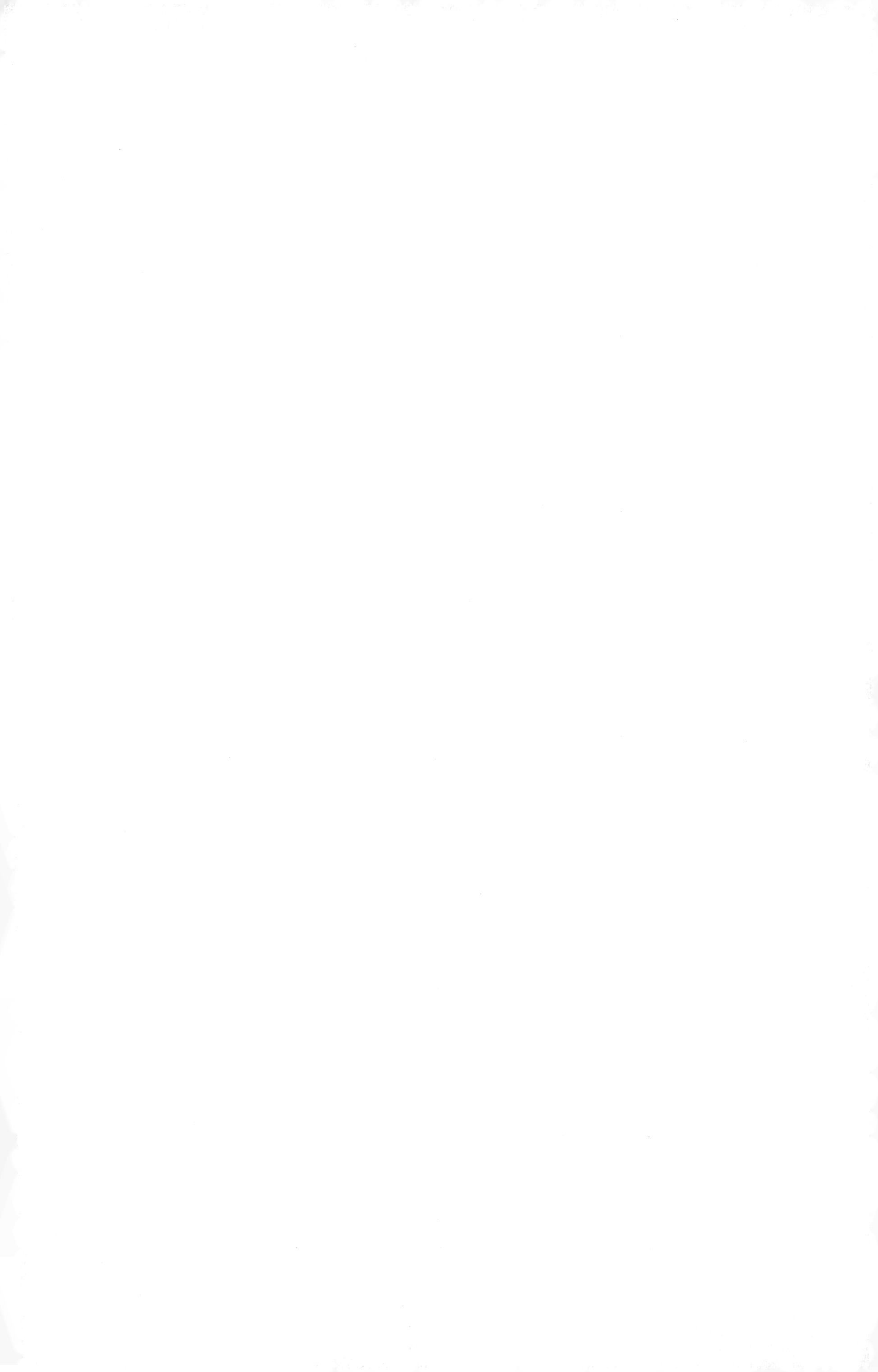